princípios de **ÉTICA BIOMÉDICA**

princípios de **ÉTICA BIOMÉDICA**

TOM L. BEAUCHAMP
JAMES F. CHILDRESS

Tradução
Luciana Pudenzi

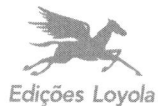
Edições Loyola

Título original:
Principles of Biomedical Ethics
© 1979, 1983, 1989, 1994 by Oxford University Press
ISBN 0-19-508537-X

Publicado por Oxford University Press, Inc., New York.

Diretor geral: Eliomar Ribeiro, SJ
Editor: Gabriel Frade

Diagramação: Maurélio Barbosa
Edição: Marcos Marcionilo
Revisão: Maurício Balthazar Leal
Direção: Fidel García Rodríguez, SJ

Capa ajustada e atualizada por Ronaldo Hideo Inoue
a partir do projeto gráfico original.

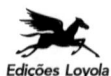

Rua 1822 nº 341, Ipiranga
04216-000 São Paulo, SP
T 55 11 3385 8500/8501, 2063 4275
editorial@loyola.com.br, vendas@loyola.com.br
loyola.com.br, 󰮯󰮰󰮱󰮲 @edicoesloyola

Todos os direitos reservados. Nenhuma parte desta obra pode ser reproduzida ou transmitida
por qualquer forma e/ou quaisquer meios (eletrônico ou mecânico, incluindo fotocópia e gravação)
ou arquivada em qualquer sistema ou banco de dados sem permissão escrita da Editora.

ISBN 978-85-15-02565-7

3ª edição: 2013

© EDIÇÕES LOYOLA, São Paulo, Brasil, 2002

Para
Georgia, Ruth e Don

Nada tenho a dizer, a não ser obrigado,
obrigado, mais uma vez obrigado.

Twelfth Night

SUMÁRIO

Introdução à edição brasileira 9
Prefácio à quarta edição 15
CAPÍTULO 1. Moralidade e justificação moral **17**
    Moralidade e teoria ética 18
    Dilemas morais 25
    Método, justificação e verdade 28
    Especificando e ponderando os princípios 44
    O lugar dos princípios 54
    Conclusão 58
CAPÍTULO 2. Tipos de teoria ética **59**
    Critérios para a construção da teoria 60
    A teoria baseada nas consequências — o utilitarismo 62
    A teoria baseada na obrigação — o kantismo 72
    A teoria baseada na virtude — a ética do caráter 79
    A teoria baseada nos direitos — o individualismo liberal 88
    A teoria baseada na comunidade — o comunitarismo 97
    Concepções baseadas nos relacionamentos — a ética do cuidar 106
    O raciocínio baseado nos casos — a casuística 114
    As teorias baseadas em princípios e na moralidade comum 123
    As convergências entre as teorias 133
    Conclusão 135
CAPÍTULO 3. O respeito à autonomia **137**
    O conceito de autonomia 137
    Capacidade e escolha autônoma 151
    O significado e a justificação do consentimento informado 161
    A revelação de informações 167
    Entender as informações 180
    A voluntariedade 187
    Modelos de decisão substituta 195
    Conclusão 207
CAPÍTULO 4. Não maleficência **209**
    O conceito de não maleficência 210

As distinções tradicionais e as regras de não tratamento 217
Tratamentos opcionais e tratamentos obrigatórios 234
Matar e deixar morrer 244
A justificação do fornecimento de assistência na morte 262
Decisões tomadas em nome de pacientes incapazes 269
Conclusão 279

CAPÍTULO 5. Beneficência 281
O conceito de beneficência 282
Beneficência ideal e obrigatória 283
Paternalismo: conflitos entre beneficência e autonomia 295
Ponderando benefícios, custos e riscos 318
O valor e a qualidade de vida 335
Valorizando os QALYS 339
Conclusão 350

CAPÍTULO 6. Justiça 351
O conceito de justiça 352
Teorias da justiça 360
Oportunidade equitativa 367
O direito a um mínimo digno de assistência médica 375
A alocação dos recursos da saúde 392
Racionando por meio da definição de prioridades 397
Racionando tratamentos escassos para pacientes 412
Conclusão 422

CAPÍTULO 7. O relacionamento entre o profissional e o paciente 425
Veracidade 425
Privacidade 438
Confidencialidade 453
Fidelidade 466
O duplo papel de médico e pesquisador 479
Conclusão 494

CAPÍTULO 8. Virtudes e ideais na vida profissional 495
Quatro virtudes centrais 499
Conscienciosidade 509
Ideais morais 519
Excelência moral 527
Conclusão 541

Apêndice
Exposições de casos 543

Índice Remissivo 561

Introdução à edição brasileira

A presente obra, *Princípios de ética biomédica,* de Tom L. Beauchamp e James F. Childress, que finalmente surge em português, constitui-se numa das obras clássicas de ética na área da saúde e nos remete às origens da bioética. Qualquer tentativa de entendimento da história da bioética passa obrigatoriamente por esta obra, que inaugurou um novo paradigma de pensar as questões éticas no campo da saúde e da medicina nos EUA, o chamado "principialismo".

Para entendermos melhor o alcance desta obra, é importante situá-la no contexto de seu surgimento nos EUA a partir da constituição, em 1974, da Comissão Presidencial de Proteção dos Sujeitos Humanos diante da pesquisa biomédica e comportamental e que produziu o famoso *Belmont Report*.

A Comissão Presidencial de Proteção dos Seres Humanos diante da pesquisa e o relatório Belmont

É importante ressaltar que na origem da reflexão ética principialista norte-americana está a preocupação pública com o controle social da pesquisa em seres humanos. Em particular, três casos notáveis mobilizaram a opinião pública e exigiram regulamentação ética. Foram eles: 1) em 1963, no Hospital Israelita de doenças crônicas de Nova York, foram injetadas células cancerosas vivas em idosos doentes; 2) entre 1950 e 1970, no hospital estatal de Willowbrook (NY), injetaram hepatite viral em crianças retardadas mentais; 3) desde os anos 1940, mas descoberto apenas em 1972, no caso de *Tuskegee study* no estado do Alabama, foram deixados sem tratamento 400 negros sifilíticos para pesquisar a história natural da doença. A pesquisa continuou até 1972, apesar da descoberta da penicilina em 1945. Em 1996, o governo norte-americano pediu desculpas públicas a esta comunidade negra pelo que foi feito.

Reagindo a esses escândalos, em 1974 o governo norte-americano constituiu, via Congresso, a *National Commission for the Protection of Human Subjects of Biomedical and Behavioral Research* (Comissão nacional para a proteção dos seres humanos da pesquisa biomédica e comportamental), com o objetivo de "levar a cabo uma pesquisa e um estudo completo que identificassem os princípios éticos básicos que deveriam nortear a experimentação em seres humanos nas ciências do comportamento e na biomedicina". O Congresso solicitou também que a Comissão elaborasse, num prazo de quatro meses, um relatório de pesquisa envolvendo fetos humanos. Os membros da Comissão inicialmente deram atenção total a essa questão considerada mais urgente e deixaram a tarefa de identificar os "princípios éticos básicos" para mais tarde. À medida que os trabalhos em questões específicas avançavam — tais como pesquisa com crianças, prisioneiros e doentes mentais —, filósofos e teólogos foram convidados para ajudar na tarefa e identificar os "princípios éticos básicos" na pesquisa com seres humanos.

Esta comissão demorou quatro anos para publicar o que ficou conhecido como Relatório Belmont (*Belmont Report*), por ter sido realizado no Centro de Convenções Belmont em Elkridge no Estado de Mariland. Nesse espaço de tempo, os membros da Comissão acharam oportuno publicar algumas recomendações a respeito de como enfocar e resolver os conflitos éticos levantados pelas ciências biomédicas. Para eles, os códigos, não obstante sua utilidade, não eram operativos, pois "suas regras são frequentemente inadequadas em casos de situações complexas". Além disso, os códigos apontam para a utilização de normas que em casos concretos podem conflitar, resultando na prática "difíceis de interpretar e de aplicar". É claro que a comissão dispunha de documentos, tais como o Código de Nuremberg (1947) e a Declaração de Helsinque (1964), entre outros, mas considerou o caminho apontado pelos códigos e declarações de difícil operacionalização.

Após quatro anos de trabalho, a Comissão propôs um método complementar, baseado na aceitação de que "três princípios éticos mais globais deveriam prover as bases sobre as quais formular, criticar e interpretar algumas regras específicas". A comissão reconhecia que outros princípios poderiam também ser relevantes, porém três foram identificados como fundamentais. Segundo Albert R. Jonsen, um dos 12 membros da comissão, após muita discussão fixaram-se três princípios por estarem "profundamente enraizados nas tradições morais da civilização ocidental, implicados em muitos códigos e normas a respeito de experimentação humana que tinham sido publicados anteriormente e, além disso, refletiam as decisões dos membros da comissão que trabalhavam em questões particulares de pesquisa com fetos, crianças, prisioneiros e assim por diante".

O Relatório Belmont foi oficialmente promulgado em 1978 e causou grande impacto na comunidade médico-científica. Tornou-se não somente a declaração principialista clássica para a ética ligada à pesquisa com seres humanos, mas também foi utilizada para a reflexão bioética em geral. Os três princípios identificados pelo Relatório Belmont foram: o respeito pelas pessoas (autonomia), a beneficência e a justiça. O Relatório não distingue entre beneficência e não maleficência, o que é feito posteriormente por Beauchamp e Childress neste seu trabalho clássico. O Relatório Belmont, documento brevíssimo por sinal, inaugurou um novo estilo ético de abordagem metodológica dos problemas envolvidos na pesquisa em seres humanos. A partir daí, as questões éticas não são mais analisadas a partir da letra dos códigos e juramentos, mas a partir desses três princípios com os procedimentos práticos deles consequentes. Neste contexto, o trabalho de T. L. Beauchamp e J. F. Childress, considerados os "pais" da reflexão principialista, vai ter um grande impacto, importância e sucesso nos anos seguintes.

A obra clássica de T. L. Beauchamp e J. F. Childress

É importante notar que o relatório Belmont referia-se somente às questões éticas levantadas pela pesquisa em seres humanos. Estava fora de sua preocupação todo o campo da prática clínica e assistencial. Beauchamp e Childress, nesta famosa obra, *Princípios de ética biomédica*, aplicam para a área clínico-assistencial o "sistema de princípios" e procuram assim livrá-la do velho enfoque ético característico dos códigos e juramentos. Esta obra, cuja 1ª edição veio à luz no final de 1977, a partir da incorporação dos princípios do *Belmont Report* (2ª ed., 1979), transformou-se na principal fundamentação teórica do novo campo da ética biomédica. Um dos autores, T. L. Beauchamp, era membro da Comissão que redigiu o Relatório Belmont e se beneficiou de todo o processo. Beauchamp e Childress retrabalharam os três princípios em "quatro", distinguindo beneficência e não maleficência. Além disso, basearam-se em sua obra da teoria de um grande eticista inglês do início do século, Sir David Ross, que escreveu em 1930 um famoso livro intitulado *The right and the good*, no qual fala dos deveres atuais e *prima facie* (*prima facie duties e actual duties*).

Beauchamp e Childress, no prefácio de sua obra, procuram analisar sistematicamente os princípios morais que devem ser aplicados à biomedicina. Trata-se, pois, de um enfoque claramente principialista. Entendem a ética biomédica como uma "ética aplicada", no sentido de que o específico dela é aplicar os princípios éticos gerais aos problemas da prática médico-assistencial.

É conveniente assinalar que Beauchamp e Childress são pessoas com convicções filosóficas e éticas bem distintas. Beauchamp é um utilitarista, enquanto Childress é claramente um deontologista. Suas teorias éticas são, portanto, distintas e dificilmente conciliáveis na hora de justificar ou fundamentar os citados princípios. Mas em vez de verem-se diante de um abismo, os autores consideram isso uma vantagem. As discrepâncias teóricas não devem impedir o acordo sobre normas, isto é, sobre princípios e procedimentos. Dizem eles que "o utilitarismo e o deontologismo chegam a formular normas similares ou idênticas". Todos, tanto os teleologistas como os deontologistas, podem aceitar o sistema de princípios e chegar a decisões idênticas em casos concretos, não obstante suas discrepâncias em relação aos aspectos teóricos da ética.

Os "princípios éticos básicos", quer os três do Relatório Belmont, quer os quatro de Beauchamp e Childress, deram para os estudiosos de ética algo que sua própria tradição acadêmico-disciplinar não lhes forneceu: um esquema claro para uma ética normativa que tinha de ser prática e produtiva. Em sua simplicidade e diretividade, os princípios forneceram uma linguagem para falar com um novo público, formado por médicos, enfermeiros e outros profissionais da área da saúde. A bioética tornou-se então principialista por várias razões, entre elas:

1) Os primeiros bioeticistas encontraram na ética normativa de seu tempo, no estilo dos princípios, a via média entre a terra árida da metaética ou metafísica e as riquezas das visões da ética teológica, mas geralmente inacessíveis.
2) O Relatório Belmont foi o documento fundamental que respondeu à necessidade dos responsáveis pela elaboração de normas públicas, de uma declaração simples e clara, das bases éticas para regulamentar a pesquisa.
3) A nova audiência composta de médicos e estudantes de medicina, entre outros profissionais da área da saúde, foi introduzida nos dilemas éticos da época por meio da linguagem dos princípios que, mais do que complexificar, na verdade ajudou a entender, clarear e chegar a acordos precedurais em questões extremamente difíceis e polêmicas trazidas pela tecnociência.
4) O sucesso do modelo principialista deve-se a sua adoção pelos clínicos. Os princípios deram a eles um vocabulário, categorias lógicas para percepções e sentimentos morais não verbalizados anteriormente, bem como meios para resolver os dilemas morais em determinado caso, no processo de compreensão das razões e na tomada de decisão.

A fonte de abusos do principialismo está na necessidade humana de segurança moral e de certezas num mundo de incertezas. O "principialismo" neste sentido foi o porto seguro para os médicos durante o período de profundas mudanças na compreensão ética dos cuidados clínicos assistenciais nos EUA.

Tudo isso levou ao fortalecimento do chamado "principialismo", que sem dúvida teve grandes méritos e alcançou muito sucesso. Em grande parte, o que é a bioética nestes poucos anos de existência (30 anos) é principalmente resultado do trabalho de bioeticistas na perspectiva principialista. Hoje se diz que o "principialismo" está doente; alguns críticos vão mais longe e dizem que é um paciente terminal, mas chega-se ao quase consenso de que ele não pode ser visto como um procedimento dogmático infalível na resolução de conflitos éticos. Não é uma ortodoxia, mas uma abreviação utilitária da filosofia moral e da teologia que serviu muito bem aos pioneiros da bioética e continua a ser útil hoje em muitas circunstâncias. A bioética não pode ser reduzida a uma ética da eficiência aplicada predominantemente num nível individual. Nascem várias perspectivas de abordagem bioética para além dos princípios, que somente elencamos para conhecimento. Há o modelo da casuística (Albert Jonsen e Stephen Toulmin); das virtudes (Edmund Pellegrino e David Thomasma); do cuidado (Carol Gilligan); do direito natural (John Finnis); apostando no valor central da autonomia e do indivíduo, o modelo "liberal autonomista" (Tristam Engelhardt); o modelo contratualista (Robert Veatch); o modelo antropológico personalista (E. Sgreccia, D. Tettamanzi, S. Spinsanti); o modelo de libertação (elaborado a partir do mundo da exclusão), só para mencionar algumas perspectivas em evidência.

É bom lembrar que Childress e Beauchamp, principialistas notórios, tornam-se casuístas quando examinam os casos. Nesta obra, após a argumentação e reflexão sobre os princípios ao longo de sete capítulos, o capítulo oitavo (último) é todo dedicado "às virtudes e ideais na vida profissional". Vale a pena registrar o que dizem esses autores na conclusão de sua obra: "*Neste capítulo final, fomos além dos princípios, das regras, das obrigações e dos direitos. As virtudes, os ideais e as aspirações pela excelência moral apoiam e enriquecem a estrutura moral desenvolvida nos capítulos precedentes. Os ideais transcendem as obrigações e os direitos, e muitas virtudes dispõem as pessoas a agir de acordo com princípios e regras, e não somente com seus ideais. (...) Quase todas as grandes teorias éticas convergem na conclusão de que o mais importante ingrediente na vida moral da pessoa é o desenvolvimento de caráter que cria a motivação íntima e a força para fazer o que é certo e bom*" (p. 541).

Estamos diante de uma prova clara de que estes autores, conhecidos como notórios "principialistas", apresentam um horizonte ético que vai além do mero principialismo absolutista, tão duramente criticado hoje pelos bioeticistas de outras realidades culturais que não a anglo-saxônica. Fica evidente que nesta versão de sua obra, Beauchamp e Childress incorporam as inúmeras observações críticas que receberam ao longo dos anos, desde 1979, por ocasião da primeira edição de sua obra.

A presente edição portuguesa desta obra, *Princípios de ética biomédica*, surge num momento extremamente oportuno, de extraordinário desenvolvimento e crescimento da bioética em terras brasileiras, capitaneado pela Sociedade Brasileira de Bioética e suas regionais, bem como em inúmeros centros de pesquisa de universidades brasileiras. Será, sem sombra de dúvida, uma obra referencial no estudo acadêmico da bioética, no âmbito das ciências da vida e da saúde.

Parabenizamos Edições Loyola pelo pioneirismo e pela coragem de investimento em valores éticos ao tornar acessível ao público brasileiro tão importante publicação.

Prof. Dr. Léo Pessini
Coordenador do Núcleo de Estudos e Pesquisas do Centro Universitário São Camilo em São Paulo e Vice-presidente da Sociedade Brasileira de Bioética

Prefácio à quarta edição

Quando foi impressa a primeira edição deste livro, no final de 1977, a ética biomédica era ainda um campo recente. Entre a primeira edição e a presente, ocorreram enormes mudanças na literatura sobre o tema. Embora tenham aparecido alterações importantes em todas as edições subsequentes à primeira, esta quarta edição inclui modificações mais significativas.

Os leitores observarão modificações de grande alcance especialmente nos capítulos 1, 2 e 8, que contêm nossas principais opiniões referentes à teoria ética. No capítulo 1, foram introduzidas seções inteiramente novas sobre método, justificação e verdade, sobre a especificação e a ponderação dos princípios, e sobre o lugar dos princípios. No capítulo 2, desenvolvemos seções sobre o individualismo liberal, o comunitarismo, a ética do cuidar, a casuística, teorias baseadas em princípios e teorias baseadas na moralidade comum. No capítulo 8, aparecem novas seções sobre as virtudes nas atribuições profissionais, sobre as quatro virtudes centrais e sobre a excelência moral. Em outros capítulos, foram introduzidas seções importantes sobre a justificação do fornecimento de assistência para morrer, o valor e a qualidade da vida e o racionamento por meio da definição de prioridades no orçamento da assistência à saúde. Há também muitas alterações substantivas em seções já existentes anteriormente a esta edição. Na seção Oportunidade equitativa, por exemplo, no capítulo 6, acrescentamos uma subseção sobre a alocação da assistência à saúde com base no sexo e na raça.

A despeito destas alterações, o livro mantém a prévia estrutura de capítulos e as perspectivas características a respeito das principais questões. A maior parte dos títulos de capítulos e seções também foi mantida inalterada em relação à terceira edição.

Uma vez que os primeiros dois capítulos se concentram na teoria, alguns leitores podem preferir ler os capítulos dedicados a vários princípios (capítulos de 3 a 6), regras (capítulo 7) e virtudes (capítulo 8) antes de explorar nossas abordagens sobre a teoria e o método.

Alteramos também a forma como apresentamos os casos e exemplos nesta edição. Agora encontram-se no próprio texto versões mais completas dos casos relevantes, e não apenas no Apêndice. Assim, embora o apêndice com descrições de casos esteja menor, são oferecidas mais discussões sobre casos ao longo do texto.

Recebemos, nas edições anteriores, muitas sugestões úteis de estudantes, colegas, profissionais da saúde e professores que usam o livro. Nesta edição, agradecemos especialmente a David DeGrazia e Henry Richardson, por suas apreciações das novas seções nos capítulos 1 e 2, e a Ruth Faden, por sua leitura dos capítulos 5 e 6. Somos gratos também a John Hasnas e Madison Powers por suas críticas à nova seção sobre casuística.

Na literatura recente sobre ética biomédica, surgiram vários artigos com críticas a respeito de aspectos de nosso livro. Embora nem sempre concordemos com essas críticas, somos especialmente gratos a nossos amigos John Arras, Dan Clouser, Bernie Gert e Ron Green por algumas sugestões muito incisivas.

Devemos agradecer especialmente a uma talentosa equipe de pesquisa que nos forneceu assistência na compilação do material. Catherine Marshall, Brian Tauscher, Liz Emmett e Felicia Cohn proporcionaram assistência e aconselhamento inestimáveis neste processo, assim como na revisão dos esboços dos capítulos, forçando-nos continuamente a tornar nossas seções mais pertinentes e legíveis. Emily Wilson, Andrew Dodge e Brian Marshall auxiliaram-nos com as provas e o Índice. Além disso, os departamentos de nossa universidade foram de extrema ajuda, preparando fielmente esboço após esboço. Desejamos manifestar nossa gratidão especialmente a Moheba Hanif e Diana McKenzie.

Algumas partes dos capítulos foram apresentadas nos seminários do Kennedy Institute of Ethics. Muitos argumentos foram modificados em resultado dos comentários recebidos e das respostas que demos a nossos críticos nessas ocasiões. Devemos também nosso reconhecimento ao apoio proporcionado pela biblioteca e pelos sistemas de pesquisa de dados do Kennedy Institute, que nos manteve em contato com as novas obras e reduziu o trabalho com pesquisas bibliográficas. Agradecemos em particular a Mary Coutts pela fiel e precisa pesquisa dos dados.

Washington, D. C.   T. L. B.
Charlottesville, Virginia   J. F. C.
Novembro de 1993

CAPÍTULO 1

Moralidade e justificação moral

A ética biomédica experimentou, desde a época de Hipócrates, uma notável continuidade, até que suas duradouras tradições começassem a ser suplantadas, ou ao menos suplementadas, por volta do meio do século XX. Os desenvolvimentos científicos, tecnológicos e sociais ocorridos durante esse período produziram mudanças rápidas nas ciências biológicas e nos cuidados com a saúde. Esses desenvolvimentos desafiaram muitas das concepções prevalecentes acerca das obrigações morais dos profissionais da saúde e da sociedade quanto à satisfação das necessidades dos doentes e dos feridos. O objetivo deste livro é oferecer uma estrutura para o julgamento moral e para a tomada de decisão que acompanhe esses desenvolvimentos.

Embora importantes escritos antigos, medievais e modernos sobre o cuidado com a saúde contenham um rico repertório para a reflexão acerca da relação entre o profissional e o paciente, essa história frequentemente nos desaponta da perspectiva da ética biomédica contemporânea. Ela mostra o quão inadequadamente, e com que estreiteza, os problemas da veracidade, da privacidade, da justiça, da responsabilidade pública etc. eram formulados nos séculos precedentes. Para evitar uma inadequação análoga, principiamos com um estudo de ética que pode parecer distante tanto da história como dos problemas contemporâneos das ciências biológicas, da medicina, da enfermagem e de outras caracterizações do cuidado com a saúde. Nosso objetivo é mostrar como a teoria ética pode iluminar problemas referentes à saúde e como ela pode ajudar a superar algumas limitações das formulações anteriores da responsabilidade ética. No entanto, não é razoável esperar que uma teoria supere todas as limitações de tempo e espaço e alcance uma perspectiva universalmente aceita.

Moralidade e teoria ética

Ética é um termo genérico para várias formas de se entender e analisar a vida moral. Algumas abordagens da ética são normativas (isto é, apresentam padrões de ações boas ou más), outras são descritivas (relatando aquilo em que as pessoas acreditam e como elas agem) e outras, ainda, analisam os conceitos e os métodos da ética.

Abordagens da ética

Ética normativa. O estudo que procura responder à pergunta "Quais normas gerais para a orientação e a avaliação da conduta devem ser moralmente aceitas e por que razões?" é uma *ética normativa geral*. O exame dessas normas ocorre especialmente durante o desenvolvimento de uma teoria ética, embora o conceito de "ética normativa" seja uma noção específica do século XX, não evocada nas teorias precedentes. Essa teoria, idealmente, satisfaz um grupo de critérios para as teorias que é desenvolvido no capítulo 2, o que a torna então um estudo abrangente acerca de conceitos, princípios e raciocínios morais etc. Todavia, ainda que se tenha uma teoria ética geral plenamente satisfatória, numerosas questões práticas permanecerão sem resposta, pelas razões que serão explicitadas no final deste capítulo.

A tentativa de descobrir as implicações de teorias gerais para formas específicas de conduta e julgamento moral será chamada aqui de *ética prática*, embora muitas vezes seja equivocadamente denominada *ética aplicada*. O termo *prático* se refere ao uso da teoria ética e de seus métodos de análise para examinar problemas morais, práticas e políticas em várias áreas, inclusive nas profissões e nas políticas públicas. Nesse contexto, com frequência não é possível passar diretamente de teorias ou princípios a julgamentos particulares, embora razões gerais, princípios e até mesmo ideais possam desempenhar algum papel na avaliação da conduta e no estabelecimento de políticas. A teoria e os princípios são especialmente evocados apenas para auxiliar no desenvolvimento de diretrizes para a ação, que são também ulteriormente moldadas por casos paradigmáticos de comportamento adequado, por dados empíricos etc., assim como por reflexões acerca de como constituir essas poderosas fontes no todo mais coerente possível.

Embora a ética normativa geral se distinga da ética prática por ser mais geral e por uma menor conexão com considerações acerca de questões práticas, não se pode estabelecer uma distinção radical entre ambas. Neste livro, nos preocupamos primordialmente em interpretar princípios e desenvolver diretrizes morais gerais para as áreas biomédicas, mas também examinamos os motivos e o caráter moral (*biomedicina* é uma expressão que abrevia as ciências biológicas, a medicina e o cuidado com a saúde em geral).

Ética não normativa. Além da ética normativa, há mais duas grandes classes de ética não normativas. Em primeiro lugar, temos a *ética descritiva*, que é a investigação factual do comportamento e das crenças morais. Ela se utiliza de técnicas científicas para estudar como as pessoas raciocinam e agem. Antropólogos, sociólogos, psicólogos e historiadores, por exemplo, determinam quais normas e atitudes morais são expressadas na prática profissional, nos códigos e nas políticas públicas. Eles estudam diferentes crenças e práticas referentes às tomadas de decisão, ao tratamento dispensado à pessoa que está morrendo, à natureza do consentimento dado pelos pacientes etc.

Em segundo lugar, a *metaética* envolve a análise da linguagem, dos conceitos e dos métodos do raciocínio na ética. Nela se discutem, por exemplo, os sentidos de termos éticos tais como *certo, obrigação, virtude, princípio, justificação, simpatia, moralidade* e *responsabilidade*. Inclui também o estudo da epistemologia moral (a teoria do conhecimento moral) e da lógica e dos padrões do raciocínio e da justificação morais. A análise metaética inclui problemas como o de determinar se a moralidade social é objetiva ou subjetiva, relativa ou não relativa, racional ou emocional.

A ética descritiva e a metaética são agrupadas conjuntamente como éticas não normativas porque seu objetivo é estabelecer de que situação se trata factual ou conceitualmente, e não estabelecer eticamente qual deveria ser a situação. Neste livro, frequentemente citamos a ética descritiva — por exemplo, ao apresentar os requisitos de um código profissional. A questão subjacente é, contudo, se as prescrições descritas deste código são defensáveis, o que é um problema normativo. Também muitas vezes entramos em questões metaéticas. O capítulo 1 é em ampla medida um exercício de metaética, enquanto o capítulo 2 é dedicado à ética normativa geral. Tais distinções, porém, devem ser utilizadas com cautela[1]. A metaética não raro se volta para a ética normativa, conforme é indicado adiante, neste mesmo capítulo, por nossa discussão acerca da justificação dos padrões morais. Da mesma maneira, a ética normativa se apoia fortemente na metaética. Assim como não se deve estabelecer uma distinção muito nítida entre a ética prática e a ética normativa, também não se deve distinguir a ética normativa da metaética de um modo radical.

A moralidade comum

Ao tratar da questão "O que é moralidade?", podemos ser tentados a responder que a moralidade é uma teoria sobre o certo e o errado. Todavia as palavras "ética" e "moralidade" não devem ser confinadas a contextos teóricos. *Teoria ética* e *filosofia moral* são os termos apropriados para se referir à reflexão filosófica sobre a natureza e a função da moralidade. O propósito de uma teoria é o de aumentar a clareza, a ordem sistemática e a precisão dos argumentos nas nossas reflexões sobre a moralidade. O termo *moralidade* se refere a convenções sociais sobre o comportamento humano certo ou errado, conven-

---

1. Para a discussão acerca de se é possível estabelecer uma distinção radical entre a metaética e a ética normativa, ver David O. Brink, *Moral Realism and the Foundations of Ethics* (Cambridge: Cambridge University Press, 1989).

ções tão largamente partilhadas que formam um consenso comum estável (embora usualmente incompleto), enquanto a *ética* é um termo geral referente tanto à moralidade como à teoria ética (os termos *ético* e *moral* são construídos aqui como sendo de significado idêntico). A *teoria ética*, a *filosofia moral* e a *ética filosófica* reservam-se, então, a teorias filosóficas, incluindo a reflexão sobre a moralidade comum. Similarmente, a *teologia moral*, a *ética teológica* e a *ética religiosa* reservam-se à reflexão sobre a moralidade à luz de convicções religiosas no interior de tradições religiosas particulares.

No seu sentido mais amplo e mais familiar, a *moralidade comum* é constituída por normas de conduta socialmente aprovadas. Ela reconhece, por exemplo, muitas formas de comportamento legítimas e ilegítimas que apreendemos no emprego da linguagem dos "direitos humanos". A moralidade comum é uma instituição social com um código de normas aprendido. Assim como as línguas e as constituições políticas, a moralidade comum existe antes de sermos instruídos acerca de suas relevantes regras e regulamentos. À medida que nos desenvolvemos, da infância em diante, aprendemos as regras morais juntamente com outras regras sociais, como as leis. Mais tarde em nossas vidas, aprendemos a distinguir as regras sociais gerais, adotadas em comum pelos membros da sociedade, das regras sociais particulares formuladas para regular o comportamento de membros de grupos específicos, como os membros de uma mesma categoria profissional.

A moralidade comum não é perfeita nem completa em suas recomendações, mas argumentaremos adiante que ela é o ponto de partida correto para a teoria ética.

Códigos de ética profissional

Reflexões influentes sobre problemas de ética biomédica relacionados às profissões da saúde evoluíram por meio de códigos formais de ética da medicina e da enfermagem, códigos de pesquisa ética e relatórios de comissões patrocinadas pelo governo. Os códigos *particulares*, escritos para grupos tais como médicos, enfermeiros e psicólogos, são algumas vezes defendidos apelando-se a normas gerais tais como a de não prejudicar a outros e a de respeitar a autonomia e a privacidade, mesmo que essas normas não sejam explicitamente consideradas no delineamento dos códigos. Os códigos podem ser legitimamente criticados ou defendidos pelo apelo a normas gerais, assim como as políticas e os regulamentos públicos que foram formulados para orientar a conduta dos profissionais.

Antes de avaliarmos códigos profissionais, a natureza das profissões merece uma breve discussão. Segundo Talcott Parsons, uma profissão é "um grupo de papéis profissionais, ou seja, papéis em que os incumbidos desempenham certas funções valorizadas na sociedade em geral, sendo que com estas atividades tipicamente ganham a vida com um trabalho em tempo integral"[2]. De acordo com esta definição, artistas de circo,

---

2. Talcott Parsons, *Essays in Sociological Theory*, Rev. Ed. (Glencoe, IL: The Free Press, 1954), p. 372.

dedetizadores e garçonetes são profissionais; prostitutas provavelmente não são (pois sua função não é "valorizada pela sociedade em geral"), embora a prostituição tenha a reputação de ser "a profissão mais antiga do mundo". Contudo não é de surpreender que a prostituição seja caracterizada como uma profissão, visto que a palavra *profissão* veio a significar, em seu uso comum, quase qualquer ocupação com a qual uma pessoa ganha a vida.

Precisamos de um sentido mais restrito para o termo *profissão* como é usado na expressão *ética profissional*. Os profissionais são usualmente identificados por seu compromisso em proporcionar serviços importantes para seus clientes ou consumidores e por seu treinamento especializado. As profissões mantêm organizações reguladoras que controlam o ingresso nos papéis ocupacionais, certificando formalmente que os candidatos adquiriram o conhecimento e a perícia necessários. O conceito de uma profissão médica está intimamente ligado a uma formação de uma educação e uma perícia distintivas, que os pacientes em geral não têm e que moralmente deve ser usada para beneficiar os pacientes. Em profissões doutas, tais como a medicina, o conhecimento fundamental do profissional deriva de um treinamento supervisionado muito de perto, e o profissional é alguém que presta serviço a outros. Nem todas as profissões, porém, são doutas ou orientadas para serviços.

As profissões da saúde geralmente especificam e impõem obrigações, procurando dessa forma assegurar que as pessoas que estabeleçam uma relação com seus membros considerem-nos competentes e confiáveis. As obrigações que as profissões procuram impor são obrigações profissionais correlatas aos direitos das outras pessoas. Os problemas de ética profissional usualmente têm a sua origem em conflitos de valores — às vezes em conflitos no interior da profissão e às vezes em conflitos entre os compromissos profissionais e os compromissos das pessoas de fora da profissão. Um código profissional representa uma declaração articulada do papel moral dos membros da profissão, e é nesse sentido que os padrões profissionais se distinguem dos padrões impostos por instituições externas tais como os governos (embora suas normas algumas vezes se sobreponham e coincidam).

Os códigos muitas vezes especificam também regras de etiqueta e responsabilidades em relação aos outros membros da profissão. Por exemplo, um código historicamente importante da Associação Médica Americana instruía os médicos a não criticar um colega previamente encarregado de um caso e recomendava a todos os médicos a cortesia profissional[3]. Esses códigos tendem a favorecer e a reforçar a identificação

---

3. O Código de Ética da Associação Médica Americana (*American Medical Association Code of Ethics*) de 1847, largamente adaptado da obra de Thomas Percival, *Medical Ethics; or a Code of Institutes and Precepts, Adapted to the Professional Conduct of Physicians and Surgeons* (Manchester: S. Russell, 1803), foi uma resposta a uma crise de confiança pública e profissional. Ver Donald E. Konold, *A History of American Medical Ethics 1847-1912* (Madison: State Historical Society of Wisconsin, 1962), caps. 1-3; e Chester Burns, "Reciprocity in the Development of Anglo-American Medical Ethics", em *Legacies in Medical Ethics*, ed. Chester Burns (Nova York: Science History Publications, 1977).

dos membros com os valores prevalecentes da profissão e a conformação institucional a eles. Esses códigos profissionais são benéficos caso efetivamente incorporem normas morais defensáveis. Infelizmente, alguns códigos profissionais simplificam demasiadamente as exigências morais ou reclamam mais perfeição e autoridade do que teriam direito. Como um resultado disso, os profissionais podem erroneamente supor que, seguindo obedientemente as regras do código, cumprem todas as exigências morais, assim como muitas pessoas acreditam que se eximem de todas as suas obrigações morais por respeitar todas as exigências legais relevantes.

Uma questão pertinente refere-se a determinar se os códigos específicos de áreas da ciência, da medicina e da saúde são abrangentes, coerentes e plausíveis em suas normas morais. Muitos códigos médicos desenvolvem as implicações de alguns princípios gerais — tais como "Não prejudique" — e de algumas regras, tais como as regras da confidencialidade médica. Porém apenas alguns poucos códigos médicos têm algo a dizer sobre as implicações de outros princípios e regras, tais como a veracidade, o respeito pela autonomia e a justiça, que foram assunto de intensas discussões contemporâneas. Alguns desses princípios e regras negligenciados foram recentemente incorporados em declarações dos direitos dos pacientes que invocam, por exemplo, o princípio do respeito pela autonomia e as regras de veracidade[4]. Essas declarações da conduta profissional adequada não derivam de códigos profissionais e diferem de muitos códigos por enfocar antes os *direitos* daqueles que recebem os serviços de saúde do que as *obrigações* dos profissionais da área. Infelizmente, essas declarações geralmente são também incompletas e carecem de uma defesa argumentada.

Outras razões, além do caráter incompleto e da falta de uma justificação enunciada, também apoiam o ceticismo acerca da adequação dos códigos profissionais na área da saúde. Desde a época de Hipócrates, os médicos geraram códigos sem um exame e sem aceitação por parte dos pacientes e do público. Esses códigos raramente se valeram de padrões éticos mais gerais ou de uma fonte de autoridade moral externa às tradições e aos julgamentos dos médicos. Em alguns casos, as regras específicas dos códigos para profissionais parecem entrar em conflito com regras morais mais gerais e até mesmo passar por cima delas. Nessas circunstâncias, a busca de normas profissionais pode antes proteger os interesses dos profissionais do que introduzir um ponto de vista moral imparcial e abrangente. Outras regras foram tradicionalmente expressas em formulações abstratas que ministram vagas recomendações morais abertas a interpretações rivais.

Em 1972, o psiquiatra Jay Katz expressou de forma comovente ressalvas semelhantes em relação aos códigos de ética médicos. Originalmente inspirado por sua revolta diante do destino das vítimas do Holocausto, Katz ficou convencido de que somente um esforço educacional persistente, que fosse além dos códigos tradicionais, poderia proporcionar uma orientação significativa na pesquisa envolvendo sujeitos humanos:

---

4. Ver o capítulo 2 para a discussão da "Declaração dos Direitos do Paciente" ("The Patient's Bill of Rights"). Para a sua história, ver Ruth R. Faden e Tom L. Beauchamp, *A History and Theory of Informed Consent* (Nova York: Oxford University Press, 1986), cap. 3.

À medida que fui me envolvendo no mundo da lei, aprendi muito do que era novo para mim por meio de meus colegas e de estudantes acerca de questões complexas como o direito à autonomia e à privacidade e o grau de autoridade das instituições governamentais, profissionais e outras, para se intrometer na vida privada (...). Estas questões (...) raramente foram discutidas em minha educação médica. Em vez disso, assumia-se de forma inteiramente acrítica que elas poderiam ser resolvidas com a fidelidade a princípios indefinidos tais como *primum non nocere* ou a códigos de ética visionários[5].

Diretrizes do governo e políticas públicas

Uma orientação moral adicional para os cientistas e profissionais da saúde é às vezes proporcionada pelo processo de políticas públicas, que inclui diretrizes e regulamentações específicas promulgadas pelos órgãos do governo. As políticas públicas, tais como as que financiam assistência médica para indigentes e as que protegem os indivíduos objetos de pesquisas biomédicas, geralmente incorporam considerações morais. A análise moral é parte integrante da boa formação de uma política, e não um mero método para avaliar políticas já formadas.

Os direitos dos pacientes e dos participantes de pesquisas fornecem exemplos instrutivos. O governo dos Estados Unidos promulgou várias regulamentações com restrições legais destinadas a proporcionar uma proteção moralmente adequada para aqueles que participam como objeto de pesquisas. Em 1974, o Congresso criou uma comissão nacional para recomendar diretrizes de pesquisa para a secretaria do Department of Health, Education and Welfare (atualmente, Departament of Health and Human Services) que se tornariam regulamentações federais a menos que a secretaria justificasse publicamente a sua não implementação. Em 1980, formou-se uma comissão para examinar melhor as questões relacionadas à pesquisa e ainda outras questões, tais como o acesso à assistência médica e a tomada de decisão nas relações com os pacientes clínicos[6]. Finalmente, em dezembro de 1991, entrou em vigor o *Patient Self-Determination Act* (PSDA)[7]. O Congresso aprovou esta lei como a primeira legislação federal para assegurar que as instituições de saúde informem os pacientes sobre os seus direitos garantidos pela lei do estado e sobre as políticas institucionais para que eles aceitem ou recusem o tratamento médico e para formular diretrizes.

---

5. Jay Katz, ed., *Experimentation with Human Beings* (Nova York: Russell Sage Foundation, 1972), pp. ix-x.
6. Ver as publicações da National Commission for the Protection of Human Subjects of Biomedical and Behavioral Research e da President's Commission for the Study of Ethical Problems in Medicine and Biomedical and Behavioral Research, várias das quais são mencionadas ao longo deste volume.
7. *Omnibus Budget Reconciliation Act of 1990*. Public Law101-508 (Nov. 5, 1990), §§ 4206, 4751. Ver 42 USC, seções esparsas.

Muitos tribunais e órgãos federais do governo dos Estados Unidos empregam regularmente premissas éticas no desenvolvimento de suas políticas de saúde, regras, decisões ou análises. Entre esses órgãos figuram: Centers for Disease Control (CDC), National Institutes of Health (NIH), Office of Technology Assessment (OTA) e a Suprema Corte dos Estados Unidos. No âmbito do estado, a análise ética formal também desempenha frequentemente um papel proeminente na formação de políticas na bioética. Exemplo disso é o trabalho detalhadamente examinado da New York Task Force on Life and the Law e da New Jersey Bioethics Commission. Os relatórios desta comissão e os atos do governo, juntamente com outras políticas governamentais relacionadas à biomedicina, levantam questões vitais, exploradas adiante no livro, sobre a relação adequada entre o governo e os grupos profissionais na formulação de padrões de prática profissional.

Essas questões são levantadas também pelo papel proeminente nos Estados Unidos dos tribunais no desenvolvimento de precedentes legais que estabelecem modelos para a ciência, a medicina e a assistência de saúde. Essas decisões legais têm sido recursos importantes para a reflexão ética acerca das responsabilidades morais e das políticas públicas. Exemplos disso são decisões sobre o consentimento informado (ver capítulo 3) e a interrupção de tratamentos de suporte de vida (ver capítulo 4). No que toca a este último tratamento, a linha das decisões nos tribunais, desde o caso de Karen Ann Quinlan por volta da metade da década de 1970, constitui o surgimento de uma tradição de reflexão moral que foi influenciada por escritos não jurídicos sobre tópicos tais como se a nutrição e a hidratação artificiais deveriam ser vistas como um tratamento médico sujeito aos mesmos padrões de tomada de decisão de outras formas de tratamento.

O termo *política pública* empregado aqui refere-se a um conjunto de diretrizes normativas vigentes que foram aceitas por uma entidade pública oficial, como um órgão do governo ou um corpo legislativo, para governar uma área particular do comportamento. As políticas das corporações, dos hospitais, dos grupos comerciais e das associações profissionais algumas vezes têm um impacto profundo na política pública; essas políticas, no entanto, são mais privadas do que públicas (embora esses órgãos frequentemente sejam regulados por políticas públicas). Uma conexão bem mais próxima é a existente entre a lei e a política pública, já que todas as leis constituem políticas públicas; nem todas as políticas públicas são, contudo, leis no sentido convencional. Em contraste com as leis, as políticas públicas não precisam ser explicitamente formuladas ou sistematizadas. Por exemplo, um funcionário que decide não financiar um programa que não possua história prévia de financiamento formula uma política pública.

A formação e a crítica das políticas envolvem formas de julgamento muito mais complexas que a mera evocação de princípios e regras morais[8]. A ética da política pública tem de se originar de casos impuros e instáveis, nos quais há profundas discrepâncias sociais, incertezas, interpretações diferentes da história e procedimentos imperfeitos

---

8. Ver Dennis Thompson, "Philosophy and Policy", *Philosophy and Public Affairs*, 14 (primavera de 1985): 205-218; e um simpósio com o tema "The Role of Philosophers in the Public Policy Process: a View from the President's Commission", com ensaios de Alan Weisbard a Dan Brock, em *Ethics*, 97 (julho de 1987): 775-795.

para resolver as desavenças. Evidentemente, nenhum corpo de princípios e regras abstratos pode ditar uma política, pois não pode conter informação específica suficiente para proporcionar uma orientação direta e discernida. A especificação e a implementação dos princípios e regras morais deve levar em consideração os problemas da viabilidade, da eficiência, do pluralismo cultural, dos procedimentos políticos, das incertezas referentes aos riscos, do não cumprimento por parte dos pacientes etc. Os princípios e as regras fornecem um arcabouço de considerações morais para a avaliação das políticas, mas uma política deve ser moldada também por dados empíricos e pela informação específica disponível em campos importantes da medicina, da economia, da lei, da psicologia e assim por diante. Nesse processo, os princípios morais com frequência estão intimamente vinculados com vários usos dos dados empíricos. Por exemplo, técnicas tais como a análise risco-benefício não são puramente empíricas e isentas de valores, pois envolvem avaliação moral e precisam ser restringidas por princípios de justiça.

Finalmente, ao usar princípios ou regras morais para formular ou criticar políticas públicas, não podemos passar com segurança de um julgamento de que o *ato x* é moralmente correto (ou errado) para um julgamento de que uma *lei ou política y* é moralmente correta (ou errada) por ordenar ou encorajar (ou proibir) o ato *x*. O julgamento de que um ato é moralmente errado, portanto, não leva necessariamente ao julgamento de que o governo deveria proibi-lo ou se negar a alocar fundos para apoiá-lo. Por exemplo, alguém pode argumentar, sem perder a consistência, que a esterilização ou o aborto são moralmente errados e, ainda assim, não ser da opinião de que o governo deveria proibir ou negar fundos públicos para aqueles que de outro modo não poderiam arcar com as despesas do procedimento.

Analogamente, o julgamento de que um ato é moralmente aceitável não implica que a lei deva permiti-lo. Por exemplo, a tese de que a eutanásia ativa é moralmente justificável quando os pacientes enfrentam dores e sofrimentos insuportáveis, chegando então a pedir a morte, é consistente com a tese de que o governo deveria proibir legalmente a eutanásia ativa porque não seria possível controlar abusos caso ela fosse legalizada. Não estamos defendendo aqui julgamentos morais particulares sobre a justificabilidade desses atos; estamos defendendo apenas que as conexões entre as diretrizes de ação e os juízos morais sobre uma política, uma lei ou uma imposição legal são muito complicadas e que um juízo a respeito da moralidade das ações não leva necessariamente a um determinado juízo acerca da lei e da política. Fatores tais como o valor simbólico da lei, os custos de um programa e de sua implementação e as exigências de programas concorrentes também devem ser considerados.

Dilemas morais

Enfrentar dilemas e ponderar até chegar a conclusões e escolhas é uma característica habitual da condição humana. Consideremos um caso particular (caso 1 do Apêndice).

Alguns anos atrás, os juízes da Suprema Corte da Califórnia tiveram de chegar a uma decisão sobre uma possível violação da confidencialidade médica. Um homem matou uma mulher após confidenciar ao seu terapeuta a sua intenção de matá-la. O terapeuta tentou, sem sucesso, mantê-lo internado, mas, de acordo com o seu dever para com o paciente de guardar a confidencialidade médica, não comunicou a ameaça à mulher quando a tentativa de internação fracassou. A opinião majoritária da corte considerava que "Quando um terapeuta determina ou, de acordo com os padrões de sua profissão, deveria determinar que seu paciente oferece um sério risco de violência para outra pessoa, ele incorre na obrigação de empregar uma proteção razoável para salvaguardar a pretensa vítima contra este perigo". De acordo com isso, essa obrigação se estende a notificar a polícia e alertar diretamente a pretensa vítima. Os magistrados argumentaram em maioria que os terapeutas devem em geral observar a regra da confidencialidade médica, mas que essa regra nesse caso deve dar preferência ao "interesse público pela segurança contra ataques violentos". Embora eles reconheçam que as regras da ética profissional têm valor público substancial, consideram que questões de maior importância, como proteger outras pessoas contra ataques violentos, podem passar por cima das regras.

Numa opinião minoritária, um dos juízes discordou dessa análise e argumentou que os médicos violam os direitos dos pacientes caso não respeitem as regras de confidencialidade estabelecidas. Se quebrar essas regras fosse uma prática comum, raciocina ele, a natureza fiduciária da relação entre os médicos e os pacientes começaria a ruir. O indivíduo mentalmente doente se absteria de procurar ajuda ou de divulgar informações críticas, em razão da perda de confiança, que é essencial para o tratamento efetivo. Em consequência disso, os ataques violentos muito provavelmente aumentariam. Este caso representa um franco dilema moral (assim como um dilema legal), porque tanto os primeiros juízes como o último citam razões boas e relevantes para apoiar os seus juízos conflitantes.

Os dilemas morais ocorrem em pelo menos duas formas[9]. (1) Alguma evidência indica que o ato x é moralmente correto, e alguma evidência indica que o ato x é moralmente errado, mas nenhuma das evidências é conclusiva. Diz-se algumas vezes que o aborto, por exemplo, é um dilema terrível para as mulheres que veem a evidências dessa forma. (2) Um agente acredita que, por razões morais, deve e não deve realizar o ato x. Num dilema moral assim conformado, um agente é obrigado, por uma ou mais regras morais, a fazer x, e, por uma ou mais regras morais, a fazer y, mas o agente está impossibilitado, nas circunstâncias, de fazer ambos. As razões por trás das alternativas x e y são boas e fortes, e nenhum dos conjuntos de razões é claramente dominante. Se a pessoa age segundo qualquer um dos conjuntos de razões, suas ações serão moralmente aceitáveis sob alguns aspectos, mas moralmente inaceitáveis sob outros. Algumas pessoas consideram um exemplo desse segundo tipo de dilema a interrupção das terapias de suporte de vida nos casos de pacientes em persistente estado vegetativo, como Karen Ann Quinlan e Nancy Cruzan.

---

9. Ver John Lemmon, "Moral Dilemmas", *Philosophical Review*, 71 (1962): 139-158.

Os dilemas podem surgir de princípios e regras morais conflitantes, como ilustram frequentemente a literatura popular, os romances e os filmes sobre escolhas difíceis. Por exemplo, uma pessoa muito pobre rouba para salvar uma família da fome, uma mãe mata um de seus filhos para salvar outro, ou uma pessoa mente para proteger um segredo de família. Nessas situações, a única forma de cumprir o próprio dever é transgredindo um outro dever. Não importa que caminho se escolha: algum dever tem de ser deixado de lado. Em tais circunstâncias, contudo, é tanto inútil como enganoso afirmar que somos obrigados a realizar ambas as ações. Deveríamos cumprir a obrigação que, nas circunstâncias, entra em choque com aquilo que seríamos decididamente obrigados a fazer se não fosse pelo conflito.

Os conflitos entre as exigências morais e o interesse pessoal algumas vezes produzem um dilema *prático* que não é um dilema *moral*. Se as razões morais concorrem com razões extramorais, podem ser levantadas questões difíceis a respeito de prioridades, ainda que não estejam presentes dilemas morais. Há numerosos exemplos disso no trabalho do antropólogo William R. Bascom, que compilou centenas de contos africanos sobre dilemas, transmitidos durante décadas ou séculos pelas sociedades tribais africanas. Um dilema tradicional estabelecido pela tribo Hausa da Nigéria é chamado de *a cura da impotência*:

> Um amigo deu a um homem um amuleto mágico que curou a sua impotência. Depois, este homem viu sua mãe, que fora capturada num ataque para fazer escravos, num grupo de prisioneiros. Ele implorou ao amigo que usasse sua mágica para libertá-la. O amigo concordou com uma condição: que o amuleto fosse devolvido. Qual deveria ser a sua escolha?[10]

Escolha difícil? Talvez, mas não uma escolha *moral* difícil. A obrigação para com a mãe é de caráter moral, enquanto a manutenção do amuleto é uma questão de interesse pessoal (estamos assumindo que não há nenhuma obrigação moral para com uma parceira sexual, o que, em algumas circunstâncias, poderia produzir um dilema moral).

Alguns filósofos morais e teólogos argumentaram que existem muitos tipos de dilemas *práticos*, mas nenhum dilema *moral* genuíno. Eles não negam que, em casos difíceis, os agentes experimentam desorientações morais, conflitos morais e contradições morais, mas insistem em que, se houvesse dilemas morais, dois *deveres* morais seriam conflitantes, de modo que uma pessoa não poderia realizar uma ação que deveria realizar sem deixar de executar uma outra ação que também deveria executar. A crença em que alguém não *pode* fazer aquilo que *deve* fazer parece, para esses escritores, uma confusão acerca da natureza da obrigação e da linguagem moral. Algumas figuras importantes da história da ética defenderam essa conclusão, tanto por aceitarem um valor moral supremo, que está acima de todos os outros valores conflitantes

---

10. William R. Bascom, *African Dilemma Tales* (The Hague: Mouton, 1975), p. 145 (apoiando-se na pesquisa antropológica de Roland Fletcher).

(morais e extramorais), como por considerarem incoerente admitir deveres contraditórios. O único *dever*, afirmam eles, é o *dever* proveniente do valor supremo[11].

Em contraposição, sustentaremos aqui que vários princípios morais podem entrar e de fato entram em conflito na vida moral. Em algumas situações, o conflito produz um dilema moral sem qualquer princípio supremo que determine um *dever* preponderante. Além do mais, há modos de ponderar o que se deve fazer. Algumas vezes, o dilema pode ser resolvido; outras vezes, porém, após uma cuidadosa reflexão, o dilema apenas se torna mais difícil, permanecendo não resolvido.

Método, justificação e verdade

Uma pessoa de boa-fé não tem dificuldade em fazer julgamentos morais sobre dizer a verdade ou evitar conflitos de interesses indefensáveis. Nossos julgamentos morais cotidianos são obtidos por meio de recursos a diretrizes, modelos, parábolas etc. Em geral, tais balizas morais são suficientes, pois não se exige de nós que deliberemos sobre nossos julgamentos ou que os justifiquemos de acordo com os princípios que constituem a sua base. Ao vivenciar, porém, desorientação ou incerteza moral, somos levados a refletir sobre aquilo que é recomendado ou exigido pela moralidade e a ponderar sobre o que devemos fazer. A partir disso, frequentemente encontramos uma necessidade para a justificação moral.

A deliberação é principalmente a resolução de problemas em que indivíduos ou grupos se esforçam para desenvolver e avaliar suas crenças a fim de chegar a uma decisão. Como observou certa vez John Dewey, a deliberação começa com "um ensaio imaginativo de vários cursos de ação"[12]. Quando deliberamos, geralmente consideramos qual dos possíveis cursos de ação é moralmente justificado, ou seja, qual deles tem por trás de si as razões morais mais fortes. As razões que aceitamos no final expressam as condições nas quais acreditamos que determinado curso de ação é moralmente justificado.

Contudo, o que é, mais precisamente, a justificação na ética, e por meio de que método de raciocínio a alcançamos? A *justificação* tem muitos significados, alguns específicos da teologia e da lei. Em seu sentido comum, justificar é mostrar estar correto, demonstrar, fornecer motivos adequados para, comprovar, e assim por diante. Em algumas tradições teológicas, a justificação é a condição na qual uma pessoa é libertada do pecado e tornada proba. Na lei, a justificação é uma comprovação, peran-

---

11. Ver os ensaios em Christopher W. Gowans, ed., *Moral Dilemmas* (Nova York: Oxford University Press, 1987); ver também Walter Sinnot-Armstrong, *Moral Dilemmas* (Oxford: Basil Blackwell, 1988) e Edmund N. Santurri, *Perplexity in the Moral Life: Philosophical and Theological Considerations* (Charlottesville: University Press of Virginia, 1987).

12. John Dewey, *Theory of the Moral Life* (Nova York: Holt, Rinehart and Winston, 1960), p. 135, e Dewey e James H. Tufts, *Ethics* (Nova York: Henry Holt and Co., 1908), p. 323.

te um tribunal, de que alguém tem uma razão suficiente para a reivindicação que está fazendo ou para o procedimento pelo qual foi chamada a responder. No discurso ético, o sentido legal oferece a analogia mais aproximada. O objetivo é estabelecer a situação de alguém apresentando motivos suficientes para a crença e a ação. Para demonstrar que se está justificado numa crença moral é preciso tornar explícitos os fundamentos subjacentes à crença. Uma mera listagem de crenças não é o bastante, pois a razão *alegada* muitas vezes não oferece nenhum suporte para a conclusão pretendida. Nem todas as razões são boas razões, e nem todas as boas razões são suficientes para uma justificação. É necessário, portanto, distinguir a *relevância* das razões para um julgamento moral da *adequação* final para esse julgamento, e também distinguir uma justificação *pretendida* de uma justificação *bem-sucedida*.

Por exemplo, a presença de perigosos produtos químicos tóxicos num ambiente de trabalho era amplamente apresentada pelas companhias dos Estados Unidos como uma razão legal e moralmente justa para excluir mulheres em idade fértil dos locais de trabalho que oferecem risco. Em 1991, porém, a Suprema Corte dos Estados Unidos julgou essas políticas como discriminatórias[13]. Os riscos à saúde e à vida representados pelos produtos químicos perigosos constituem uma *boa* razão para remover empregados do local de trabalho, mas essa pode não ser uma razão *suficiente* para uma interdição exclusivamente dirigida às mulheres. Não importa que posição seja defendida, espera-se que aqueles que a sustentam ofereçam uma explicação adicional do porquê de suas razões serem tanto boas como suficientes.

Três modelos de justificação

Há muitos modelos de justificação operantes na teoria ética. Avaliaremos aqui três modelos que são tanto instrutivos como influentes. O primeiro aborda a justificação de uma perspectiva que enfatiza as normas gerais e a teoria ética como a base apropriada para chegar a julgamentos morais corretos. O segundo aborda a justificação de uma perspectiva que enfatiza a tradição moral, a experiência e o julgamento como as bases tanto das normas gerais como da teoria. O terceiro modelo rejeita atribuir prioridade tanto a uma estratégia como à outra. Discutiremos cada abordagem e defenderemos então uma versão da terceira que incorpora partes importantes das outras duas.

Dedutivismo: o modelo do preceito de abrangência. O modelo do preceito de abrangência — ou, como é agora amplamente denominado, o *dedutivismo* — sustenta que julgamentos morais justificados são deduzidos de um esquema teórico preexistente de preceitos normativos que abarcam o julgamento. Esse modelo é inspirado na

---

13. *United Automobile Workers v. Johnson Controls, Inc.*, Slip Opinion (exposto em 10 de outubro de 1990, decidido em 20 de março de 1991).

justificação em disciplinas como a matemática, na qual se demonstra que uma afirmação segue-se logicamente (dedutivamente) de um conjunto de premissas confiável. Esse tipo de argumento é ocasionalmente usado na ética, e os dedutivistas sustentam que ele é o melhor modelo de justificação. A ideia é que a justificação ocorre se e somente se princípios e regras gerais, juntamente com os fatos relevantes de uma situação, apoiam uma inferência do julgamento correto ou justificado. Esse modelo é simples e adequado ao modo como praticamente todas as pessoas aprendem a pensar moralmente: o julgamento moral é a aplicação de uma regra (um princípio, um ideal, um direito etc.) a um caso claro que se enquadra na regra. Diz-se, portanto, que a forma dedutiva é uma aplicação "de cima para baixo" de preceitos gerais — uma concepção que motivou o uso da expressão "ética aplicada". A forma dedutiva na aplicação de uma regra é a seguinte (usando aqui *obrigatório*, e não *permitido* ou *proibido*, embora o modelo dedutivo seja o mesmo para os três):

1. Todo ato com a descrição A é obrigatório.
2. O ato b tem a descrição A.
Portanto,
3. o ato b é obrigatório.

Empregando este modelo esquemático, considere-se o seguinte exemplo:

1x. Todo ato no melhor interesse do paciente é obrigatório para o médico do paciente[14].
2x. O ato de ressuscitação b é do melhor interesse para o paciente.
Portanto,
3x. O ato de ressuscitação b é obrigatório para o médico do paciente.

Os preceitos de abrangência, como em 1 e em 1x, ocorrem em vários graus de generalidade. Um julgamento, uma crença ou uma hipótese moral podem ser justificados se submetidos a uma ou mais regras morais, ou as regras podem ser justificadas quando submetidas a princípios, ou tanto as regras como os princípios podem ser defendidos por meio de uma teoria ética completa. Consideremos, por exemplo, uma enfermeira que se recusa a prestar assistência num procedimento de aborto. A enfermeira pode tentar justificar o seu ato de recusa por meio da regra de que é errado matar intencionalmente um ser humano inocente. Se for pressionada a oferecer maiores justificativas, a enfermeira pode justificar sua regra moral por meio de uma referência ao princípio do caráter sagrado da vida humana. Finalmente, o julgamento particular, a regra e o princípio poderiam ser todos justificados por uma teoria ética que é apenas implícita e rudimentar no julgamento original da enfermeira. A partir de

---

14. Alguém que defendesse esta proposição poderia querer estipular que seja possível para o médico executar a ação, que os recursos possam ser obtidos, que não haja nenhuma obrigação conflitante nas circunstâncias, e assim por diante. Contudo, a natureza precisa de um princípio plenamente especificado é independente desta nossa investigação.

uma perspectiva puramente dedutivista, o problema primário da ética prática é a escolha da teoria ética a se aplicar. Presumivelmente, cada teoria concorrente compromete o proponente com diferentes normas e soluções para os problemas.

Esse modelo, portanto, transporta a atenção do nível dos julgamentos particulares para um nível abrangente de generalidade (regras e princípios que abarcam e justificam julgamentos particulares) e então para o nível da teoria ética (que abrange e fundamenta regras e princípios). Essa exposição pode ser diagramada da seguinte forma (cada seta descreve uma direção de justificação, indicando que a asserção menos geral é justificada por meio do recurso a uma norma abrangente, mais geral):

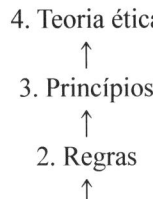

4. Teoria ética
↑
3. Princípios
↑
2. Regras
↑
1. Julgamentos particulares

Este modelo funciona tranquilamente sempre que um julgamento possa ser submetido diretamente a uma regra ou a um princípio sem que intervenham maiores complicações, tais como apelos a vários princípios.

Este modelo de justificação não apreende o modo como o raciocínio e a justificação morais funcionam em casos complexos. A supersimplificação transparece na sua concepção linear, na qual as regras e os julgamentos particulares são diretamente derivados de forma descendente de princípios mais gerais. Considere a justificação aparentemente dedutivista: "Você deve dizer ao Sr. Sanford que ele tem câncer e que provavelmente morrerá logo, pois as regras de veracidade são essenciais para se respeitar adequadamente a autonomia dos pacientes". O modelo acima sugere que "Você não deve mentir para o Sr. Sanford" deriva seu conteúdo moral diretamente do princípio abrangente "Você deve respeitar a autonomia" e da regra abrangente "Você não deve mentir para os pacientes". Embora muitas coisas na vida moral estejam vagamente de acordo com esta concepção de dependência linear, muitas outras não estão. Por muitas razões, o raciocínio e a justificação morais efetivos exibem uma complexidade bem maior.

Em primeiro lugar, as diretrizes gerais de ação estão numa relação recíproca com os elementos particulares da experiência. A relação entre as normas gerais e as particularidades da experiência é bilateral, e não unilateral; como argumentou Jerome Schneewind, não há "uma ordem de dependência desvinculada do contexto no que se refere às proposições morais"[15]. Não se pode decidir, nem com base no conteúdo nem

---

15. J. B. Schneewind, "Moral Knowledge and Moral Principles", em *Revisions: Changing Perspectives in Moral Philosophy*, ed. Stanley Hauerwas e Alasdair MacIntyre (Notre Dame, IN: University of Notre Dame Press, 1983), pp. 118-120.

no grau de generalidade, se uma proposição moral pode ser conhecida por inferência ou independentemente de inferência. A questão de saber se uma diretriz geral de ação depende de experiências particulares, ou o inverso, diz respeito àquilo que se conhece e se infere de contextos específicos (o também chamado suporte inferencial em contextos epistemológicos). As crenças morais provêm tanto de generalizações de elementos particulares da experiência como de julgamentos feitos em circunstâncias particulares recorrendo-se a preceitos gerais. Não há nenhuma ordem essencial de inferência ou dependência que determina o modo como obtemos o conhecimento moral.

Julgamentos morais particulares também envolvem frequentemente a especificação e a ponderação de normas para situações concretas, e não apenas a mera subordinação de um julgamento particular a uma regra ou princípio de abrangência. As regras e os princípios abstratos nas teorias morais são, em grande proporção, indeterminados, ou seja, as descrições de ações usadas para indicar obrigações são carentes de um conteúdo substantivo suficientemente determinante para muitos julgamentos práticos. No processo de especificar e ponderar as normas e de fazer julgamentos particulares, muitas vezes devemos considerar crenças factuais acerca do mundo, expectativas culturais, julgamentos sobre prováveis consequências, precedentes, e assim por diante, para ajudar a preencher e estipular o peso das regras, dos princípios e das teorias.

Os julgamentos morais acerca da justificação do aborto, por exemplo, dependem menos, tipicamente, das regras e dos princípios morais do que de crenças sobre a natureza e o desenvolvimento do feto. Os contendores concordam quanto à regra geral de que é errado matar diretamente pessoas inocentes, mas tradições, teorias científicas, convicções metafísicas, considerações conceituais e crenças religiosas muitas vezes estão subjacentes na interpretação da situação. Por conseguinte, um debate moral algumas vezes deriva antes de discordâncias acerca da correta descrição científica, metafísica ou religiosa da situação ou de conceitos diferentes do que de discordâncias acerca das diretrizes morais relevantes.

Muitas vezes os fatos de uma situação são tais que nenhuma norma (princípio ou regra) geral pode ser claramente aplicada, ainda que não se discorde quanto às regras ou aos princípios da moralidade. Por exemplo, destruir um feto humano não viável não é uma violação clara das regras contra matar ou assassinar, e a regra segundo a qual uma pessoa tem o direito de proteger a propriedade e a integridade de seu corpo também não se aplica claramente ao problema do aborto. Os fatos são especialmente complexos, e várias normas morais diferentes podem ser relacionadas com os fatos, porém com resultados inconclusivos e até contraditórios. No caso do aborto, mesmo que tenhamos clareza quanto aos nossos fatos, a escolha dos fatos e das regras gerará um julgamento incompatível com outra escolha de fatos e regras. Obter o conjunto certo de fatos e relacionar com eles o conjunto certo de regras não é redutível nem a uma forma dedutiva de julgamentos nem aos recursos de uma teoria ética geral.

Um outro problema é que o dedutivismo cria uma regressão potencialmente infinita da justificação, pois cada nível do recurso a um preceito de abrangência requer algum outro nível para justificá-lo. Esse problema talvez possa ser contornado apresentando-se um princípio que se autojustifique ou que seja irracional não aceitar. Contudo, se uma exigência dedutivista de justificação leva necessariamente a que cada preceito usado para justificar outro preceito fique ele mesmo sem justificação até que se subordine a um preceito de abrangência diferente, então não pode haver em princípio uma fundamentação adequada para os julgamentos morais ou para a instituição da moralidade.

Finalmente, o apelo a um nível de teoria no modelo do princípio de abrangência sugere que só existe uma teoria normativa correta, apesar do fato de que muitas teorias distintas tenham sido desenvolvidas e defendidas, sem um consenso substancial a respeito de qual sistema satisfaz melhor os testes para uma teoria. Para a surpresa de muitos filósofos nos últimos vinte anos, muitas vezes, quando se prescinde das teorias morais gerais, perde-se muito pouco na tomada de decisão prática. As regras e os princípios compartilhados por todas essas teorias geralmente são mais úteis (como pontos de partida) ao julgamento prático do que as próprias teorias. Esse paradoxo é uma importante razão do decréscimo da influência das teorias dos preceitos de abrangência. No entanto, no campo dos julgamentos morais, pode-se manter o modelo dos preceitos de abrangência, na medida em que ele seja complementado por outros modelos que capturem a maior complexidade do raciocínio e da justificação morais.

Indutivismo: o modelo do caso individual. Muitas pessoas hoje acreditam — e nós concordamos — que a justificação moral origina-se tanto indutivamente (de baixo para cima) como dedutivamente (de cima para baixo). O indutivismo sustenta que devemos usar, como pontos de partida para a generalização até as normas (como os princípios e as regras), os consensos e as práticas sociais existentes, e enfatiza o papel dos julgamentos particulares e contextuais como uma parte da evolução de nossa vida moral. As concepções morais de uma sociedade não são justificadas por um exame a-histórico da lógica do discurso moral ou por alguma teoria da racionalidade, mas sim por uma tradição moral arraigada e por um conjunto de procedimentos que permitem novos desenvolvimentos. Isso não acarreta uma concepção da moralidade estática ou conservadora, uma vez que a tradição apresenta métodos e procedimentos para a reflexão sobre si mesma e para o seu próprio desenvolvimento. Novas experiências e inovações nos padrões da vida coletiva levam a modificações nas crenças, e a instituição da moralidade não pode ser separada de uma matriz cultural de crenças que se desenvolveu e foi testada por muito tempo. Os indutivistas argumentam que a indução (o raciocínio que vai de casos particulares para afirmações gerais acerca desses casos), incluindo a analogia (uma espécie de indução na qual as similaridades entre ações ou acontecimentos apoiam uma hipótese de que essas ações ou esses acontecimentos são similares também em outros aspectos), é central para a deliberação e a justificação. Eles propõem que certos tipos de casos e os julgamentos particulares sobre eles podem servir de fundamento para a aceitação de conclusões morais independentemente tanto de normas gerais como de uma tradição histórica. Conforme a nossa experiência e o nosso pensamento se desenvolvem, nós generalizamos além desses julgamentos para criar regras e princípios que se adequem a contextos análogos, mas o indutivista acredita que essas regras e esses princípios são *derivados* no domínio do conhecimento, e não primários. Casos novos e reveladores nos levam ao refinamento progressivo de nossos julgamentos e de nossas generalizações. As regras morais, portanto, são, provisoriamente, pontos seguros numa matriz cultural de diretrizes.

Consideremos um exemplo da explosão do interesse, desde 1976, na decisão substituta. Uma série de casos, começando com o supramencionado caso Quinlan, desafiaram a ética médica e os tribunais a desenvolver um esquema praticamente novo de regras substantivas para a decisão transferida a terceiros responsáveis em casos de tratamentos de suporte de vida, assim como regras de autoridade a respeito de quem deveria tomar tais decisões. Esse esquema foi criado por meio do exame analógico dos casos e do teste de hipóteses contra as normas preexistentes. Tanto na ética como na lei, uma série de casos com algumas características similares (e outras diferentes) estabelecem os termos da ética da decisão transferida a um terceiro. Mesmo quando um princípio ou regra não era inteiramente novo numa estrutura proposta, o seu conteúdo foi moldado pelos problemas específicos que pediam solução nesses casos. Gradualmente, emergiu nos tribunais e na ética um vago consenso acerca da estrutura para esse tipo de decisão. Afirmar que essa estrutura já estaria disponível e que seria simplesmente aplicada aos novos casos seria falsificar a história.

Alguns indutivistas incorporam elementos do dedutivismo, entendido como a afirmação de que normas preexistentes informam o processo de analogia. Essa abertura torna o indutivismo mais interessante, mas não imune a críticas. Resta ainda uma certa obscuridade no que se refere ao papel da experiência particular e do julgamento individual. Se os julgamentos dos indivíduos são básicos, teriam as normas gerais algum poder crítico para corrigir julgamentos tendenciosos ou preconceitos que possam ficar estabelecidos nas normas generalizadas a partir de experiências particulares? O que poderia dar às regras gerais a autoridade sobre os julgamentos particulares?

Durante uma discussão sobre esse problema, Henry Sidgwick argumentou que "o caso particular pode ser estabelecido satisfatoriamente pela consciência [isto é, pelo julgamento prático] sem referência a regras gerais". E se formos capazes de "formar proposições gerais por indução a partir desses julgamentos conscienciosos particulares e de organizá-los sistematicamente (...), qualquer interesse que um tal sistema possa ter será *puramente especulativo*", e não prático[16]. A concepção de Sidgwick é um ataque vigoroso contra o puro indutivismo, e ele fundamenta sua opinião argumentando que nós usamos as normas gerais para restringir e avaliar os julgamentos morais particulares. O interesse teórico no que é geral, portanto, não é inteiramente em prol de uma tipologia especulativa do que já sabemos de casos particulares; estamos interessados em padrões gerais porque estamos interessados em saber o que devemos fazer.

---

16. Henry Sidgwick, *The Methods of Ethics* (Indianapolis, IN: Hackett Publisching Co., 1981), Livro I, cap. 8, § 2, pp. 99.

Um problema semelhante assombra o puro indutivismo. Frequentemente criticamos os julgamentos inadequados ou as tradições recorrendo a padrões gerais tais como os direitos humanos. Que justificação do uso desses padrões gerais o indutivismo poderia nos proporcionar, uma vez que eles ficam de fora da estrutura da experiência e do julgamento, sendo criticados? O indutivismo também tem pouco a dizer sobre a circunstância comum na qual agentes igualmente bem informados e desinteressados chegam a julgamentos conflitantes em casos particulares. A teoria indutivista, portanto, precisa ser amparada por uma descrição do papel adequado das regras e dos princípios na adjudicação das disputas e na restrição dos julgamentos particulares.

Antes de passarmos à terceira de nossas três abordagens para verificar se podemos satisfazer essa condição, é necessário constatar até onde chegamos. Já discutimos duas abordagens amplas do método de justificação. Quando reconhecemos os limites dessas abordagens, não vemos nenhuma inconsistência entre elas e nenhuma razão para rejeitá-las completamente. O indutivismo enfatiza com justiça que a história e a filosofia não produzem sistemas estáticos de normas morais. Nós constantemente nos envolvemos em decisões que implicam ponderação, passando de novas experiências e problemas a diretrizes de ação também novas ou mais refinadas. O dedutivismo nota corretamente que, uma vez que tenhamos um corpo de diretrizes gerais completamente estabelecido (ainda que não necessariamente numa forma definitiva), os julgamentos morais são muitas vezes fundamentados por recurso direto a essas diretrizes gerais.

Uma característica desconcertante da teoria moral contemporânea é que as falsas rivalidades e as afirmações enganosas dos métodos frequentemente resultam do descarte prematuro das teorias e da pressuposição de que os proponentes de um método excluem os outros métodos em seu pensamento moral. Eis dois exemplos que envolvem escritores de ética biomédica dos quais voltaremos a falar mais tarde (ver pp. 129-131). Em primeiro lugar, Bernard Gert e Danner Clouser expressam seu método da seguinte maneira: "Ao formular a teoria, partimos de julgamentos morais particulares acerca dos quais temos certeza e então abstraímos e formulamos as características relevantes desses casos para que nos ajudem, por sua vez, a decidir os casos que não estão claros"[17]. Esta declaração é interessante porque Gert e Danner adquiriram a reputação (merecida ou não) de serem dedutivistas decididos; esta afirmação do método, no entanto, assemelha-se mais ao indutivismo.

Em segundo lugar, temos Albert R. Jonsen e Stephen Toulmin, que ganharam a reputação (seja ela merecida ou não) de serem os principais proponentes de um indutivismo que enfatiza o raciocínio analógico, caso a caso, a partir de territórios morais já muito explorados — um método que eles chamam de *casuística*. Contudo

---

17. K. Danner Clouser e Bernard Gert, "A Critique of Principlism", *The Journal of Medicine and Philosophy*, 15 (abril de 1990): 232.

eles descrevem a "boa casuística" como um julgamento que "aplica regras gerais a casos particulares com discernimento"[18]. Jonsen sustenta abertamente uma estratégia que delineia aqueles princípios gerais poderosos o bastante para fornecer um direcionamento em territórios novos nos quais as analogias parecem insuficientes ou perigosas. Ele sustenta, por exemplo, que as nossas descrições de casos e a nossa experiência cumulativa são muitas vezes insuficientes para fornecer respostas para os problemas morais emergentes apresentados em áreas novas tais como a tecnologia da reprodução e o mapeamento do genoma[19]. Toulmin, analogamente, reconhece que os princípios têm um papel central a desempenhar em contextos nos quais os atores são estranhos, e não íntimos, como ocorre cada vez mais nas instituições de assistência à saúde[20]. Nessas reflexões, a metodologia destes autores parece mais dedutivista que indutivista, embora a avaliação final varie segundo considerem os princípios como impondo ou como apoiando diretamente os julgamentos morais particulares.

Há uma importante lição a ser aprendida sobre o uso destes rótulos. É fácil rotular erroneamente e estereotipar os métodos filosóficos. Uma vez que se vincula a um rótulo, a teoria pode ser completamente descartada por meio de objeções como aquelas que apresentamos. Enfatizamos novamente que em nossa opinião há muito mais coisas aceitáveis do que inaceitáveis na obra dos autores que estão comprometidos com essas duas amplas concepções da justificação, e nós nos beneficiaremos das duas. Ao mesmo tempo, também não vemos as duas concepções juntas como adequadas. Dedicaremos o restante do capítulo à exposição da terceira — e, para nós, preferível — concepção da justificação.

Coerentismo. O "coerentismo", como pode ser chamada a terceira concepção, não funciona nem de baixo para cima nem de cima para baixo; ele se move em ambas as direções. John Rawls empregou o termo *equilíbrio reflexivo* referindo-se à meta dessa forma de justificação, e adotaremos algumas das características centrais de sua análise. Rawls julga que a aceitação de uma teoria na ética começa propriamente com os nossos "juízos ponderados", as convicções morais nas quais temos a maior confiança e que acreditamos terem o menor grau de tendenciosidade. O termo de Rawls, "juízos ponderados", refere-se a "juízos nos quais as nossas capacidades morais têm maior probabilidade de se manifestar sem distorção". Exemplos disso são juízos sobre a injustiça da discriminação racial, a intolerância religiosa e a representação política. Tais juízos ponderados ocorrem em todos os níveis de generalidade em nosso pensamento moral, "desde aqueles a respeito de situações e instituições particulares, passando por

---

18. Albert R. Jonsen e Stephen Toulmin, *The Abuse of Casuistry* (Berkeley: University of California Press, 1988), p. 16.
19. Albert R. Jonsen, "Of Balloons and Bicycles or the Relationship between Ethical Theory and Practical Judgement", *Hastings Center Report*, 21 (setembro-outubro de 1991): 14-16.
20. Stephen Toulmin, "The Tyranny of Principles", *Hastings Center Report*, 11 (dezembro de 1981): 31-39.

padrões amplos e princípios fundamentais, até condições formais e abstratas de concepções morais"[21].

Um juízo ponderado de importância duradoura na medicina é a regra "Um médico não deve explorar seus pacientes para seu próprio lucro porque os interesses do paciente vêm em primeiro lugar". Esta regra implica que é impróprio permitir que certos interesses do médico coexistam com um compromisso fundamental com o paciente. Por exemplo, médicos que são proprietários ou que possuem interesses de investimentos em laboratórios e em centros médicos com fins lucrativos têm um conflito de interesses caso criem arranjos autorreferentes injustificados com centros nos quais têm interesse financeiro. Essa conduta na medicina não é profissional, embora seja uma prática aceitável em várias outras áreas de negócios. Pessoas de negócios nem sempre são restringidas por uma regra tal como "os interesses do cliente ou do freguês vêm em primeiro lugar". Uma das diferenças entre muitos códigos de ética da medicina e de ética dos negócios origina-se da regra acima, um juízo ponderado, sobre a relação médico-paciente.

Contudo, mesmo os juízos ponderados que aceitamos "provisoriamente como pontos pacíficos", argumenta Rawls, são também "passíveis de revisão". O objetivo do equilíbrio reflexivo é comparar, restringir e ajustar os juízos ponderados a fim de que eles coincidam e se tornem coerentes com as premissas da teoria[22]. Em outras palavras, começamos com juízos morais paradigmáticos sobre o que é correto e o que é errado e então construímos uma teoria mais geral consistente com tais juízos paradigmáticos (do modo mais coerente possível); qualquer brecha é fechada, assim como todas as formas de incoerência detectadas. As diretrizes de ação resultantes são então testadas a fim de se também averiguar se elas geram resultados incoerentes. Em caso afirmativo, elas são reajustadas ou abandonadas, e o processo se reinicia, pois nunca podemos assumir um equilíbrio completamente estável. A restrição e o ajuste ocorrem por meio da reflexão e do ajuste dialético, visando o objetivo perpétuo do equilíbrio reflexivo. No caso da regra a respeito de pôr os interesses do paciente em primeiro lugar, por exemplo, buscaríamos, na ética biomédica, tornar esta regra o mais coerente possível com outros juízos ponderados sobre as responsabilidades do ensino clínico, as responsabilidades da conduta na pesquisa envolvendo sujeitos humanos e as responsabilidades para com a família dos pacientes.

Como argumentamos no capítulo 7, é difícil tornar todos esses compromissos coerentes com outras regras morais de imparcialidade e justiça. A regra segundo a qual devemos pôr os interesses do paciente em primeiro lugar é um ponto de partida aceitável, mas não é uma premissa categórica para todos os casos possíveis. Por fim, ficamos com um conjunto de opções sobre como devemos e não devemos especificar e ponderar a regra. Enquanto ocorrerem conflitos contingentes no domínio dos princípios e das

---

21. John Rawls, "The Independence of Moral Theory", *Proceedings and Addresses of the American Philosophical Association*, 48 (1974-75): 8.
22. Rawls, *A Theory of Justice* (Cambridge, MA: Harvard University Press, 1971), pp. 20-21, 46-50, 579-80.

regras reconhecidos e legitimados de uma teoria, está presente algum grau de incoerência. Tomando um exemplo relativamente simples na ética dos transplantes de órgãos, imagine que tendemos às duas considerações morais seguintes: (1) distribuir os órgãos segundo o número de anos de sobrevivência esperado e (2) distribuir os órgãos segundo o tempo na lista de espera a fim de dar a todos os candidatos uma oportunidade igual. Do modo como estão, estes dois princípios distributivos não são coerentes, pois o emprego de um irá eliminar o outro. Nós podemos ficar com ambos os princípios numa teoria de distribuição justa defensável, mas, para fazê-lo, teremos de introduzir limites para estes princípios, assim como explicações de como ponderá-los. Estes limites e estas explicações, por sua vez, têm de se tornar coerentes com outros princípios e regras, tais como as normas a respeito da discriminação contra os mais velhos e a respeito da possibilidade de pagar do paciente na alocação de procedimentos médicos caros.

Esta análise sugere — acreditamos que corretamente — que todos os sistemas morais apresentam algum grau de indeterminabilidade e incoerência, revelando que eles não têm o poder de eliminar vários conflitos contingentes entre princípios e regras. Entendidos desta forma, a coerência e o equilíbrio reflexivo não são alcançados meramente por uma ausência de incoerências num sistema. A coerência é função do desenvolvimento posterior e do apoio mútuo entre as normas.

O assim chamado equilíbrio reflexivo ocorre quando se avaliam as qualidades e as fraquezas de todos os princípios e juízos morais plausíveis e das teorias de fundo relevantes. Ou seja, incorporamos uma variedade de tipos de crenças morais legítimas tão ampla quanto possível, incluindo rigorosos precedentes na experiência[23]. Enfatizamos novamente o caráter ideal (embora não utópico) desse procedimento: não importa quão ampla seja a gama de crenças, não há razão para se supor antecipadamente que o processo de restringir, ajustar e tornar coerente virá a terminar nem que virá a ser perfeito. Praticamente todos os conjuntos de generalizações teóricas obtidas pelo equilíbrio reflexivo irão falhar em alcançar a plena coerência com os juízos ponderados, e o único modelo relevante para a teoria moral é *aquele que mais se aproxime da plena coerência*. Devemos assumir que somos confrontados com uma busca interminável por falhas na coerência, por contraexemplos de nossas crenças e por situações novas[24].

Presumivelmente, pode-se fazer com que as teorias éticas se tornem coerentes com os juízos ponderados por meio do processo do equilíbrio reflexivo sem incorporar com-

---

23. Ver Norman Daniels, "Wide Reflective Equilibrium and Theory Acceptance in Ethics", *Journal of Philosophy*, 76 (maio de 1979): 257 ss. Henry Richardson nos indicou que para Rawls não era uma condição logicamente necessária dos juízos ponderados que eles fossem *partilhados* por outras pessoas; ser partilhado também não era para ele uma condição logicamente necessária para o amplo equilíbrio reflexivo. Contudo, para fazer funcionar o seu empreendimento de justiça social, os juízos ponderados eleitos por ele teriam de ser amplamente partilhados. A importância da aquiescência partilhada revela-se na ênfase dada por Rawls à sua teoria da justiça como uma teoria política liberal. (Richardson argumenta também que a principal proteção de Rawls contra o preconceito local está em sua exposição sobre o véu de ignorância, mais que no amplo equilíbrio reflexivo. Evidentemente, pode-se argumentar que ambos servem a este propósito.)

24. Cf. com Rawls, *A Theory of Justice*, pp. 195-201.

promissos teóricos controversos sobre o que poderia ser racionalmente aceito ou, pelo contrário, o que seria irracional aceitar. Em outras palavras, muitos elementos da vida moral podem ser considerados de modo reflexivo e levados a um equilíbrio sem que se introduzam concepções acerca da racionalidade ou da irracionalidade das teorias que causam uma separação radical entre teólogos e filósofos contemporâneos. Deste ponto de vista, o pensamento moral é análogo ao processo da ciência no qual as hipóteses são testadas, modificadas ou rejeitadas por meio da experiência e do pensamento experimental. A justificação não é nem puramente dedutivista (conferindo um lugar de destaque às diretrizes de ação gerais) nem puramente indutivista (atribuindo maior importância à experiência e à analogia). Muitas considerações diferentes se apoiam reciprocamente na tentativa de encaixar as crenças morais numa unidade coerente. É assim que testamos, revisamos e depois especificamos as crenças morais. Esta perspectiva é muito diferente do dedutivismo, pois assume que as teorias éticas nunca são suficientemente completas e aplicáveis aos problemas morais; pelo contrário, a própria teoria deve ter sua adequação testada por meio de suas implicações práticas. O equilíbrio reflexivo, porém, protege-nos contra o perigo dos preconceitos e dos juízos morais meramente intuitivos, pois a teoria e a prática têm uma relação de reciprocidade que é mutuamente cerceadora.

Concluindo, concordamos com Rawls em que a justificação "é função do apoio mútuo de várias considerações, de que tudo esteja se encaixando em um todo coerente"[25]. Perseguiremos agora esta tese desenvolvendo nossa própria exposição da justificação baseada na coerência.

Uma teoria da justificação baseada na coerência

No fim da década de 1970, quando foi publicada a primeira edição deste livro, delineamos uma exposição da justificação para a ética prática em resposta a uma crise que então atormentava a área subdesenvolvida da ética biomédica. Naquela época, não havia nenhuma teoria estabelecida de ética biomédica e nenhuma exposição sistemática de seus princípios e de suas regras normativas. À medida que nossas edições evoluíram, muitos leitores pediram que expuséssemos nossas concepções sobre o método e a justificação com maior profundidade. Isto é o que faremos nesta seção.

Seguindo Joel Feinberg e certas tradições da filosofia grega, descrevemos inicialmente a relação entre a experiência moral e as teorias morais como *dialética*. Desenvolvemos teorias para iluminar a experiência e para determinar o que devemos fazer, mas também usamos a experiência para testar, corroborar e revisar as teorias[26]. Se

---

25. *A Theory of Justice*, pp. 21, 579.
26. *Principles of Biomedical Ethics*, 1ª ed. (1979), esp. pp. 13-14. Os trabalhos sobre ética biomédica na década de 1970 consistiram quase que inteiramente em artigos e ensaios. Várias áreas-problema foram tratadas, como o aborto, a eutanásia e a distribuição de recursos. As poucas exposições sistemáticas e suas discussões foram organizadas segundo essas áreas-problema. Exemplos incluem Joseph Fletcher, *Morals and Medicine* (Princeton, NJ: Princeton University Press, 1954), Paul Ransey, *The Patient as Person* (New Haven, CT: Yale University Press, 1970), e Howard Brody, *Ethical Decisions in Medicine* (Boston: Little, Brown and Company, 1976).

uma teoria produz conclusões que estão em desacordo com nossos juízos ponderados — se ela permite, por exemplo, que crianças, porém não adultos, sejam objetos de pesquisa biomédica sem consentimento —, temos razões para suspeitar da teoria e para modificá-la ou buscar uma teoria alternativa. Vemos essa estratégia dialética como um modo de procurar uma coerência entre julgamentos particulares e gerais[27]. Como observa Feinberg, esse procedimento é similar ao raciocínio que ocorre nos tribunais. Por um lado, se num caso particular um princípio nos obriga a um julgamento previamente inaceitável, então devemos modificar ou suplementar o princípio de modo a torná-lo coerente com nossas crenças particulares e gerais tomadas como um todo. Por outro lado, quando um princípio bem fundado indica a necessidade de modificar um julgamento particular, as exigências capitais da coerência pedem que o julgamento seja ajustado[28]. Dizer, portanto, que os princípios não são *extraídos* dos casos, mas apenas *aplicados* a eles, parece equivocado. Além do mais, tanto os juízos ponderados gerais como os particulares proporcionam dados para a teoria e são para ela um campo de teste; eles nos levam a modificar e a refinar as exigências teóricas embrionárias, especialmente ao apontar as inadequações ou as limitações das teorias[29].

Embora a justificação seja uma questão de coerência, muitos filósofos julgaram que a mera coerência é uma base insuficiente para a justificação, pois o corpo substantivo de juízos e princípios coerentes entre si pode ser moralmente insatisfatório. Caso a coerência seja o único critério de avaliação das teorias, pode haver também uma série de sistemas coerentes alternativos, cada um deles tão legítimo quanto o outro. A justificação e o conhecimento morais não podem ser alcançados a menos que se introduza algum critério independente da coerência. Um exemplo desse problema aparece na assim chamada Doutrina Ética dos Piratas, ou Costume dos Irmãos da Costa[30]. Formada no interior de uma irmandade democrática de saqueadores por volta de 1640, a doutrina dos piratas é um conjunto de regras coerente e cuidadosamente delineado, que regula a assistência mútua em emergências, as penalidades para atos proibidos, a distribuição das pilhagens, as formas de comunicação, as compensações por danos e os "tribunais de honra" para resolver disputas. Esse corpo substantivo de regras e

---

27. Esta perspectiva é sugerida pela discussão sobre a dialética como um meio para se chegar aos primeiros princípios nos *Tópicos* de Aristóteles; ver *The Complete Works of Aristote*, ed. Jonathan Barnes, vol. I (Princeton, NJ: Princeton University Press, 1984), 101a25-101b4.

28. Joel Feinberg, *Social Philosophy* (Englewood Cliffs, NJ: Prentice Hall, 1973), pp. 34-35. A exposição de Chaim Perelman também nos influenciou em nossa segunda edição (1983): "No campo da moral, não se pode atribuir preeminência absoluta nem aos princípios – o que faria da moral uma disciplina dedutiva – nem aos casos particulares – o que faria dela uma disciplina indutiva. Em vez disso, os julgamentos a respeito de circunstâncias particulares são comparados com os princípios, e a preferência pode ser dada a uns ou aos outros, de acordo com uma decisão que é alcançada recorrendo-se às técnicas de justificação e argumentação". *The New Rhetoric and Humanities: Essays on Rhetoric and Its Applications* (Boston: D. Reidel, 1979), p. 33.

29. Ver Judith Jarvis Thomson, *Rights, Restitution, and Risk: Essays in Moral Theory* (Cambridge, MA: Harvard University Press, 1986), pp. 251-260.

30. Por volta de 1640. Publicado em 1974 por Historical Documents Co.

princípios, embora coerente, é moralmente insatisfatório. Sua orientação para as "pilhagens", a cessão de escravos como compensação por danos e outras coisas semelhantes envolvem atividades imorais. Mas com que justificativa dizemos que esse código coerente não é um código de ética aceitável?

Esta questão indica a importância de se partir de juízos ponderados que sejam convicções morais firmes, numa ética expandida, e de se tornar essa rede mais consistente, especificando, testando e revisando essas convicções. O coerentismo não se esgota com uma redução inflexível de um conjunto qualquer de crenças à coerência. Na ética, como em qualquer outra área, principiamos com um conjunto particular de crenças — o conjunto dos juízos ponderados (também chamados de normas autoevidentes e de intuições plausíveis) que são inicialmente aceitáveis sem suporte argumentativo. Não podemos justificar todo juízo moral com base em outro juízo moral sem gerar uma regressão infinita ou um círculo vicioso de justificação no qual nenhum juízo é justificado. A única saída é aceitar alguns juízos como justificados sem recorrer a outros juízos — são estes juízos que formam o nosso ponto de partida.

Estes juízos ponderados geralmente têm uma história plena de experiência moral que está subjacente em nossa convicção de que são confiáveis; os juízos ponderados portanto não são simplesmente uma questão de intuição individual. Qualquer certeza moral associada com essas normas deriva provavelmente de crenças adquiridas, testadas e modificadas com o tempo à luz dos propósitos visados pelas normas. A coerência entre essas normas iniciais é essencial para a sua aceitabilidade, e a incoerência é uma razão forte para rejeitar uma ou mais proposições "fundamentais" porém falíveis. A Doutrina dos Piratas, embora coerente e aceitável entre os piratas, não passa no teste da aceitabilidade moral inicial.

Embora comecemos com premissas inicialmente confiáveis, as pessoas, os códigos, as instituições ou as culturas de que provêm essas premissas não precisam ser eles mesmos altamente confiáveis ou abrangentes em seus relatos e documentos. A tradição de Hipócrates, por exemplo — que foi o ponto de partida da ética médica durante séculos —, tornou-se uma base limitada e em geral precária para a ética médica. Numa teoria da coerência, esse problema pode ser superado recorrendo-se a um corpo de experiência maior para reunir pontos de convergência. Usando uma analogia com uma testemunha ocular num tribunal, se um número suficiente de testemunhas inteiramente independentes convergem quanto ao relato dos fatos de uma história, essa história ganha uma credibilidade que está acima da credibilidade dos indivíduos que a contam. Ao mesmo tempo, podemos eliminar as histórias das testemunhas que não convergem e que não são consistentes com as principais linhas de convergência. Quanto maior a coerência de um relato firmemente fundado que descenda de premissas inicialmente confiáveis, tanto maior a probabilidade de que acreditemos nele. O mesmo ocorre na teoria moral: à medida que aumentamos o número de relatos, que estabelecemos convergências e aumentamos a coerência, a melhor explicação é que as crenças são justificadas e devem ser aceitas. Quando encontramos mais e mais confirmações de hipóteses, a melhor explicação é que essas hipóteses são as corretas. Essa confirmação é o verdadeiro objetivo da teoria moral, por mais difícil que seja obtê-la.

Segue-se daí que há *graus* de justificação e de conhecimento? Muitas vezes só podemos atingir uma coerência frágil, usando relatos mais ou menos confiáveis. Só podemos falar das crenças como justificadas de uma forma comparativa, condicionada por evidências e pelo grau de coerência. A justificação em áreas tais como a do aborto e a dos direitos dos animais é notoriamente complicada e de difícil solução mediante o ideal do equilíbrio reflexivo. De agora em diante, assumiremos, sem maior argumentação, que a tese dos graus de justificação está correta. Assumiremos também que a coerência é a condição central da justificação moral, mas não que é a única condição.

Além disso, devem ser aceitas várias ressalvas nas tentativas de reconstruir os conceitos e as normas morais segundo o modelo da coerência. Tais ressalvas servem para proteger contra uma construção com falha na coerência. Uma dessas ressalvas pode ser chamada de *condição da similaridade*. Ela exige que uma argumentação moral permaneça fiel (similar) aos princípios e conceitos que constituíram o seu ponto de partida. Ao selecionar os dados e construir uma teoria, o produto final deve ser similar aos princípios e conceitos que ela explica. Suponhamos, por exemplo, que estamos tentando desenvolver uma formulação coerente da confidencialidade médica que irá eliminar vários problemas sérios do nosso atual sistema de confidencialidade na assistência à saúde, e suponhamos que confiamos tanto em nossa formulação acerca do direito à privacidade que esquecemos completamente da confidencialidade médica e fornecemos apenas uma lista de direitos relacionados à privacidade que os hospitais devem respeitar. Se a confidencialidade se perdeu no processo, então falhamos em fazer aquilo que nos propúnhamos, mesmo que o produto final exiba um alto grau de coerência. Embora exista espaço para divergências acerca do ponto de partida apropriado para esta análise (e portanto acerca daquilo com que o produto final deve se assemelhar), a similaridade é uma restrição importante na construção da teoria. Ao mesmo tempo, a similaridade não deve ser construída para excluir a possibilidade de que ocorram modificações radicais na perspectiva normativa. A condição da similaridade não permite que um princípio ou conceito se transforme num outro, mas também não impede que venhamos a perceber que nosso julgamento ou nossa posição iniciais estavam categoricamente errados.

Em segundo lugar, a *universalidade* é uma condição largamente aceita que possui a função de salvaguardar. Tal condição não implica que as normas distintas de uma sociedade (aquelas que são diferentes das de outra sociedade) logicamente não podem constituir um código moral, nem que todos os julgamentos e padrões morais são idênticos para todas as pessoas — não deixando espaço para diferenças individuais ou de grupos, para tradições morais diferentes, para relações específicas e para julgamentos autônomos e divergências morais. Antes, a condição da universalidade determina que qualquer pessoa que julgue que a ação x é moralmente necessária (ou moralmente valiosa, moralmente virtuosa etc.) na circunstância C_1 está portanto comprometida com a premissa de que x é moralmente necessária (ou moralmente valiosa, moralmente virtuosa etc.) na circunstância C_2, caso C_1 e C_2 não sejam diferentes sob nenhum aspecto moralmente relevante. Desse modo, alguém pode universalizar defendendo que todas as pessoas ajam de uma determinada forma num determinado tipo de circunstância; pessoas igualmente informadas, racionais e imparciais, porém, podem defender ações diferentes naquele tipo de circunstância. A condição da universalidade não é uma norma moral paralela a um princípio material de justiça ou a uma exigência de tratamento igual; ela é antes uma condição formal que um princípio substantivo.

Essa condição implica que os princípios morais básicos devem ser formulados em termos universais, e não em termos de propriedades particulares. A moralidade não reconhece, por exemplo, uma diferença relevante entre *eu* e *ele* ou *ela* na formulação do certo e do errado[31]. Este é um dos modos como a moralidade se protege contra as inclinações, os preconceitos e as preferências idiossincráticas — reconhecendo ao mesmo tempo que existem diferenças relevantes entre as pessoas, tais como o fato de ser um pai, de ser um supervisor, de ser experiente num determinado trabalho e assim por diante. A condição da universalidade, portanto, exige consistência de comprometimento num sistema moral de juízos, regras e princípios, mas não predetermina o que será levado em conta como similaridades ou diferenças moralmente relevantes e se é possível alcançar unanimidade acerca de princípios e regras.

Outras salvaguardas também merecem ser mencionadas. A resistência comparativa, a maleabilidade e o poder de produção de um princípio ou de uma teoria são, claramente, pontos a seu favor. O fato de que um princípio ou uma teoria *resista* a contraposições, seja *adaptável a novos fatores* e enfrente problemas novos com *soluções criativas e práticas* são critérios de aceitabilidade que promovem o equilíbrio reflexivo. No capítulo 2, desenvolvemos uma estrutura para a construção teórica que apoia a tese de que se deve esperar graus de adequação nas teorias. Ao defender uma teoria da justificação baseada na coerência, portanto, não pretendemos sugerir que o critério da coerência, isoladamente, determina o mérito de uma teoria.

Concepções da verdade e a relação entre verdade e coerência

É usual na teoria moral, na epistemologia e na filosofia da ciência distinguir a verdade da justificação. Para algumas pessoas, problemas tais como aquele encontrado em nossa discussão acerca da Doutrina dos Piratas sugerem que uma teoria moral deve ser *verdadeira*, e não apenas coerente. Outros insistem em que uma teoria da coerência pode ser uma teoria da verdade. A ideia é que a convergência para a verdade, e não simplesmente para a justificação, é alcançada por meio da coerência (usando um ideal tal como o do equilíbrio reflexivo). Outros, ainda, negam tal pretensão, dizendo que a coerência não constitui a verdade. Eles questionam se, caso várias teorias

---

31. Ver R. M. Hare, *Moral Thinking: Its Levels, Method and Point* (Oxford: Clarendon Press, 1981), p. 223. Ver também as qualificações propostas a essa concepção introduzidas em nosso capítulo 2, especialmente na discussão sobre a ética do cuidar.

inconsistentes geradas a partir de premissas iniciais plausíveis possam todas reclamar um alto grau de coerência e consistência internas, devemos então dizer que existem várias teorias verdadeiras — por exemplo, várias teorias verdadeiras da justiça.

Esta questão nos leva a indagar se existiria um critério melhor do que a coerência interna entre as normas para se avaliar a verdade de um sistema moral. O problema desta proposta é que, se uma teoria da coerência é uma formulação correta da justificação e não existe rota alternativa para a justificação de uma afirmação moral, então não há nenhuma maneira alternativa de conferir os resultados de uma formulação da coerência a não ser conferindo a própria coerência e fazendo uma cuidadosa inspeção das premissas iniciais e das condições de salvaguarda anteriormente mencionadas. Para se demonstrar a falsidade de uma crença, seria preciso apresentar uma contestação fundamentada dos resultados da teoria. Entretanto, como se chegaria a essa contestação, a não ser desenvolvendo mais a rede de crenças tornada coerente, o que faz parte do método da coerência?

A melhor explicação em face da coerência inabalável é que o sistema capturou o que há de correto, virtuoso etc. Se esse resultado é aquilo em que consiste a verdade moral, então a rede de coerência capturou a verdade. Provavelmente, faríamos essa afirmação em casos paralelos no campo do conhecimento científico: se alcançamos uma coerência estável após repetidos testes, a melhor explicação é que o sistema de crenças científicas obtido expressa ou se aproxima da verdade. Se essa é uma exposição convincente da verdade científica, não seria também uma exposição convincente da verdade moral?

No entanto, tal tratamento da verdade moral está longe de ser tranquilamente considerado adequado. É duvidoso que um corpo de crenças coerentes bem-sucedido, não importando o quão estável, produza a verdade. Em primeiro lugar, é duvidoso que as asserções morais tenham valores de verdade e que a verdade seja uma categoria que deva figurar na teoria moral. Em segundo lugar, precisaríamos de uma teoria da *verdade*, ela mesma um assunto complicado e controverso. Ficaremos satisfeitos em concluir aqui que a justificação ocorre com sucesso na ética e que a abordagem correta da justificação é a formulação da coerência que esboçamos acima e que iremos desenvolver no capítulo 2. Se, ademais, algumas pessoas quiserem dizer que as crenças *justificadas* são crenças *verdadeiras*, não temos objeção a essa linguagem, mas não fazemos uma afirmação tão ampla com respeito às conclusões expressadas neste volume, e acreditamos que tal afirmação tende a produzir menos esclarecimentos que mal-entendidos.

Especificando e ponderando os princípios

Estamos agora em condições de desenvolver os métodos de especificação e de ponderação anteriormente mencionados. Esses métodos constituem o modelo da coerência e proporcionam estratégias para a solução de problemas morais e para a evitação de conflitos insolúveis.

Especificação

O filósofo G. W. F. Hegel legitimamente criticou Immanuel Kant por desenvolver um "formalismo vazio" que pregava a obrigação pela obrigação, sem poder para desenvolver uma "doutrina imanente dos deveres". Hegel julgava que, na formulação de Kant, "todo o conteúdo e a especificação" de um código vivo haviam sido substituídos pela abstração[32]. A teoria ética que se caracteriza por *princípios* foi também criticada por motivos semelhantes[33]. Essas críticas apontam um importante problema. Toda norma geral — na verdade, a própria moralidade — contém regiões de indeterminabilidade que precisam ser reduzidas mediante maiores desenvolvimentos e enriquecimentos. Se queremos que os princípios discutidos neste livro tenham conteúdo suficiente, devemos ser capazes de especificar esse conteúdo de um modo que vá além do abstracionismo etéreo, indicando, ao mesmo tempo, a que casos se aplicam propriamente os princípios[34]. Quando um princípio não possui especificidade suficiente, ele é vazio e ineficaz.

Consideremos um exemplo simples desse problema. A não maleficência é o princípio segundo o qual não devemos infligir mal ou dano a outros. Esse princípio fornece apenas um ponto de partida muito rudimentar como orientação acerca das condições nas quais as ações danosas são proibidas. Normalmente, consideramos que causar a morte de uma pessoa é uma ação danosa, contudo, seriam o suicídio assistido e a eutanásia ativa voluntária ações *danosas*, absolutamente proscritas pelo princípio da não maleficência? Seria o ato de matar por piedade, algumas vezes, um ato de não maleficência, ou até de beneficência? Caso questionemos se um médico que ajuda um paciente a cometer suicídio está dessa forma causando um mal ou um bem ao paciente, não podemos extrair qualquer orientação de um princípio de não maleficência que não está especificado. Sem maiores especificações, a não maleficência é um mero ponto de partida para se resolver problemas tais como o suicídio assistido e a eutanásia.

Os princípios abstratos, portanto, muitas vezes têm de ser desenvolvidos conceitualmente e moldados normativamente para se vincular a diretrizes de ação concretas e a julgamentos práticos. Ao restringir nossos princípios, devemos levar em consideração vários fatores, tais como a eficiência, as regras institucionais, a lei e a aceitação dos clientes. Eventualmente, é preciso proporcionar uma estratégia prática para os problemas do mundo real que envolvem procedimentos políticos, restrições legais, incerteza quanto a riscos, e assim por diante. À luz da indeterminidade inerente às

---

32. G. W. F. Hegel, *Philosophy of Right*, T. M. Knox, trad. (Oxford: Clarendon Press, 1942), pp. 89-90, 106-7.

33. Clouser e Gert, "A Critique of Principlism"; Ronald M. Green, "Method in Bioethics: a Troubled Assessment", *The Journal of Medicine and Philosophy*, 15 (1990): 179-97, e Stephen Toulmin, "The Tyranny of Principles".

34. Como observa R. M. Hare, "Toda tentativa de conferir conteúdo a um princípio envolve a especificação dos casos que serão abarcados por este princípio (...) Portanto, todo princípio que possui conteúdo entrou de algum modo na rota da especificidade". *Essays in Ethical Theory* (Oxford: Clarendon Press, 1989), p. 54.

normas gerais, aceitamos o argumento de Henry Richardson de que a especificação de nossos princípios é essencial para se determinar o que constitui um caso de um determinado princípio e para se resolver conflitos morais. Richardson observa que nós algumas vezes *aplicamos* diretamente as normas aos casos, e que frequentemente tentamos *ponderar* normas conflitantes. Ambas as técnicas funcionam em determinadas situações. Ao administrar casos novos, complexos ou problemáticos, porém, a primeira meta deve ser a especificação de nossas normas, e, portanto, a especificação das ambiguidades e dos problemas, procurando eliminá-los. Nos casos mais difíceis, uma aplicação direta raramente funciona, enquanto a ponderação muitas vezes parece ser subjetiva demais, e não é capaz de reduzir o conflito ou a possibilidade de conflito ulterior. A especificação, portanto, é uma estratégia interessante para os casos difíceis na medida em que possa ser justificada[35]. Evidentemente, muitas regras já especificadas exigirão novas especificações para lidar com novas circunstâncias de conflito. A especificação progressiva deve muitas vezes ocorrer para se enfrentar a variedade de problemas que surge, reduzindo gradualmente os dilemas e as circunstâncias de conflito que o princípio abstrato não tem conteúdo suficiente para resolver.

Como um exemplo simples de especificação, consideremos novamente a regra "os médicos devem pôr os interesses de seu paciente em primeiro lugar". Um fato da vida na medicina moderna dos Estados Unidos é que algumas vezes os pacientes só podem receber a melhor estratégia de tratamento se os seus médicos falsificarem a informação nos formulários do seguro-saúde, ou se pelo menos aumentarem um pouco a verdade. De uma compreensão apropriada da regra da prioridade do paciente não se chega à conclusão de que os médicos devem agir ilegalmente, mentindo ou distorcendo a descrição de um problema do paciente num formulário do seguro. Nossas regras contra a fraude e em prol da prioridade do paciente não são exigências categóricas, e precisam de uma maior especificação para oferecer uma aconselhamento moral melhor e mais concreto aos médicos que perguntam a si mesmos se devem enganar os seguradores e, em caso afirmativo, em que condições.

Todavia, a especificação do compromisso de um médico com seus pacientes e com o não cometimento de fraudes enfrenta muitos problemas, como ilustra uma pesquisa recente acerca das atitudes dos médicos praticantes em relação à fraude. Dennis H. Novack e vários colegas usaram um questionário para obter as respostas dos médicos a quatro difíceis problemas éticos que provavelmente poderiam ser resolvidos por meio da fraude. Num dos cenários, um médico recomenda uma mamografia preventiva anual a uma mulher de 52 anos que se queixa de que sua empresa de assistência de saúde não cobriu o teste no último ano, tendo de pagá-lo ela mesma, embora não tivesse condições de arcar com a despesa. Uma secretária sugeriu que a empresa de assistência médica da

---

35. Henry Richardson, "Specifying Norms as a Way to Resolve Concrete Ethical Problems", *Philosophy and Public Affairs*, 19 (outono de 1990): 279-310. Ver também as reflexões de David DeGrazia sobre a especificação em "Moving Forward in Bioethical Theory: Theories, Cases, and Specified Principlism", *Journal of Medicine and Philosophy*, 17 (1992): 511-539.

paciente cobriria os custos caso o médico definisse a mamografia como para a "exclusão de câncer", e não como mamografia preventiva, embora a justificativa precisa fosse esta última. Quase setenta por cento dos médicos que responderam a essa pesquisa afirmaram que colocariam "exclusão de câncer", e oitenta e cinco por cento deste grupo insistiu em que seu ato não envolveria "fraude"[36].

As decisões desses médicos podem ser interpretadas como tentativas grosseiras de especificar as regras contra fraude. A maioria dos médicos do estudo aparentemente não operava com a definição de fraude eleita pelos pesquisadores ("fraudar é fazer alguém acreditar em algo que não é verdade, enganar"). Talvez esses médicos acreditassem que fraudar envolveria ocultar informações ou enganar alguém que tivesse o *direito* a essa informação, e talvez acreditassem também que uma empresa de assistência de saúde com políticas de cobertura injustas não tem direito a uma informação exata. Ou talvez eles acreditassem que a "fraude" ocorre quando uma pessoa engana outra injustificadamente, e que fosse justificável enganar a empresa de assistência de saúde nessas circunstâncias. Uma outra possibilidade é que esses médicos entendessem que a regra contra a fraude proibiria apenas atos em interesse próprio ou que prejudicassem outros indivíduos, ou que permitiria atos de fraude em benefício dos pacientes, cujos interesses vêm em primeiro lugar.

Esses médicos não concordariam a respeito de como especificar as regras contra a fraude, assim como as regras que exigem que os interesses do paciente venham em primeiro lugar. Todas as especificações propostas resolveriam o conflito (ou melhor, o *dissolveriam*), mas haveria polêmica acerca da justificabilidade de cada uma das especificações. Essa pesquisa oferece um exemplo de eliminação de um aparente dilema sem o recurso à "aplicação" nem à "ponderação" das normas, ainda que as especificações *propostas* possam fracassar em oferecer a solução mais adequada ou justificada. Dizer aqui que um problema ou conflito é "resolvido" ou "dissolvido" significa apenas dizer que as normas foram determinadas quanto ao seu conteúdo de modo que, quando os casos se encaixam naquilo que está prescrito nelas, somos capazes de decidir o que deve ser feito.

Uma especificação adequada requer que se justifique a declaração de que a especificação proposta é coerente com as outras normas morais relevantes. A especificação é um modo de resolver os problemas por meio da deliberação, mas nenhuma proposta de especificação é justificada sem uma mostra de coerência. Todas as normas morais são, a princípio, passíveis de revisão, especificação e justificação. A razão para a necessidade constante de outros conteúdos, como afirma Richardson, é que "a complexidade dos fenômenos morais sempre ultrapassa a nossa habilidade de capturá-los em normas gerais"[37]. Esses problemas acerca da especificação não impedem que algumas

---

36. Dennis H. Novack et al., "Physicians' Attitudes Toward Using Deception to Resolve Difficult Ethical Problems", *Journal of the American Medical Association*, 261 (26 de maio de 1989): 2980-2985.

37. Richardson, "Specifying Norms", p. 294. (Nesta formulação, a palavra "sempre" talvez deva ser entendida como "em princípio sempre"; a especificação pode, em alguns casos, alcançar uma forma final.) Para um exemplo de especificação elementar (porém não chamada assim) usando a abordagem dos quatro princípios, ver Raanan Gillon, "Doctors and Patients", *British Medical Journal*, 292 (1986): 466-469.

vezes possamos resolver os conflitos e os dilemas de modo satisfatório por meio de uma especificação adequada.

A viabilidade de nossa formulação da ética biomédica depende em parte da possibilidade de especificação de seus princípios e das normas relacionadas e da possibilidade de justificação das especificações. As regras substantivas, as regras de autoridade e as regras de procedimentos discutidas adiante (pp. 56-57) envolvem especificações de nossos princípios estruturais, e muito do argumento dos capítulos de 3 a 7 pretende mostrar esse processo em funcionamento.

Contudo, é preciso indicar ainda algumas limitações e fraquezas do método da especificação, para deixar claro que não vemos o método como uma panaceia para os nossos maiores dilemas. Em primeiro lugar, a oposição entre o modelo da especificação e os modelos da ponderação e da aplicação das normas não deve ser superestimada. No modelo da especificação, nada indica que ocorra algo aproximado da ponderação no ato de especificar princípios e regras — e também nada mostra que a aplicação direta falhe sempre. Em qualquer caso problemático dado, tipicamente, várias especificações concorrentes constituirão possíveis soluções, levando-nos desse modo a conflitos do mesmo tipo dos que nos haviam levado à especificação inicialmente (explicaremos o modelo da ponderação adiante). Em segundo lugar, caso acreditemos, como de fato acreditamos, que algum conflito moral é inevitável e que não se pode fugir dele ou eliminá-lo nem mesmo por especificações densamente tecidas, então o método convém somente para contextos nos quais a especificação tenha uma razoável possibilidade de aceitação. Em terceiro lugar, tornar as normas mais específicas não impede o uso de concepções dogmáticas, preconceituosas, arbitrárias ou irracionais para tornar a conclusão favorita de alguém correta por força. Mesmo que uma especificação elimine conflitos contingentes, ela pode ser arbitrária, parcial, ou pode fracassar por outras razões. Como Richardson reconhece abertamente, "uma vez que a operação de especificação tenha sido adequadamente compreendida, pode-se admitir que ela deve ser suplementada pela aplicação e pela ponderação num modelo híbrido mais complexo"[38].

A especificação enquanto método deve estar indissoluvelmente vinculada a um modelo mais amplo de coerência que recorra a julgamentos ponderados e à coerência global introduzida por uma especificação proposta. Esse é um modelo geral que nós aceitamos, assim como Richardson (que sustenta que a especificação e o ideal da coerência se harmonizam, mas têm papéis distintos). Assim entendida, a especificação oferece a possibilidade de um ponto de vista normativo em constante expansão que é fiel às crenças iniciais (que não são rejeitadas) e que, em vez de enfraquecer, fortalece a coerência total das normas aceitas.

Que vantagem, portanto, a especificação tem sobre as outras tentativas de resolver os problemas? A resposta de Richardson, assim como a nossa, é que esta questão deveria ser "formulada nos termos da coerência global e do apoio mútuo do conjunto total

---

38. Richardson, "Specifying Norms", p. 280.

das normas morais (...). Um modelo de coerência para a racionalidade da especificação (...) de fato conduz a ideia rawlsiana do 'equilíbrio reflexivo amplo' ao nível dos casos concretos"[39]. Desta perspectiva, a especificação é um dos elementos de um método de coerência maior — uma concepção que reforça nossos argumentos anteriores de que a condição central da justificação é a coerência e de que a interpretação, a construção e a reconstrução são essenciais tanto na teoria ética como na ética prática. Uma especificação particular só é justificada caso seja mais coerente com o conjunto das normas relevantes como um todo do que qualquer outra especificação disponível.

A conclusão de nossa análise da coerência e da especificação é a seguinte: um dos objetivos de uma teoria moral — central para a sua formulação da justificação — é passar dos níveis mais gerais da teoria a regras, juízos e políticas particulares que estejam muito próximos das decisões do dia a dia da vida moral. Como um rio que possui várias ramificações em diferentes territórios, os princípios e as regras de uma teoria podem se ramificar por meio da especificação e alimentar diferentes partes da vida moral. Uma especificação adequada conserva ou aumenta a coerência já presente na teoria. Quando ocorrem conflitos morais, a especificação oferece um *ideal* de repetidos testes de coerência e de modificação de um princípio ou regra até que o conflito seja especificado com sucesso, mas a especificação é também uma ferramenta útil para o desenvolvimento de *políticas* na ética biomédica.

Aceitar esse ideal não significa assumir que os conflitos sempre podem ser especificados desenvolvendo-se regras ou políticas. A vida moral sempre será assolada por conflitos contingentes que não podem ser eliminados. Nosso objetivo prático deve ser um método de solução que nos ajude muitas vezes, não um método que sempre resolverá nossos problemas.

Ponderando e priorizando

Os princípios, as regras e os direitos precisam ser, além de *especificados*, *ponderados*. Os princípios (e coisas do gênero) nos orientam para certas formas de comportamento; porém, por si mesmos, eles não resolvem conflitos de princípios. Enquanto a especificação promove um desenvolvimento substantivo da significação e do escopo das normas, a ponderação consiste na deliberação e na formulação de juízos acerca dos pesos relativos das normas. Algumas vezes, a ponderação ocorre durante o processo de especificação e vice-versa. A especificação e a ponderação podem ser compreendidas como abordagens, métodos ou estratégias que se favorecem mutuamente e que se inserem de forma coerente no método mais amplo da coerência delineado anteriormente. A ponderação é especialmente útil em casos individuais, enquanto a especificação é útil principalmente no desenvolvimento de políticas.

---

39. Ibid., pp. 299-300.

Evitando ponderar com base em normas "absolutas". Em todo este livro, concebemos as normas a serem ponderadas — princípios, regras, direitos etc. — como *prima facie* (ver pp. 50-54), e não como absolutas, ou como regras empíricas, ou como ordenadas numa hierarquia (num léxico ou numa série). Algumas normas especificadas são, contudo, praticamente absolutas, não necessitando portanto de ponderação. Exemplos dessas normas são as proibições de crueldade e de tortura, definidas como o ato de causar dor e sofrimento gratuitamente (outras proibições, como as regras contra o assassinato, são absolutas apenas em virtude do sentido de seus termos; dizer, por exemplo, "o assassinato é definitivamente errado" é dizer "matar injustificadamente é injustificado").

Os absolutos substantivos defensáveis são especificações meticulosas e decisivas dos princípios. Eles são raros, e dificilmente desempenham algum papel nas controvérsias morais. Mais interessantes são as normas formuladas com o objetivo de incluir todas as exceções legítimas, mas cuja formulação permanece controversa. Um exemplo dessas normas é "Sempre obter consentimento informado, oral ou escrito, para as intervenções em pacientes competentes, *exceto* em casos de emergência, em situações de baixo risco ou quando o paciente houver renunciado ao seu direito a uma informação adequada". No que se refere a esta norma, é claramente necessário interpretar e especificar o que constitui um consentimento informado, uma emergência, uma renúncia a um direito e um baixo risco; todavia, caso todas as exceções legítimas fossem incluídas em sua formulação e em sua especificação, esta regra seria absoluta. Dependendo da extensão da especificação e de se todas as exceções estão incluídas e fundamentadas, uma regra poderia se tornar legitimamente absoluta e, desse modo, dispensar a ponderação, em razão de haver sido eliminado o seu potencial de conflito com outros princípios e regras. Se essas regras existem, porém, são raras. Além disso, em vista do enorme leque de possibilidades de conflitos contingentes entre as regras, as regras absolutas são construídas antes como ideais do que como produtos acabados.

Ponderando normas prima facie. Seguindo W. D. Ross, distinguimos as obrigações *prima facie* das obrigações. A expressão *obrigação prima facie* indica uma obrigação que deve ser cumprida a menos que entre em conflito, numa ocasião particular, com uma obrigação de importância equivalente ou maior. Com frequência, os atos têm várias propriedades ou consequências moralmente relevantes. Um ato de mentir, por exemplo, também pode promover o bem-estar de alguém, e o ato de matar pode envolver o alívio da dor e do sofrimento, assim como o respeito pela autonomia do paciente, causando-se a morte do paciente a seu pedido. Estes atos são, ao mesmo tempo, errados *prima facie* e corretos *prima facie*, pois duas ou mais normas entram em conflito nas circunstâncias dadas. O agente então tem de determinar o que deve fazer, encontrando uma obrigação efetiva ou prioritária (em oposição à obrigação *prima facie*), ou seja, o agente tem de localizar o que Ross chama de "o melhor equilíbrio" do certo sobre o errado. A obrigação efetiva do agente na situação dada é determinada pela ponderação dos respectivos pesos das obrigações *prima facie* concorrentes (os pesos relativos de todas as normas *prima facie*, tais como beneficência, fidelidade e justiça)[40]. Esta metáfora dos pesos maiores e menores movendo a balança para cima e para baixo retrata graficamente o processo de ponderação, mas pode também obscurecer o que ocorre no processo de ponderar sugerindo equivocadamente uma avaliação intuitiva ou subjetiva. Os atos justificados de ponderação fazem com que sejam encontradas boas razões para o julgamento de alguém.

Suponhamos, por exemplo, que uma médica encontre um caso de emergência que exigiria que ela estendesse ainda mais um dia de trabalho já longo, de modo que não poderia cumprir a promessa de levar o filho à biblioteca. Ela entra então num processo de deliberação que a leva a considerar com que urgência seu filho precisa ir à biblioteca, se eles poderiam ir mais tarde à biblioteca, se um outro médico poderia cuidar do caso etc. Se ela decidir ficar com o paciente até tarde da noite, essa obrigação será prioritária, pois ela tem uma razão boa e suficiente. Uma vida está suspensa na balança, e somente ela possui o conhecimento para lidar adequadamente com a caracterização total da situação. Seu ato de cancelar o compromisso com o filho, tão penoso e angustiante, pode ser justificado por essa razão boa e suficiente para fazer o que ela fez. Ponderar, portanto, só é um processo de justificação se forem apresentadas razões adequadas.

Há um modo de conceber esse processo que o aproxima e talvez o incorpore à especificação. Como David DeGrazia nos indicou, as razões boas e suficientes que uma pessoa oferece num *ato de ponderação* podem ser concebidas como uma *especificação das normas que incorporam suas razões pessoais*. Tais razões podem ser generalizadas para casos similares. "Se a vida de um paciente está suspensa na balança e somente o médico que o atende tem o conhecimento para lidar adequadamente com a situação, então as obrigações domésticas do médico que estão em conflito com o atendimento ao paciente devem ficar em segundo plano." Essa fusão da especificação e da ponderação tem méritos, mas lidar com todas as situações da ponderação e da especificação pode ser conveniente demais. A ponderação frequentemente resulta na especificação, mas não necessariamente, e a especificação frequentemente envolve a ponderação, mas pode, igualmente, apenas acrescentar detalhes. De acordo com isso, não propomos a fusão dos dois métodos. A questão é que a ponderação não concorre com a especificação, e ambas ampliam coerentemente o modelo da coerência. Propomos, portanto, que a ponderação e a especificação sejam perfeitamente unidas a um modelo geral de coerência que exige que defendamos as razões que oferecemos para atos e normas. Conforme observamos anteriormente, a ponderação é particularmente útil na análise de casos, enquanto a especificação é especialmente útil no desenvolvimento de políticas.

Condições que restringem a ponderação. Como uma resposta às críticas segundo as quais o modelo da ponderação seria muito intuitivo e muito vago, podemos arrolar

---

40. Ver W. D. Ross, *The Right and the Good* (Oxford: Clarendon Press, 1930), esp. pp. 19-36; e *The Foundations of Ethics* (Oxford: Clarendon Press, 1939).

algumas condições mínimas que reduzem o grau de intuição envolvido. Tais condições acrescentam conteúdo à exigência de oferecer boas razões para atos e normas. As condições seguintes devem ser cumpridas para se justificar a infração de uma norma *prima facie* com o fim de se aderir a outra norma (estas condições, porém, sendo elas também normas, são também *prima facie*, e não absolutas):

1. Podem ser oferecidas razões melhores para agir de acordo com a norma prioritária do que com a norma que está sendo infringida (por exemplo, se certas pessoas têm um *direito*, seus interesses merecem um lugar especial ao serem ponderados contra os interesses de pessoas que não possuem um direito equivalente).
2. O objetivo moral de justificar a infração possui uma expectativa realista de ser alcançado.
3. Não se pode substituir o ato por nenhuma alternativa moralmente preferível.
4. A forma de infração escolhida é a menor possível, comparada com a obtenção do objetivo primordial da ação.
5. O agente procura minimizar os efeitos negativos da infração.

Embora algumas destas condições pareçam tautológicas, ou ao menos completamente incontroversas, segundo nos mostra a experiência, elas são frequentemente negligenciadas na deliberação moral, e levariam a atos diferentes caso fossem observadas. Por exemplo, muitas propostas na ética biomédica sobre o uso das tecnologias de suporte de vida parecem violar a condição número 2, apoiando certos atos nos quais não há uma perspectiva realista de atingir os objetivos da intervenção médica proposta. Isso ocorre caracteristicamente quando a intervenção é vista pelos profissionais de saúde como uma exigência legal, porém em alguns casos a intervenção ocorre meramente como uma prática de rotina. A condição número 3 é ainda mais violada. Os atos são frequentemente executados sem que se considere mais seriamente o leque de ações alternativas preferíveis que deveriam ser realizadas quando uma obrigação está em conflito com outra. Na assistência aos animais e nos comitês de utilização, por exemplo, um conflito comum está relacionado à obrigação de aprovar um bom protocolo científico e à obrigação de proteger os animais do sofrimento desnecessário. Caso proponha formas comuns de anestesia, o protocolo é quase sempre aprovado. As formas comuns de anestesia, porém, muitas vezes não são a melhor maneira de proteger o animal, e é necessário que se investigue mais para determinar o melhor anestésico para as intervenções propostas. Em nosso esquema de condições, é *injustificável* aprovar o protocolo ou conduzir o experimento sem essa investigação adicional. De acordo com isso, julgamos que as condições anteriormente expostas são moralmente necessárias, e não meramente óbvias ou tautológicas. Quando unidas às nossas exigências de coerência, essas condições mínimas devem nos ajudar a alcançar uma certa proteção contra julgamentos arbitrários e puramente intuitivos.

No entanto, mesmo com essas ressalvas, surgirão controvérsias a respeito de qual norma deve triunfar num conflito específico com outra norma. Podemos tentar introduzir mais critérios ou salvaguardas, como, por exemplo, "os direitos têm prioridade sobre os não direitos", e "princípios de liberdade têm prioridade sobre princípios de não liberdade". Estas metarregras, porém, com certeza irão falhar em muitas circunstâncias nas quais a invocação de um direito ou o interesse da liberdade são relativamente menos importantes. A honestidade sobre o processo de ponderação e priorização nos compele a voltar à nossa discussão anterior sobre os dilemas e a reconhecer que em algumas circunstâncias não seremos capazes de determinar que norma moral é prioritária. A ponderação fica ainda mais complicada em razão do amplo leque de considerações relevantes. Algumas vezes temos de considerar questões tais como se um relacionamento pessoal com uma história longa confere um peso especial aos interesses ou aos direitos de uma das partes, se uma das partes que venha a sofrer uma perda pode ser compensada pela perda enquanto a outra parte não pode ser compensada, e se o fato de ser responsável por causar um dano dá à parte prejudicada um direito especial que a outra parte não possui. Para ilustrar esta última circunstância, suponhamos que X cause algum dano a Y. Geralmente, julgamos que Y possui mais direito à assistência ou a uma compensação por parte de X do que possui Z, que, assim como Y, sofreu algum dano, mas não causado por X; os interesses de Y geralmente merecem mais peso na ponderação de X, mesmo que Z tenha sofrido o dano maior.

Em todos estes casos, alguns juízos intuitivos e algumas valorações subjetivas são inevitáveis, assim como em tudo na vida quando temos de escolher entre bens concorrentes (por exemplo, nos alimentos que comemos, nas estratégias que tentamos num jogo e na forma como distribuímos o tempo em nossa agenda do dia). Este fato, contudo, não reduz o processo de ponderação e priorização a preferências arbitrárias ou meramente subjetivas. Consideremos um exemplo típico. O princípio do respeito pela autonomia e o princípio de beneficência (que exige atos de prevenção de danos a outrem) algumas vezes entram em conflito no que se refere à epidemia da AIDS. O respeito pela autonomia constitui um obstáculo *prima facie* à obrigatoriedade do teste de HIV para as pessoas que apresentam risco de estar infectadas pelo vírus e cujas ações podem colocar outros em risco, e no entanto a sociedade possui uma obrigação *prima facie* de agir para prevenir o dano àqueles que estão expostos ao risco. Os dois princípios *prima facie* estão em conflito neste caso, mas para justificar a posposição do respeito à autonomia é preciso demonstrar que o teste obrigatório para determinados indivíduos é necessário para se prevenir o dano a outros e também que o teste possui uma perspectiva razoável de efetivamente prevenir tal dano. Caso cumpra estas condições, o teste obrigatório ainda precisará passar pelo teste da menor infração, e os agentes deverão procurar reduzir os efeitos danosos (tais como as consequências danosas que os indivíduos temem em relação aos testes). Como veremos no capítulo 7, muitas (embora não todas) das formas propostas do teste obrigatório não podem ser justificadas, pois há outras alternativas disponíveis que teriam uma maior probabilidade de sucesso sem infringir a autonomia pessoal[41].

---

41. Ver James F. Childress, "Mandatory Screening and Testing", em *AIDS and Ethics*, ed. Frederic G. Reamer (Nova York: Columbia University Press, 1991), pp. 50-76. Para uma sensível tentativa de ponderar os direitos e os interesses dos cirurgiões e dentistas infectados pelo HIV contra os direitos e os interesses de seus pacientes – uma tentativa que obtém conclusões similares às nossas sobre a ponderação e a priorização –, ver Norman Daniels, "HIV-infected Health Care Professionals: Public Threat or Public Sacrifice?", *The Milbank Quarterly*, 70 (1992): 3-42, esp. 26-32.

Assim como na especificação, o processo de ponderação não pode ser rigidamente ditado por algum "método" formal na teoria ética. O modelo da ponderação não irá satisfazer nem àqueles que buscam uma orientação precisa e específica sobre o que se deve fazer em casos particulares, nem àqueles que acreditam numa ordenação léxica ou serial de princípios com condições de prioridade automáticas. Alguns se empenharam, portanto, em evitar a ponderação dos julgamentos delineando elementos de priorização automática em suas teorias éticas. Alguns, por exemplo, falaram dos direitos como *trunfos* (Ronald Dworkin) ou como *restrições paralelas* (Robert Nozick). Essas tentativas, porém, falharam, pois os trunfos e as restrições paralelas propostos devem ser, em muitas circunstâncias, eles mesmos balanceados (ver Capítulo 2, pp. 89-90).

A distinção de Ross entre obrigações *prima facie* e obrigações efetivas, assim como seu modelo de ponderação são também interessantes na medida em que se aproximam bastante de nossa experiência como agentes morais. A preocupação remanescente com o papel da intuição e da subjetividade, mesmo no contexto de oferecer razões boas, não desqualifica o modelo. Podemos refletir sobre problemas morais perturbadores mesmo que a pluralidade dos valores e os conflitos entre eles tornem as comparações difíceis. Uma pluralidade de valores e julgamentos não impede por si mesma uma deliberação, uma ponderação, uma justificação e uma decisão confiáveis. Quase que diariamente, somos confrontados com situações nas quais temos de tomar decisões em nossas vidas pessoais escolhendo entre valores plurais e conflitantes, e temos de ponderar várias considerações. Algumas dessas escolhas são morais, mas muitas são extramorais. Nosso orçamento, por exemplo, pode exigir que façamos uma escolha entre comprar livros e comprar uma passagem de trem para ir visitar nossos pais. Não ter os livros será um inconveniente e uma perda, e não visitar nossos pais em casa os deixará tristes. A escolha talvez não seja fácil, mas usualmente pensamos nas alternativas, deliberamos, ponderamos e chegamos a uma conclusão.

Nossa preocupação nesta seção não foi produzir um método mecânico de ponderação, do mesmo modo como não produzimos um método de especificação definitivo na seção precedente. Um modelo da ponderação merece uma consideração séria tanto quanto o modelo da especificação, e ambos são necessários para uma formulação do julgamento moral. Na obtenção de nossas conclusões sobre o método e a justificação, temos contudo de defender ainda todas as premissas e os princípios normativos. No restante deste capítulo, esboçaremos (porém ainda não defenderemos) os aspectos estruturais do esquema normativo adotado neste livro.

O lugar dos princípios

Defendemos o que foi algumas vezes chamado de *abordagem dos quatro princípios* da ética biomédica[42], ou que foi também chamado, um tanto pejorativamente, de

---

42. Ver, por exemplo, *Principles of Health Care Ethics*, ed. Raanan Gillon e Ann Lloyd (Londres: John Wiley & Sons, 1993).

principialismo[43]. Estes princípios inicialmente derivam de juízos ponderados no interior da moralidade comum e da tradição médica que forma nosso ponto de partida neste volume. O princípio de beneficência, por exemplo, deriva, em parte, das velhas obrigações profissionais da medicina de proporcionar aos pacientes benefícios médicos. Nosso objetivo é especificar e ponderar esses princípios por meio dos métodos da teoria ética previamente discutidos. Tanto o conjunto de princípios como o conteúdo conferido a eles estão baseados em nossas tentativas de encaixar a moralidade comum como um todo numa estrutura coerente.

Nesta seção esboçamos nosso esquema ético apresentando um exame analítico de seus elementos. Distinguimos vários tipos de diretrizes de ação normativas como componentes de nosso esquema, incluindo princípios, regras, direitos e virtudes. Embora as regras, os direitos e as virtudes sejam da maior importância para a ética da assistência à saúde, os princípios constituem as normas mais abstratas e abrangentes do esquema. Esses princípios serão individualmente analisados nos próximos capítulos. Este capítulo apresenta apenas a armação estrutural.

Quatro grupos de princípios básicos

Comecemos com nossas premissas. A conclusão de que quatro grupos de "princípios" morais (num outro esquema eles poderiam ser desenvolvidos como "direitos", "virtudes" ou "valores") são centrais à ética biomédica é uma conclusão à qual chegamos por meio de nossa busca por juízos ponderados e por coerência, e não uma posição que possui uma defesa argumentada. Nos próximos capítulos, contudo, defenderemos a escolha de cada princípio, assim como o significado independente de cada um deles. Operamos, além disso, com uma distinção frouxa entre as regras e os princípios. Ambos são generalizações normativas que orientam a ação, mas, da forma como os analisamos, as *regras* são mais específicas quanto ao conteúdo e mais restritas no escopo do que os princípios. Os princípios não funcionam como diretrizes de ação precisas que nos informam como agir em cada circunstância, da forma mais detalhada como fazem as regras. Os *princípios* são diretrizes gerais que deixam um espaço considerável para um julgamento em casos específicos e que proporcionam uma orientação substantiva para o desenvolvimento de regras e políticas mais detalhadas. Essa limitação não é um defeito nos princípios; ela é, antes, parte da vida moral na qual se espera que assumamos a responsabilidade pela forma como empregamos os princípios para auxiliar em nossos julgamentos sobre casos particulares. É preciso distinguir também os princípios e as regras do corpo de normas coerente e sistemático que inclui as *teorias*. Nossa discussão sobre a teoria da coerência já proporcionou alguma profundidade em nossas concepções acerca da natureza da teoria e de sua construção, mas só voltaremos a essa questão no capítulo 2.

---

43. Clouser e Gert, "A Critique of Principlism", pp. 219-236.

Os quatro grupos de princípios são: (1) o respeito pela autonomia (uma norma sobre o respeito pela capacidade de tomar decisões de pessoas autônomas), (2) a não maleficência (uma norma que previne que se provoquem danos), (3) a beneficência (um grupo de normas para proporcionar benefícios e para ponderar benefícios contra riscos e custos), e (4) a justiça (um grupo de normas para distribuir os benefícios, os riscos e os custos de forma justa). A não maleficência e a beneficência desempenharam um papel histórico central na ética biomédica, enquanto o respeito pela autonomia e a justiça foram negligenciados na ética médica tradicional, embora tenham ganhado destaque em razão de desenvolvimentos recentes.

Para ilustrar a questão sobre a importância histórica e a preterição, o médico inglês Thomas Percival forjou nossa primeira doutrina bem-acabada de ética biomédica em 1803. Sua obra serviu como protótipo para o primeiro código de ética da American Medical Association's (AMA), em 1847. Certamente a influência dominante na ética médica da época, tanto inglesa como americana, Percival argumentava (empregando uma linguagem um tanto diferente) que a não maleficência e a beneficência determinam as obrigações primordiais do médico e triunfam sobre as preferências e os direitos do paciente em qualquer circunstância de conflito sério[44]. Percival falhou em antever o poder dos princípios do respeito à autonomia e da justiça distributiva, mas, para sermos justos, devemos reconhecer que as considerações acerca do respeito pela autonomia e da justiça distributiva não eram, na Inglaterra do fim do século XVIII, onipresentes nas discussões da ética biomédica como são agora.

Tipos de regras

Além dos quatro grupos de princípios, defendemos vários tipos de regras que especificam os princípios e orientam a ação.

Regras substantivas. As regras de veracidade, sigilo, privacidade, fidelidade e várias regras referentes à distribuição e ao racionamento da assistência à saúde, à omissão de socorro, ao suicídio assistido e ao consentimento informado precisam ser formuladas como diretrizes de ação mais específicas do que os princípios abstratos. Um exemplo típico de uma regra que especifica o princípio de respeito à autonomia conferindo-lhe mais conteúdo é: "Seguir a diretriz antecipada do paciente sempre que ela seja clara e relevante".

Regras de autoridade. Defendemos também regras sobre autoridade de decisão — ou seja, regras sobre *quem* pode e deve executar as ações. Por exemplo, as *regras de autoridade substituta* determinam quem deve servir como agente substituto para

---

44. Thomas Percival, *Medical Ethics*. Ver nota 4 acima.

tomar decisões por pessoas incompetentes, e as *regras de autoridade profissional* determinam quem deve, se é que alguém deve, tomar uma decisão que aceite ou que passe por cima das decisões de um paciente caso elas sejam medicamente prejudiciais e consideradas ruins. Encontra-se um exemplo nas *regras de autoridade de distribuição*, que determinam quem deve tomar as decisões sobre a distribuição de recursos médicos escassos. As regras de autoridade não delineiam padrões substantivos nem critérios para se tomar decisões. Os padrões substantivos — tais como as *regras de orientação* para a decisão substituta (as diretrizes antecipadas, o julgamento substituto e o melhor interesse) e as *regras de racionamento* para a distribuição de recursos escassos (tais como prioridade de clientela e utilidade médica) — são diretrizes morais que pertencem à primeira categoria das regras substantivas. Embora as regras de autoridade sejam de um tipo distinto das regras substantivas, elas interagem tanto na teoria como na prática. Por exemplo, as regras de autoridade são justificadas em parte pelo modo como expressam regras e princípios substantivos.

Regras de procedimentos. Defendemos também regras que estabelecem procedimentos a serem seguidos. Os procedimentos para se determinar a elegibilidade para recursos e procedimentos médicos escassos e os procedimentos para se encaminhar queixas a autoridades superiores são exemplos típicos. Frequentemente recorremos a regras de procedimentos na ausência de regras substantivas ou quando as regras de autoridade são incompletas ou inconclusivas. Se, por exemplo, as regras substantivas ou de autoridade são inadequadas para determinar a que pacientes devem ser concedidos recursos médicos escassos, recorremos a regras de procedimentos tais como o atendimento por ordem de chegada, a fila e o sorteio (ver pp. 417-420 do capítulo 6).

Direitos, virtudes, emoções e considerações morais variadas

Nosso esquema de princípios e regras, conforme expresso acima, não incorpora especificamente os direitos das pessoas, o caráter das virtudes dos agentes que executam as ações ou as emoções morais. Todas essas considerações morais merecem atenção numa teoria abrangente. Os direitos, as virtudes e as respostas emocionais têm, em alguns contextos, uma importância moral maior que os princípios e as regras. Por exemplo, uma ética da virtude nos ajuda a ver por que escolhas morais boas dependem de mais do que de meros princípios, e nos permite também avaliar o caráter moral de uma pessoa de uma forma mais rica do que pode nos permitir uma ética de princípios e de regras. A esse respeito, faremos apenas duas observações sobre nosso esquema básico. Em primeiro lugar, ele não exclui categorias tais como os direitos, as emoções e as virtudes; incorporaremos estas categorias no devido tempo. Em segundo lugar, acreditamos que para a ética biomédica, que se concentrou nas diretrizes para a ação, os princípios e as regras são indispensáveis e centrais para a nossa empreitada. Esta conclusão, porém, será explicada nos capítulos 2 e 8, nos quais esclarecemos o papel dessas várias categorias.

Conclusão

Neste capítulo, explicamos por que o raciocínio moral é mais complicado do que pode sugerir o obsoleto rótulo "ética aplicada". Nós já aludimos a uma formulação interdisciplinar da ética biomédica. Qualquer disciplina solidamente fundada da ética envolve a obtenção de informação factual relevante, a avaliação de sua confiabilidade e o mapeamento de soluções alternativas para problemas que tenham sido identificados. Esse mapeamento algumas vezes traz consigo a apresentação e a defesa de razões em apoio de afirmações factuais, conceituais e morais, e, ao mesmo tempo, a análise e a avaliação dos pressupostos e dos compromissos básicos. A teoria ética, portanto, é apenas um dos colaboradores vitais entre outras disciplinas, incluindo a medicina, a enfermagem, a saúde pública, a lei e as ciências sociais.

Neste capítulo, limitamos nossa discussão sobre a teoria principalmente a questões de método, deliberação, justificação e verdade. Estes problemas pertencem à metaética. Exceto por um breve esboço de nosso esquema normativo, evitamos discutir os tipos de teoria normativa que continuam a fazer contribuições substantivas à ética biomédica. Este tópico é o assunto de nosso próximo capítulo.

CAPÍTULO **2**

Tipos de teoria ética

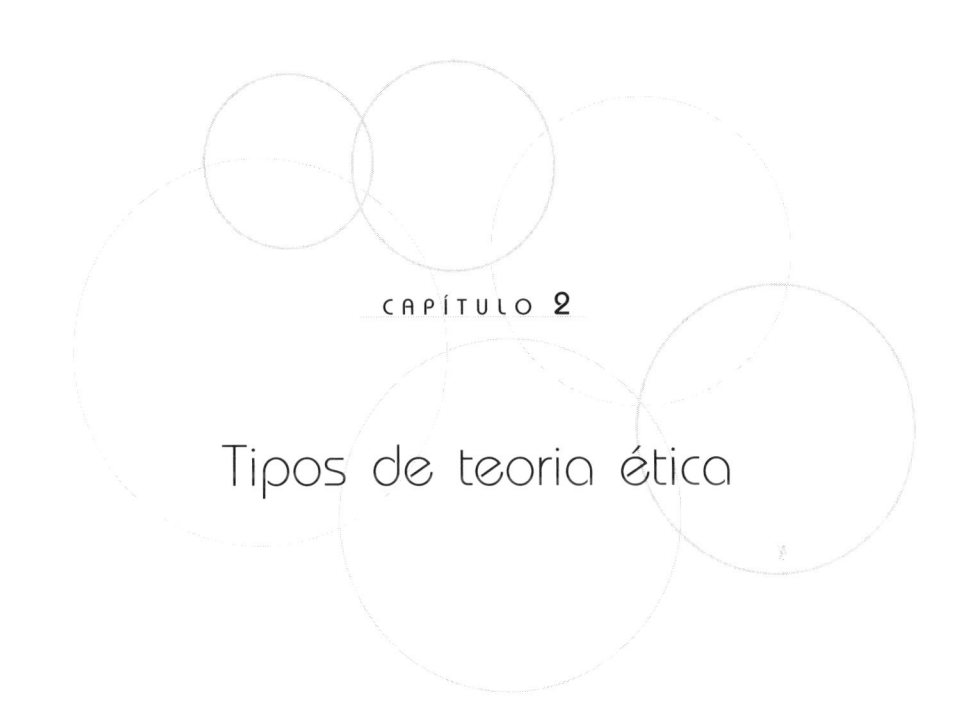

Uma teoria ética bem desenvolvida proporciona uma estrutura no interior da qual os agentes podem refletir sobre a aceitabilidade das ações e avaliar os juízos e o caráter morais. Este capítulo se concentra em vários tipos de teoria ética: o utilitarismo, o kantismo, a ética do caráter, o individualismo liberal, o comunitarismo, as éticas do cuidar, a casuística e formulações da moralidade comum. Um certo conhecimento dessas teorias é indispensável para um estudo reflexivo na ética biomédica, pois grande parte da literatura da área recorre a métodos e conclusões encontrados nessas teorias.

Uma introdução convencional à ética biomédica explica e, então, procede à crítica de várias das principais teorias éticas. As críticas são geralmente tão severas que cada uma das teorias parece ficar irremediavelmente destruída. Consequentemente, os leitores se tornam céticos quanto ao valor da teoria ética. Esse resultado é tanto lamentável como desnecessário. Embora apareçam, em todas as teorias, defeitos e excessos, muitas delas contêm perspectivas muito interessantes e argumentos convincentes. Somente essas teorias são discutidas neste capítulo. Nosso objetivo é eliminar aquilo que é inaceitável nelas e nos apropriar do que é relevante e aceitável.

Ocasionalmente, nos referimos ao nosso sistema e a argumentos contidos neste livro como uma *teoria*. Deve-se dizer algumas palavras de advertência sobre esse uso da palavra *teoria*. Usualmente, esse termo possui as seguintes referências na ética: (1) reflexão e argumentação abstratos; (2) reflexão e argumentação sistemáticos; (3) um corpo integrado de princípios coerentes e bem-formados (das formas discutidas no capítulo 1). Neste livro, procuramos construir uma formulação coerente, adequada ao assunto específico da ética biomédica, mas não afirmamos haver desenvolvido ou estar pressupondo nenhuma teoria ética particular e abrangente na forma sugerida em (3). Nós tratamos *de teoria* (por exemplo, da avaliação de outras teorias éticas), e, portanto, nos envolvemos na reflexão e na argumentação abstratas (1). Nós também apresentamos um sistema organizado de princípios, e, desse modo, nos envolvemos na reflexão e na argumentação sistemáticas (2). Todavia, na melhor das hipóteses, apresentamos apenas alguns elementos de uma teoria *geral* abrangente (3). Nossos pressupostos relevantes e os destes elementos são apresentados na seção próxima ao fim deste capítulo intitulada "Teorias da moralidade comum, baseadas em princípios".

Cada seção deste capítulo, com exceção da primeira e da última, divide-se em duas subseções, da seguinte maneira: (1) um panorama das características específicas da teoria (introduzido pelo exame de como aqueles que propõem a teoria abordariam um caso); (2) uma apresentação mais detalhada das principais características da teoria; (3) um exame das críticas que apontam as limitações e os problemas da teoria; e (4) uma indicação dos pontos fortes da teoria. Essa estrutura sugere que nós aceitamos várias teorias morais. Nós somos pluralistas na medida em que aceitamos como legítimos vários *aspectos* de muitas teorias diferentes desenvolvidas na história da ética[1]. Contudo, rejeitamos a ideia de que todos os princípios fundamentais das mais importantes teorias morais podem ser unidos de forma coerente (eles não podem), assim como a ideia de que as principais teorias oferecem sistemas morais igualmente defensáveis (elas não oferecem).

Critérios para a construção da teoria

Partimos de oito condições de adequação para uma teoria ética. Essas propostas para a construção de uma teoria determinam condições exemplares para as teorias, mas não tão exemplares a ponto de que uma teoria não possa satisfazê-las. O fato de que todas as teorias disponíveis satisfaçam apenas parcialmente os requisitos dessas condições não está em questão aqui. O objetivo é proporcionar uma base para avaliar os defeitos e os pontos fortes das teorias. A satisfação dessas condições só protege uma teoria das críticas como uma simples lista de normas desconexas originadas de nossas crenças pré-teóricas. Os mesmos critérios gerais de sucesso numa teoria moral podem ser usados para qualquer tipo de teoria (por exemplo, uma teoria científica ou política). As seguintes oito condições exprimem os critérios[2].

1. *Clareza*. Em primeiro lugar, uma teoria deve ser o mais clara possível, tanto como um todo como em cada uma de suas partes. Embora só possamos esperar o grau

---

1. Ver a definição de "pluralismo" de Baruch Brody em *Life and Death Decision Making* (Nova York: Oxford University Press, 1988), p. 9. Nossas concepções sobre o pluralismo são influenciadas por Thomas Nagel, "The Fragmentation of Value", em *Mortal Questions* (Cambridge: Cambridge University Press, 1979), pp. 128-137.

2. Em nossa discussão nesta edição, nos beneficiamos do livro de Shelly Kagan, *The Limits of Morality* (Oxford: Clarendon Press, 1989), esp. pp. 11-15, e de críticas de David DeGrazia.

apropriado na precisão da linguagem, há na literatura da teoria ética e da ética biomédica mais obscuridade e ambiguidade do que seria necessário ou justificável pelo assunto.

2. *Coerência*. Em segundo lugar, uma teoria ética deve ser coerente internamente. Não deve haver nem inconsistências conceituais (por exemplo, "o paternalismo médico só é justificado com o consentimento do paciente") nem afirmações contraditórias (por exemplo, "ser virtuoso é uma obrigação moral, mas a conduta virtuosa não é obrigatória"). Ralph Waldo Emerson desprezava a consistência descabida como "o duende das mentes pequenas, adorado pelos pequenos homens de Estado, filósofos e clérigos". Contudo, a consistência não é uma condição *suficiente* para uma boa teoria, mas apenas uma condição *necessária*. Se uma formulação possui implicações que são incoerentes com outras das partes estabelecidas dessa formulação, algum aspecto da teoria precisa ser modificado de forma a não produzir mais incoerências. Seguindo a análise do capítulo 1, um dos principais objetivos de uma teoria é ordenar de forma coerente todos os seus elementos normativos (os princípios, os direitos, os juízos ponderados etc.).

3. *Completude e abrangência*. Uma teoria deve ser o mais completa e abrangente possível. Uma teoria será inteiramente abrangente caso inclua todos os valores morais. Toda teoria que inclua menos valores morais estará em algum ponto de um *continuum* que vai desde uma teoria parcialmente completa até aquela em que estão ausentes valores importantes. Embora os princípios apresentados neste livro sob os títulos de respeito pela autonomia, não maleficência, beneficência e justiça estejam longe de constituir um sistema completo de ética normativa geral, quando especificados eles proporcionam uma estrutura geral suficientemente abrangente para a ética biomédica. Nós não precisamos de princípios adicionais, tais como cumprir promessas, evitar matar, cumprir contratos e assim por diante. Contudo, recorremos aos nossos princípios para nos auxiliar a justificar as regras de cumprimento de promessas, de veracidade, de privacidade e de confidencialidade, entre outras (ver capítulo 7), e essas normas aumentam a abrangência do sistema especificando os compromissos dos princípios fundamentais, conforme a *especificação* é definida no capítulo 1.

4. *Simplicidade*. Se uma teoria com poucas normas básicas gera conteúdo moral suficiente, então essa teoria é preferível a uma outra que possua mais normas mas nenhum conteúdo adicional. Uma teoria não deve ter mais normas do que é necessário, e não deve ter uma quantidade de normas maior do que aquela que as pessoas podem usar sem que haja confusão. No entanto, a moralidade é complicada, e toda teoria moral abrangente será imensamente complexa. Só podemos exigir que uma teoria moral tenha tanta simplicidade quanto o assunto permite.

5. *Poder de explicação*. Uma teoria tem poder de explicação quando ela proporciona informação suficiente para nos ajudar a compreender a vida moral: seus propósitos, seu caráter objetivo e subjetivo, como os direitos estão relacionados com as obrigações etc.

6. *Poder de justificação*. Uma teoria deve nos dar também fundamentos para a crença *justificada*, não uma reformulação das crenças que já possuímos. Por exemplo, a distinção entre o ato e a omissão está subjacente em muitas crenças críticas na ética biomédica,

como a crença de que matar é inadmissível e deixar morrer é admissível. Mas uma teoria moral seria pobre caso apenas expressasse essa distinção sem determinar se ela fundamenta de forma justificada as crenças. Uma boa teoria também deve ter o poder de criticar crenças equivocadas, não importando o quão aceitas elas possam ser.

7. *Poder produtivo.* Uma teoria tem poder produtivo quando gera juízos que não constavam dos dados fundamentais originais dos juízos ponderados gerais e particulares com base nos quais a teoria foi construída. Se uma teoria não faz mais que repetir a lista de juízos considerados confiáveis antes da construção da teoria, nada terá sido realizado. Por exemplo, se as partes de uma teoria referentes às obrigações da beneficência não geram juízos novos sobre as obrigações médicas além daquelas já assumidas na construção da teoria, esta falha em produzir resultados novos sugere que a teoria é puramente um esquema de classificação. Uma teoria, portanto, deve gerar mais que uma lista dos axiomas presentes nas crenças pré-teóricas.

8. *Viabilidade.* Uma teoria moral proposta é inaceitável caso os seus requisitos sejam tão exigentes que provavelmente não poderão ser satisfeitos ou só poderão ser satisfeitos por algumas poucas pessoas ou comunidades extraordinárias. Uma teoria moral que apresente ideais utópicos, expectativas de nenhuma importância ou recomendações inexequíveis falha no critério de viabilidade. Por exemplo, se uma teoria propôs requisitos tão altos para a autonomia pessoal (ver o capítulo 3) ou padrões de justiça social (ver capítulo 6) tão elevados que, realisticamente, nenhuma pessoa poderá ser autônoma e nenhuma sociedade poderá ser justa, então essa teoria proposta será profundamente falha.

Poder-se-iam formular outros critérios gerais, mas os oitos critérios esboçados acima são os mais importantes para os nossos propósitos. Uma teoria pode receber uma pontuação alta com base em um dos critérios e uma pontuação baixa com base em outro. No início deste capítulo, por exemplo, o utilitarismo é descrito como uma teoria coerente internamente, simples e abrangente, com um poder produtivo excepcional; todavia, ele não é coerente com alguns de nossos juízos ponderados vitais, especialmente com determinados juízos sobre a justiça, os direitos humanos e a importância dos projetos pessoais. Em contraposição, a teoria de Kant é consistente com muitos de nossos juízos ponderados, mas a sua clareza, a sua simplicidade e o seu poder produtivo são limitados.

Uma teoria moral contestada e apropriadamente criticada pode, porém, ser defensável à luz dos critérios que propusemos. Embora não tenhamos uma teoria moral perfeita ou mesmo melhor que as outras, há várias teorias boas.

A teoria baseada nas consequências — o utilitarismo

Consequencialismo é um rótulo atribuído às teorias que sustentam que as ações são certas ou erradas de acordo com a ponderação de suas consequências boas e más. O ato correto em cada circunstância é aquele que produz o melhor resultado global, conforme determinado por uma perspectiva impessoal que confere pesos iguais aos interesses de cada uma das partes afetadas. A principal teoria fundada nas consequências, o utilitarismo, aceita um e somente um princípio básico da ética: o princípio da utilidade. Esse princípio diz que devemos sempre produzir o equilíbrio máximo do valor positivo sobre o desvalor (ou o menor desvalor possível, caso só se possam obter resultados indesejáveis). As origens clássicas dessa teoria encontram-se nos escritos de Jeremy Bentham (1748-1832) e de John Stuart Mill (1806-1873).

À primeira vista, o utilitarismo parece inteiramente convincente. Quem iria negar que o mal deve ser minimizado e o valor positivo, aumentado? Ademais, os utilitaristas apresentam muitos exemplos da vida cotidiana para mostrar que a teoria é viável e que todos nós empregamos um método utilitarista para calcular o que devemos fazer, ponderando os fins e os meios, e considerando as necessidades de todos os que são afetados. Os exemplos incluem o planejamento do orçamento familiar para atender às necessidades da família e a criação de um novo parque público numa região erma. Os utilitaristas sustentam que sua teoria torna explícito e sistemático o que já estava implícito na deliberação e na justificação do dia a dia.

O conceito de utilidade

Embora os utilitaristas partilhem a convicção de que as ações humanas devem ser avaliadas moralmente nos termos da produção do valor máximo, eles discordam quanto a quais seriam os valores mais importantes. Muitos utilitaristas sustentam que devemos produzir bens *neutros* ou *intrínsecos* — ou seja, os bens que toda pessoa racional valoriza[3]. Tais bens são valiosos em si mesmos, sem qualquer referência às suas consequências ou aos valores particulares dos indivíduos.

Bentham e Mill são utilitaristas *hedonistas*, pois concebem a utilidade inteiramente em termos de felicidade e prazer, dois termos amplos que eles tratam como sinônimos[4]. Eles consideram que muitas ações humanas aparentemente não são realizadas em nome da felicidade. Por exemplo, quando profissionais altamente motivados, como cientistas pesquisadores, trabalham até a própria exaustão na busca de novos conhecimentos, eles muitas vezes parecem não estar procurando prazer ou felicidade pessoal. Mill propõe que essas pessoas são inicialmente motivadas pelo sucesso ou pelo dinheiro, ambos prometendo felicidade. Ao longo do caminho, ou a busca de conhecimento proporciona prazer ou essas pessoas nunca deixam de associar o seu trabalho árduo ao sucesso ou ao dinheiro que esperam obter.

---

3. Para análises recentes desta tese utilitarista, ver Samuel Scheffler, *Consequentialism and Its Critics* (Oxford: Clarendon Press, 1988).

4. Jeremy Bentham, *An Introduction to the Principles of Morals and Legislation,* ed. Burns & Hart (Oxford: Clarendon Press,1970), pp. 11-14, 31, 34. John Stuart Mill, *Utilitarianism*, no vol. 10 de *Collected Works of John Stuart Mill* (Toronto: University of Toronto Press, 1969), cap. 1, p. 207; cap. 2, pp. 210, 214; cap. 4, pp. 234-235.

Contudo, muitos filósofos utilitaristas recentes argumentaram que outros valores além da felicidade possuem valor intrínseco. Alguns mencionam a amizade, o conhecimento, a saúde e a beleza entre esses valores intrínsecos, enquanto outros citam a autonomia pessoal, a conquista e o sucesso, o entendimento, o gozo e os relacionamentos pessoais profundos[5]. Ainda que suas listas sejam diferentes, esses utilitaristas concordam em que o melhor bem deve ser avaliado em termos do valor intrínseco total produzido por uma ação. Outros utilitaristas, ainda, afirmam que o conceito de utilidade não se refere a bens intrínsecos, mas a preferências individuais.

Um caso de risco e de veracidade

Para esboçar os principais temas de cada teoria, cada seção deste capítulo dedicada a uma teoria explica como aqueles que a sustentam podem abordar o mesmo caso, que gira em torno de uma menina de 5 anos de idade que apresenta insuficiência renal progressiva e cuja diálise renal crônica não está indo bem. A equipe médica está considerando a possibilidade de um transplante de rim, mas a sua eficácia é "questionável" em seu caso. Entretanto, existe uma "clara possibilidade" de que o rim transplantado não seja afetado pelo processo da doença. Os pais concordam com o plano de tentar um transplante, mas surge um obstáculo adicional: o exame do tipo de tecido indica que será difícil encontrar um órgão compatível para a menina. A equipe exclui os dois irmãos da menina, um de 2 e outro de 4 anos de idade, como jovens demais para serem doadores. A mãe não é histocompatível, mas o pai é compatível e possui "uma circulação anatomicamente favorável para o transplante".

Conversando a sós com o pai, o nefrologista lhe entrega os resultados e indica que o prognóstico para sua filha é "totalmente incerto". Após refletir, o pai decide que não deseja doar um rim para sua filha. Suas várias razões incluem o seu medo da cirurgia, a sua falta de coragem, o prognóstico incerto mesmo com o transplante, a vaga perspectiva de um rim provindo de algum falecimento e o sofrimento por que sua filha já havia passado. O pai pede então ao médico "que diga ao resto da família que ele não é histocompatível". Ele teme que, caso os membros da família saibam a verdade, o acusem de intencionalmente permitir que sua filha morra. Ele sustenta que dizer a verdade teria o efeito de "destruir a família". O médico não se sente confortável com o pedido, mas depois de discutir um pouco mais concorda em dizer à mãe da menina que "por razões médicas o pai não deve doar um rim"[6].

---

5. Um representante da primeira lista é G. E. Moore, *Principia Ethica* (Cambridge: Cambridge University Press, 1903), pp. 90 ss.; um representante da segunda lista é James Griffin, *Well-Being: Its Meaning, Measurement and Moral Importance* (Oxford: Clarendon Press, 1986), p. 67.

6. Este caso se baseia na obra de Melvin D. Levine, Lee Scott e William J. Curran, "Ethics Rounds in a Children's Medical Center: Evaluation of a Hospital-Based Program for Continuing Education in Medical Ethics", *Pediatrics*, 60 (agosto de 1977): 205.

Os utilitaristas avaliam este caso em termos das consequências dos diferentes cursos de ação abertos ao pai e ao médico. O objetivo é encontrar o único bem melhor e ponderar os interesses de todas as pessoas afetadas. Essa avaliação depende de julgamentos acerca dos prováveis resultados. Se o pai deve doar um rim depende da probabilidade de um transplante bem-sucedido, assim como dos riscos e dos outros custos para ele (e, indiretamente, para os outros membros da família que dependem dele). A probabilidade de sucesso não é alta. A eficácia é questionável e o prognóstico incerto, embora exista uma possibilidade de que o rim transplantado não sofra o mesmo processo da doença, e há a vaga possibilidade de que se possa obter o rim de um morto.

A menina provavelmente morrerá sem um transplante, seja de uma fonte viva ou morta, mas o transplante também oferece apenas uma chance de sobrevivência. O risco de morte para o pai em razão da anestesia para a remoção do rim é de 1 em 10.000 ou 15.000; é difícil estimar outros possíveis efeitos sobre a sua saúde a longo prazo. Entretanto, com uma probabilidade de sucesso suficientemente alta, e com uma probabilidade suficientemente baixa de vir a sofrer outros danos, muitos utilitaristas sustentariam que o pai ou qualquer outra pessoa numa situação similar é *obrigada* a fazer o que muitos consideram um ato heroico que *ultrapassa* a obrigação. Num certo equilíbrio entre os prováveis benefícios e os riscos, um utilitarista inflexível sugeriria que se examinassem os tecidos dos dois irmãos da paciente e se removesse então o rim de um deles no caso de haver compatibilidade e de haver aprovação dos pais. Contudo, os utilitaristas divergem entre si nesses vários julgamentos em razão de diferentes teorias do valor e diferentes avaliações dos prováveis resultados.

Os julgamentos probabilísticos também desempenhariam um papel no cálculo utilitarista do médico sobre qual seria a ação correta como resposta ao pedido do pai para camuflar o motivo pelo qual ele não doaria um rim. As indagações básicas incluem questionar se a revelação total da verdade realmente destruiria a família, se mentir para a família teria efeitos negativos sérios, e se o pai posteriormente experimentaria uma séria culpa por sua recusa a doar, comprometendo assim as relações no interior da família. Estudos indicam que famílias que cuidam de crianças com doenças crônicas têm uma taxa de desagregação mais elevada que outras famílias, e talvez essa família já esteja fadada a se dissolver. O utilitarista sustenta que o médico é obrigado a considerar todos os fatos e todas as consequências possíveis à luz da melhor informação disponível sobre a sua probabilidade e a sua magnitude.

Até agora adotamos basicamente a perspectiva de um utilitarista que se concentra em *atos particulares*. Outros utilitaristas se concentram nos *princípios e regras* relevantes da obrigação parental e da prática profissional que, com o passar do tempo, maximizam o bem-estar total. Trataremos agora desta distinção entre os diferentes tipos de utilitarismo.

O utilitarismo das ações e o utilitarismo das regras

Para os utilitaristas, o princípio da utilidade é o critério último do certo e do errado. Entretanto, surgiram controvérsias sobre se o princípio se aplica a atos particulares em circunstâncias particulares ou, ao contrário, a regras gerais que determinam quais atos são certos ou errados. Enquanto o utilitarismo das regras considera as consequências da adoção das regras, o utilitarismo das ações pula o nível das regras e justifica as ações recorrendo diretamente ao princípio de utilidade, como indica o seguinte esquema:

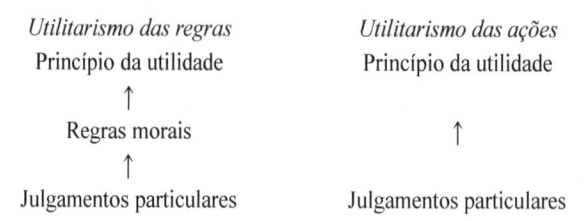

Utilitarismo das regras   *Utilitarismo das ações*
Princípio da utilidade   Princípio da utilidade
↑
Regras morais   ↑
↑
Julgamentos particulares   Julgamentos particulares

O partidário do utilitarismo das ações pergunta "Que consequências boas e más resultarão desta ação nesta circunstância?", e não "Que consequências boas e más resultarão deste tipo de ação nestas circunstâncias?" O partidário do utilitarismo das ações considera as regras morais úteis na orientação das ações humanas, mas também dispensáveis caso não proporcionem nenhuma utilidade num contexto particular. Já no utilitarismo das regras, em contraposição, a conformidade de uma ação a uma regra justificada (ou seja, a uma regra justificada pela utilidade) torna esta ação correta, e a regra não é dispensável num contexto particular, mesmo que seguir esta regra nesse contexto não maximize a utilidade.

O médico Worthington Hooker, uma figura proeminente na medicina acadêmica e na ética médica do século XIX, era partidário do utilitarismo das regras que tratava das regras de veracidade na medicina da seguinte maneira:

> O bem que se pode fazer por meio de um ato fraudulento em *alguns poucos* casos não é quase nada comparado ao mal que se faz em *muitos* casos, nos quais a perspectiva deste fazer o bem era tão promissora quanto naqueles casos que foram bem-sucedidos. E quando acrescentamos a isto o mal que resultaria de uma adoção *generalizada* de um sistema de fraudes torna-se incalculavelmente grande a importância de uma adesão estrita à verdade em nosso intercurso com os doentes, até por uma questão de conveniência.

Hooker concordava em que a saúde de um paciente algumas vezes é favorecida de maneira máxima mediante uma fraude, mas argumentava que o uso corrente da fraude na medicina teria, com o passar do tempo, um efeito crescentemente negativo, e eventualmente causaria mais danos que benefícios. Portanto, ele defendia a conclusão do utilitarismo das regras de que a fraude deve ser proibida na medicina[7].

Os partidários do utilitarismo das ações, em contraposição, argumentam que observar uma regra tal como a de veracidade nem sempre maximiza o bem geral, e que a regra deve ser mais propriamente entendida como uma diretriz geral. Eles consideram que o utilitaris-

---

7. Worthington Hooker, *Physician and Patient* (Nova York: Baker and Scribner, 1849), pp. 357 ss., 375-381.

mo das regras não é fiel à exigência fundamental do princípios da utilidade: maximizar o valor. Em algumas circunstâncias, argumentam eles, agir de acordo com uma regra que é geralmente benéfica não se revelará o mais benéfico para as pessoas afetadas pela ação, mesmo a longo prazo. Por que, então, deveria uma regra ser obedecida quando a obediência não irá maximizar o valor? De acordo com um partidário contemporâneo do utilitarismo das ações, J. J. C. Smart, há uma terceira possibilidade entre nunca se adotar uma regra e sempre obedecer às regras: obedecer às regras *algumas vezes*[8]. Deste ponto de vista, os médicos não dizem e não devem dizer sempre a verdade aos seus pacientes ou às suas famílias, do mesmo modo como o médico usa a linguagem enganosa para proteger o pai no caso acima. Algumas vezes os médicos têm até mesmo de mentir para dar esperança. Isso é justificado caso seja melhor para o paciente e para todos os envolvidos e caso o ato não afete a conformidade geral às regras morais. Segundo Smart, a obediência seletiva não corrói nem as regras morais nem o respeito geral pela moralidade. As regras, portanto, são diretrizes reguladoras mas não obrigatórias da vida moral.

Em razão dos benefícios da observância geral das regras morais para a sociedade, o partidário do utilitarismo das regras não as abandona nem mesmo em situações difíceis (embora possa aceitar as regras apenas como formulações de obrigações *prima facie*). O desprezo de uma regra ameaça a integridade e a existência tanto das regras individuais como de todo o sistema de regras[9]. A resposta do partidário do utilitarismo das ações a isso é que, embora as promessas geralmente tenham de ser mantidas a fim de se sustentar a verdade, essa consideração deve ser posta de lado em casos nos quais o bem geral seria produzido pela quebra da promessa. Ele poderia também argumentar que fazer exceções a regras aceitas é consistente com as crenças morais ordinárias, pois nós muitas vezes fazemos exceções a regras sem agir de maneira errada. O partidário do utilitarismo das ações também argumenta que nos casos nos quais quebrar as regras se choca com as nossas convicções morais ponderadas, em vez de simplesmente descartar o utilitarismo das ações, é preciso que revisemos nossas convicções comuns.

Um exemplo do argumento do utilitarismo das ações aparece num comentário do ex-governador do Colorado Richard Lamm, que certa vez observou que em vista dos custos crescentes da assistência médica o doente terminal tinha "o dever de morrer e liberar o caminho com todas as nossas máquinas e corações artificiais e tudo o mais". Esta declaração entra claramente em conflito com a moralidade comum, e houve um protesto indignado e escandalizado com o fato de que um funcionário público pusesse de lado regras morais ponderadas que protegem os nossos direitos. Lamm escolheu uma palavra infeliz ao declarar que o doente terminal tem o "dever" de morrer. No

---

8. J. J. C. Smart, *An Outline of a System of Utilitarian Ethics* (Melbourne: University Press, 1961); e "Extreme and Restricted Utilitarianism", em *Contemporary Utilitarianism*, ed. Michael Bayles (Garden City, NY: Doubleday and Co., 1968), esp. pp. 104-107, 113-115.

9. Richard B. Brandt, "Toward a Credible Form of Utilitarianism", em *Contemporary Utilitarianism*, ed. Michael Bayles (Garden City, NY: Doubleday and Co., 1968), pp. 143-186; e em Brandt, *Morality, Utilitarianism, and Rights* (Cambridge: Cambridge University Press, 1992).

contexto, porém, ele estava dando a resposta do utilitarismo das ações para aquilo a que ele se referia corretamente como uma "questão ética". Seu argumento era que não podemos manter o financiamento público para as tecnologias médicas sem avaliar os custos e as contrapartidas, mesmo que posteriormente tenhamos de revisar nossas concepções tradicionais e deixar que algumas pessoas morram pelo fato de que uma tecnologia não é financiada. O partidário do utilitarismo das ações acredita que muitas outras questões suscitadas pelos desenvolvimentos tecnológicos também não podem ser tratadas com as regras morais tradicionais.

Um princípio absoluto com regras contingentes derivadas

Da perspectiva utilitarista, somente o princípio da utilidade é absoluto. Nenhuma regra derivada é absoluta, e nenhuma regra é definitiva. Mesmo as regras contra matar na medicina podem ser derrubadas ou revisadas de forma substancial. Por exemplo, teremos ocasião de discutir posteriormente debates em curso na ética biomédica sobre se em casos de pacientes com sofrimento sério se deveria, a seu pedido, matá-los em vez de "deixá-los morrer", embora tais atos viessem a revisar as crenças tradicionais da medicina. O partidário do utilitarismo das regras argumenta que devemos apoiar regras que permitem matar se e somente se essas regras produzirem as consequências mais favoráveis. Da mesma forma, deve haver regras contra matar se e somente se essas regras maximizarem as consequências boas. O utilitarismo vê a eutanásia como uma questão delicada de ponderar os riscos e os interesses, seja nas políticas públicas ou nos julgamentos particulares.

Imagine que um médico tem um paciente que pede para ser morto, e o melhor resultado do ponto de vista utilitarista resultaria mesmo de matar o paciente. Mas suponhamos que o médico não aceita realizar o ato. Aqui o utilitarista irá julgar que o médico não fez a coisa certa, mas, além disso, pode observar que provêm boas consequências para a sociedade do fato de haver médicos que se preocupam tão profundamente em não causar dano aos pacientes. Os utilitaristas frequentemente ressaltam que hoje em dia não permitimos que os médicos matem pacientes em razão das consequências sociais adversas que acreditamos que se produziriam para as pessoas direta e indiretamente afetadas. Se, porém, em circunstâncias sociais diferentes, a legalização do ato de matar por piedade fosse maximizar o bem-estar social total, então o utilitarista não vê razão para proibir esse tipo de ato. Por esse motivo, os utilitaristas veem a sua teoria como sensível, de uma forma construtiva, às modificações das condições sociais.

Uma avaliação crítica do utilitarismo

Vários problemas sugerem que o utilitarismo não é uma teoria moral inteiramente adequada.

Problemas com preferências e ações imorais. Quando os indivíduos têm o que nossos juízos ponderados nos dizem que são preferências moralmente inaceitáveis, surgem problemas para os utilitaristas que recorrem às preferências. Se um pesquisador, por exemplo, obtém suprema satisfação em infligir dor a animais ou a sujeitos humanos em experiências, condenaríamos essa preferência e procuraríamos prevenir que ela se realizasse. O utilitarismo baseado em preferências subjetivas só é uma teoria defensável caso se possa formular um leque de preferências aceitáveis, sendo a "aceitabilidade" determinada independentemente das preferências dos agentes. Essa tarefa parece inconsistente com uma abordagem puramente baseada na preferência, mas seria o utilitarismo destruído apenas por estabelecer um segundo nível que definisse o que é uma preferência aceitável?

Há um outro problema relacionado a ações imorais. Suponhamos que o único modo de alcançar o máximo resultado utilitarista é realizar um ato imoral (conforme julgado pelos padrões da moralidade comum). Suponhamos, por exemplo, que se pode pôr fim a uma guerra utilizando métodos de tortura extremamente dolorosos em crianças capturadas que foram instruídas por seus pais soldados a não revelar a sua localização. O utilitarismo parece dizer não apenas que é permitido torturar as crianças, mas que você é moralmente obrigado a fazê-lo. Essa exigência, porém, parece patentemente imoral. Desse modo, o utilitarismo parece permitir ações aparentemente imorais sem oferecer razões suficientes para que abandonemos nossas concepções predominantes.

O utilitarismo exige demais? Muitas formas de utilitarismo parecem também exigir demais na vida moral, pois o princípio da utilidade é um princípio *maximizador*. Os utilitaristas enfrentam problemas ao sustentar uma distinção radical entre (1) *ações moralmente obrigatórias* e (2) *ações supererrogatórias* (aquelas que estão acima do compromisso com uma obrigação moral e são executadas em nome de ideais pessoais). Essa objeção foi registrada por Alan Donagan, que descreve situações nas quais os utilitaristas são obrigados pela teoria a considerar obrigatória uma determinada ação contra nossas firmes convicções morais de que a ação é antes ideal e louvável que obrigatória[10].

Donagan tomaria os suicídios de pessoas debilitadas pela idade e de pessoas portadoras de deficiências graves que não têm mais utilidade para a sociedade como exemplos de atos que jamais poderiam ser corretamente considerados obrigatórios, a despeito de suas consequências. A doação heroica de partes do corpo tais como o rim ou até o coração para salvar a vida de outra pessoa é outro exemplo. Se o utilitarismo torna tais ações obrigatórias, então ela é uma teoria falha. Donagan argumenta, e nós concordamos, que todos os utilitaristas enfrentam esses problemas, pois ninguém pode excluir a possibilidade sempre presente de que o que é hoje uma intenção louvável, em

---

10. Alan Donagan, "Is There a Credible Form of Utilitarianism?", em *Contemporary Utilitarianism*, pp. 187-202.

razão de circunstâncias sociais alteradas, torne-se obrigatório pelos padrões utilitaristas. Ao mesmo tempo, devemos reconhecer que os utilitaristas algumas vezes estão certos ao argumentar que a moralidade comum é muito fraca ou vaga em suas exigências e deve ser incrementada por requisitos mais exigentes[11]. Além disso, numa situação social cambiante, nossos juízos ponderados podem eles mesmos sofrer alteração.

Bernard Williams e John Mackie oferecem extensões da tese de que o utilitarismo exige demais. Williams argumenta que o utilitarismo desgasta a integridade pessoal ao tornar as pessoas tão responsáveis moralmente pelas consequências que falham em evitar quanto pelos resultados que elas causam diretamente, mesmo quando as consequências não provenham de seus atos. Mackie, analogamente, argumenta que um "teste utilitarista das ações corretas" está tão distante de nossa experiência moral a ponto de ser "a ética da fantasia", pois exige que as pessoas se despojem de muitas metas e muitos relacionamentos que elas valorizam na vida para maximizar resultados para outros. Dessa perspectiva, o utilitarista exige que nos comportemos como santos que não possuem interesses nem metas pessoais[12]. Essas críticas sugerem que o utilitarismo falha no teste da *viabilidade* apresentado no início deste capítulo.

Problemas de distribuição injusta. Um terceiro problema é que o utilitarismo em princípio permite que os interesses da maioria passem por cima dos direitos das minorias, e não pode refutar adequadamente as distribuições sociais injustas. A acusação é a de que os utilitaristas não atribuem nenhum valor independente à justiça e são indiferentes às distribuições injustas, em vez de insistir em que o valor seja distribuído de acordo com a satisfação agregada. Se um grupo já próspero de pessoas pode ter mais valor adicionado às suas vidas do que teriam os indigentes na sociedade, o utilitarista tem de recomendar que o valor adicional vá para o grupo próspero.

Um exemplo de distribuição problemática (embora não necessariamente injusta) aparece no seguinte caso. Dois pesquisadores queriam determinar o melhor modo, numa relação custo–benefício, de controlar a hipertensão na população americana. Depois de desenvolver sua pesquisa, descobriram que é mais eficiente visar os pacientes já em tratamento da hipertensão do que identificar novos casos entre pessoas que não têm acesso regular à assistência médica: homens jovens, mulheres velhas e pacientes com pressão sanguínea excepcionalmente alta. E eles concluíram que "para uma comunidade com recursos limitados provavelmente é melhor concentrar os esforços em aumentar a adesão de hipertensos já detectados, mesmo com um sacrifício no que se refere aos números encobertos". Caso fosse aceita pelo governo, esta recomendação excluiria o setor mais pobre — o que tem a necessidade mais premente de atenção médica — dos benefícios da educação sobre a pressão sanguínea alta e o seu controle.

---

11. Um argumento sutil quanto a esta conclusão pode ser encontrado em Kagan, *The Limits of Morality*, passim.

12. Williams, "A Critique of Utilitarianism", em J. J. C. Smart e Bernard Williams, *Utilitarianism: For and Against* (Cambridge: Cambridge University Press, 1973), pp. 116-117, e J. L. Mackie, *Ethics: Inventing Right and Wrong* (Nova York: Penguin Books, 1977), pp. 129, 133.

Os pesquisadores estavam preocupados em razão da aparente injustiça na exclusão dos pobres e das minorias por um empenho da saúde pública visando o setor economicamente favorecido da sociedade. Contudo, suas estatísticas eram categóricas. Não importa quão cuidadosamente planejados os esforços, nada funcionou de forma eficiente (isto é, nada produziu resultados utilitaristas) a não ser os programas dirigidos aos hipertensos identificados e já em contato com médicos. Os pesquisadores portanto recomendaram aquilo que declaram explicitamente ser uma distribuição utilitarista[13].

Uma avaliação construtiva do utilitarismo

Apesar dessas críticas, o utilitarismo tem muitos pontos fortes, dois dos quais trataremos em capítulos posteriores. O primeiro é aceitar que o princípio da utilidade tenha um papel na formação de políticas públicas. Os requisitos utilitaristas referentes a uma avaliação objetiva dos interesses de todos e a uma escolha imparcial para maximizar os resultados bons para todas as partes afetadas são normas aceitáveis para as políticas públicas. Em segundo lugar, quando formulamos os princípios de beneficência no capítulo 5, a utilidade desempenha um papel importante. Embora tenhamos caracterizado o utilitarismo principalmente como uma teoria fundada nas *consequências*, ele se funda também na *beneficência*, ou seja, vê a moralidade principalmente em função do objetivo de produzir bem-estar.

Uma teoria com um princípio de beneficência contrabalançado por outros princípios deve eliminar todos os problemas relacionados com um uso incondicional do princípio da utilidade que encontramos nas críticas apresentadas na seção precedente, mesmo que a beneficência seja desenvolvida principalmente em função da produção de boas consequências. Como afirma a economista política Amartya Sen, "O raciocínio consequencialista pode ser usado de forma frutífera mesmo que o consequencialismo como tal não seja aceito. Ignorar as consequências é deixar uma história ética contada pela metade"[14].

Um utilitarismo *estrito* ou *puro* também tem os seus pontos fortes, como podemos ver ao considerar a objeção de que o utilitarismo é superexigente. O utilitarismo frequentemente exige mais do que exigem as regras da moralidade comum, mas essa aparente fraqueza também é uma força encoberta. Por exemplo, a moralidade comum exige que não passemos por cima dos direitos dos indivíduos para maximizar as consequências sociais. No entanto, se podemos proteger de forma mais ampla e eficaz os interesses de quase todas as pessoas passando por cima de alguns direitos de propriedade e de autonomia, então estamos longe de estabelecer claramente que esse curso de ação

---

13. Milton Weinstein e William B. Stason, *Hypertension* (Cambridge, MA: Harvard University Press, 1977), e seus artigos no *New England Journal of Medicine*, 296 (1977): 716-721, e *Hastings Center Report*, 7 (outubro de 1977): 24-29.
14. Amartya Sen, *On Ethics and Economics* (Oxford: Basil Blackwell, 1987), p. 75.

estaria errado apenas por transgredir a moralidade comum e buscar o objetivo da utilidade social. Em muitas circunstâncias, o utilitarismo oferece um argumento convincente ao nos recomendar que confiemos menos nas convicções cotidianas e mais nos julgamentos referentes ao benefício global.

A teoria baseada na obrigação — o kantismo

Um segundo tipo de teoria nega muito do que as teorias utilitaristas afirmam. Muitas vezes chamada de *deontológica* (isto é, uma teoria na qual o que torna as ações certas ou erradas são determinadas características das ações, e não, ou não apenas, as suas consequências), esse tipo de teoria é agora cada vez mais chamado de *kantiano*, pois o pensamento ético de Immanuel Kant (1724-1804) moldou muitas de suas formulações.

Consideremos como um kantiano poderia abordar o caso acima mencionado da criança de 5 anos que precisa de um rim. Em primeiro lugar, um kantiano insistirá em que fundemos nossos julgamentos morais em razões que possam ser generalizadas para outros que estejam numa situação similar. Se o pai não tem uma obrigação moral generalizável, não há base para criticá-lo moralmente. O kantiano ortodoxo considera esse ponto um requisito rígido. Se o pai escolhesse doar por afeição, compaixão ou preocupação com a filha doente, na realidade o seu ato não possuiria valor moral, pois não seria baseado no reconhecimento de uma obrigação generalizável. Também não seria legítimo usar um dos pequenos irmãos da menina como fonte do rim, pois esse recurso envolveria o uso de pessoas inteiramente como meios para alcançar os fins de outras. Esse mesmo princípio excluiria também a coação do pai para que doasse um rim contra a sua vontade.

Quanto às opções do médico em face do pedido do pai para que a família fosse enganada, um kantiano ortodoxo considera a mentira um ato que não pode ser universalizado como norma de conduta sem contradição. Desse modo, o médico não deve mentir para a mãe da criança nem para os outros membros da família, mesmo que a mentira funcione para salvar a família (um apelo consequencialista). Mesmo que a declaração do médico não seja, estritamente falando, uma mentira, ele usou sua formulação intencionalmente para ocultar da mulher fatos relevantes, um ato que os kantianos consideram moralmente inaceitável.

Um kantiano também irá deliberar sobre se a regra da confidencialidade tem valor moral independente, se os testes a que o pai se submeteu com o nefrologista estabelecem uma relação de confidencialidade, e se a regra de confidencialidade protege a informação sobre a histocompatibilidade do pai e as suas razões para não doar. Mesmo sem levar em consideração os possíveis efeitos sobre a família, o kantiano parece destinado a enfrentar um difícil conflito de obrigações: a veracidade em conflito com a confidencialidade. Antes, porém, de podermos nos dedicar a uma possível estratégia kantiana para resolver o conflito, é preciso entender mais sobre a teoria de Kant.

A obrigação provinda das regras categóricas

Numa tentativa de combater os desafios céticos à ética, Kant argumentou que a moralidade se funda na razão pura, não na tradição, na intuição, na consciência, na emoção ou em atitudes tais como a simpatia. Kant via os seres humanos como criaturas com poderes racionais para resistir ao desejo, com a liberdade de fazê-lo, e a capacidade de agir de acordo com considerações racionais. Ele acreditava que o valor moral da ação de um indivíduo depende exclusivamente da aceitabilidade moral da regra (ou "máxima") de acordo com a qual a pessoa age. Uma ação possui valor moral somente se for executada por um agente com boa vontade, o que faz com que uma razão moralmente válida justifique a ação[15].

Para Kant, devemos agir não somente *de acordo com* mas *em nome* da obrigação. Ou seja, para ter valor moral, o motivo da ação de uma pessoa tem de provir de um reconhecimento de que ela deseja aquilo que é moralmente exigido. Por exemplo, se um empregador diz a um empregado que ele corre risco de saúde apenas porque teme um processo judicial, e não em razão da importância da veracidade ou da preocupação com a saúde do empregado, então o empregador fez a coisa certa, mas não merece crédito moral pela ação. Se os agentes fazem o que é moralmente certo simplesmente porque sentem medo, porque têm prazer em realizar esse tipo de ato ou porque são egoístas, eles não satisfazem o requisito da boa vontade que deriva do agir em nome da obrigação.

Imaginemos um homem que precisa desesperadamente de dinheiro e sabe que não conseguirá tomá-lo emprestado a menos que prometa pagar num prazo definido, mas que sabe também que não será capaz de pagar dentro desse prazo. Ele decide fazer uma promessa que sabe que não irá cumprir. Kant pede que examinemos a razão do homem, o que ele chama de máxima da ação: "Quando me vir precisando de dinheiro, pedirei dinheiro emprestado e prometerei pagar, mesmo sabendo que não poderei fazê-lo". Esta máxima, diz Kant, não pode passar num teste que ele chama de *imperativo categórico*. Esse imperativo nos diz o que deve ser feito independentemente de nossos desejos. Ele exige a conformidade incondicional de todos os seres racionais. Em sua principal formulação, Kant estabelece o imperativo categórico da seguinte forma: "Age somente de acordo com a máxima que possas ao mesmo tempo querer que se transforme em lei universal". Kant afirma que todos os imperativos particulares da obrigação (todas as asserções do tipo "devo" moralmente obrigatórias) são justificados por este único princípio.

O imperativo categórico, portanto, é um cânone da aceitabilidade das regras morais — isto é, um critério para se julgar a aceitabilidade das máximas que orientam as

---

15. Kant procurou mostrar que a razão sozinha pode e deve ser um móvel apropriado para a ação. O que devemos fazer moralmente é determinado pelo que faríamos "se a razão determinasse completamente a vontade". *The Critique of Practical Reason*, trad. Lewis White Beck (Nova York: Macmillam, 1985), pp. 18-19. Ak. 20. "Ak." designa o sistema de referência da edição em 22 volumes da Preussische Akademie, convencionalmente citada pelos estudiosos de Kant.

ações[16]. Esse imperativo não acrescenta nada ao conteúdo de uma máxima, mas determina quais máximas são objetivas e válidas. O imperativo categórico funciona testando o que Kant chama de consistência das máximas: uma máxima deve ser passível de ser concebida e desejada sem contradição. Quando examinamos a máxima da pessoa que promete enganando, descobrimos, segundo Kant, que ela não pode ser concebida e desejada sem contradição. Ela é inconsistente com aquilo que pressupõe. A máxima tornaria impossível o propósito de prometer, pois ninguém acreditaria em promessas. Muitos exemplos da vida cotidiana ilustram essa tese. Por exemplo, as máximas que permitem a mentira são inconsistentes com as práticas de dizer a verdade que pressupõem, e as máximas que permitem trapacear em testes são inconsistentes com as práticas de honestidade que pressupõem.

Kant parece ter mais de um imperativo categórico, pois suas várias formulações não são equivalentes. Sua segunda formulação é no mínimo tão influente quanto a primeira: "Age de tal modo que trate todas as pessoas como um fim, e nunca simplesmente como um meio"[17]. Muitas vezes se disse que este princípio exige categoricamente que nunca tratemos outra pessoa como um meio para atingir nossos fins, mas essa interpretação não representa corretamente a opinião de Kant. Kant argumenta apenas que nunca devemos tratar outra pessoa *exclusivamente* como um meio para atingir nossos fins. Quando as secretárias datilografam manuscritos e a pesquisa científica humana sujeita voluntários ao teste de novas drogas, essas pessoas estão sim sendo tratadas como meios para os fins de outros, mas eles têm poder de escolha sobre o assunto e detêm o controle de suas vidas. Kant não proíbe esses usos consentidos das pessoas; ele somente insiste em que elas sejam tratadas com o respeito e a dignidade moral à qual todos têm direito.

Autonomia e heteronomia

Na ética biomédica contemporânea, a palavra *autonomia* se refere especificamente àquilo que faz com que a vida de uma pessoa pertença à própria pessoa, isto é, se refere ao fato de que ela é moldada por preferências e escolhas pessoais. Essa concepção da autonomia claramente não é a de Kant. Para esse autor, uma pessoa tem "autonomia da vontade" se e somente se age intencionalmente de acordo com os princípios morais universalmente válidos que atendem aos requisitos do imperativo categórico. Kant contrasta essa autonomia *moral* com a "heteronomia", que é toda influência controladora da vontade que não a motivação provinda dos princípios morais[18]. Se, por exemplo, uma pessoa age por paixão, ambição ou em interesse próprio, ela age de forma heteronômica, e não com base numa vontade racional que escolhe de forma

---

16. Kant, *Foundations of the Metaphysics of Morals*, trad. Lewis White Beck (Indianapolis, IN: Bobbs-Merrill Company, 1959), pp. 37-42; Ak. 421-424.
17. *Foundations*, p. 47; Ak. 429.
18. *Foundations*, pp. 51, 58-63; Ak. 432, 439-444.

autônoma. Assim, Kant vê a ação motivada pelo desejo, pelo medo, pelo impulso, por projetos pessoais e pelo hábito como não menos heteronômicas do que as ações manipuladas ou forçadas por outros.

Dizer que um indivíduo deve "aceitar" um princípio moral a fim de ser autônomo não significa que o princípio seja subjetivo ou que cada indivíduo deva criar (inventar ou originar) seus próprios princípios morais. Kant exige somente que todo indivíduo *deseje a aceitação* dos princípios morais. Em contraposição, a teoria de Kant é exclusivamente uma das autolegislações morais de regras objetivas. Se uma pessoa aceita livremente os princípios morais objetivos, essa pessoa é legisladora para si mesma. A importância disso para Kant vai além da *natureza* da autonomia, chegando até o seu *valor*. "O princípio da autonomia", sustenta ele, é "o único princípio da moralidade", e a autonomia por si só dá às pessoas respeito, valor e motivação apropriada. A dignidade de uma pessoa — na verdade, a "grandiosidade" de uma pessoa — provém de ser moralmente autônoma[19].

A ética kantiana contemporânea

Vários autores na teoria ética contemporânea aceitaram e desenvolveram uma construção kantiana. Um exemplo simples é *The Theory of Morality* de Alan Donagan. Ele busca o "núcleo filosófico" da moralidade expressa na tradição judeu-cristã, agora interpretada mais em termos seculares do que religiosos. A elaboração filosófica de Donagan se apoia fortemente na teoria kantiana das pessoas como fins em si mesmas, especialmente no imperativo segundo o qual se deve tratar a humanidade como um fim e nunca somente como um meio. Donagan expressa o princípio fundamental da tradição judeu-cristã como um princípio kantiano fundamentado na racionalidade: "É inadmissível não respeitar todo ser humano, seja a si mesmo ou a outro, como uma criatura racional"[20]. Donagan acredita que todas as outras regras morais se apoiam neste princípio fundamental e que a teoria kantiana captura a base racional dessas regras.

Uma segunda teoria encorajou o uso das ideias kantianas na ética contemporânea. John Rawls, cuja teoria do equilíbrio reflexivo foi examinada no capítulo 1, desafia as teorias utilitaristas, tentando desenvolver os temas kantianos da razão, da autonomia, da igualdade e de oposição ao utilitarismo. Rawls argumenta, por exemplo, que considerações morais vitais, tais como os direitos individuais e a distribuição justa dos bens entre os indivíduos, dependem menos de fatores sociais, tais como a felicidade individual e os interesses da maioria, do que das concepções kantianas de valor individual, autorrespeito e autonomia[21].

---

19. *Foundations*, pp. 58; Ak. 439-40; e *The Critique of Practical Reason*, p. 33; Ak. 33.
20. Alan Donagan, *The Theory of Morality* (Chicago: University of Chicago Press, 1977), pp. 63-66.
21. Ver *The Theory of Justice* (Cambridge, MA: Harvard University Press, 1971), pp. 3-4, 26-31. Para os interesses mais técnicos de Rawls em Kant e seus desenvolvimentos relacionados com este autor, ver "Themes in Kant's Moral Philosophy", em *Kant's Transcendental Deductions*, ed. Eckart Förster (Stanford, CA: Stanford University Press, 1989), pp. 81-113.

Para Rawls, uma organização social é um esforço comum para favorecer o bem de todos. Desigualdades de nascimento, dotes naturais e circunstâncias históricas são imerecidas, e as pessoas numa sociedade cooperativa devem tornar mais igual a situação das pessoas que estão em desvantagem sem ter responsabilidade por isso. Aqueles que, por uma questão de sorte, são naturalmente dotados com características mais vantajosas não merecem essas características, e por isso uma sociedade justa procuraria em seu esquema de justiça superar as vantagens oriundas dos acidentes da biologia e da história. Rawls usa um contrato social hipotético, no qual os princípios válidos são aqueles com os quais todos nós concordaríamos caso pudéssemos considerar livremente a situação social de um ponto de vista que ele chama de "posição original", na qual os indivíduos são igualmente ignorantes das características particulares e das vantagens que possuem ou irão possuir. Eles sabem que vivem juntos numa aventura cooperativa, mas estão cegos para os seus desejos, interesses e objetivos individuais. Nos termos de Kant, eles são agentes puramente racionais por trás do que Rawls chama de "véu da ignorância"[22].

Rawls alinha sua "posição original" com a teoria kantiana da autonomia. Os indivíduos dão a lei a si mesmos da perspectiva da pura racionalidade. A autonomia é a autolegislação moral por meio de uma estrutura de razão e de vontade que é comum a todos os agentes racionais. As pessoas são autônomas na posição original porque elas escolhem e dão a si mesmas a lei moral provinda de sua natureza como pessoas racionais, independentes e mutuamente imparciais. Ao tratar da autonomia kantiana, Rawls considera a objeção feita a Kant por Henry Sidgwick, que indica que os princípios de um canalha e os princípios de um santo podem ambos ser aceitos de forma autônoma[23]. Rawls apropriadamente argumenta que esta objeção deriva de uma interpretação equivocada da teoria de Kant. Embora uma pessoa livre *possa* fazer a escolha que um canalha faria, essa escolha seria inconsistente com as escolhas que fariam os seres racionais ao expressar a sua natureza. Para Rawls, toda filosofia na qual o direito à autonomia individual excede legitimamente os ditames dos princípios morais objetivos é inaceitável. Mesmo as ações corajosas e conscienciosas não merecem respeito a menos que estejam de acordo com princípios morais objetivos. Se uma sociedade restringe as ações conscienciosas que violam princípios públicos, "não" há "nenhuma violação de nossa autonomia [moral]", pois esses atos não são moralmente autônomos — não importa o quão livre e conscienciosamente eles sejam escolhidos[24].

Em seu escritos recentes, Rawls enfatizou que sua obra apresenta antes uma concepção política de justiça do que uma teoria moral abrangente — ou seja, ela é "uma concepção moral elaborada para um assunto específico, a saber, a estrutura básica de um regime democrático constitucional". Como tal, sua concepção não pressupõe uma doutrina

---

22. *A Theory of Justice*, pp. 102, 137, 252-55. No § 40 de *A Theory of Justice*, Rawls apresenta sua "Kantian Interpretation of Justice as Fairness", como "baseada na noção de autonomia de Kant".

23. Sidgwick, *The Methods of Ethics*, 7ª ed. (Indianapolis, IN: Hackett Publishing Co., 1981), p. 516.

24. Rawls, *A Theory of Justice*, pp. 252, 256, 515-19. Ver também "A Kantian Conception of Equality", *Cambridge Review* (fevereiro de 1975): 97 ss.

moral abrangente tal como a de Kant. Rawls sustenta que sua teoria é kantiana por "analogia, e não identidade". Ele aponta várias perspectivas kantianas com as quais se identifica, incluindo a prioridade do certo sobre o bom e a concepção das pessoas como livres, iguais e capazes de autonomia[25]. A conclusão parece ser que Rawls está expressando temas kantianos sem estabelecer um compromisso total com Kant ou com uma teoria moral deontológica. O mesmo pode ser dito de muitos outros kantianos contemporâneos.

Uma avaliação crítica do kantismo

Assim como o utilitarismo, o kantismo falha em proporcionar uma teoria plenamente adequada da vida moral, por razões que discutiremos agora.

O problema das obrigações conflitantes. Kant tem um problema com as obrigações conflitantes. Suponhamos que prometemos levar nossos filhos em uma viagem planejada com muita antecipação, mas agora estamos numa situação tal que, caso façamos a viagem, não poderemos assistir nossa mãe doente no hospital. Este conflito é gerado entre uma regra de cumprimento de promessa e uma regra de assistência, baseada talvez num débito de gratidão. O conflito às vezes provém de uma única regra moral, e não de duas regras diferentes — como, por exemplo, quando uma pessoa fez duas promessas que agora entram em conflito, embora ela não pudesse ter previsto o conflito à época em que fez as promessas.

Como torna todas as regras morais absolutas, Kant frequentemente parece dizer que somos obrigados a fazer o impossível para realizar ambas as ações. Não podemos levar nossos filhos numa viagem e ao mesmo tempo ajudar nossa mãe no hospital — contudo Kant parece exigir as duas coisas. Uma teoria ética que nos leva a essa conclusão é incoerente, porém não existe uma saída clara da estrutura absolutista de Kant. Mesmo que existissem apenas duas regras absolutas, em algumas situações elas entrariam em conflito. Devemos então aceitar um sistema com apenas um absoluto, ou devemos abrir mão de todos os absolutos a menos que seu significado e seu escopo possam ser especificados de modo a evitar o conflito (nossa solução para esse problema encontra-se nas pp. 127-129).

Superestimando a lei, subestimando os relacionamentos. Os argumentos de Kant concentram-se em obrigações legais, e as teorias kantianas recentes, tais como a de Rawls, dão uma base contratual para as obrigações. Pode-se questionar, porém, se a liberdade, a escolha, a igualdade, o contrato, a lei e outros elementos básicos do kantismo merecem ocupar essa posição (eles são, podemos concordar, ingredientes centrais nas teorias legais e políticas). Essas visões da vida moral falham em capturar muita

---

25. Rawls, "The Priority of Right and Ideas of the Good", *Philosophy & Public Affairs*, 17 (1988): 252, e "Justice as Fairness: Political not Metaphysical", *Philosophy & Public Affairs*, 14 (1985): 223-251, esp. 224-225.

coisa nos relacionamentos pessoais, que geram várias responsabilidades. Entre os amigos e no interior da família, raramente pensamos ou agimos em termos de leis, contratos ou regras absolutas. Isso sugere que a teoria de Kant (como o utilitarismo) é mais condizente com as relações entre estranhos do que com os relacionamentos entre amigos ou pessoas íntimas. Os pais, por exemplo, não veem a responsabilidade para com os seus filhos em termos de contratos, mas de cuidado, de necessidades, de sustento e de vínculos amorosos. A teoria kantiana só seria defensável caso todas as formas de relacionamento moral — e nossos sentimentos, motivações e virtudes morais — pudessem ser reduzidas a uma troca governada por leis.

As limitações do imperativo categórico. Muitas ações imorais não podem ser declaradas "contraditórias" tão facilmente quanto sugerem os exemplos metódicos de Kant, e o imperativo categórico é obscuro e dificilmente se mostra funcional na vida moral. Poucos filósofos sustentariam hoje, como Kant parece fazer, que o caráter universalizável é suficiente para determinar a aceitabilidade moral das regras, embora muitos concordem com ele em que a universalizabilidade é uma condição necessária dos juízos éticos, das regras e dos princípios. Enquanto pairarem essas questões sobre os princípios centrais de Kant, haverá questões sobre o poder produtivo, o poder explicativo e o poder de justificação da teoria.

Muitos dos argumentos aduzidos por Kant para explicar o imperativo categórico conquistam pouca convicção afora a daqueles já convencidos. Seus argumentos são às vezes tão pouco convincentes que ele mesmo recorre a uma fonte externa ao imperativo categórico. Para argumentar contra a aceitabilidade moral do suicídio, por exemplo, Kant sustenta que o suicídio viola uma obrigação para com Deus, pois o suicida "deixa o posto a ele designado" como uma "sentinela na terra" e "viola uma confiança sagrada". Ele observa que "tão logo examinamos o suicídio do ponto de vista da religião, imediatamente vemos, de forma clara (...), Deus é o nosso dono; nós somos Sua propriedade"[26]. Desse modo, os argumentos morais de Kant para o imperativo categórico não são convincentes porque sua posição frequentemente parece se apoiar numa fonte externa, como a teologia.

Abstração sem conteúdo. No capítulo 1, mencionamos as críticas de Hegel que indicam que a teoria de Kant não tem poder para desenvolver uma "doutrina imanente das obrigações" e elimina todo "o conteúdo e a especificação" em favor da abstração[27]. Concordamos em que conceitos tais como "racionalidade" e "humanidade" são bases muito fracas para um conjunto determinado de normas morais. Os formalismos relativamente vazios de Kant têm pouco poder para identificar ou designar obrigações específicas em quase qualquer contexto da moralidade concreta, o que suscita questões acerca

---

26. "The Doctrine of Virtue", Parte II de *Metaphysic of Morals*, trad. Mary J. Gregor (Philadelphia: University of Pennsylvania Press, 1964), p. 85, Ak. 421-422; ver também *Lectures on Ethics*, ed. Louis Infield (Nova York: Harper and Row, 1963), pp. 150-154.

27. G. W. F. Hegel, *Philosophy of Right*, trad. T. M. Knox (Oxford: Clarendon Press, 1942), pp. 89-90, 106-107.

da viabilidade da teoria. Tanto o seu caráter abstrato como a sua inviabilidade fornecem as razões pelas quais o método na ética deve começar com juízos ponderados e então especificar os princípios e testar as asserções morais à luz da coerência.

Uma avaliação construtiva de Kant

Kant sustentava que toda pessoa que julgue que X é moralmente obrigatório numa determinada circunstância está com isso comprometida com a opinião de que X é moralmente obrigatório em qualquer circunstância que seja similar de um modo relevante. O estar consistentemente comprometido com um sistema moral de regras e princípios é uma exigência moral que Kant analisou com um grande discernimento. A ideia básica é que, quando um juízo moral é sustentado por boas razões, essas razões são boas para toda circunstância similar de um modo relevante. Como uma questão de consistência, essa afirmação é inegável, e tem amplas consequências. As pessoas não podem agir moralmente e se tornar privilegiadas ou eximidas. Existem diferenças relevantes entre as pessoas e os grupos, e há exceções válidas a todas as regras gerais, mas quando as pessoas estão situadas em circunstâncias relevantemente similares a consistência exige que elas usem como justificativas as mesmas razões e que tratem as pessoas da mesma forma. Mesmo que Kant não houvesse feito nada senão estabelecer essa questão, ainda assim ele teria feito uma contribuição significativa para a teoria ética.

A teoria baseada na virtude — a ética do caráter

As teorias utilitaristas e algumas teorias kantianas tentaram adaptar vários fenômenos morais em esquemas integrados estruturados por um único princípio dominante. Apesar da atratividade de suas formulações, a teoria ética recente tem dirigido a atenção para alguns fenômenos morais que estavam sendo negligenciados, incluindo o caráter e a virtude[28]. Enquanto as teorias utilitaristas e kantianas são expressadas principalmente na linguagem das obrigações e dos direitos, concentrando-se nas situações de escolha, a *ética do caráter* ou *ética da virtude* enfatiza os agentes que executam as ações e fazem as escolhas. Seguindo a tradição de Platão e de Aristóteles, a ética do caráter atribui uma posição proeminente ao caráter virtuoso.

---

28. Para duas influentes antologias recentes, ver *Midwest Studies in Philosophy Volume XIII — Ethical Theory: Character and Virtue*, ed. Peter A. French, Theodore E. Uehling Jr. E Howard K. Wettstein (Notre Dame, IN: University of Notre Dame Press, 1988); e *Identity, Character, and Morality*, ed. Owen Flanagan e Amélie Oksenberg Rorty (Cambridge, MA: MIT Press, 1990). Para dois tratamentos diferentes da perspectiva aristotélica, ver Nancy Sherman, *The Fabric of Character: Aristotle's Theory of Virtue* (Oxford: Clarendon Press, 1989); Alasdair MacIntyre, *After Virtue*, 2ª ed. (Notre Dame, IN: University of Notre Dame Press, 1984).

Desse ponto de vista, a confissão do pai a respeito de sua falta de coragem no caso anteriormente considerado é relevante para uma avaliação de sua pessoa e da recusa a doar. Mas ele tinha também outras razões, algumas envolvendo talvez o autoengano. Ele aponta o "grau de sofrimento" de sua filha, o que sugere que ele crê que a menina ficará melhor sem um transplante. Desse ponto de vista, seus motivos são parcialmente altruístas, não totalmente centrados em torno dele mesmo. Contudo, esse julgamento de altruísmo parece frágil à luz de seu comentário sobre carecer de coragem, e pode não ser sustentável em razão do delicado balanço de custos e benefícios, do ônus e dos custos que a família e a filha enfrentam. Um defensor da ética do caráter questionaria ainda se o pai seria suficientemente compassivo e preocupado com o bem-estar de sua filha. A falta de coragem parece ter superado a compaixão e a fidelidade no pai.

Vários outros julgamentos de virtude e de caráter são possíveis neste caso. Não temos uma descrição completa da esposa, mas o pai aparentemente está preocupado com a possibilidade de que ela seja vingativa e implacável ao acusá-lo de "deixar sua filha morrer". Essa crença está subjacente no pedido para que o médico minta. O médico, percebia ele, concentrava-se em como o ato de fraude poderia comprometer sua integridade. Ele aparentemente julgou que poderia contornar o problema, pelo menos evitar um compromisso de integridade sério, dizendo que o pai não devia doar um rim "por razões médicas". Entretanto, o fato de que ele "se sentia muito desconfortável" com o pedido do pai para que ocultasse a informação indica que está em andamento uma preocupação com a veracidade e a integridade moral, duas virtudes centrais. Pode-se também questionar se o médico enganou a si mesmo quando reconheceu uma perigosa distinção entre uma mentira direta (por exemplo, "ele não pode doar porque não é histocompatível") e uma fraude efetiva e deliberada ("ele não deve doar por razões médicas"), agindo de acordo com tal distinção.

O conceito de virtude

Uma *virtude* é um traço de caráter socialmente valorizado[29], e uma *virtude moral* é um traço moralmente valorizado. O fato de que a coragem, por exemplo, seja um traço socialmente valorizado não faz com que a coragem seja necessariamente uma virtude moral. A coragem moral só ocorre se o contexto é um contexto moral, e não basta que os grupos sociais aprovem um traço e o considerem moral. A declaração ou a identificação

---

29. Este não é o sentido mais amplo do termo, visto que se pode dizer que máquinas, cavalos e outras coisas têm virtudes. Alguns autores restringem o sentido de *virtude* de uma forma ainda mais rígida do que nós o fazemos. Aristóteles, por exemplo, exigia que a virtude envolvesse o hábito, e não simplesmente um traço natural do caráter. Ver *Nicomachean Ethics*, trad. Terence Irwin (Indianapolis, IN: Hackett Publishing Co., 1985), 1103a18-19. Tomás de Aquino (apoiando-se numa formulação de Pedro Lombardo) sustentava, além disso, que a virtude é uma boa qualidade da mente, em razão da qual vivemos de uma forma correta, e que portanto *não pode ter um mau uso*. Ver *Treatise on the Virtues* (*Summa Theologiae*, I-II), Questão 55, Arts. 3-4, pp. 54-55.

de uma virtude moral devem ser apoiadas por razões morais. Numa comunidade, as pessoas são às vezes desvalorizadas quando agem de forma virtuosa, e ladrões e piratas algumas vezes são admirados em suas comunidades por sua avareza e sua rudeza. É, portanto, um equívoco reduzir a virtude moral àquilo que é socialmente aprovado.

Alguns autores definiram a virtude moral como uma disposição para agir ou o hábito de agir de acordo com os princípios, as obrigações ou os ideais morais[30]. A virtude moral da não malevolência, por exemplo, é entendida como o traço que uma pessoa possui de se abster de causar dano a outras pessoas quando seria errado causar dano a elas. Contudo, esta definição injustificavelmente torna a virtude inteiramente dependente de princípios e falha em capturar a importância dos motivos. A virtude está intimamente vinculada a motivos característicos. Temos uma preocupação moral a respeito de como as pessoas são motivadas, e principalmente de quais são as suas formas *características* de motivação. As pessoas que são motivadas pela simpatia e pela afeição pessoal, por exemplo, conquistam a nossa aprovação, enquanto outras pessoas que agem da mesma forma mas por motivos diferentes não a conquistam. As pessoas apropriadamente motivadas muitas vezes não seguem simplesmente regras — elas também têm um desejo moralmente apropriado de agir da forma como agem.

Imagine que uma pessoa cumpre uma obrigação *porque* é uma obrigação, mas é extremamente avessa a ficar numa posição na qual os interesses dos outros são priorizados. Essa pessoa não ama, não é amistosa nem nutre sentimentos pelos outros; e respeita os seus desejos somente porque a obrigação assim o exige. Essa pessoa, no entanto, pode realizar uma ação moralmente correta e tem uma disposição para realizar essa ação. Tudo de que ela precisa é de uma disposição para seguir regras e para cumprir a obrigação. Porém, se o motivo é impróprio, um elemento moral vital está faltando; e se uma pessoa carece *caracteristicamente* dessa estrutura motivacional uma condição necessária do caráter virtuoso está ausente. O ato pode ser certo e o agente, sem censura, mas nem a pessoa nem o ato são virtuosos. Em resumo, é possível estar disposto a fazer o que é certo, ter a intenção de fazê-lo e fazê-lo, ansiando, ao mesmo tempo, não fazê-lo. As pessoas que caracteristicamente executam *ações moralmente corretas* com base nessa estrutura motivacional não são *moralmente virtuosas*, ainda que sempre realizem a ação moralmente certa.

Aristóteles expressou uma importante (embora não completamente desenvolvida) distinção entre a ação correta e a motivação própria, que ele também analisou nos termos da distinção entre a realização externa e a disposição de espírito. Uma ação

---

30. Esta definição é o principal uso relatado em O. E. D. Ela é defendida por Alan Gewirth, "Rights and Virtues", *Review of Metaphysics*, 38 (1985): 751, e por R. B. Brandt, "The Structure of Virtue", *Midwest Studies in Philosophy*, 13 (1988): 76. Edmund Pincoffs apresenta uma definição da virtude em termos das qualidades disposicionais desejáveis das pessoas, em *Quandaries and Virtues: Against Reductivism in Ethics* (Lawrence: University Press of Kansas, 1986), pp. 9, 73-100. Aceitamos uma definição similar a estas nas duas primeiras edições deste livro, motivo por que fomos criticados por John Waide, "Virtues and Principles", *Philosophy and Phenomenological Research*, 48 (1988): 455-472.

pode ser correta sem ser virtuosa, diz ele, mas uma ação só pode ser virtuosa se for desempenhada a partir da correta disposição de espírito de uma pessoa. Tanto a ação correta como a motivação correta devem estar presentes numa ação virtuosa: "O agente deve (...) estar com a disposição certa quando pratica [as ações]. Em primeiro lugar, ele deve ter ciência [de que está realizando ações virtuosas]; em segundo lugar, ele deve decidir por elas, e decidir por elas em razão delas mesmas; e, em terceiro lugar, ele deve também executá-las com base numa disposição firme e imutável", incluindo a disposição certa das emoções e dos desejos. "A pessoa justa e moderada não é aquela que [meramente] pratica essas ações, mas aquela que também as pratica da forma como as pessoas justas e moderadas as praticam."[31]

Nossa análise das virtudes de acordo com a estrutura motivacional precisa ser suplementada à luz das observações de Aristóteles. Em primeiro lugar, além de ser propriamente *motivada* para a ação, uma pessoa virtuosa deve experimentar os *sentimentos* apropriados, tais como a simpatia e a pena — mesmo que os sentimentos não sejam motivos e que a ação não possa resultar dos sentimentos. Em segundo lugar, muitas virtudes não possuem uma ligação clara nem com os motivos nem com os sentimentos. O discernimento e a integridade morais — duas das principais virtudes tratadas no capítulo 8 (no qual voltamos a esses problemas) — são exemplos típicos. Neste caso, em vez dos motivos e dos sentimentos, o comportamento e as propriedades psicológicas são preeminentes.

Uma posição especial para as virtudes

Alguns autores da ética do caráter sustentam que a linguagem da obrigação é *derivada* de circunstâncias morais nas quais as pessoas demonstram uma carência de virtude ao não realizar determinadas ações. De acordo com isso, uma pessoa que possui a disposição de caráter para ter os motivos e os desejos certos é o modelo básico da pessoa moral[32]. Esse modelo é mais importante, afirmam eles, do que um modelo da ação que provém da obrigação, pois os motivos corretos e o caráter correto nos dizem mais sobre o valor moral do que as ações corretas.

Essa posição é atrativa, pois estamos frequentemente mais preocupados com o caráter e com os motivos das pessoas do que com a conformidade de seus atos com as regras. Quando um amigo realiza um ato de "amizade", esperamos que ele não tenha sido motivado somente por um senso de obrigação para conosco, mas sim pela razão de que a pessoa deseja ser amistosa, sente-se amistosa, quer manter os amigos contentes e

---

31. *Nicomachean Ethics*, Livro II, 1105 a17-33, 1106 b21-23; cf. Livro VI, 1144 a14-20 (trad. Irwin).
32. Ver Philippa Foot, *Virtues and Vices* (Oxford: Basil Blackwell, 1978), Rodger Beehler, *Moral Life* (Oxford: Basil Blackwell, 1978), Gregory Trianosky, "Supererogation, Wrongdoing, and Vice", *Journal of Philosophy*, 83 (1986): 26-40.

valoriza a amizade. O amigo que age apenas por obrigação é desprovido da virtude da amizade, que é vital. Sem essa virtude, o relacionamento não possui mérito moral[33].

Alguns autores de ética biomédica argumentaram também que a tentativa, nas teorias orientadas para as obrigações, de substituir os julgamentos virtuosos dos profissionais de saúde por regras, códigos ou procedimentos não resultará em decisões e ações melhores. Em vez de usar regras e regulamentos do governo para proteger os sujeitos nas pesquisas, por exemplo, alguns afirmam que a proteção mais confiável é a presença de um "pesquisador informado, consciencioso, piedoso e responsável"[34]. A opinião subjacente a isso é a de que o caráter é mais importante do que a conformidade a regras, e que as virtudes devem ser inculcadas e cultivadas com o tempo, por meio da interação educacional, de modelos e assim por diante.

Gregory Pence sustenta que as questões morais na medicina e na assistência à saúde devem ser discutidas no interior da estrutura das virtudes, pois quase todos os profissionais da saúde podem fugir com sucesso de um sistema de regras. Devemos, diz ele, criar uma atmosfera na qual os profissionais da área da saúde "desejem não abusar de seus pacientes — uma questão que volta à nossa definição de uma boa pessoa como aquela que possui o tipo correto de desejos"[35]. Este argumento proporciona uma razão significativa para incorporar as virtudes na ética biomédica e no ensino da medicina e da enfermagem, mas requer maior elaboração.

Uma pessoa moralmente boa com a correta configuração dos desejos e motivos é mais capaz do que as outras de entender o que deve ser feito, mais capaz de realizar atenciosamente os atos exigidos e até mais capaz de formar ideais morais e agir de acordo com eles. Uma pessoa na qual confiamos é uma pessoa que tem arraigados a motivação e o desejo de realizar ações corretas. A pessoa que iremos recomendar, admirar, exaltar e apontar como um modelo moral, portanto, não será o seguidor de regras, mas aquela pessoa com a disposição de caráter para ser generosa, atenciosa, piedosa, simpática, justa, e assim por diante.

Se uma pessoa virtuosa comete um erro num julgamento, realizando assim um ato moralmente errado, ela seria menos censurável do que um ofensor habitual que cometesse o mesmo ato. O caráter da pessoa instrui o nosso julgamento do indivíduo e o modo como avaliamos suas ações. Em sua crônica a respeito da vida no gueto judeu da Cracóvia, na Polônia, sob o domínio dos nazistas, Thomas Keneally descreve um médico que enfrenta um grave dilema: injetar cianureto em quatro pacientes que não poderiam ser removidos ou abandoná-los aos nazistas, que estavam naquele momento esvaziando o gueto e já haviam provado que iriam matar brutalmente todos os cativos e os pacientes.

---

33. Ver Michael Stocker, "The Schizophrenia of Modern Ethical Theories", *Journal of Philosophy*, 73 (1976): 453-466. Poder-se-ia tentar retificar Kant para eliminar esta objeção. Ver Kurt Baier, "Radical Virtue Ethics", *Midwest Studies in Philosophy*, 13 (1988): 130-131.

34. H. K. Beecher, "Ethics and Clinical Research", *New England Journal of Medicine*, 274 (1966): 1354-1360.

35. G. Pence, *Ethical Options in Medicine* (Oradell, NJ: Medical Economics Co., 1980), p. 177.

Este médico, relata Keneally, "sofria dolorosamente por causa de um sistema ético tão íntimo para ele quanto os órgãos de seu próprio corpo"[36]. Eis aqui uma pessoa do mais elevado caráter moral e das maiores virtudes, motivada a agir corretamente e até heroicamente, mas que, a princípio, não tinha noção de qual seria a ação moralmente correta.

Por fim, com incerteza e relutância, o médico preferiu a eutanásia ativa sem o consentimento nem o conhecimento dos quatro pacientes condenados (usando quarenta gotas de ácido cianídrico) — um ato quase universalmente rejeitado pelos cânones da ética médica. Mesmo que se pense que o ato do médico foi errado e censurável, um julgamento que rejeitamos, ninguém pode fazer com razão um julgamento de censura ou de demérito dirigido aos motivos ou ao caráter do médico. Tendo já se arriscado a morrer ao decidir ficar junto aos leitos de seus pacientes no hospital, em vez de tomar uma rota de fuga preparada, esse médico é um herói moral que demonstrou ter um caráter moral extraordinário.

Os julgamentos sobre o mérito e a louvabilidade ou sobre o demérito estão ligados aos motivos da pessoa, e não simplesmente às suas ações. A referência a uma ação boa, louvável ou virtuosa está elíptica em nossa avaliação do motivo subjacente à ação — por exemplo, o motivo de beneficiar outra pessoa[37]. Contudo, em contraste com algumas formas radicais da ética do caráter, o mérito da ação não está apenas no motivo ou no caráter. A ação deve ser apropriadamente calculada para ocasionar o resultado desejado e deve ser moralmente justificada em conformidade com princípios e regras relevantes. Por exemplo, o médico que está apropriadamente motivado para ajudar um paciente, mas que age de uma forma que não é apropriada para acarretar o resultado desejado, não age de modo louvável.

A compatibilidade das virtudes e dos princípios

Embora as virtudes tenham uma posição especial na vida moral, esse fato não é uma evidência suficiente para um papel principal e exclusivo, como se uma teoria baseada na virtude pudesse substituir ou ter precedência sobre as teorias baseadas na obrigação. Os dois tipos de teoria têm ênfases diferentes, mas são compatíveis e mutuamente reforçadoras. Como mostra o caso do médico polonês, as pessoas de bom caráter moral algumas vezes têm problemas em discernir o que é certo, e podem ser as primeiras a reconhecer que precisam de princípios, de regras e de ideais para determinar os atos certos ou bons.

Em circunstâncias de conflito entre motivações ligadas a diferentes virtudes, é preciso também fazer perguntas sobre qual ação é certa, melhor ou obrigatória. Muitas

---

36. Thomas Keneally, *Schindler's List* (Nova York: Penguin Books, 1983), pp. 176-180.
37. Esta formulação deve-se a David Hume, *A Treatise of Human Nature*, 2ª ed., ed. L. A. Selby-Bigge e P. H. Nidditch (Oxford: Clarendon Press, 1978), p. 478.

vezes, não podemos agir virtuosamente a menos que façamos julgamentos sobre os melhores modos de manifestar simpatia, desejo etc.[38] Consideremos o que uma pessoa generosa e tolerante faria numa circunstância na qual uma repreensão ou uma punição é uma reação apropriada à má ação de alguém. Ser generoso ou tolerante para com o transgressor seria um comportamento impróprio. Para se perceber que as reações normalmente apropriadas são aqui erradas é necessária a ponderação de valores conflitantes. Esses julgamentos são baseados em normas gerais, e não somente nas virtudes. Isto sugere que as virtudes requerem princípios e regras para regulá-las e suplementá-las. Como sugere Aristóteles, a ética envolve julgamentos tais como aqueles da medicina: os princípios orientam para as ações, mas ainda precisamos avaliar uma situação e formular uma reação apropriada, e essa avaliação e essa reação provêm tanto do caráter e do treino como dos princípios.

Defender a compatibilidade das virtudes e dos princípios não é defender uma correspondência completa. Em outras palavras, não é preciso argumentar que todas as virtudes morais têm um princípio moral de obrigação correspondente. A proposta de que possa haver essa correspondência é demonstrada de forma esquemática no seguinte diagrama (no qual os "padrões de excelência" são os ideais morais, conforme discutido no capítulo 8)[39].

	Diretrizes de ação	[correspondem]	*Padrões de virtude*
Padrões comuns	Principais ou regras de obrigação		Padrões de virtude
Padrões de excelência	Ideais de ação		Ideais de virtude

A seguinte lista ilustra a correspondência entre algumas diretrizes de ação específicas e algumas virtudes.

Princípios
  Respeito pela autonomia
  Não maleficência
  Beneficência
  Justiça

Virtudes correspondentes
  Respeito
  Não malevolência
  Benevolência
  Justeza

Regras
  Veracidade
  Confidencialidade
  Privacidade
  Fidelidade

Virtudes correspondentes
  Veracidade
  Respeito pela confidencialidade
  Respeito pela privacidade
  Confiabilidade

---

38. Ver William K. Frankena, *Ethics*, 2ª ed. (Englewood Cliffs, NJ: Prentice-Hall, 1973), p. 65; e Kurt Baier, "Radical Virtue Ethics", pp. 133-134.

39. Este esquema foi adaptado, com modificações, de Tom L. Beauchamp, *Philosophical Ethics*, 2ª ed. (Nova York: McGraw-Hill, 1991), cap. 6.

Ideais de ação
Indulgência excepcional
Generosidade excepcional
Compaixão excepcional
Bondade excepcional

Ideais de virtude
Indulgência excepcional
Generosidade excepcional
Compaixão excepcional
Bondade excepcional

Esta lista poderia ser expandida de modo a incluir muitas diretrizes de ação e virtudes adicionais, mas provavelmente não se pode desenvolver um programa sistemático de correspondência a partir dessa ideia programática. Muitos padrões de virtude não correspondem diretamente a diretrizes de ação. Não existe correspondência perfeita, mesmo que haja algum tipo de relação. A preocupação, a compaixão, a atenção, a simpatia, a coragem, a modéstia e a paciência, por exemplo, não correspondem a normas de obrigação. Esse problema é mais amplo do que a simples ausência de uma relação de correspondência perfeita. Muitas virtudes parecem não ter conexão direta com normas de obrigação, embora contribuam ou até aumentem as ações feitas por obrigação. Exemplos típicos são a prudência, a integridade (no sentido de sustentar de forma consistente e firme os próprios valores), a prestimosidade, a despretensão, a sinceridade, o reconhecimento, a cooperação e o compromisso.

Uma avaliação crítica da ética do caráter

Podemos investigar agora algumas limitações das teorias da virtude.

A moralidade nas relações entre estranhos. Nem todas as áreas da vida moral podem ser adaptadas à linguagem e à estrutura da teoria da virtude sem que haja uma perda de proteções morais vitais. Os julgamentos de caráter frequentemente desempenharão um papel menos importante do que os direitos e os procedimentos (tais como o exame por um comitê), especialmente no encontro de estranhos. Quando, por exemplo, um paciente encontra um médico pela primeira vez, a conformidade desse médico a regras ou princípios (e até contratos explícitos apoiado por sanções) pode ser essencial para o seu relacionamento subsequente. Essa confiança nos princípios e nas regras não pressupõe uma forma de desconfiança inaceitável. Uma pressuposição de confiança pode estar combinada com um reconhecimento de que pessoas normalmente confiáveis precisam, ao menos ocasionalmente, se orientar por princípios e regras.

A virtude não é o suficiente. A primeira crítica leva a uma segunda. É duvidoso que a ética do caráter possa *explicar* e *justificar* adequadamente afirmações sobre a retidão ou a iniquidade de ações específicas. É inaceitável afirmar que se uma pessoa demonstra um caráter virtuoso seus atos são portanto moralmente aceitáveis. Pessoas de bom caráter que agem de forma virtuosa podem executar más ações. Elas podem ter informações incorretas sobre consequências prováveis, fazer julgamentos incorretos ou falhar em perceber o que deve ser feito. Os defensores da ética do caráter não podem sustentar de maneira plausível que as ações justas e as injustas consistem somente naquilo que fazem respectivamente as pessoas justas e injustas. Às vezes, não podemos nem mesmo avaliar um motivo como sendo apropriado a menos que saibamos que certas formas de comportamento são obrigatórias, proibidas ou permissíveis.

O defensor de uma ética do caráter pura tem de afirmar que as virtudes em si mesmas, e não os princípios ou as regras, guiam a ação. A força dessa concepção está na força de caráter da pessoa virtuosa. Numa pessoa virtuosa que seja decidida e resoluta, esse caráter deverá se mostrar tão funcional para orientar as ações quanto as regras e os princípios. Ao se confrontar com a questão sobre quais ações devem ser executadas, uma teoria da virtude pode responder: "aquelas ações que um agente moral exemplar executaria"[40]. Embora respeitemos profundamente este argumento (que desenvolvemos melhor no capítulo 8), ele requer qualificação. Em muitas circunstâncias, os princípios e as regras são essenciais para orientar a conduta.

Uma avaliação construtiva da ética do caráter

Um partidário da ética do caráter não precisa afirmar que a análise das virtudes subverte ou tira o crédito dos princípios e das regras morais. É suficiente argumentar que a teoria ética é mais completa caso as virtudes estejam incluídas e que os motivos morais merecem um lugar central, um lugar que as principais teorias tradicionais estimaram de forma inadequada. Quando os sentimentos, as preocupações e as atitudes dos outros são o assunto moralmente relevante, as regras e os princípios não podem nos levar a perceber o que deve ser feito tão adequadamente quanto a afetuosidade e a sensibilidade humanas. Até mesmo uma virtude raramente observada, como a prestimosidade ou a diplomacia, pode ser muito mais importante, em alguns contextos, do que as regras estabelecidas. Ademais, algumas formas de lealdade, confiabilidade e compromisso com as outras pessoas podem, ao longo do tempo, ser mais importantes para uma vida moral adequada ou plena do que a obediência a princípios ou regras.

Examinar os atos sem examinar também se os desejos, as atitudes, as formas de simpatia etc. são apropriados e desejáveis é deixar de ver uma grande área do cenário moral. Não esperamos simplesmente que as pessoas ajam de determinadas maneiras; esperamos também que elas tenham determinadas emoções, determinadas formas de reação e um caráter confiável. A ética do caráter nos ajuda a introduzir essa sutileza na teoria moral, como veremos em capítulos posteriores.

---

40. Ver David Solomon, "Internal Objections to Virtue Ethics", *Midwest Studies in Philosophy*, 13 (1988): 439.

A teoria baseada nos direitos — o individualismo liberal

Até agora, estivemos usando principalmente termos do discurso moral tais como os seguintes: *obrigação, ação permitida, virtude* e *justificação*. Pode parecer estranho que não tenhamos usado com frequência a linguagem dos direitos, dada a sua importância histórica e o seu recente papel na ética e na política exterior. As declarações de direitos proporcionam proteções vitais da vida, da liberdade, da expressão e da propriedade. Elas protegem contra a opressão, o tratamento desigual, a intolerância, a invasão arbitrária da privacidade etc. Muitos filósofos e autores de declarações políticas consideram portanto a linguagem dos direitos aquela que fornece a terminologia básica para a expressão da visão moral.

Desse ponto de vista, uma análise ética do caso da menina de 5 anos que precisa de um transplante focalizaria os direitos de todas as partes, num esforço para determinar o significado e o escopo, assim como o peso e a força, daqueles direitos. O pai poderia ser visto como tendo direitos de autonomia, privacidade e confidencialidade que pedem a proteção de sua integridade corporal e de sua esfera de decisão contra a interferência de outros. Além disso, ele tem o direito à informação, que aparentemente recebeu, sobre os riscos, os benefícios e as alternativas à doação de um rim por uma pessoa viva.

A decisão do pai de não doar um rim está dentro de seus direitos, uma vez que ela não viola os direitos de outra pessoa. Não há razões aparentes que apoiem um direito à assistência que possa permitir que qualquer pessoa, incluindo sua filha, exija um rim. Contudo há alguns direitos específicos à assistência, e se poderia argumentar que a filha tem o direito de receber um rim de seu pai, seja em função da obrigação parental ou de necessidade médica. Mas mesmo que existisse tal direito ele seria radicalmente restringido. É pouco plausível, por exemplo, supor que tal direito possa ser imposto aos dois irmãos da menina. Seu direito à não interferência, quando o procedimento não é para o seu benefício direto e traz riscos, protege-os de serem recrutados como fontes de um rim.

Uma análise no âmbito dos direitos poderia notar também que o pai exerce seus direitos de autonomia e de privacidade ao permitir que o médico realize alguns testes, e então busca proteção por trás do direito de confidencialidade, que lhe permite controlar o acesso à informação gerada no relacionamento com o médico. O escopo e os limites desses direitos e dos direitos concorrentes pedem atenção. Teria a mãe, por exemplo, direito à informação gerada no relacionamento entre o pai e o nefrologista, em particular à informação concernente ao destino de sua filha?

Uma análise que empregue os direitos indagaria ainda se o nefrologista tem um direito de consciência relevante. O médico poderia, por exemplo, resistir a se tornar um instrumento do desejo do pai de manter fora do conhecimento dos outros o motivo pelo qual ele não iria doar um rim. Porém, mesmo que o médico tenha o direito de proteger sua integridade, estaria esse direito acima dos direitos dos outros? Poderia um médico justificadamente dizer "Eu tenho um direito de consciência" e usar esse trunfo para embasar um dilema moral?

A natureza do individualismo liberal

As teorias baseadas nos direitos serão analisadas aqui como o individualismo liberal, a concepção segundo a qual, numa sociedade democrática, se deve criar um espaço no interior do qual o indivíduo esteja protegido e lhe seja permitido seguir projetos pessoais. O individualismo liberal, em anos recentes, desafiou o utilitarismo dominante e os modelos kantianos. H. L. A. Hart descreveu esse desafio como uma passagem de uma "antiga fé em que alguma forma de utilitarismo (...) *haveria de* capturar a essência da moralidade política" para uma nova fé "numa doutrina dos direitos humanos básicos, que protege liberdades fundamentais específicas e os interesses dos indivíduos"[41].

Pode ser que haja uma nova fé, mas o individualismo liberal não é um novo desenvolvimento na teoria moral e na teoria política. Pelos menos desde Thomas Hobbes, os individualistas liberais empregaram a linguagem do direito para amparar os argumentos morais e políticos, e a tradição legal anglo-americana incorporou essa linguagem. A linguagem dos direitos serviu em algumas ocasiões como um meio para se opor ao *status quo*, para sustentar reivindicações exigindo reconhecimento e respeito e para promover reformas sociais com a meta de assegurar as proteções legais dos indivíduos. Historicamente, essa linguagem foi útil na defesa de determinadas liberdades contra as ordens estabelecidas da religião, da sociedade e do Estado, tais como a liberdade de imprensa e a liberdade de expressão religiosa.

O papel vital dos direitos civis, políticos e legais na proteção dos indivíduos contra as invasões da sociedade é hoje indiscutível, mas a ideia de que os direitos constituem a fonte das teorias ética e política foi fortemente repudiada (por exemplo, por muitos utilitaristas e marxistas). Os interesses dos indivíduos frequentemente estão em conflito com os interesses comuns ou institucionais. Nas discussões sobre a prestação dos serviços de saúde, por exemplo, os defensores de uma ampla expansão dos serviços médicos com frequência apelam para o "direito à assistência de saúde", enquanto os oponentes algumas vezes apelam para "os direitos da profissão médica". Muitos participantes desses debates morais, políticos e legais parecem pressupor que os argumentos não podem ser persuasivos a menos que possam ser formulados na linguagem dos direitos, embora outros participantes prefiram evitar a conotação de confronto dessa linguagem.

A natureza e o posto dos direitos

Os direitos são requerimentos justificados que indivíduos e grupos podem fazer em relação a outros ou à sociedade. Ter um direito é estar em posição de determinar, por suas escolhas, o que os outros devem ou precisam fazer[42]. Os direitos nos dão uma

---

41. Hart, "Between Utility and Rights", em *Jurisprudence and Philosophy* (Oxford: Clarendon Press, 1983), p. 198. Para debates sobre o liberalismo, ver Nancy L. Rosenblum, ed., *Liberalism and the Moral Life* (Cambridge, MA: Harvard University Press, 1989).

42. Cf. H. L. A. Hart, "Bentham on Legal Rights", em *Oxford Essays in Jurisprudence*, 2ª série, ed. A. W. B. Simpson (Oxford: Oxford University Press, 1973), pp. 171-198.

prerrogativa baseada num sistema de regras que nos autoriza a afirmar, exigir ou insistir naquilo que é devido. Se uma pessoa possui um direito, os outros estão impedidos, de forma válida, de interferir no exercício desse direito. A partir de agora, requerer será entendido como uma atividade governada por regras. As regras podem ser regras legais, regras morais, regras institucionais ou regras de jogos, mas todos os direitos existem porque as regras relevantes permitem ou proíbem o requerimento ou a prerrogativa em questão. Essas regras distinguem os requerimentos válidos dos inválidos. Os direitos *legais* são requerimentos justificados por princípios e regras legais, e os direitos *morais* são requerimentos justificados por princípios e regras morais. Um direito, portanto, é um requerimento ou uma prerrogativa justificados, validados por princípios e regras morais[43].

Um detentor de direitos não precisa reivindicar esses direitos para que possa tê-los — as crianças pequenas, as pessoas em estado comatoso e os portadores de deficiências mentais, por exemplo, podem não ser capazes de requerer seus direitos; não obstante, os requerimentos podem ser feitos em seu nome por representantes autorizados.

Direitos absolutos e direitos prima facie

Alguns direitos podem ser absolutos, como o direito de escolher a própria religião ou de rejeitar qualquer religião, mas, em geral, os direitos não são absolutos. Como os princípios de obrigação, os direitos estabelecem apenas normas *prima facie* (entendendo-se esta expressão no sentido exposto no capítulo 1). Alguns autores sustentaram que os direitos são absolutos, ao menos em contextos restritos. Ronald Dworkin é conhecido por sua opinião de que os direitos são os "trunfos políticos" dos indivíduos e não podem ser suprimidos a título da promoção de interesses sociais. Embora as decisões políticas normalmente promovam os interesses comuns, ele argumenta que toda a importância da linguagem dos direitos está em impedir que a comunidade haja em detrimento dos indivíduos. Porém, como reconhece Dworkin, se os requerimentos de utilidade pública forem altamente importantes, não é justificável deixar que o indivíduo prevaleça com o trunfo[44]. Dworkin, portanto, desenvolve uma teoria profunda sobre o *propósito* de ter direitos, e não sobre o seu caráter estrito ou absoluto.

Direitos legítimos conflitantes devem ser ponderados ou especificados a fim de se reduzir o conflito. Nem mesmo o direito à vida é absoluto, independentemente dos requerimentos concorrentes ou das condições sociais, como é evidenciado pelos juízos morais comuns sobre matar na guerra e matar em autodefesa. Temos o direito de não ter nossas vidas levadas sem justificação, e não um direito absoluto à vida. Um

---

43. Ver Joel Feinberg, *Social Philosophy* (Englewood Cliffs, NJ: Prentice-Hall, 1973), p. 67.
44. Dworkin, *Taking Rights Seriously* (Cambridge, MA: Harvard University Press, 1977), pp. xi, 92, 191; e "Is there a Right to Pornography?", *Oxford Journal of Legal Studies*,1 (1981): 177-212.

direito só pode ser legitimamente exercido e só pode gerar obrigações por parte de outros caso se sobreponha aos direitos concorrentes. Os direitos tais como o direito de dar um consentimento ou uma recusa informados, o direito de morrer e o direito à tecnologia médica de salvamento da vida têm de competir com outros direitos, muitas vezes criando a necessidade de especificar melhor os direitos ou de ponderar os requerimentos concorrentes[45].

À luz dessa necessidade de ponderação, a *violação* de um direito deve ser distinguida da *infração* de um direito[46]. A violação se refere a uma ação injustificada contra um direito, enquanto a infração se refere a uma ação justificada que sobrepuja um direito. Quando se passa por cima de um direito justificadamente, esse direito é infringido, mas não violado.

Direitos positivos e direitos negativos

Enquanto um direito positivo é um direito de ser provido por outros de um bem ou serviço particular, um direito negativo é um direito de estar livre de alguma ação executada por outros. O direito positivo de uma pessoa traz consigo a obrigação de uma segunda pessoa de fazer algo pela primeira; um direito negativo está vinculado à obrigação de outra pessoa de se abster de fazer alguma coisa[47]. Exemplos dos dois tipos de direitos são encontrados na prática, nas pesquisas e nas políticas da biomedicina. Se existe um direito à assistência de saúde, por exemplo, esse é um direito positivo a bens e serviços fundamentado numa prerrogativa de justiça (ver o capítulo 6, pp. 375-387). Contudo, o direito de renunciar a um procedimento cirúrgico é um direito negativo fundamentado no princípio de respeito pela autonomia. A tradição individualista liberal geralmente considerou mais fácil justificar os direitos negativos, mas o reconhecimento dos direitos ao bem-estar, nas sociedades modernas, expandiu o escopo dos direitos rumo aos direitos positivos.

As confusões acerca das políticas públicas que governam a biomedicina com frequência pode ser atribuída a um fracasso em distinguir os direitos positivos e os negativos. Um dos exemplos envolve as decisões da Suprema Corte dos Estados Unidos sobre o aborto. Aqueles que sustentam que as variadas decisões relativas ao aborto são inconsistentes falham em perceber que a Corte reconheceu, em primeiro lugar, um direito negativo, e depois se recusou a reconhecer um direito positivo. A Corte decidiu em primeiro lugar que o direito à privacidade de uma mulher dá a ela o direito de fazer um

---

45. Ver James Griffin, "Towards a Substantive Theory of Rights", em *Utility and Rights*, ed. R. G. Frey (Minneapolis: University of Minnesota Press, 1984), pp. 155-158.
46. Ver Judith Jarvis Thomson, *The Realm of Rights* (Cambridge, MA: Harvard University Press, 1990), pp. 122 ss.
47. Ver Feinberg, *Social Philosophy*, p. 59; e Eric Mack, ed., *Positive and Negative Duties* (New Orleans: Tulane University Press, 1985).

aborto anterior à viabilidade do feto (e posterior à viabilidade do feto caso sua vida ou sua saúde estejam ameaçadas). O direito à privacidade garantido pela Constituição está aqui construído exclusivamente como um direito negativo que limita a interferência do Estado. Muitas pessoas julgaram que a Corte concomitantemente reconhecera um direito positivo em suas primeiras decisões — especificamente, o direito de receber auxílio e assistência. Essas pessoas ficaram surpresas quando, posteriormente, a Corte decidiu que os governos federal e estadual não têm obrigação de fornecer fundos para os abortos não terapêuticos[48]. O raciocínio da Corte é consistente. Ele afirma um direito negativo e nega um direito positivo (nossa análise se limita à questão da consistência; não estamos aqui avaliando a substância das decisões da Corte).

A controvérsia, e os direitos em geral, deve ser analisada em relação com a distinção entre as asserções (1) "X tem o direito de fazer Y" e (2) "X age corretamente ao fazer Y". A distinção é entre direitos (ou um direito) e uma conduta correta, assim como entre os direitos e o seu correto exercício[49]. Algumas vezes, quando dizemos que uma pessoa "tem o direito de fazer X", queremos dizer que ela não age mal ao fazê-lo. Frequentemente, porém, nossa afirmação de que alguém "tem o direito de fazer X" não tem qualquer implicação sobre a moralidade do ato, significando apenas que os outros não têm o direito de interferir na execução desse ato. Assim, pode-se afirmar consistentemente que uma mulher tem o direito moral ou legal de fazer um aborto e, ao mesmo tempo, afirmar que ela não está agindo corretamente ao exercer o seu direito.

A correlação dos direitos e das obrigações

Como os direitos estão vinculados às obrigações? Para responder a esta questão, consideremos o significado de "X tem o direito de fazer ou de ter Y". O direito de X faz com que alguém tenha uma obrigação ou de não interferir, caso X faça Y, ou de prover X com Y. Se um Estado tem uma obrigação de fornecer bens tais como comida ou assistência de saúde para os cidadãos carentes, então qualquer cidadão cuja condição satisfaça os critérios relevantes de carência pode requerer uma prerrogativa à comida ou ao serviço de saúde. Essa análise sugere uma *correlação* firme porém desorganizada entre as obrigações e os direitos[50].

---

48. A primeira década de decisões começou com *Roe v. Wade* 410 U.S. 113 (1973) e passou por *City of Akron v. Akron Center for Reproductive Health* (junho de 1983). Decisões da maior importância referentes à indigência e a financiamentos estão em *Maher v. Roe*, 432 U.S. 464 (1977) e em *Harris v. McRae*, 448 U.S. 297 (1980). Em *Planned Parenthood v. Casey* (junho de 1992), a Suprema Corte dos Estados Unidos posteriormente manteve o direito da mulher grávida de interromper sua gravidez dentro de certos limites, abolindo a estrutura trimestral. Ela reconheceu o interesse do Estado na vida do feto desde o início da gravidez e permitiu aos estados instituir requisitos que não impusessem um ônus indevido às decisões e ações da gestante.

49. Ver A. I. Melden, *Rights and Right Conduct* (Oxford: Basil Blackwell, 1959).

50. Ver David Braybrook, "The Firm but Untidy Correlativity of Rights and Obligations", *Canadian Journal of Philosophy*, 1 (1972): 351-363.

Suponhamos que um médico concorda em aceitar John Doe como paciente e inicia o tratamento. O médico contrai uma obrigação para com John Doe, e Doe adquire direitos correlatos. Pode haver direitos a certo grau de assistência e direitos na assistência, como o direito de recusar o tratamento. A correlação entre os direitos e as obrigações é desorganizada porque um dos usos das palavras *requisição*, *obrigação* e *dever* sugere que as obrigações nem sempre implicam direitos correlatos. Por exemplo, embora algumas vezes façamos referência a requisições ou obrigações de caridade, ninguém pode requerer a caridade de outra pessoa como uma questão de direito. Se essas normas expressam o que nós "devemos fazer", elas o fazem não em razão de obrigação, mas de ideais pessoais que ultrapassam a obrigação. Esses compromissos são, antes, construídos como "deveres" autoimpostos, que não são requeridos pela moralidade e que não geram requerimentos de direitos por parte de outras pessoas.

Uma distinção tradicional entre obrigações de obrigação perfeita e obrigações de obrigação imperfeita pode nos ajudar a analisar esse problema. A justiça exemplifica a obrigação perfeita, que acarreta um direito correlato, enquanto a bondade, a generosidade e a caridade exemplificam obrigações imperfeitas, que não acarretam um direito correlato. Mill argumentou que "a justiça implica algo que não somente é certo fazer e errado não fazer, mas algo que algum indivíduo pode exigir de nós como seu direito moral. Ninguém possui um direito moral à nossa generosidade ou à nossa beneficência, pois não somos moralmente obrigados a praticar essas virtudes em benefício de nenhum indivíduo dado"[51]. Mill corretamente percebia que as obrigações da justiça têm direitos correlatos e são perfeitas. Todavia, do modo como explicamos a beneficência no capítulo 5, muitas obrigações de beneficência são também obrigações perfeitas. É preciso, portanto, ampliar a análise de Mill (usando aqui a beneficência como exemplo): (1) algumas obrigações de beneficência são *perfeitas* (por exemplo, as obrigações de resgate discutidas no capítulo 5 e as obrigações parentais de proteger os filhos), e (2) algumas obrigações de beneficência são *imperfeitas* (por exemplo, a bondade e a generosidade), como Mill as descreve. Contudo (3) as assim chamadas "obrigações" de beneficência são exigências *autoimpostas* que não são nem obrigações perfeitas nem obrigações imperfeitas (por exemplo, algumas formas de bondade e generosidade). Para o tipo (1), as obrigações perfeitas, a tese da correlação se sustenta; essas obrigações e esses direitos são aqueles que julgamos especialmente próprios para serem impostos por meio de sanções morais e legais, pois envolvem a violação de direitos e o não cumprimento de uma obrigação. As exigências autoimpostas do tipo (3), em contrapartida, são opcionais e nunca têm direitos correlatos. As obrigações do tipo (2) podem ter ou não direitos correlatos. (Examinaremos esses problemas nos capítulos 5 e 8.)

Às vezes não se pode estabelecer com clareza, sem maiores especificações, qual obrigação é correlata a um direito, embora seja claro que *alguma* obrigação é correlata. Consideremos novamente o direito à vida. "X tem direito à vida" significa que o sistema

---

51. Mill, *Utilitarianism*, em *Collected Works*, p. 247.

moral (ou o legal) impõe uma obrigação a outras pessoas de não privar X de sua vida. Contudo, esse direito não implica especificamente que X não possa vir a fazer um acordo com uma outra pessoa a fim de que se dê um fim à sua vida por meio de um ato de eutanásia. O que X *quer* faz diferença no que se refere ao modo como entendemos os direitos, as renúncias aos direitos e o exercício dos direitos. Concluímos que a linguagem dos direitos é correlata à linguagem das obrigações, mas de uma forma não direta, que requer que se dedique uma atenção cuidadosa a contextos particulares e, com frequência, maiores especificações tanto dos direitos como das obrigações correlatas.

A primazia dos direitos

A tese da correlação não determina se são os direitos ou se são as obrigações — ou ambos — a categoria fundamental ou principal. A proposta segundo a qual a teoria ética deveria ser "baseada nos direitos"[52] origina-se de uma concepção da função e da justificação da moralidade. Se a função da moralidade é proteger os interesses dos indivíduos (e não os interesses comuns), e se os direitos (e não as obrigações) são os nossos principais instrumentos para esse fim, então as diretrizes de ação morais são baseadas nos direitos. Portanto os direitos têm precedência em relação às obrigações e todas as outras formas de proteção.

Essa proposta pode ser ilustrada por uma teoria que encontramos no capítulo 6: a teoria libertária da justiça. Um de seus representantes, Robert Nozick, sustenta que "os indivíduos têm direitos, e há coisas que nenhuma pessoa ou nenhum grupo pode fazer a eles [sem violar os seus direitos]"[53]. Ele toma a seguinte regra como sendo básica na vida moral: Todas as pessoas têm o direito de ficar livres para fazer o que escolherem. A obrigação de não interferir nesse direito provém do próprio direito. O fato de que ela "provém" é uma indicação da prioridade de uma regra de direito sobre uma regra de obrigação, ou seja, uma obrigação é derivada de um direito.

Outro argumento baseado nos direitos que usa direitos *positivos ou de benefício* foi desenvolvido por Alan Gewirth:

> Os direitos estão para as obrigações como os benefícios estão para os fardos, pois os direitos são requerimentos justificados por certos benefícios, o suporte de certos interesses do sujeito ou detentor de direitos. As obrigações, por outro lado, são fardos justificados da parte respondente ou devedora; elas restringem sua liberdade requerendo que se comporte de maneiras que beneficiem diretamente não a ele mesmo, mas ao detentor de direitos. Mas os fardos existem pelos benefícios, e não o contrário. Portanto as obrigações, que são fardos, existem pelos direitos, cujos objetivos são benefícios.

---

52. Ronald Dworkin argumenta que a moralidade política é baseada nos direitos em *Taking Rights Seriously*, pp. 169-77, esp. 171. John Mackie aplicou esta tese à moral em geral em "Can There Be a Right-Based Moral Theory?", *Midwest Studies in Philosophy*, 3 (1978), esp. p. 350.

53. Robert Nozick, *Anarchy, State, and Utopia* (Nova York: Basic Books, 1974), pp. ix, 149-182.

Os direitos, portanto, são prioritários em relação às obrigações no que se refere ao propósito justificativo (...) sendo que os respondentes têm obrigações correlatas *porque* os sujeitos têm certos direitos[54].

Essas teorias baseadas nos direitos não rejeitam a tese da correlação. Mais exatamente, elas aceitam uma tese da prioridade sustentando que as obrigações provêm dos direitos, e não o inverso. Os direitos formam a base justificante das obrigações porque eles capturam melhor o propósito da moralidade, que é assegurar as liberdades ou outros benefícios de um detentor de direitos.

Uma avaliação crítica do individualismo liberal

Problemas com as teorias baseadas nos direitos. Um dos problemas de se basear a ética nos direitos é que eles são apenas uma parte de um todo mais geral que determina o que torna um requerimento válido. A justificação do sistema de regras no interior do qual ocorrem os requerimentos válidos não é ela mesma baseada nos direitos. Construções baseadas puramente nos direitos também correm o risco de mutilar ou empobrecer a nossa compreensão da moralidade, pois os direitos não podem dar conta do significado moral dos motivos, das ações supererrogatórias etc. Uma teoria tão limitada teria uma avaliação baixa nos critérios de abrangência, de poder explicativo e de poder de justificação. Assim, as construções baseadas nos direitos não devem ser entendidas como teorias morais abrangentes ou completas, mas como uma construção das regras mínimas e vigentes que as comunidades e os indivíduos devem observar ao tratar com todas as pessoas.

Questões normativas sobre o exercício dos direitos. Com frequência, a indagação que fazemos não é se alguém possui um direito, mas se o direito possuído deveria ou não ser exercido. Se uma pessoa diz "Eu sei que você tem o direito de fazer x, mas você não deveria fazê-lo", esta declaração moral não pode ser reduzida a uma afirmação relativa a um direito. A obrigação ou o caráter de uma pessoa, e não o seu direito, estão em questão. Mesmo que tenhamos uma teoria completa dos direitos, ainda precisaríamos de uma teoria da obrigação, ao menos do exercício apropriado dos direitos, e não parece possível desenvolver uma formulação satisfatória levando-se em conta somente os direitos e os seus limites.

A negligência para com os bens comuns. Os individualistas liberais algumas vezes escrevem como se a principal preocupação da moralidade social fosse a proteção dos interesses individuais contra a invasão do governo. Essa visão é muito limitada, pois exclui não apenas necessidades sociais e interesses de grupo de boa-fé mas também bens comuns e formas de proteção da vida como a saúde pública, a pesquisa

---

54. Gewirth, "Why Rights are Indispensable", *Mind*, 95 (1986): 333.

biomédica e a proteção dos animais. A melhor perspectiva é que os ideais sociais e os princípios de obrigação são tão vitais para a moralidade social quanto os direitos, e que nenhum é dispensável. Os direitos podem, algumas vezes, ser sobrepujados por interesses sociais muito importantes.

O caráter antagônico dos direitos. Por fim, a linguagem dos *requerimentos* com frequência é desnecessariamente antagônica. O atual interesse nos direitos das crianças, por exemplo, dá às crianças muitas proteções fundamentais contra abusos (por exemplo, quando os pais se recusam a autorizar terapias vitais para a saúde de seus filhos por razões inadequadas), mas a noção de que as crianças têm reivindicações contra seus pais é uma estrutura inadequada para expressar o caráter moral da relação entre pais e filhos. A tentativa de entender essa e outras relações, como a relação que envolve a prestação de um serviço de saúde, estritamente em termos de direitos negligencia e pode até corroer a afeição, a simpatia e a confiança no âmago da relação. Não queremos com isso sugerir que os direitos têm caráter antagônico inerente ou que eles são dispensáveis, mas sim observar que a teoria dos direitos é uma estrutura parcial.

Uma avaliação construtiva do individualismo liberal

Na teoria ética recente, alguns autores tentaram substituir completamente a linguagem dos direitos. A ideia é que ela pode ser substituída por outro vocabulário (obrigações, virtudes etc.) ou que a admissão de requerimentos individuais válidos contra a sociedade tem implicações perigosas. Rejeitamos essas opiniões, e aceitamos tanto a tese da correlação como os propósitos morais e sociais aos quais servem as interpretações tradicionais dos direitos humanos básicos.

Suspeitamos de que nenhuma parte do vocabulário moral contribuiu mais para proteger e legitimar os interesses dos cidadãos na esfera política do que a linguagem dos direitos. Previsivelmente, a injustiça e o tratamento desumano ocorrem mais frequentemente em lugares onde não se reconhecem os direitos humanos no discurso político e em documentos. Como nenhuma outra parte do discurso moral, a linguagem dos direitos cruza fronteiras internacionais e se introduz em tratados, na lei internacional e em declarações de agências e associações internacionais. Desse modo, os direitos são reconhecidos como padrões internacionais para o tratamento das pessoas e para a avaliação das ações comuns.

Ser um detentor de direitos numa sociedade que assegura a vigência dos direitos é uma fonte de proteção pessoal e uma fonte de dignidade e autorrespeito. Em contraposição, sustentar que alguém tem a *obrigação* de proteger o interesse de outro pode deixar o beneficiário numa posição passiva, dependente da boa vontade de outros em cumprir a obrigação. Quando as pessoas possuem direitos vigentes correlatos às suas obrigações, elas podem ser ativas, agentes independentes que perseguem seus projetos e fazem reivindicações. Muitas vezes, o que nós mais prezamos não é o fato de que alguém tem uma obrigação para conosco, mas que nós tenhamos um direito que nos assegure a oportunidade de perseguir e reivindicar como nossos os benefícios ou a liberdade que valorizamos.

A teoria baseada na comunidade — o comunitarismo

As teorias comunitaristas veem tudo o que é fundamental na ética como derivado de valores comunitários — o bem comum, as metas sociais, as práticas tradicionais e as virtudes cooperativas. As convenções, as tradições e a solidariedade social desempenham um papel muito mais importante nas teorias comunitaristas do que nos tipos de teoria discutidos até agora.

Como os comunitaristas poderiam abordar o caso do possível transplante de rim discutido anteriormente? Sua primeira indagação não seria sobre que direitos estão em jogo, mas sobre que valores comunitários e que relações estão presentes e ausentes. Eles se concentrariam na família como uma pequena comunidade intermediária entre o indivíduo e o Estado, e provavelmente indagariam quais atos, regras e políticas referentes à doação de um órgão por um sujeito vivo, à privacidade e à confidencialidade melhor reforçam e promovem os valores comunitários, incluindo os familiares.

Os críticos comunitaristas do comportamento do pai, que reduz as chances de sobrevivência da filha, o acusariam de estar insuficientemente comprometido com o bem da família e de pressupor os valores do individualismo liberal ao se apoiar em seus direitos, sem cumprir adequadamente as suas responsabilidades. Os críticos provavelmente veriam o pai como um produto deturpado de uma sociedade que se concentra muito em proteger direitos tais como a autonomia e a privacidade, e podem ver o médico à mesma luz. Certamente, espera-se do médico que ele considere se suas ações se conformam à tradição da medicina, com os seus bens comuns, códigos e virtudes. Nessa tradição, a fraude foi frequentemente justificada no tratamento do paciente, mas o pai pede que outros sejam enganados, um pedido relativamente raro e com precedentes históricos menos claros na prática da medicina. Pelo contrário, a ocultação da informação dos outros em razão da regra da confidencialidade tem claros precedentes históricos na medicina, mas tais regras não são absolutas e foram muitas vezes sobrepujadas por um interesse social maior.

O comunitarista apoiará ações que expressem valores comunitários, assim como ações que tenham um impacto positivo na comunidade. O pai argumenta que se o médico contar aos outros membros da família as verdadeiras razões de sua decisão de não doar irá arruinar a família. A previsão do pai sobre esse impacto negativo pode ser correta ou não, mas o que suas ações expressam sobre a sua própria falta de comprometimento com o bem-estar da família é notável. Da perspectiva comunitarista, o pai incorpora os vícios do individualismo liberal em vez das virtudes cooperativas.

A rejeição do liberalismo

Os comunitaristas contemporâneos rejeitam dogmas centrais daquilo que é frequentemente chamado de *liberalismo*, um termo que se define pelas premissas fundamentais dos tipos de teoria que discutimos nas três seções anteriores: o utilitarismo, o kantismo e o individualismo liberal. O que faz delas igualmente "liberais" é o compromisso com aquilo que Mill defendeu como *individualidade*, que Kant chamou de *autonomia* e que os individualistas liberais protegem como *os direitos da pessoa*. Todas essas teorias protegem o cidadão contra o Estado e — segundo a interpretação comunitarista — todas sustentam que o Estado não deve nem recompensar nem penalizar as diferentes concepções dos indivíduos acerca do que seja uma boa vida. Os postulados de autonomia pessoal, de direitos contra o Estado e da neutralidade da comunidade em face de valores conflitantes, portanto, são os elementos centrais do liberalismo ao qual os comunitaristas fazem objeção.

Ao reagir criticamente ao liberalismo, os comunitaristas contemporâneos repudiam tanto a *teoria* como as *atuais sociedades* estabelecidas sobre as premissas da teoria liberal, incluindo muitos estados políticos ocidentais contemporâneos[55]. De acordo com os comunitaristas, essas sociedades não têm um compromisso com o bem-estar geral, com os propósitos comuns e com a educação para a cidadania, enquanto, por outro lado, espera e até encoraja a mobilidade social e geográfica, o distanciamento das relações sociais, a dependência do bem-estar, a ruptura da vida familiar e da fidelidade conjugal, a fragmentação política etc. O número de crianças e de pais idosos abandonados, a fragmentação social e familiar, o desaparecimento da democracia significativa e a ausência de programas comunitários efetivos são, segundo os comunitaristas, os desastrosos produtos do liberalismo.

O sentido de *comunidade* e de seus sinônimos varia. Alguns comunitaristas se referem quase que exclusivamente ao Estado político como a comunidade, enquanto se referem a comunidades e instituições menores com objetivos e obrigações definidos. Alguns incluem a família como uma unidade comunitária básica, no interior da qual ser um pai e ser um filho envolvem papéis e responsabilidades específicos. Nas teorias comunitaristas, muito do que uma pessoa deve fazer é determinado pelos papéis sociais atribuídos a ou adquiridos por ela como um membro da comunidade. A compreensão de um sistema particular de regras morais, portanto, requer uma compreensão da história, do senso de cooperação e da concepção de bem-estar social da comunidade.

---

55. Ver Michael Sandel, "The Political Theory of the Procedural Republic", *Revue de métaphysique et de morale*, 93 (1988): 57-68, esp. 64-67; Sandel, "Democrats and Community", *The New Republic*, 22 de fevereiro de 1988: 20-23; Alasdair MacIntyre, *After Virtue*, pp. 235-237; Michael Walzer, "The Communitarian Critique of Liberalism", *Political Theory*, 18 (1990): 6-23. Ver também Shlomo Avineri e Avner de-Shalit, eds., *Communitarianism and Individualism* (Oxford: Oxford University Press, 1992); David Rasmussen, ed., *Universalism vs. Communitarianism: Contemporary Debates in Ethics* (Cambridge, MA: MIT Press, 1990); e Donald L. Gelpi, ed., *Beyond Individualism: Toward a Retrieval of Moral Discurse in America* (Notre Dame, IN: University of Notre Dame Press, 1989).

Com relação à teoria, as críticas comunitaristas foram com frequência dirigidas a Mill e a Kant, mas, recentemente, visaram Rawls, cujo princípio liberal de que os direitos dos indivíduos não podem ser legitimamente sacrificados pelo bem da comunidade foi um alvo especial da censura comunitarista[56]. As críticas comunitaristas das teorias liberais parecem significar o seguinte: o liberalismo (1) falha em estimar o papel construtivo das virtudes cooperativas e do Estado político ao promover valores e criar as condições da boa vida, (2) falha em reconhecer objetivos e obrigações comuns que provêm não de contratos livremente estabelecidos entre indivíduos, mas de ideais e responsabilidades comunitárias, e (3) falha em compreender a pessoa humana como historicamente constituída e inserida na vida comunitária e nos papéis sociais.

Michael Sandel descreve o aspecto positivo da vida comunitária que é alegado como perdido pela teoria liberal:

> Tanto quanto nossos autoentendimentos constitutivos compreendem um sujeito maior que o simples indivíduo — seja uma família ou tribo ou cidade ou classe ou nação ou povo —, nessa mesma medida eles definem uma comunidade no sentido constitutivo. E o que caracteriza essa comunidade não é meramente o espírito de benevolência ou a prevalência de valores comunitários, ou até mesmo determinados "objetivos comuns", mas um vocabulário comum de discurso e um arcabouço de práticas e entendimentos implícitos[57].

Desse modo, os comunitaristas revitalizam a crítica de Hegel a Kant mencionada no capítulo 1 (a saber, que Kant apresenta um "formalismo vazio" sem uma "doutrina imanente dos deveres") e a aplicam aos liberais: eles deixam escapar a essência da moralidade ao enfatizar princípios abstratos e agentes abstratos, não percebendo que tanto os princípios como os agentes são produtos sociais da vida comunitária. Os comunitaristas propõem também que abramos mão dos princípios, da política e da linguagem dos direitos em favor dos princípios, da política e da linguagem do bem comum e da forma de vida comunitária[58].

Formas de comunitarismo radicais e moderadas

Podem-se distinguir formas *radicais* e formas *moderadas* de comunitarismo. As formas radicais apoiam firmemente o controle da comunidade e rejeitam as teorias liberais. Essa abordagem foi sustentada por influentes pensadores morais, sociais e políticos contemporâneos, incluindo Alasdair MacIntyre, Charles Taylor e Michael Sandel. Em contraposição, os moderados enfatizam a importância das várias formas de comunidade

---

56. Ver Sandel, *Liberalism and the Limits of Justice* (Cambridge, MA: Cambridge University Press, 1982), pp. 15-17.
57. Ibid., p. 172; cf. p. 179. Ver declarações similares em MacIntyre, *After Virtue*, pp. 203-206.
58. Sandel, "Introduction", em *Liberalism and Its Critics*, ed. Sandel (Nova York: New York University Press, 1984), p. 6, e "Morality and the Liberal Ideal", *The New Republic* (7 de maio de 1984), pp. 15-17; MacIntyre, *After Virtue*, cap. 1.

— incluindo a família e o Estado político — procurando, ao mesmo tempo, acomodar, em vez de rejeitar, elementos das teorias liberais. Esse tipo de comunitarismo inclui figuras tão diferentes como Aristóteles, Hugo Grotius, David Hume, G. W. F. Hegel, John Mackie e Michael Walzer. Para eles, a ordem social e a moralidade se fundam em normas historicamente desenvolvidas, e as regras morais derivam a sua aceitabilidade e a sua justeza dessas convenções partilhadas. Embora *comunitarismo* seja um termo recentemente cunhado, usado especialmente para a forma radical de comunitarismo, nós o usaremos para ambas as formas. Iremos criticar as teorias radicais, apoiando-nos nas teorias moderadas para nossa avaliação construtiva.

O comunitarismo radical é hostil aos direitos, vê o liberalismo como "nascido do antagonismo a todas as tradições", e visa perpetuar e até impor aos indivíduos concepções da virtude e da boa vida que limitam os direitos conferidos pelas sociedades liberais. Esses comunitaristas veem as pessoas como intrinsecamente *constituídas* por valores comunitários e consideram que elas têm mais possibilidade de alcançar benefícios pessoais por meio da vida comunitária[59]. Além disso, MacIntyre argumenta que herdamos muitos fragmentos incoerentes de esquemas de pensamentos e de ação que já foram coerentes, e que somente entendendo nossa situação histórica e cultural particular poderemos reconhecer as dimensões problemáticas da empreitada da avaliação moral e da teoria moral[60].

O comunitarista moderado assume uma posição bem menos oposta à autonomia e aos direitos individuais. Um exemplo típico é o apelo de J. L. Mackie aos "padrões subjetivos", querendo dizer que as convenções de toda a comunidade formam a base das regras morais aceitáveis e que essas convenções intersubjetivas não podem ser validadas ou invalidadas por meio da racionalidade. Mackie entende a moralidade inteiramente em função das práticas sociais que expressam o que é necessário, permitido, reforçado e condenado na comunidade. Entretanto, ele insiste em que os julgamentos morais não precisam ser vistos como regras convencionais imutáveis, que não podem ser modificadas: "É claro que houve e há hereges morais e reformadores morais (...) Mas isso usualmente pode ser entendido como uma extensão, embora de um modo novo e não convencional, do que lhes parecia ser necessário para a consistência das regras às quais já haviam aderido como provindas de um modo de vida existente"[61].

A primazia das práticas sociais

Alasdair MacIntyre e outros comunitaristas encontraram em Aristóteles a tese de que as práticas da comunidade local e as suas virtudes correspondentes devem ter prioridade sobre a teoria ética na tomada de decisão normativa. MacIntyre usa "prática" para designar uma organização cooperativa que visa os bens que são internos a

---

59. Sandel, *Liberalism and the Limits of Justice*, 15-23, 84-87, 92-94, 139-151; MacIntyre, *Whose Justice? Which Rationality?* (Notre Dame, IN: University of Notre Dame Press, 1988), p. 10, e *After Virtue*, p. 206.
60. *After Virtue*, p. 53.
61. Mackie, *Ethics*, pp. 30, 36-37; ver também 106-110, 120-124.

uma vida comunitária estruturada. Papéis sociais como ser pai, ensinar, governar, curar etc. envolvem práticas. Os "bens internos a uma prática" só são alcançáveis, segundo MacIntyre, participando da prática e se ajustando às suas restrições e aos seus padrões de excelência. Na prática da medicina, por exemplo, os bens internos à profissão existem, e são eles que determinam como deve ser um bom médico. As virtudes dos médicos provêm das práticas comunitárias e institucionais de assistência, da sabedoria prática e do ensino. A medicina, como outras profissões e instituições políticas, tem uma história que sustenta uma tradição que exige que haja participantes na prática para que se cultivem certas virtudes[62].

A importância das práticas tradicionais e a necessidade da intervenção da comunidade para corrigir resultados socialmente destrutivos são temas clássicos do pensamento comunitarista. Sandel, por exemplo, propõe que se rejeite a devastação das comunidades locais e que a pornografia seja banida sempre que ofenda seriamente o modo de vida de uma comunidade[63]. Como um exemplo da defesa comunitarista do bem comunitário na ética biomédica, consideremos o debate com os individualistas liberais sobre as políticas para a obtenção de órgãos de falecimentos para transplante. Baseados em princípios do individualismo liberal, mas com um interesse em obter órgãos de cadáveres para salvar vidas, todos os estados dos Estados Unidos adotaram o *Uniform Anatomical Gift Act* no fim da década de 1960 e no início da de 1970. Essa lei dá aos indivíduos o direito de tomar decisões sobre a doação de seus órgãos por meio de um cartão de doador. Caso o indivíduo não tenha tomado uma decisão antes da morte, a lei autoriza que a família decida se doará os órgãos do morto. Com base em pesquisas de opinião, esperava-se que os indivíduos se inscrevessem como doadores e proporcionassem um abastecimento suficiente de órgãos, evitando desse modo a necessidade da busca por doadores vivos de rins.

Na prática, porém, poucos indivíduos fizeram o cartão de doador, sendo que estes cartões raramente estão acessíveis no momento da morte, e, além disso, as equipes provedoras praticamente sempre confirmam com a família, mesmo que o morto tenha deixado um cartão de doador válido. Consequentemente, abriu-se caminho para um enfoque comunitarista. A família tornou-se o principal doador (ou seja, é ela que decide sobre a doação), e não o indivíduo, e como o abastecimento de órgãos permaneceu limitado várias políticas foram cogitadas e algumas delas foram adotadas, visando promover o bem comum mais vigorosamente. Até mesmo as abordagens que protegem os direitos dos indivíduos procuram educar as pessoas sobre a necessidade de órgãos, e algumas propõem que se *exija* das pessoas que elas tomem uma decisão sobre a doação, por exemplo, ao fazer uma carteira de motorista. Já se implementaram leis e regulamentações que exigem que os hospitais perguntem às famílias se conhecem o desejo do morto e se querem doar os seus órgãos.

---

62. Alasdair MacIntyre, *After Virtue*, pp. 17, 187, 190-194.
63. "Morality and the Liberal Ideal", p. 17.

Alguns comunitaristas agora recomendam leis ainda mais fortes para fazer da doação de órgãos não apenas uma questão de decisão individual ou até familiar, mas um projeto comunitário bem definido. Eles defendem leis de *consentimento presumido*, que seria análoga às leis de vários estados para córneas e às leis de vários países para órgãos sólidos. Tais leis presumem que, a menos que tenham registrado uma discordância, os indivíduos ou as famílias decidiram por doar. Uma proposta mais rígida é a extração e preservação de rotina dos órgãos, salvo nos casos em que se tenham registrado objeções. Aqui os comunitaristas defendem uma política de obtenção de órgãos que se baseia na ideia de que os membros de uma comunidade desejariam fornecer aos outros membros objetos de valor no salvamento de vidas sempre que isso não implique para eles nenhum custo[64]. Alguns comentadores recomendam até mesmo políticas mais severas na captação de órgãos de cadáveres, que reflitam a propriedade da comunidade sobre as partes do corpo do cadáver. Essa última abordagem se choca tão radicalmente com os valores individualistas liberais que não foi seriamente levada em consideração. Entretanto, uma abordagem alternativa extrema, baseada no individualismo liberal, um comércio de órgãos, foi declarada ilegal nos Estados Unidos em razão do temor da exploração e da coerção. Os defensores de um comércio de órgãos geralmente consideram os seus oponentes comunitaristas exagerados e inconsistentes, uma vez que permitem e encorajam as *doações* por parte dos indivíduos ou das famílias, mas excluem as *vendas*, que proporcionariam o mesmo benefício ou talvez até aumentassem o suprimento de órgãos para transplante[65].

Uma ênfase na comunidade e no bem comum aparece também nos debates sobre a alocação dos benefícios de saúde. De acordo com a concepção comunitarista de Daniel Callahan, deveríamos determinar as políticas públicas com base num consenso comum do que seria uma boa sociedade, e não com base nos direitos individuais. Segundo Callahan, a ética biomédica deveria usar valores comunitários para implementar ou revisar as leis e as regulamentações que governam a promoção da saúde, o uso do conhecimento genético, o uso dos desenvolvimentos da tecnologia médica, as responsabilidades para com as gerações futuras e os limites da assistência de saúde para os mais velhos. Em todo caso, a questão a ser feita é: "O que mais contribui para que tenhamos uma boa sociedade?", e não "Isto é danoso?", ou "Isto viola a autonomia?"[66]. Vemos aqui uma grande similaridade com as propostas utilitaristas. Contudo,

---

64. Ver James L. Nelson, "The Rights and Responsibilities of Potential Organ Donors: a Communitarian Approach", *Communitarian Position Paper* (Washington, DC: The Communitarian Network, 1992); James Muyskens, "Procurement and Allocation Policies", *The Mount Sinai Journal of Medicine*, 56 (1989): 202-206.

65. Para o amplo leque de questões relacionadas com a captação de órgãos, ver James F. Childress, "Ethical Criteria for Procuring and Distributing Organs for Transplantation", *Journal of Health Politics, Policy and Law*, 14 (1989): 87-113.

66. Callahan, *What Kind of Life* (Nova York: Simon and Schuster, 1990), cap. 4, esp. pp. 105-113, e *Setting Limits* (Nova York: Simon and Schuster, 1987), esp. pp. 106-114.

é característico dos comunitaristas rejeitar o princípio da utilidade pelo motivo de que ele se afasta muito da tomada de decisão concreta numa comunidade e de que, em todo caso, ele é individualista em seu esforço de somar benefícios e custos individuais para políticas públicas.

Embora muitos comunitaristas critiquem e proponham atos, práticas e políticas específicas, tais como a captação de órgãos e a alocação da assistência médica, surgiram poucas propostas comunitaristas sistemáticas para a ética biomédica como um todo. Uma exceção é a concepção da ética biomédica de Ezeckiel Emanuel, que se funda nas seguintes premissas: os fins da medicina, como afirmados pela profissão, foram forjados por leis e valores públicos. Esses fins são entendidos por meio de uma estrutura comum de convicções políticas, concepções de justiça e ideias do que constitui uma vida boa. No lugar do liberalismo que geralmente envolveu a ética médica, Emanuel propõe um comunitarismo moderado estreitamente vinculado à teoria política. Esse comunitarismo é moderado em virtude de sua aceitação de concepções pluralistas acerca do que constitui uma boa vida e de seu reconhecimento de alguns direitos individuais. Ele continua sendo comunitarista, contudo, pois serão necessárias iniciativas democráticas para transformar em políticas e em leis as concepções adotadas por uma comunidade acerca do que constitui uma vida boa. Emanuel prevê milhares de planos de saúde comunitários nos quais os cidadãos irão deliberar sobre as concepções de uma vida boa e debater políticas tais como as de interrupção dos tratamentos de suporte de vida para pacientes incapazes e a alocação de recursos médicos[67].

Uma avaliação crítica da ética comunitarista

Muitas das alegações dos comunitaristas radicais fundam-se em acusações e argumentos questionáveis. Em nossas críticas, nos concentramos nesses problemas. Muitos dos temas do comunitarismo moderado, porém, não são problemáticos, e são até aceitáveis para muitos defensores de teorias liberais. Enfocaremos essas posições não problemáticas em nossa avaliação construtiva na próxima seção.

Uma interpretação injusta das teorias liberais. Os comunitaristas radicais sugerem que os teóricos liberais defendem indivíduos atômicos, isolados, e que possuem um ceticismo deturpador acerca do bem comum[68]. Essa caracterização é incorreta e injusta. Mill e Rawls, as figuras mais frequentemente atacadas pelos comunitaristas, nunca descrevem nem os indivíduos nem o bem comunitário nesses termos, e ambos

---

67. Ezeckiel J. Emanuel, *The Ends of Human Life: Medical Ethics in a Liberal Polity* (Cambridge, MA: Harvard University Press, 1991). Ver também Troyen Brennan, *Just Doctoring: Medical Ethics in the Liberal State* (Berkeley: University of California Press, 1991).

68. Ver esp. Charles Taylor, *Philosophy and the Human Sciences*, Philosophical Papers, vol. 2 (Cambridge: Cambridge University Press, 1985), cap. 7, "Atomism".

os filósofos desenvolvem uma teoria do bem comum, assim como uma consideração das tradições sociais e da comunidade política[69]. Mill julgava haver descoberto como as tradições históricas convergem para o princípio da utilidade, que ele construiu como um princípio de bem-estar comunitário. Mesmo em *On Liberty*, Mill argumentou que uma comunidade deve tomar providências para assegurar uma discussão pública adequada sobre o que constitui o bem da comunidade. Em seus argumentos, a liberdade serve para proteger os indivíduos contra enganos no planejamento das buscas da comunidade pelo seu bem, e o autor defende a individualidade *porque* ela conduz a uma unidade social constantemente reajustada e aprimorada. Rawls defende os direitos e o valor da liberdade na sociedade em parte porque os fins sociais podem ser melhor corrigidos numa sociedade aberta do que numa sociedade controlada pela tradição[70].

Uma falsa dicotomia: comunidade ou autonomia. Os comunitaristas nos apresentam duas falsas dicotomias: (1) ou as concepções liberais dos direitos e da justiça têm prioridade ou o bem comunitário tem prioridade[71], e (2) ou se protege a total autonomia na decisão ou a determinação comunitária das metas sociais é protegida contra o indivíduo. Uma imagem mais correta é a de que nós herdamos das tradições metas e papéis sociais variados. Nós então criticamos, ajustamos e procuramos aprimorar nossas crenças com o tempo por meio da discussão livre e de acordos coletivos. Tanto os indivíduos como os grupos progressivamente interpretam, revisam e às vezes até substituem as tradições por novas concepções que ajustam e promovem os valores da comunidade. Essa visão do liberalismo é, como observa Joel Feinberg, inteiramente compatível com os interesses comunitários: "É impossível pensar nos seres humanos a não ser como partes de comunidades existentes, definidas por vínculos recíprocos de obrigação, tradições comuns e instituições (...) O ideal [nas concepções liberais] da pessoa autônoma é o de um indivíduo autêntico cuja autodeterminação é completa exatamente na medida em que é consistente com a condição de que ele é, evidentemente, um membro de uma comunidade"[72].

Um desafio fracassado aos direitos. Os comunitaristas algumas vezes argumentam contra os direitos (especialmente contra os direitos naturais) com base na alega-

---

69. Ver os argumentos para esta conclusão em Will Kymlicka, "Liberalism and Communitarianism", *Canadian Journal of Philosophy*, 18 (junho de 1988): 181-204, e "Liberal Individualism and Liberal Neutrality", *Ethics*, 99 (julho de 1989): 883-905. Mesmo em John Locke e em Thomas Hobbes — os arqui-inimigos dos comunitaristas (ver MacIntyre, *After Virtue*, pp. 233-34) — há uma ênfase considerável na promoção do bem comum. Locke faz uma elegante declaração em *Two Treatises of Civil Government, Works* (Londres: C. and J. Rivington, 1824), 12ª ed., livro 2, nota 8, p. 357.

70. Ver Amy Gutmann, "Communitarian Critics of Liberalism", *Philosophy and Public Affairs*, 14 (verão de 1985): 308-322.

71. Sandel considera que Rawls criou este dilema com sua concepção da prioridade do direito sobre o bem. *Liberalism and the Limits of Justice*, pp. 1-10, 17-24, 168-172, e "Morality and the Liberal Ideal", pp. 16-17.

72. Joel Feinberg, *Harm to Self*, vol. 3 em *The Moral Limits of the Criminal Law* (Nova York: Oxford University Press, 1986), p. 47.

ção de que eles não existem[73]. Em outras ocasiões, seus argumentos contra os direitos sustentam que eles bloqueiam a organização comunitária e embotam o nosso senso de união social. Ambas as afirmações deixar passar as consequências positivas que os direitos oferecem para as comunidades. Nós valorizamos os direitos porque, quando vigentes, eles proporcionam proteções contra a conduta inescrupulosa, promovem mudanças de maneira ordenada, favorecem a coesão nas comunidades e permitem que diversas comunidades coexistam pacificamente no interior de um único Estado político[74]. Como observa Judith Jarvis Thomson,

> Quão mais satisfatória é a vida numa "comunidade orgânica" do que a vida de alienação num Estado moderno! O ideal da colmeia é sedutor e alimenta todas as ideologias comunitaristas. Mas as "abelhas" do nosso "mundo-colmeia" não são de fato bondosas umas com as outras; cada uma é indiferente às outras exceto na medida em que as outras são partes do todo (...) O ideal do Estado como colmeia não pode se tornar real: é surpreendente que os comunitaristas tenham acreditado o contrário[75].

Mesmo que aceitemos os argumentos comunitaristas de que a melhor vida é a vida comunitária, disso não se segue que as comunidades devem determinar as metas dos indivíduos ou mutilar os direitos individuais. A principal razão para a proeminência dos direitos na teoria moral e na teoria política é o fato de que funcionam como um escudo contra a intromissão comunitária por parte dos governos. Essa e outras críticas similares suscitam importantes questões sobre quão bem o comunitarismo se sai em vários dos critérios para a construção de uma teoria apresentados no início deste capítulo, especialmente os critérios de poder de produção, poder explicativo e poder justificativo.

Uma avaliação construtiva do comunitarismo

Enfatizando as tradições históricas e as práticas institucionais, as teorias comunitaristas fizeram uma contribuição substancial para o redirecionamento da teoria ética em anos recentes, e também nos ajudaram a redescobrir a importância da comunidade mesmo que aceitemos valores liberais. Os comunitaristas com razão enfatizam a necessidade de fomentar associações de bairro, de criar vínculos comunitários, de promover a saúde pública e de desenvolver metas nacionais. Deve ser também exaltado o retorno de algumas teorias comunitaristas a marcos da teoria ética tais como Aristóteles, Hume e Hegel. Esses filósofos de tendência mais comunitarista merecem o título de grandes teóricos clássicos, juntamente com Mill e Kant.

---

73. Ver MacIntyre, *Against Virtue*, pp. 67-68.
74. Ver Allen Buchanan, "Assessing the Communitarian Critique of Liberalism", *Ethics*, 99 (julho de 1989): 852-882, esp. 862-865, e William A. Galston, *Liberal Purposes* (Cambridge, MA: Cambridge University Press, 1991).
75. Thomson, *The Realm of Rights*, p. 223.

Concepções baseadas nos relacionamentos — a ética do cuidar

Uma outra família de reflexões morais é chamada, de maneira ampla, de *ética do cuidar*. Ela tem algumas premissas em comum com a ética comunitarista, incluindo algumas objeções a aspectos centrais do liberalismo e uma ênfase em traços valorizados nos relacionamentos pessoais íntimos, tais como a simpatia, a compaixão, a fidelidade, o discernimento e o amor. Nessas concepções, *cuidar* significa gostar de, ter um compromisso emocional com e ter disposição para agir em benefício das pessoas com as quais se tem um relacionamento significativo. As regras universais kantianas, os cálculos imparciais do utilitarismo e os direitos individuais são notavelmente menoscabados.

Os defensores de uma ética do cuidar abordariam o caso que estivemos examinando enfocando os relacionamentos que envolvem cuidado, responsabilidade, confiança, fidelidade e sensibilidade. O pai que escolhe não doar um rim manifesta uma certa preocupação com relação ao sofrimento da filha, mas sua resposta se baseia, de um modo questionável, principalmente na preocupação consigo mesmo. Ele não julga poder justificar o seu comportamento para a esposa, que ele pensa que iria perder a confiança nele e "acusá-lo de deixar sua filha morrer". Mesmo que concedamos ao pai o benefício da dúvida acerca dos seus motivos e da sua confiabilidade, a manifestação responsável do seu cuidado para com a filha na decisão de doar ou de não doar dependerá em parte do balanço dos riscos e dos benefícios e da sua coragem para enfrentar os riscos.

O médico, neste caso, defronta-se com vários conflitos no interior de relações que envolvem o cuidar — para com a menina que está morrendo, seus irmãos, o pai relutante, a mãe e a família como uma unidade. Assim como muitas teorias morais enfrentam conflitos de princípios e de direitos, a ética do cuidar enfrenta conflitos entre responsabilidades nessas situações. A teoria moral tradicional concentrou-se principalmente em responder a questões sobre uma opção entre mentir ou quebrar a confidencialidade. A ética do cuidar, em contraposição, enfatiza que o importante não é apenas o que os médicos fazem — por exemplo, se ele quebra ou mantém a confidencialidade —, mas também o modo como as ações são executadas, os motivos subjacentes e se os relacionamentos positivos são promovidos ou impedidos. Da perspectiva da ética do cuidar, a confiabilidade do médico e a qualidade do seu cuidado e da sua sensibilidade diante do pedido incomum do pai por uma fraude são elementos morais essenciais.

Duas autoras numa voz diferente

A ética do cuidar teve sua origem principalmente em escritos feministas. Os temas incluíam o modo como as mulheres manifestam uma ética do cuidar, em contraste com os homens, que exibem predominantemente uma ética dos direitos e das obrigações. Começaremos com duas figuras que desempenharam importantes papéis nessa história recente, a psicóloga Carol Gilligan e a filósofa Annette Baier.

A concepção psicológica de Gilligan. A hipótese de que "as mulheres falam numa voz diferente" — uma voz que a teoria ética tradicional abafou — surgiu no livro de Gilligan *In a Different Voice*. Ela sustentava que o desenvolvimento moral das mulheres é caracteristicamente distinto do dos homens, um fato que ela julgava negligenciado por importantes estudos psicológicos sobre o desenvolvimento moral, cujas concepções se baseavam somente em estudos de homens. Gilligan declarou ter descoberto "a voz do cuidar" por meio da pesquisa empírica envolvendo entrevistas com meninas e com mulheres. Essa voz, afirmou ela, acentua a associação empática com os outros, e não se baseia na "primazia e universalidade dos direitos individuais, mas sim num (...) fortíssimo senso de responsabilidade". Em seus estudos, sujeitos femininos veem a moralidade tipicamente em termos das responsabilidades do cuidar derivadas dos vínculos com os outros, enquanto os sujeitos masculinos veem a moralidade tipicamente em termos de direitos e de justiça. Os homens estão direcionados e são formados por relacionamentos e ajustes livremente aceitos; as mulheres estão direcionadas e são formadas por relacionamentos dados no contexto, tais como as relações familiares[76].

Gilligan, portanto, identificou dois tipos de relacionamentos e dois tipos de pensamento moral: uma ética do cuidar em contraste com uma ética dos direitos e da justiça. Ela não sustenta que esses dois tipos de pensamento estão estritamente vinculados ao gênero, ou que todas as mulheres ou todos os homens falam na mesma voz moral[77]. Mais exatamente, ela acredita que os homens *tendem* a adotar uma ética dos direitos, usando uma terminologia aproximada da terminologia legal e princípios imparciais, acompanhados da avaliação e da solução de conflitos também imparciais, enquanto as mulheres *tendem* a afirmar um ética do cuidar centrada na responsabilidade e numa rede interligada de necessidades, cuidados e prevenção de dano. Cuidar de outros é a noção essencial, e ela é moldada nos relacionamentos tais como os existentes entre pais e filhos[78].

A concepção filosófica de Baier. A interpretação dos dados empíricos de Gilligan tem um paralelo na ética filosófica. Na concepção de Annette Baier, o raciocínio e os métodos das mulheres que escrevem sobre teoria ética são notavelmente diferentes daqueles das teorias tradicionais. A autora afirma ouvir nas mulheres filósofas contemporâneas, a despeito de sua diversidade, a mesma voz diferente que Gilligan ouviu em seus

---

76. Carol Gilligan, *In a Different Voice* (Cambridge, MA: Harvard University Press, 1982), esp. p. 21. Para estes temas em sua última obra, ver "Mapping the Moral Domain: New Images of Self in Relationship", *Cross Currents*, 39 (primavera de 1989): 50-63.

77. Gilligan e muitos outros autores negam que as duas vozes distintas tenham uma correspondência estrita com o gênero. Ver Gilligan e Susan Pollak, "The Vulnerable and Invulnerable Physician", em *Mapping the Moral Domain*, ed. C. Gilligan, J. Ward e J. Taylor (Cambridge, MA: Harvard University Press, 1988), pp. 245-262.

78. Ver Gilligan e G. Wiggins, "The Origins of Morality in Early Childhood Relationships", em *The Emergence of Morality in Young Children*, ed. J. Kagan e S. Lamm (Chicago: University of Chicago Press, 1988). Ver também Sara Ruddick, *Maternal Thinking: Toward a Politics of Peace* (Boston: Beacon Press, 1989).

estudos, mas, dessa vez, uma voz "reflexiva e filosófica"[79]. Baier deplora a ênfase quase exclusiva posta pela filosofia moral moderna nas regras e nos princípios universais, e rejeita duramente os modelos contratualistas kantianos com sua ênfase na justiça, nos direitos, na lei e, particularmente, na escolha autônoma entre agentes livres e iguais. Baier observa que as condições de cooperação social, especialmente nas famílias e nas decisões comunitárias, são íntimas e não são escolhidas, e envolvem sujeitos desiguais numa rede de relações. Sua tese não sustenta que as teorias éticas tradicionais são falsas ou até obsoletas, mas que elas capturam apenas uma parte do mundo moral mais amplo[80].

Baier tem em mente não um grande sistema de ética que abarque todos os elementos diferentes, mas sistemas menores que unam alguns elementos. Procurando um meio de estabelecer uma ponte que ligue uma ética do amor a uma ética da obrigação, ela propõe a "confiança apropriada" como um conceito de ligação. Baier não recomenda que descartemos as categorias da obrigação, mas que concedamos espaço para uma ética do amor e da confiança, incluindo uma concepção da vinculação humana e da amizade. Os modelos tradicionais de teoria ética frequentemente falham em perceber como os pais e os profissionais de saúde, por exemplo, veem as responsabilidades para com seus filhos e para com seus pacientes, respectivamente, em termos de cuidado, ligação afetiva, satisfação de necessidades e sustento[81].

Críticas às teorias liberais tradicionais

Os partidários da perspectiva do cuidar oferecem um desafio direto aos valores liberais. Duas de suas críticas ao liberalismo merecem ser especialmente mencionadas[82].

Desafiando a imparcialidade. Segundo a perspectiva do cuidar, o liberalismo perdeu de vista a total extensão da moralidade ao adotar o ponto de vista da justiça desvinculada. Essa orientação é adequada para algumas relações morais, especialmente para aquelas em que as pessoas interagem como iguais num contexto público de justiça impessoal e restrições institucionais. Porém, perdida nessa *desvinculação*, há uma *vinculação* com aquilo com que mais nos preocupamos e que está mais próximo de nós — por exemplo, nossa lealdade a grupos. Na ausência de restrições públicas e institucionais, a parcialidade em relação a outros é não apenas moralmente permissível, mas é também uma norma esperada de interação e uma característica inextirpável da condição humana. Sem manifestar parcialidade, romperemos importantes relacionamentos e afastaremos os outros. Ao bus-

---

79. Baier, "What do Women Want in a Moral Theory?", *Nous*, 19 (março de 1985): 53.
80. Ibid., pp. 53-56.
81. Cf. Baier, *Postures of the Mind* (Minneapolis: University of Minnesota Press, 1985), pp. 210-219.
82. Nossa formulação destas críticas do liberalismo foi influenciada por Alisa L. Carse, "The 'Voice of Care': Implications for Bioethical Education", *The Journal of Medicine and Philosophy*, 16 (1991): 5-28, esp. 8-17.

car uma imparcialidade cega, o liberalismo corre o risco de nos tornar cegos e indiferentes às necessidades específicas dos outros e aos relacionamentos com os outros. Embora a imparcialidade seja uma virtude moral em alguns contextos, em outros ela é um vício moral. Essa dualidade é negligenciada na teoria liberal tradicional, que simplesmente identifica o julgamento moral bom e maduro com a distância moral[83]. A perspectiva do cuidar é especialmente significativa para papéis como os de pai, mãe, amigo, médico e enfermeiro, nos quais a resposta contextual, atenta a indícios sutis, e o aprofundamento dos relacionamentos tendem a ser moralmente mais importantes do que um tratamento imparcial.

Desafiando os princípios universais. Uma aversão aos princípios abstratos, os instrumentos da imparcialidade, é também uma característica da ética do cuidar. Na medida em que os princípios dão lugar a julgamentos arbitrários e contextuais, a ética do cuidar não precisa dispensar os princípios. Contudo, como muitos partidários da teoria da virtude, os defensores da ética do cuidar consideram que os princípios são muitas vezes irrelevantes, improdutivos, ineficazes ou restritivos na vida moral. Um defensor dos princípios poderia dizer que os *princípios* do cuidado, da compaixão e da bondade tutoram nossas reações numa forma cuidadosa, compassiva e bondosa. Mas essa declaração parece vazia. Nossa experiência moral sugere que nossas reações fundam-se em nossas emoções, em nossa capacidade de sentir simpatia, em nosso senso de amizade e em nosso conhecimento de como as pessoas atenciosas se comportam.

Consideremos como exemplo o seguinte relatório do médico Timothy Quill e da enfermeira Penelope Townsend sobre uma discussão com uma jovem que acabara de ser informada de que estava contaminada com o HIV[84]:

PACIENTE: Ah, meu Deus! Tenha piedade... Por favor, não faça isso de novo. Por favor, não me diga isso. Ah, meu Deus! Meus filhos! Senhor, tenha piedade. Ah, Deus, por que Ele fez isso comigo?...

DR. QUILL: A primeira coisa que nós temos a fazer é aprender o máximo possível sobre isso, porque agora você está bem.

PACIENTE: Eu nem mesmo tenho um futuro. Tudo o que eu sei é que eu vou morrer com certeza. O que é que se pode fazer? O quê, se eu sou uma bomba relógio ambulante? As pessoas vão ter medo até de encostar em mim ou de falar qualquer coisa pra mim.

DR. QUILL: Não, as coisas não são assim.

PACIENTE: Vai ser assim, sim, porque eu sinto isso...

DR. QUILL: Você tem um futuro...

PACIENTE: Está certo, tudo bem. Eu estou com medo. Eu não quero morrer, Dr. Quill, não agora. Eu sei que eu vou morrer, mas eu não quero morrer.

DR. QUILL: Nós temos de pensar sobre algumas coisas...

---

83. Baier, "Trust and Antitrust", *Ethics*, 96 (1986): 248.
84. Quill e Townsend, "Bad News: Delivery, Dialogue, and Dilemmas", *Archives of Internal Medicine*, 151 (março de 1991): 463-464.

Quill e Townsend têm responsabilidades morais para com seus pacientes, mas é difícil capturar as suas responsabilidades por meio de princípios e regras. Podemos produzir generalizações grosseiras sobre como médicos e enfermeiros zelosos reagem aos pacientes, por exemplo, mas tais generalizações não serão sutis o suficiente para fornecer uma orientação útil para o próximo paciente. Cada situação pede um conjunto de reações que excede aquilo que é capturado pela generalização, e um comportamento que num determinado contexto é atencioso parece invadir a privacidade ou ser ofensivo num outro cenário.

Relacionamento e emoção

Dois temas construtivos são centrais à ética do cuidar: a interdependência mútua e a reação emocional.

A interdependência mútua nos relacionamentos. A ética do cuidar sustenta que muitos relacionamentos humanos — por exemplo, na assistência e na pesquisa médicas — envolvem pessoas que estão vulneráveis, dependentes, doentes e frágeis, e que a reação emocional desejável é a preocupação atenciosa com as necessidades, e não o respeito distante pelos direitos. Compadecer-se e identificar-se com a outra pessoa constituem facetas vitais do relacionamento moral. Consequentemente, essa abordagem apresenta responsabilidades que uma concepção baseada nos direitos pode ignorar, na tentativa de proteger as pessoas da intromissão de outras[85].

Um papel a ser desempenhado pelas emoções. Desde o fim do século XVIII, a teoria ética exibiu uma tendência cognitivista; ou seja, ela concebeu a teoria e o julgamento moral como questões da razão, e não da emoção ou da paixão. Kant se uniu a muitos outros autores da história da ética, como Platão, tratando as emoções, os sentimentos, as paixões e as inclinações como obstáculos ao julgamento moral. Esses filósofos requerem uma luta contra o desejo, o impulso e a inclinação, a fim de que se possa seguir um curso de ação mais racional. Nessas teorias, as ações realizadas por desejo, impulso ou inclinação podem ser boas, mas não *moralmente* boas, pois não são realizadas com base numa estrutura cognitiva adequada.

A ética do cuidar corrige essa propensão cognitivista dando às emoções um papel moral a desempenhar. Ter uma determinada atitude emocional e expressar a emoção apropriada ao agir são fatores moralmente relevantes, assim como é moralmente relevante ter o motivo apropriado para uma ação. A pessoa que age em função de obrigações governadas por regras sem sentimentos correspondentes apropriados, tais como a preocupação quando um amigo sofre, parece ter uma deficiência moral. Em suas

---

85. Ver Nel Noddings, *Caring: a Feminine Approach to Ethics and Moral Education* (Berkeley: University of California Press, 1984).

reações, além de expressar seus sentimentos, os agentes precisam também levar em conta os sentimentos das pessoas em relação às quais agem nos relacionamentos morais. A compreensão das necessidades dos outros e a consideração atenciosa de sua situação com frequência provêm mais das emoções que da razão[86]. Na história da experimentação humana, por exemplo, as pessoas que primeiro perceberam que alguns sujeitos inseridos em pesquisas estavam sendo brutalizados, sujeitados ao sofrimento ou expostos a um risco injustificável foram aquelas capazes de sentir compaixão, repugnância e revolta pela situação daqueles sujeitos. Elas exibiam discernimento emocional e sensibilidade em relação aos sentimentos dos sujeitos, enquanto outros careciam de reações semelhantes.

A ênfase na dimensão emocional da vida moral não reduz a reação moral a uma reação emocional. O cuidar também possui, claramente, uma dimensão cognitiva, pois envolve um discernimento e uma compreensão da situação, das necessidades e dos sentimentos do outro. Como destacou Hume, as emoções nos motivam e nos dizem muito acerca do caráter de uma pessoa, mas é o entendimento que nos orienta na escolha de uma forma de ação.

Uma avaliação crítica da ética do cuidar

A ética do cuidar enfatiza o pensamento moral envolvido, contextual e até apaixonado. Uma vez que tanto a paixão como a impassibilidade são admitidos, podem-se fazer poucas — ou nenhuma — críticas efetivas à ética do cuidar. Entretanto, alguns problemas requerem atenção.

Teoria subdesenvolvida. Levando-se a sério os oito critérios para a construção de uma teoria desenvolvidos no início deste capítulo, a ética do cuidar parece ser insuficiente nos critérios de completude, abrangência, poder de explicação e poder de justificação. É claro que pode haver uma tendenciosidade na lista de critérios: como ela deriva de concepções *tradicionais* de teorias, frequentemente confrontadas pelos partidários da ética do cuidar, seria de esperar que os critérios oferecessem um julgamento negativo dessa ética, que explicitamente se afasta das teorias tradicionais. Mas o cerne do problema é a ausência de um corpo de reflexões desenvolvido e integrado que proporcione os conceitos e as conexões necessárias para a satisfação dos critérios. Como Baier ressaltou, a ética do cuidar precisa de um ou mais conceitos centrais e de um conjunto de conceitos de ligação para vinculá-la às preocupações legítimas da teoria tradicional. A ética do cuidar, portanto, é uma teoria subdesenvolvida, mas não necessariamente uma teoria incorreta.

---

86. Ver Nancy Sherman, *The Fabric of Character* (Oxford: Oxford University Press, 1989), pp. 13-55, e Martha Nussbaum, *Love's Knowledge* (Oxford: Oxford University Press, 1990).

A imparcialidade deveria ser rejeitada? Ao diminuir a ênfase dada à justiça, à imparcialidade, aos direitos e às obrigações, a ética do cuidar tem de enfrentar situações nas quais agir parcialmente, baseando-se no cuidado, entra em conflito com exigências legítimas de imparcialidade. Claramente, a ação parcial algumas vezes deve ceder lugar à ação imparcial. Ao menos em algumas ocasiões, precisamos de um julgamento imparcial para decidir entre sentimentos ou julgamentos morais conflitantes[87]. É duvidoso que muitos dos que apoiam a ética do cuidar queiram que sua teoria seja interpretada de forma tão estreita de modo a excluir todos os julgamentos imparciais e as considerações sobre a justiça e o bem público. Resta, porém, uma questão quanto a se a teoria pode incorporar satisfatoriamente essas noções morais sem perder muito de sua força crítica e de sua singularidade. A ética do cuidar, da forma como Gilligan e outros a defenderam, reconhece que existem duas perspectivas, mas será que podemos torná-las *coerentes*? Por outro lado, pode-se argumentar (como faz Nel Noddings) que a ética do cuidar é a forma fundamental de moralidade e que é internamente coerente. Julgamos que, nessa última concepção, simplesmente perde-se muito da vida moral[88].

Demasiadamente contextual e hostil aos princípios. Um partidário da ética do cuidar argumenta que numa teoria ética defensável a ação deve ser "às vezes orientada por princípios, em vez de sempre derivada de princípios"[89]. Esta afirmação é um passo na direção da coerência. Contudo, se os princípios são englobados por uma ética do cuidar, essa inclusão não neutraliza as razões da antipatia pelos princípios? Novamente a questão é de coerência. A teoria pode se beneficiar da rejeição de alguns princípios (digamos, dos princípios kantianos) e, ao mesmo tempo, aceitar que outros princípios (princípios *prima facie*, por exemplo) tenham um papel vital?

Julgamos que os princípios irão reaparecer numa teoria mais abrangente e que irão antes fortalecer que enfraquecer a ética do cuidar. Se concordarmos em que determinadas formas de simpatia e de emoção são bases de motivação apropriadas, deveremos estar preparados para situações nas quais nossas ações são demasiadamente parciais e precisam ser corrigidas por princípios imparciais. Somos propensos a julgar de modo mais favorável as pessoas que estão próximas de nós em relacionamentos íntimos, e contudo em algumas ocasiões aqueles que são mais distantes de nós merecem ser julgados mais favoravelmente.

Reservas feministas em relação a uma ética do cuidar. Embora iniciada por autoras feministas, a ética do cuidar foi severamente criticada por algumas feministas preocupa-

---

87. Ver os argumentos kantianos em Barbara Herman, "Integrity and Impartiality", *Monist*, 66 (abril de 1983): 233-250, e Marcia Baron, "The Alleged Repugnance of Acting from Duty", *Journal of Philosophy*, 81 (abril de 1984): 197-220.

88. Para uma tentativa recente de incorporar o cuidar numa estrutura que mantém a imparcialidade, ver Jeffrey Blustein, *Care and Commitment: Taking the Personal Point of View* (Nova York: Oxford University Press, 1991).

89. Carse, "The 'Voice of Care'", p. 17.

das com o fato de que essa ética contempla a experiência das mulheres como fornecedoras de cuidados, nos papéis tradicionais de autossacrifício, mas frequentemente ignora as ideias feministas quanto a problemas de opressão e dominância. Susan Sherwin argumenta que as feministas devem "ser cautelosas com o lugar do cuidar em sua abordagem da ética; é preciso ter cautela com as implicações dos traços relativos aos gêneros em uma cultura sexista. Como as diferenças de gênero são centrais às estruturas que sustentam as relações de dominância, é possível que a proficiência das mulheres em cuidar esteja de algum modo relacionada com a posição subordinada que elas possuem"[90]. Ela vê uma necessidade de examinar o contexto social do cuidar, assim como de estabelecer limites para a ética do cuidar. Ambas as empreitadas envolvem apelos à justiça.

Sem uma estrutura mais ampla, a ética do cuidar fica muito confinada à esfera *privada* dos relacionamentos íntimos, e pode servir para reforçar uma adesão acrítica aos padrões sociais tradicionais de atribuir às mulheres o papel de protetoras. Entre os profissionais de saúde, a ética do cuidar foi mais largamente adotada por enfermeiras. Sem maiores esclarecimentos, há o risco de que a ética do cuidar se concentre principalmente na enfermagem e nas especialidades de primeiros socorros pelas quais muitas mulheres são atraídas, sem ter um impacto maior no cuidado da saúde como um todo[91].

Uma avaliação construtiva da ética do cuidar

A ética do cuidar proporciona uma corretivo necessário para dois séculos de construções sistemáticas na teoria ética e para a tendência de negligenciar temas tais como a simpatia, as emoções morais e as experiências das mulheres. Uma moral centrada no cuidado e na preocupação pode, potencialmente, servir à ética da saúde de um modo construtivo e equilibrado, pois está próxima dos processos de pensar e sentir exibidos em contextos clínicos. Vimos que a simpatia, a amizade, a compaixão e a confiança não podem ser facilmente encaixadas em regras de comportamento ou num princípio tal como a beneficência. A ética dos médicos e enfermeiros foi recentemente apresentada em códigos que expressam obrigações e direitos, mas a ética do cuidar pode recuperar os compromissos básicos do cuidado e da proteção e pode ajudar a libertar os profissionais da saúde de uma concepção estreita de sua responsabilidade.

90. Susan Sherwin, *No Longer Patient: Feminist Ethics and Health Care* (Philadelphia: Temple University Press, 1992), pp. 49-50. Ver também Laura Purdy, "A Call to Heal Ethics", em Helen Bequaert Holmes e Purdy, eds., *Feminist Perspectives in Medical Ethics* (Bloomington: Indiana University Press, 1992), p. 10.

91. Ver Hilde L. Nelson, "Against Caring", Nel Noddings, "In Defense of Caring", e Toni M. Vezeau, "Caring: From Philosophical Concerns to Practice", em *The Journal of Clinical Ethics*, 3 (primavera de 1992): 8-20. Duas recentes antologias proporcionam uma boa via de entrada para estes debates: Claudia Card, ed., *Feminist Ethics* (Lawrence: University Press of Kansas, 1991), e Eve Browning Cole e Susan Coultrap-McQuin, eds., *Explorations in Feminist Ethics: Theory and Practice* (Bloomington: Indiana University Press, 1992). Ver também Cristine Overall, *Ethics and Human Reproduction: a Feminist Analysis* (Boston: Allen and Unwin, 1987).

Cuidar envolve uma sensibilidade para perceber as necessidades do outro da forma como o outro as vê, e portanto vai de encontro à suposição de que o bem médico estabelecido irá satisfazer essas necessidades.

Revelações, discussões e decisões relacionadas à saúde geralmente se tornam um assunto familiar, com o apoio de uma equipe de saúde. A ética do cuidar se ajusta a esse contexto dos relacionamentos, enquanto a teoria dos direitos, por exemplo, parece ser pouco equipada para ele. Por fim, a retificação da obsessão exagerada com os requerimentos de imparcialidade nas teorias tradicionais promete ter consequências positivas, pois muitos aspectos do caráter, muitas formas de sensibilidade e vários tipos de julgamentos práticos ultrapassam o recurso a princípios imparciais. Voltaremos a essas qualidades morais no capítulo 8.

O raciocínio baseado nos casos — a casuística

Recentemente, a teoria ética assistiu ao revigoramento de uma abordagem de grande influência na filosofia medieval e no início da moderna. A *casuística*, como é chamada, concentra-se nas decisões práticas dos casos particulares[92]. Os casuístas são céticos em relação às regras, aos direitos e às teorias enquanto apartados da história, dos precedentes e das circunstâncias. Eles afirmam que os julgamentos morais apropriados têm lugar por meio de uma compreensão íntima das situações particulares e do registro histórico de casos similares[93].

Consideremos, em primeiro lugar, como o casuísta poderia abordar o caso da recusa do pai em se tornar um doador. O casuísta tentaria identificar os precedentes relevantes e as experiências prévias com outros casos, procurando determinar as similaridades e as diferenças desse caso em relação aos outros. Ao avaliar o que o pai deveria fazer, o casuísta iria buscar determinar se geralmente se insiste, em casos similares, em que os pais assumam uma inconveniência e um risco semelhantes para oferecer a seus filhos alguma chance de sobrevivência. Ao determinar o que o médico deveria fazer, seriam considerados casos análogos nos quais a quebra da confidencialidade fosse justificada ou injustificada. O objetivo é agir à luz de algum consenso social forte encontrado em casos precedentes na medicina e na lei. Esses casos indicariam, por exemplo, que os médicos têm o direito, e às vezes a obrigação, de quebrar a confidencialidade a fim de prevenir dano a outros. Exemplos desses casos incluem informar a descoberta de ferimentos a bala e de doenças venéreas e, em alguns contextos, alertar pretensas vítimas da violência anunciada de um paciente.

---

92. Os casuístas tiveram pouco a dizer sobre a natureza de um caso, mas confira a análise em Albert R. Jonsen, "Casuistry as Methodology in Clinical Ethics", *Theoretical Medicine*, 12 (dezembro de 1991): 298.

93. Para as mais importantes exposições, ver Albert R. Jonsen e Stephen Toulmin, *The Abuse of Casuistry: a History of Moral Reasoning* (Berkeley: University of California Press, 1988), e Brody, *Life and Death Decision Making*.

O casuísta poderia também indagar se a recusa do pai em doar causaria um *dano* à sua filha ou se simplesmente *deixaria de beneficiá-la*, e se uma quebra de confidencialidade, ameaçada ou efetiva, poderia ser justificada como uma tentativa de forçá-lo a doar. Analogamente, o casuísta questionaria se uma mentira ("o pai não é histocompatível") ou uma forma mais branda de fraude ("o pai não deve doar por razões médicas") poderiam ser justificadas para prevenir a dissolução da família. O casuísta tentaria responder a tais questões recorrendo a máximas fundadas na experiência e na tradição e também deduzindo de casos análogos.

O recente restabelecimento da casuística

O recente ressurgimento da casuística surpreendeu muitos, pois nos últimos trezentos anos a casuística caíra num descrédito comparável ao da astrologia[94]. Para ilustrar a sua baixa reputação, quando, em 1945, publicou-se *An Encyclopedia of Religion*, o então proeminente filósofo Edgar Sheffield Brightman escreveu o verbete sobre "casuística", no qual se lê (na íntegra)[95]:

1) A aplicação dos princípios éticos a casos específicos. 2) Subterfúgio, racionalização, sofisma ou uma tentativa de justificar o que não merece justificação; este sentido é frequentemente associado com os métodos usados pelos jesuítas. Ver equívoco.

Esta definição ainda é típica nos verbetes de obras de referência. Os casuístas contemporâneos, porém, argumentam que Brightman e os principais críticos puseram as coisas de cabeça para baixo. Eles afirmam que sua abordagem não é uma aplicação de princípios a casos — pelo contrário, ela vai dos casos para os princípios — e que é um sistema de justificação que tenta superar o sofisma de "aplicar" princípios.

Um repúdio da tendência dominante na ética moderna

Assim como as teorias comunitaristas e a ética do cuidar, a motivação da casuística é em parte a insatisfação com as teorias éticas dominantes, incluindo o kantismo, o utilitarismo e a teoria dos direitos. Os casuístas discutem, em particular, o uso do modelo de teoria científica para a teoria ética, a concepção correspondente acerca dos julgamentos morais e a insistência em princípios firmes e universais.

Repudiando o modelo de uma ciência moral filosófica. Alguns filósofos do século XIX e do século XX parecem pressupor um modelo de teoria ordenada e unificada contendo princípios gerais e universais — de fato, uma ciência moral filo-

---

94. A tradição casuística foi proeminente no século XVII, quando sofreu um ataque severo e persistente de Blaise Pascal em *Provincial Letters* (18 cartas publicadas em 1656-1657, sob o pseudônimo de Louis de Montalte). Jonsen e Toulmin avaliam a relevância e a justiça do ataque de Pascal em *Abuse of Casuistry*, cap. 12, esp. pp. 243-249.

95. *An Encyclopedia of Religion*, ed. V. Ferm (Nova York: The Philosophical Library, 1945), p. 124.

sófica⁹⁶. Os casuístas rejeitam esse modelo, às vezes sob a influência das concepções aristotélicas da ciência e da ética. Aristóteles observou que a ideia de um "primeiro princípio" que é certo e inerentemente justificado é própria da concepção da ciência como um modelo axiomático⁹⁷, mas ele considerava que os princípios na ética estão profundamente inseridos no mundo concreto do comportamento social humano. Os filósofos teriam de obter os primeiros princípios abstraindo-os da massa das ações humanas e das práticas sociais⁹⁸.

Os casuístas concordam. Embora seja concebível a possibilidade de haver um primeiro princípio fundacional da ética que tenha prioridade absoluta (não um do qual todo o conteúdo moral restante será deduzido), eles sustentam que as crenças e o raciocínio morais de fato não seguem esse padrão. A ética não é uma ciência demonstrativa, mas um conjunto de práticas de tipos de julgamento fundamentados na experiência, na sabedoria e na prudência.

Repudiando o julgamento moral baseado em princípios. Os casuístas interpretam muitos filósofos morais como sustentando que os casos são desprovidos de material que informe o julgamento moral, e que portanto são impotentes para determinar a obrigação, a condenabilidade ou o merecimento. Os casos *ilustram* princípios, *exemplificam* dilemas, *motivam* as pessoas a agir corretamente etc.; mas, de resto, os casos são irrelevantes para o julgamento moral. Em contraposição, os casuístas sustentam que algumas formas de raciocínio e julgamento moral não recorrem a princípios, regras, direitos nem virtudes. Essas formas incluem o recurso a narrativas, casos paradigmáticos, analogias, modelos, esquemas de classificação e até à intuição imediata e à perspicácia⁹⁹.

As regras e os princípios não têm de ser excluídos do pensamento moral, mas o casuísta insiste em que os julgamentos morais podem ser feitos, e com frequência são feitos, quando não é possível recorrer a princípios. Fazemos julgamentos morais, por exemplo, quando os princípios, as regras ou os direitos entram em choque e não há como recorrer a um princípio, uma regra ou um direito superior. Quando os princípios são interpretados de um modo inflexível, a despeito das nuances do caso, alguns casuístas veem uma "tirania dos princípios"¹⁰⁰. Como um resultado disso, as tentativas

---

96. Eis dois candidatos. Jeremy Bentham: "Extraído da utilidade, portanto, podemos denominar um princípio, que pode servir para presidir e governar (...) muitas instituições ou combinações de instituições que compõem o assunto desta ciência". *A Fragment on Government*, ed. Burns e Hart (Oxford: Clarendon Press, 1977), Prefácio, p. 416. Henry Sidgwick: "O utilitarismo pode ser apresentado como uma forma cientificamente completa e sistematicamente reflexiva da regulação do comportamento". *Methods of Ethics*, livro 4, cap. 3, §1, p. 425.

97. Aristóteles, *Posterior Analytics* (Cambridge, MA: Harvard University Press, Loeb Library, 1960), 71b 18-23, 72a15-23, 73a23-26. Há uma controvérsia sobre esta interpretação de Aristóteles à luz de sua discussão, nos *Tópicos*, sobre o uso da dialética como um método de obter primeiros princípios.

98. Aristóteles, *Nicomachean Ethics*, 1095b1 ss.

99. Jonsen e Toulmin, *Abuse of Casuistry*, pp. 11-19, 251-254, 296-299; Jonsen, "Casuistry as Methodology in Clinical Ethics", pp. 299-302; Brody, *Life and Death Decision Making*, pp. 12-13, 15n.

100. Toulmin, "The Tyranny of Principles", *Hastings Center Report*, 11 (dezembro de 1981): 31-39.

de solução dos problemas morais sofrem de um congestionamento de princípios conflitantes, e o debate moral se torna destemperado e interminável. Albert Jonsen e Stephen Toulmin argumentam que esse impasse muitas vezes pode ser evitado se nos concentramos em pontos de concordância a respeito de casos, em vez de nos concentrar em princípios. O seu primeiro exemplo é o seguinte, extraído da sua experiência pessoal no curso de quatro anos de trabalho com a National Commission for the Protection of Human Subjects of Biomedical and Behavioral Research:

> A única coisa em que [os comissionados *individuais*] não conseguiam concordam era o motivo *por que* concordavam (...). Em vez de princípios universais firmemente estabelecidos, (...) dando-lhes fundamentação intelectual para julgamentos particulares sobre tipos específicos de casos, era o contrário.
> O *local da certeza* nas discussões dos comissionados (...) está numa percepção comum daquilo que estava especificamente em jogo em tipos particulares de situações humanas (...). Isso nunca poderia ter se derivado da suposta certeza teórica acerca dos princípios aos quais os comissionados individuais recorreram em suas concepções pessoais[101].

Neste relato, a concordância é forjada antes pelo raciocínio casuístico que por princípios universais. A comissão funcionava com sucesso recorrendo a paradigmas, casos particulares e famílias de casos, a despeito dos diversos princípios e teorias morais incipientes adotados pelos comissionados individualmente. O consenso acerca das políticas foi alcançado pela concordância sobre os casos, enquanto esse mesmo consenso teria sido impossível de ser alcançado com base nos princípios ou na teoria. Embora os comissionados citassem princípios morais para justificar suas conclusões coletivas, Jonsen e Toulmin argumentam que, nas deliberações, tais princípios eram menos garantidos e centrais para os comissionados do que seus julgamentos particulares sobre casos[102].

Concordamos em que existem, no trabalho da comissão, evidências que apoiam essa interpretação, mas, como veremos adiante, evidências igualmente fortes apoiam um papel justificador para os princípios em suas deliberações.

O raciocínio e o julgamento baseados nos casos

Os casuístas geralmente sustentam que a crença e o conhecimento morais evoluem progressivamente por meio da reflexão sobre os casos, sem que seja essencial o recurso a uma teoria de funcionamento do tipo "de cima para baixo". Para apoiar essa tese, os casuístas algumas vezes pedem que consideremos uma analogia com as leis

---

101. Jonsen and Toulmin, *Abuse of Casuistry*, pp. 16-19.
102. Ibid., e ver Toulmin, "The National Commission on Human Experimentation: Procedures and Outcomes", em *Scientific Controversies: Case Studies in the Resolution and Closure of Disputes in Science and Technology*, ed. H. T. Engelhardt, Jr. E A. Caplan (Nova York: Cambridge University Press, 1987), pp. 599-613, e Jonsen, "American Moralism and the Origin of Bioethics in the United States", *Journal of Medicine and Philosophy*, 16 (1991): 113-130.

estabelecidas por precedentes. Quando a decisão de uma maioria de juízes ganha autoridade num caso, seus julgamentos estão em posição de ganhar autoridade para outros tribunais que julgam casos com fatos *similares*. Essa é a doutrina do precedente. Os casuístas vêm a autoridade moral de uma forma similar: a ética social se desenvolve a partir de um consenso social formado a respeito dos casos. Esse consenso é então estendido aos casos novos por analogia com os casos anteriores com base nos quais o consenso foi formado. O consenso subjacente e os casos paradigmáticos tornam-se permanentes fontes de apelo por autoridade. Na atual literatura da ética biomédica, por exemplo, casos como o caso Quinlan, os experimentos sobre sífilis de Tuskegee e o caso Quill são constantemente invocados, não apenas para ilustrar afirmações, mas como fontes de autoridade para novos julgamentos.

À medida que cresce a história de casos similares e de julgamentos similares, tornamo-nos mais confiantes em nossos julgamentos. Nos julgamentos, encontra-se um "lugar de certeza moral", e os elementos estáveis se cristalizam na forma de princípios experimentais. Conforme aumenta a confiança nessas generalizações, elas são aceitas de maneira menos provisória, e o conhecimento moral se desenvolve. Assim como as leis baseadas em precedentes (regras legais) se desenvolvem progressivamente a partir de decisões legais sobre casos, também a lei moral (regras morais) se desenvolve progressivamente[103].

Os casuístas encontram "a essência do modo casuísta de pensar" num movimento gradual dos casos claros e resolúveis para casos mais complexos e difíceis. Há uma "ordenação dos casos sob um princípio por meio de um paradigma ou de uma analogia". O processo é similar àquele utilizado por um médico nos diagnósticos e nas recomendações clínicas. Os paradigmas de um diagnóstico correto e de um tratamento apropriado funcionam como bases de comparação quando surgem novos casos problemáticos. As recomendações são feitas por analogia ao paradigma. Caso a analogia seja apropriada, obter-se-ão uma solução para o problema e uma recomendação, mas se não for encontrada uma analogia aproximada a incerteza permanecerá[104].

Consideremos o seguinte exemplo (nosso, não de qualquer casuísta conhecido por nós): se um ato particular de suicídio está paradigmaticamente errado, então ele exibirá determinadas similaridades relevantes com outros atos errados de suicídio. Igualmente, se um ato particular de suicídio é justificável, então ele terá características relevantes comuns a outros atos de suicídio moralmente aceitáveis. Ao ser confrontado com um ato de suicídio *assistido* por um médico, esses casos análogos, estabelecidos, constituirão fontes primárias (mas não exaustivas) para a reflexão sobre o novo problema moral do suicídio assistido. Se os paradigmas forem suficientemente poderosos, nenhum princípio sobre suicídio ou sobre matar precisa ser invocado nesse processo.

---

103. Ver John D. Arras, "Getting Down to Cases: the Revival of Casuistry in Bioethics", *Journal of Medicine and Philosophy*, 16 (1991): 31-33; Jonsen e Toulmin, *Abuse of Casuistry*, pp. 16-19, 66-67; Jonsen, "Casuistry and Clinical Ethics", *Theoretical Medicine*, 7 (1986): 67, 71.

104. Jonsen e Toulmin, *Abuse of Casuistry*, pp. 252-262.

Qual o papel da teoria?

Os casuístas discordam entre si a respeito do valor e das limitações da teoria na ética prática. Enquanto alguns casuístas criticam radicalmente as teorias, outros encorajam a construção de uma teoria tanto quanto as generalizações baseadas nos casos. Baruch Brody, por exemplo, insiste em que a teoria ética é tanto possível como desejável. O julgamento baseado nos casos que se apoia na intuição plausível "é apenas o *primeiro* estágio no processo de obtenção de conhecimento moral. O *próximo* estágio é o da formação da teoria (…) O objetivo é encontrar uma teoria que sistematize essas intuições, explique-as e proporcione auxílio para se lidar com casos a respeito dos quais não temos intuições. No curso dessa sistematização, pode ser necessário rejeitar algumas das intuições iniciais por não poderem ser sistematizadas no interior da teoria"[105]. Essa casuística na qual a teoria é possível é mais atrativa do que uma casuística que condena ou evita a teoria[106].

Uma avaliação crítica da casuística

Os casuístas algumas vezes exageram o caráter promissor e o poder de produção de sua concepção, diminuindo ao mesmo tempo o valor das concepções concorrentes. Esses problemas precisam ser retificados.

Problemas referentes à interpretação de casos e a julgamentos conflitantes. Os casuístas muitas vezes escrevem como se os casos falassem por si mesmos ou informassem o julgamento moral somente por seus fatos. Obviamente não é assim. A *interpretação* dos casos é essencial para o julgamento moral, sendo que os princípios e a teoria normalmente desempenham um papel legítimo na interpretação. Para que o casuísta passe, de forma construtiva, de um caso a outro, é preciso que se reconheça alguma regra de relevância moral que conecte os casos. Jonsen trata esse problema distinguindo os elementos descritivos do caso das máximas morais que informam o julgamento sobre ele: "Essas máximas fornecem a 'moral' da história. Para a maioria dos casos que interessam, há muitas morais, pois muitas máximas parecem entrar em conflito. O trabalho da casuística é determinar *qual máxima* deve *reger o caso*, e até que ponto"[107]. Assim entendida, a casuística pressupõe — em vez de invalidar — a afirmação de que os princípios (ou máximas ou regras) são elementos morais essenciais. Os princípios são adotados anteriormente à decisão, e então selecionados e ponderados de acordo com as circunstâncias.

---

105. Brody, *Life and Death Decision Making*, p. 13.
106. Às vezes, Jonsen e Toulmin parecem criticar toda a teoria, e, às vezes, parecem criticar somente o abuso e o exagero (especialmente no modo como Sidgwick concebe a teoria). Nós interpretamos a opinião destes autores como hostil principalmente à teoria que é dedutivista ou composta por princípios pretensamente universais, eternos e imutáveis. As teorias pragmáticas ou não dogmáticas, tais como as de Aristóteles e de William James, parecem ser aceitáveis e até louváveis. Ver *Abuse of Casuistry*, pp. 23-27, 279-303.
107. Jonsen, "Casuistry as Methodology in Clinical Ethics", p. 298.

Ademais, assim como Kant e muitos outros filósofos têm um problema com princípios conflitantes, também os casuístas têm um problema com conflitos entre analogias e conflitos entre julgamentos. Os casos passíveis de vários julgamentos concorrentes, incluindo a escolha das analogias, são comuns na ética. Numa mesma sequência dada de acontecimentos, algumas vezes os debatedores veem até mesmo *casos* diferentes. Não é suficiente afirmar que os casos indicam coisas além de si mesmos e que evoluem para generalizações. Talvez os casos evoluam da forma errada por terem sido tratados de forma errada desde o início. Os casuístas não têm um recurso metodológico claro para prevenir uma evolução tendenciosa dos casos e a negligência de aspectos relevantes deles.

Esse problema leva a questões referentes ao poder de justificação da casuística. Como ocorre a *justificação*? A resposta dos casuístas se apoia na convenção social e nos padrões de julgamento traçados por meio de seus métodos. Contudo, dados os muitos tipos diferentes de apelo que podem ser feitos (analogias, generalizações, julgamentos de caráter etc.), aparentemente pode haver muitas respostas "corretas" numa mesma situação. Sem uma estrutura estável de normas gerais, não há controle sobre o julgamento e não há maneira de prevenir convenções sociais preconceituosas ou insatisfatoriamente formuladas.

Os julgamentos sobre os casos têm prioridade epistemológica? Jonsen e Toulmin argumentam em favor da prioridade dos casos e dos julgamentos sobre casos no conhecimento moral, como faz Brody em favor da intuição moral e da perceptividade intuitiva. Essas afirmações algumas vezes são seguidas, nos argumentos casuístas, por uma qualificação, com o fim de que os julgamentos morais particulares aprimorem e ampliem as normas gerais, mas sem substituí-las. Tal qualificação, porém, parece antes prejudicar do que qualificar a tese da prioridade, e, em todo caso, não é o melhor modelo. Se, como argumentamos no capítulo 1, há uma relação de ajuste mútuo entre as normas gerais e as circunstâncias particulares, não se deveria atribuir nem ao geral nem ao particular uma *ordem de prioridade*. A justificação das crenças vai tanto das generalizações para os casos como dos casos para as generalizações.

Uma oposição exagerada aos princípios. Há uma ambiguidade na casuística de Jonsen e de Toulmin que nunca foi resolvida de forma consistente, suscitando questões acerca da clareza e da coerência de sua abordagem. Por um lado, eles sugerem um papel limitado, condicional, para os princípios, e Jonsen diz explicitamente: "Essa análise casuísta não nega a relevância do princípio e da teoria"[108]. Por outro lado, evitam o uso de princípios tais como os contidos neste livro, condenam-nos e consideram firmemente os princípios como tirânicos, chamando o seu uso de um uso "moralista"

---

108. Jonsen, "Case Analysis in Clinical Ethics", *The Journal of Clinical Ethics*, 1 (1990): 65. Ver *Abuse of Casuistry*, p. 10.

que "não é uma análise ética séria"[109]. Essa ambivalência prejudica a sua análise e promove uma rejeição desnecessária dos princípios.

Consideremos novamente o exemplo de Jonsen e de Toulmin da National Commission for the Protection of Human Subjects. Sua descrição positiva do método de deliberação da comissão é inobjetável. Os comissionados relataram que estava incutida neles uma história de casos de diagnósticos, medidas terapêuticas e preventivas que formavam a base para suas conclusões. Contudo, os comissionados relataram também um ponto de certeza nos princípios morais. As transcrições das deliberações dos comissionados mostram um constante movimento de vaivém dos princípios para os casos e dos casos para os princípios. Apresentavam-se casos ou exemplos favoráveis a um determinado ponto de vista e então um outro comissionado apresentava, contra os exemplos e as afirmações do primeiro, contraexemplos daqueles casos. Os princípios eram invocados para justificar a escolha e o uso tanto dos exemplos como dos contraexemplos. Em muitas ocasiões, sugeria-se, à luz de um caso, que um princípio precisava ser modificado, ou se argumentava que um julgamento baseado num caso era irrelevante ou imoral à luz das implicações de um princípio[110]. As deliberações e as conclusões da comissão são melhor compreendidas, portanto, como exemplos de raciocínio dialético, nos quais os princípios são interpretados, modificados e especificados no contexto pela força dos exemplos e contraexemplos extraídos dos casos da vida real[111].

Jonsen e Toulmin parecem confundir a ausência de uma necessidade prática de *teoria* com a ausência de uma necessidade prática de *princípios*, assim como a certeza sobre os princípios com a certeza sobre a teoria. Acreditamos que a comissão, o público em geral e a maior parte da filosofia moral encontrará um ponto de certeza nos princípios que apresentamos neste livro, que não diferem radicalmente dos princípios aceitos pelos comissionados. Concordamos em que, na deliberação prática, com frequência temos mais certeza quanto a casos e conclusões particulares (e também quanto às máximas) do que temos quanto a diversas *teorias* morais. Mas Jonsen e Toulmin sugerem uma carência de certeza em torno dos *princípios* (parte da moralidade comum), quando deveriam estar ressaltando a carência de certeza em torno das teorias (que não são parte da moralidade comum). Além disso, somente as teorias dedutivistas parecem ser atingidas por seus argumentos críticos. As teorias com princípios de obrigação *prima facie* não parecem ser igualmente atingidas.

Mill argumentou que o utilitarismo e outras teorias gerais podem enfrentar com sucesso as reservas casuístas em relação às teorias e aos padrões gerais:

---

109. Jonsen, "American Moralism and the Origin of Bioethics in the United States", esp. pp. 117, 125-128.

110. Os dados pertinentes aparecem na National Commission for the Protection of Human Subjects of Biomedical Research, "Transcript of the Meeting Proceedings"; 11-13 de fevereiro de 1977, pp. 11-155; 8-9 de julho de 1977, pp. 104-117; 14-15 de abril de 1978, pp. 155-162; e 9-10 de junho de 1978, pp. 113-119. Os princípios gerais da Comissão aparecem em *The Belmont Report: Ethical Guidelines for the Protection of Human Subjects* (Washington, DC: DHEW Publication [OS] 78-0012, 1978).

111. Cf. Jonsen e Toulmin, *Abuse of Casuistry*, pp. 11-16; Brody, *Life and Death Decision Making*, pp. 10-11.

Não há nenhuma doutrina ética que não amenize a rigidez de suas leis, dando uma certa margem, sob a responsabilidade moral do agente, para a acomodação das peculiaridades das circunstâncias; e, em todas as doutrinas, pela abertura que se faz dessa forma, introduzem-se o autoengano e a casuística desonesta. Não existe nenhum sistema moral no qual não surjam casos inequívocos de obrigação conflitante (...) Eles são superados com maior ou menor sucesso de acordo com o intelecto e a virtude do indivíduo; mas dificilmente se pode pretender que qualquer um desses sistemas seja o menos qualificado para lidar com esses conflitos pelo fato de possuir um padrão último [geral] ao qual os direitos conflitantes podem ser referidos[112].

Mill acredita, com razão, que a pessoa especializada em julgamentos de casos será auxiliada, e não obstada, pelos padrões morais gerais. Concordamos em que toda teoria ética normativa que seja significativa tem de enfrentar os limites de seus princípios e regras, a necessidade do julgamento moral, o papel da interpretação nos casos particulares e a importância das circunstâncias. Entretanto, se é assim, o que a casuística acrescenta à nossa compreensão da tomada de decisão que essas teorias falham em nos proporcionar? A casuística merece uma pontuação mais alta do que as outras teorias que estudamos no critério de *viabilidade*? Em caso contrário, o fracasso seria especialmente devastador, pois o principal objetivo da casuística tem sido alcançar um método viável.

Uma avaliação construtiva da casuística

Os casuístas de hoje habilidosamente nos lembraram da importância do raciocínio analógico, dos casos paradigmáticos e do julgamento prático. A ética biomédica, como a teoria ética, minimizou excessivamente essa via de acesso ao conhecimento moral. Os casuístas também corretamente indicaram que as generalizações muitas vezes são melhor aprendidas, acomodadas e implementadas por meio dos casos, da discussão de casos e do método dos casos. Podemos utilizar essas ideias vinculando-as a um conjunto apropriado de conceitos, princípios e teorias que controlem a seleção e a análise dos casos. A ética biomédica vem sendo dirigida, há muito tempo, por dois tipos de análise: o estudo dos casos e a teoria ética. Casos como o *Quinlan*, o *Bouvia* e o *Tarasoff* são discutidos na literatura da área, formando um recurso comum e tornando-se essenciais para a forma como pensamos e extraímos conclusões. Eles influenciam profundamente os nossos padrões de justiça, negligência, paternalismo e assim por diante.

Por fim, uma concepção apropriada do julgamento moral é crítica para a ética biomédica, que não pode prosperar sem uma vinculação entre a teoria, os princípios e as decisões. A sensibilidade em relação ao contexto e às diferenças individuais é essencial para um uso discernido dos princípios. Se não também por outra razão, a casuística seria notável por sua longa história de procurar lidar com esse problema.

---

112. *Utilitarianism*, Cap. 2, p. 225.

As teorias baseadas em princípios e na moralidade comum[113]

Agora dedicaremos nossa atenção a teorias que encontram sua fonte na moralidade comum e ao mesmo tempo usam princípios como sua base estrutural. Uma teoria da moralidade comum extrai suas premissas básicas diretamente da moralidade partilhada pelos membros de uma sociedade — isto é, do senso comum não filosófico e da tradição. Essa teoria não precisa ser baseada em princípios, mas tratamos dessas duas teorias conjuntamente a fim de desenvolver a tradição da ética na qual deve ser situada nossa concepção. Esta seção, portanto, será melhor entendida, em seu todo, como uma exposição do tipo de teoria ética que aceitamos e utilizamos nos capítulos subsequentes.

As teorias baseadas nos princípios partilham com a teoria utilitarista e com a teoria kantiana uma ênfase nos princípios de *obrigação*, mas essas teorias têm poucas outras coisas em comum. Duas diferenças principais as distinguem. Em primeiro lugar, o utilitarismo e o kantismo são teorias *monistas*. Um único princípio supremo, absoluto, apoia todas as outras diretrizes de ação no sistema. As teorias baseadas na moralidade comum, como nós as definimos aqui, são *pluralistas*[114]. Dois ou mais princípios não absolutos (*prima facie*) formam o nível geral da estrutura normativa. Em segundo lugar, quanto ao seu conteúdo, a ética da moralidade comum apoia-se fortemente em crenças morais ordinárias, em vez de se apoiar na pura razão, na lei natural, num senso moral especial etc. Os princípios contidos nessas crenças morais partilhadas também são usualmente aceitos por teorias éticas rivais. Ainda que não seja o caso dos princípios mais gerais de muitas teorias normativas, os princípios são porém aceitos na maioria das teorias éticas. Os quatro princípios desenvolvidos nos capítulos de 3 a 6 devem ser entendidos como princípios deste tipo.

Toda teoria que fornece julgamentos morais que não podem ser postos em equilíbrio reflexivo com os julgamentos pré-teóricos do senso comum será considerada seriamente falha. Contudo, não queremos sustentar *nem* que (pelas razões discutidas no capítulo 1) uma teoria da moralidade comum é meramente uma sistematização de julgamentos do senso comum *nem* que todas as *morais costumárias* fazem parte da *moralidade comum*. Uma importante função dos padrões na moralidade comum (a partir da qual são desenvolvidos os princípios que defendemos e os seus direitos correlatos) é proporcionar uma base para a avaliação e a crítica das ações nos países e nas comunidades cujos pontos de vista morais costumeiros não reconhecem princípios básicos. Uma moralidade costumária, portanto, não é sinônimo de moralidade comum. Esta última é um ponto de vista moral pré-teórico que transcende os meros costumes e atitudes

---

113. As revisões em nossa teoria nesta edição beneficiaram-se das críticas de David DeGrazia — ver seu "Moving Forward in Bioethical Theory: Theories, Cases, and Specified Principlism", *Journal of Medicine and Philosophy*, 17 (outubro de 1992): 511-539 — e de Ruth Faden.

114. H. A. Prichard apresentou poderosos argumentos na tradição da moralidade comum para mostrar que todas as teorias com princípios únicos ou absolutos se desintegram em face da diversidade nos juízos ponderados da moralidade pré-teórica do senso comum. Ver seu *Moral Obligation: Essays and Lectures*, ed. W. D. Ross (Oxford: Clarendon Press, 1949). Contudo, Prichard rejeitou as teorias baseadas em princípios.

locais. Assim como as crenças na universalidade dos direitos humanos básicos, os princípios da moralidade comum são padrões universais.

Nosso método neste livro é unir a ética baseada em princípios e na moralidade comum com o modelo de justificação baseado na coerência delineado no capítulo 1. Esta estratégia permite que contemos com a autoridade dos princípios indispensáveis da moralidade comum, incorporando ao mesmo tempo ferramentas que refinam e corrigem suas fraquezas e ambiguidades e que dão espaço para mais especificações. Como nossa estratégia aceita a meta do equilíbrio reflexivo e, em parte, *constrói* princípios e regras a partir de juízos ponderados da moralidade comum, ao mesmo tempo *especificando* os princípios e as regras, não chegaremos ao fim do processo com o mesmo conteúdo com o qual começamos.

Podemos ilustrar esse tipo de teoria mencionando novamente o caso da filha que precisa de um transplante de rim. Diferentemente das estratégias utilitarista e kantiana, as teorias da moralidade comum não têm um princípio fundamental para justificar as obrigações ou para decidir conflitos. O julgamento requer tanto a interpretação como a consideração e a ponderação das normas morais para se determinar a opção entre respeitar a recusa do pai ou encorajá-lo a doar, entre proteger a confidencialidade e mentir, e entre envolver ou excluir os irmãos da menina. Quando o pai se recusa a doar seu rim, o princípios de respeito pela autonomia e as regras correlacionadas de privacidade e de liberdade exigem que não se passe por cima de sua escolha contra a sua vontade. Esses princípios e regras não são absolutos, mas, nestas circunstâncias, eles têm força suficiente para impedir uma intervenção forçada ou coercitiva para se tentar salvar a filha. Contudo, o médico tem o direito e talvez até a responsabilidade de tentar persuadir o pai a doar, ao menos explicando e ponderando os prováveis benefícios para a filha e os riscos para o pai. Com uma probabilidade suficientemente alta de que o transplante seja bem-sucedido, e um risco suficientemente baixo para si mesmo, o pai pode ter a obrigação de doar, com base nas responsabilidades parentais. Em algum grau dos prováveis benefícios e riscos, a decisão do pai de não doar está distante do ideal do amor parental, e é portanto moralmente deficiente, embora não exista justificativa moral que autorize que ele seja obrigado a doar.

Quanto ao pedido do pai para que o médico diga à família que ele não é histocompatível, a consequência por ele prevista de destruir a família é uma consideração moralmente relevante. Mas as teorias baseadas na moralidade comum (como muitas outras teorias) indagariam se não haveria outras alternativas — além de mentir ou omitir — que pudessem prevenir esse desfecho, como por exemplo um aconselhamento. Neste caso, há também um conflito entre a regra de veracidade e a regra de confidencialidade. Embora mentir diretamente nem sempre seja errado da perspectiva dos princípios *prima facie*, exige justificação com base em princípios. Algumas vezes, por exemplo, mentir é justificado para proteger um adolescente vulnerável que não quer doar um rim para um irmão. A natureza e a defesa desse tipo de julgamento exigem que examinemos um pouco mais o modo como funcionam os princípios nas teorias da moralidade comum.

A moralidade comum como principal fonte

Como uma generalização grosseira, o que Henry Sidgwick chamou de moralidade do senso comum (os princípios centrais da moralidade e várias regras de veracidade, fidelidade etc.) é a fonte do conteúdo moral inicial deste tipo de teoria. A teoria ética incrementa esse conteúdo escasso com um método (1) para tornar o conteúdo mais claro e determinado, (2) para tornar coerentes as suas várias partes e (3) para ponderar e especificar melhor os requerimentos das normas (conforme discutido no capítulo 1).

Consideremos por que a moralidade comum deve desempenhar um papel essencial na teoria ética. Se pudéssemos ter certeza de que alguma teoria moral abstrata é uma fonte melhor para códigos e políticas do que a moralidade comum, poderíamos, por meio da especificação progressiva das normas dessa teoria, trabalhar de forma construtiva com questões práticas e políticas. Entretanto, ao ser bem analisadas, as normas das teorias éticas são invariavelmente mais contestáveis que as normas da moralidade comum. Não podemos esperar que uma teoria moral contestada seja melhor para a decisão prática e para o desenvolvimento de políticas do que a moralidade que é o nosso denominador comum. Há muito mais consenso social a respeito dos princípios e das regras extraídos da moralidade comum (por exemplo, nossos quatro princípios) do que a respeito das teorias. Isso não é de surpreender, dado o papel social central da moralidade comum e o fato de que seus princípios são, ao menos de forma esquemática, usualmente adotados, de alguma forma, por todas as principais teorias. As teorias são rivais no tocante a questões de justificação, racionalidade e método, mas frequentemente convergem quanto aos princípios intermediários (ver pp. 133-135).

A ética da moralidade comum não exclui a possibilidade de reforma, que muitas vezes ocorre por meio da interpretação, da especificação e da ponderação. Destacamos, anteriormente, a observação de John Mackie de que a interpretação e a inovação são quase sempre efetuadas recorrendo-se a justificações *internas* às normas, e não *externas* às normas já partilhadas pela comunidade. Por exemplo, se nossas políticas referentes à AIDS são tão incompassivas que precisamos alterar nossa concepção sobre como as drogas terapêuticas são trazidas ao mercado, adquiridas e distribuídas, essa reavaliação invocará as concepções existentes de compaixão, de financiamento justo e de distribuição justa, e não princípios de justiça totalmente novos. Além disso, as convenções sociais, as tradições e as normas são inerentemente indeterminadas, e portanto falham em prever adequadamente todo o leque de problemas e soluções morais. A interpretação e a especificação das normas, a reconstrução de crenças tradicionais, a ponderação de valores diferentes e a negociação são essenciais. Essa abordagem da reconstrução na teoria provoca a evolução progressiva, insistindo ao mesmo tempo na moralidade comum como proporcionando o ponto de partida e a estrutura restritiva.

Dois exemplos de teorias baseadas em princípios

As convicções do senso comum desempenharam apenas um papel menor na teoria ética anterior ao século XVIII, quando filósofos como Francis Hutcheson, Jean-Jacques Rousseau e Joseph Butler argumentaram que um senso moral nativo ou uma consciência intuitiva possuída por todas as pessoas são muito mais importantes na vida moral do que os sistemas mais complicados dos filósofos. Sua psicologia moral não sobreviveu, mas sua ênfase no senso comum sim, e Hume, Kant, Hegel e outros grandes teóricos morais foram profundamente influenciados por ela. Dois autores da teoria ética do século XX servirão aqui para ilustrar que uma teoria baseada em princípios e na moralidade comum está ainda viva e forte.

A teoria de Frankena. Um exemplo simples e elegante de uma teoria da moralidade comum semelhante à nossa é a versão de William Frankena para o postulado de Hume segundo o qual os dois "princípios da moral" fundamentais são a beneficência e a justiça. Frankena recorre àquilo que o bispo Butler chamou de "a instituição moral da vida", junto com o que Frankena chama de "o ponto de vista moral", referindo-se a uma atitude de simpatia desinteressada na qual as decisões morais são alcançadas por meio do recurso a boas razões, baseadas em princípios. Para Frankena, o princípio da beneficência (apresentado nas páginas 210-213, 282ss.) assemelha-se — porém não é idêntico — à exigência utilitarista de que se maximize o bem sobre o mal, enquanto o princípio de justiça (primariamente um princípio igualitário) orienta "nossa distribuição do bem e do mal" independentemente de julgamentos sobre a maximização e o equilíbrio dos bons resultados. A teoria de Frankena abarca esses dois princípios gerais, juntamente com um argumento segundo o qual eles capturam a essência do ponto de vista moral[115].

A teoria de Ross. Um segundo exemplo é a ética de W. D. Ross, que teve uma influência particularmente forte na teoria ética do século XX, e que teve mais influência sobre os autores atuais do que qualquer outro autor recente na teoria ética. Ross é mais conhecido por seu intuicionismo e por seu conhecimento de Aristóteles; aqui, porém, iremos negligenciar essas dimensões de sua obra. O ponto de partida de Ross é aristotélico. As convicções morais das pessoas conscienciosas são "a base da ética, assim como as percepções dos sentidos são a base de uma ciência natural. Assim como alguns elementos desta última têm de ser descartados como ilusórios, o mesmo ocorre com alguns elementos da primeira"[116]. Para Ross, a pessoa "reta" está não no fim do processo, mas em seu início. Usando essa base provinda dos padrões ordinários, Ross julga que os *atos* são propriamente classificados como certos ou errados, enquanto a *motivação* e o caráter

---

115. William K. Frankena, *Ethics*, pp. 4-9, 43-56, 113; *Thinking about Morality* (Ann Arbor: University of Michigan Press, 1980), pp. 26, 34. Frankena cita Butler na p. 6 do livro primeiro.
116. Ross, *The Right and the Good* (Oxford: Clarendon Press, 1930), p. 41.

são bons ou maus. Isso lhe permite dizer que um ato correto pode ser feito por um mau motivo, e que um bom motivo pode resultar num ato errado.

Ross defende vários princípios morais básicos e irredutíveis que expressam obrigações *prima facie*. Promessas, por exemplo, criam obrigações de fidelidade; ações erradas e ofensas criam obrigações de reparação, e favores ou presentes generosos dos outros criam obrigações de gratidão. Além da fidelidade, da reparação e da gratidão, Ross arrola obrigações de autoaprimoramento, justiça, beneficência e não maleficência[117]. Ele sustenta que o princípio de não maleficência (não infligir dano) tem precedência em relação ao princípio de beneficência (proporcionar benefício) nas ocasiões em que os dois entram em conflito, mas não atribui prioridades para os outros princípios. Essa lista de obrigações não se funda em nenhum princípio fundamental.

Numa declaração metodológica digna de nota, Ross sustenta que os princípios são "reconhecidos por indução intuitiva como estando implícitos nos julgamentos já feitos sobre atos particulares"[118]. Seus estudos de filosofia grega também o levaram a distinguir conhecimento de opinião. Conhecemos os princípios da mesma forma como uma pessoa reta conhece as linhas fundamentais da obrigação moral. Aqui nós temos *conhecimento*, e não *opinião*. Contudo, quando duas ou mais obrigações se chocam e se torna necessário ponderar, priorizar e julgar, Ross afirma que devemos examinar a situação cuidadosamente até formarmos uma "opinião ponderada" (nunca é mais do que isso) de que, nas circunstâncias, uma das obrigações é mais forçosa que a outra[119]. Esses julgamentos são concernentes ao *peso* dos princípios; não são julgamentos que simplesmente *aplicam* princípios.

O caráter central dos princípios e das regras

Podemos agora desenvolver as perspectivas e as premissas deste livro que o tornam um tipo de ética da moralidade comum.

A origem dos princípios. Dizer que os princípios têm suas origens na moralidade comum não significa sugerir que a forma final na qual eles se apresentam aos leitores deste livro é idêntica à forma como aparecem na moralidade comum. Para conferir forma e substância aos nossos compromissos morais, é preciso proceder a um esclarecimento conceitual e introduzir métodos para trazer coerência, da mesma forma como os gramáticos, lexicógrafos e estilísticos investigam a natureza dos nossos compromissos ao usar as palavras, a pontuação, as formas de citação etc. Caso se descubra um conteúdo inaceitável nas formulações dos princípios (por exemplo, se se descobre um forte

---

117. Ibid., pp. 21-22.
118. Ross, *The Foundations of Ethics* (Oxford: Clarendon Press, 1939), pp. 169-170.
119. Ross, *The Right and the Good*, p. 19.

paternalismo na medicina clínica) ou se localize uma incoerência, faz-se uma tentativa para encontrar conteúdos aceitáveis e para obter coerência. Este é o trabalho *na* teoria ética, mesmo que seu produto não deva ser considerado *uma* teoria ética. O objetivo é estabelecer cada princípio de forma precisa, plausível, meticulosa e independente, sem pressupor que as maneiras para nós familiares de formular princípios são necessariamente as melhores ou as mais coerentes. Uma vez que os princípios estejam assim formulados, eles ainda terão de ser posteriormente interpretados, especificados e ponderados para que produzam uma ética para a biomedicina. Este é o ponto central de nossa estratégia.

A natureza prima facie *e especificável dos princípios*. Como Ross, nós construímos os princípios como obrigatórios *prima facie*. Algumas teorias reconhecem as regras, mas as tratam como regras empíricas sacrificáveis que resumem a experiência passada expressando modos melhores ou piores de lidar com problemas recorrentes. Outras teorias contêm princípios absolutos. Outras, ainda, atribuem uma ordenação hierárquica (ou léxica) às normas morais. Nós rejeitamos essas três interpretações como inadequadas para capturar a natureza das normas morais e do raciocínio moral. Regras empíricas dão muita margem ao arbítrio, como se os princípios ou as regras não fossem obrigatórios; os princípios e regras absolutos negam qualquer liberdade aos agentes morais, e também encontram conflitos morais insolúveis; e uma hierarquia de regras e princípios é vulnerável a contraexemplos que a prejudicam, cuja força depende de nossa provisão de juízos ponderados. (Diferentemente de Ross, não atribuímos nenhuma forma de primazia ou de precedência hierárquica aos nossos princípios.)

Em contraposição, tratamos os princípios tanto como obrigatórios *prima facie* quanto como sujeitos a revisão. Assim entendido, um princípio *prima facie* é uma diretriz normativa que estabelece as condições do caráter permissível, obrigatório, correto ou errado das ações que incorrem no escopo do princípio. A liberdade para ponderar os princípios em casos de conflito deixa espaço para o comprometimento, a mediação e a negociação. Dessa forma, a concepção é libertada do fardo de que os princípios não possam ser comprometidos e, assim, tornem-se tirânicos. Em casos de conflito refratário, pode ser que não haja uma única ação correta, em razão de que há duas ou mais ações que estão inevitavelmente em conflito e que, contudo, têm igual peso nas circunstâncias. Nestes casos, nós podemos oferecer razões boas — porém não decisivas — para mais de uma ação.

Por exemplo: embora o assassinato seja absolutamente proibido em razão do conteúdo normativo da palavra *assassinar*, não é plausível sustentar que matar é absolutamente proibido. Matar pessoas é errado *prima facie*, mas matar para poupar alguém da dor ou do sofrimento extremos não é errado em todas as circunstâncias. Matar pode ser o único modo de cumprir algumas obrigações, ainda que seja errado *prima facie* (ver capítulo 4, pp. 244-268). Contudo, quando uma obrigação *prima facie* é excedida ou suplantada, ela não desaparece simplesmente; ela deixa o que Nozick chama de "traços morais"[120], que deverão se refletir nas atitudes e nas ações do agente.

Uma desvantagem desta concepção, segundo alguns, é que ela se move implacavelmente rumo à conclusão paradoxal de que, como disse Hume, "os princípios segundo os quais os homens deliberam são sempre os mesmos; no entanto, as conclusões que eles extraem são com frequência muito diferentes"[121]. Realmente, uma certa relatividade nos julgamentos é inevitável, mas a relatividade dos princípios inseridos na moralidade comum não é. Quando as pessoas chegam a conclusões diferentes, seus julgamentos morais são ainda submetidos à justificação fundamentada em boas razões. Eles não são julgamentos puramente arbitrários ou subjetivos. Uma pessoa pode propor a consideração de um julgamento com base em qualquer fator escolhido por ela — seleção aleatória, reação emocional, intuição mística etc. —, mas propor não significa justificar, e uma parte da justificação é testar os julgamentos e as normas por sua coerência com as outras normas da vida moral.

Concluímos que, embora a flexibilidade e a diversidade nos julgamentos sejam inevitáveis, o julgamento normalmente deve ser restringido pelas exigências da justificação moral, que em geral envolve o recurso a princípios. Nossa apresentação dos princípios — juntamente com os argumentos para mostrar a coerência desses princípios com outros aspectos da vida moral, tais como as emoções morais, as virtudes e os direitos — *constitui* a teoria do presente volume. Essa rede de normas e argumentos *é* a teoria. Não há nenhum princípio ou conceito unificador único, nenhuma descrição do mais alto bem — nem nada parecido.

Uma réplica a algumas críticas

Alguns comentadores criticaram nossa concepção como um mero "mantra de princípios", querendo dizer que os princípios muitas vezes funcionam como um encantamento ritual de normas repetidas com pouca reflexão. H. Danner Clouser e Bernard Gert assim argumentaram num ataque ao "principialismo", um termo que eles usam para designar todas as teorias compostas por um corpo plural de princípios *prima facie* potencialmente conflitantes — principalmente a nossa concepção e a de Frankena. Eles acusam nossa teoria dos seguintes defeitos[122]: (1) Os "princípios" são pouco mais que nomes, catálogos ou tópicos para valores que merecem ser lembrados, deixando os princípios sem substância moral profunda ou sem capacidade para orientar a ação. (2) A análise dos princípios falha em proporcionar uma teoria de justificação unifica-

---

120. Ver Robert Nozick, "Moral Complications and Moral Structures", *Natural Law Forum*, 13 (1968): 1-50.
121. Hume, "A Dialogue", publicado juntamente com *An Enquiry Concerning the Principles of Morals*, pp. 335-36.
122. Clouser e Gert, "A Critique of Principlism", pp. 219-227.

da ou uma teoria geral que amarre os princípios como um corpo de diretrizes sistemático, coerente e abrangente, com a consequência de que as pretensas diretrizes de ação são construções *ad hoc* sem ordenação sistemática. (3) Os princípios *prima facie* (e outras diretrizes da estrutura) com frequência estão em conflito, e a concepção subjacente é demasiadamente indeterminada para oferecer um procedimento de decisão para que esses conflitos sejam julgados.

Nós não negamos que esses problemas merecem uma reflexão constante. Rejeitamos, porém, certas suposições feitas por Clouser e Gert, especialmente a sua exigência de que haja "um único procedimento de decisão, claro, coerente e abrangente, para se chegar a respostas"[123]. Somos céticos quanto a essa empreitada, mesmo como um modelo para a teoria ética, pelas razões apresentadas no capítulo 1 (ver pp. 28-54). Quanto à sua *primeira* crítica, de que os nossos princípios são catálogos ou tópicos sem uma substância moral mais profunda, concordamos em que os princípios ordenam, classificam e agrupam normas morais que precisam de conteúdo e especificidade adicionais. Até que os princípios sejam *interpretados e analisados* (como são em todas as primeiras seções dos capítulos de 3 a 6), *especificados e vinculados a outras normas* (como são nas seções posteriores daqueles capítulos), não é razoável esperar muito mais que um esquema de classificação que organize o conteúdo normativo[124].

No tocante à *segunda* crítica[125], de que nossa análise dos princípios falha em proporcionar uma teoria sistemática, nós vemos o problema, mas o consideramos irrelevante. Nós não procuramos uma teoria ética geral, e não afirmamos que nossos princípios imitam, que são análogos ou que substituem os princípios fundamentais das principais teorias clássicas, como o utilitarismo (com seu princípio de utilidade) e o kantismo (com seu imperativo categórico). Nós expressamos um ceticismo forçado sobre esse fundamentalismo, e é duvidoso se essa fundamentação unificada para a ética é encontrável. Como reconhecemos, mesmo os princípios centrais de nossa concepção são de tal modo insuficientes que não podem proporcionar uma base adequada para se deduzir a maior parte do que podemos justificadamente afirmar saber na vida moral.

Quanto à *terceira* crítica, de que os princípios concorrem de uma maneira que nossa concepção não pode resolver, reconhecemos que os conflitos entre os princípios não podem ser resolvidos *a priori*. Nenhum sistema de diretrizes poderia antecipar todo o leque de conflitos, e o objetivo de nossa discussão sobre os dilemas era indicar circunstâncias nas quais os princípios (e outros comprometimentos) nos impulsionam em direções diferentes. Ninguém escapa desse problema vivendo no interior da vida

---

123. "A Critique of Principlism", p. 233.

124. As regras morais de Gert podem ser entendidas como regras que se encaixam em vários princípios. Gert nos disse, numa conversa particular, que, sendo os princípios interpretados como tópicos nos quais encaixam as regras, eles se tornam inobjetáveis, mas também sacrificáveis. Para a teoria geral na qual se apoiam Gert e Clouser, ver Gert, *Morality: a New Justification of the Moral Rules* (Nova York: Oxford University Press, 1988).

125. Uma variante desta crítica também foi levantada contra nós por Ronald Green, "Method in Bioethics: A Troubled Assessment", *The Journal of Medicine and Philosophy*, 15 (abril de 1990): 188-189.

moral. Disso não se segue que tais princípios são inconsistentes ou que nos deparamos com compromissos morais incompatíveis ao aceitar esses princípios. É uma virtude de nossa teoria o fato de que ela requer especificação, e é um defeito da concepção de Clouser e Gert o fato de que ela pretende, por meio de suas regras, escapar da necessidade de especificação. Somente uma teoria que pudesse inserir em suas normas conteúdo suficiente para escapar dos conflitos e dilemas em todos os contextos poderia cumprir a exigência de Clouser e Gert, e nenhuma teoria chegou perto de conseguir isso. É, portanto, essencial deixar espaço para a interpretação, a especificação e a ponderação dos princípios e das regras, em face dos conflitos recorrentes e recalcitrantes.

Aqui, a experiência e o julgamento bem-fundado são aliados indispensáveis. É insuportavelmente otimista, por várias razões, supor que atingimos ou que iremos atingir um sistema de normas completamente especificado para a ética da saúde. Thomas Nagel argumentou, de modo muito convincente, que conter um amontoado desconexo de obrigações e valores é uma característica inextinguível da moralidade, e Ross acertadamente argumentou que seus críticos kantianos e utilitaristas forçaram uma "arquitetônica" da "simplicidade apressadamente alcançada" na ética. Enquanto os críticos da concepção de Ross (e da nossa) baseiam-se num ideal de unidade sistemática, nós vemos a falta de unidade, o conflito e a ambiguidade como aspectos inerentes da vida moral. A desordem, a complexidade e o conflito são aspectos lamentáveis da vida comunitária, mas uma teoria da moralidade não pode ser censurada por fazer uma apreciação realista desses aspectos.

As pessoas geralmente não possuem uma compreensão total do leque de compromissos que assumimos ao aceitar um princípio, em razão da falta de determinação desse princípio e de nossa inabilidade para especificá-lo completamente até o nível dos casos concretos. Nós chegamos a compreender os princípios, e aquilo que eles incluem e excluem, fazendo julgamentos em circunstâncias particulares. Muitos de nós, por exemplo, tem provavelmente uma ideia muito vaga dos requerimentos do princípio do respeito à autonomia numa instituição que atende pessoas portadoras de deficiências mentais sérias. Porém, se estivéssemos neste ambiente diariamente, provavelmente desenvolveríamos um conjunto melhor de ideias. Os julgamentos que fazemos atingem maior especificidade, que então fecha o círculo e, em alguns casos, força um glossário revisado sobre as normas de nossa estrutura moral.

Esse crescimento da compreensão moral deve ser encorajado. Somente uma concepção equivocada da natureza e da interpretação dos princípios levaria à conclusão de que os princípios não têm um papel essencial na deliberação moral em circunstâncias concretas. A estimativa mais acurada é que os princípios nos indicam a direção certa, mas então geralmente nos deparamos com uma multidão de outras considerações que têm de ser acomodadas, tais como as práticas institucionais, os recursos limitados, os julgamentos sobre os riscos aceitáveis, as crenças religiosas e os projetos e aspirações pessoais.

Avaliação crítica

Embora aceitemos uma versão da ética da moralidade comum baseada em princípios, admitimos que essa abordagem tem problemas não resolvidos. Três deles são de interesse para o presente capítulo sobre tipos de teorias.

A especificação e o julgamento. Os princípios, quando especificados para o comportamento, possibilitam que cheguemos a julgamentos práticos ou são demasiado indeterminados ou demasiado determinados para produzir julgamentos? Novamente, enfrentamos um problema de viabilidade. Devemos ser cuidadosos tanto em especificar, a fim de evitar o abstracionismo, como em não *superespecificar* um princípio ou uma regra, pois desse modo eles se tornam excessivamente rígidos e indiferentes às circunstâncias. Argumentamos que o melhor curso de ação é aceitar princípios abstratos e também um método para especificá-los, a fim de que eles possam ser apropriadamente implementados em circunstâncias específicas. Contudo, essa meta pode ser atingida na prática? Se, por exemplo, ao se especificar, na medicina, o princípio de respeito à autonomia e as regras de veracidade, as regras resultantes requerem muito pouca educação e pouco diálogo com os pacientes, em alguns casos, e muito em outros (nos quais o sistema de saúde não irá cobrir o tempo e os custos dos requerimentos), então a especificação é inadequada. Muitos princípios e regras especificados enfrentarão esse problema de excesso e carência em alguns contextos, o que é uma das razões pelas quais a ponderação e o julgamento são tão importantes quanto a especificação. Entretanto, sem um controle mais estrito sobre a ponderação permissível do que aquele proposto pelas teorias da moralidade comum, os críticos apontam que se deixa muito espaço para julgamentos que não são baseados em princípios e, contudo, são sancionados ou permitidos pela teoria. Será que as condições da ponderação apresentadas no capítulo 1 podem reduzir a intuição a um nível aceitável? As restrições da coerência podem ser restringidas de modo a atender adequadamente a estas questões? No capítulo 8, sustentaremos que esses problemas são na verdade mais complicados, exigindo a aceitação de partes importantes da ética do caráter e de uma distinção entre os princípios de obrigação e os julgamentos que são orientados por esses princípios.

A moralidade comum pode ser tornada coerente? Nós vinculamos uma teoria da justificação baseada na coerência a uma teoria da moralidade comum, mas será que a moralidade comum pode ser tornada coerente? Sustentando-se (como fizemos acima, citando Nagel) que a moralidade comum é constituída por um amontoado desconexo de obrigações e valores, haveria alguma esperança de tornar esse amontoado coerente sem reconstruir as normas de forma tão radical a ponto de se tornarem apenas remotamente aparentadas à moralidade comum? Seria a meta da coerência mais uma questão de fé que uma conquista demonstrável?

Consideremos, por exemplo, o uso de animais em pesquisas. Na sociedade como um todo, discordamos a respeito dos "juízos ponderados" que poderiam formar nosso ponto de partida, e é duvidoso que a moralidade comum possa ser utilizada a fim de encontrar juízos ponderados partilhados. Por um lado, poder-se-ia argumentar que é preciso buscar um corpo de crenças mais amplo, que possa atingir o equilíbrio reflexivo. Por outro lado, poderíamos simplesmente especificar nossos juízos ponderados pessoais. De qualquer modo, não há um ponto de partida claro nem um corpo de crenças a ser tornado coerente, principalmente em razão de uma falta de concordância a respeito da situação dos animais e de nossas obrigações para com eles, caso as tenhamos. Muitas outras controvérsias provocam divergências similares acerca das crenças *iniciais* apropriadas.

Há uma teoria a ser construída? Os problemas da coerência nos levam diretamente a alguns problemas relacionados sobre a teoria. A linguagem de uma "*teoria da moralidade comum*" sugere que há uma teoria subjacente à moralidade comum ou que se pode construir filosoficamente uma teoria a partir dela. Há uma boa razão para crer que é possível haver uma teoria (e não apenas um grupo desconexo de princípios e regras coerentes)? Talvez tudo o que devamos buscar sejam princípios intermediários, análises refinadas das virtudes morais e declarações coerentes dos direitos humanos transnacionais, em vez de uma teoria que se ajuste aos critérios delineados no início deste capítulo. Talvez a expressão "teoria moral" tenha ficado tão diluída em significado nas "teorias da moralidade comum" que o objetivo de alcançar uma teoria deva ser totalmente abandonado, em favor de um objetivo mais modesto, como o de proceder a "uma reflexão e uma construção morais". Um problema relacionado com esse é que as tentativas de conferir maior coerência à moralidade comum correm o risco de diminuir, em vez de aumentar, a concordância moral na sociedade. Ou seja, uma teoria pode introduzir afirmações que gerem divergências que não figuravam nos juízos ponderados iniciais — ou, como muitas vezes vimos acontecer na história da ética, a teoria pode se revelar menos clara e confiável para a tomada de decisão prática do que a própria moralidade comum.

Esses problemas dependem em parte das expectativas que se tem em relação à teoria. Clouser e Gert esperam um alto grau de unidade e de conexão sistemática entre as regras, um padrão claro de justificação e um procedimento de decisão prático provindo da teoria, enquanto Annette Baier é cética quanto a todas essas condições, e até quanto à linguagem da "teoria"[126]. Não precisamos aqui debater a teoria das teorias, mas é necessário voltar ao tema das convergências entre as teorias éticas.

As convergências entre as teorias

Sempre que há várias teorias ou sistemas concorrentes, procuramos a melhor teoria e nos filiamos a ela, rejeitando as outras. Contudo, a filiação a um tipo de teoria

---

126. Ver *Postures of the Mind*, pp. 139-141, 206-217, 223-226, 232-237.

nem sempre é a melhor estratégia, nem na ética geral nem na ética biomédica. Se os dois autores deste livro fossem forçados a eleger um dentre os tipos de teorias examinados neste capítulo, iríamos divergir. Depois de testar as teorias disponíveis segundo os critérios anteriormente estabelecidos, neste mesmo capítulo, chegamos a diferentes apreciações. Para nós dois, porém, a teoria mais satisfatória — caso pudéssemos encontrar *uma* teoria para substituir uma teoria da moralidade comum — só poderia ser sutilmente preferível, e nenhuma satisfaria plenamente todos os critérios.

Apresentar os tipos de teorias como exércitos rivais em pleno combate é um exagero das diferenças entre elas. Muitas teorias diferentes levam a diretrizes de ação similares e a similares apreciações do papel do caráter na ética. É possível, a partir de vários desses pontos de vista, defender aproximadamente os mesmos princípios, as mesmas obrigações, os mesmos direitos, as mesmas responsabilidades e as mesmas virtudes. Embora o utilitarismo, por exemplo, seja frequentemente retratado como radicalmente distinto e hostil em relação às outras teorias, quando o utilitarista Richard Brandt declara sua opinião, ela é surpreendentemente semelhante, no que se refere ao princípio e à obrigação, à apreciação de Ross, que já vimos ser um crítico severo do utilitarismo:

> [O melhor código] conteria regras que oferecessem orientações para as situações recorrentes envolvendo conflitos de interesses humanos. Provavelmente, portanto, conteria regras muito similares às da lista de obrigações *prima facie* de W. D. Ross: regras sobre o cumprimento de promessas e contratos, regras sobre dívidas de gratidão — tais como as que podemos ter em relação a nossos pais — e, é claro, regras sobre não causar dano a outras pessoas e promover o bem-estar dos outros sempre que isso não implique um transtorno comparável para nós[127].

O fato de Brandt recorrer à utilidade e Ross, à indução intuitiva para justificar conjuntos de regras similares é uma diferença significativa no nível da justificação moral, sendo que os dois autores podem interpretar e especificar suas regras de forma diversa. Entretanto, eles apresentam apenas pequenas diferenças em suas listas de obrigações primárias. Essa convergência não se restringe a Brandt e a Ross. Ela é comum nas teorias normativas que fornecem estruturas de princípios e de regras. Essa convergência deve-se em parte a premissas partilhadas pelas teorias, mais exatamente as normas da moralidade comum.

Essa convergência impulsiona a ética prática, ainda que, em si mesma, não resolva nem as diferenças teóricas nem os problemas práticos. Na avaliação dos *casos* e na formulação de *políticas* por um grupo de pessoas, é comum a convergência — bem como o consenso — a respeito dos princípios, mesmo quando profundas diferenças teóricas dividem o grupo. Também se pode obter concordância acerca de casos precedentes. Não pretendemos negar que algumas vezes ocorrem diferenças teóricas nas divergências práticas, nas diferentes políticas e nos dilemas insolúveis. Por exemplo, os utilitaristas tendem a apoiar diversos tipos de pesquisas envolvendo sujeitos huma-

---

127. Brandt, "Toward a Credible Form of Utilitarianism", p. 166.

nos em razão dos benefícios potenciais que a pesquisa oferece para futuros pacientes. Muitos não utilitaristas tendem a ser céticos quanto a esse tipo de pesquisa por causa da violação potencial ou efetiva dos direitos individuais. Todavia, os utilitaristas e seus oponentes teóricos muitas vezes ultrapassam essas linhas de demarcação e concordam em que qualquer abordagem ética adequada da pesquisa envolvendo sujeitos humanos tem de incluir algumas das restrições e considerações que foram ressaltadas pelos partidários de ambos os tipos de teorias (e que estão agora inseridas nos principais códigos e regulamentações da pesquisa que envolve seres humanos).

Há motivos, portanto, para se sustentar que as distinções entre os tipos de teorias não são tão significativas para a ética *prática* como algumas vezes se proclamou. É um erro supor que uma série de balizas separa os teóricos morais em grupos distintos e hostis que chegam a diferentes conclusões práticas e que nunca convergem quanto aos princípios. Não devemos ignorar o fato de que algumas teorias estão mais próximas, em seus princípios substantivos e em suas regras, de teorias supostamente rivais do que de algumas teorias do mesmo "tipo" a que pertencem.

Conclusão

A ética biomédica contemporânea incorpora conflitos teóricos de complexidade considerável, e as diferentes teorias exploradas neste capítulo nos ajudam a ver o porquê. Há uma competição entre as várias teorias normativas, e, além disso, nos deparamos com um corpo de concepções concorrentes no tocante ao modo como essas teorias deveriam se relacionar com a prática biomédica. Portanto, as pessoas que concordam quanto a um tipo particular de teoria ética ainda podem discordar radicalmente no que diz respeito ao modo como relacionam suas teorias ao tratamento dos problemas éticos particulares.

Todavia, temos muitas coisas a aprender com todas essas teorias. Naquilo em que uma teoria é fraca para dar conta de algum aspecto da vida moral, uma outra teoria é muitas vezes forte. Embora cada tipo de teoria se choque, em algum ponto, com fortes convicções morais, cada uma delas também articula normas que relutamos em abandonar. Cada uma das teorias discutidas neste capítulo levou ao desenvolvimento e à rejeição de importantes hipóteses na teoria moral. Apesar de havermos descrito nossa abordagem como baseada em princípios, rejeitamos a premissa de que se deve defender um único tipo de teoria, exclusivamente baseado nos princípios, nas virtudes, nos direitos, nos casos, e assim por diante. No pensamento moral, frequentemente se misturam recursos a princípios, regras, direitos, virtudes, paixões, analogias, paradigmas, parábolas e interpretações. Atribuir prioridade a um desses fatores como o elemento-chave é uma pretensão duvidosa, assim como a tentativa de dispensar completamente a teoria ética. Os aspectos mais gerais (os princípios, as regras, as teorias etc.) e os mais específicos (os sentimentos, as percepções, os julgamentos de casos, as práticas, as parábolas etc.) devem ser ligados em nossa deliberação moral. Teremos mais a dizer sobre o modo como esses elementos se apoiam mutuamente nos capítulos 7 e 8, depois de havermos desenvolvido nossa estrutura de princípios nos capítulos de 3 a 6.

CAPÍTULO 3

O respeito à autonomia

O respeito pelas escolhas autônomas das outras pessoas está tão profundamente inserido na moralidade comum quanto qualquer outro princípio, mas há pouco consenso acerca de sua natureza e de sua força ou acerca dos direitos específicos da autonomia. Muitos filósofos sustentaram que a moralidade pressupõe agentes autônomos, mas enfatizaram diferentes temas em associação com a autonomia. Essas divergências indicam a necessidade de analisar o conceito de autonomia e especificar o princípio de respeito à autonomia.

Neste capítulo, empregamos o conceito de autonomia para examinar a tomada de decisão no cuidado da saúde. Nossa concepção deve ser adequada para identificar aquilo que é protegido pelas regras de consentimento informado, recusa informada, veracidade e confidencialidade. Essa concepção é essencial para os nossos objetivos nos capítulos subsequentes, que incrementam e qualificam a natureza e a importância do respeito à autonomia.

O conceito de autonomia

A palavra *autonomia*, derivada do grego *autos* ("próprio") e *nomos* ("regra", "governo" ou "lei"), foi primeiramente empregada com referência à autogestão ou ao autogoverno das cidades-estados independentes gregas. A partir de então, o termo *autonomia* estendeu-se aos indivíduos e adquiriu sentidos muito diversos, tais como os de autogoverno, direitos de liberdade, privacidade, escolha individual, liberdade da vontade, ser o motor do próprio comportamento e pertencer a si mesmo. A autonomia, portanto, não é um conceito unívoco nem na língua comum nem na filosofia contemporânea. Muitas ideias constituem o conceito, criando uma necessidade de refiná-lo à luz de objetivos específicos. Como muitos conceitos filosóficos, "autonomia" adquire um sentido mais específico no contexto de uma teoria.

Com este objetivo, começamos por aquilo que consideramos essencial à autonomia pessoal enquanto distinta do autogoverno político: o governo pessoal do eu que é livre tanto de interferências controladoras por parte de outros como de limitações pessoais que obstam a escolha expressiva da intenção, tais como a compreensão inadequada[1]. O indivíduo autônomo age livremente de acordo com um plano escolhido por ele mesmo, da mesma forma como um governo independente administra seu território e define suas políticas. Uma pessoa com a autonomia reduzida, em contrapartida, é, ao menos em algum aspecto, controlada por outros ou incapaz de deliberar ou agir com base em seus desejos e planos. Pessoas institucionalizadas, por exemplo, como presos ou portadores de deficiências mentais, com frequência têm a autonomia reduzida. A incapacitação mental limita a autonomia dos portadores de deficiências, e a institucionalização coercitiva restringe a autonomia dos presos.

Praticamente todas as teorias da autonomia consideram duas condições essenciais: (1) a *liberdade* (independência de influências controladoras) e (2) a qualidade de *agente* (capacidade de agir intencionalmente). Contudo, há divergências acerca do significado destas duas condições e acerca de se é necessária alguma outra condição. Na próxima seção, analisaremos a autonomia segundo três condições.

Teorias da autonomia

Algumas teorias da autonomia descreveram os traços da *pessoa autônoma*, que incluem as capacidades do autogoverno, tais como a compreensão, o raciocínio, a deliberação e a escolha independente. Contudo, nosso interesse pelo ato da decisão nos leva a enfocar a *escolha autônoma*, que é, em vez da capacidade de governar, o ato de governar efetivamente. Mesmo as pessoas autônomas com capacidades de autogoverno falham em governar a si mesmas em suas escolhas em razão de restrições temporárias impostas pela doença ou pela depressão, pela ignorância, pela coerção ou por condições que restringem as opções. Uma pessoa autônoma que assina um formulário de consentimento sem lê-lo ou compreendê-lo está habilitada a agir de forma autônoma dando um consentimento informado, mas ela na realidade não fez isso. Similarmente, algumas pessoas que geralmente não são autônomas podem algumas vezes fazer escolhas autônomas. Por exemplo, alguns pacientes em instituições psiquiátricas que não são capazes

---

[1]. A ideia essencial da autonomia foi prestimosamente tratada por Isaiah Berlin, "Two Concepts of Liberty", em *Four Essays on Liberty* (Oxford: Oxford University Press, 1969), pp. 118-172; Joel Feinberg, *Harm to Self*, vol. III de *The Moral Limits of Criminal Law* (Nova York: Oxford University Press, 1986), caps. 18 e 19; e Thomas E. Hill Jr., *Autonomy and Self-Respect* (Cambridge: Cambridge University Press, 1991), caps. 1-4.

de cuidar de si mesmos e que foram declarados legalmente inaptos ainda podem ser capazes de fazer escolhas autônomas tais como definir preferências alimentares, recusar algumas medicações e telefonar para familiares e amigos.

Na teoria ética contemporânea, alguns autores sustentaram que a autonomia é, em grande medida, uma questão de ter a capacidade de controlar ponderadamente e de se identificar com os desejos ou preferências básicos (de primeira ordem) de uma pessoa por meio dos desejos ou preferências de nível superior (de segunda ordem)[2]. Por exemplo, um alcoólico pode ter o desejo de beber, mas também um desejo de ordem superior de parar de beber que prevalece sobre o desejo de nível inferior. Segundo essa concepção, uma pessoa autônoma é aquela que tem a capacidade de aceitar racionalmente, identificar-se com ou de repudiar um desejo ou preferência de ordem inferior independentemente de qualquer manipulação de seus desejos. Essa aceitação ou esse repúdio dos desejos no nível superior (a capacidade de mudar a estrutura de preferências) constituem a autonomia.

Todavia, essa teoria da autonomia confronta-se com sérios problemas. A aceitação ou o repúdio de um desejo em um nível podem ser motivados por um desejo prevalecente que seja simplesmente mais *forte*, e não necessariamente mais *racional* ou *autônomo*. Os desejos de segunda ordem podem ser ocasionados pelo poder dos desejos de primeira ordem ou pela influência de uma condição tal como o alcoolismo que é contrária à autonomia (uma pessoa viciada, como às vezes se diz, não pertence a si mesma). O hábito adquirido do consumo do álcool criou o desejo prevalecente de continuar consumindo. A questão pode ser generalizada fora da situação de vício: se os desejos de segunda ordem (decisões, vontades etc.) são gerados por desejos ou comprometimentos prévios, então o processo de identificação com um desejo em vez de outro não distingue a autonomia da não autonomia. Muitas vezes, uma identificação de segunda ordem com um desejo de primeira ordem é assegurada pela força do desejo de primeira ordem; essa identificação é simplesmente uma conscientização da estrutura já formada das preferências da pessoa, e não de uma nova estruturação das preferências ou de um exercício de autonomia. Esses desejos de segunda ordem não são significativamente diferentes dos desejos de primeira ordem, e a condição dos desejos de ordem superior é uma complicação desnecessária para a teoria da autonomia.

Parece também que todo ato de identificação com um desejo que seja genuinamente autônomo necessariamente requer um ato independente de identificação num nível superior. Seria preciso corrigir, identificar-se com ou repudiar os desejos de segunda ordem com base em desejos de terceira ordem, gerando assim uma regressão infinita de desejos, nunca se alcançando a autonomia. Se, em todos os níveis, a identificação da pessoa é ela mesma o resultado de um processo de completo condicionamento, a identificação nunca é suficientemente independente para ser qualificada de autônoma. Por exemplo, o alcoólico que se identifica com o hábito de beber não é autônomo se um

---

2. Ver Gerald Dworkin, *The Theory and Practice of Autonomy* (Nova York: Cambridge University Press, 1988), caps. 1-4; Harry G. Frankfurt, "Freedom of the Will and the Concept of a Person", *Journal of Philosophy*, 68 (1971): 5-20.

desejo de segundo nível pelo álcool deriva do desejo pelo álcool de primeiro nível e, portanto, o reforça. Um alcoólico pode refletir, em níveis cada vez mais altos, sobre os desejos de níveis mais baixos sem alcançar a autonomia. Portanto, essa teoria necessita ao menos de uma formulação poderosa o suficiente para distinguir as influências e os desejos que roubam a autonomia daqueles que são consistentes com ela.

Essa teoria, contudo, precisa também de uma condição ainda mais importante: uma forma de permitir que as pessoas comuns tenham sua autonomia respeitada mesmo quando *não* refletiram sobre suas preferências num nível mais elevado. Parece improvável que essa condição seja satisfeita tanto nesta como em várias outras teorias da autonomia. Algumas teorias exigem que as pessoas e suas ações, para ser autônomas, sigam modelos ainda mais rigorosos do que os desta teoria. Algumas teorias, por exemplo, exigem que a pessoa autônoma seja excepcionalmente autêntica, segura, consistente, independente, controlada, resistente ao controle de autoridades e a fonte original dos valores, das crenças e dos planos de vida pessoais[3]. Por outro lado, algumas teorias exigem que o indivíduo avalie e aceite cada uma das razões segundo as quais age[4]. Um problema com todas essas exigências tão exatas para a autonomia — incluindo-se aquelas das teorias dos desejos de segunda ordem — é que poucos agentes, e também poucas de suas escolhas, seriam autônomos de acordo com seus modelos, que de fato apresentam um ideal utópico para a autonomia. Nenhuma teoria da autonomia é aceitável caso apresente um ideal que esteja fora do alcance dos agentes normais. Em vez de retratar um ideal desse tipo, nossa análise estará intimamente ligada às premissas da autonomia subjacentes aos requerimentos morais do "respeito à autonomia".

Analisamos a ação autônoma em termos dos agentes normais que agem (1) intencionalmente, (2) com entendimento e (3) sem influências controladoras que determinem sua ação. A primeira destas condições da autonomia não é uma questão de grau. Os atos são ou intencionais ou não intencionais (ver o capítulo 4 para a análise da intenção, pp. 231-234). Em contraposição, as condições do entendimento e da ausência de influências controladoras podem ambas ser satisfeitas de um modo mais ou menos completo. As ações, portanto, podem ter graus de autonomia, em função dos diferentes graus de satisfação dessas duas condições. Para as suas condições, há um amplo *continuum* desde a presença total até a completa ausência. Muitas crianças e muitos pacientes idosos, por exemplo, exibem graus variados de entendimento e de independência neste *continuum*[5].

---

3. Ver Stanley Benn, "Freedom, Autonomy and the Concept of a Person", *Proceedings of the Aristotelian Society*, 76 (1976): 123-130. Em suas opiniões anteriores e posteriores, Benn observa que alguém pode e deve ser um objeto apropriado de respeito mesmo que não satisfaça os "requerimentos exatos do ideal de autonomia". Ver *A Theory of Freedom* (Cambridge: Cambridge University Press, 1988), pp. 3-6, 155 ss., 175-183. Para uma ênfase na autonomia pela autoria da própria vida, ver Joseph Raz, *The Morality of Freedom* (Oxford: Clarendon Press, 1986), pp. 145-162, 368-429, esp. 154-156, 368-372.

4. Dworkin, *The Theory and Practice of Autonomy*, pp. 15-20.

5. Para implicações práticas e estudos empíricos, ver Priscilla Alderson, "Consent to Children's Surgery and Intensive Medical Treatment", *Journal of Law and Society*, 17 (1990): 52-65; e Barbara Stanley et al., "The Functional Competency of Elderly at Risk", *The Gerontologist*, 28, supl. (1988): 53-58.

Para que uma ação seja autônoma, exigiremos apenas um grau substancial de entendimento e de liberdade de alguma coerção, e não um entendimento pleno ou uma completa ausência de influência. Limitar a decisão dos pacientes ao ideal da decisão inteiramente autônoma priva esses atos de uma posição significativa no mundo prático, onde as ações das pessoas raramente — ou nunca — são completamente autônomas. O nível de informação e de independência em relação a influências controladoras que uma pessoa possui na configuração da assistência à saúde não precisa exceder, por exemplo, seu nível de informação e independência ao fazer um investimento financeiro, contratar um novo empregado, comprar uma nova casa ou escolher uma universidade. Essas decisões importantes são, via de regra, substancialmente autônomas, mas estão longe de ser perfeitamente autônomas.

A linha entre o que é substancial ou não com frequência parece arbitrária, e portanto nossa análise poderia parecer perigosa. Contudo, podemos fixar limites que determinem as decisões substancialmente autônomas à luz de objetivos específicos tais como a decisão significativa. É possível alcançar uma autonomia substancial nas decisões sobre participação em pesquisas e aceitação de intervenções médicas propostas, assim como a escolha autônoma está presente em tudo na vida. Desse modo, os critérios apropriados da autonomia substancial devem ser contemplados em contextos particulares, e não determinados por uma teoria geral do que constitua um grau de autonomia substancial.

Autonomia, autoridade e comunidade

Alguns autores argumentaram que a ação autônoma é incompatível com a autoridade da Igreja, do Estado ou de outras comunidades que ordenam as decisões das pessoas. Eles sustentam que as pessoas autônomas têm de agir de acordo com suas próprias razões, e nunca podem se submeter a uma autoridade ou escolher serem governadas por outros sem perder sua autonomia. Como essa conclusão parece derivar de nossa análise da ação autônoma, precisamos indagar se a autonomia não seria inconsistente com a autoridade[6].

Não acreditamos que exista uma inconsistência fundamental, pois os indivíduos podem exercer sua autonomia ao escolher aceitar e submeter-se às exigências de autoridade de uma instituição, tradição ou comunidade que considerem fontes legítimas de direcionamento. Havendo aceito a autoridade de sua instituição religiosa, uma testemunha de Jeová pode recusar uma transfusão de sangue recomendada, e um católico romano pode recusar-se a considerar a possibilidade de um aborto. A moralidade não é um conjunto de regras pessoais criadas por indivíduos isolados da sociedade, e os princípios morais têm autoridade sobre nossas vidas em virtude de uma organização

---

6. Ver Robert Paul Wolff, *In Defense of Anarchism* (Nova York: Harper and Row, 1970), pp. 4-6, 13 ss, e Arthur Kuflik, "The Inalienability of Autonomy", *Philosophy and Public Affairs*, 13 (1984): 271-298. Ver também Joseph Raz, "Authority and Justification", *Philosophy and Public Affairs*, 14 (1985): 3-29; e Christopher McMahon, "Autonomy and Authority", *Philosophy and Public Affairs*, 16 (1987): 303-328.

social e cultural independente de qualquer agente autônomo isolado. O fato de que partilhemos esses princípios de modo algum impede que eles sejam os princípios pessoais de um indivíduo. A conduta virtuosa, as responsabilidades relativas a funções, as formas aceitáveis de amor, o comportamento caridoso, o respeito pela autonomia e muitas outras noções morais são autonomamente aceitas por indivíduos, mas usualmente são derivadas de tradições culturais. Um princípio que esteja fora das disposições sociais seria meramente a crença ou a política de um indivíduo. As regras ou códigos de ética profissional, do mesmo modo, não são invenção de um indivíduo, e, no entanto, são compatíveis com a autonomia.

Essa conclusão sobre a compatibilidade da autonomia, da autoridade e da tradição moral serve tanto para o contexto médico como para o contexto político. Enfrentamos muitos problemas de autonomia no contexto médico, em razão da condição dependente do paciente e da posição de autoridade do profissional. Em algumas ocasiões, a autonomia e a autoridade são incompatíveis, mas não porque os dois conceitos sejam intrinsecamente incompatíveis. Os conflitos surgem porque a autoridade não foi propriamente delegada ou aceita.

Alguns críticos da atual ênfase na autonomia na teoria ética consideram-na demasiadamente relacionada com a independência em relação aos outros, subestimando a importância dos relacionamentos íntimos e dependentes. As tradições religiosas algumas vezes desconfiam dos apelos por uma autonomia que torne o indivíduo independente de um poder transcendente, e muitas tradições filosóficas questionam o modelo de eu independente, especialmente quando apresentado como uma vontade racional que ignora a vida comunitária, a reciprocidade e o desenvolvimento das pessoas no curso do tempo. Algumas críticas feministas consideram irrealistas as teorias éticas que enfocam os indivíduos autônomos, e julgam-nas até mesmo perniciosas quando um valor supremo e prevalecente é incluído na autonomia[7]. Tais críticas aplicam-se geralmente a concepções rígidas e individualistas da autonomia, que teorias mais ponderadas evitam. A vida comunitária e os relacionamentos humanos proporcionam a matriz para o desenvolvimento do eu, e nenhuma uma teoria defensável nega esse fato.

O princípio do respeito à autonomia

Ser autônomo não é a mesma coisa que ser respeitado como um agente autônomo. Respeitar um agente autônomo é, no mínimo, reconhecer o direito dessa pessoa de ter suas opiniões, fazer suas escolhas e agir com base em valores e crenças pessoais. Esse

---

7. Susan Sherwin, *No Longer Patient: Feminist Ethics and Health Care* (Philadelphia: Temple University Press, 1992), p. 138. Contudo, ela não nega a relevância das considerações morais referentes à autonomia. Para a visão de que "as feministas têm razões para ver as práticas e instituições que solapam a autonomia como especialmente prejudiciais às mulheres", ver Diana T. Meyers, *Self, Society, and Personal Choice* (Nova York: Columbia University Press, 1989).

respeito envolve a *ação* respeitosa, e não meramente uma *atitude* respeitosa. Ele exige também mais que obrigações de não intervenção nas decisões das pessoas, pois inclui obrigações para sustentar as capacidades dos outros para escolher autonomamente, diminuindo os temores e outras condições que arruinem sua autonomia. Nessa concepção, o respeito pela autonomia implica tratar as pessoas de forma a capacitá-las a agir autonomamente, enquanto o desrespeito envolve atitudes e ações que ignoram, insultam ou degradam a autonomia dos outros e, portanto, negam uma igualdade mínima entre as pessoas.

Por que se deve esse respeito às pessoas? No capítulo 2, tratamos de dois filósofos que influenciaram as interpretações contemporâneas do respeito à autonomia: Immanuel Kant e John Stuart Mill. Kant argumentou que o respeito à autonomia origina-se do reconhecimento de que todas as pessoas têm valor incondicional, e de que todas têm capacidade para determinar o próprio destino[8]. Violar a autonomia de uma pessoa é tratá-la meramente como um meio, de acordo com os objetivos de outros, sem levar em conta os objetivos da própria pessoa. Esse tratamento é uma violação moral fundamental, pois as pessoas autônomas são fins em si mesmas, capazes de determinar o próprio destino. Mill estava mais preocupado com a autonomia — ou, como ele preferia dizer, a individualidade — das pessoas na conformação de suas vidas. Ele argumentou que se deveria permitir que os cidadãos se desenvolvessem de acordo com suas convicções pessoais, desde que não interferissem na análoga expressão de liberdade dos outros. Mill insistia também em que às vezes somos obrigados a procurar persuadir os outros, quando eles têm opiniões falsas ou não ponderadas[9]. A posição de Mill requer tanto a não interferência como o fortalecimento da expressão autônoma, enquanto Kant impõe um imperativo moral que ordena que pessoas sejam respeitosamente tratadas como fins em vez de meramente como meios. Em última análise, contudo, essas duas filosofias profundamente diferentes apoiam, ambas, o princípio de respeito à autonomia.

O princípio de respeito à autonomia pode ser estabelecido, em sua forma negativa, da seguinte maneira: *as ações autônomas não devem ser sujeitadas a pressões controladoras de outros*. O princípio exige uma obrigação ampla e abstrata que é livre de cláusulas restritivas tais como "Devemos respeitar as opiniões e os direitos dos indivíduos *desde que seus pensamentos e ações não prejudiquem outras pessoas seriamente*". O direito de autodeterminação, que sustenta vários direitos de autonomia, incluindo os de confidencialidade e privacidade, é correlato a essa obrigação. Esse princípio necessita de especificação em contextos particulares para se tornar um guia prático para a conduta, e a especificação apropriada arrolará as exceções válidas. Parte desse processo de especificação aparecerá nos direitos e obrigações da liberdade, da privacidade, de confiden-

---

8. Kant, *Foundations of the Metaphysiscs of Morals*, trad. Lewis White Beck (Indianapolis, IN: Bobbs-Merrill Company, 1959); *The Doctrine of Virtue*, parte II de "Metaphysics of Morals", trad. Mary Gregor (Philadelphia: University of Pennsylvania Press, 1964), esp. p. 127.

9. Mill, *On Liberty*, em *Collected Works of John Stuart Mill*, vol. 18 (Toronto: University of Toronto Press, 1977), caps. I, III.

cialidade, da veracidade e do consentimento (vários deles são examinados de forma sistemática no capítulo 7). Na literatura contemporânea, há muitas desavenças sobre o escopo desses direitos, mas há um amplo acordo quanto ao fato de que esses direitos de autonomia muitas vezes são legitimamente restringidos pelos direitos de outros.

O respeito à autonomia, portanto, tem uma validez *prima facie*, e pode ser sobrepujado por considerações morais concorrentes. Exemplos típicos são os seguintes: se nossas escolhas ameaçam a saúde pública, potencialmente prejudicam inocentes ou requerem um recurso escasso para o qual não há fundos disponíveis, as outras pessoas podem, justificadamente, restringir o exercício de nossa autonomia. Essa justificação, porém, deve estar fundamentada em princípios morais concorrentes e prioritários. O princípio de respeito à autonomia não determina por si mesmo o que uma pessoa deve ser livre para saber ou fazer, nem o que é uma justificação válida para a restrição da autonomia. No Caso 2, por exemplo (ver Apêndice), um paciente com um carcinoma incurável e que não pode ser operado pergunta: "Eu não estou com câncer, estou?". O médico mente, dizendo: "Você está tão bem quanto se tivesse dez anos a menos". Essa mentira nega ao paciente a informação de que ele pode precisar para determinar seu futuro curso de ação, e portanto infringe o princípio de respeito à autonomia. Entretanto, nesse contexto, a mentira pode ser justificada pelo princípio de beneficência.

Muitas críticas dirigidas aos usos correntes do princípio de respeito à autonomia na ética biomédica observam que a autonomia não é nosso único valor e que o respeito pela autonomia não é o único imperativo moral[10]. Esses críticos acertadamente destacam que muitas das decisões na assistência à saúde dependem menos de se respeitar a autonomia do que de se preservar a capacidade de autonomia e as condições de uma vida com significado. Portanto, o respeito à autonomia com frequência é menos importante do que manifestações de beneficência e compaixão. Tais críticas, porém, só são eficazes contra as teorias éticas que reconhecem um princípio de autonomia exageradamente estreito ou que tratam o princípio como absoluto ou como anterior a todos os demais princípios. O princípio de respeito à autonomia deve ser entendido enquanto estabelecendo um firme direito de autoridade para o controle do próprio destino pessoal, mas não como a única fonte de obrigações e direitos morais.

Podemos agora considerar as exigências positivas do princípio, especialmente a obrigação *positiva* de tratamento respeitoso na revelação de informações e no encorajamento da decisão autônoma. Em alguns casos, somos obrigados a aumentar as opções disponíveis para as pessoas. Muitas ações autônomas não poderiam ocorrer sem a cooperação material de outros que tornem as opções acessíveis. O respeito à autonomia obriga os profissionais a revelar as informações, verificar e assegurar o esclarecimento e a voluntariedade, e encorajar a tomada de decisão adequada. Como declaram alguns kan-

---

10. Ver, por exemplo, Daniel Callahan, "Autonomy: a Moral Good, Not a Moral Obsession", *Hastings Center Report*, 14 (outubro de 1984): 40-42; Robert M. Veatch, "Autonomy's Temporary Triumph", *Hastings Center Report*, (outubro de 1984): 38-40; e James F. Childress, "The Place of Autonomy in Bioethics", *Hastings Center Report*, 20 (janeiro/fevereiro de 1990): 12-16.

tianos, a exigência de que tratemos os outros como fins requer que assistamos as pessoas para que alcancem seus fins e que encorajemos suas capacidades como agentes, e não que meramente evitemos tratá-las inteiramente como meios para nossos fins[11].

Há, na medicina, a tentação de usar a autoridade do papel de médico para fomentar ou perpetuar a dependência dos pacientes, em vez de promover sua autonomia. O cumprimento da obrigação de respeitar a autonomia do paciente, entretanto, requer habilitá-lo para superar seu senso de dependência e obter o maior controle possível ou o controle que deseje. Essas obrigações positivas do respeito à autonomia derivam em parte da relação especialmente fiduciária que os profissionais têm com seus pacientes, incluindo as obrigações afirmativas de revelar e conversar. Em alguns casos, o profissional médico é obrigado a devolver a pacientes doentes uma condição na qual é possível uma autonomia significativa. Dessa perspectiva, o respeito à autonomia não é, como alegam alguns críticos[12], um princípio que marca os profissionais médicos como agentes paternalistas e que os aconselha a desconsiderar pacientes difíceis. Pelo contrário, os lados negativo e positivo do respeito à autonomia indicam, juntos, que respeitar o outro inclui o esforço para encorajar e produzir sua opinião acerca dos próprios interesses.

Em razão dos vários modos como esses princípios positivos e negativos funcionam na vida moral, eles são capazes de sustentar muitas regras morais mais específicas (embora outros princípios, tais como a beneficência e a não maleficência, também ajudem a justificar algumas dessas mesmas regras). Exemplos típicos incluem as seguintes regras:

1. "Dizer a verdade."
2. "Respeitar a privacidade dos outros."
3. "Proteger informações confidenciais."
4. "Obter consentimento para intervenções nos pacientes."
5. "Quando solicitado, ajudar os outros a tomar decisões importantes."

Nestas regras morais, tanto o princípio de respeito à autonomia como suas especificações são *prima facie*, não absolutos.

Apesar da amplitude de nossas obrigações de respeito à autonomia, o princípio não é tão amplo a ponto de se aplicar a pessoas não autônomas. O princípio não deve se aplicar a pessoas que não podem agir de forma suficientemente autônoma (e que não podem se tornar autônomas), pois elas são imaturas, inaptas, ignorantes, coagidas ou exploradas. Crianças, indivíduos irracionalmente suicidas e dependentes de drogas são exemplos típicos disso. Aqueles que, como nós, defendem ardorosamente os direitos de autonomia na ética biomédica nunca negaram que algumas formas de intervenção

---

11. Ver Barbara Herman, "Mutual Aid and Respect for Persons", em *Ethics*, 94 (julho de 1984): 577-602, esp. 600-602; Onora O'Neill, "Universal Laws and Ends-in-Themselves", *Monist*, 72 (1989): 341-361.

12. Ver Daniel Callahan, "Autonomy: a Moral Good, Not a Moral Obsession", e Colleen D. Clements e Roger C. Sider, "Medical Ethics' Assault Upon Medical Values", *Journal of the American Medical Association*, 250 (21 de outubro de 1983): 2011-2015.

são justificadas caso as pessoas sejam substancialmente não autônomas e não possam se tornar autônomas para decisões específicas. Voltaremos a esse problema do emprego do respeito à autonomia como uma proteção para pessoas não autônomas na seção final deste capítulo (e no capítulo 5, numa discussão das intervenções paternalistas justificáveis).

Interpretando o respeito à autonomia

Nos últimos anos, o princípio de respeito à autonomia foi vigorosamente atacado na ética biomédica. Hoje, muitos acreditam que uma ênfase na autonomia desloca ou distorce outros valores morais, subvertendo a autoridade moral da medicina e deixando muitos pacientes isolados. Um dos objetivos deste capítulo é interpretar esse complexo princípio a fim de eliminar essas concepções e críticas equivocadas. Reconhecemos, todavia, que muitos dos defensores do princípio alimentaram as críticas por o haverem expandido ou simplificado demasiadamente.

Variedades de "consentimento". O paradigma básico da autonomia na saúde, na política e em outros contextos é o consentimento informado e *expresso*. Nesses cenários, o consentimento ocupou durante muito tempo um papel central porque o consentimento válido legitima formas de autoridade e de conduta que de outro modo não seriam legítimas, e também proporciona vias que de outro modo não seriam acessíveis. Contudo, o consentimento ocorre sob várias condições. Ele pode ser maquinal ou relutante, e muitas vezes ocorre sob intensas pressões que podem invalidá-lo. Ele também ocorre de diversas formas. O paradigma do consentimento informado captura apenas uma forma de consentimento relevante para a ética biomédica. Uma outra forma é o consentimento *tácito*, que é expressado passivamente por omissão. Caso se pergunte aos residentes de um estabelecimento médico de longa permanência se fazem objeção a terem o horário do jantar alterado em uma hora, uma total ausência de objeção constitui consentimento (supondo-se que compreenderam a proposta e a necessidade do consentimento). Analogamente, o consentimento *implícito* ou *subentendido* é inferido das ações. O consentimento para um procedimento médico, por exemplo, está frequentemente implícito num consentimento específico para outro procedimento. O consentimento *presumido* é ainda outra variedade, apesar de assemelhar-se muito ao consentimento subentendido caso seja presumido com base naquilo que sabemos sobre determinada pessoa. Em contraposição, se ele é presumido com base numa teoria geral do bem humano ou numa teoria da vontade racional, a situação moral é diferente e também problemática. O consentimento deve se referir às ações e inações próprias do indivíduo. Embora muitas vezes pressuponhamos legitimamente que o silêncio de uma pessoa constitui consentimento ou que seu consentimento está implícito em outras declarações ou ações, tais inferências podem não ser suficientemente garantidas.

Consideremos duas situações nas quais se considera que formas de consentimento não expresso — especificamente, consentimento implícito e consentimento presumido — são moralmente relevantes, ainda que seu vínculo com a escolha autônoma seja precário. Nos debates atuais sobre captação de órgãos, há a preocupação de que os requerimentos de consentimento expresso por parte do morto quando era ainda vivo ou por parte da família do parente falecido prejudiquem em vez de facilitar a obtenção dos órgãos de que se precisa. Várias nações adotaram o que é chamado de consentimento *presumido*, *tácito* ou *implícito* para órgãos sólidos, e vários estados nos Estados Unidos fizeram o mesmo para córneas. O fundamento moral para a remoção de córneas quando o morto não registrou sua objeção é uma concepção típica de consentimento tácito. Contudo, se não há evidência de consentimento tácito — por exemplo, se o morto não tinha conhecimento da lei — então ou a prática se insere numa outra forma de consentimento ou simplesmente expropria órgãos sem levar em conta o consentimento. É difícil ver como o consentimento da doação está implícito nas ações do morto quando ainda vivia, e o consentimento presumido baseado numa teoria do bem humano não é um consentimento genuíno. O princípio de respeito à autonomia, portanto, pode ser injustificadamente utilizado mediante ficções de consentimento enganosas e perigosas. (Uma extensão relacionada e também arriscada é referir-se a uma fonte cadavérica de órgãos para transplante como "doadora" quando essa pessoa nunca "doou", ou seja, nunca escolheu doar.)

Uma outra controvérsia sobre formas não expressas de consentimento envolve os exames feitos pelos hospitais para a detecção dos anticorpos do vírus da imunodeficiência humana (HIV), que causa a AIDS, nos pacientes admitidos. O interesse no teste de pacientes hospitalizados surgiu em parte porque o tratamento dos pacientes infectados pelo HIV em algumas circunstâncias gera riscos para aqueles que cuidam deles. Se um paciente hospitalar recém-admitido fornece consentimento expresso ao ser consultado a respeito da permissão para se realizar um teste para anticorpos do HIV, a equipe está autorizada a prosseguir. Se o paciente se omite ao ser informado de que o exame será realizado a menos que faça objeção, seu silêncio constitui consentimento tácito, desde que estejam presentes o entendimento e a voluntariedade. Porém, se a questão não é feita, não se pode presumir, sem informações adicionais — incluindo a base para se presumir que as políticas de testes do hospital sejam de conhecimento geral —, que a não objeção do paciente ao teste é um consentimento.

Suponhamos, ao contrário, que um paciente consentiu em exames de sangue de rotina. Os profissionais da área da saúde têm então um consentimento válido para um exame de HIV? Aqui se poderia recorrer a um consentimento específico implícito no consentimento geral para exames de sangue (ou para a admissão no hospital). Há razões para suspeitar dessa pretensão, pois o consentimento expresso é o único consentimento apropriado nessas circunstâncias. Ainda que se tenha coletado o sangue com o consentimento do paciente, o exame oferece riscos psicológicos e sociais. Para um indivíduo soropositivo, os riscos psicológicos incluem ansiedade e depressão séria, e os riscos sociais incluem estigma, discriminação e quebras de confidencialidade[13]. Em geral, os hospitais não têm justificativa para efetuar o teste para anticorpos do HIV nos pacientes sem um consentimento específico.

Uma recente lei da Virgínia (Virginia Code 32.1-45.1) invoca o "consentimento suposto" para permitir que se teste o sangue do paciente sem consentimento específico, entendendo a exposição do profissional aos fluidos corporais do paciente em circunstâncias nas quais poderia se contaminar com o HIV: "Deve-se supor que o paciente cujos fluidos corporais estiverem envolvidos em exposições consentiu em que se proceda ao teste para a detecção de infecção com o vírus da imunodeficiência humana [e] que consentiu na liberação dos resultados desse teste para a pessoa que foi exposta". A lei atribui aos profissionais da saúde a responsabilidade de informar os pacientes dessa regra de consentimento suposto antes de prestar os serviços de assistência à saúde, exceto em casos de emergência. A aceitação do serviço médico por parte do paciente após o recebimento dessa informação tem, no estatuto, o valor de um consentimento.

Embora os autores, na ética biomédica, muitas vezes recorram a ficções tais como o consentimento suposto, é mais defensável argumentar abertamente que a autonomia, a liberdade, a privacidade ou a confidencialidade de um paciente podem ser justificadamente sacrificados para se obter uma informação sobre a existência de anticorpos do HIV no organismo de um indivíduo a fim de proteger um prestador de serviços de saúde que se expôs ao risco de infecção. Uma abordagem preferível é obter dos pacientes um consentimento expresso antecipado para o caso de ocorrer uma exposição acidental.

O consentimento e a recusa ao longo do tempo. As crenças, as escolhas e os consentimentos das pessoas surgem e se modificam com o tempo. Quando as escolhas atuais de uma pessoa contradizem suas escolhas anteriores, que podem ter tido o propósito explícito de prevenir futuras mudanças de opinião, surgem problemas morais e interpretativos. Num caso dado, um homem de 28 anos decidiu parar de fazer diálise renal em razão da restrição de seu estilo de vida e dos encargos para sua família. Ele tinha diabetes, era legalmente cego e não podia andar por causa de uma neuropatia progressiva. Sua esposa e seu médico anuíram em fornecer medicação para aliviar sua dor e em não o colocar de volta na diálise, mesmo que ele assim o pedisse sob a influência da dor ou de outras mudanças corporais que ocorressem por estar morrendo. Perto de morrer, no hospital, o paciente acordou queixando-se de dor e pediu que o pusessem novamente na diálise. A esposa e médico decidiram agir de acordo com o pedido anterior do paciente de que não interviessem, e ele morreu quatro horas depois[14]. Em nossa opinião, a esposa

---

13. Ver Bernard Lo et al., "Voluntary Screening for Human Imunodeficiency Virus (HIV) Infection: Weighing the Benefits and Harms", *Annals of Internal Medicine*, 110 (maio de 1989): 727-733; e Martha S. Swartz, "AIDS Testing and Informed Consent", *Journal of Health Politics, Policy, and Law*, 13 (inverno de 1988): 607-621.

14. Childress, *Who Should Decide?* (Nova York: Oxford University Press, 1982), pp. 224-225. Esse caso foi preparado por Gail Povar, M. D.

e o médico deveriam ter posto o paciente na diálise para determinar se ele havia revogado autonomamente sua escolha anterior.

Uma questão-chave neste caso e em casos relacionados é se as pessoas revogaram autonomamente suas decisões anteriores. A autonomia da ação pode depender em parte do fato de se ajustar ou não ao caráter da pessoa. Por exemplo, uma decisão súbita e inesperada de descontinuar a diálise por parte de uma mulher que ao longo da vida demonstrou considerável coragem e entusiasmo, a despeito de anos de incapacidade, possui uma evidência (mas não necessariamente uma evidência definitiva) de que a decisão pode não ser adequadamente autônoma. É mais provável que as ações sejam substancialmente autônomas quando estão de acordo com o caráter da pessoa (por exemplo, quando uma testemunha de Jeová recusa uma transfusão de sangue). Entretanto, agir consistentemente com o caráter não é uma condição necessária para a autonomia. As ações que estão em desacordo com o caráter podem ser, no máximo, sinais de alerta que advertem os outros a buscar explicações e a investigar mais profundamente se as ações são autônomas.

Decisões autônomas que antecipam períodos de incapacidade. Recentemente, surgiram as diretrizes antecipadas, como uma maneira de uma pessoa controlar o que acontece a ela no caso de vir a ficar incapaz. Decisões prospectivas para renunciar a tratamentos de conservação da vida num período de incapacidade constituem um exemplo, mas as diretrizes antecipadas podem ter um papel ainda mais amplo em pedidos por tratamentos e doações de órgãos (ver pp. 269-272). Uma das questões é em que medida os desejos autônomos previamente expressos de uma pessoa devem ser considerados válidos e obrigatórios depois que a pessoa se torna incapaz ou morre. Suponhamos que, após um acidente automobilístico, uma testemunha de Jeová é conduzida ao hospital e, enquanto está ainda capaz, no atendimento de emergência, recusa transfusões de sangue medicamente essenciais e perde os sentidos. Alguns defendem que a escolha anterior do paciente deveria ser honrada, pois, de outro modo, os médicos (1) teriam de *causar injúria* ao paciente, revelando posteriormente o fato da transfusão, ou (2) teriam de *enganar* o paciente, não lhe dizendo a verdade, caso tenham realizado a transfusão[15]. Com base no respeito à autonomia, podemos obter uma conclusão mais direta e satisfatória. Fazer uma transfusão num paciente incapaz que, enquanto capaz, recusou esse procedimento é uma violação de sua autonomia e é um desrespeito e um insulto à pessoa.

Contudo, as situações com frequência são muito mais complicadas. Em alguns casos, os tribunais mantiveram que, em emergências que ameaçam seriamente a vida, somente uma recusa informada atual de uma transfusão de sangue deveria ser respeitada, especialmente se a diretriz anterior houver sido dada em vista de um procedimento de rotina que geralmente não envolve complicações que colocam em risco a vida do

---

15. Ver Bernard Gert e Charles Culver, "The Justification of Paternalism", *Ethics*, 89 (janeiro de 1979): 199-210.

paciente[16]. Num dos casos, um homem de 22 anos, hospitalizado após um acidente automobilístico, foi transferido, depois de uma semana, para outro hospital, onde se determinou que sua grave lesão cerebral exigia uma cirurgia imediata. Embora seus pais tenham consentido na cirurgia, recusaram-se a consentir em transfusões de sangue. Por duas vezes, o hospital solicitou e recebeu autorização de um tribunal para ministrar transfusões de sangue. A Suprema Corte da Pennsylvania julgou que não consistia erro o fato de que um tribunal inferior não tivesse ouvido o testemunho dos pais do paciente, da noiva ou de um padre para saber de suas crenças religiosas, porque provavelmente haveria ocorrido a morte caso a operação não houvesse sido realizada imediatamente. A necessidade de preservar a vida era mais importante do que julgamentos de terceiros sobre o que um paciente inconsciente desejaria. O tribunal sustentou que, em situações de emergência que pedem providências imediatas, nada, exceto uma decisão perfeitamente consciente tomada pelo paciente no próprio momento crítico, será suficiente para rejeitar as evidências de necessidade médica[17].

Problemas referentes à continuidade e à identidade pessoal. Questões relacionadas a essa surgem a respeito de se as decisões e os projetos anteriores daqueles que agora estão mortos devem ser honrados, e em que medida isso deve ser feito. Há questões, por exemplo, sobre o respeito devido ao morto na autópsia, no transplante, na pesquisa e no ensino médico, incluindo a dissecação, embora o morto não possua mais interesses existentes a serem protegidos. Há questões similares a respeito de diretrizes antecipadas prescritas por pacientes que provavelmente sobreviverão, mas que jamais recobrarão a capacidade. No Caso 3 (ver Apêndice), a equipe discute se deve seguir o pedido de um homem para não informar seu pai, que está nos primeiros estágios do mal de Alzheimer, da verdade sobre seu diagnóstico. A enfermeira observa que o paciente tem o direito de saber e de fornecer diretrizes antecipadas antes de sua futura degeneração, ou ao menos de expressar seus temores e sentimentos. O médico responde que o paciente irá perder sua capacidade de mudar de opinião quando perder sua capacidade de tomar decisões. Para a enfermeira, contudo, a própria diretriz antecipada do paciente proporciona a melhor indicação do que deve ser feito depois.

Há interessantes questões teóricas concernentes a essas controvérsias, como a da identidade e continuidade do indivíduo ao longo do tempo. Formulado de uma maneira extrema, o problema é que o indivíduo de depois pode se tornar tão diferente do antigo indivíduo a ponto de serem duas pessoas diferentes. Se assim for, não é justo que o indivíduo 1 imponha ao indivíduo 2 um curso de ação determinado por uma diretriz antecipada — por exemplo, quando uma condição de demência severa causa alterações radicais[18]. Embora essa tese da descontinuidade radical tenha alguns atrati-

---

16. *Werth v. Taylor*, 190 Mich App 141 (1991).
17. *In re Estate of Dorone*, 502 A. 2d 1271 (Pa. Super. 1985).
18. Ver Rebecca Dresser e John Robertson, "Quality of Life and Non-Treatment Decisions for Incompetent Patients: a Critique of the Orthodox Approach", *Law, Medicine, and Health Care*, 17 (1989): 234-244.

vos, sua plausibilidade e sua relevância na ética são diminuídas quando tentamos imaginar formas de fixar o ponto da descontinuidade a fim de delimitar a linha entre dois indivíduos diferentes e determinar a não aplicabilidade das diretrizes antecipadas. Assim como devemos respeitar os desejos anteriores do morto, respeitamos os desejos autônomos previamente expressos da pessoa que está atualmente seriamente incapaz em razão de nosso respeito pela autonomia da pessoa que tomou a decisão, assim como de nosso interesse em assegurar, antes de nos tornarmos incapazes, o controle sobre nossas vidas. As intervenções contra as diretrizes antecipadas infringem o princípio do respeito à autonomia, embora possam, em alguns casos, ser justificadas.

Muitas vezes há problemas para se determinar se o agente era capaz quando formulou a diretriz antecipada e para se interpretar a diretriz. Surgem problemas similares acerca da capacidade no caso das escolhas atuais, como veremos agora.

Capacidade e escolha autônoma

Os debates sobre a capacidade questionam se os pacientes ou sujeitos são capazes, psicológica ou legalmente, de tomar decisões adequadas. A capacidade para a decisão, portanto, está intimamente ligada à decisão autônoma e às questões sobre a validade do consentimento.

A função de porteiros

Os julgamentos acerca da capacidade desempenham o papel de porteiros nos serviços de saúde, distinguindo as pessoas cujas decisões devem ser solicitadas ou aceitas das pessoas cujas decisões não precisam ou não devem ser solicitadas ou aceitas. Os julgamentos de profissionais sobre a capacidade de uma pessoa ajudam a determinar se seria o caso de se indicar um guardião para cuidar de seus interesses, se uma internação involuntária seria apropriada, e assim por diante. Quando se determinou incapacidade legal, um tribunal indica um representante legal que possui autoridade parcial ou plena sobre o indivíduo incapaz.

Na área da saúde, assim como em outros contextos, os julgamentos sobre a capacidade distinguem os indivíduos cujas decisões autônomas devem ser respeitadas daqueles cujas decisões precisam ser checadas e talvez suplantadas por um representante[19]. Se não houver dúvidas quanto a que se deva respeitar a competência de uma pessoa para tomar decisões, não há problema de capacidade. Uma decisão capaz é necessa-

---

19. Ver Allen E. Buchanan e Dan W. Brock, *Deciding for Others: the Ethics of Surrogate Decision Making* (Cambridge: Cambridge University Press, 1989), pp. 26-27. Este livro nos ajudou a corrigir algumas partes de nosso argumento conforme apresentado em nossa terceira edição.

riamente uma decisão pela qual a pessoa pode ser considerada responsável, e deve ser uma premissa geral que adultos são capazes de tomar decisões. Portanto, a metáfora do porteiro é enganosa caso sugira que os adultos são supostamente incapazes ou que apenas os profissionais devem determinar se suas decisões serão solicitadas ou aceitas. Além disso, se um profissional da saúde determinou que um paciente não é capaz, o próximo passo é indagar se sua capacidade pode ser restaurada. Quando a incapacidade provém de uma causa reversível, como da dor ou de uma medicação, o objetivo imediato é restabelecer a capacidade, antes de se tomar uma decisão.

O papel normativo dos julgamentos acerca da capacidade é especificamente o de qualificar ou desqualificar a pessoa para determinadas decisões ou ações. Mesmo que esses julgamentos de graduação e classificação sejam normativos, eles são, algumas vezes, incorretamente apresentados como descobertas empíricas. Por exemplo, uma pessoa que parece irracional ou pouco razoável para os outros poderia não ser aprovada num teste psiquiátrico e, assim, ser declarada incapaz. O teste é um dispositivo empírico de avaliação, mas os julgamentos normativos determinam o modo como o teste será usado para classificar as pessoas nos grupos de capazes e incapazes. São julgamentos normativos porque se referem ao modo como as pessoas devem ou pode ser tratadas. Esses julgamentos são frequentemente justificados, mas algumas vezes encobrem uma perspectiva de valor demasiadamente estreita.

O conceito de capacidade[20]

As perspectivas específicas da medicina, da psiquiatria, da lei, da filosofia e de outras profissões levaram a concepções concorrentes a respeito das habilidades que as pessoas devem ter para ser capazes. A palavra *capacidade*, portanto, acumulou várias camadas de significados, interligadas de diversas maneiras, mas com diferentes propósitos e funções protetoras por trás das várias ideias. Consequentemente, alguns comentadores acreditam que não há somente uma única *definição* aceitável da capacidade e um único *modelo* aceitável do conceito. Esses autores argumentam que não se pode traçar, de forma não arbitrária, uma linha divisória entre as pessoas capazes e as incapazes. Entretanto, definições, modelos, testes e linhas divisórias devem ser distinguidos. No momento, concentraremos nossa atenção no problema da definição.

Nos variados contextos em que a palavra *capacidade* é apropriadamente usada, encontramos para ela um único significado fundamental: "a habilidade de realizar uma tarefa"[21]. Em contraste com esse significado fundamental, os critérios das capacidades particulares variam de contexto para contexto, pois se referem a tarefas específicas. Os

---

20. A análise nesta seção beneficiou-se de discussões com Ruth R. Faden, Nancy M. P. King e Dan Brock.
21. Ver a análise do significado fundamental em Charles M. Culver e Bernard Gert, *Philosophy in Medicine* (Nova York: Oxford University Press, 1982), pp. 123-126.

critérios para se determinar a capacidade de alguém para enfrentar um processo judicial, para criar Dachshunds, para passar cheques ou para dar aulas a estudantes de medicina são radicalmente diferentes. A capacidade para decidir, portanto, é relativa, e depende da decisão particular a ser tomada. Além disso, raramente se julga uma pessoa incapaz com respeito a todas as esferas de sua vida. Geralmente, só precisamos considerar um tipo de capacidade, como a capacidade para decidir sobre um tratamento ou sobre a participação numa pesquisa. Esses julgamentos de capacidade e incapacidade afetam apenas uma parcela limitada das decisões. Por exemplo, uma pessoa que é inapta para decidir sobre questões financeiras pode ser apta para decidir participar de pesquisas médicas, ou ser capaz de realizar com facilidade tarefas simples e não se sair tão bem diante de tarefas mais complexas. A capacidade, portanto, deve ser entendida como algo específico, e não como algo global.

Muitas pessoas são incapazes de fazer algo numa determinada época e, num outro momento, são inteiramente capazes de realizar a mesma tarefa. Os julgamentos acerca da capacidade dessas pessoas podem se complicar ainda mais em razão da necessidade de distinguir categorias de enfermidades que resultam em alterações crônicas do intelecto, da linguagem ou da memória daquelas que se caracterizam pelo rápido restabelecimento dessas funções, como no caso de um ataque isquêmico transitório, de amnésia total transitória etc. Nestes últimos casos, a capacidade às vezes varia de hora para hora.

A capacidade intermitente e a capacidade específica são evidentes no caso seguinte. Uma mulher, hospitalizada involuntariamente por causa de períodos de confusão mental e de perda de memória, é, na maior parte do tempo, capaz de realizar tarefas comuns. Os profissionais de saúde e um tribunal foram consultados para determinar se poderia ser fornecida a essa paciente legalmente incapaz uma terapia médica alternativa condizente com sua situação[22]. Nesses casos legais, o conceito de *incapacidade específica* tem sido invocado para evitar que generalizações vagas sobre a capacidade excluam as pessoas de todas as decisões. Quando, a princípio, se revela muito difícil determinar o grau de capacidade, é conveniente avaliar o entendimento do paciente, sua habilidade deliberativa e sua coerência ao longo do tempo, fornecendo, concomitantemente, aconselhamento, apoio e informação.

Tais questões conceituais possuem, de várias formas, uma importância prática. A lei, tradicionalmente, presumiu que uma pessoa que é incapaz de administrar suas posses é também incapaz de votar, tomar decisões médicas, se casar etc. Essas leis em geral visam a proteção da propriedade, e não das pessoas, e, portanto, não são apropriadas para as decisões médicas. Sua abrangência global, baseada num julgamento total da pessoa, foi algumas vezes levado longe demais. Dizer que "a pessoa X é incapaz de fazer Y" não implica necessariamente dizer que X é incapaz de fazer Z — ou seja, que ela também não é capaz de realizar uma ação diferente de Y. Num caso clássico, um médico argumentou que um paciente era incapaz de tomar decisões por

---

22. Ver *Lake v. Cameron*, 267 F. Supp. 155 (D. D. C., 1967).

causa da epilepsia[23]. Esses julgamentos contradizem muito do que agora sabemos sobre a etiologia das várias formas de incapacidade, mesmo nos casos mais difíceis de indivíduos mentalmente retardados, de pacientes psicóticos e de pacientes que sofrem de dores incontroláveis. Pessoas que são incapazes em virtude de demência, alcoolismo, imaturidade e retardamento mental apresentam tipos e problemas de incapacidade radicalmente diferentes.

Algumas vezes, uma pessoa capaz, em geral competente na escolha dos meios apropriados para alcançar os objetivos que definiu, agirá de maneira incompetente numa circunstância específica. Consideremos o seguinte caso concreto de uma paciente hospitalizada com um problema agudo de disco, cujo objetivo é controlar a dor na coluna. A paciente decidiu resolver o problema usando uma cinta, método que já havia utilizado com sucesso no passado. Ela acredita decididamente que deve voltar a esse tipo de tratamento. Essa abordagem, porém, entra em conflito com a de seu médico, que defende firme e insistentemente uma cirurgia. Quando o médico — um eminente cirurgião que, na cidade, é o único qualificado para tratá-la — pede à paciente que assine a permissão para a cirurgia, ela não está em condições psicológicas de recusar. As esperanças da paciente estão investidas nesse médico categórico, e, na sua opinião, poderoso e detentor de autoridade. Suas esperanças e seus temores estão exagerados em virtude da doença, e ela tem uma personalidade passiva. Psicologicamente, nas circunstâncias, seria arriscado demais para ela agir como desejasse. Ela é capaz de tomar decisões em geral, mas não é capaz de decidir nesta ocasião particular porque não possui a capacidade requerida.

Essa análise indica que o conceito de capacidade na decisão está intimamente ligado ao conceito de autonomia, como argumentamos anteriormente. Um paciente ou sujeito é capaz de tomar uma decisão caso possua a capacidade de entender a informação material, fazer um julgamento sobre a informação à luz de seus próprios valores, visar um resultado determinado e comunicar livremente seu desejo àqueles que o tratam ou que procuram saber qual é sua vontade. A lei, a medicina e, até certo ponto, a filosofia presumem um contexto no qual as características da pessoa capaz são também as propriedades da pessoa autônoma. Embora a *autonomia* e a *capacidade* tenham significados diferentes (*autonomia* significa autogoverno; *capacidade*, a habilidade de executar uma tarefa), os critérios que definem a pessoa autônoma e a pessoa capaz são surpreendentemente similares. Há duas hipóteses plausíveis: ou uma pessoa autônoma é (necessariamente) uma pessoa capaz (de tomar decisões), ou os julgamentos acerca da capacidade de uma pessoa para autorizar ou recusar uma intervenção devem ser baseados numa avaliação da autonomia dessa pessoa.

As pessoas são mais ou menos competentes para realizar uma tarefa de acordo com o grau ou o leque de habilidades que possuem, assim como são mais inteligentes ou atléticas. Um paciente experiente e instruído, por exemplo, está provavelmente mais

---

23. *Pratt v. Davis*, 118 Ill. App. 161 (1905), aff'd, 224 Ill. 300, 79 N. E. 562 (1906).

qualificado para consentir num procedimento do que um paciente apavorado e inexperiente no setor de emergência. Esse *continuum* da habilidade vai desde o pleno domínio até a completa inaptidão, passando por vários graus de proficiência parcial. Entretanto, é confuso pensar nesse *continuum* como envolvendo graus de *capacidade*. Por razões práticas e políticas, precisamos ter, nesse *continuum*, os limiares abaixo dos quais uma pessoa com um determinado grau de habilidades é considerada incapaz[24]. Nem todos os indivíduos capazes são igualmente hábeis e nem todos os incapazes são igualmente inábeis, mas as determinações da capacidade classificam as pessoas nesses dois grupos básicos, e, portanto, tratam as pessoas apenas como capazes ou incapazes. O ponto onde irá se fixar a fronteira entre as duas classes dependerá das tarefas particulares envolvidas[25].

Embora haja um *continuum* de habilidade subjacente à realização das tarefas, a função de "porteiro" da capacidade requer que se classifiquem as pessoas numa das duas classes: capazes ou incapazes. Nesse sentido, a capacidade é um limiar, e não um conceito contínuo como a autonomia. Em outras palavras, seu propósito é dividir as pessoas em classes e não colocá-las em vários pontos de um *continuum* de habilidades (como nas colocações de campeonatos esportivos). As pessoas não são mais ou menos capazes, ainda que realizem as tarefas que determinam a capacidade de forma melhor ou pior. Acima do limiar, as pessoas são igualmente capazes; abaixo dele, são igualmente incapazes. Os porteiros testam para determinar quem está acima e quem está abaixo da marca.

Modelos de capacidade

Recentemente, uma das principais questões sobre a capacidade enfocou os modelos para sua determinação — as condições que devem ser satisfeitas para se julgar alguém capaz. Na lei e na medicina, os modelos de capacidade tendem a apresentar as aptidões e habilidades mentais como estreitamente relacionadas com os atributos da pessoa autônoma, como habilidades cognitivas e independência de julgamento. Na lei criminal, na lei civil e na medicina clínica, os modelos de capacidade concentraram-se em torno de várias habilidades para compreender e processar informações e refletir sobre as consequências dos próprios atos. Embora as propriedades mais cruciais para a determinação da capacidade sejam controversas, no contexto biomédico, uma pessoa geralmente foi considerada capaz caso fosse apta a compreender uma terapia ou um procedimento de pesquisa, a deliberar acerca de riscos e benefícios importantes e a tomar uma decisão à luz dessa deliberação.

---

24. Ver Daniel Wikler, "Paternalism and the Mildly Retarded", *Philosophy and Public Affairs*, 8 (verão de 1979): 377-392.

25. Algumas sutilezas e qualificações necessárias a esta análise são discutidas num importante texto de Kenneth F. Schaffner, "Competency: a Triaxial Concept", em *Competency*, ed. M. A. G. Cutter e E. E. Shelp (Dordrecht, Países Baixos: Kluwer Academic Publisher, 1991), pp. 253-281.

Concordamos em que se uma pessoa não tem alguma dessas habilidades, a capacidade de decidir, consentir ou recusar é duvidosa. Contudo, há muitas questões complexas acerca de como classificar pessoas que têm a habilidade de compreender, deliberar ou decidir diminuída. Alguns pacientes têm uma habilidade significativa para compreender, deliberar e chegar a conclusões sem serem capazes. Alguns fanáticos religiosos, por exemplo, e muitos pacientes psicóticos, possuem crenças fictícias e ilusórias de que dirigem suas ações. Todavia, eles têm uma considerável habilidade para entender, deliberar e decidir. Pacientes com um QI baixo em virtude de haverem contraído meningite quando pequenos podem ter ainda uma capacidade significativa de recusar uma intervenção como uma intubação ou uma cateterização. Desse modo, precisamos de maiores qualificações e de uma visão mais profunda do que podem nos proporcionar nossas toscas categorias.

O seguinte caso ilustra algumas das dificuldades que frequentemente encontramos ao tentar julgar a capacidade. Um homem que geralmente exibe modelos de comportamento normais é internado contra a sua vontade numa instituição psiquiátrica, em virtude de um estranho comportamento autodestrutivo (arrancar um olho e decepar uma mão), que foi influenciado por suas crenças religiosas não ortodoxas. Ele é considerado incapaz, a despeito de seu comportamento geralmente capaz e do fato de que suas ações peculiares são "razoáveis" de acordo com suas crenças religiosas[26]. Esse caso desconcertante não pode ser interpretado como de capacidade intermitente, mas se poderia argumentar que uma análise em termos de capacidade limitada seria justificada. Entretanto, a análise sugere que as pessoas com crenças religiosas heterodoxas ou estranhas são algo menos que capazes, mesmo que raciocinem claramente à luz de suas crenças. Esse critério é moralmente perigoso para propósitos de políticas, e difícil de ser aceito como uma diretriz sem uma qualificação específica e cuidadosa.

Modelos de capacidade concorrentes. O esquema a seguir expressa o leque de *in*abilidades geralmente requeridas por vários modelos concorrentes de *in*capacidade[27]. Tais modelos abrangem progressivamente desde aquele que requer a mínima habilidade até o outro extremo do espectro.

1. Inabilidade para expressar ou comunicar uma preferência ou escolha
2. Inabilidade para entender a própria situação e suas consequências
3. Inabilidade para entender as informações relevantes
4. Inabilidade para oferecer um motivo

---

26. Este caso foi preparado por P. Browning Hoffman, M. D., para ser apresentado na série de conferências sobre "Medicina e sociedade" na Universidade de Virgínia.

27. Devemos este esquema a Paul S. Appelbaum, Charles W. Lidz e Alan Meisel, *Informed Consent: Legal Theory and Clinical Practice* (Nova York: Oxford University Press, 1987), cap. 5; Ruth Macklin, "Some Problems in Gaining Informed Consent from Psychiatric Patients", *Emory Law Journal*, 31 (primavera de 1982): 345-374; Paul S. Appelbaum e Thomas Grisso, "Assessing Patients' Capacities to Consent to Treatment", *New England Journal of Medicine*, 319 (22 de dezembro de 1988): 1635-1638.

5. Inabilidade para oferecer um motivo racional (embora possam ser dados alguns motivos embasadores)
6. Inabilidade para oferecer motivos relacionados com riscos e benefícios (embora possam ser dados alguns motivos racionais)
7. Inabilidade para chegar a uma decisão razoável (conforme julgado, por exemplo, pelo modelo de uma pessoa razoável)

Estes modelos concentram-se em torno de três tipos de habilidades ou aptidões (cada um dos quais exigindo que se estabeleça o grau de habilidade no qual a pessoa satisfaz o modelo). O modelo 1 busca a simples habilidade de definir uma preferência, e é um modelo fraco. Os modelos 2 e 3 examinam as habilidades de entender informações e de avaliar a própria situação. Os modelos de 4 a 7 procuram a habilidade de raciocinar rumo a uma decisão importante e vital, embora somente o modelo 7 restrinja o leque de resultados aceitáveis num processo deliberativo. Estes modelos foram e ainda são usados, sozinhos ou combinados, com o fim de determinar a incapacidade.

Testes operacionais de incapacidade. Há também uma necessidade clínica de se selecionar, em um ou mais desses modelos, um teste operacional de incapacidade que estabeleça pontuações de aprovação e reprovação. As escalas de classificação de demência, os exames de condição mental e dispositivos similares testam fatores como orientação no tempo e no espaço, perseverança, memória, entendimento e coerência. Esses testes são avaliações empíricas, clínicas, geralmente ministradas quando há suspeita de incapacidade. Apesar de serem empíricos, há um julgamento normativo subjacente aos testes. Cada um dos seguintes elementos envolve julgamentos normativos[28]:

1. Estabelecimento das habilidades relevantes da (in)capacidade
2. Fixação de um ponto-limite das habilidades do item 1
3. Aceitação de um teste empírico para o item 2

Qualquer que seja o teste aceito, de acordo com o item 3, é uma questão empírica determinar se alguém possui o nível requerido de habilidade, mas essa questão só pode ser formulada e respondida caso outros critérios já tenham sido fixados de acordo com os itens 1 e 2. Esses critérios são às vezes fixados por regras institucionais ou por tradição, mas, em outros casos, estão abertos a modificações. Em geral, mesmo os critérios estabelecidos poderiam ter sido diferentes e podem se modificar ao longo do tempo.

---

28. Para outras formas de incorporar os valores, ver Loretta M. Kopelman, "On the Evaluative Nature of Competency and Capacity Judgments", *International Journal of Law and Psychiatry*, 31 (1990): 309-329. Para problemas conceituais e epistemológicos em todos os testes disponíveis, ver E. Haavi Morreim, "Competence: At the Intersection of Law, Medicine, and Philosophy", em *Competency*, pp. 993-125, esp. 105-108.

A estratégia da escala móvel

As propriedades da autonomia e da habilidade psicológica não são os únicos critérios usados na construção dos modelos de capacidade. Muitas políticas usam critérios pragmáticos de eficiência, viabilidade e aceitabilidade social para determinar se uma pessoa é capaz ou se deu uma autorização válida. A idade, por exemplo, tem sido convencionalmente usada como um critério operacional para a validez da autorização, sendo que os limites de idade estabelecidos variam de acordo com os modelos de uma comunidade, com o grau de risco envolvido e com a importância dos benefícios esperados. Critérios desse tipo são utilizados para proteger pessoas imaturas ou propensa a enganos contra possíveis decisões que não promovam o seu melhor interesse. Muitas dessas pessoas são capazes de realizar as tarefas necessárias, mas são julgadas incapazes por não satisfazer um modelo pragmático, como a idade.

Na medicina, o motivo para se determinar a incapacidade é o de proteger os pacientes contra decisões que poderiam tomar que não fossem de seu interesse. Muitos, portanto, acreditam que os modelos de capacidade devem estar estreitamente vinculados aos níveis de experiência, maturidade, responsabilidade e bem-estar. Alguns autores apresentam a estratégia da escala móvel para o modo como essa meta deve ser alcançada. Eles argumentam que, quando uma intervenção médica aumentar os riscos para os pacientes, o nível de habilidade exigido por um julgamento da capacidade para aceitar ou recusar a intervenção deveria ser aumentado; por outro lado, quando as consequências para o bem-estar do paciente se tornarem menos substanciais, o nível de habilidade exigido para se determinar a capacidade deveria ser diminuído. A abordagem da escala móvel permite que os modelos de capacidade se modifiquem de acordo com o risco vinculado à decisão. Caso esteja presente um risco sério, como a morte, então é necessário um modelo rígido; caso haja um risco baixo ou insignificante, então pode ser usado um modelo de capacidade mais frouxo. Uma mesma pessoa, portanto, pode ser capaz para decidir se deseja tomar um tranquilizante, mas incapaz para autorizar uma apendicectomia[29].

A estratégia da escala móvel tem os seus atrativos. Uma decisão sobre que modelo utilizar para determinar a capacidade de decisão depende de vários fatores, muitas vezes ligados a riscos. Nas instituições de assistência à saúde, a seleção das habilidades, dos limites e dos modelos irão depender de políticas e de questões morais envolvendo os requerimentos da decisão. Todos os métodos para a definição de modelos de incapacidade encontram dificuldades ao optar pela ênfase na autonomia do paciente ou pela proteção do paciente contra danos, uma escolha mais moral do que médica. Se a principal preocupação for prevenir abusos de autonomia, poder-se-ia aceitar o modelo 1 da seção

---

29. Ver Willard Gaylin, "The Competence of Children: No Longer All or None", *Hastings Center Report*, 12 (abril de 1982): 33-38, esp. 35; Buchanan e Brock, *Deciding for Others*, pp. 51-70; e Dan Brock, "Children's Competence for Health Care Decisionmaking", em *Children and Health Care*, ed. Loretta Kopelman e John Moskop (Boston: Kluwer Academic Publishers, 1989), pp. 181-212.

anterior como o único modelo de incapacidade válido, ou talvez apenas os modelos 1, 2 e 3. Se a principal preocupação, porém, for a de que os pacientes recebam o melhor tratamento médico possível, pode-se exigir que os pacientes satisfaçam todos os modelos mencionados, ou pelo menos os modelos 6 e 7. Aqueles que aceitam um modelo rígido de incapacidade (como os modelos 6 e 7) colocarão os interesses médicos ou o bem-estar e a segurança dos pacientes acima de seus interesses de autonomia.

A força da estratégia da escala móvel é que nossos interesses em assegurar bons resultados contribuem legitimamente para o modo como investigamos e criamos modelos para julgar as pessoas capazes ou incapazes. Se as consequências para o bem-estar são graves, aumenta a nossa necessidade de nos certificar de que o paciente possui as habilidades requeridas; já no caso de haver pouca coisa em jogo em termos de bem-estar, o nível de habilidade requerido para a decisão pode ser reduzido. Se, por exemplo, é necessária uma nutrição entérica para ajudar um paciente com demência reversível a se recuperar, há uma forte razão para proteger o paciente contra uma decisão imprudente adotando um modelo rígido de capacidade. Porém, se a demência é irreversível e o principal objetivo da nutrição entérica é simplesmente o conforto do paciente, o modelo de capacidade pode ser abrandado.

A estratégia da escala móvel é, em geral, um excelente mecanismo de proteção, mas, a menos que algumas dificuldades conceituais e morais possam ser resolvidas, existe o risco de confusão acerca da natureza dos julgamentos de capacidade e da capacidade em si mesma. Essa posição sugere que a *capacidade* que uma pessoa tem de decidir depende da importância da decisão ou de algum dano que possa sobrevir a ela. Essa posição, porém, parece questionável. A capacidade que uma pessoa tem de decidir se participa de uma pesquisa sobre câncer não depende das consequências de sua decisão. Conforme os riscos aumentam ou diminuem, podemos, legitimamente, acrescer ou reduzir as regras ou medidas que usamos para *averiguar* se alguém é capaz; contudo, ao formular o que fazemos, precisamos distinguir nossas formas de averiguação da capacidade da pessoa.

É preciso fazer uma distinção entre dois sentidos de *modelo de capacidade*. Num sentido, o que está em jogo são os *critérios* para se determinar a capacidade — ou seja, as condições nas quais uma pessoa é ou não capaz. Num segundo sentido, *modelo de capacidade* refere-se às *diretrizes pragmáticas* que usamos para determinar a capacidade. Um adolescente maduro, por exemplo, pode ser capaz de decidir sobre um transplante de rim (satisfazendo os critérios de capacidade), mas pode ser também legalmente incapaz em virtude da idade (não cumprindo as diretrizes pragmáticas). Num caso mais complicado, uma pessoa com autismo (envolvendo uma inabilidade total para se comunicar) é capaz de decidir sobre os cuidados médicos, satisfazendo os critérios de capacidade, e, todavia, não consegue se comunicar adequadamente, e portanto um teste indica que essa pessoa é incapaz (não satisfaz as diretrizes pragmáticas). Para minorar o problema do duplo significado da expressão *modelo de capacidade*, usaremos o termo *modelo* apenas com referência aos critérios para *determinar* a capacidade. Assim, uma pessoa poderia ser corretamente rotulada de incapaz à luz dos melhores testes e, ainda assim, ser capaz.

Importantes defensores da estratégia da escala móvel sustentam exatamente o contrário — a saber, que a *capacidade* varia de acordo com o risco. Segundo os defensores mais meticulosos e convincentes dessa estratégia, Allen Buchanan e Dan Brock,

> Apenas porque um paciente é capaz de consentir num tratamento, não se segue necessariamente que ele é capaz de recusá-lo, e vice-versa. Um consentimento, por exemplo, para um procedimento vital de baixo risco, a ser dado por um indivíduo, quanto ao mais, saudável, exigirá um nível mínimo de capacidade, mas uma recusa do mesmo procedimento por um indivíduo nessas condições exigiria o mais alto nível de capacidade. Uma vez que o nível apropriado de capacidade exigido para uma decisão particular deve ser ajustado às consequências que resultariam do cumprimento da decisão, nenhum modelo de capacidade para a decisão é adequado. Em vez disso, o nível de capacidade apropriadamente exigido para a decisão varia ao longo de uma linha que vai desde o nível baixo/mínimo até o alto/máximo (...). Quanto maior o risco em relação às outras opções (...), maior é o nível de habilidade de comunicação, entendimento e raciocínio exigido para a capacidade de tomar essa decisão[30].

A tese central desta concepção parece ser perigosa, tanto conceitual como moralmente. Uma modificação no risco das consequências (passando do risco de uma pequena cicatriz, digamos, para o risco de morte) indica que devemos ser cautelosos ao permitir que alguém assuma o maior risco, e é verdade que o nível de capacidade para decidir aumenta à medida que aumenta a complexidade ou a dificuldade de uma tarefa (uma decisão sobre *fusão espinhal*, digamos, contrastada com uma decisão sobre tomar ou não um calmante). Mas o nível de capacidade de decidir não aumenta à medida que aumenta o risco de um resultado. É incerto misturar a complexidade ou a dificuldade de uma tarefa com o risco de uma decisão. Não há base para se acreditar que decisões arriscadas exigem mais habilidade de decisão do que decisões de menos risco. Pelo contrário, há uma base sólida para se crer que muitas decisões de risco zero exigem mais habilidade de decisão do que muitas decisões de risco.

Além disso, para qualquer pessoa cuja capacidade esteja em questão, parece de fato um desrespeito à sua autonomia dizer "Você é capaz para decidir o que fazer com seus filhos, o que fazer com seus negócios e também para decidir estar neste hospital, mas você não é capaz para recusar uma intubação ou uma cateterização em razão do risco acrescido". A estratégia da escala móvel parece, então, ser incoerente. Distinções inadequadas levam a uma união de periculosidade e complexidade, e também a uma união de critérios para um paternalismo justificado e para modelos de capacidade[31]. Esses pro-

---

30. Buchanan e Brock, *Deciding for Others*, pp. 52-55. Para uma elaboração e uma defesa, ver Brock, "Deciosionmaking Competence and Risk", *Bioethics*, 5 (1991): 105-112.

31. Problemas relacionados com este na análise de Buchanan e Brock são discutidos em Mark R. Wicclair, "Patient Decision-Making Capacity and Risk", *Bioethics*, 5 (1991): 91-104, esp. p. 98 (e ver p. 120 para outra "Resposta").

blemas podem ser evitados aceitando-se que o nível de evidência para se determinar a capacidade deve variar de acordo com o risco, embora a capacidade em si mesma varie somente ao longo de uma escala de dificuldade de decisão. Brock e Buchanan insistem em que "o nível requerido de capacidade para decidir" deve ser localizado numa escala móvel que vai do mínimo ao máximo de acordo com o risco, mas nós recomendamos que somente os modelos de evidência requeridos para se determinar a capacidade de decidir devem ser situados numa escala móvel (de acordo com o risco).

Segue-se que os julgamentos acerca da supressão das decisões dos pacientes devem ser distinguidos das questões acerca de se os pacientes são capazes. O paternalismo tem um lugar válido na medicina (ver capítulo 5, pp. 302-313), mas seu lugar não é na fixação de critérios de capacidade. Os incapazes geralmente são aqueles que tratamos de modo paternalista, mas também podemos ter motivos paternalistas válidos para impugnar as decisões de pessoas capazes. Em todo caso, a questão do paternalismo justificado deve ser diferenciada dos critérios para a capacidade, a fim de se evitar situações nas quais decidimos que a decisão do paciente é arriscada demais e que, portanto, ele é incapaz.

Na prática, as contestações à capacidade de um paciente raramente surgem a menos que haja uma discordância sobre valores. Uma vez que o paciente concorde com as recomendações do médico, sua capacidade de entender, decidir e consentir no tratamento raramente é examinada. Mas o conflito entre a vontade do paciente e o julgamento do médico sobre os melhores interesses desse paciente em geral provoca uma investigação a respeito da capacidade do paciente[32]. Tal prática não é surpreendente. Há uma premissa geral de que adultos são capazes de tomar suas decisões, e quando essas decisões não são problemáticas (em parte porque convergem com os julgamentos dos profissionais) não há motivo para se contestar a capacidade.

Nesta seção, argumentamos que a capacidade é determinada principalmente pelo fato de uma pessoa ter a habilidade de decidir de forma autônoma, e não porque seus melhores interesses estão sendo protegidos. Um outro grupo de razões nos levará (adiante, neste mesmo capítulo, e nos dois seguintes) a levar em consideração os riscos, os benefícios e os melhores interesses. Primeiramente, porém, é preciso examinar a relação entre a autonomia e o consentimento informado.

O significado e a justificação do consentimento informado

Desde os julgamentos de Nuremberg, que apresentaram relatos horrendos de experiências médicas em campos de concentração, a questão do consentimento tem estado em primeiro plano nas discussões da ética biomédica. O termo *consentimento informado* não aparece até uma década depois desses julgamentos, e não recebe uma análise

---

32. Wendy Carlton, *"In Our Professional Opinion..." The Primacy of Clinical Judgment over Moral Choice* (Notre Dame, IN: University of Notre Dame Press, 1978), pp. 5-6.

detalhada até aproximadamente 1972. Recentemente, o enfoque se transferiu da obrigação do médico ou do pesquisador de *revelar* a informação para a qualidade do *entendimento* e do *consentimento* de um paciente ou de um sujeito de pesquisa. As forças por trás dessa modificação na ênfase foram impelidas pela autonomia e, também, fundamentalmente externas aos códigos da ética médica e da ética da pesquisa. Ao longo desta seção, observamos de que modo os modelos de consentimento informado evoluíram com a regulamentação da pesquisa, com os precedentes legais governando a prática médica, com as mudanças no relacionamento médico–paciente e com a análise ética.

As funções e as justificações dos requerimentos do consentimento informado

Hoje, praticamente todos os códigos proeminentes da medicina e da pesquisa e as regras de ética institucionais mantêm que os médicos e os pesquisadores devem obter o consentimento informado dos pacientes e dos sujeitos de pesquisa antes de qualquer intervenção importante. Os procedimentos referentes ao consentimento foram planejados para possibilitar a escolha autônoma, mas cumprem também outras funções, incluindo a proteção dos pacientes e dos sujeitos de pesquisa contra danos e o encorajamento dos profissionais médicos para que ajam de forma responsável nas interações com pacientes e sujeitos de pesquisas.

Duas posições acerca da função e da justificação dos requerimentos do consentimento informado dominaram a literatura da ética. Na história recente da preocupação com os sujeitos de pesquisa, os requerimentos do consentimento foram vistos principalmente como um modo de minimizar o potencial nocivo. A redução dos riscos e a prevenção de injustiças e da exploração ainda servem como razões para muitos controles profissionais, reguladores e institucionais. Recentemente, porém, a principal justificação oferecida para os requerimentos do consentimento informado foi a proteção da escolha autônoma, um objetivo definido de forma imprecisa e que é frequentemente perdido em discussões vagas sobre a proteção do bem-estar e dos direitos dos pacientes e dos sujeitos de pesquisa. Historicamente, podemos alegar pouco além do fato indiscutível de que surgiu uma demanda social geral e incipiente pela proteção dos direitos dos pacientes e dos sujeitos de pesquisa, especialmente de seus direitos de autonomia. Ao longo deste capítulo, aceitamos e procuramos dar profundidade à premissa segundo a qual a principal função e justificação do consentimento informado é possibilitar e proteger a escolha individual autônoma.

A definição e os elementos do consentimento informado

O conceito de consentimento informado necessita ser esclarecido antes que possamos estabelecer as condições em que é apropriado e obrigatório buscá-lo. O termo é consideravelmente vago, o que cria uma necessidade de aprimorar o conceito a fim de que seu significado seja estável e adequado.

Alguns comentadores tentaram reduzir a ideia do consentimento informado a uma decisão tomada em conjunto pelo médico e pelo paciente, de forma que o *consentimento informado* e a *decisão conjunta* seriam sinônimos[33]. Essa tese não afirma que o *consentimento informado* de fato tem esse significado na linguagem comum ou na lei, mas sim que *deveria* tê-lo. Essa ideia é plausível quando o consentimento envolve as trocas de informações que ocorrem entre os pacientes e os profissionais de saúde, mais do que uma simples ação de autorizar uma intervenção[34]. O consentimento informado é dado especialmente com o tempo, e pode ser retirado com o tempo. Concordamos em que é essencial que se entenda o consentimento informado como um processo que ocorre com o tempo, e que se evite a visão comum de que um formulário de consentimento assinado é a essência do consentimento informado.

O consentimento informado, no entanto, não pode ser reduzido a uma decisão tomada em conjunto. Ele é e continuará a ser obtido em muitos contextos de pesquisa e de atendimento de emergência nos quais a decisão conjunta é um modelo equívoco. Além disso, em vários contextos clínicos, as trocas de informações por meio das quais os pacientes escolhem as intervenções médicas devem ser distinguidas dos atos de aprovar e autorizar essas intervenções. A decisão conjunta é um ideal válido na medicina, mas ela não define nem substitui o consentimento informado. Vendo o consentimento informado como um processo que depende de tempo, podemos evitar o modelo da decisão conjunta e o modelo de um único ato.

Dois sentidos de "consentimento informado"[35]. Devemos indagar o que é o consentimento informado em relação a duas concepções diferentes desse conceito que aparecem na literatura e nas práticas correntes. No primeiro sentido, o *consentimento informado* pode ser analisado mediante a exposição da escolha autônoma feita anteriormente neste capítulo. Um consentimento informado é uma *autorização autônoma* dada por indivíduos para uma intervenção médica ou um envolvimento numa pesquisa. Nesse primeiro sentido, uma pessoa deve fazer mais que expressar concordância ou anuência com uma proposta; ela deve autorizar por meio de um ato de consenti-

---

33. Ver Jay Katz, *The Silent World of Doctor and Patient* (Nova York: The Free Press, 1984), pp. 86-87; e President's Commission for the Study of Ethical Problems in Medicine and Biomedical and Behavioral Research, *Making Health Care Decisions* (Washington, DC: U. S. Government Printing Office, 1982), vol. I, p. 15. Alan Weisbard, um defensor desta abordagem, sugere abandonar "consentimento informado" em favor de um termo diferente, em "Informed Consent: The Law's Uneasy Compromise with Ethical Theory", *Nebraska Law Review*, 65 (1986): 767.

34. Ver Charles W. Lidz et al., "Two Models of Implementing Informed Consent", *Archives of Internal Medicine*, 148 (junho de 1988): 1385-1389.

35. A análise desta subseção se baseia em parte em Faden e Beauchamp, *A History and Theory of Informed Consent*, cap. 8.

mento informado e voluntário. No caso clássico de *Mohr versus Williams*, um médico obteve o consentimento de Anna Mohr para uma operação em seu ouvido direito. Durante a operação, o cirurgião determinou que, em vez do direito, o ouvido esquerdo precisava ser operado. Um tribunal considerou que o médico deveria ter obtido o consentimento da paciente para a cirurgia no ouvido esquerdo: "Se um médico aconselha a um paciente que se submeta a uma operação específica e o paciente pesa os perigos e os riscos inerentes a essa ação e, por fim, consente, ele, desse modo, trava, de fato, um contrato que autoriza o médico a operar de acordo com o consentimento dado, e nada além disso"[36]. Nesse primeiro sentido, um *consentimento informado* ocorre se e somente se um paciente ou sujeito de pesquisa, com um entendimento substancial e numa substancial ausência de controle por parte de outros, intencionalmente autoriza um profissional a fazer algo.

No segundo sentido, o consentimento informado é analisável em termos das *regras sociais de consentimento* nas instituições que têm de obter consentimento legalmente válido para pacientes ou sujeitos de pesquisa antes de proceder aos procedimentos terapêuticos ou à própria pesquisa. De acordo com essas regras, os consentimentos informados não são atos necessariamente autônomos, e, algumas vezes, não são nem mesmo autorizações significativas. O *consentimento informado* refere-se somente a uma autorização institucionalmente ou legalmente efetiva, conforme determinado pelas regras prevalecentes. Um paciente ou sujeito de pesquisa pode autorizar *autonomamente* uma intervenção — e, dessa forma, dar um consentimento informado no primeiro sentido — sem *efetivamente* autorizar essa intervenção, e, portanto, sem dar um consentimento informado no segundo sentido. Se um menor, por exemplo, não está autorizado a consentir, ele não pode autorizar autonomamente uma intervenção sem dar, com isso, um consentimento efetivo segundo as regras institucionais vigentes (embora algumas leis sobre o "menor maduro" deem a eles o direito de autorizar tratamentos médicos em circunstâncias específicas).

As regras institucionais do consentimento informado geralmente não foram julgadas pelo exigente modelo da autorização autônoma. Consequentemente, os críticos das instituições de assistência à saúde argumentam que os tribunais não impuseram aos médicos e hospitais nada além de uma obrigação de alertar sobre os riscos das intervenções propostas, e que, nessas circunstâncias, o consentimento não é um consentimento informado autêntico[37]. Jay Katz, por exemplo, sustenta que uma "obrigação judicialmente imposta deve ser distinguida da ideia do consentimento informado, ou seja, a ideia de que os pacientes têm um papel decisivo a desempenhar no processo da decisão médica". Katz acredita que os tribunais e as instituições médicas permitiram que "a ideia do consentimento informado (…) mor-

---

36. *Mohr v. Williams*, 95 Minn. 261, 265; 104 N.W. 12, 15 (1905).
37. Esta conclusão é ardorosamente defendida por Weisbard, "Informed Consent: the Law's Uneasy Compromise with Ethical Theory", pp. 749-767.

resse gradualmente"[38]. Suas críticas podem ser melhor entendidas com referência ao hiato entre os dois sentidos do consentimento informado: um médico que obtém um consentimento de acordo com os critérios institucionais pode deixar de cumprir os modelos mais rigorosos de um modelo baseado na autonomia.

É fácil criticar as regras institucionais como superficiais, mas os profissionais da área da saúde nem sempre podem obter um consentimento que satisfaça as exigências das rigorosas regras de proteção da autonomia. Essas regras podem se revelar excessivamente difíceis ou impossíveis de ser implementadas. As regras prevalecentes devem ser avaliadas não apenas em função do respeito à autonomia mas também das prováveis consequências da imposição de requerimentos demasiadamente pesados às instituições. As políticas podem, legitimamente, levar em consideração o que é justo e razoável exigir dos profissionais de saúde e dos pesquisadores, o efeito de requerimentos alternativos sobre a eficiência e a eficácia da prestação dos serviços de saúde e o progresso da ciência, e o efeito dos requerimentos concernentes ao consentimento sobre o bem-estar dos pacientes. Todavia, julgamos inquestionável que o modelo da escolha autônoma (no primeiro sentido) deve servir como referência para a adequação moral das regras institucionais.

Os elementos do consentimento informado. A abordagem aceita da definição do *consentimento informado* tem sido a que especifica os elementos do conceito, em particular dividindo-os em componente de *informação* e componente de *consentimento*. O componente de informação refere-se à revelação da informação e à compreensão daquilo que é revelado. O componente de consentimento refere-se a uma decisão e uma anuência voluntárias do indivíduo para se submeter a um procedimento recomendado. A literatura legal, regulamentária, filosófica, médica e psicológica tendem a favorecer como os componentes analíticos do consentimento informado os seguintes elementos[39]: (1) Competência; (2) Revelação; (3) Entendimento; (4) Voluntariedade, e (5) Consentimento. Esses elementos são então apresentados como a matéria-prima da definição do *consentimento informado*. Um indivíduo dá um consentimento informado para uma intervenção se (e, talvez, somente se) for capaz de agir, receber uma exposição completa, entender a exposição, agir voluntariamente e consentir na intervenção.

---

38. Jay Katz, "Disclosure and Consent", em *Genetics and the Law II*, ed. A. Milunsky e G. Annas (Nova York: Plenun Press, 1980), pp. 122, 128; para revisões e ampliações, ver Katz, "Physician-Patient Encounter 'On a Darkling Plain'", *Western New England Law Review*, 9 (1987): 207-226, e Alan Meisel, "A 'Dignitary Tort' as a Bridge Between the Idea of Informed Consent and the Law of Informed Consent", *Law, Medicine and Health Care*, 16 (1988): 210-218.

39. Ver, por exemplo, Alan Meisel e Loren Roth, "What we do and do Not Know about Informed Consent", *Journal of the American Medical Association*, 246 (1981): 2473-2477; President's Commission, *Making Health Care Decisions*, vol. II, pp. 317-410, esp. p. 318, e vol. I, cap. 1, esp. pp. 38-39; National Commission for the Protection of Human Subjects of Biomedical and Behavioral Research, *The Belmont Report* (Washington, DC: DHEW Publication OS 78-0012, 1978), p. 10.

Com referência à *revelação* que os tribunais e a literatura médica tantas vezes propuseram[40], essa definição com cinco elementos é imensamente superior à definição com um único elemento, mas é demasiadamente influenciada pelas convenções médicas e pelas leis sobre imperícia e negligência. Fazendo da revelação o item principal, ambas as abordagens subvertem o consentimento informado. Toda definição desse tipo incorpora premissas questionáveis a respeito da autoridade médica, da responsabilidade do médico e das teorias sobre as obrigações legais, todas as quais delineiam antes uma *obrigação de revelar* do que o *significado do consentimento informado*. O significado do *consentimento informado*, como já vimos, é melhor analisado com referência à autorização autônoma, que não tem qualquer relação com a revelação especificamente (ainda que muitas vezes as revelações tenham de ser feitas às pessoas para que elas alcancem um entendimento adequado).

A revelação da informação com frequência é menos vital na medicina clínica do que uma recomendação de um profissional para uma ou mais ações. Esse geralmente é o caso nas trocas entre os médicos e os pacientes no tocante a cirurgias, medicações etc., mas também é verdade, por exemplo, para notificações dadas por divisões médicas de corporações a empregados e pensionistas após inspeção de rotina ou após um estudo de produtos químicos perigosos. Recomendações para tratamentos ou para mudanças no estilo de vida, como parar de fumar, provavelmente são muito mais importantes do que informações sobre os resultados de estudos empíricos ou inspeções. Embora as recomendações sejam informativas, são também normativas, e, portanto, não podem ser apropriadamente descritas como revelações, que são constituídas por declarações descritivas.

A despeito dessas reservas, aceitamos a premissa de que os "elementos" acima capturam muitas das noções básicas sobre a decisão informada que precisam ser analisadas. Neste capítulo, tratamos de cada um dos sete elementos seguintes. (A importância da autorização em nossa análise nos leva a substituir os elementos 6 e 7 abaixo pelo consentimento, que é arrolado acima como o elemento 5.)

I. Elementos iniciais (precondições)
  1. Capacidade (de entender e decidir)
  2. Voluntariedade (ao decidir)

II. Elementos da informação
  3. Revelação (da informação material)
  4. Recomendação (de um plano)
  5. Entendimento (dos itens 3 e 4)

III. Elementos do consentimento
  6. Decisão (em favor de um plano)
  7. Autorização (do plano escolhido)

---

40. Ver, por exemplo, *Planned Parenthood of Central Missouri v. Danforth*, 428 U.S. 52, em 67 n.8 (1976) (U. S. Supreme Court).

Esta lista requer algumas qualificações. Em primeiro lugar, uma *recusa informada* acarreta uma modificação dos elementos do item III, transformando as categorias em "Elementos de recusa" — por exemplo: 6. "Decisão (contra um plano)". Em segundo lugar, o consentimento para a pesquisa envolvendo sujeitos humanos não envolve necessariamente uma recomendação; caso se faça uma recomendação, ela pode ser totalmente diferente das recomendações da medicina clínica. Em terceiro lugar, a capacidade é mais uma pressuposição ou condição da prática da obtenção do consentimento informado do que um elemento.

Sendo este capítulo primordialmente sobre a autonomia, mais que sobre o consentimento informado e a recusa, nossa abordagem desses elementos irá ingressar em várias áreas da escolha autônoma. Nós nos concentraremos nos elementos de importância geral para a análise tanto do consentimento informado como da autonomia, começando pela revelação.

A revelação de informações

Acabamos de ver que a obrigação de revelar as informações aos pacientes foi com frequência apresentada como uma condição necessária, e às vezes a única condição, do consentimento informado válido. A doutrina legal do consentimento informado foi primeiramente uma lei de revelação baseada numa obrigação geral de exercitar um cuidado razoável fornecendo informações. O litígio civil a respeito do consentimento informado emergiu em razão do dano causado à pessoa ou à propriedade de alguém, intencionalmente ou por negligência, por uma conduta do médico em não revelar algo, um dano medido em termos de perdas monetárias. Esse enfoque resulta da necessidade, por parte do sistema legal, de um dispositivo que possa ser usado para avaliar os danos e as responsabilidades.

À medida que os litígios acerca dos requerimentos legais do consentimento no tratamento médico evoluíram, desenvolveu-se também um conjunto de regras mais complicado, especialmente com relação aos modelos de revelação. O termo *consentimento informado* originou-se nesse contexto legal. Entretanto, do ponto de vista moral, o consentimento informado está mais ligado às escolhas autônomas dos pacientes e dos sujeitos de pesquisa do que às responsabilidades dos profissionais como agentes da revelação. Tanto os profissionais da área da saúde como os pacientes precisam formular e responder perguntas, e esse processo é menos uma questão de revelar informações do que de descobrir as informações relevantes e decidir como ordená-las e usá-las.

A revelação, contudo, é um tópico central. Se a informação não for transmitida de uma maneira adequada, muitos pacientes e sujeitos de pesquisa terão, com referência ao modelo, uma base insatisfatória para tomar suas decisões. A perspectiva, as opiniões e as recomendações do profissional são, com frequência, essenciais para uma decisão sensata. Os profissionais são obrigados a revelar um conjunto fundamental de informações, incluindo (1) os fatos ou descrições que os pacientes ou sujeitos de pesquisa normalmente consideram importantes para decidir se recusam ou consentem na intervenção ou na pesquisa propostas; (2) as informações que o profissional acredita serem importantes; (3) a recomendação do profissional; (4) o propósito de buscar um consentimento, e (5) a natureza e os limites do consentimento como um ato de autorização.

Foram também propostos outros tipos de revelação — por exemplo, os nomes das pessoas encarregadas. Há muitas controvérsias em torno de quanto deve ser revelado acerca dos riscos de um procedimento, assim como acerca de sua natureza e de seus benefícios e das possíveis alternativas ao procedimento, incluindo novas drogas, dispositivos e tratamentos[41]. No caso da pesquisa, as revelações geralmente devem ser feitas acerca dos objetivos, métodos, dos benefícios e riscos que se esperam da pesquisa, qualquer inconveniência ou desconforto esperado e do direito do sujeito de se retirar da pesquisa. Também podem ser necessárias outras revelações e precauções especiais para garantir que as pessoas entendam, inclusive a revelação dos critérios empregados na seleção dos sujeitos e uma indicação de que a pessoa poderá fazer perguntar adicionais. Essas listas poderiam ser quase que indefinidamente expandidas. A Suprema Corte da Califórnia julgou que, ao buscar o consentimento informado, "um médico deve revelar interesses pessoais não vinculados à saúde do paciente, seja ele um interesse de pesquisa ou econômico, que possa afetar o julgamento profissional do médico"[42]. Contudo, as questões morais centrais dependem das necessidades de informação dos pacientes e sujeitos particulares, e não das listas ou categorias de informação.

Modelos de revelação

Os tribunais esforçaram-se por determinar quais normas deveriam governar a revelação da informação. Dois modelos de revelação concorrentes surgiram: o modelo da prática profissional e o modelo da pessoa sensata. Foi também proposto um terceiro modelo, o subjetivo, mas ele foi implementado nos tribunais apenas como um modelo de determinação de causa — isto é, como um modo de determinar se a omissão da informação por parte do médico causou dano ao paciente —, não como um modelo de revelação. A discussão desses modelos determinou os termos de muitos dos debates correntes sobre os requerimentos do consentimento informado tanto na ética médica como na lei.

O modelo da prática profissional. O primeiro modelo sustenta que a revelação adequada é determinada pelas práticas habituais de uma comunidade profissional. Esse modelo assume que o papel próprio do médico é agir no melhor interesse médico do paciente. O

---

41. Ver as controvérsias catalogadas em Hunter L. Prillaman, "A Physician's Duty to Inform of Newly Developed Therapy", *Journal of Contemporary Health Law and Policy*, 6 (1990): 43-58.
42. *Moore v. Regents of the University of California*, 793 P. 2d 479 (Cal. 1990), em 483.

costume de uma profissão estabelece a quantia e os tipos de informação a serem revelados. A revelação, assim como o tratamento, é uma tarefa que cabe aos médicos em virtude de seu conhecimento profissional e de seu compromisso com o bem-estar do paciente. Consequentemente, somente um testemunho de especialistas da profissão poderia contar como evidência de que houve uma violação do direito do paciente à informação[43].

Muitas dificuldades afetam esse modelo, às vezes chamado de *modelo do médico sensato*[44]. Em primeiro lugar, é incerto, em muitas situações, se existe ou não um modelo habitual para a comunicação das informações na medicina. Em segundo lugar, se o costume em si fosse conclusivo, a negligência arraigada poderia ser perpetuada com impunidade; a maioria dos profissionais poderia oferecer o mesmo nível inadequado de informação ou poderia ter liberdade total para determinar o grau de revelação a ser feito. A principal objeção ao modelo da prática profissional é que ele subverte o direito de escolha autônoma. Os modelos profissionais da medicina são formulados para julgamentos médicos, mas as decisões em favor ou contra serviços médicos, que não são médicas, são, legitimamente, uma prerrogativa do paciente.

É também questionável se os médicos desenvolveram a habilidade de determinar quais informações são dos melhores interesses de seus pacientes. A premissa de que eles têm essa habilidade é amplamente empírica, e, no entanto, não há dados substanciais que a sustentem[45]. A ponderação dos riscos no contexto das crenças, dos temores e das esperanças subjetivas de uma pessoa não é uma habilidade profissional, e a informação fornecida aos pacientes e sujeitos de pesquisa algumas vezes tem de ser libertada dos valores e objetivos arraigados dos profissionais médicos.

O modelo da pessoa sensata. Embora muitas jurisdições legais mantenham o modelo da prática profissional, o modelo da pessoa sensata conquistou alguma aceitação em metade dos estados dos Estados Unidos[46]. De acordo com esse modelo, a informação a ser revelada é determinada por referência a uma hipotética pessoa sensata. A pertinência da informação é medida pela importância que uma pessoa sensata atribuiria a ela ao decidir se submeter ou não a um procedimento. A determinação das necessidades de informação realizada por uma autoridade passa então do médico para o paciente, e os médicos podem ser considerados culpados por revelações negligentes, mesmo que sua conduta seja conforme à prática profissional reconhecida. Os defensores do modelo da pessoa sensata acreditam que as obrigações do respeito à autonomia geralmente

---

43. Ver "Necessity and Sufficiency of Expert Evidence and Extent of Physician's Duty to Inform Patient of Risks of Proposed Treatment", *American Law Reports*, 3d, 52 (1977): 1084; e "Physician's Duty to Inform of Risks", *American Law Reports*, 3d, 88(1986): 1010-1025.

44. Ver *Largey v. Rothman*, 540 A. 2d 504 (N. J. 1988), em 505.

45. Ver, por exemplo, Charles Keown, Paul Slovic e Sarah Lichtenstein, "Attitudes of Physicians, Pharmacists, and Laypersons Toward Seriousness and Need for Disclosure of Prescription Drug Side Effects", *Health Psychology*, 3 (1984): 1-11, e Ruth R. Faden et al., "Disclosure of Information to Patients in Medical Care", *Medical Care*, 19 (julho de 1981): 718-733.

46. Ver "Physician's Duty to Inform of Risks", pp. 1010-25 (na edição atual, 50-60).

são mais importantes que as obrigações de beneficência, e que, comparativamente, o modelo da pessoa sensata serve melhor à autonomia dos pacientes do que o modelo da prática profissional.

Quaisquer que sejam seus méritos, o modelo da pessoa sensata é também acometido por dificuldades conceituais, morais e práticas. Em primeiro lugar, a ideia de "informação importante" e o conceito central de pessoa sensata nunca foram cuidadosamente definidos. Em segundo lugar, há questões acerca de se é possível empregar, na prática, o modelo da pessoa sensata, e de como isso poderia ser feito. Seu caráter abstrato e hipotético torna difícil sua utilização pelos médicos, pois eles têm de projetar o que um paciente sensato precisaria saber. Um problema relacionado surgiu de estudos empíricos que examinam se os pacientes usam a informação a eles revelada ao tomar suas decisões. Dados coletados num dos estudos indicam que embora noventa e três por cento dos pacientes pesquisados acreditassem haver se beneficiado das informações reveladas, somente doze por cento de fato usaram a informação em suas decisões para dar consentimento[47]. Este estudo, envolvendo pacientes de planejamento familiar, chega a conclusões similares às de um estudo anterior sobre doadores de rins[48]. Em ambos os dados indicam que os pacientes geralmente tomam suas decisões antes do processo de recebimento de informação e independentemente dele. Outros estudos indicam que os pacientes muitas vezes aceitam deferentemente as recomendações do médico ou dos pais sem ponderar cuidadosamente os riscos e os benefícios[49], e que muitos pacientes concordariam com um procedimento sem qualquer discussão sobre os riscos (num estudo, oitenta e seis por cento dos pacientes de endoscopia gastrintestinal superior)[50] ou em seu primeiro encontro com um médico (num estudo, oitenta e dois por cento dos candidatos a terapia adjuvante para o câncer de mama)[51].

Esses dados nem sempre indicam que as decisões dos pacientes são uniformes ou que a informação revelada é irrelevante. Os pacientes podem ter considerado que a informação adicional recebida dos médicos não alterava seu comprometimento anterior com um determinado curso de ação, tal como a cirurgia. Entretanto, essas descobertas empíricas suscitam questões sobre o que deveria ser considerado uma informação importante

---

47. Ruth R. Faden e Tom L. Beauchamp, "Decision-Making and Informed Consent: a Study of the Impact of Disclosed Information", *Social Indicators Research*, 7 (1980): 313-336.

48. Carl H. Fellner e John R. Marshall, "Kidney Donors — The Myth of Informed Consent", *American Journal of Psychiatry*, 126 (1970): 1245-1250, e "Twelve Kidney Donors", *Journal of the American Medical Association*, 206 (1968): 2703-2707.

49. Ver L. A. Siminoff e J. H. Fetting, "Factors Affecting Treatment Decisions for a Life-Threatening Illness: The Case of Medical Treatment of Breast Cancer", *Social Science and Medicine*, 32 (1991): 813-818; David G. Scherer e N. D. Reppucci, "Adolescents' Capacities to Provide Voluntary Informed Consent", *Law and Human Behavior*, 12 (1988): 123-141.

50. Gerald T. Roling et al., "An Appraisal of Patients' Reactions to 'Informed Consent' for Peroral Endoscopy", *Gastrointestinal Endoscopy*, 24 (novembro de 1977): 69-70.

51. L. A. Siminoff, J. H. Fetting e M. D. Abeloff, "Doctor-Patient Communication about Breast Cancer Adjuvant Therapy", *Journal of Clinical Oncology*, 7 (1989): 1192-1200.

para o paciente individual e se essa informação é a mesma para o paciente sensato e o paciente individual. Este problema nos leva ao terceiro modelo de revelação.

O modelo subjetivo. No modelo subjetivo, a adequação da informação é julgada por referência às necessidades de informação específicas da pessoa individual, mais que da "pessoa sensata" hipotética. As necessidades individuais podem diferir, pois as pessoas podem ter crenças não convencionais, problemas de saúde inusuais ou históricos familiares únicos que requerem uma base de informação diferente daquela de que necessita a pessoa sensata. Uma pessoa, por exemplo, com um histórico familiar de problemas reprodutivos poderia desejar informações que outras pessoas não iriam querer ou necessitar antes de se envolver em pesquisas sobre relações sexuais ou familiares ou aceitar um emprego em determinadas indústrias. Se um médico sabe ou tem razões para crer que uma pessoa deseja essa informação, então omiti-la pode constituir uma violação da autonomia.

O que se discute é o quanto um modelo deve ser ajustado ao paciente individual, ou seja, tornado subjetivo, a fim de que uma revelação inclua os fatores particulares da necessidade de informação do paciente de que se poderia esperar, de modo razoável, que o médico tenha conhecimento. De acordo com o modelo subjetivo, o médico é obrigado a revelar as informações que um paciente particular precisa saber, desde que exista uma conexão razoável entre essas necessidades e aquilo que o médico deveria saber acerca da posição do paciente[52].

Apesar dos muitos problemas que acometem o modelo subjetivo como um modelo *legal*, ele é, *moralmente*, um modelo de revelação preferível, pois somente ele reconhece as necessidades de informação específicas das pessoas. Contudo, o uso exclusivo de um modelo subjetivo não é suficiente nem para a lei nem para a ética, pois os pacientes com frequência não sabem quais informações seriam relevantes para suas deliberações, e não seria razoável esperar que um médico formulasse uma análise do caráter de cada paciente e do cenário em que ele está inserido para determinar que informações seriam relevantes. Novamente, a questão central não é a quantidade de informação que deve ser revelada, mas o que os profissionais podem fazer para facilitar a decisão informada.

A solução para o problema da revelação deve ser encontrada na participação ativa por meio da troca mútua de informações. Nem o modelo da prática profissional nem o modelo da pessoa sensata são uma orientação suficiente. Naquilo que os profissionais habitualmente revelam e naquilo de que uma pessoa sensata objetiva precisa, muitas vezes não estão inseridas todas as informações importantes para a pessoa que toma a decisão. As regras legais e profissionais para a revelação deveriam servir, então, apenas para iniciar o processo de comunicação, e os profissionais e suas instituições não deveriam ficar satisfeitos com um formulário de consentimento assinado a não ser que se esteja dando atenção ao processo que leva até ele.

---

52. A Suprema Corte de Oklahoma foi particularmente enérgica ao sustentar esta concepção acerca da necessidade de informação. Ver *Scott v. Bradford*, 606 P. 2d 554 (Okla. 1979), em 559 (e também *Masquat v. Maguire*, 638 P. 2d 1105, Okla. 1981).

A não revelação intencional

Há vários problemas da ética biomédica que giram em torno da não revelação intencional. Alguns tipos de pesquisa são incompatíveis com a revelação completa, e em certas intervenções clínicas os médicos muitas vezes alegam que a não revelação beneficia os pacientes. Serão justificáveis essas supressões intencionais?

O privilégio terapêutico. Algumas exceções legais à regra do consentimento informado permitem que o profissional da área da saúde proceda sem consentimento em casos de emergência, incapacidade, renúncia etc. Uma exceção controversa é o privilégio terapêutico, baseado num julgamento fundamentado do médico de que divulgar a informação seria potencialmente prejudicial a um paciente que está deprimido, emocionalmente esgotado ou instável. Citaram-se vários efeitos prejudiciais, incluindo a ameaça à vida, a motivação de decisões irracionais e a geração de ansiedade ou estresse[53]. A despeito da posição protegida de que essa doutrina tradicionalmente desfrutou, em 1986, o magistrado Byron White, da Suprema Corte dos Estados Unidos, atacou vigorosamente a ideia de que preocupações acerca de se aumentar a ansiedade de uma pessoa em relação a um procedimento fornecem motivos para uma exceção às regras do consentimento informado: "É da própria natureza das condições do consentimento informado o fato de que podem produzir uma certa ansiedade na paciente e influenciá-la em sua escolha. Com efeito, esta é a razão de sua existência, e (...) é uma razão perfeitamente salutar"[54]. White sugeriu que a situação legal da doutrina do privilégio terapêutico não é mais tão sólida quanto foi um dia.

A formulação precisa do privilégio terapêutico varia de acordo com as jurisdições legais. Algumas formulações permitem que os médicos suprimam informações se a revelação puder causar *qualquer* deterioração na condição do paciente. Outras formulações permitem que o médico suprima informações se e somente se sua revelação para o paciente tiver consequências sérias para sua saúde — por exemplo, comprometendo o sucesso do tratamento ou debilitando, de modo crítico, processos relevantes de decisão. A formulação mais restrita é análoga a uma circunstância de incapacidade: o privilégio terapêutico só pode ser validamente invocado se o médico tiver razões para crer que a revelação tornaria o paciente incapaz de consentir ou recusar o tratamento. Em princípio, invocar o privilégio terapêutico nessas condições não entra em conflito com o respeito à autonomia, pois o paciente não seria capaz de uma decisão autônoma no nível necessário.

É duvidoso, porém, que se possa constituir um critério geral para a deliberação do médico na revelação da informação que seja coerente com a revelação extensiva dos

---

53. *Canterbury v. Spence*, 464 F. 2d 772 (1977), em 785-789. Ver também *Wilson v. Scott*, 412 S. W. 2d 299, 301 (Tex. 1967), e F. F. W. van Oosten, "The So-Called 'Therapeutic Privilege' or 'Contra-Indication': Its Nature and Role in Non-Disclosure Cases", *Medicine and Law* 10 (1991): 31-41.

54. *Thornburgh v. American College of Obstetricians*, 106 S. Ct. 2169, em 2199-2200 (1986) (White, J., discordante).

fatos hoje exigida por muitos tribunais. Os tribunais raramente mencionam as exceções válidas aos direitos legais que proclamam, e também não deixam claro se riscos remotos — muitas vezes os que mais induzem à ansiedade — têm de ser discutidos. As questões morais são tão complicadas quanto as legais, como podemos ver num caso em que uma mulher teve uma reação fatal durante uma urografia. O radiologista, intencionalmente, não revelara a chance de morte (em torno de uma em dez mil) pelo fato de que poderia ter perturbado a paciente. Ele justificou a supressão com o motivo de que a revelação seria "perigosa" e de que "não era do melhor interesse da paciente"[55]. Esse tipo de supressão pode ser justificável em casos de pacientes excepcionalmente frágeis, mas esses casos serão raros. Evidências empíricas indicam, com mais frequência, que os efeitos hipoteticamente negativos dos médicos, tais como a ansiedade e a redução da anuência, não se concretizam[56]. Podemos encontrar uma abordagem mais aceitável na seguinte recomendação feita por um grupo de anestesiologistas: "Diga a todos os pacientes que a anestesia oferece riscos sérios, embora remotos, mas (...) permita que o paciente individual decida se deseja obter mais informações sobre esses riscos"[57].

O uso terapêutico de placebos. O uso terapêutico de placebos envolve também enganar intencionalmente ou revelar de maneira incompleta. Um placebo é uma substância ou uma intervenção que o profissional de saúde acredita ser farmacologicamente ou biomedicamente inerte para a condição tratada. Estudos indicam que os placebos atenuam alguns sintomas em aproximadamente trinta e cinco por cento dos pacientes que sofrem de condições como angina *pectoris*, tosse, ansiedade, depressão, hipertensão, dor de cabeça e resfriado comum[58].

Uma defesa incauta do placebo, baseada na beneficência, é a de que "enganar é completamente moral quando é isso feito para o bem-estar do paciente"[59]. Tal defesa ameaça a autonomia e pode arruinar suas bases. Algumas evidências sugerem que o efeito placebo — uma melhora na condição do paciente após o uso de um placebo — algumas vezes pode ser produzido sem se recorrer à supressão total da informação, à revelação parcial ou a uma inverdade. Por exemplo, o efeito placebo algumas vezes ocorre mesmo que os pacientes tenham sido informados de que uma substância é farma-

---

55. Robert W. Allen, "Informed Consent: a Medical Decision", *Radiology*, 119 (abril de 1976): 233-234.
56. Ver Kimberly A. Quaid et al., "Informed Consent for a Prescription Drug: Impact of Disclosed Information on Patient Understanding and Medical Outcomes", *Patient Education and Counselling*, 15 (1990): 249-259.
57. James W. Lankton, Barron M. Batehelder e Alan J. Ominsky, "Emotional Responses to Detailed Risk Disclosure for Anesthesia: a Prospective, Randomized Study", *Anesthesiology*, 46 (abril de 1977): 294-296.
58. Ver Howard Brody, *Placebos and the Philosophy of Medicine: Clinical, Conceptual, and Ethical Issues* (Chicago: University of Chicago Press, 1980), pp. 10-11; e Herbert Benson e Mark Epstein, "The Placebo Effect: a Neglect Aspect in the Care of Patients", *Journal of the American Medical Association*, 232 (1975): 1225.
59. Alan Leslie, "Ethics and Practice of Placebo Therapy", em *Ethics in Medicine*, ed. S. Reiser, A. Dyck e W. Curran (Cambridge, MA: MIT Press, 1977), p. 242.

cologicamente inerte e tenham consentido em usá-la[60]. Em muitos casos, os placebos parecem funcionar por causa do "contexto fortalecedor", envolvendo o cuidado profissional, a compaixão e a perícia encorajando sua esperança e sua confiança[61]. Portanto, o efeito placebo é às vezes produzido sem a administração de placebos.

Caso seja usado com o conhecimento do paciente, entretanto, é menos provável que um placebo seja eficaz. Num certo caso, os profissionais julgaram que um placebo não revelado constituía a única esperança para um tratamento eficaz contra a dor. O Sr. X submetera-se a várias operações abdominais de pedras na vesícula, aderências pós-operatórias e obstruções intestinais, e, depois disso, sofria de dores crônicas. Ele se tornara um tanto deprimido, perdera peso, tinha uma higiene pessoal ruim, ficara descuidado e isolara-se socialmente. Depois de usar, seis vezes por dia, durante mais de dois anos, o medicamento Talwin, causador de dependência, para controlar a dor, ele começou a ter problemas para encontrar locais onde aplicar as injeções de Talwin. O paciente procurou ajuda "para gozar mais da vida apesar da dor", e ingressou, voluntariamente, numa ala psiquiátrica que utilizava técnicas de relaxamento e outros procedimentos comportamentais.

Nessa ala, ele conseguiu reduzir o uso do Talwin para quatro vezes por dia, mas insistiu em que esse nível era necessário para controlar sua dor. Seus terapeutas decidiram retirar o Talwin aos poucos sem o seu conhecimento, diluindo-o em proporções cada vez maiores de solução salina. O paciente experimentou sintomas de abstinência, sofrendo de náuseas, diarreia e cãibras, que ele pensava serem resultado do Elavil, medicamento que os terapeutas haviam introduzido para atenuar os sintomas da abstinência do Talwin; novamente, sem informá-lo desse propósito. Os médicos aumentaram gradualmente os intervalos entre as injeções da solução salina. O Sr. X estava ciente dessas mudanças, mas não sabia que as injeções continham apenas solução salina. Em três semanas, seu terapeuta informou-o da substituição pelo placebo. Após sua incredulidade inicial e a raiva subsequente, o paciente pediu que se descontinuasse a administração da solução salina e que se desse continuidade às técnicas de autocontrole. Ao receber alta, três semanas depois, ele conseguia controlar sua dor abdominal, com as técnicas de autocontrole, de um modo mais eficaz do que conseguia com o Talwin. Seis meses depois ele ainda estava usando as técnicas de autocontrole e havia reassumido as atividades sociais.

Os terapeutas defenderam seu ato de enganar o paciente declarando que "sentiam-se moralmente obrigados a usar um tratamento que tivesse uma alta probabilidade de sucesso". Todavia, continuam eles, "Não víamos nenhuma opção que não esbarrasse em problemas éticos. Embora seja precário justificar os meios pelo fim, sentimo-

---

60. Ver L. C. Park et al., "Effects of Informed Consent on Research Patients and Study Results", *Journal of Nervous and Mental Disease*, 145 (1967): 349-357.

61. Brody, *Placebos and the Philosophy of Medicine*, pp. 110, 113, et passim; Katz, *The Silent World*, pp. 189-195. Para uma defesa dos placebos, ver Howard Spiro, *Doctors, Patients, and Placebos* (New Haven: Yale University Press, 1986).

nos obrigados, acima de tudo, a usar um procedimento destinado a ajudar o paciente a alcançar um objetivo pessoal e medicamente desejável". Eles argumentaram, de fato, que, neste caso, o princípio de beneficência sobrepujou o respeito à autonomia. Eles também indicaram que suas ações não infringiram a autonomia do Sr. X, pois ela já estava comprometida em razão da dependência da droga. Os terapeutas sugeriram ainda que não violaram os direitos do Sr. X, e até que agiram de acordo com suas escolhas autônomas, levando em consideração os objetivos terapêuticos do próprio paciente[62].

Uma das defesas desse argumento apela a um alegado consentimento implícito do Sr. X, ao ingressar numa ala onde o ajustamento da medicação era uma expectativa clara. Ele aceitou a terapia — "para gozar mais da vida". Contudo, não está claro em que foi que o Sr. X implicitamente consentiu ao ingressar na ala psiquiátrica, uma vez que não sabemos o que ele entendia, e não se pode aceitar o apelo ao consentimento implícito para todas as atitudes, pois ele se recusou a permitir uma redução maior em sua dosagem de Talwin. Uma justificação relacionada com essa para o placebo omitido é que, ao decidir continuar com as técnicas de autocontrole, em vez de voltar para o Talwin, o Sr. X ratificou a decisão dos terapeutas de usar o placebo. Entretanto, o previsto "consentimento" futuro é apenas uma expectativa de aprovação futura, não um *consentimento*, e, na melhor das hipóteses, apoia-se em evidências a respeito das crenças e das metas do pacientes. Mesmo com essas evidências, porém, uma previsão de ratificação futura não transforma a intervenção em andamento em respeito à autonomia do paciente.

Os terapeutas observam que não viam "nenhuma opção que não esbarrasse em problemas éticos", mas eles não esgotaram todas as opções morais. Uma possibilidade era obter o consentimento geral do paciente para ministrar várias drogas e placebos, como uma parte do esforço para libertá-lo da dependência do Talwin e habilitá-lo a desenvolver técnicas adequadas de autocontrole para administrar sua dor. Esse consentimento, obtido de início, evitaria a necessidade de consentimento específico para a substituição pelo placebo. O envolvimento da equipe com a terapia comportamental pode ter feito com que os terapeutas ficassem cegos para alguns aspectos do problema, levando-os a se concentrar nos comportamentos corrigíveis, prestando menos atenção à pessoa por trás desses comportamentos[63]. Se os terapeutas houvessem concebido o problema do Sr. X em termos da importância da escolha autônoma, poderiam ter descoberto procedimentos alternativos com menos problemas éticos — ou até sem nenhum. Concluímos que a justificação da equipe é deficiente em seus apelos ao consentimento implícito e consentimento futuro. Contudo, deixamos em aberto a possibilidade de que um uso paternalista dos placebos do tipo que vemos neste caso pode ser justificável com base em outros motivos (ver capítulo 5).

---

62. Philip Levendusky e Loren Pankratz, "Self-Control Techniques as an Alternative to Pain Medication", *Journal of Abnormal Psychology*, 84, n. 2 (1975): 165-168.

63. Ver Herbert C. Kelman, "Was Deception Justified — and was It Necessary?", *Journal of Abnormal Psychology*, 84 (1975): 172-174.

Omitindo informações de sujeitos de pesquisa. Os problemas da supressão de informações na prática médica tem seus paralelos na pesquisa, onde os investigadores algumas vezes precisam evitar partilhar uma informação com os participantes. Ocasionalmente, podem-se oferecer bons argumentos para a supressão. Pesquisas vitais em campos como a epidemiologia não poderiam ser conduzidas caso se exigisse o consentimento dos sujeitos para se poder acessar seus registros médicos, e seu uso sem consentimento é às vezes eticamente justificável, por exemplo, para estabelecer a prevalência de uma doença específica. Algumas pesquisas desse tipo constituem apenas a primeira fase de uma investigação que tem como objetivo determinar se existe a necessidade de detectar e contatar indivíduos particulares que estão no grupo de risco de uma doença e obter sua permissão para que participem num estudo. Deve haver uma proteção cuidadosa da informação usada, mas os requerimentos do consentimento informado são às vezes demasiadamente pesados. Ocasionalmente, os sujeitos de pesquisa não precisam ser contatados, por exemplo, quando os epidemiologistas estudam registros de hospitais sem saber os nomes dos pacientes. Outras vezes, as pessoas só precisam ser previamente *notificadas* sobre o modo como os dados que estão sendo colhidos serão usados e ter a possibilidade de recusar fazer parte da pesquisa. Em outras palavras, as revelações, os avisos e as oportunidades para declinar do envolvimento algumas vezes substituem legitimamente um consentimento informado.

O recolhimento de dados e a sua análise, porém, desenvolvem-se de formas não previstas ao longo do tempo, e às vezes aparecem, no decorrer da pesquisa, resultados que não poderiam ter sido previstos no início. Um pesquisador consciencioso periodicamente questionará se o consentimento informado é necessário, e submeterá esses julgamentos a um comitê examinador. Esse exame pode revelar a necessidade do consentimento informado quando não havia nenhum ou encontrar a necessidade de comunicar os resultados do estudo àqueles indivíduos cujos registros foram examinados.

Muitas das formas de supressão intencional de informações em pesquisas são difíceis de se justificar. Surgiu um debate, por exemplo, sobre um estudo recente, formulado e conduzido por dois médicos da Emory University School of Medicine para determinar a prevalência do uso da cocaína e a confiabilidade dos relatos dos pacientes. A controvérsia girou em torno das questões que teriam maior probabilidade de extrair respostas acuradas de um grupo de homens num hospital ambulatorial localizado numa área pobre no centro de Atlanta que atende moradores de baixa renda, predominantemente negros. Nesse estudo, que foi aprovado pelo comitê institucional de investigações humanas, pacientes que recebiam tratamento sem internação no Grady Memorial Hospital em dias de semana foram "convidados a participar num estudo sobre a contaminação assintomática com DSTs", pela qual receberiam dez dólares. Os participantes tinham de ter entre 18 e 39 anos de idade e tinham de haver se mantido sexualmente ativos nos últimos seis meses. Oitenta e dois por cento dos que foram convidados a participar concordaram. A média de idade dos participantes era de 29,5 anos; 91,6 % eram negros, e 89 % não tinham seguro.

Os participantes deram o seu consentimento informado para o estudo sobre as doenças sexualmente transmissíveis, mas não para o estudo atrelado a ele, que não fora mencionado, sobre o uso recente de cocaína e a confiabilidade dos relatos desse uso. Os pacientes foram informados de que sua urina seria testada para DSTs, mas não foram informados de que ela seria analisada para os metabolitos da cocaína. Dos 415 homens selecionáveis que concordaram em participar, as análises de trinta e nove por cento acusaram positivo para um dos principais metabolitos da cocaína, embora setenta e dois por cento dos que tiveram exame de urina positivo tenham negado o uso de qualquer droga ilícita nos três dias anteriores à amostra. (O metabolito desaparece do corpo em três dias após a injeção de uma dose simples de cocaína.) Ao responder às questões, os sujeitos com exame de urina positivo tendiam mais a admitir o uso de "alguma droga ilegal" (87,5 por cento) do que a admitir o uso de "alguma forma de cocaína" (60,6 por cento) no ano anterior. Ao todo, "42,4 por cento dos 415 participantes admitiram ter usado cocaína no último ano". Os pesquisadores concluíram:

> Nossos resultados ressaltam a magnitude do problema do abuso da cocaína por homens jovens que procuram assistência nas clínicas ambulatoriais do centro da cidade. Aqueles que fornecem serviços de saúde têm de estar cientes de que os relatos oferecidos pelos pacientes sobre o uso de drogas ilícitas não são confiáveis. Nesta população de alto risco, qualquer admissão do uso de uma droga ilícita no último ano, a despeito de uma negativa de uso atual, deve levar os médicos a suspeitar de um uso recente[64].

Os pesquisadores enganaram os sujeitos de pesquisa acerca de alguns dos objetivos e dos propósitos da pesquisa (estudar a prevalência do uso recente de cocaína e a confiabilidade dos relatos dos pacientes) e não revelaram os meios que seriam usados (analisar sua urina para detectar o uso recente de cocaína). Os pesquisadores enfrentavam um dilema. Por um lado, necessitava-se de uma informação acurada sobre o uso de drogas ilícitas para os serviços de saúde e para as políticas públicas. Por outro lado, obter um consentimento informado adequado era difícil. Caso fossem informados sobre os objetivos do estudo, muitos participantes potenciais se recusariam a participar ou forneceriam informações falsas aos pesquisadores. Esses problemas são agravados em pesquisas que usam os fluidos corporais dos indivíduos como um modo de testar a confiabilidade dos relatos dos pacientes sobre atividades ilegais.

Os requerimentos do consentimento informado não devem ser postos de lado tão facilmente. Essas regras protegem os sujeitos contra manipulações e abusos durante o processo de pesquisa. Os relatórios desse estudo sobre o uso de cocaína, por exemplo, provavelmente irão provocar um aumento da suspeita por parte dos profissionais e das instituições médicas, e poderão funcionar também de modo a tornar os relatos dos

---

64. Sally E. McNagy e Ruth M. Parker, "High Prevalence of Recent Cocaine Use and the Unreliability of Patient Self-Report in an Inner-city Walk-in Clinic", *Journal of the American Medical Association*, 267 (26 de fevereiro de 1992): 1106-1108.

pacientes sobre atividades ilegais ainda menos confiáveis[65]. Admitimos que o consentimento informado é às vezes desnecessário, mas esse estudo sobre o uso de cocaína não é um exemplo legítimo. Os pesquisadores deveriam ter sido aconselhados a resolver seu dilema desenvolvendo projetos de pesquisa alternativos, incluindo sofisticados métodos de utilização de questões que podem reduzir ou até eliminar os desvios nas respostas sem restringir o consentimento informado. (Um outro exemplo de supressão parcial problemática aparece em algumas experiências clínicas envolvendo testes aleatórios, placebos, experimentos cegos etc.; ver capítulo 7, pp. 481-487).

À medida que se introduzem num projeto de pesquisa um engano ou um risco substanciais, fica cada vez mais difícil justificá-lo. Nos famosos experimentos sobre obediência de Stanley Milgram, os sujeitos iam ao que parecia ser um laboratório de psicologia para participar do que havia sido proclamado como um estudo sobre memória e aprendizado. Um deles é designado como "professor", o outro como "aluno". O pesquisador explica que o estudo enfocará o modo como a punição afeta o aprendizado. Então se faz com que o aluno se sente, amarram-se seus braços para evitar movimentação excessiva e se fixa um eletrodo em seu punho. Diz-se ao aluno que ele deverá tentar memorizar uma lista de pares de palavras. Toda vez que ele comete um erro, choques elétricos de intensidade cada vez maior serão administrados pelo outro sujeito, o professor. O sujeito ao qual se atribuiu o papel de professor é deliberadamente enganado pelo pesquisador. O aluno é, na verdade, um membro da equipe de pesquisa, e a máquina não aplica choques nele. O objetivo do experimento, como Milgram o descreve, "é ver até onde vai uma pessoa numa situação concreta e mensurável na qual está instruída a infligir dor crescente a um indivíduo que protesta contra isso"[66].

Em contraste com o que os consultores haviam previsto, Milgram relatou que 62,5 por cento dos sujeitos continuaram a obedecer à ordem do pesquisador de infligir choque até o máximo de 450 volts, rotulado na máquina com os dizeres "Cuidado — choque forte". Com uma reconciliação inquisitiva e amistosa, Milgram tentou minimizar quaisquer danos que os sujeitos possam ter sofrido por causa de tensão, ansiedade, culpa e vergonha em relação às suas ações no experimento. A principal defesa que faz de seus métodos é que as reações subsequentes dos participantes justificam a pesquisa: "Para mim, a justificação moral central para permitir o meu experimento é que ele foi considerado aceitável por aqueles que participaram dele"[67]. Oitenta e qua-

---

65. Como argumentou Sissela Bok em "Informed Consent in Tests of Patients Reliability", *Journal of the American Medical Association*, 267 (26 de fevereiro de 1992): 1118-1119.

66. Stanley Milgram, *Obedience to Authority: an Experimental View* (Nova York: Harper & Row, 1974), pp. 3-4. Ver também Milgram, "Behavioral Study of Obedience", *Journal of Abnormal and Social Psychology*, 67 (1963): 371-378; e "Some Conditions of Obedience and Disobedience to Authority", *Human Relations*, 18 (1965): 57-76.

67. Milgram, "Subject Reaction: the Neglected Factor in the Ethics of Experimentation", *Hastings Center Report*, 7 (outubro de 1977): 19-21.

tro por cento disseram que estavam felizes por terem participado, quinze por cento foram neutros e um por cento expressou opiniões negativas. Essas reações subsequentes poderiam ser interpretadas como um indicativo de que os danos foram mínimos (e justificados pelos benefícios) e como fornecendo uma forma de aprovação e consentimento retroativos.

O extenso debate ético sobre essa pesquisa durante os últimos trinta anos concentrou-se na questão da imposição de ameaças de danos aos sujeitos sem o seu consentimento informado[68]. Milgram argumenta que as críticas a seus métodos são injustas caso a pesquisa seja descrita como envolvendo "enganar". Ele propõe "termos moralmente neutros", como "mascarar", "encenar" e "ilusões técnicas". No entanto, esses termos frustram o debate, obscurecendo o fato de que enganar, sem o consentimento específico dos sujeitos, era essencial para a pesquisa. Pode ser que a subsequente aprovação do experimento por parte dos participantes tenha ocorrido em virtude de seus esforços para lidar com suas ações; a aprovação retroativa, porém, não é um substituto para a recusa ou o consentimento informado. Uma abordagem mais promissora, como Milgram reconhece, é obter dos sujeitos um consentimento prévio geral para participar numa pesquisa que envolve o engano ou a supressão de informações[69].

Acreditamos que a pesquisa não pode ser justificada se (1) envolve um risco significativo e se (2) os sujeitos não foram informados de que estão sendo postos em risco. Novamente, a questão central é se os sujeitos podem aceitar voluntariamente o risco com um entendimento adequado das práticas de enganar. Em nossa opinião, enganar os sujeitos ao mesmo tempo em que se os expõe a um risco substancial é uma violação indefensável, não interessando a importância da pesquisa. Essa conclusão não implica que as pesquisas que envolvem o engano *nunca* podem ser justificadamente realizadas. Pesquisas relativamente sem riscos que exigem que se engane ou que se revele a informação de forma incompleta são frequentemente admissíveis em áreas como a psicologia comportamental e a psicologia fisiológica, assim como nas ciências biomédicas. Exemplos simples incluem estudos das reações visuais e de outras reações perceptivas, e também estudos de observação comportamental. Em geral, porém, enganar só deve ser permitido numa pesquisa se for essencial para obter informações vitais, se não houver risco substancial envolvido e se os sujeitos forem informados de que o engano faz parte do estudo e consentirem em participar nessas condições. No capítulo 7, voltaremos a essa conclusão e a algumas qualificações que é preciso fazer sobre ela, especialmente no contexto das experiências clínicas aleatórias.

---

68. Ver Diana Baumrind, "Some Thoughts on Ethics of Research: After Reading Milgram's 'Behavioral Study of Obedience'", *American Psychologist*, 19 (1964): 421-423; Milgram, "Issues in the Study of Obedience: a Reply to Baumrind", *American Psychologist*, 19 (1964): 848-852; e Steven C. Patten, "The Case that Milgram Makes", *Philosophical Review*, 86 (julho de 1977): 350-364.

69. Milgram, "Subject Reaction", p. 19.

Entender as informações

Os problemas tradicionais da revelação devem ser reinterpretados com base naquilo que os profissionais podem fazer para facilitar boas decisões baseadas num entendimento substancial. Fazer perguntas, tentar descobrir as preocupações e os interesses do paciente ou sujeito e estabelecer uma atmosfera que encoraje perguntas muitas vezes favorece mais o entendimento do que as informações reveladas. A experiência clínica e os dados empíricos indicam que o entendimento que os pacientes e os sujeitos têm da informação sobre diagnósticos, procedimentos, riscos e prognósticos apresenta grande variação. Alguns pacientes são calmos, atentos e ávidos por diálogo, enquanto outros são nervosos ou distraídos de modo a prejudicar ou bloquear o entendimento. Há muitas condições que limitam o seu entendimento, incluindo a enfermidade, a irracionalidade e a imaturidade.

A natureza do entendimento

Não existe um consenso acerca da natureza do entendimento, mas uma concepção que basta para os nossos propósitos é aquela segundo a qual podemos dizer que uma pessoa entendeu caso tenha adquirido informações pertinentes e justificado crenças relevantes sobre a natureza e as consequências de sua ação. O entendimento não precisa ser completo, pois uma compreensão substancial dos fatos centrais e de outras descrições em geral é suficiente. Alguns fatos são irrelevantes ou triviais; outros são vitais, talvez decisivos. Em alguns casos, o fato de que a pessoa não esteja ciente de um único risco, de uma limitação ou de um fato que não foi informado pode privá-la de um entendimento adequado. Consideremos, por exemplo, o caso *Bang versus Miller Hospital*, no qual o paciente Bang não pretendia consentir numa esterilização vinculada a uma cirurgia de próstata[70]. Bang forneceu, de fato, seu consentimento para a cirurgia de próstata, mas sem que houvesse sido informado de que a esterilização seria uma consequência inevitável. (A esterilização não é uma consequência necessária de todas as cirurgias de próstata, mas é inevitável no procedimento específico escolhido neste caso.) O não entendimento, por parte de Bang, dessa única consequência da cirurgia comprometeu substancialmente o que de outro modo seria um entendimento adequado, e invalidou o que de outro modo teria sido um consentimento válido.

Os pacientes e sujeitos de pesquisa normalmente têm de entender ao menos o que um profissional de saúde acredita que um paciente ou sujeito devem entender e considerar importante antes de autorizar uma intervenção. Em geral, os diagnósticos, os prognósticos, a natureza e o propósito da intervenção, as alternativas a ela, os riscos e benefícios e as recomendações são essenciais. Todavia, os pacientes e sujeitos tam-

---

70. *Bang v. Charles T. Miller Hospital*, 251 Minn. 427, 88 N. W. 2d 186 (1958).

bém precisam chegar a um acordo com os profissionais sobre os termos da autorização antes do procedimento. Como em todas as situações contratuais, a menos que haja acordo sobre os aspectos centrais do que está sendo autorizado, não pode haver garantia de que um paciente ou sujeito tomou uma decisão autônoma. Mesmo que tanto o médico como o paciente tenham usado uma palavra como *acesso* ou *hérnia*, suas interpretações serão imensamente diferentes caso as definições e concepções da linguagem médica não tiverem sentido algum para o paciente.

Argumenta-se, algumas vezes, que muitos sujeitos e pacientes não podem entender informação o bastante ou avaliar sua relevância de modo suficiente para tomar decisões sobre cuidados médicos ou participações em pesquisas. Franz Ingelfinger sustenta, por exemplo, que "as chances de que o sujeito realmente entenda aquilo em que consentiu são remotas"[71]. Declarações desse tipo são generalizações baseadas, em parte, em modelos injustificados de revelação total e entendimento total. O ideal da revelação completa de todo o conhecimento possivelmente relevante promove tais declarações sobre a capacidade limitada dos sujeitos de compreendê-lo. Caso esse modelo ideal seja substituído por uma concepção mais adequada do entendimento das informações relevantes, esse ceticismo pode ser posto de lado. Do fato de que as ações nunca são *inteiramente* informadas, voluntárias ou autônomas não se segue que elas nunca sejam *adequadamente* informadas, voluntárias ou autônomas.

Alguns pacientes, contudo, têm uma base de conhecimento tão limitada que comunicar a eles situações estranhas ou novas é extraordinariamente difícil, em especial se forem necessários novos conceitos e constructos cognitivos. Estudos indicam que seu entendimento dos objetivos e dos procedimentos científicos tende a ser pobre e distorcido[72]. Todavia, mesmo nestas situações difíceis, muitas vezes são possíveis um entendimento considerável e decisões adequadas. A comunicação bem-sucedida de informações novas e especializadas a leigos com frequência pode se fazer acompanhar de analogias entre elas e eventos mais comuns, familiares ao paciente ou sujeito. Similarmente, os profissionais podem expressar os riscos tanto em probabilidades numéricas como em não numéricas, ajudando o paciente ou sujeito a atribuir significados às probabilidades por meio de comparações com riscos mais familiares e experiências anteriores, como riscos envolvidos em dirigir carros ou usar aparelhos elétricos.

Possibilitar que um paciente não apenas entenda, mas também que pondere os riscos e benefícios, porém, pode ser uma tarefa difícil. Muitos pacientes que se confrontam, por exemplo, com desvio de artéria coronária, operações ortopédicas e muitas outras formas de cirurgia entendem que, como uma consequência de seu consentimento à cirurgia, sofrerão de dor pós-operatória. Entretanto, as expectativas que têm da dor são

---

71. Franz J. Ingelfinger, "Informed (but Uneducated) Consent", *New England Journal of Medicine*, 287 (31 de agosto de 1972): 455-56. Ver também o seu "Arrogance", *New England Journal of Medicine*, 303 (25 de dezembro de 1980): 1507-11.

72. Ver Paul R. Benson et al., "Information Disclosure, Subject Understanding, and Informed Consent in Psychiatric Research", *Law and Human Behavior*, 12 (1988): 455-475.

com frequência totalmente inadequadas. Os pacientes muitas vezes não podem, antecipadamente, avaliar de forma adequada a natureza da dor, e muitos pacientes doentes chegam a um ponto em que não podem mais confrontar de modo claro a ameaça da dor com os riscos da cirurgia. Nessa situação, os benefícios da cirurgia são irresistivelmente atrativos, e os riscos são subestimados. Em certos aspectos, esses pacientes entendem corretamente fatores básicos sobre os procedimentos que envolvem a dor, mas em outros aspectos seu entendimento está abaixo do que seria adequado.

Na medicina, muitas situações exigem que os médicos enfrentem esse problema. No Caso 4 (ver apêndice), por exemplo, uma menina de 14 anos consente em doar um rim para sua mãe. Embora ela tenha mostrado uma compreensão relativamente desapaixonada e com bom discernimento da situação, muitos duvidam de que uma menina dessa idade possa, nessas circunstâncias, avaliar adequadamente a importância dos riscos futuros e ponderar meticulosamente os riscos e benefícios.

Problemas no processamento das informações

Com exceção de alguns poucos estudos sobre a compreensão, os estudos sobre a tomada de decisão por parte dos pacientes dedicam pouca atenção ao processamento das informações, que suscita importantes questões sobre o entendimento. A sobrecarga de informações, por exemplo, é às vezes um obstáculo a um entendimento adequado, e tende, tanto quanto a não revelação, a produzir decisões desinformadas. A sobrecarga de informações é exacerbada caso se empreguem termos que não são familiares ao indivíduo ou caso as informações não possam ser significativamente organizadas, ainda que restrições práticas geralmente exijam que as revelações ocorram numa exposição resumida. Os pacientes e os potenciais sujeitos de pesquisa tendem a se apoiar em algumas formas de apreensão seletiva, e muitas vezes é difícil determinar quando as palavras têm para eles um significado especial, quando há preconceitos que distorcem seu processamento das informações e quando se interpõem outras propensões.

Alguns valiosos estudos revelaram dificuldades no processamento das informações sobre os riscos, indicando que as revelações a esse respeito levam os sujeitos a distorcer a informação e promovem erros de inferências e temores desproporcionados quanto aos riscos[73]. Algumas formas de organizar a informação são tão enganosas que tanto os profissionais como seus pacientes usualmente distorcem seu conteúdo. Escolhas entre alternativas de risco, por exemplo, podem ser muito influenciadas pela forma de apresentação, dependendo de se a mesma informação sobre os riscos for apresentada como proporcionando um ganho ou uma oportunidade para o paciente ou se for apresentada

---

73. O trabalho pioneiro foi feito por Amos Tversky e Daniel Kahneman. Ver "Choices, Values and Frames", *American Psychologist*, 39 (1984): 341-350; "Judgment under Certainty: Heuristics and Biases", *Science*, 185 (1974): 1124-1131; "The Framing of Decisions and the Psychology of Choice", *Science*, 211 (1981): 453-458.

como constituindo uma perda ou uma redução de oportunidade[74]. Certo estudo pediu a radiologistas, a pacientes com problemas médicos crônicos que recebiam tratamento sem internação e a estudantes de administração formados que fizessem uma escolha hipotética entre duas terapias alternativas para câncer de pulmão: cirurgia ou radioterapia[75]. As preferências de todos os três grupos foram afetadas pela forma de apresentação das informações sobre os resultados, segundo elas tenham sido organizadas em termos de sobrevivência ou de morte. Diante de resultados organizados em termos da probabilidade de *sobrevivência*, vinte e cinco por cento escolheram a radioterapia em vez da cirurgia. No entanto, quando os mesmos resultados foram apresentados em termos da probabilidade de *morte*, quarenta e dois por cento preferiram a radioterapia. A forma de apresentar o risco de morte imediata por complicações cirúrgicas, que não tem paralelo na radioterapia, parece ter feito a diferença decisiva.

Esses efeitos da apresentação reduzem o entendimento das informações importantes, com implicações diretas para a escolha autônoma. Se uma compreensão equivocada faz com que uma pessoa não entenda adequadamente o risco de morte e esse risco é importante para a decisão da pessoa, então a escolha da cirurgia está baseada em algo menos que um entendimento substancial e não se qualifica como uma autorização autônoma. A lição a ser aprendida não é o ceticismo acerca do processamento da informação, mas a necessidade de comunicar tanto os aspectos positivos como os negativos da informação — por exemplo, a informação sobre a chance de morte e a de sobrevivência[76].

Problemas de não aceitação e de falsas crenças

A habilidade de uma pessoa para tomar decisões pode ser comprometida por uma queda em sua habilidade para *aceitar* a informação como verdadeira ou perfeita, ainda que *a compreenda* adequadamente. A distinção entre a compreensão da informação e a sua aceitação foi muitas vezes obscurecida na literatura médica pela confiança excessiva em testes de apreensão. Na melhor das hipóteses, as respostas "corretas" nesses testes fornecem evidências da memorização daquilo que o médico ou pesquisador revelou, mas não garantem que o sujeito interpretou corretamente ou que acreditou no que lhe foi revelado.

---

74. Kahneman e Tversky, "Choices, Values and Frames", 344-346; e Tversky e Kahneman, "The Framing of Decisions".

75. S. E. Eraker e H. C. Sox, "Assessment of Patients' Preferences for Therapeutic Outcome", *Medical Decision Making*, 1 (1981): 29-39; Barbara McNeil et al., "On the Elicitation of Preferences for Alternative Therapies", *New England Journal of Medicine*, 306 (27 de maio de 1982): 1259-1262.

76. Ver Jon F. Merz e Baruch Fischoff, "Informed Consent does Not Mean Rational Consent", *The Journal of Legal Medicine*, 11 (1990): 321-350; Baruch Fischoff, Paul Slovic e Sarah Lichtenstein, "Knowing What you Want: Measuring Liable Values", em *Cognitive Processes in Choice and Decision Behavior*, ed. Thomas Wallsten (Hillsdale, NJ: Lawrence Erlbaum Associates, 1980), 117-141.

Uma crença falsa, porém, pode invalidar uma decisão tomada pelo paciente ou sujeito, mesmo com uma revelação e uma compreensão adequadas. Eis três exemplos disso: (1) uma pessoa poderia acreditar, falsa e irracionalmente, que um médico não iria preencher os formulários do seguro-saúde a menos que ela consentisse num procedimento sugerido por ele; (2) um paciente psiquiátrico suficientemente informado, em condições de consentir, poderia concordar em participar de uma pesquisa não terapêutica com a falsa crença de que seria terapêutica; (3) um paciente gravemente doente a quem se pediu para tomar uma decisão a respeito de um tratamento poderia recusar pela falsa crença de que não está doente. Mesmo que o médico reconheça a crença falsa, até mesmo aduzindo evidências conclusivas para provar que aquela crença está errada, e a pessoa compreenda a informação oferecida, ela pode continuar acreditando que o que lhe foi relatado (veridicamente) é falso.

Evidências inconclusivas e a não obtenção de um acordo acerca da veracidade ou da falsidade das crenças — às vezes depois de considerável discussão — complicam ainda mais esses problemas. Muitas das crenças centrais para a decisão do paciente são vistas pelos outros — inclusive pelos profissionais que buscam o consentimento — como altamente questionáveis, pouco razoáveis ou até absurdas. Às vezes há evidências médicas indiscutíveis indicando que a crença de um paciente é injustificada, mas em outras circunstâncias essas crenças serão contestáveis sem que possam ser refutadas por contraexemplos fortes.

As probabilidades e as incertezas que cercam muitas das crenças sugerem que as pretensas verdades devem ser julgadas pelas evidências disponíveis, que muitas vezes são passíveis de diferentes interpretações. Pode existir mais de um modelo de evidência, e todas as evidências devem ser colhidas no interior de alguma estrutura que determine o que constitui uma evidência. Nenhuma evidência é independente da estrutura que pressupõe, ainda que duas ou mais estruturas às vezes ofereçam modelos de evidência concorrentes. Caso persista um desacordo sobre os critérios para a determinação da justificabilidade das crenças, não haverá base adequada para se determinar uma crença dada compromete o entendimento ou se simplesmente envolve uma proposição essencialmente contestável. Essa conclusão não deve ser entendida como se uma negação cética da possibilidade do conhecimento, mas apenas como um alerta para o fato de que as evidências para se considerar que uma crença é falsa podem ser racionalmente contestáveis.

Quando se pode demonstrar que as crenças são falsas, surge a questão de se os pacientes e sujeitos devem ser forçados a abandonar suas falsas crenças a fim de que possam ser habilitados a chegar a uma decisão informada. Alguns autores argumentaram que, se sujeitos autônomos rejeitam receber maiores informações, ela não deve ser imposta[77]. Essa proposta é atrativa, mas também parece errado dizer que nunca devemos pressionar

---

77. Ver Mark Siegler, "Critical Illness: the Limits of Autonomy", *Hastings Center Report*, 12 (outubro de 1977): 12-15, e a resposta de Jay Katz a Siegler, *The Silent World*, pp. 156-159.

pacientes ou sujeitos descontentes para que mudem suas crenças ou processem a informação de modo diferente. Se a escolha é limitada pela ignorância, como no caso de uma crença da qual pode ser demonstrada a falsidade, pode ser admissível, ou talvez obrigatório, promover a autonomia tentando impor as informações recusadas.

Consideremos o seguinte caso, no qual uma falsa crença desempenhou um papel essencial na recusa de uma paciente a um tratamento[78]:

> Uma mulher de 57 anos foi admitida no hospital em virtude de uma fratura na bacia (...) Durante o período em que ficou hospitalizada, um exame Papanicolaou e uma biópsia revelaram um carcinoma em estágio 1A no colo do útero (...) A cirurgia era seriamente recomendada, já que era quase certo que o câncer seria curado por uma histerectomia (...) A paciente recusou o procedimento.
> Os médicos que tratavam a paciente julgaram, neste ponto, que ela estava mentalmente incapaz. Foram requeridas consultas psiquiátricas e neurológicas para determinar a possibilidade de demência e/ou incapacidade mental. O consultor psiquiátrico julgou que a paciente estava demente e que não era mentalmente capaz de tomar decisões referentes a sua própria saúde. Essa determinação baseava-se, em larga medida, na recusa "irracional" e inflexível da paciente em submeter-se à cirurgia. O neurologista discordava, não encontrando evidência de demência. Ao ser interrogada, a paciente declarara que estava recusando a histerectomia porque *não acreditava* que tinha câncer. "Todo mundo sabe", disse ela, "que as pessoas que estão com câncer ficam doentes, sentem-se mal e perdem peso", enquanto ela sentia-se muito bem. A paciente continuou mantendo seu ponto de vista apesar dos resultados da biópsia e dos persistentes argumentos contrários dos médicos.

O médico considerou seriamente passar por cima da recusa da paciente, pois fortes evidências médicas demonstravam que sua crença em que não tinha câncer era injustificada. Enquanto essa paciente mantiver essa falsa crença e ela for central para sua decisão, sua recusa não poderá ser corretamente denominada uma recusa informada. Muitas das complexidades inerentes à obtenção de uma comunicação eficaz estão ilustradas neste caso: a paciente era uma mulher branca pobre de Appalachia com um nível de escolaridade que ia até a terceira série. O fato de que o médico que a tratava era negro revelou-se a principal razão de sua falsa crença em que não tinha câncer. Ela não acreditaria naquilo que um médico negro lhe dissesse. Entretanto, intensas discussões com um médico branco e com sua filha resultaram na alteração de sua crença e no consentimento para uma histerectomia bem-sucedida.

O problema das renúncias

Um outro problema relativo ao entendimento é representado pela renúncias ao consentimento informado. Na renúncia, um paciente abdica do direito a um consenti-

---

78. Ruth Faden e Alan Faden, "False Belief and the Refusal of Medical Treatment", *Journal of Medical Ethics*, 3 (1977): 133-136.

mento informado e libera o médico da obrigação de obtê-lo. O paciente delega a autoridade de decisão ao médico, ou pede para não ser informado. O paciente, com efeito, toma a decisão de não tomar uma decisão informada.

Alguns tribunais consideraram que, "quando o paciente pede para não ser informado, um médico não precisa fazer revelações sobre os riscos"[79], e alguns importantes autores na ética biomédica sustentam que "os direitos são sempre renunciáveis"[80], incluindo o direito a um consentimento informado. Vários estudos indicam que talvez sessenta por cento dos pacientes não queiram saber praticamente nada sobre determinados procedimentos ou sobre os riscos desses procedimentos, que uma alta percentagem consentiria sem conhecimento dos riscos e que apenas uma pequena percentagem usa as informações fornecidas para chegar às suas decisões[81]. Alguns médicos alegam que os pacientes desinformados acatam as recomendações dos médicos mais do que buscam informações pertinentes, embora um estudo indique também que os médicos tendem a subestimar as preferências dos pacientes por informações[82].

Há duas maneiras fundamentais de se tratar o problema das renúncias. O procedimento médico em questão poderia ser atrasado até que houvesse entendimento suficiente, não importando que o paciente tenha autonomamente manifestado o desejo de não ser informado. As pessoas então não seriam coagidas nem manipuladas, recebendo informações indesejadas. Por outro lado, se um paciente ou sujeito entende adequadamente sua situação e então renuncia ao direito às informações relevantes sobre as intervenções médicas propostas, o profissional poderia proceder sem insistir em exigir da pessoa nenhum entendimento além do fato de que está renunciando a um direito. Nesta segunda abordagem, a renúncia constitui um consentimento válido para a terapia ou pesquisa, ainda que não seja um consentimento informado.

Normalmente, é apropriado reconhecer as renúncias a direitos, porque temos arbítrio sobre os direitos e porque as renúncias parecem justificadas em muitos contextos de consentimento. Se uma testemunha de Jeová, por exemplo, informasse um médico de que gostaria que todo o possível fosse feito por ela, mas que não queria saber se seriam empregados transfusões ou outros procedimentos similares, é difícil construir um argumento moral (ainda que pudessem existir razões legais) para apoiar a conclusão de que esse paciente deve dar um consentimento informado específico para as transfusões. No entanto, uma prática generalizada de permitir renúncias é perigosa. Muitos pacientes têm uma confiança irrestrita nos médicos, e, nos cenários terapêutico e de pesquisa, a aceitação generalizada de renúncias ao consentimento poderia tornar os pacientes mais vulneráveis àqueles que quiserem, por conveniência, abreviar ou suprimir os procedi-

---

79. *Cobbs v. Grant*, 502 P. 2d 1, 12 (1972).
80. Baruch Brody, *Life and Death Decision Making* (Nova York: Oxford University Press, 1988), p. 22.
81. Ver Ralph J. Alfidi, "Controversy, Alternatives, and Decisions in Complying with the Legal Doctrine of Informed Consent", *Radiology*, 114 (janeiro de 1975): 231-234.
82. William M. Strull, Bernard Lo e Gerald Charles, "Do Patients Want to Participate in Medical Decisionmaking?", *Journal of the American Medical Association*, 252 (1984): 2990-2994.

mentos de consentimento, o que já é um sério problema na área da saúde. De acordo com isso, o perigo de abuso da renúncia em contextos médicos movimentados, juntamente com problemas sobre como determinar as condições em que um paciente pode tomar a decisão voluntária e informada de renunciar ao direito às informações relevantes, exige cuidado na implementação das políticas de renúncias.

Não é provável que surja nenhuma solução geral para os problemas referentes à renúncia. Cada caso ou situação de renúncia precisa ser considerada separadamente. Podem haver, contudo, procedimentos apropriados para se reagir a ela. Podem-se desenvolver, por exemplo, regras que proíbam as renúncias a não ser que tenham sido aprovadas por corpos deliberativos, como comitês examinadores institucionais e comitês de ética hospitalares. Se um comitê determinou que, num caso particular, o interesse da pessoa seria melhor protegido caso se reconhecesse uma renúncia proposta, ela poderia ser aprovada. Esse procedimento não é uma solução que simplesmente foge do problema. Seria fácil violar a autonomia e deixar de cumprir nossas responsabilidades por meio de regras inflexíveis que permitissem ou proibissem as renúncias em contextos institucionais. Um monitoramento estrito poderia oferecer o grau de proteção necessário aos pacientes, assim como um processo flexível de deliberação e decisão.

A voluntariedade

Pessoas autônomas normalmente consideram a liberdade de agir não menos importante que um entendimento adequado. Na categoria da *voluntariedade*, nos concentraremos na independência de uma pessoa em relação às influências manipuladoras e coercitivas de outros. Como a lei há muito reconheceu, um consentimento ou uma recusa forçados por meio de ameaças ou manipulados mediante deturpações são inválidos.

Nosso uso do termo *voluntariedade* é intencionalmente restrito com o fim de distingui-la de usos mais amplos que a tornam um sinônimo de autonomia. Alguns autores analisaram o termo de acordo com a presença de um conhecimento adequado, a ausência de uma compulsão psicológica e a ausência de coerções externas[83]. Se adotássemos esse sentido tão amplo, a condição da voluntariedade seria a condição necessária e suficiente da ação autônoma. Todavia, consideramos que uma pessoa age voluntariamente apenas na medida em que quer a ação sem que esteja sob o controle de uma outra influência. Falamos aqui somente do controle por outros indivíduos. A voluntariedade, contudo, também pode ser diminuída ou anulada por condições tais como uma doença debilitante, desordens psiquiátricas e dependência de drogas.

O controle sobre uma outra pessoa é necessariamente uma influência, mas nem todas as influências são controladoras. Se um médico ordena a um paciente relutante

---

83. Ver Joel Feinberg, *Social Philosophy* (Englewood Cliffs, NJ: Prentice-Hall, 1973), p. 48; *Harm to Self*, pp. 112-118.

que se submeta a uma cateterização cardíaca e o coage a anuir por meio de uma ameaça de abandono, então o paciente é influenciado pelo controle do médico. Se, pelo contrário, um médico persuade um paciente a se submeter ao procedimento quando o paciente está relutante em fazê-lo, então o paciente é influenciado pelo médico, mas não controlado por ele. Muitas influências são repudiáveis, e outras são acolhidas em vez de repudiadas. A ampla classe das influências inclui atos de amor, ameaças, a educação, mentiras, sugestões manipuladoras e apelos emocionais, tudo isso podendo variar dramaticamente no impacto causado sobre as pessoas.

Formas de influência

Em nossa análise há três categorias primárias de influência: a coerção, a persuasão e a manipulação. A coerção, como a definimos, ocorre se e somente se uma pessoa usa, intencionalmente, uma ameaça séria e verossímil de provocar dano ou usar a força para controlar uma outra pessoa[84]. A ameaça de uso da força ou de punição empregada por algumas polícias, por tribunais e por hospitais em atos de comprometimento involuntário para tratamento psiquiátrico é uma forma típica de coerção. O uso, pela sociedade, de leis de vacinação obrigatória é um outro exemplo. Para que uma ameaça seja verossímil, ou ambas as partes têm de acreditar que a pessoa que faz a ameaça pode efetivá-la, ou a pessoa que ameaça tem de enganar a outra de modo a fazê-la acreditar que pode efetivá-la. Um médico que, numa prisão, diz a um preso que ele *tem de* submeter-se a uma sedação precisará da companhia de um guarda da prisão para que a ameaça seja verossímil; somente assim ocorrerá uma coerção.

Algumas ameaças coagirão praticamente todas as pessoas (por exemplo, uma ameaça verossímil de matar a pessoa coagida), enquanto outras coagirão apenas algumas poucas pessoas (por exemplo, a ameaça feita por um empregado ao patrão de deixar o emprego a menos que tenha um aumento). A ocorrência de uma coerção depende das reações subjetivas do pretenso alvo da coerção. Contudo, a reação subjetiva de concordar por *sentir-se* ameaçado não qualifica uma coerção, pois para que haja uma coerção é preciso que se faça uma ameaça real, verossímil e intencional a uma pessoa a fim de que sua autodeterminação seja substituída. A coerção, assim entendida, anula um ato de autonomia (ou seja, ela torna não autônomo até mesmo um comportamento intencional e bem informado), e, portanto, deve ser posta no extremo de um *continuum* dos tipos de influência.

Na *persuasão*, como empregamos o termo, uma pessoa deve ser convencida a acreditar em algo pelo mérito das razões expostas por uma outra pessoa. De acordo com isso,

---

84. Devemos nossa formulação a Robert Nozick, "Coercion", em *Philosophy, Science and Method: Essays in Honor of Ernest Nagel*, ed. Sidney Morgenbesser, Patrick Suppes e Morton White (Nova York: St. Martin's Press, 1969), pp. 440-472, e Bernard Gert, "Coercion and Freedom", em *Coercion: Nomos XIV*, ed. J. Roland Pennock e John W. Chapman (Chicago: Aldine, Atherton Inc., 1972), pp. 36-37.

não reconhecemos como uma forma de persuasão o que Paul Appelbaum e Loren Roth denominam "persuasão forçosa", que envolve forçar persistentemente e, às vezes, usar uma linguagem que leva a equívocos. Eles citam o caso de um interno que não aceitou a recusa de um paciente em tirar uma radiografia. O interno insistiu em que ele "tinha de tirar a radiografia e não podia se recusar". O paciente, então, aceitou relutante[85]. Em nossa concepção, nem a persuasão não racional nem a persuasão forçosa constituem uma forma de persuasão, pois ambas são formas de manipulação.

A palavra *manipulação* é uma denominação geral para várias formas de influências que não são nem persuasivas nem coercitivas. A essência da manipulação é inclinar as pessoas a fazer aquilo que o manipulador quer, por outros meios que não a coerção ou a persuasão. Para os propósitos da decisão na área da saúde, a principal forma de manipulação é a manipulação da informação, um ato deliberado de administrar a informação de forma a alterar, de maneira não persuasiva, o entendimento que uma pessoa tem de uma situação, e, desse modo, motivá-la a fazer aquilo que o agente da influência pretende. Muitas formas de manipulação da informação são incompatíveis com a decisão autônoma. Por exemplo, os atos de enganar que envolvem estratégias como mentir, suprimir informações e exagerar enganosamente, levando as pessoas a acreditar em algo que é falso, são todos inconsistentes com a escolha autônoma. Nos experimentos de Milgram sobre a obediência, ele enganou os sujeitos a respeito de praticamente todos os aspectos da pesquisa em que consentiram. Segundo nossos critérios, esses consentimentos foram manipulados, e, portanto, não se qualificam como escolhas autônomas.

Muitos dos problemas de que falamos anteriormente na discussão sobre o entendimento reaparecem como questões da manipulação da informação. Na área da saúde, um problema que é menos discutido do que deveria ser é a quantidade de cuidados e exames de rotina cujo cumprimento é determinado, nos estabelecimentos de assistência à saúde, sem que se dê uma explicação ao paciente, negando-lhe, portanto, uma escolha entre alternativas (caso existam) e o direito de recusar. Com muito mais frequência é mencionado o uso clínico do privilégio terapêutico para suprimir informações a fim de manipular os pacientes de modo que consintam num procedimento medicamente desejável[86]. A maneira como a informação é apresentada — o tom de voz, a gesticulação vigorosa e a exposição positiva da informação ("na maior parte das vezes, temos bons resultados com essa terapia"), em vez de uma exposição negativa ("essa terapia tem uma taxa de trinta por cento de insucesso") — pode facilmente manipular a percepção e a reação do paciente, e, assim, afetar o entendimento. A principal preocupação referente à manipulação na medicina foi expressada por Eliot Freidson:

> Minha impressão é que os clientes são com maior frequência intimidados do que informados ao dar seu consentimento, sendo sua resistência enfraquecida em parte

---

85. Paul S. Appelbaum e Loren H. Roth, "Treatment Refusal in Medical Hospitals", em President's Commission, *Making Health Care Decisions*, vol. II, p. 443; ver também pp. 452, 462 e 466.

86. Ver Charles W. Lidz e Alan Meisel, "Informed Consent and the Structure of Medical Care", em President's Commission, *Making Health Care Decisions*, vol. II, pp. 317-410.

por desejarem os serviços médicos gerais — se não um procedimento específico —, em parte pelo cenário opressivo em que se encontram, e em parte pela intimidação calculada, pela restrição da informação e pelas ameaças veladas de rejeição por parte da própria equipe médica[87].

Entretanto, pode-se facilmente exagerar a ameaça do controle pela manipulação além da sua efetiva importância. Em geral, tomamos decisões num contexto de influências concorrentes, como desejos pessoais, pressões familiares, obrigações legais e pressões institucionais. Essas influências, embora significativas, não precisam ser substancialmente controladoras. Da perspectiva da decisão dos pacientes e sujeitos de pesquisa, é preciso apenas definir critérios gerais para estabelecer o ponto a partir do qual a escolha autônoma está em risco, reconhecendo ao mesmo tempo que, em muitos casos, não se pode delimitar uma linha divisória perfeitamente nítida entre influências controladoras e não controladoras. Além disso, as faculdades de um paciente individual devem ser avaliadas em cada caso, e o profissional da área da saúde deverá considerar a resistência subjetiva de cada paciente em face das influências, não a habilidade de resistir da pessoa sensata (também chamada de objetiva).

A obrigação de resguardar de influências controladoras

Até aqui, buscamos, fundamentalmente, distinguir as influências que são compatíveis com uma autonomia substancial daquelas que são incompatíveis. Podemos agora examinar a justificabilidade de se exercer essas formas de influência.

Muitas influências são aceitas pelos pacientes e sujeitos, e até influências indesejadas podem ser compatíveis com a decisão autônoma. Em algumas situações, os profissionais são moralmente censuráveis caso *não* tentem persuadir pacientes obstinados a fazer tratamentos que sejam medicamente essenciais, e essa persuasão não precisa violar o respeito à autonomia. Um argumento sensato em defesa de uma opção é uma forma de oferecer informações, e é, quase sempre, vital para assegurar o entendimento. Essa nunca é uma forma injustificada de influência, embora em alguns casos possa ser indevidamente invasiva e, portanto, injustificável.

Estamos assumindo que a influência por meio do apelo à razão — a persuasão — é, na teoria e na prática, distinguível da influência por meio do apelo à emoção. Aplicado aos profissionais da área da saúde, o problema é distinguir as reações emocionais das reações cognitivas e determinar qual dos dois tipos de reação provavelmente foi evocado. O objetivo é evitar cumular a pessoa de informações alarmantes, especialmente se ela estiver psicologicamente vulnerável ou num estado comprometido. Revelações ou abordagens que podem persuadir racionalmente um paciente poderiam debilitar outro, cujos temores ou cujo pânico bloqueariam a razão.

---

87. Eliot Freidson, *The Profession of Medicine* (Nova York: Dodd, Mead & Co., 1970), p. 376.

A coerção e a manipulação controladora são, em algumas ocasiões, justificadas, embora essas ocasiões seja infrequentes na medicina (em contraste com o trabalho da polícia, em que essas técnicas são mais comuns e também mais comumente justificadas). Se um médico responsável por um paciente conturbador e infantilmente indócil ameaça interromper o tratamento a menos que o paciente altere determinados comportamentos, a intimação do médico pode ser justificada, apesar de ser coercitiva. Os problemas mais difíceis relacionados com a manipulação referem-se não a punições e a ameaças, quase sempre justificadas na assistência e na pesquisa médicas, mas sim ao efeito de estratégias como retribuições, oferecimentos e encorajamento. Um exemplo flagrante de uma oferta injustificada ocorreu durante os supracitados experimentos sobre sífilis de Tuskegee. Foram feitos vários oferecimentos para estimular e manter o interesse dos sujeitos em continuar participando. Ofereceram-se assistência e seguro funerários gratuitos, transporte de graça na ida e na volta dos exames e uma parada sem despesas na cidade, durante a viagem de volta. Os sujeitos receberam medicamentos e ganhavam refeições grátis nos dias de exames. Sua privação socioeconômica tornava-os vulneráveis a essas formas de manipulação patentes e injustificáveis[88]. As técnicas problemáticas na prática clínica são com frequência muito mais sutis e difíceis de detectar e analisar, mas podem ter exatamente o mesmo efeito.

Quando se faz uma oferta num cenário em que ela se torna anormalmente atrativa — por exemplo, uma oferta de grandes somas em dinheiro ou de liberdade para presos destituídos de recursos —, essa oferta pode ser manipuladora, mas nunca é coercitiva. Sustentar que ofertas irresistivelmente atraentes — tais como assistência médica gratuita ou a liberação de um compromisso involuntário — são coerções sobre os pacientes ou sujeitos é uma profunda distorção do conceito de coerção (a menos que a "oferta" seja na verdade uma ameaça disfarçada), pois então qualquer pessoa que efetivamente influenciasse uma outra pessoa, de modo intencional, apresentando uma oferta tão atrativa que a outra seria incapaz de resistir — por exemplo, um alto salário num emprego maravilhoso —, teria coagido a pessoa. Uma oferta de algo irresistível não é coercitiva, embora, em certas condições, seja manipuladora, tirando vantagem das vulnerabilidades de uma pessoa.

As condições nas quais uma influência é controladora e moralmente injustificada podem ser claras na teoria, mas são frequentemente incertas em situações concretas, e há muitos casos fronteiriços. Alguns casos difíceis na assistência à saúde consistem em situações que se afiguram como casos de manipulação, nos quais os pacientes ou sujeitos estão numa condição de necessidade desesperada. Dizer que uma pessoa necessita desesperadamente de algo, como de uma medicação ou de uma fonte de renda, significa que, sem isso, há uma grande probabilidade de que a pessoa (ou um ente querido) sofrerá um dano sério. Ofertas atraentes como medicamentos gratuitos e

---

88. Ver James H. Jones, *Bad Blood* (Nova York: The Free Press, 1981); David J. Rothman, "Were Tuskegee & Willowbrook 'Studies in Nature'?", *Hastings Center Report*, 12 (abril de 1982): 5-7.

dinheiro extra podem deixar as pessoas sem outra escolha senão aceitar a oferta. Num caso assim, a pessoa está compelida por uma situação desesperada, mas não está sendo controlada pela manipulação intencional de outra pessoa.

Alguns autores parecem acreditar que uma oferta dessa magnitude feita a uma pessoa em necessidade desesperada é inerentemente exploradora. Em algumas circunstâncias, é provável que a oferta pareça, aos olhos do beneficiário, uma ameaça — por exemplo, se uma terapia experimental é a única disponível e só pode ser conseguida se a pessoa participar da pesquisa. Essa oferta, porém, é às vezes percebida de um modo diferente. Em 1722, os funcionários da Newgate Prison ofereceram a vários dos presos, como uma alternativa ao enforcamento, a liberdade, caso fossem voluntários em um experimento com a inoculação da varíola[89]. À primeira vista, poderia parecer que eles foram coagidos, pois o oferecimento parece ser uma ameaça disfarçada do tipo "Se você não se tornar um sujeito de pesquisa, enforcaremos você". É mais plausível, contudo, que essa circunstância de manipulação envolva uma oferta bem-vinda, feita a pessoas em necessidade desesperada, que sem a oferta seriam enforcadas de qualquer maneira. Os presos com certeza consideraram a oferta afortunada, pois todos esses homens condenados sobreviveram e foram libertados.

Em contraposição, influências que são ordinariamente resistíveis podem se tornar controladoras para pacientes extremamente debilitados, dependentes e propensos a se submeter, e nesses pacientes a anuência pode ser induzida aumentando-se ou tirando-se proveito de seu desespero, de sua ansiedade, de seu fastio ou de outras emoções. A esperança de receber mais atenção e uma assistência melhor pode ser um fator importante para uma pessoa acamada. O que um profissional pretende que seja uma tentativa de persuasão racional pode influenciar o paciente de forma irracional, atacando seus pontos vulneráveis. Não queremos dizer com isso que os profissionais manipulam ou exploram as vulnerabilidades dos pacientes rotineiramente, mas apenas que muitos pacientes são suscetíveis a esse tipo de influência e precisam ser protegidos contra ele[90].

É especialmente importante assegurar que as condições que permitem a resistência a controles sejam preservadas nas instituições totais, cujas populações são admitidas involuntariamente. A ameaça de exploração é grande nessas instituições, porém nem a institucionalização coercitiva nem instituições coercitivas significam necessariamente que cada decisão tomada por uma pessoa que está dentro da instituição tenha sido coagida. Não há razão para que presos, por exemplo, não possam dar um consentimento válido para alguma pesquisa caso não haja oferecimentos manipuladores, como remunerações demasiadamente altas por riscos excessivos[91].

---

[89]. Henry K. Beecher, *Research and the Individual: Human Studies* (Boston: Little, Brown, and Co., 1970), p. 6.

[90]. Ver Charles W. Lidz et al., *Informed Consent: a Study of Decisionmaking in Psychiatry* (Nova York: Guilford Press, 1984), cap. 7, esp. pp. 110-111, 117-123.

[91]. Os problemas mencionados neste parágrafo foram examinados em *Kaimowitz v. Department of Mental Health*, Civil n. 73-19434-AW (Circuit Court, Wayne County, Mich., 10 de julho de 1973), em 31-32.

Esses problemas com frequência são mais sutis e difíceis em instituições nas quais as pessoas são voluntariamente admitidas mas cujas regras, políticas e práticas podem funcionar de modo a comprometer a escolha autônoma. Esse comprometimento talvez não seja, em nenhum outro caso, tão evidente como nos tratamentos de longo prazo. Os idosos em casas de repouso, por exemplo, muitas vezes experimentam uma restrição de suas escolhas, especialmente em questões rotineiras ou corriqueiras. Muitas das pessoas que estão em asilos já sofreram algum declínio em sua habilidade de realizar escolhas pessoais em virtude de debilitações físicas. Esse declínio da autonomia *executiva* não precisa vir acompanhado de um declínio na autonomia *de decisão*, e contudo suas escolhas e decisões autônomas são frequentemente negligenciadas ou ignoradas pela instituição[92].

Tais questões corriqueiras muitas vezes referem-se a comida (quando comer, que tipo de comida, como é preparada e a quantidade), companheiros do quarto (quem os escolhe e como resolver conflitos), pertences (quais deles manter e como protegê-los), exercícios (quando, de que tipo e com que supervisão), sono (quando e quanto dormir), roupas (o que usar e quando lavar), assim como a banhos, medicações e restrições. A liberdade dos residentes capazes de viver suas vidas de acordo com suas preferências e com seus projetos de vida com frequência tem de ser confrontada com a proteção de sua saúde, a proteção dos interesses de outros, a promoção da segurança e da eficiência no estabelecimento e a alocação de recursos financeiros e de outros recursos. Embora o respeito à autonomia sugira uma atenção individualizada no cenário de uma casa de repouso, essa atenção raramente pode ser individualizada da maneira como nós, do lado de fora dessas instituições, esperaríamos.

Consideremos o seguinte exemplo de um estabelecimento chamado Mansion Manor. A Sra. Hollinger, de 76 anos de idade, enfrentou dificuldades com as enfermeiras assistentes a respeito da exigência do estabelecimento de que os residentes levantem a tempo para o café da manhã, que é servido às 7h30. Ela nunca gostou de tomar café da manhã e anda devagar, depois que o despertador toca pela segunda vez. Considera quase intolerável esse esforço para tomar o café da manhã. A Sra. Hollinger se atrasou todas as manhãs durante duas semanas, e as assistentes dizem que sua demora conturba a refeição dos outros residentes e que, quando se atrasa, ela não termina o seu desjejum, pois come devagar. A enfermeira do andar avisa-a, de um modo que ela considera ameaçador, que, caso continue a se atrasar para o café, será colocada junto com aqueles que não conseguem se alimentar sozinhos, numa sala de refeições separada. Suas preocupações a respeito de se atrasar para o café da manhã começam a lhe causar dificuldades para dormir e aumentam seu cansaço. A equipe havia, anteriormente, travado várias batalhas com a Sra. Hollinger, em particular algumas referentes a suas acusações de que a equipe "bisbilhotara" em seu quarto e removera alguns de seus pertences que consideraram perigosos para outros residentes

---

92. Para a distinção entre autonomia de decisão e autonomia de execução, ver Bart J. Collopy, "Autonomy in Long Term Care", *The Gerontologist*, 28, fascículo suplementar (junho de 1988): 10-17.

que pudessem porventura passear pelo seu quarto. A animosidade em relação à equipe torna difícil determinar se o atraso da Sra. Hollinger para o café de fato infringe os direitos dos outros e conturba a ordem da instituição.

Os esforços da equipe para persuadir a Sra. Hollinger são justificáveis, mas sua ameaça coercitiva de colocá-la na sala de refeições separada não é justificada, a menos que suas ações efetivamente acarretem problemas aos outros ou à instituição. As assistentes poderiam responder que não estão solapando a autonomia da Sra. Hollinger, mas respeitando-a, uma vez que ela aceitou as regras e os regulamentos que restringem a liberdade ao ingressar voluntariamente na casa de repouso. Desse modo, poder-se-ia argumentar, ela tem a obrigação de obedecer, não apenas em razão da necessidade de manter a ordem da instituição mas também por assim haver consentido. Antes que esse argumento possa ser sustentado, porém, precisaríamos saber exatamente o que, a princípio, foi dito à Sra. Hollinger (e a seu filho) a respeito das regras e dos regulamentos. Eles poderiam ter motivos para se queixar das revelações feitas inicialmente ou da interpretação estritamente legalista das regras e dos regulamentos governamentais por parte da casa de repouso.

O diretor de enfermagem explicou que as regulamentações federais exigem que a primeira refeição do dia ocorra em menos de quatorze horas depois da refeição substancial da noite anterior, que para alguns residentes é dada às 4:30 da tarde. Esse regulamento é indispensável para proteger os residentes em casas de repouso da exploração e de danos. Contudo, isso também poderia ser construído como estabelecendo um direito facultativo dos residentes, em vez de um direito compulsório. Pode-se renunciar a um direito facultativo, enquanto o mesmo não pode ser feito em relação a um direito compulsório, como o direito à educação[93]. Caso exista um direito facultativo, os residentes autônomos teriam a opção de aceitar ou recusar as refeições. Uma interpretação estrita de um direito compulsório exigiria a alimentação forçada dos residentes autônomos que não quisessem comer, e a implausibilidade dessa interpretação oferece uma razão para suspeitar de que a instituição está demonstrando má-fé em seu conflito com a Sra. Hollinger. Mesmo que o princípio de respeito à autonomia possa ser justificadamente violado para proteger os outros e para estabelecer a ordem institucional (legítima), a instituição tem de escolher a alternativa menos restritiva[94].

Alguns autores argumentam que o respeito à autonomia, tomado literalmente, exige demais das casas de repouso e de outros estabelecimento de assistência a longo prazo. Eles propõem que esse princípio individualista seja substituído por uma pers-

---

93. Para a distinção entre direito facultativo e direito compulsório, ver Joel Feinberg, "Voluntary Euthanasia and the Inalienable Right to Life", *Philosophy and Public Affairs*, 7 (1978): 93-123.

94. Para este caso, ver "If you Let them, they'd Stay in Bed all Morning: The Tyranny of Regulation in Nursing Home Life", em *Everyday Ethics: Resolving Dilemmas in Nursing Home Life*, ed. R. A. Kane e A. L. Caplan (Nova York: Springer Publishing Co., 1990), cap. 7. Para a autonomia em tratamentos de longo prazo, ver outros capítulos de *Everyday Ethics* e um número especial dedicado a este assunto no jornal *The Gerontologist*, 28 (junho de 1988).

pectiva comunitarista na qual o consentimento informado é suplantado pelo "consentimento negociado" e os direitos individuais são incorporados numa visão mais ampla da comunidade, com uma ênfase nas responsabilidades mútuas[95]. Embora essa alternativa tenha aspectos atrativos, é demasiadamente obscura e perigosa sem proteções explícitas contra violações de autonomia. Nunca se deve renunciar à pressuposição em favor da voluntariedade e dos direitos a uma escolha autônoma. Em alguns casos, no entanto, deve-se conceder a outras pessoas algum grau de autoridade de decisão sobre os residentes, pelas razões que discutiremos a seguir.

Modelos de decisão substituta

Os decisores substitutos tomam as decisões por pacientes não autônomos ou cuja autonomia é incerta. Se um paciente não é capaz de escolher ou de recusar um tratamento, então um hospital, um médico ou um membro da família podem, justificadamente, ser investidos do papel de decisores ou recorrer a um tribunal ou a outra autoridade para buscar a solução das pendências antes que se implemente uma decisão. Desde o caso Quinlan, em 1976, os tribunais e o poder legislativo têm estado ativamente envolvidos nessa área, e já ocorreram avanços significativos tanto na lei como na ética. Contudo, muito ainda permanece indecidido, especialmente no que se refere a pacientes que estão incapazes e debilitados, porém conscientes. Muitos julgamentos sobre a interrupção ou o prosseguimento do tratamento são feitos diariamente por pacientes nessa condição — por exemplo, aqueles que sofrem de crises, do mal de Alzheimer, do mal de Parkinson, de depressão crônica que afeta as funções cognitivas, de senilidade e de psicoses.

Vários casos legais famosos referiam-se a pacientes que eram anteriormente autônomos — como Karen Ann Quinlan, Earle Spring, Brother Fox, Claire Conroy, Paul Brophy e Nancy Cruzan — e também a pacientes que nunca foram capazes — como Joseph Saikewicz e John Storar. Nesses casos, os tribunais se dividiram entre o uso de dois modelos de decisão substituta: o dos melhores interesses e o do julgamento substituto. Nenhum desses dois modelos baseia-se explicitamente na autonomia, mas os defensores de ambos com frequência recorrem a ela. Atualmente, há, operando em muitos tribunais, uma opinião aceita a respeito de como as decisões sobre tratamentos devem ser obtidas, tanto para os pacientes que já foram capazes como para aqueles que nunca o foram. Segundo essa concepção, todos os pacientes têm o direito de decidir, e suas escolhas autônomas devem ser consultadas sempre que possível como base para a decisão; uma pessoa incapaz ainda é uma pessoa com o direito de escolher. Nós nos oporemos a esta concepção, substituindo-a por uma concepção diferente acerca dos modelos de decisão e de sua ordem de prioridade.

---

95. Para uma defesa do consentimento negociado, ver Harry R. Moody, *Ethics in an Aging Society* (Baltimore: The Johns Hopkins University Press, 1992), cap. 8.

Consideraremos três modelos gerais que podem ser usados pelos decisores substitutos: o do *julgamento substituto*, usualmente apresentado como um modelo baseado na autonomia, o da *pura autonomia* e o dos *melhores interesses do paciente*. Nosso objetivo é estruturar e integrar este esquema de modelos para a decisão substituta. Embora avaliemos estes modelos visando a lei e as políticas, nosso argumento é independente delas. Trata-se de um argumento moral, que expande nossas discussões anteriores sobre a importância de proteger a autonomia. Apenas no capítulo 4 iremos considerar *quem* deve ser o decisor substituto.

O modelo do julgamento substituto

O modelo do julgamento substituto, inicialmente, parece ser baseado na autonomia, e muitas influentes opiniões judiciais assim o interpretaram. Contudo, ele é, na melhor das hipóteses, um modelo de autonomia fraco. O julgamento substituto parte da premissa de que as decisões sobre tratamentos pertencem propriamente ao paciente incapaz ou não autônomo, em virtude dos direitos à autonomia e à privacidade. O paciente tem o direito de decidir, mas é incapaz de exercê-lo. Seria injusto privar um paciente incapaz de seus direitos de decisão apenas por não ser mais (ou nunca ter sido) autônomo. Se, entretanto, o paciente é, no momento, incapaz de tomar decisões autônomas, um outro decisor deve ser indicado.

Esse modelo exige que o decisor substituto "se ponha nas vestes mentais do incapaz", como afirmou o tribunal do caso *Saikewicz* — ou seja, que ele tome a decisão que o incapaz tomaria. No caso *Saikewicz*, o tribunal teve de levar em consideração o fato de que a maioria das pessoas com a mesma enfermidade de Joseph Saikewicz escolhem fazer o tratamento, mas o tribunal invocou o modelo da decisão substituta para fundamentar a decisão de que Saikewicz, um paciente que nunca foi capaz, não teria decidido pelo tratamento, caso houvesse sido capaz. O tribunal definiu sua tarefa como a de determinar "como o direito que uma pessoa incapaz tem de renunciar a um tratamento poderia ser melhor exercido a fim de oferecer a expressão mais completa possível do caráter e das circunstâncias daquele indivíduo". Afirmando que o que a maioria das pessoas sensatas escolheria poderia diferir daquilo que uma pessoa incapaz específica escolheria, o tribunal propôs o seguinte modelo:

> A decisão, em muitos casos como este, deve ser a que seria feita pela pessoa incapaz, caso fosse capaz, mas levando-se em consideração a incapacidade presente e futura do indivíduo como um dos fatores que necessariamente fariam parte do processo de decisão da pessoa capaz.[96]

---

96. *Superintendent of Belchertown State School v. Saikewicz*, Mass. 370 N. E. 2d 417 (1977). Para desenvolvimentos de pareceres judiciais similares, ver Sean M. Dunphy e John H. Cross, "Medical Decision Making for Incompetent Persons: the Massachusetts Substituted Judgment Model", *Western New England Law Review*, 9 (1987): 153-167.

Tanto no caso *Quinlan* como no caso *Saikewicz*, as cortes usaram o modelo do julgamento substituto, primeiro tentando determinar os desejos e necessidades subjetivos do indivíduo e depois procurando decidir como proceder à luz do sistema de valores do próprio indivíduo. Esses dois casos, porém, envolvem interpretações e usos diferentes do modelo do julgamento substituto. No caso *Quinlan*, o tribunal buscou proteger um direito de autonomia de uma pessoa que não podia avaliar o correto a fazer em razão de seu estado vegetativo permanente. O tribunal autorizou o pai da paciente a inferir seus desejos e necessidades com base em sua vida enquanto capaz, a despeito do fato de que seus julgamentos envolvessem várias pressuposições. O tribunal não estabeleceu a questão em termos dos direitos dos pais sobre os filhos nem discutiu se o pai poderia decidir de acordo com os melhores interesses da filha. Em vez disso, o tribunal procurou proteger os direitos de autonomia e de privacidade da paciente, pedindo ao pai que determinasse o que ela escolheria caso estivesse em condições de escolher. O tribunal julgou que, "se Karen exerceria seu direito [de interromper o tratamento], seu direito à privacidade pode ser assegurado em seu nome por seu tutor", "mesmo que isso signifique a perspectiva de uma morte natural"[97]. Esta decisão ilustra o escopo que as cortes muitas vezes dão aos direitos de privacidade e autonomia.

No caso *Saikewicz*, a ausência de indicações da provável escolha do paciente incapaz forçou o tribunal a considerar informações sobre outras pessoas na mesma situação para ajudar a determinar o que uma pessoa sensata que estivesse nas mesmas circunstâncias, com as mesmas necessidades e os mesmos desejos do paciente (na medida em que eles são verificáveis), decidiria. Conforme entendido no caso *Saikewicz*, e, em alguma medida, no caso *Quinlan*, a premissa do julgamento substituto tem um componente ficcional. Se o direito de tomar decisões médicas só pode ser exercido por pessoas capazes, não se pode dizer que uma pessoa incapaz tenha literalmente esse direito. O aspecto ficcional torna o julgamento substituto controverso. John Robertson argumentou que é desejável tratar as pessoas incapazes como autônomas, apesar do aparente absurdo em tratá-las de uma forma que é divergente de sua situação: "Eliminar essa divergência significaria que estaríamos tratando o incapaz como um ser não pensante, não decisor e irracional — em resumo, como uma não pessoa"[98].

Apesar de sua condição estabelecida, o modelo do julgamento substituto só deve ser usado para pacientes que já foram capazes caso haja razões para crer que é possível tomar a decisão que o paciente teria tomado. Nesse caso, a intimidade do decisor substituto com o paciente deve ser suficientemente profunda e relevante para que o julgamento reflita os objetivos e as opiniões do paciente. Se o substituto pode responder com segurança à questão "O que desejaria o paciente nesta circunstância?", então o julgamento substituto é um modelo apropriado. Se, contudo, o substituto só pode responder

---

97. *In re Quinlan*, 70 N. J. 10, 355 A. 2d 647 (1976), em 663-664.
98. John A. Robertson, "Organ Donations by Incompetents and the Substituted Judgment Doctrine", *Columbia Law Review*, 76 (1976): 65.

à questão "O que você deseja para o paciente?", então esse modelo não é apropriado, pois desapareceu toda conexão com a anterior autonomia do paciente.

Analogamente, o modelo do julgamento substituto deve ser rejeitado para pacientes que nunca foram capazes, pois sua autonomia não está envolvida. O paciente que nunca foi capaz deve ser considerado, portanto, significativamente diferente daqueles que podem hoje fazer escolhas autônomas ou daqueles que um dia já puderam. Exponentes do julgamento substituto fracassaram em estabelecer a relevância da característica da autonomia para pacientes que nunca foram autônomos, levando um tribunal a julgar que tentar determinar o que um paciente que nunca foi capaz decidiria, caso fosse capaz, é como perguntar: "Se nevasse durante todo o verão, seria então inverno?"[99]

Encontramos outros problemas relacionados com o julgamento substituto quando o modelo é usado para pacientes incapazes mas conscientes, como Earle N. Spring, um homem senil cuja família e cujos médicos consideravam que, para ele, continuar a fazer diálise renal era de valia duvidosa (ver Caso 5 no Apêndice). Sua esposa e seu filho fizeram uma petição num tribunal de Massachusetts pedindo uma autorização para interromper a diálise. Se um decisor substituto considera a situação desse paciente em função daquilo que ele poderia querer caso fosse capaz, em vez de vê-la em função de sua necessidade médica, surge o perigo de se deixar de ver o interesse da pessoa em ter sua existência continuada. Muitos pacientes incapazes debilitados, como Earle Spring, tiveram seus tratamentos interrompidos com base em julgamentos extremamente tênues feitos por parentes com dificuldades financeiras sobre o que a pessoa desejaria caso pudesse falar. Em geral, pouco se sabe a respeito de quão acuradamente as decisões substitutas refletem as preferências dos pacientes[100]. No caso de *Spring*, a Suprema Corte de Massachusetts (diferentemente do tribunal de sucessões original) aceitou o argumento da família de que Earle Spring havia sido um homem ativo e vigoroso que detestava o confinamento e que, quando encontrava na floresta animais que estavam sofrendo, matava-os. Quase todos os indivíduos senis sofrem uma perda de atividade, mas essa nunca foi considerada uma razão boa ou suficiente para se dar um fim às suas vidas.

A preservação da privacidade e da dignidade com frequência são apresentadas como razões nesses casos, embora durante meses tenham sido oferecidas pouca privacidade ou dignidade a esses pacientes. Uma análise dos melhores interesses leva a um exame mais detalhado das questões referentes ao bem-estar do paciente do que o julgamento substituto. Essa é uma questão de importância prática, pois rotineiramente se fazem julgamentos sobre as vidas de muitos dos residentes em casas de repouso e

---

99. Ver George Annas, "Help from the Dead: the Cases of Brother Fox and John Storar", *Hastings Center Report*, 11 (junho de 1981): 19-20. Para uma defesa extremamente generosa das atribuições, por parte de tribunais, de direitos de autodeterminação a incapazes, ver Alan Strudler, "Self-Determination, Incompetence, and Medical Jurisprudence", *The Journal of Medicine and Philosophy*, 13 (1988): 349-365.

100. Ver o estudo empírico e a análise em Allison B. Seckler et al., "Substituted Judgment: How Accurate are Proxy Predictions?", *Annals of Internal Medicine*, 115 (1991): 92-98.

em estabelecimentos do Estado — especialmente julgamentos a respeito da continuação do uso de respiradores, de antibióticos, sobre nutrição e hidratação etc. Não queremos sugerir que estes julgamentos são feitos de maneira insatisfatória, mas que o modelo do julgamento substituto é uma base insatisfatória para fundamentá-los. (Há perigos similares quando se autorizam os pais a decidir por menores saudáveis — por exemplo, quando um pai faz um "julgamento substituto" sobre se um filho menor de idade e saudável desejaria doar um rim a um irmão.)

A regra do julgamento substituto, portanto, ajuda-nos a entender o que deve ser feito por pacientes que já foram capazes, cujas preferências relevantes anteriores podem ser discernidas; interpretada desse modo, porém, ela desemboca num modelo da pura autonomia que respeita escolhas autônomas anteriores. Concluímos que, na medida do possível, devemos abandonar o julgamento substituto na lei e na ética, substituindo-o por um modelo da pura autonomia em contextos nos quais se possam identificar julgamentos autônomos explícitos feitos anteriores.

O modelo da pura autonomia

O segundo modelo, portanto, elimina o fantasma com o qual a autonomia se depara no julgamento substituto. Ele se aplica exclusivamente a pacientes que já foram autônomos e que expressaram uma decisão autônoma ou preferência relevante. Esse modelo torna os compromissos gerais do princípio do respeito à autonomia mais específicos. É possível respeitar as decisões autônomas prévias de pessoas que são agora incapazes, mas que tomaram decisões referentes a si mesmas quando eram ainda capazes. Existindo ou não uma diretriz formal de ação, os julgamentos autônomos prévios devem ser aceitos. (Assumindo-se que tais julgamentos são conhecidos, e não meramente conjecturas, e que são diretamente relevantes para a ação em questão.) Encontramos uma abordagem instrutiva acerca dos pacientes anteriormente autônomos no caso de Claire Conroy, no qual a Suprema Corte de Nova Jersey confrontou-se com vários modelos de decisão substituta[101].

Claire Conroy, uma residente de 83 anos de uma casa de repouso, sofria de debilitações físicas e mentais, incluindo síndrome orgânico-cerebral, arteriosclerose do coração, hipertensão, diabetes, ulcerações necrosadas em seu pé esquerdo e gangrena na perna esquerda. Ela tinha percepção suficiente para seguir as pessoas com os olhos, mas exibia um estado de demência severo, permanecia em posição fetal e não falava. Também não tinha qualquer função cognitiva ou volitiva discernível, e não conseguia deglutir comida nem água suficientes para se manter, tendo de receber nutrição e hidratação por meio de um tubo nasogástrico. Ela conseguia se movimentar um pouco, mas não controlava suas funções excretoras. Determinados estímulos resultavam,

---

101. *In re Conroy*, 486 A. 2d 1209 (N. J. 1985). Todas as citações abaixo são extraídas desta fonte.

ocasionalmente, numa reação. Por exemplo, ela às vezes sorria quando seu cabelo era penteado ou quando a afagavam, e outras vezes gemia quando era movimentada ou alimentada, ou quando se trocavam os curativos.

O sobrinho de Claire Conroy (Thomas Whittemore) era seu tutor e seu único parente consanguíneo vivo. Ele pediu permissão ao tribunal para remover o tubo que fornecia alimentação à sua tia, o que resultaria em desidratação e na sua morte em aproximadamente uma semana. Sua petição enfrentou a oposição do médico da paciente, que considerava essa ação uma violação da ética médica. O tribunal decidiu permitir a remoção do tubo, embora sua morte pudesse ser dolorosa, com base no fato de que sua vida se tornara um sofrimento permanente. O tribunal ordenou a remoção, mas um guardião *ad litem* indicado por ela apelou, e a ordem ficou pendente à espera do julgamento do recurso. Conroy morreu durante o processo de apelação, mas nesse mesmo processo dois tribunais tiveram opiniões divergentes.

Um primeiro tribunal de apelação inverteu o julgamento da primeiro tribunal, com base no fato de que remover o tubo causaria a morte da paciente e significaria, portanto, matá-la ativamente — o que é inadmissível — por desidratação e inanição. Num outro recurso, a Suprema Corte de Nova Jersey julgou que todo tratamento médico, incluindo a nutrição e a hidratação artificiais de um paciente incapaz, pode ser rejeitado ou interrompido em determinadas circunstâncias. O tribunal invocou o direito de autonomia do paciente incapaz de aceitar ou recusar um tratamento médico, ainda que o direito tenha de ser exercido por um outro decisor. A linguagem desse tribunal parece ser, à primeira vista, um caso ilustrativo do modelo do julgamento substituto. O tribunal determina que "o objetivo do processo de decisão (…) deve ser o de determinar e cumprir (…) a decisão que o paciente teria tomado caso fosse capaz" e que "o direito que um adulto — que, como Claire Conroy, já foi capaz — tem de determinar o curso de seu tratamento médico permanece intacto mesmo que a pessoa não esteja mais em condições de reivindicá-lo ou de estimar seu cumprimento".

Todavia, esse tribunal também recorreu a um modelo da pura autonomia e a um modelo dos melhores interesses. O tribunal julga que, no caso de um paciente incapaz, o tratamento de suporte de vida é legitimamente rejeitado ou interrompido quando fica claro, num "exame subjetivo" — com uma base demonstrável segundo escolhas autônomas anteriores —, que esse paciente específico, quando autônomo, teria recusado o tratamento nessas circunstâncias. Caso o exame subjetivo ou exame de autonomia não seja satisfatório, deve-se proceder ao exame dos melhores interesses. Aqui o tribunal reconhece o direito do paciente a uma recusa informada como um direito correlato ao direito a um consentimento informado[102]. O tribunal justifica que o modelo subjetivo ou o modelo baseado na autonomia são em princípio satisfeitos por um documento escrito deixado pelo paciente; por uma diretriz dada oralmente a um membro da família, a um

---

102. Ver o reconhecimento explícito do tribunal e o desenvolvimento desta questão no caso *Jobes*, 108 NJ 394, 529 A. 2d 434 (1987).

amigo ou a um profissional; pelo poder estável de um procurador; pelas convicções do paciente acerca de tratamentos médicos ministrados a outros; por suas crenças e seus dogmas religiosos, ou pelo "padrão de conduta consistente do paciente com referência a decisões anteriores quanto a seu próprio tratamento médico".

O tribunal indica que errou uma década antes no caso *Quinlan*, ao desconsiderar as "declarações feitas pela Sra. Quinlan a amigos sobre a prolongação artificial das vidas de outras pessoas que estavam incuravelmente doentes". Essa evidência é "certamente relevante". Entretanto, observa o tribunal, as evidências têm diferentes graus de valor probatório, "dependendo do distanciamento no tempo, da consistência e da prudência das declarações e ações anteriores e da maturidade da pessoa na época das declarações ou dos atos". Diretrizes de ação, por exemplo, usualmente exprimem os padrões gerais de uma pessoa, designam um decisor ou combinam as duas coisas. Uma carta de instruções — feita por uma pessoa para o caso de se tornar incapaz — que especifique padrões pessoais para a tomada de decisões (por exemplo, "eu não quero ser mantida viva por meio de um respirador no caso de entrar em estado de coma permanente") pode ter um alto valor probatório, embora precise ser interpretada em algumas situações específicas. O tribunal argumenta que, reconhecendo essas diretrizes de ação, respeita a autonomia (prévia) dos pacientes incapazes.

Idealmente, um julgamento substituto, mais que substituir, veicula o julgamento autônomo de outra pessoa. Em muitos casos, contudo, surgem questões sobre a confiabilidade das evidências usadas para se determinar as preferências anteriores do paciente, como, por exemplo, se ele era suficientemente capaz e se expressou, claramente, preferências relevantes. No caso *Conroy*, acertadamente se observa que, "na ausência de provas adequadas acerca dos desejos da paciente, é ingenuidade pretender que o direito de autodeterminação sirva como base para a decisão substituta". (Posteriormente, na decisão do caso *Cruzan*, que constitui um marco, a Suprema Corte dos Estados Unidos julgou que um estado pode, legitimamente, exigir evidências claras e convincentes dos desejos previamente expressos de um paciente a respeito da renúncia a um tratamento de conservação da vida ou da interrupção desse tratamento, em vez de aceitar uma interpretação substituta desses desejos.) O tribunal do caso *Conroy*, no entanto, julgou que uma ausência de provas adequadas não leva necessariamente a que o tratamento de suporte de vida deva ser continuado: "No caso de um paciente como Claire Conroy, o tratamento de suporte de vida também pode ser rejeitado ou interrompido, caso um dos dois tipos de exames do 'melhor interesse' — um exame *objetivo restrito* ou um exame *puramente objetivo* — seja satisfeito".

Em sua confiança nos "melhores interesses", o tribunal não se desvia substancialmente das considerações da autonomia em seu "exame objetivo restrito". Seu exame exige "alguma evidência confiável de que o paciente recusaria o tratamento", juntamente com a convicção do decisor de que "os fardos do prolongamento da vida do paciente por meio do tratamento superam os benefícios daquela vida para ele". Se tais condições forem satisfeitas, considera-se que o tratamento apenas prolonga o sofrimento. Qualquer evidência mencionada no exame subjetivo (da pura autonomia) poderia ser suficiente para se chegar a julgamentos acerca dos fardos relevantes, embora pudesse ser "demasiadamente vaga, casual ou remota para constituir a prova clara da intenção subjetiva do paciente que é necessária para satisfazer o exame subjetivo".

Mesmo que haja evidências a respeito dos desejos prévios do paciente, o tratamento de suporte de vida pode ser justificadamente rejeitado ou interrompido, caso os decisores satisfaçam o exame puramente objetivo, que é estritamente um exame dos melhores interesses: "Os fardos que restam na vida do paciente com o tratamento devem superar clara e marcadamente os benefícios que o paciente extrai da vida", e se "as dores recorrentes, inevitáveis e severas que o paciente experimente com o tratamento forem tais que o efeito de se administrar o tratamento de suporte de vida seria desumano". Embora o tribunal de Nova Jersey tenha limitado sua decisão a pacientes anteriormente capazes, na mesma situação de Claire Conroy, seus argumentos sobre os melhores interesses se estendem a outras classes de pacientes incapazes[103]. Paradoxalmente, o tribunal determinou que a própria Claire Conroy não satisfazia nenhum dos modelos do tribunal para interromper o tratamento de suporte de vida, e, portanto, se tivesse sobrevivido, o tribunal não teria autorizado a remoção do tubo que a alimentava.

Embora também recomendemos um modelo da pura autonomia como apropriado, há outros problemas no caso *Conroy* e em decisões legais similares referentes às evidências consideradas satisfatórias para se agir segundo esse modelo. Na ausência de instruções explícitas, um decisor substituto poderia, por exemplo, escolher de modo seletivo aqueles valores que, na vida do paciente, estão de acordo com seus próprios valores, e então usar somente os valores selecionados para tomar as suas decisões. Aquilo que o decisor substituto encontrasse poderia também ser baseado em valores do paciente que fossem relevantes apenas de maneira muito remota para a decisão em questão — como a aversão expressa que o paciente tinha por hospitais. É razoável perguntar o que um decisor pode legitimamente inferir da conduta anterior de Claire Conroy, especialmente o medo que tinha de médicos e o modo como os evitava, e sua anterior recusa em consentir na amputação da perna gangrenosa.

Um problema complexo é que os decisores substitutos com frequência baseiam-se explicitamente numa diretriz do paciente para o futuro que não se plica, de forma suficientemente direta, à decisão em questão. Em *Evans v. Belleuve Hospital*, um paciente anteriormente capaz conferiu poder durável a um procurador, autorizando-o a tomar decisões médicas em caso de incapacidade, e, posteriormente, executou um segundo documento recusando tratamentos de suporte de vida em caso de "enfermidade, doença ou ferimentos, ou caso experimentasse deterioração mental extrema, de modo que não houvesse uma expectativa considerável de restabelecimento ou de recuperar uma qualidade de vida significativa". Quando o paciente se tornou incapaz,

---

103. Numa série de decisões em 1987, a Suprema Corte de Nova Jersey estendeu sua análise a outros tipos de casos (*In re Farrell*, 529 A. 2d 404, *In re Jobez*, 529 A. 2d 434, *In re Peters*, 108 N. J. 865).

tendo sofrido lesões cerebrais em virtude de toxoplasmose, uma forma de infecção, o substituto designado recusou o tratamento, alegando estar seguindo a declaração do último documento. Tanto os médicos como o tribunal recusaram-se a reconhecer a decisão do substituto, porque o documento não se aplicava claramente à condição do paciente, pois ela era, em princípio, tratável e havia uma chance de se restabelecer a habilidade de comunicação do paciente[104]. Declarações imprecisas como essa proporcionam uma orientação mínima, e são, às vezes, perigosas. Tais casos com frequência precisam ser tratados usando-se como base o modelo dos melhores interesses, em vez do modelo da autonomia, mesmo que existam documentos legalmente válidos executados com a intenção de exercer um controle autônomo.

Há ainda um problema referente a procedimentos: trata-se de assegurar que os substitutos respeitem os julgamentos autônomos prévios de um paciente ou que ajam de forma responsável como decisores substitutos. Tornou-se cada vez mais difícil encontrar pessoas apropriadas que desejem assumir a pesada tarefa de tutelar pessoas mentalmente inaptas que estejam institucionalizadas, e as famílias algumas vezes tomam decisões que entram em choque com os desejos aparentes da pessoa atualmente incapaz. Um estudo enfocou as decisões tomadas por substitutos (muitos deles filhos e filhas) em nome de 168 pacientes idosos residentes em casas de repouso acerca da permissão ou do veto de sua participação como sujeitos de pesquisa num estudo de risco mínimo sobre a morbidade associada ao uso prolongado de cateteres urinários. Os substitutos tenderam a acreditar que a pesquisa não devia ser conduzida em casas de repouso, que eles próprios não consentiriam em participar, que a pesquisa incomodaria o paciente e que o paciente, se fosse capaz, não daria o seu consentimento. Entretanto, cinquenta e quatro por cento consentiram em que o paciente participasse no estudo, e trinta e um por cento dos substitutos que julgavam que o paciente, caso fosse capaz, não consentiria ainda assim deram o seu consentimento pelo paciente. Como essa discrepância surgiu apenas por meio de entrevistas feitas após a realização do projeto, os pesquisadores não tiveram de enfrentar o dilema ético a respeito do que fazer quando os substitutos agem contra aquilo que acreditam ser os desejos do paciente[105]. Os autores do estudo sugerem que auditores de consentimento são às vezes necessários para assegurar que se tome a melhor decisão quando o substituto parece agir contra as preferências do paciente.

Um outro problema relacionado com procedimentos teve sua origem num estudo recente sobre o preconceito de gênero em pareceres judiciais referentes a apelações pedindo a interrupção de um tratamento de suporte de vida em pacientes que ficaram incapazes há pouco tempo. Os pesquisadores concluíram que "A deliberação judicial sobre homens profundamente doentes e incapazes aceita evidências acerca das preferências dos homens por tratamentos para definir a situação da autonomia pessoal em

---

104. *In the Matter of the Application of John Evans against Belleuve Hospital*, Supreme Court of the State of New York, Index n. 16536/87 (1987).

105. John Warren et al., "Informed Consent by Proxy: an Issue in Research with Elderly Patients", *New England Journal of Medicine*, 315 (30 de outubro de 1986): 1124-1128, esp. 1127-1128.

decisões sobre tratamentos de suporte de vida. A deliberação judicial sobre mulheres assume um papel protetor, tomando decisões em prol do tratamento, rejeitando ou deixando de considerar evidências acerca das preferências das mulheres no que se refere ao tratamento de suporte de vida"[106]. Para pacientes recentemente incapazes que não tenham deixado uma diretriz de ação escrita, os tribunais de apelação tenderam a adotar, no caso de homens, as preferências do próprio paciente, extraídas de relatos feitos pela família e por amigos, enquanto raramente adotam essa abordagem no caso das mulheres. Nesse estudo, foram descobertas as seguintes tendências: as opiniões anteriores de um homem são normalmente vistas como racionais, enquanto os comentários anteriores de uma mulher são frequentemente vistos como impensados, emocionais ou imaturos. O ponto de vista de uma mulher, conforme refletido em declarações anteriores, é às vezes totalmente ignorado. As declarações sobre as opiniões e os valores de mulheres são submetidas a um modelo de exigência mais severo para as evidências. Por fim, as opiniões dos tribunais tendem a retratar os homens como sujeitos à agressão médica e as mulheres como vulneráveis à negligência médica. Tanto os homens como as mulheres são ameaçados por esse preconceito. Os homens correm o risco de que as decisões sobre a interrupção de seus tratamentos de conservação da vida sejam feitas rápido demais, enquanto as mulheres correm o risco de que suas decisões autônomas não sejam levadas a sério.

Em resumo, argumentamos que pacientes anteriormente capazes que tenham expressado autonomamente suas preferências na forma de uma diretriz de ação devem ser tratados segundo o modelo da pura autonomia, e sugerimos também uma economia de modelos. Atualmente, é comum na ética biomédica a ideia de que um conjunto ordenado de modelos para a decisão substituta parte de (1) diretrizes de ação realizadas autonomamente, passando ao (2) julgamento substituto e aos (3) melhores interesses, sendo que, numa situação de conflito, (1) tem prioridade sobre (2), e (1) e (2) têm prioridade sobre (3). Chegamos à conclusão de que (1) e (2) são essencialmente idênticos. Sua defesa e sua única base está no princípio do respeito à autonomia, que se aplica se e somente se houver um julgamento autônomo relevante que constitua uma autorização. Quando a pessoa anteriormente capaz não deixou traços confiáveis acerca de seus desejos, os decisores substitutos devem aderir apenas a (3). Esta conclusão nos leva a um exame do modelo dos melhores interesses.

O modelo dos melhores interesses

De acordo com o modelo dos melhores interesses um decisor substituto deve determinar o maior benefício entre as opções possíveis, atribuindo diferentes pesos aos interesses que o paciente tem em cada opção e subtraindo os riscos e os custos inerentes a

---

106. Steven H. Miles e Alison August, "Courts, Gender and 'The Right to Die'", *Law, Medicine and Health Care*, 18 (primavera-verão de 1990): 85-95.

cada uma. Emprega-se o termo "melhor" porque a obrigação é a de maximizar os benefícios por meio de uma avaliação comparativa que encontra o maior conjunto de benefícios. O modelo dos melhores interesses protege o bem-estar de uma outra pessoa, avaliando os riscos e os benefícios dos vários tratamentos e das alternativas ao tratamento, levando em consideração a dor e o sofrimento e avaliando o restabelecimento e a perda de funções. É indispensável, portanto, um critério de qualidade de vida.

Embora um julgamentos dos melhores interesses tenha de avaliar os riscos e os benefícios para a pessoa envolvida, ele não deve se basear apenas em preferências subjetivas conhecidas ou em outros tipos de valores pessoais. Ele recorre indiretamente a considerações de autonomia, na medida em que proporcionam uma base para a compreensão do bem-estar e para a interpretação dos interesses. À luz do modelo dos melhores interesses, as preferências autônomas só devem ser consideradas na medida em que afetam as interpretações da qualidade de vida, de um benefício direto etc. Elas devem ser preferências conhecidas, e não inferências sobre o que o paciente pensaria feitas com base nos valores que expressou abertamente.

O modelo dos melhores interesses tem sido amplamente usado nos cenários da saúde e além deles. Muito tempo antes que a autonomia e a privacidade fossem aplicadas pela lei, de forma disseminada, a incapazes e a menores, a responsabilidade dos pais em relação aos filhos era legalmente definida como a responsabilidade de agir no melhor interesse dos filhos. Assumia-se, na lei, que os pais geralmente agem no melhor interesse dos filhos, e que o Estado não deveria interferir a não ser em circunstâncias extremas nas quais estivesse em desacordo com os pais sobre alguma decisão que envolvesse consequências potencialmente sérias para o filho — por exemplo, quando testemunhas de Jeová recusam que se façam transfusões de sangue para um filho que é menor de idade e cuja vida depende delas. Se um tribunal decide no lugar da família, então ele já fez um julgamento a respeito da injustificabilidade do curso de ação proposto por ela (ou de sua incapacidade para decidir).

Acreditamos que há circunstâncias em que o modelo dos melhores interesses, assim entendido, pode ser validamente invocado para anular diretrizes de ação deixadas por pacientes anteriormente autônomos que se tornaram incapazes, para passar por cima de recusas por parte de menores e de recusas feitas por pacientes com problemas mentais. Isso pode ocorrer, por exemplo, num caso em que a pessoa designou uma outra por meio de um poder durável de procurador para tomar decisões médicas em seu nome. Caso o substituto designado tome uma decisão que seja claramente contrária aos melhores interesses do paciente, essa decisão deve ser invalidada, a menos que exista um segundo documento claramente formulado pelo paciente que apoie especificamente a decisão do substituto. Passar por cima da decisão do substituto, num caso assim, não é uma violação do respeito à autonomia nem constitui uma intervenção paternalista.

Para pacientes que nunca foram capazes e para pacientes anteriormente capazes cujas preferências precedentes não podem ser determinadas de maneira confiável, é apropriado que se prefira um modelo dos melhores interesses como mais adequado do que o modelo da pura autonomia ou do que os modelos de julgamento substituto. Embora se tenha argumentado que o julgamento substituto é um modelo que procura "implementar os melhores interesses do paciente como o próprio paciente os definiria" e que, portanto, "a abordagem do julgamento substituto é simplesmente uma forma de se dar conteúdo ao modelo dos melhores interesses"[107], essa síntese é equívoca e conveniente demais. O modelo dos melhores interesses pode, em princípio, estar em conflito tanto com o modelo da autonomia como com o modelo do julgamento substituto. Como observam os autores do estudo sobre decisões substitutas citado, em muitos casos esses modelos efetivamente entram em conflito. O melhor a se fazer é manter os modelos tão distintos quanto possível, conceitual e normativamente.

Os tribunais, as instituições de assistência à saúde e as tradições religiosas esforçaram-se, por muito tempo, em afirmar que não fazem julgamentos de qualidade de vida, mas que só tomam decisões tendo em vista aquilo que o próprio paciente teria escolhido. O modelo da decisão substituta tornou-se popular, pois possibilita que o decisor repudie completamente as considerações sobre a qualidade de vida, alegando visar exclusivamente as preferências do indivíduo. Os tribunais estiveram considerando os julgamentos sobre qualidade de vida como formas comparativas de expressar o valor social de uma pessoa, e, assim, quiseram — o que é compreensível — evitar avaliações comparativas sobre o valor de vidas individuais. Entretanto, "julgamentos a respeito de qualidade de vida" não são julgamentos sobre o valor social de indivíduos, mas sobre o valor daquela vida para a pessoa que terá de vivê-la. O valor de uma vida é principalmente (ainda que não exclusivamente) o valor que ela tem para a pessoa que a possui. Os julgamentos dos melhores interesses são uma forma de chamar a atenção para essa questão, em vez de ressaltar apenas o valor que a vida de uma pessoa tem para outras pessoas. Aceitar um modelo dos melhores interesses, propriamente falando, equivale a reconhecer que, em casos-limite, temos de decidir quais são os interesses de bem-estar do paciente naquele momento, e não buscar aquilo que ele teria escolhido em algum mundo possível imaginário.

Infelizmente, o modelo dos melhores interesses foi algumas vezes interpretado como altamente maleável, permitindo valores que são irrelevantes relativamente aos benefícios ou fardos para o paciente e incorporando fatores intangíveis de valor questionável para a pessoa incapaz. Num caso, por exemplo, em que pais pediram uma permissão do tribunal para um transplante de rim de uma criança incapaz para um irmão capaz, os julgamentos dos pais sobre os melhores interesses do "doador" chegaram a levar em conta um provável trauma psicológico causado pela morte do irmão e os benefícios psicológicos do ato altruísta de "doação"[108]. Embora não descartemos completamente tais considerações, elas devem ser encaradas com ceticismo e receber procedimentos de proteção adicionais, como um comitê de exame. Julgamentos sobre

---

107. Appelbaum, Lidz e Meisel, *Informed Consent: Legal Theory and Clinical Practice*.
108. O caso clássico é *Strunk v. Strunk*, 445 S. W. 2d 145 (Ky 1969), que considerou estes benefícios segundo um padrão de julgamento substituto.

os melhores interesses devem se concentrar em fatores tangíveis, como sofrimento físico e diagnóstico médico, e só devem se estender a outros domínios com hesitação e grande cautela.

Nessa formulação, surge a pergunta de se os fardos, julgados pelo modelo dos melhores interesses, devem ser limitados à dor e ao sofrimento físicos, como a linguagem judicial muitas vezes sugere. Se a dor e o sofrimento fossem os únicos fardos relevantes, seria difícil justificar a recusa ou a interrupção de um tratamento de suporte de vida no caso de um paciente em coma permanente. Contudo, o conjunto de questões sobre o modelo dos melhores interesses não pode ser examinado até os capítulos 4 e 5, nos quais discutimos os benefícios e os danos de modo mais abrangente.

Conclusão

A conexão estreita entre a autonomia e a decisão na área da saúde unifica várias seções deste capítulo. Embora tenhamos justificado a obrigação de solicitar as decisões dos pacientes com base no respeito à autonomia, reconhecemos que as exigências precisas do princípio permanecem indeterminadas e abertas à interpretação e à especificação. No capítulo 7 discutimos, por exemplo, importantes questões sobre a conexão do princípio com as regras de veracidade, confidencialidade e privacidade. Assim, argumentamos apenas que fazer do princípio de respeito à autonomia um curinga — em vez de considerá-lo um dos princípios morais em um sistema de princípios — confere a ele um valor excessivo. A comunidade moral humana — na verdade, a própria moral — está fundamentada de forma não menos profunda nos três grupos de princípios que serão discutidos nos próximos capítulos. Em muitas circunstâncias clínicas, as demandas da justiça podem facilmente suplantar as demandas do respeito à autonomia.

Muitas das conclusões deste capítulo poderiam ser julgadas unilaterais em sua deferência em relação à autonomia, pelo motivo de que suas implicações para a conduta profissional excedem os atuais requerimentos legais e regulamentais. Por exemplo, a transferência que propomos do enfoque na revelação para um enfoque centrado no entendimento e numa comunicação efetiva acarreta uma forma diferente e mais onerosa de se estruturar o processo da solicitação do consentimento. Contudo, não estamos pretendendo que nossas propostas devam ser diretamente transformadas em requerimentos legais vigentes, em normas regulamentares ou em políticas hospitalares. Nem sempre é justificável fornecer os recursos necessários para se criar um contexto no qual os profissionais se conduzam de acordo com o conjunto total de estratégias sugerido neste capítulo. Esse problema pede julgamentos sobre a justiça e sobre a alocação de recursos (ver capítulo 6) que concorrem com a obrigação de obter o consentimento informado.

CAPÍTULO **4**

Não maleficência

O princípio de não maleficência determina a obrigação de não infligir dano intencionalmente. Na ética médica, ele esteve intimamente associado com a máxima *Primum non nocere*: "Acima de tudo (ou antes de tudo), não causar dano". Essa máxima é frequentemente invocada pelos profissionais da área da saúde, embora suas origens sejam obscuras e suas implicações não sejam claras. Muitas vezes proclamado o princípio fundamental da tradição hipocrática da ética médica, ele não figura no *corpus* hipocrático, e uma louvável sentença que é às vezes confundida com essa máxima — "ao menos, não cause dano" — é na verdade uma tradução distorcida de uma passagem isolada na obra de Hipócrates[1]. Todavia, no juramento de Hipócrates estão expressas uma obrigação de não maleficência e uma obrigação de beneficência: "Usarei o tratamento para ajudar o doente de acordo com minha habilidade e com meu julgamento, mas jamais o usarei para lesá-lo ou prejudicá-lo".

Neste capítulo, examinaremos o princípio de não maleficência e várias tentativas de especificar suas implicações para a ética biomédica. Em particular, examinaremos criticamente as distinções entre matar e deixar morrer, entre tencionar e prognosticar resultados danosos, entre rejeitar e interromper tratamentos de suporte de vida e entre tratamentos comuns e tratamentos especiais. Muitas das controvérsias na ética biomédica

---

1. W. H. S. Jones, *Hippocrates*, vol. I (Cambridge, MA: Harvard University Press, 1923), p. 165. Ver também Ludwig Edelstein, *Ancient Medicine*, eds. O. Temkin e C. L. Temkin (Baltimore: Johns Hopkins University Press, 1967); e Albert R. Jonsen, "Do No Harm: Axiom of Medical Ethics", em *Philosophical and Medical Ethics: Its Nature and Significance*, eds. Stuart F. Spicker e H. Tristram Engelhardt, Jr. (Dordrecht, Países Baixos: D. Reidel, 1977), pp. 27-41.

giram em torno de pacientes terminais e de pacientes que estão gravemente doentes ou feridos. É necessária, portanto, uma estrutura que oriente a decisão a respeito dos procedimentos de suporte de vida e da assistência na morte. Defendemos uma estrutura que alteraria consideravelmente a prática médica corrente e as diretrizes referentes aos pacientes capazes assim como aos incapazes. Na base de nossa estrutura está uma interpretação do princípio de não maleficência que sanciona, em vez de suprimir, os julgamentos sobre a qualidade de vida. Essa estrutura permite, em determinadas condições, que os pacientes, os tutores e os profissionais de saúde aceitem ou recusem tratamentos, depois de haverem ponderado os custos e os benefícios de sua administração.

O conceito de não maleficência

Muitos tipos de teoria ética reconhecem um princípio de não maleficência, inclusive escritos utilitaristas[2] e não utilitaristas[3]. Alguns filósofos unem a não maleficência e a beneficência como um único princípio. William Frankena, por exemplo, trata o princípio de beneficência como decomponível em quatro obrigações gerais — trataremos a primeira delas como a obrigação de não maleficência e nos referiremos às outras três como obrigações de beneficência:

1. Não devemos infligir males ou danos (o que é nocivo).
2. Devemos impedir que ocorram males ou danos.
3. Devemos eliminar males ou danos.
4. Devemos fazer ou promover o bem[4].

Frankena organiza estes elementos hierarquicamente, de modo que — sendo os outros fatores equivalentes, numa circunstância de conflito — o primeiro elemento tem precedência sobre o segundo, o segundo, sobre o terceiro e o terceiro, sobre o quarto. Frankena reconhece que os quatro elementos têm de ser defendidos e qualificados na categoria de uma afirmação de *obrigação*, pelas razões que tratamos no capítulo 5.

Se tentarmos incluir a ideia de beneficiar os outros e a ideia de não os lesar num único princípio, seremos ainda forçados a distinguir, assim como Frankena, as várias obrigações implicadas nesse princípio geral. Embora a não maleficência e a beneficência sejam similares e frequentemente tratadas na filosofia moral como não sendo nitidamente distinguíveis, combiná-las num mesmo princípio obscurece distinções relevantes. As obrigações de não prejudicar os outros (por exemplo, aquelas que proíbem roubar, mutilar e matar) são claramente distintas das obrigações de ajudar os outros (por exemplo, proporcionando benefícios, protegendo interesses e promoven-

---

2. Ver H. L. A. Hart, *The Concept of Law* (Oxford: Clarendon Press, 1961), p. 190.
3. Ver, por exemplo, W. D. Ross, *The Right and the Good* (Oxford: Clarendon Press, 1930), pp. 21-26; e John Rawls, *A Theory of Justice* (Cambridge, MA: Harvard University Press, 1971), p. 114.
4. William Frankena, *Ethics*, 2ª ed. (Englewood Cliffs, NJ: Prentice-Hall, 1973), p. 47.

do o bem-estar). As obrigações de não prejudicar os outros são às vezes mais rigorosas que as obrigações de ajudá-los, mas as obrigações de beneficência também são, às vezes, mais rigorosas que as obrigações de não maleficência. Por exemplo, a obrigação de não lesar os outros parece, intuitivamente, ser mais rigorosa que a obrigação de auxiliá-los, mas a obrigação de não oferecer risco de dano a sujeitos de pesquisa, por meio de procedimentos de baixo risco, não é tão rígida quanto a obrigação de prestar auxílio a um sujeito de pesquisa que foi lesado ao se submeter aos procedimentos. Se, num caso particular, o dano causado é muito pequeno (o intumescimento causado por uma picada de agulha, digamos), mas o benefício proporcionado pelo auxílio é grande (uma intervenção vital, por exemplo), então a obrigação de beneficência claramente tem prioridade sobre a obrigação de não maleficência.

Muitos autores de ética sustentaram que uma pessoa deve aceitar riscos consideráveis à própria segurança a fim de não causar dano a outras pessoas, enquanto a aceitação de riscos até moderados geralmente não é exigida para beneficiar outros. Essa afirmação, contudo, também depende de situações particulares para sua justificação, especialmente na ética profissional. Em alguns países, por exemplo, os funcionários da saúde pública não podem executar seu trabalho sem correr pelo menos riscos moderados, como se expor a doenças contagiosas.

Poderíamos tentar reformular da seguinte maneira a ideia de um rigor cada vez maior na não maleficência: em geral, as obrigações de não maleficência são mais rigorosas que as obrigações de beneficência; e, em alguns casos, a não maleficência suplanta a beneficência, mesmo que o resultado mais útil seja obtido agindo-se de forma beneficente. Se um cirurgião, por exemplo, pudesse salvar duas vidas inocentes matando um prisioneiro que estivesse no corredor da morte para obter seu coração e seu fígado para transplante, esse resultado teria o mais alto grau de utilidade global (nas circunstâncias), mas não é moralmente defensável. Essa formulação do rigor da não maleficência tem um aspecto inicial de viabilidade, especialmente se o ato de beneficiar envolve praticar algo moralmente errado. Novamente, porém, devemos ser cautelosos acerca dos axiomas de prioridade. Uma ação utilitária não necessariamente ficará em segundo plano em face de um ato de não causar malefício. Em casos de conflito, a não maleficência normalmente é prioritária, mas os pesos desses princípios morais — como de todos os princípios morais — varia em cada situação, e, portanto, não pode haver uma regra *a priori* que determine que evitar danos é preferível a proporcionar benefícios.

A pretensão de que exista uma ordem de prioridade nos elementos de 1 a 4 do esquema de Frankena é também difícil de sustentar. Abster-se de auxiliar uma outra pessoa (ao não lhe proporcionar um bem ou ao não evitar ou não remediar um dano) pode ser, moralmente, tão errado quanto infligir um dano. Suponhamos duas situações em que um mesmo dano ocorre a X, por um lado, por falta de assistência, permitindo-se que o dano ocorra, por outro lado, por se haver infligido esse dano, e suponhamos que o dano que é infligido ou permitido é igualmente intencional, certo de ocorrer e evitável. Por fim, suponhamos que, em ambos os cenários, o agente corre um risco ínfimo. O dano de causar a morte, por exemplo, pode ser infligido por meio de uma injeção letal ou pode ser causado por não se colocar uma pessoa num respirador. A única diferença entre os dois casos é que, no primeiro, se inflige um dano e, no segundo, a assistência é suprimida de modo a permitir um dano, mas tal diferença não tem relevância moral. Portanto, não há diferença moral entre essas duas categorias (ou entre as quatro citadas) e não há ordem de prioridade entre elas.

Sugerimos que seria preferível distinguir conceitualmente os princípios de não maleficência e de beneficência da seguinte forma, sem propor nenhuma classificação normativa ou estrutura hierárquica:

Não maleficência
1. Não devemos infligir mal ou dano.

Beneficência
2. Devemos impedir que ocorram males ou danos.
3. Devemos sanar males ou danos.
4. Devemos fazer ou promover o bem.

Cada uma destas três formas de beneficência requer que auxiliemos operando ativamente — evitando danos, sanando-os e promovendo o bem —, enquanto a não maleficência requer apenas que intencionalmente nos abstenhamos de executar ações que causem danos. As regras de não maleficência, portanto, assumem a forma "Não faça X". Alguns filósofos aceitam apenas princípios ou regras que possuam uma forma proibitiva similar. Até mesmo as regras de respeito à autonomia são interpretadas por eles como sendo limitadas às regras da forma "Não interfira nas escolhas autônomas de uma pessoa". Esses filósofos rejeitam todos os princípios ou regras que exigem que uma pessoa ajude, assista ou salve outra pessoa (embora reconheçam essas normas como ideais morais legítimos). Contudo, os principais autores da filosofia moral não aceitaram uma distinção *nítida* entre as obrigações relativas aos danos e aquelas relativas ao auxílio, preferindo, em vez disso, reconhecer e preservar a distinção de outras formas. Adotaremos esta mesma via, e explicaremos melhor, no capítulo 5, a natureza de nossa distinção e o motivo pelo qual outras condições — que não algum tipo de *prioridade* da não maleficência — podem justificar adequadamente a distinção.

Divergências legítimas surgiram acerca de como vários tipos de ações seriam classificados nas categorias de 1 a 4, assim como acerca da natureza e do rigor das obrigações envolvidas em muitas circunstâncias. Consideremos, por exemplo, o seguinte caso. Robert McFall estava morrendo de anemia aplástica, e seus médicos recomendaram um transplante de medula óssea extraído de um doador geneticamente compatível, o que faria com que suas chances de sobreviver por mais um ano passassem de um índice de vinte e cinco por cento para um intervalo de quarenta a sessenta por cento. O primo do paciente, David Shimp, concordou em se submeter aos exames para determinar se seria um doador adequado. Depois de completar o exame de compatibilidade de tecidos, ele se recusou a fazer o exame de compatibilidade genética; havia mudado de ideia sobre a doação. O advogado de Robert McFall recorreu a um tribunal para pedir que Shimp se submetesse ao segundo exame e que doasse sua medula caso o exame indicasse uma boa combinação[5].

A discussão pública concentrava-se na questão de se David Shimp tinha uma obrigação de beneficência para com Robert McFall na forma de uma obrigação de evitar que ele sofresse danos, de sanar danos de que sofria ou de promover seu bem-estar. O advogado de McFall argumentou (sem sucesso) que mesmo que Shimp não tivesse a obrigação legal de beneficência de salvar seu primo ele tinha uma obrigação legal de não maleficência, que exigia que não tornasse pior a situação de McFall. O advogado argumentou que, ao concordar em se submeter ao primeiro exame e, depois, recuar, Shimp causou "um atraso de proporções críticas" e violou a obrigação de não maleficência. Contudo, o juiz determinou que Shimp não violou nenhuma obrigação legal, mas julgou que suas ações eram "moralmente indefensáveis"[6]. Este caso ilustra as dificuldades em identificar as obrigações específicas implicadas pelos princípios de beneficência e de não maleficência.

O conceito de prejuízo ou dano

O conceito de não maleficência é frequentemente explicado pelo emprego dos termos "prejudicar" e "lesar". "Lesar" refere-se a prejudicar, por um lado, e a fazer mal a, cometer injustiça ou violação, por outro[7]. O termo "prejudicar" tem a mesma ambiguidade. "X prejudicou Y" poderia significar que X lesou Y ou tratou Y de modo injusto, ou apenas que X contrariou, frustrou ou pôs obstáculos aos interesses de Y. Lesar envolve violar os direitos de alguém, enquanto prejudicar não envolve necessariamente uma violação. As pessoas são prejudicadas, sem ser lesadas, em virtude de doenças, de atos de Deus e de má sorte; e as pessoas são lesadas, sem ser prejudicadas, sempre que uma ação lesiva, como suprimir informações que haviam sido

---

5. *McFall v. Shimp*, n. 78-1771 em *Equity* (C. P. Allegheny County, Pa., 26 de julho de 1978). Ver também Barbara J. Culliton, "Court Upholds Refusal to Be Medical Good Samaritan", *Science*, 201 (18 de agosto de 1978): 596-597; "Bone Marrow Transplant Plea Rejected", *American Medical News*, 21 (11 de agosto de 1978): 13; "Anemia Victim Dies, Asks Forgiveness for Cousin", *International Herald Tribune*, 12-13 de agosto de 1978; "Judge Upholds Transplant Denial", *New York Times*, 27 de julho de 1978, p. A10; Dennis A. William and Lawrence Walsh, "The Law: Bad Samaritan", *Newsweek*, 92 (7 de agosto de 1978): 35.

6. Alan Meisel e Loren H. Roth, "Must a Man Be His Cousin's Keeper?", *Hastings Center Report*, 8 (outubro de 1978): 5-6.

7. W. D. Ross, por exemplo, entende "não lesar outros" como sinônimo da "não maleficência" e inclui como um dever de não maleficência várias das proibições de ações nocivas do Decálogo, como matar, roubar, cometer adultério e prestar falso testemunho. Ross, *The Right and the Good*, pp. 21-22.

prometidas, acidentalmente redunda em seu benefício[8]. Ao explicar o princípio da não maleficência, usaremos o termo "prejudicar" apenas no segundo sentido, normativamente neutro, de contrariar, frustrar ou pôr obstáculos aos interesses de alguém, tanto em casos em que uma pessoa prejudica a si mesma como em ações (intencionais ou não) impetradas por uma outra parte. Portanto, uma invasão *prejudicial* cometida por uma das partes aos interesses da outra pode não ser *errada* ou *injustificada*, embora seja errada *prima facie*. Algumas ações prejudiciais obstaculizam justificadamente os interesses de outros — como, por exemplo, em casos de punição criminal justificada e de guerra, e até para se balancear interesses concorrentes. Assim como as ações que punem outras pessoas, seu caráter certo ou errado depende da força que se tem para justificar a ação. Talvez seja ainda mais importante observar que aquilo que é prejudicial para uma determinada pessoa pode não ser, de modo algum, prejudicial para outra pessoa, em virtude do fato de que tenham concepções divergentes acerca do que constitui um obstáculo aos seus interesses. Voltaremos a esse problema no capítulo sobre a beneficência (pp. 315 ss; 320 ss; 329 ss).

Algumas definições do termo "dano" são muito amplas, incluindo comprometimentos da reputação, da propriedade, da privacidade ou da liberdade. Segundo essa definição ampla, os danos triviais podem ser distinguidos dos danos graves pela ordem e pela magnitude dos interesses afetados. Outras definições, com um enfoque mais limitado, consideram danos apenas comprometimentos de interesses físicos e psicológicos, como o interesse de ter saúde ou de sobreviver. Qual das duas concepções é preferível — a ampla ou a mais limitada — não é importante para nossa discussão. Iremos nos concentrar em danos físicos, incluindo a dor, a deficiência e a morte, sem negar a importância dos danos mentais e do comprometimento de outros interesses. Enfatizaremos, em particular, atos que tencionam, causam ou permitem a morte ou um risco de morte.

Como há muitos tipos de danos, o princípio de não maleficência abarca muitas regras morais mais específicas (embora, ocasionalmente, outros princípios também sejam invocados para ajudar a justificar essas regras). Exemplos típicos dessas regras incluem[9]:

1. Não matar.
2. Não causar dor ou sofrimento a outros.
3. Não causar incapacitação a outros.
4. Não causar ofensa a outros.
5. Não despojar outros dos prazeres da vida.

Nestas regras morais, tanto o princípio como suas especificações são *prima facie*, não absolutos. Como já indicamos, alguns filósofos atribuem uma prioridade em seus

---

8. Ver Joel Feinberg, *Harm to Others*, vol. I de *The Moral Limits of the Criminal Law* (Nova York: Oxford University Press, 1984), pp. 32-36.

9. Para as regras da não maleficência, ver Bernard Gert, *Morality: a New Justification of Morality* (Nova York: Oxford University Press, 1988), caps. 6-7. Ele apresenta uma concepção diferente do apoio justificativo para as regras morais.

sistemas aos princípios e às regras que proíbem que se inflijam males, mas nós repudiamos essa ordenação e todas as ordenações hierárquicas similares[10].

O modelo da devida assistência

As obrigações de não maleficência são obrigações de não prejudicar e de não impor riscos de dano. Uma pessoa pode prejudicar uma outra, ou expô-la a um risco, sem uma intenção maldosa, e o agente causador do dano pode ser ou não moral ou legalmente responsável por este. Em alguns casos, os agentes são causalmente responsáveis por um dano que não tencionavam produzir ou, até, do qual não têm conhecimento. Se, por exemplo, as taxas de câncer numa indústria química são elevadas em virtude da exposição a um produto químico que não se suspeitava ser cancerígeno, os empregados foram expostos a um risco por seu empregador, embora o dano à sua saúde não tenha sido intencional nem conscientemente causado.

Em casos de exposição a riscos, a lei e a moral reconhecem um modelo de devida assistência que especifica o princípio de não maleficência. Esse modelo só pode ser satisfeito se as metas perseguidas justificarem os riscos que tenham de ser impostos para alcançá-las. Riscos graves exigem que os objetivos sejam importantes na mesma proporção para que possam ser justificados, e situações de emergência justificam riscos que não seriam justificados em situações normais. Por exemplo, tentar salvar vidas após um grande acidente justifica os perigos criados pela condução de veículos de emergência em alta velocidade. A negligência, que é abarcada pelo modelo da devida assistência a outros, envolve a imposição intencional de riscos não razoáveis ou ainda uma imposição de riscos não intencional porém descuidada. O termo "negligência" se aplica a várias formas de não cumprimento de uma obrigação, incluindo a não prevenção de riscos de danos a outros[11]. Ao tratar da negligência, nos concentraremos na conduta que se encaixa num modelo da devida assistência que é estabelecido por lei ou pela moral para proteger as pessoas de uma imposição de riscos descuidada ou não razoável[12].

Os tribunais frequentemente têm de determinar a responsabilidade e a imputabilidade dos danos porque um paciente, um cliente ou um freguês buscam uma compensação por embaraços impostos a seus interesses, a punição dos responsáveis por um dano, ou ambas as coisas. Não consideraremos aqui a imputabilidade legal, mas o modelo legal da responsabilidade por uma ação danosa sugere uma estrutura geral

---

10. Para uma crítica cuidadosa da prioridade da evitação do dano, ver Nancy Davis, "The Priority of Avoiding Harm", em *Killing and Letting Die*, ed. Bonnie Steinbock (Englewood Cliffs, NJ: Prentice-Hall, 1980), pp. 172-214.

11. Ver Eric D'Arcy, *Human Acts: an Essay in their Moral Evaluation* (Oxford: Clarendon Press, 1963), p. 121.

12. Cf. William L. Prosser, *Handbook of the Law of Torts*, 4ª ed. (St. Paul, MN: West Publishing, 1971), pp. 145-146. Para uma visão ampla que inclua a "negligência moral", ver Robald D. Milo, *Immorality* (Princeton, NJ: Princeton University Press, 1984).

que pode ser adaptada para expressar a ideia da responsabilidade moral por danos causados por profissionais da área da saúde. Os seguintes elementos são essenciais num modelo profissional da devida assistência:
1. O profissional tem de possuir um dever para com a parte afetada.
2. O profissional tem de infringir esse dever.
3. A parte afetada tem de sofrer um dano.
4. O dano tem de haver sido causado pela falha no cumprimento do dever[13].

A má conduta profissional é um exemplo de negligência na qual os padrões profissionais de assistência não foram seguidos.

Para os profissionais da área da saúde, os padrões legais e morais da devida assistência incluem treinamento adequado, habilidade e diligência. Ao oferecer seus serviços, um médico aceita a responsabilidade de observar esses padrões; se sua conduta estiver abaixo deles, o médico está agindo de modo negligente. Caso o relacionamento terapêutico se mostre nocivo ou inútil, pode-se dizer que houve mau desempenho se e somente se os padrões profissionais de assistência não forem satisfeitos. Em *Adkins v. Ropp*, por exemplo, a Suprema Corte de Indiana considerou a alegação feita por um paciente de que um médico havia sido negligente ao remover um corpo estranho de seu olho e de que se produziu, como resultado disso, uma infecção, ficando o paciente cego desse olho. O tribunal julgou:

> Quando um médico e cirurgião aceita tratar e cuidar de um paciente, na ausência de um acordo especial, considera-se que ele, de modo implícito, assumiu um contrato legal assegurando possuir as qualificações normais e razoáveis de sua profissão e exercer ao menos uma perícia, uma assistência e uma diligência razoáveis no tratamento desse paciente. Este contrato implícito da parte do médico não inclui uma promessa de cura, e não se pode imputar negligência por esta última não haver ocorrido, mas ele de fato promete implicitamente que empregará a devida diligência e a perícia normal ao tratar o paciente, a fim de que possa haver uma cura após essa assistência e essa perícia; e esse nível de cuidado e de perícia é exigido dele não apenas ao realizar uma operação ou ao administrar os primeiros tratamentos, mas espera-se que ele tenha o mesmo nível de cuidado e de perícia nos demais tratamentos necessários, a menos que seja dispensado de serviços adicionais pelo próprio paciente, ou que o médico ou cirurgião recuse, comunicando-o devidamente ao paciente, continuar tratando o caso[14].

Os costumes, as práticas e as políticas da profissão médica ajudam a estabelecer os critérios aplicáveis da devida assistência. Os Princípios da Ética Médica da Associação Médica Americana, por exemplo, exigem que os médicos proporcionem "ser-

---

13. Ver "Physician's Duty to Inform of Risks", *American Law Reports*, 3d, 88 (1986): 1010-1025; e Martin Curd e Larry May, *Professional Responsibility for Harmful Actions* (Dubuque, IA: Kendall/Hunt, 1984).

14. Citado em Angela Roddy Holder, *Medical Malpractice Law* (Nova York: John Wiley & Sons, 1975), p. 42.

viços médicos competentes" e que "continuem a estudar, a aplicar e a desenvolver o conhecimento científico". Em algumas circunstâncias, "um médico deve (...) procurar conselhos, e, quando indicado, deve usar os talentos de outros profissionais de saúde". Embora os requerimentos da devida assistência não possam eliminar todos os erros nem prevenir todos os danos, podem reduzir a probabilidade de resultados prejudiciais nos diagnósticos e tratamentos.

Muitas vezes é difícil delimitar a linha entre a assistência devida e a assistência que é inferior ou que excede aquilo que é devido. Os riscos à saúde algumas vezes podem ser reduzidos — na indústria, digamos — implementando-se medidas de segurança, investindo-se em estudos epidemiológicos e toxicológicos, promovendo-se programas de educação e de saúde, programas de treinamento etc. Ainda resta, contudo, a importante questão de se saber até onde têm de ir os médicos, os empregadores e outros para evitar ou reduzir os riscos e, assim, satisfazer os critérios da devida assistência. Veremos abaixo como esse problema apresenta dificuldades para a determinação do escopo das obrigações da não maleficência.

As distinções tradicionais e as regras de não tratamento

Nas tradições religiosas, no discurso filosófico, nos códigos profissionais e na lei desenvolveram-se muitos parâmetros para a especificação dos requerimentos da não maleficência na assistência à saúde, especialmente no que diz respeito a decisões por tratamentos ou à decisão pelo não tratamento. Alguns desses parâmetros são cuidadosos e úteis, mas outros deles devem ser revisados ou substituídos.

Vários parâmetros tradicionais baseiam-se fortemente nas seguintes distinções:
1. Entre a rejeição e a interrupção de um tratamento de suporte de vida
2. Entre um tratamento comum e um tratamento extraordinário (ou heroico)
3. Entre alimentação artificial e tecnologias médicas de suporte de vida
4. Entre efeitos pretendidos e efeitos meramente previstos

Argumentaremos que estas distinções são todas insustentáveis. São distinções sem uma diferença relevante e devem ser substituídas pela distinção entre formas de tratamento obrigatórias e opcionais e por uma concepção da relação custo–benefício. A posição de deferência que estas distinções tradicionais ocupam em muitos códigos profissionais, políticas institucionais e escritos de ética biomédica não fornecem uma razão adequada para mantê-las. Na verdade, algumas delas são moralmente perigosas.

A abstenção do tratamento versus *a interrupção do tratamento*

Muitos debates sobre o princípio da não maleficência e a abstenção do tratamento de suporte de vida giram em torno da distinção entre a omissão e a comissão, especialmente da distinção entre a abstenção (o não dar início) e a interrupção (a suspensão) dos tratamentos. Muitos profissionais e membros de famílias pensam estar justificados ao rejeitar tratamentos aos quais nunca deram início, mas não em interromper tratamentos já iniciados. Eles julgam que as decisões de interromper tratamentos são mais importantes e mais graves que as decisões de não os iniciar. Suspender um respirador, por exemplo, parece causar a morte de uma pessoa, enquanto não colocar um respirador parece uma decisão médica prudente. Contudo, seriam tais crenças justificáveis?

Consideremos o seguinte caso: um homem idoso sofria de vários problemas médicos graves, incluindo câncer, sem qualquer chance razoável de recuperação. Em coma e incapaz de se comunicar, ele era mantido vivo por antibióticos, que combatiam a infecção, e por uma cânula intravenosa (IV), que fornecia nutrição e hidratação. Não havia evidências que indicassem que ele houvesse manifestado, quando capaz, seus desejos acerca de tratamentos de suporte de vida, e ele não tinha parentes que pudessem servir como decisores substitutos. A equipe rapidamente entrou em acordo sobre uma ordem de "não reanimação" [*no code* ou *DNR order*: *do-not-resuscitate*], uma ordem assinada para que não se tente a reanimação cardiorrespiratória do paciente caso ocorra uma parada cardíaca ou respiratória. No caso de uma parada cardíaca, deveria ser permitido que o paciente morresse. A equipe estava confortável com esta decisão, em primeiro lugar, em função da condição geral do paciente e de seu prognóstico, e, também, porque a não reanimação poderia ser vista antes como uma abstenção do tratamento do que como uma interrupção dele.

Alguns profissionais da área da saúde julgaram que todos os tratamentos médicos, incluindo a nutrição e a hidratação artificiais e os antibióticos, deveriam ser suspensos, pois eram "excessivos" ou "heroicos". Outros, talvez a maioria, consideravam errado parar com os tratamentos uma vez iniciados. Surgiu uma divergência acerca de se seria admissível não reinserir a nutrição intravenosa caso ocorresse uma infiltração — ou seja, se a cânula rompesse o vaso sanguíneo e começasse a dispersar fluido nos tecidos próximos. Alguns dos que haviam sido contrários a parar com o tratamento sentiam-se confortáveis com a não reinserção da cânula intravenosa, pois viam esta ação como a ação de abster-se de proceder ao tratamento, e não como a ação de interrompê-lo. Eles se opunham enfaticamente à reinserção caso ela exigisse uma incisão para obter acesso aos vasos sanguíneos mais largos e profundos ou a um vaso central no coração. Outros consideravam o fornecimento artificial de nutrição e hidratação como um único processo, e julgavam que reinserir a cânula IV era simplesmente restabelecer ou continuar o que havia sido interrompido. Para eles, não recomeçar era equivalente a interromper, e, portanto, moralmente errado (ao contrário de não dar início ao tratamento)[15].

O desconforto dos profissionais de saúde com a interrupção dos tratamentos de suporte de vida parece refletir a ideia de que essas ações os tornam responsáveis — e, portanto, culpáveis — pela morte do paciente, enquanto não são responsáveis se não

---

15. Este caso foi apresentado a um dos autores por ocasião de uma consulta.

derem início ao tratamento. Uma outra fonte de desconforto para os profissionais, referente à interrupção de tratamentos, é a convicção de que iniciar um tratamento muitas vezes cria a expectativa de que ele prosseguirá, enquanto interrompê-lo parece contrariar as expectativas, promessas ou obrigações contratuais para com o paciente e a família. As expectativas e promessas equivocadas deveriam ser evitadas desde o princípio. A expectativa ou a promessa apropriada é a de que os profissionais agirão de acordo com os interesses e os desejos do paciente (dentro dos limites dos sistemas defensáveis para a alocação dos serviços de saúde e das regras sociais defensáveis sobre matar). Interromper um tratamento particular, incluindo o de suporte de vida, não envolve necessariamente o abandono do paciente. A interrupção pode seguir as diretrizes do paciente e ser acompanhada e seguida por outras formas de cuidado.

Sentimentos de relutância acerca da interrupção de tratamentos são compreensíveis, mas a distinção entre não dar início a um tratamento e interromper um tratamento é moralmente insustentável. A distinção não é clara, visto que a interrupção pode ocorrer por meio de uma omissão (abstenção), como por exemplo não recarregar a bateria do respirador ou não colocar a infusão no tubo alimentar. Em tratamentos compostos de muitas fases, as decisões de não iniciar a próxima fase pode ser equivalente a interromper o tratamento, mesmo que as fases anteriores continuem em andamento. Parar o plano geral de um tratamento seria abster-se de proceder ao tratamento, interromper um tratamento em andamento, ou ambas as coisas?

Mesmo que a distinção fosse clara, tanto a ação de iniciar como a de suspender poderiam ser justificadas, dependendo das circunstâncias. As duas ações podem causar a morte de um paciente, e ambas podem ser exemplos da ação de deixar morrer. Os tribunais reconhecem que pode ser cometido um crime caso esteja presente uma obrigação de agir, como pode ser cometida uma infração por omissão na prática médica. Esses julgamentos dependem do fato de um médico ter ou não a obrigação de agir, tanto no caso de se abster de proceder ao tratamento como no caso de interrompê-lo. No caso *Spring* (Caso 5), o tribunal levantou da seguinte maneira um problema legal acerca do prosseguimento da diálise renal: "A questão apresentada pela (...) tecnologia moderna é, uma vez empreendida, em que ponto ela deixa de realizar a função a que se propõe?" O tribunal julgou que "um médico não tem o dever de continuar o tratamento caso este tenha se mostrado ineficaz". O tribunal enfatizou a necessidade de ponderar os custos e os benefícios para se determinar a eficácia global[16]. Embora nesses casos a responsabilidade legal não possa ser igualada à responsabilidade moral, a conclusão é consistente com as conclusões morais que visamos com nossa argumentação.

Paradoxalmente, o ônus moral da prova é, com frequência, mais duro no caso da decisão de abster-se de proceder ao tratamento do que quando se trata de interrompê-lo[17]. Em muitas situações, somente depois de se iniciar o tratamento será possível

---

16. *In the Matter of Spring*, Mass. 405 N. E. 2d 115 (1980), 488-489.
17. Ver President's Commission, *Deciding to Forego Life-Sustaining Treatment*, pp. 73-77.

realizar um diagnóstico e um prognóstico adequados e ponderar os custos e os benefícios prospectivos. As dúvidas a respeito dos resultados podem ser reduzidas por esse período de tentativa. Os pacientes e os substitutos muitas vezes ficam menos estressados e sentem-se com mais controle se uma decisão pelo tratamento puder ser revertida ou modificada depois que ele houver sido iniciado. A assistência responsável à saúde, portanto, pode requerer que se proponha uma tentativa com uma reavaliação periódica. O profissionais então têm tempo de julgar a eficácia do tratamento, e o paciente ou o substituto tem tempo de avaliar seus custos e benefícios. Não propor ou não permitir que se tente é moralmente pior do que não tentar.

A distinção entre a abstenção e a interrupção do tratamento também pode, em alguns casos, levar a um prolongamento excessivo do tratamento, ou seja, ao prosseguimento de um tratamento que não é mais benéfico ou desejável para o paciente. De uma maneira menos óbvia, a distinção pode levar a uma abreviação indevida do tratamento. Os pacientes e as famílias têm receio de ficar presos às tecnologias biomédicas, cujo emprego, uma vez iniciado, não pode ser suspenso. Para evitar esse problema, eles ficam relutantes em autorizar o uso das tecnologias, mesmo quando ele pode ser benéfico. Os profissionais da área da saúde com frequência exibem a mesma relutância. Num dado caso, um recém-nascido gravemente doente morreu após vários meses de tratamento, em grande parte do tempo contra os desejos dos pais, porque um médico se negava a retirar o respirador depois que ele havia sido conectado. Mais tarde, relatou-se que esse médico estava "agora menos estimulado a colocar respiradores em bebês"[18]. A distinção entre a abstenção e a interrupção, portanto, pode impedir que os pacientes recebam benefícios médicos que deveriam receber.

Concluímos que a distinção entre a abstenção e a interrupção é moralmente irrelevante. Sempre que o tratamento possa ser permissivelmente omitido, pode ser também permissivelmente interrompido. Tal distinção, quando combinada a uma relutância em interromper tratamentos ou a uma relutância em iniciar tratamentos baseada na premissa de que eles não poderão ser suspensos, cria situações perigosas para alguns pacientes. Segue-se também dos argumentos do capítulo 3 que o paciente tem o direito de renunciar a tratamentos a qualquer hora. As decisões sobre iniciar ou suspender tratamentos devem se basear em considerações a respeito dos direitos e do bem-estar do paciente, e, portanto, dos custos e dos benefícios do tratamento conforme julgados pelo paciente ou por um substituto. Além disso, se um profissional toma decisões sobre o tratamento fundamentando-se nessa distinção irrelevante, ou permite que um substituto (sem qualquer esforço para dissuadi-lo) tome decisões com o mesmo fundamento, então o profissional é moralmente culpável por todos os resultados negativos.

A aparente importância da distinção entre não iniciar e parar é indevidamente responsável, embora não justifique a facilidade com que os hospitais e os profissio-

---

18. Robert Stinson e Peggy Stinson, *The Long Dying of Baby Andrew* (Boston: Little, Brown and Co., 1983), p. 355.

nais de saúde têm aceitado ordens do tipo *no code* ou DNR. As políticas hospitalares referentes à reanimação cardiorrespiratória, uma variedade de intervenções que visam restaurar as funções quando ocorre uma parada cardíaca ou respiratória, são especialmente importantes, pois a parada cardíaca inevitavelmente ocorre no processo da morte, independentemente da causa subjacente. Essas intervenções são comumente usadas numa tentativa de prolongar, ao menos um pouco, as vidas dos pacientes que morrem nos hospitais.

As políticas referentes à reanimação cardiorrespiratória são muitas vezes independentes de outras políticas sobre tecnologias de suporte de vida, como respiradores, em parte porque muitos profissionais consideram que não fornecer reanimação cardiorrespiratória significa abster-se de oferecer tratamento, e não de interrompê-lo. Suas decisões acerca de fornecer ou não reanimação cardiorrespiratória são especialmente problemáticas quando feitas sem consulta prévia aos pacientes ou a suas famílias[19]. As ordens de não reanimação são muitas vezes apropriadas, e a opção por essa ordem deve ser oferecida aos pacientes ou a seus substitutos em várias circunstâncias, inclusive em casos de doentes terminais, de perda irreversível de consciência e de probabilidade de parada cardíaca ou respiratória que não possa ser tratada. Com frequência, porém, não fica claro para as equipes dos hospitais, assim como para os pacientes e suas famílias, quais são as implicações, se é que elas existem, das ordens de não reanimação no que se refere a outros níveis de cuidados e a outras tecnologias. Alguns pacientes com ordens de não reanimação, por exemplo, ainda recebem quimioterapia, sofrem cirurgias e são admitidos na Unidade de Tratamento Intensivo, enquanto o mesmo não ocorre com outros pacientes na mesma condição. (O recebimento de reanimação cardiorrespiratória quando esta é inútil será discutido no capítulo 5.)

Não é justificável considerar as decisões sobre a reanimação cardiorrespiratória como diferentes das decisões sobre outras tecnologias de suporte de vida. Nem a distinção entre a abstenção e a interrupção de tratamentos nem a distinção entre meios comuns e meios especiais de tratamento, como argumentaremos a seguir, proporcionam uma justificação.

Tratamentos comuns versus *tratamentos especiais*

A distinção entre tratamentos comuns e tratamentos especiais foi largamente invocada, tanto para justificar como para condenar decisões pelo emprego ou pela renúncia a tratamentos de suporte de vida. Segundo a regra tradicional, os tratamentos especiais podem ser legitimamente rejeitados, mas o mesmo não vale para os tratamentos comuns.

---

19. Susanna E. Bedell e Thomas L. Delbanco, "Choices about Cardiopulmonary Resuscitation in the Hospital: When do Physicians Talk with Patients?", *New England Journal of Medicine*, 310 (26 de abril de 1984): 1089-1093. Ver também Marcia Angell, "Respecting the Autonomy of Competent Patients", *New England Journal of Medicine*, 310 (26 de abril de 1984): 1115-1116.

Essa regra tem uma história proeminente na prática médica, nas decisões judiciais e na casuística católica romana. A distinção também foi empregada para se determinar se realizar um ato que resulte em morte consiste em matar, especialmente de forma culpável. Conforme desenvolvido pelos teólogos católicos, para lidar com problemas referentes à cirurgia (antes do desenvolvimento dos antissépticos e da anestesia), a distinção foi usada para determinar se a recusa de um paciente a se tratar deveria ser qualificada como suicídio. A recusa de formas comuns de tratamento foi por muito tempo considerada suicídio, mas a recusa de formas especiais de tratamento não. Do mesmo modo, as famílias e os médicos não cometiam homicídio caso não fornecessem ou mesmo interrompessem formas especiais de tratamento.

Infelizmente, nem uma história antiga nem precedentes contemporâneos garantem clareza ou aceitabilidade, e a distinção entre formas comuns e formas especiais de tratamento é vaga e moralmente inaceitável. Vários problemas giram em torno da natureza e do propósito dessa distinção. Ao longo de sua história, foram-lhe atribuídos muitos sentidos e funções. Frequentemente, considerou-se que o termo "comum" significaria "usual" ou "habitual", enquanto "especial" significaria "incomum". O comum, portanto, foi interpretado como o habitual na prática médica, tanto de acordo com o paradigma da prática profissional, discutido no capítulo 3, como de acordo com o paradigma da devida assistência, discutido anteriormente neste mesmo capítulo. Os tratamentos foram considerados especiais caso fosse incomum para os médicos empregá-los nos contextos relevantes. Os termos, portanto, ficaram vinculados a tecnologias específicas.

O habitual ou usual na prática médica pode ser relevante para um julgamento moral, mas não é por si só suficiente ou decisivo. É uma prática médica habitual tratar uma doença de uma maneira específica, mas se esse tratamento deve ser repetido no caso de um paciente determinado depende dos desejos do paciente e de sua condição geral, e não apenas do que é habitual[20]. Tratar a pneumonia com antibióticos é usual, mas fazê-lo é moralmente opcional para um paciente irrecuperável que está morrendo de câncer ou de AIDS. O julgamento ético não é redutível aos costumes profissionais, ao consenso, a códigos tradicionais ou a juramentos, por mais indispensáveis que estes elementos sejam para alguns contextos profissionais.

Foram também propostos outros critérios que não a prática médica usual ou não usual para se determinar o que é um procedimento especial. Esses critérios incluem a questão de se o tratamento é simples ou complexo, natural ou artificial, não agressivo ou altamente agressivo, barato ou caro, rotineiro ou heroico. Essas diferenças raramente são analisadas com cuidado e geralmente se reduzem à distinção entre *usual* e *não usual* ou não determinam nenhum progresso para além dela. Se um tratamento é simples, natural, não agressivo, barato ou rotineiro, é mais provável que seja visto como comum (e, portanto, obrigatório) do que se fosse complexo, artificial, agressivo, caro ou heroico (e, portanto, opcional). Mas tais critérios só são relevantes se algumas

---

20. Ver Paul Ramsey, *The Patient as Person* (New Haven: Yale University Press, 1970), p. 120.

reflexões morais mais profundas tornarem-nos relevantes. Se, por exemplo, um tratamento complexo é acessível e está de acordo com os desejos e interesses do paciente, é difícil ver por que ele deve ser moralmente distinguido de um tratamento simples e que está de acordo com os desejos e interesses do paciente. Confusões semelhantes giram em torno dos critérios para a determinação do que é natural e do que é artificial. Segundo um estudo, os médicos geralmente consideram artificiais os respiradores, os aparelhos de hemodiálise e de reanimação, mas se dividem por igual quanto à nutrição intravenosa, e dois terços consideram naturais a insulina, os antibióticos e a quimioterapia. Os sistemas mecânicos em geral são vistos como mais artificiais do que as drogas e outros tratamentos[21].

Mais importante do que esses problemas conceituais é a questão de se tais distinções fornecem uma boa orientação moral para as decisões por tratamentos ou pelo não tratamento. Todos os tratamentos que se inserem nessas classificações são às vezes benéficos e às vezes ruins para os pacientes; a principal consideração é se o tratamento é benéfico ou ruim para uma situação, e não a sua forma. Essas distinções parecem, portanto, irrelevantes, exceto na medida em que indicam critérios de qualidade de vida que requerem que se faça um balanço das vantagens e desvantagens. A necessidade de se ponderar as vantagens e desvantagens dos tratamentos aparece nesta influente exposição da distinção entre comum e especial:

> Os meios comuns são todos os remédios, tratamentos e operações que oferecem uma esperança razoável de benefício e que podem ser obtidos e empregados sem custos ou dor excessivos ou outra inconveniência. Os meios especiais são todos os remédios, tratamentos e operações que não podem ser obtidos ou empregados sem custos ou dor excessivos ou outra inconveniência, ou que, caso empregados, não ofereceriam uma esperança razoável de benefício[22].

Se os excessos devem ser determinados pela probabilidade e pela magnitude dos benefícios em comparação com as prováveis desvantagens, essa distinção, em última análise, se reduzirá ao balanço das vantagens e desvantagens. Se não houver uma esperança razoável de benefício, então todo custo, dor ou outra inconveniência serão excessivos, e é, algumas vezes, obrigatório não tratar. Se houver uma esperança razoável de benefício, juntamente com desvantagens consideráveis, o tratamento é opcional. Pacientes capazes têm o direito de tomar decisões sobre os tratamentos à luz de suas avaliações das vantagens e desvantagens, e, para pacientes incapazes, o tratamento não é obrigatório caso existam muitas desvantagens. A distinção comum–especial, portanto, se reduz ao balanço dos custos e benefícios, sendo que a primeira categoria inclui dano imediato, inconveniência, riscos de danos e outras desvantagens.

---

21. Ver Diane Lynn Redleaf, Suzanne Baillie Schmitt e William Charles Thompson, "The California Natural Death Act: an Empirical Study of Physician's Practices", *Stanford Law Review*, 31 (maio de 1979): 913-947.

22. Gerald Kelly, S. J., "The Duty to Preserve Life", *Theological Studies*, 12 (dezembro de 1951): 550.

Concluímos que a distinção entre tratamento comum e especial é moralmente irrelevante e deve ser substituída pela distinção entre tratamentos opcionais e obrigatórios, conforme determinado pelo balanço dos custos e benefícios para o paciente.

Tecnologias de suporte versus *tecnologias médicas*

Em anos recentes, houve um amplo debate acerca de se a distinção entre as tecnologias *médicas* e as tecnologias *de suporte*, que fornecem nutrição e hidratação usando agulhas, tubos, cateteres etc., pode ser legitimamente usada para distinguir a recusa justificada e a recusa injustificada de tratamentos de suporte de vida. Alguns argumentam que as tecnologias de suporte de vida, como a nutrição e a hidratação artificialmente ministradas, são meios *não médicos* de conservar a vida, diferentemente de formas opcionais de tratamentos de suporte de vida, como respiradores e máquinas de diálise. Para determinar se esta distinção é mais aceitável que as distinções anteriores, começaremos por três casos.

Consideremos, primeiramente, o caso de uma viúva de 79 anos que havia residido numa casa de repouso por vários anos. No passado, ela havia sofrido repetidos ataques passageiros de isquemia (causados por reduções ou interrupções do fluxo de sangue até o cérebro). Em função de sua progressiva síndrome orgânico-cerebral, havia perdido a maioria de suas habilidades mentais e ficara desorientada. Ela sofria também de tromboflebite (inflamação de uma veia associada a coágulos) e de insuficiência cardíaca. Sua filha e seus netos visitavam-na com frequência e a amavam muito. Determinado dia, a viúva sofreu um colapso total. Ela não teve nenhuma recuperação, permanecendo embotada e sem falar, mas continuava a manifestar reações de retraimento a estímulos dolorosos e tinha alguns comportamentos que revelavam ter propósitos. Ela resistia fortemente à colocação do tubo nasogástrico em seu estômago para a introdução de preparados nutricionais e de água. A cada tentativa, ela se agitava violentamente e arrancava o tubo. Quando finalmente se conseguiu colocá-lo, ela arranjou um modo de removê-lo. Depois de vários dias de aplicações intravenosas, os locais onde inserir as cânulas haviam se exaurido. A equipe deliberou se devia tomar outras medidas "especiais" para manter a introdução de fluido e de nutrição para essa paciente idosa que não melhorava, que tinha pouca ciência de sua situação e que era altamente irresponsável. Após longas discussões com as enfermeiras da ala e com a família da paciente, os médicos encarregados chegaram à conclusão de que não deviam mais fornecer nutrição intravenosa, incisões nos vasos sanguíneos ou tubo alimentar. A paciente teve uma ingestão oral mínima e morreu tranquilamente na semana seguinte[23].

---

23. Este caso foi adaptado com permissão de um caso apresentado pelo Dr. Martin P. Albert de Charlottesville, VA.

Consideremos, em segundo lugar, um caso revolucionário no qual, em 1976, a Suprema Corte de Nova Jersey julgou que era permissível para um responsável legal desconectar o respirador de Karen Ann Quinlan e permitir que ela morresse[24]. Depois que o respirador foi retirado, ela ainda viveu por quase dez anos, protegida por antibióticos e mantida pela nutrição e pela hidratação proporcionadas por um tubo nasogástrico. Incapaz de se comunicar, ela estava em estado de coma e ficava em posição fetal, com cada vez mais problemas respiratórios, escaras de decúbito e perda de peso (de 52 quilos para 32 quilos). No curso desses dez anos, surgiu um problema moral. Se era permissível remover o respirador, não seria permissível, pelas mesmas razões, remover o tubo alimentar? Vários teólogos morais católicos alertaram os pais de que não eram moralmente obrigados a prosseguir com a nutrição e a hidratação medicamente administradas [MN&H — *Medically Administered Nutrition and Hydration*] ou com o uso dos antibióticos para combater as infecções. Contudo, os Quinlan continuaram com a nutrição e a hidratação artificiais, pois acreditavam que o tubo alimentar não causava dor, enquanto o respirador sim.

Em terceiro lugar, enquanto Karen Ann resistia, a mesma corte deparou-se com outro caso envolvendo nutrição e hidratação artificiais no qual um responsável pedia a sua suspensão para uma paciente de 84 anos residente numa casa de repouso. O tribunal julgou que o fornecimento de nutrição e hidratação por meio de tubos nasogástricos ou outras medidas médicas nem sempre são legalmente obrigatórios[25]. Pouco tempo depois, obteve-se uma decisão similar no caso *Brophy* em Massachusetts, referente a um homem de 49 anos que estava em estado vegetativo permanente havia mais de três anos[26]. Os tribunais, desde então, sustentaram que não há diferenças relevantes que distingam a nutrição e a hidratação artificiais de outras medidas de suporte de vida. Eles consideraram a nutrição artificial um procedimento médico sujeito aos mesmos padrões de outros procedimentos médicos, e, portanto, às vezes injustificadamente penoso[27]. Uma discussão similar sobre a nutrição e a hidratação artificiais tem vindo à tona em decisões sobre tratamentos de recém-nascidos gravemente doentes ou seriamente deficientes.

---

24. *Quinlan*, 70 N. J. 10, 355 A. 2d 647, *cert. denied*, 429 U. S. 922 (1976).
25. *In re Conroy*, 486 A. 2d 1209 (N. J. 1985).
26. *Brophy v. New England Sinai Hospital, Inc.*, 398 Mass. 417, 497 N. E. 2d 626 (1986).
27. Estas questões foram levantadas pela primeira vez em 1982, em *Barber v. Superior Court*, 147 Cal. App. 3d 1006, 195 Cal. Rptr. 484 (1983). Por volta de 1988, muitos tribunais aceitaram esta tendência como definitiva [ver, por exemplo, *Gray v. Romeo*, 697 F. Supp. 580 (D. R. I. 1988) e *McConnell v. Beverly Enterprises*, 209 Conn. 692 (Conn. Sup. Ct. 1989), 553 A. 2d 596]. Para um retrospecto da imensa literatura judicial durante este período de formação, ver Alan Meisel, *The Right to Die* (Nova York: John Wiley and Sons, 1989), § 5.10. Em *Cruzan v. Director, Missouri Department of Health*, 110 S. Ct. 2841 (1990), a Suprema Corte dos Estados Unidos concentrou-se nos requerimentos procedimentais para a interrupção de tratamentos de suporte de vida em pacientes incapazes. O tribunal assumiu que uma pessoa capaz tem o direito constitucional de recusar a hidratação e a nutrição para a sustentação da vida. Sua sentença não refletiu qualquer distinção entre tratamentos médicos e tratamentos de suporte.

Ao nos deparamos com uma mulher idosa, com um rapaz de 20 anos ou com uma criança, a questão moral é exatamente a mesma: esses procedimentos médicos devem ser definidos como obrigatórios ou como facultativos, e em que circunstâncias?[28] Sustentamos que, em algumas circunstâncias, a nutrição e a hidratação artificiais podem ser justificavelmente repudiadas, assim como outras tecnologias de suporte de vida. As premissas centrais de nosso argumento são (1) que não há diferença moralmente relevante entre as várias tecnologias de suporte de vida e (2) que o direito de recusar um tratamento médico não depende do tipo de tratamento. Não vemos razão para crer que a nutrição e a hidratação artificiais sejam sempre uma parte essencial dos cuidados paliativos ou que sempre constituam, necessariamente, um tratamento médico benéfico.

Embora nossa opinião seja consistente com muitas decisões jurídicas recentes, com muitos códigos profissionais e argumentos filosóficos, ela continua controversa. O filósofo G. E. M. Anscombe argumenta que "não há desculpa para a inanição voluntária. O mesmo não pode ser dito, sem reservas, acerca da não realização de uma operação ou da não adoção de um determinado método de tratamento"[29]. C. Everett Koop, antigo cirurgião geral dos Estados Unidos, denuncia a prática de permitir a morte de recém-nascidos (inclusive pela omissão da nutrição e da hidratação artificiais) como infanticídio por "inanição de uma criança até a morte"[30]; ele condena, da mesma forma, as práticas similares em adultos como atos intencionais de matar que se igualam à eutanásia ativa por causarem uma morte que seria evitável[31]. Outros sustentam que a nutrição e a hidratação artificiais não são relevantemente similares a outros tratamentos da medicina e que nenhum princípio moral exige ou permite que se faça a esse respeito os julgamentos legitimamente feitos sobre outros procedimentos médicos. A partir dessa perspectiva, embora seja legítimo omitir algumas formas de tratamento, a nutrição e a hidratação artificiais não podem ser justificadamente omitidas.

Em defesa dessa posição foram apresentados três argumentos principais, e cada um deles opõe-se diretamente à nossa posição. O primeiro argumento é o de que a nutrição e a hidratação artificiais são requeridas porque são necessárias para o conforto e a dignidade do paciente. Essa opinião está por trás da controversa regra proposta certa vez pelo U. S. Department of Health and Human Services para o tratamento de recém-nascidos deficientes: "O fornecimento básico de nutrição, fluidos e cuidados de rotina é fundamentalmente uma questão de dignidade humana, e não uma opção de julgamento

---

28. Ver Joanne Lynn e James F. Childress, "Must Patients Always Be Given Food and Water?", *Hastings Center Report*, 13 (outubro de 1983): 17-21. Ver também os ensaios em Joanne Lynn, ed., *By No Extraordinary Means* (Bloomington: Indiana University Press, 1986).

29. G. E. M. Anscombe, "Ethical Problems in the Management of Some Severely Handicapped Children: Commentary", *Journal of Medical Ethics*, 7 (1981): 122.

30. Koop, "Ethical and Surgical Considerations in the Care of the Newborn with Congenital Abnormalities", em *Infanticide and the Handicapped Newborn*, ed. Dennis J. Horan e Melinda Delahoyde (Provo, UT: Brigham Young University Press, 1982), pp. 89-106, esp. p. 105.

31. C. Everett Koop e Edward R. Grant, "The 'Small Beginnings' of Euthanasia", *Journal of Law, Ethics & Public Policy*, 2 (1986): 607-632.

médico"[32]. Essa regra inclui todos os métodos de fornecimento de nutrição e hidratação. Uma convicção similar sobre o conforto e a dignidade do paciente está por trás da cláusula exclusiva de vários estatutos sobre a morte natural que vetam diretrizes antecipadas a respeito da nutrição e da hidratação artificiais, permitindo, ao mesmo tempo, diretrizes acerca da não sustentação de procedimentos que prolonguem a vida[33].

Um segundo argumento de que a nutrição e a hidratação artificiais nunca são opcionais concentra-se no significado simbólico. Os profissionais da saúde geralmente consideram devastador deixar alguém sem alimentação. O fornecimento de nutrição e hidratação simboliza a essência do cuidado e da compaixão no contexto médico assim como em outros contextos. Como disse Daniel Callahan, alimentar o faminto e cuidar alimentando são "os gestos rudimentares da cura" e "o símbolo perfeito do fato de que a vida humana é inevitavelmente social e comunitária"[34]. Nossas experiências de sede e fome acentuam este símbolo. A sede e a fome são desconfortáveis, e daí inferimos que uma desnutrição e uma desidratação graves têm de acarretar uma agonia extrema.

O terceiro argumento é uma versão do argumento da descida escorregadia, que será considerado adiante neste mesmo capítulo. A ideia central é a de que as políticas de não fornecimento de nutrição e hidratação artificiais trarão consequências adversas, pois a sociedade não será capaz de limitar tais decisões somente aos casos legítimos, especialmente com as pressões pela retenção de custos na área da saúde. Enquanto, primeiramente, havia emergido o "morrer com dignidade" como uma reação de compaixão à ameaça do exagero no tratamento, agora os pacientes enfrentam a ameaça de receber um tratamento inferior em função das pressões pela contenção dos custos crescentes da assistência à saúde. Essas preocupações com obstáculos psicológicos e sociais concentram-se na ideia de um "escorregão" que causaria a passagem de uma ação no interesse do paciente para a ação no interesse da sociedade, da consideração da qualidade de vida do paciente para a consideração do valor do paciente para a sociedade, das decisões sobre pacientes terminais para as decisões sobre pacientes recuperáveis, da ação de deixar morrer para a de matar, e da cessação da alimentação artificial para a cessação da alimentação natural. O receio é o de que o "direito de morrer" se transforme na "obrigação de morrer", talvez contra os desejos e interesses do paciente[35].

Temos muitas reservas contra esses argumentos. Seja o racional a prolongação da vida ou o conforto e a dignidade do paciente, um requerimento absoluto de fornecer a nutrição e a hidratação medicamente administradas tem sérias desvantagens. Os próprios

---

32. *Federal Register* 48, n. 129, 5 de julho de 1983.
33. Ver o sumário da legislação sobre *living will* em *The Physician and the Hopelessly Ill Patient* (Nova York: Society for the Right to Die, 1985), pp. 39-80, e *1988 Supplement*, pp. 17-34.
34. Daniel Callahan, "On Feeding the Dying", *Hastings Center Report*, 13 (outubro de 1983): 22, e ver Ronald A. Carson, "The Symbolic Significance of Giving to Eat and Drink", em *By No Extraordinary Means*, pp. 85, 87.
35. Ver Mark Siegler e Alan J. Weisbard, "Against the Emerging Stream: should Fluids and Nutritional Support Be Discontinued?", *Archives of Internal Medicine*, 145 (janeiro de 1985): 129-132; e Patrick Derr, "Why Food and Fluids can Never Be Denied", *Hastings Center Report*, 16 (fevereiro de 1986): 28-30.

procedimentos de alimentação artificial às vezes oferecem riscos de danos, desconforto e indignidade, como a dor de uma cânula intravenosa central e as contenções físicas para evitar que os pacientes removam as cânulas ou tubos. Evidências indicam que pacientes aos quais se permite morrer sem hidratação artificial morrem mais confortavelmente que pacientes que receberam hidratação artificial. Muitas vezes é enganoso projetar as experiências comuns de fome e de sede identificando-as com a situação de um paciente terminal que está desnutrido e desidratado. A desnutrição não é idêntica à fome; a desidratação não é idêntica à sede, e a inanição num contexto médico é muito diferente de uma desidratação aguda. Sensações de fome, sede, secura da boca e outras relacionadas também podem ser aliviadas por outros meios — como colocar gelo nos lábios — que não a introdução da nutrição e da hidratação artificiais[36].

Para alguns pacientes, as desvantagens da nutrição e da hidratação artificiais superam as vantagens, e ninguém pode privá-los do direito de recusar o tratamento. A obrigação de cuidar dos pacientes exige que se forneçam os tratamentos que estejam de acordo com seus desejos e interesses (dentro dos limites fixados pelas políticas de alocação justa), e não que se forneçam os tratamentos em função do que representam para a sociedade como um todo. Numa abordagem que representa um compromisso para os médicos que querem se envolver em ações simbolicamente significativas e, ao mesmo tempo, agir de acordo com os desejos e interesses do paciente, alguns médicos iniciam e prosseguem o emprego de cânulas intravenosas utilizando uma formulação que, com o tempo, resultará em desidratação[37]. Essa abordagem é arriscada e fraudulenta. Esses médicos não admitem seu objetivo final, que é o de que o paciente fique desidratado e desnutrido e, consequentemente, morra. O ato que resulta em morte é intencional, e a morte, no momento em que ocorre, é uma consequência previsível e evitável.

Os receios que estão por trás do terceiro argumento, da descida escorregadia, são legítimos e perturbadores em virtude das incertezas acerca de se as cânulas podem ser retiradas e mantidas a fim de prevenir abusos. Talvez oitenta por cento dos cerca de dois milhões de indivíduos que morrem todo ano nos Estados Unidos morrem em casas de repouso ou em hospitais, sob os cuidados de estranhos, muitas vezes a um custo considerável para suas famílias e para a sociedade[38]. Esses e outros pacientes em tratamentos de longo prazo são vulneráveis, e deveríamos nos preocupar com a possível perda de compromissos morais amplos que formam o alicerce de nosso universo social. Contudo, não há evidências de que a proteção desses pacientes exija que a nutrição e a hidratação artificiais sejam fornecidas sob qualquer circunstância ou de

---

36. Joyce V. Zerwekh, "The Dehydration Question", *Nursing '83* (janeiro de 1983): 47-51, reimpresso em Lynn, ed., *By No Extraordinary Means*, cap. 2; Ronald Cranford, "Neurologic Syndromes and Prolonged Survival: when can Artificial Nutrition and Hydration Be Forgone?", *Law, Medicine, and Health Care*, 19 (1991): 13-22, esp. 18-19.

37. Kenneth C. Micetich, Patricia H. Steinecker e David C. Thomasma, "Are Intravenous Fluids Morally Required for Dying Patients?", *Archives of Internal Medicine*, 143 (maio de 1983): 975-978.

38. President's Commission, *Deciding to Forego Life-Sustaining Treatment*, pp. 17-18.

que as emoções que estão por trás do fornecimento de alimentação como símbolo sejam necessárias nem suficientes para evitar desastres sociais.

Concluímos que é algumas vezes legítimo suspender a nutrição e a hidratação artificiais, abrindo caminho para a morte, e que a pressuposição a favor da alimentação artificial pode ser refutada nas seguintes condições: (1) se for altamente improvável que os procedimentos elevem os níveis de nutrição e de líquidos ; (2) se os procedimentos forem elevar os níveis de nutrição e de líquidos, mas o paciente não for se beneficiar disso (por exemplo, em casos de anencefalia ou de estado vegetativo permanente); (3) se os procedimentos forem elevar os níveis de nutrição e de líquidos e o paciente for se beneficiar, mas as desvantagens superarem os benefícios. Para um paciente com demência grave, por exemplo, as contenções físicas essenciais podem causar medo e desconforto, especialmente se o paciente lutar para se libertar.

Efeitos visados versus *efeitos meramente previstos*

Até aqui, rejeitamos ou revisamos várias regras e distinções tradicionais na ética médica. Uma outra tentativa louvável de especificar o princípio de não maleficência aparece na regra do duplo efeito (RDE), frequentemente chamada de princípio ou doutrina do duplo efeito. Esta regra também se baseia numa distinção fundamental: a distinção entre os efeitos (ou as consequências) visados e os efeitos (ou as consequências) previstos. A RDE é invocada para justificar a alegação de que um ato com dois efeitos previstos, um bom e outro nocivo (como a morte), nem sempre é moralmente proibido caso o efeito nocivo não seja o pretendido ou visado[39].

Funções e condições da RDE. A RDE tem o seu contexto original nas teorias éticas que veem certas ações como intrínseca e absolutamente erradas, incluindo as teorias que proíbem que se inflijam danos diretamente a pessoas inocentes[40]. A RDE é uma tentativa de especificar as condições do princípio de não maleficência em situações nas quais um agente não pode evitar todos os danos e ao mesmo tempo atingir bens importantes.

Como um exemplo do uso da RDE, consideremos um paciente que experimenta dor e sofrimento terríveis e que pede a um médico que o ajude a dar fim à sua vida. Se o médico mata diretamente o paciente, a morte é causada intencionalmente como um meio de aliviar a dor e o sofrimento. Suponhamos, porém, que o médico pudesse forne-

---

39. A regra do duplo efeito tem precedentes anteriores aos escritos de Santo Tomás de Aquino (por exemplo, em Agostinho e em Abelardo). Contudo, a história se origina de Tomás Aquino em tradições como a dos jesuítas. Ver Anthony Kenny, "The History of Intention in Ethics", *Anatomy of the Soul* (Oxford: Basil Blackwell, 1973), Apêndice; e Joseph T. Mangan, SJ, "An Historical Analysis of the Principle of Double Effect", *Theological Studies*, 10 (1949): 41-61.

40. Contudo, a RDE é defendida por alguns como tendo apenas uma força moral *prima facie* que pode ser sobrepujada por outras considerações morais. Ver Warren S. Quinn, "Actions, Intentions, and Consequences: the Doctrine of Double Effect", *Philosophy and Public Affairs*, 18 (1989): 334-351, esp. 344-345.

cer uma medicação para aliviar a dor e o sofrimento com um risco substancial de que o paciente fosse morrer mais cedo em função da medicação. Se o médico se recusa a administrar o analgésico tóxico, o paciente será prejudicado por permanecer sentindo dor e sofrendo; se o médico fornece o medicamento, a morte do paciente pode ser antecipada. De acordo com a RDE, o fornecimento da medicação tem de visar o alívio da dor e do sofrimento, e não a antecipação da morte. Se não há a intenção de um efeito letal, o ato não é proibido pelo princípio "Não matar direta e intencionalmente um inocente".

De acordo com classificações clássicas da RDE, quatro condições ou elementos devem ser satisfeitos para que um ato com um duplo efeito seja justificado. Todas as condições são necessárias, e, juntas, formam a condição suficiente da ação moralmente permissível[41]:

1. *A natureza do ato.* O ato deve ser bom, ou ao menos moralmente neutro (independentemente de suas consequências).
2. *A intenção do agente.* O agente deve visar somente o efeito bom. O efeito nocivo pode ser previsto, tolerado e permitido, mas não deve ser pretendido.
3. *A distinção entre meios e fins.* O efeito nocivo não deve ser um meio para se chegar ao efeito bom. Se o bom efeito fosse o resultado causal direto do efeito nocivo, o agente pretenderia o efeito nocivo para obter o efeito bom.
4. *A proporcionalidade entre o efeito bom e o efeito nocivo.* O efeito benéfico deve ser superior ao efeito nocivo. O efeito nocivo só é permissível se houver uma relação de proporção que compense a permissão do efeito nocivo previsto.

Houve controvérsias em torno de todas essas quatro condições tradicionais. Começaremos nossa análise considerando quatro casos do que muitos chamam de aborto terapêutico (limitados, nestes exemplos, à proteção da vida da mãe). (A) Uma mulher grávida tem câncer no colo do útero; é necessária uma histerectomia para salvar sua vida, mas a operação resultará na morte do feto. (B) Uma mulher grávida tem uma gravidez tubária — o feto não viável está na trompa de Falópio —, e a remoção da trompa, que resultaria na morte do feto, é medicamente indicada para prevenir uma hemorragia. (C) Uma mulher grávida tem um problema cardíaco grave que provavelmente resultará em sua morte caso tente levar a gravidez até o fim. (D) Uma mulher grávida num trabalho de parto complicado irá morrer caso não se proceda a uma craniectomia (comprimindo-se a cabeça do feto ainda não nascido). Os ensinamentos católicos ofi-

---

41. Joseph Boyle reduz a RDE a duas condições: intenção e proporcionalidade. "Who Is Entitled to Double Effect?", *Journal of Medicine and Philosophy*, 16 (1991): 475-494, e "Toward Understanding the Principle of Double Effect", *Ethics*, 90 (1980): 527-538. Para uma ênfase na intenção, ver Charles Fried, *Right and Wrong* (Cambridge, MA: Harvard University Press, 1978) e Thomas Nagel, *The View from Nowhere* (Nova York: Oxford University Press, 1986). Para uma ênfase na proporcionalidade, ver Richard McCormick, *Ambiguity in Moral Choice* (Milwaukee, WI: Marquette University, 1973), e sua contribuição a Paul Ramsey e Richard A. McCormick, S. J., eds., *Doing Evil to Achieve Good: Moral Choice in Conflict Situations* (Chicago: Loyola University Press, 1978). Para indicações para a literatura mais ampla, ver as obras citadas nesta seção e vários ensaios no n. 16 do *Journal of Medicine and Philosophy* (1991).

ciais e muitos filósofos e teólogos morais sustentam que as ações que causam a morte do feto nos casos A e B às vezes satisfazem as quatro condições da RDE, sendo, portanto, moralmente aceitáveis, enquanto as ações que produzem a morte do feto nos casos C e D nunca cumprem as condições da RDE, sendo, portanto, moralmente inaceitáveis[42].

Nos dois primeiros casos, segundo a RDE, um médico empreende um procedimento médico legítimo que visa salvar a vida da gestante e que tem o efeito previsto, mas não tencionado, da morte da feto. Vistos como efeitos colaterais que não são visados (e não como meios ou fins), estas mortes podem ser justificadas por uma razão proporcionalmente grave (salvar a vida da mulher). Nos casos C e D, a ação de matar o feto como um meio de salvar a vida da gestante exige que se pretenda a morte (ainda que ela não seja desejada). Nesses casos, portanto, não se pode considerar que haja proporcionalidade.

Os críticos da RDE argumentam que é difícil e talvez impossível estabelecer, pelas condições da RDE, uma diferença moralmente relevante entre casos como o caso A (da histerectomia) e o caso D (craniectomia). Em nenhum dos casos o agente quer ou deseja a morte do feto, e as descrições dos atos nesses casos não indicam diferenças moralmente relevantes. Não fica claro por que a craniectomia é interpretada como sendo matar o feto em vez de comprimir o crânio do feto com o resultado não tencionado de sua morte. Também não fica claro por que na histerectomia a morte é prevista mas não pretendida. Um defensor da RDE tem de possuir um método prático para distinguir o visado do meramente previsto, mas provou-se difícil definir limites morais defensáveis entre vários casos, como entre a histerectomia e a craniectomia. Algumas reformulações modernas da RDE (especialmente aquelas que enfatizam a quarta condição) chegam a permitir craniectomias para salvar a vida da gestante em virtude do valor proporcional da vida da mulher[43].

A crítica da RDE. Os partidários da RDE precisam de uma concepção da ação intencional e dos efeitos visados da ação (causar ou permitir intencionalmente) que os distingam propriamente da ação não intencional e dos efeitos não tencionados (causar ou permitir já havendo previsto). A literatura sobre a ação intencional é ela mesma altamente controversa e se concentra em condições diversas, tais como volição, caráter propositado, intenção, deliberação e planejamento. Uma das poucas concepções amplamente partilhadas nessa literatura é a de que a ação intencional exige que o agente tenha um plano — um plano impresso, um mapa ou uma representação dos meios e dos fins tencionados para a execução de uma ação[44]. Para que uma ação seja intencio-

---

42. Para estes casos, ver David Granfield, *The Abortion Decision* (Garden City, NY: Image Books, 1971), que defende a RDE, e Susan Nicholson, *Abortion and the Roman Catholic Church* (Knoxville, TN: Religious Ethics, Inc., 1978), que a critica. Ver também as críticas em Donald Marquis, "Four Versions of Double Effect", *Journal of Medicine and Philosophy*, 16 (1991): 515-544.

43. Para crítica com referência especial a Richard McCormick, ver G. E. M. Anscombe, "Action, Intention, and 'Double Effect'", *Proceedings of the American Catholic Philosophical Association*, 56 (1982): 21-24.

44. A análise mais desenvolvida é a de Bratman, *Intention, Plans, and Practical Reason* (Cambridge, MA: Harvard University Press, 1987).

nal, é necessário que corresponda à concepção do agente quanto ao modo como ele planejou executá-la.

Alvin Goldman usa o seguinte exemplo numa tentativa de provar que os efeitos meramente previstos não são intencionais[45]. Imaginemos que o Sr. G está realizando um exame de qualificação para tirar carteira de motorista. Ele chega a uma interseção que exige que entre à direita e estende sua mão para sinalizar a entrada, embora saiba que está chovendo e que sua mão ficará molhada. Segundo Goldman, A sinalização do Sr. G. é um ato intencional. Em contrapartida, o fato de molhar a mão é um efeito não tencionado ou um "subproduto incidental". O defensor da RDE escolhe uma concepção tão estreita do que é tencionado a fim de evitar a conclusão inaceitável de que um agente produz intencionalmente todas as consequências que previra de uma ação. O defensor distingue os atos dos efeitos e (1) os efeitos que são desejados dos (2) efeitos que são previstos mas não desejados; estes últimos são vistos, de acordo com a RDE, como previstos mas não tencionados.

É melhor, contudo, descartar totalmente a linguagem do desejar e do querer e dizer que esses efeitos são "tolerados"[46]. O que ocorre é que esses efeitos não são indesejáveis a tal ponto que façam com que o agente escolha não realizar a ação que resultará neles, e eles são parte de um plano de uma ação intencional. Se usarmos um modelo de intencionalidade baseado no que é *tencionado*, em vez de baseado no que é *desejado*, então as ações intencionais e os efeitos intencionados incluem toda ação e todo efeito tencionados de acordo com um plano, tanto os efeitos tolerados como os desejados[47]. Segundo essa concepção, um médico pode desejar não fazer o que tenciona fazer, assim como podemos ter a intenção de fazer algo mas estar, ao mesmo tempo, relutantes em fazê-lo ou detestando fazê-lo. Os efeitos indesejáveis e os riscos de danos que estão ligados a procedimentos específicos geralmente se incluem nessa categoria. De acordo com essa concepção dos atos intencionais e dos efeitos pretendidos, a distinção entre o que é pretendido e o que é meramente previsto não é viável[48].

Portanto, uma pessoa que, de modo consciente e voluntário, age para produzir um efeito produz esse efeito intencionalmente. O efeito é tencionado, ainda que a pessoa não o deseje, não o queira por si mesmo, ou não o tenha como o objetivo da ação. Se, por exemplo, um homem entra num quarto e aciona um interruptor que sabe que liga tanto a luz como o ventilador, sendo o seu desejo, porém, apenas acender a luz, ele não pode dizer que o ato de ligar o ventilador não foi intencional. Embora o ventilador produza

---

45. Alvin I. Goldman, *A Theory of Human Action* (Englewood Cliffs, NJ: Prentice-Hall, 1970), pp. 49-85.

46. Ver Hector-Neri Castañeda, "Intensionality and Identity in Human Action and Philosophical Method", *Nous*, 13 (1979): 235-60, esp. p. 255.

47. Aqui nossa análise se utiliza de Ruth R. Faden e Tom L. Beauchamp, *A History and Theory of Informed Consent* (Nova York: Oxford University Press, 1986), cap. 7.

48. Concordamos com John Searle, que considera que, em muitas situações, não é possível estabelecer uma distinção confiável entre atos, efeitos, consequências e eventos. Searle, "The Intentionality of Intention and Action", *Cognitive Science*, 4 (1980): 65.

não maleficência

um zumbido irritante que ele deseja evitar, seria conceitualmente equivocado dizer que, ao ligar o interruptor, o homem ocasionou esse barulho irritante de modo não intencional.

Por fim, devemos examinar a relevância moral da RDE e de suas distinções. É plausível estabelecer uma distinção moral entre a ação de causar intencionalmente a morte de um feto por uma craniectomia e a ação de remover intencionalmente um útero canceroso causando assim a morte de um feto? Em ambas as ações, a intenção é salvar a vida da mulher com o conhecimento de que o feto será perdido. Nenhum agente deseja o mau resultado (a morte do feto) por si mesmo, e nenhum toleraria o mau resultado se evitá-lo fosse moralmente preferível. Cada parte aceita o efeito ruim somente porque ele não pode ser eliminado sem que se perca o efeito bom. Assim, os agentes, em nossos vários exemplos, não parecem querer, visar ou tencionar de modos moralmente diferentes.

Na interpretação padrão da RDE, a morte do feto é, no caso considerado inaceitável, um *meio* de salvar a vida da mulher, mas, no caso aceito, é apenas um *efeito colateral*; um meio é tencionado, enquanto um efeito colateral não tem de ser. Essa abordagem, contudo, parece permitir que quase tudo seja um efeito colateral previsto em vez de ser um meio tencionado (embora isso não consista em afirmar que podemos criar ou dirigir as intenções como bem desejarmos). No caso da craniectomia, por exemplo, o cirurgião poderia não tencionar a morte do feto, mas tencionar apenas removê-lo do canal de parto. O feto iria morrer, mas seria esse resultado algo mais que uma consequência não desejada e (na teoria do duplo efeito) não tencionada?[49]

Pode ser que haja para os defensores da RDE um modo de contornar esses embaraços, mas é duvidoso que tal modo já tenha sido encontrado[50]. Enquanto isso, outras críticas precisam ser respondidas. Os críticos que aceitam uma abordagem consequencialista ampla argumentam que as consequências inaceitáveis têm de ser consideradas aceitáveis na doutrina do duplo efeito. Causar uma morte vagarosa pela administração de medicamentos para aliviar a dor, por exemplo, pode trazer dias ou semanas dolorosos numa vida que o paciente quer que termine, enquanto um método mais ativo de causar a morte, como uma dose maior e letal do mesmo analgésico, findaria aquela vida mais rapidamente e com menos dor. Os críticos alegam que a RDE força seus defensores a aceitar métodos para pôr fim à vida humana que são menos humanos do que deveriam ser.

Um esforço construtivo para manter a ênfase na intenção sem abandonar inteiramente ou negligenciar a essência da RDE concentra-se no modo como as ações representam os motivos e o caráter de uma pessoa. A partir dessa perspectiva, a questão fundamental é se a conduta de uma pessoa se origina numa estrutura motivacional adequada e num bom caráter. Ao avaliar as pessoas, muitas vezes estamos mais preocupados com sua *motivação* para realizar uma ação (por que realizaram a ação) do que com sua *intenção* ao realizar a ação (o que planejavam fazer). A intenção de matar

---

49. Esta interpretação do duplo efeito é defendida por Boyle, "Who Is Entitled to Double Effect?"
50. Ver o argumento resumido para esta conclusão em Helga Kuhse, *The Sanctity-of-Life Doctrine in Medicine: a Critique* (Oxford: Clarendon Press, 1987), esp. pp. 93-103.

uma outra pessoa pode ser, moralmente, menos relevante do que o motivo para fazê-lo — por exemplo, a autodefesa ou a defesa de uma outra pessoa inocente. Quando os júris ouvem casos em que alguém mata outra pessoa por compaixão, a intenção de matar é moral e legalmente pertinente, mas a avaliação moral essencial é com frequência a do motivo por trás do ato, e não a da intenção de matar. Com certeza, o motivo de aliviar o sofrimento é totalmente consistente com a intenção de matar.

No caso da realização de uma craniectomia para salvar a vida de uma gestante, a ação não precisa ser motivada por um desprezo pela vida humana nem por um desejo afirmativo de acabar com ela. Nesse caso, o médico pode não *querer* nem *desejar* a morte do feto e pode lamentar ter de fazer a craniectomia exatamente como no caso da remoção do útero canceroso. Tais fatos acerca da motivação e do caráter do médico constituem uma diferença decisiva para a avaliação moral da ação e do agente. Contudo, a RDE não é capaz de chegar a essa conclusão por si só. Com efeito, nosso propósito de enfocar a motivação transforma a RDE numa outra estrutura moral. Desenvolvemos as características aceitáveis dessa estrutura no capítulo 8.

Mesmo que aceitemos a RDE, isso seria irrelevante para muitos dos problemas prementes sobre prejudicar e matar que estão atualmente em discussão na ética biomédica, incluindo as questões em torno do suicídio assistido e da eutanásia de que trataremos adiante neste mesmo capítulo. A RDE é moldada exclusivamente para casos em que há um efeito bom e um efeito ruim, mas com frequência a principal questão em jogo é se um efeito dado — como a morte, por exemplo — é bom ou ruim. Na RDE não há nada que resolva esse problema. Uma pessoa não pode decidir, com base na RDE, se a eutanásia ativa voluntária, por exemplo, produz um efeito bom ou um efeito ruim, pois essa premissa tem de ser defendida ou rejeitada por motivos diferentes.

Algumas partes da RDE são perfeitamente aceitáveis — por exemplo, a regra segundo a qual um efeito nocivo só é justificavelmente permitido na perspectiva da obtenção de um bem proporcional. Como vemos, porém, essa regra pode se aplicar a muitos usos na ética biomédica além daqueles permitidos pela RDE.

Tratamentos opcionais e tratamentos obrigatórios

Até aqui, rejeitamos muitas das principais distinções e regras sobre a renúncia a tratamentos de suporte de vida, sancionadas por várias tradições da ética médica. Não negamos que muitas dessas distinções tradicionais estão profundamente arraigadas nas crenças e referências de muitas profissões da área da saúde, assim como nas políticas e práticas de muitas instituições de assistência à saúde. A questão-chave, porém, é se as profissões e as instituições de assistência à saúde precisam revisar suas crenças tradicionais para acomodar uma perspectiva moral mais ampla e com um apelo mais forte, incluindo os direitos à autonomia dos pacientes.

Proporemos agora uma distinção alternativa — a saber, entre tratamentos obrigatórios e tratamentos opcionais — e explicaremos por que ela é mais apropriada. Ao

não maleficência

fazê-lo, tomaremos como base uma análise da qualidade de vida que é altamente incompatível com as distinções que rejeitamos até aqui. As seguintes categorias são centrais aos nossos argumentos:

    I. Obrigatório tratar (errado não tratar)
    II. Opcional tratar
        A. Neutro (não exigido nem proibido)
        B. Supererrogatório (ultrapassa a obrigação)
    III. Obrigatório não tratar (errado tratar)

A maioria das discussões éticas concentraram-se nos itens I e II, dedicando atenção insuficiente às diferentes interpretações de II. De acordo com II.A, um tratamento é opcional se for moralmente neutro o seu fornecimento por um médico, sua autorização ou renúncia por um responsável legal e assim por diante. De acordo com II.B, um tratamento é opcional caso seu fornecimento seja supererrogatório, e, portanto, louvável, e o seu não fornecimento, por sua vez, também não seja censurável. Estes termos são usados para indicar uma grande variedade de ações, incluindo aquelas que envolvem um dispêndio maior de tempo, esforço, energia e recursos com uma perspectiva muito limitada de obter sucesso. (Para uma discussão dos termos "supererrogatório" e "louvável", ver o capítulo 8.)

Na categoria III, é sempre errado tratar (ou obrigatório não tratar)? Os princípios da não maleficência e da beneficência estabelecem uma pressuposição em favor do fornecimento de tratamentos de suporte de vida para pacientes doentes e feridos, mas indicam também condições para se rejeitar essa pressuposição. Além disso, os tratamentos de suporte de vida algumas vezes violam os interesses do paciente. Por exemplo, a dor pode ser tão forte e as restrições físicas tão penosas que superam supostos benefícios, como uma pequena prolongação da vida. Nessas circunstâncias, fornecer o tratamento é às vezes desumano ou cruel, e, portanto, uma violação do princípio da não maleficência. Muitas vezes — talvez quase sempre — será difícil determinar o balanço das vantagens e desvantagens para o paciente incapaz, especialmente quando ele nunca viveu como uma pessoa capaz, expressando seus valores. Contudo, as desvantagens podem exceder os benefícios para o paciente incapaz de modo a tornar o tratamento errado em vez de opcional, exatamente como no caso de um paciente capaz que recusa um tratamento.

Reservamos um exame sistemático da avaliação custo–benefício e risco-benefício para o próximo capítulo. Nossa preocupação agora são os padrões que distinguem os tratamentos obrigatórios e os opcionais. Pacientes capazes, que podem fazer escolhas informadas e voluntárias, deveriam ter mais espaço do que outras partes envolvidas na ponderação dos benefícios e das desvantagens e na aceitação ou na recusa de um tratamento. Como observamos ao longo deste capítulo, a vulnerabilidade do paciente incapaz às vezes requer ações — baseadas nos princípios da não maleficência e da beneficência — que, no caso de um paciente capaz, violariam o respeito à sua autonomia a menos que fossem autorizadas por ele.

As condições para a anulação da obrigação prima facie *de tratar*

Várias condições justificam a omissão dos tratamentos por parte dos pacientes, responsáveis legais ou profissionais da área da saúde. Introduziremos essas condições nesta seção.

Tratamento fútil ou despropositado. O tratamento não é obrigatório quando não oferece benefício ao paciente por ser inútil ou despropositado. Vários tratamentos se ajustam a esta descrição. Se, por exemplo, um paciente está morto, embora ainda esteja com o respirador, não pode mais ser prejudicado pela interrupção do tratamento, e um modelo dos melhores interesses médicos não ordena o tratamento. Contudo, segundo algumas religiões e alguns sistemas de crenças pessoais, um paciente não é considerado morto de acordo com os mesmos critérios reconhecidos nas instituições de assistência à saúde. Se as funções do coração e dos pulmões, por exemplo, podem ser mantidas, algumas tradições religiosas sustentam que a pessoa não está morta, e, portanto, o tratamento não é fútil, ainda que seja considerado fútil pelos profissionais de saúde. Essa é apenas a ponta do *iceberg* das controvérsias em torno da noção de futilidade.

Geralmente, pensamos no termo "fútil" em situações nas quais pacientes que estão inevitavelmente morrendo chegam a um ponto em que o tratamento não proporciona mais nenhum benefício fisiológico ou em que é improfícuo e, assim, torna-se opcional, embora ainda possa ser necessário continuar com cuidados paliativos (aqueles que pretendem aliviar o desconforto, a dor e o sofrimento, mas não curar). Esse modelo, contudo, abrange apenas um estreito leque de casos *rotulados* como fúteis na literatura sobre o assunto. Costumou-se qualificar um tratamento de fútil: sempre que a eficácia do tratamento é altamente improvável (quando sua probabilidade estatística de sucesso é extremamente pequena), quando é praticamente certo que se obterá um resultado muito insatisfatório (quando os resultados esperados são qualitativamente muito pobres), quando é altamente provável que o tratamento seja mais penoso do que benéfico, e quando se trata de um caso completamente especulativo porque o "tratamento" nunca foi tentado. Assim, o termo "futilidade" é agora usado tanto em situações em que se prevê uma impossibilidade como em situações nas quais há interpretações divergentes quanto às probabilidades ou em que há julgamentos de valor divergentes, por exemplo, sobre o balanço dos custos e benefícios (como discutiremos no capítulo 5)[51]. Tal situação de equívoco e de ambiguidade sugere que o termo "futilidade" deve ser evitado em favor de uma linguagem mais precisa.

---

51. Para debates sobre a futilidade, ver Stuart J. Youngner, "Who Defines Futility?", *Journal of the American Medical Association*, 260 (14 de outubro de 1988): 2094-2095 e "Futility in Context", *Journal of the American Medical Association*, 264 (12 de setembro de 1990): 1295-1296; Steven H. Miles, "Informed Demand for 'Non-Beneficial' Medical Treatment", *New England Journal of Medicine*, 325 (15 de agosto de 1991): 512-515; John D. Lantos et al., "The Illusion of Futility in Clinical Practice", *The American Journal of Medicine*, 87 (julho de 1989): 81-84; e Nancy Jecker, "Are Physicians Obligated to Provide Futile Treatment?", *Medical Ethics*, 7 (dezembro de 1992): 9-11.

Idealmente, tanto em casos que envolvem pessoas que estão mortas como em casos que envolvem pessoas que estão irremediavelmente morrendo, fatores médicos objetivos e julgamentos de especialistas são centrais. Na prática, porém, esse ideal é difícil de ser satisfeito ao se definir critérios para a determinação da futilidade e ao se fazer julgamentos sobre a futilidade. Com frequência há divergências na comunidade médica, e podem surgir conflitos a partir da crença de uma família num possível milagre, da insistência de uma tradição religiosa em fazer de tudo numa circunstância desse tipo, e assim por diante. Às vezes é difícil saber se um julgamento de futilidade se baseia numa predição probabilística de fracasso ou em algo mais próximo da certeza médica. Se um paciente idoso tem um por cento de chance de sobreviver a uma dieta árdua e sofrida, um médico pode qualificar o procedimento de fútil enquanto outro médico pode ver a sobrevivência como um resultado improvável mas ainda como uma possibilidade a ser considerada. Aqui nos deparamos com um julgamento de valor sobre que esforços merecem ser tentados, que esforços valem a pena, e também com um julgamento baseado no conhecimento científico. O termo "futilidade" é geralmente usado para expressar uma combinação de um julgamento de valor com um julgamento científico, embora muitas pessoas equivocadamente construam julgamentos de futilidade como valorativamente neutros.

Os escritos de ética biomédica que discutem a futilidade frequentemente se concentram no direito do paciente ou de seu representante de recusar um tratamento fútil. Contudo, surgiram cada vez mais situações em que a questão era se o médico pode ou deve se recusar a fornecer algum tratamento. Muitas vezes se diz que o fato de um tratamento ser fútil modifica o relacionamento moral do médico com o paciente ou com seus responsáveis. Não é exigido do médico que forneça esse tipo de tratamento, e muitas vezes não se exige que ele discuta o tratamento. Geralmente, trata-se de circunstâncias que envolvem pessoas incapazes, em particular pacientes em estado vegetativo permanente (EVP), nas quais os médicos ou os hospitais impõem aos pacientes ou aos responsáveis a decisão de renunciar ao suporte de vida. Os hospitais estão adotando, cada vez mais, políticas que visam explicitamente a recusa das terapias que são julgadas fúteis pelos médicos, especialmente depois que a terapia foi tentada por um período de tempo razoável.

Deve-se ter cautela ao formular essas políticas, levando-se em conta a possibilidade de um erro de julgamento por parte dos médicos; ao mesmo tempo, porém, exigências pouco razoáveis por parte de pacientes e de suas famílias não devem obstruir as políticas razoáveis das instituições de assistência à saúde. Aqui, como em tudo, o respeito à autonomia do paciente não é um trunfo que permite que ele determine sozinho se um tratamento é necessário ou fútil. Num dado caso, o Sr. C., que estava inevitavelmente morrendo de um enfisema, insistia em que sua vida fosse prolongada o máximo possível por todos os meios disponíveis. Ele exigia um tratamento agressivo, embora a equipe médica considerasse o tratamento fútil. Quando ele ficou inconsciente, sua família e a equipe tiveram de decidir entre respeitar o acordo previamente feito com ele ou deixá-lo morrer. Sem uma declaração anterior dos desejos do Sr. C., não haveria nenhuma dificuldade moral em suspender o tratamento que estava apenas prolongando sua morte. Entretanto, mesmo com o acordo prévio, seguir os desejos do Sr. C. poderia não ser justificado em virtude da combinação da futilidade com a limitação dos recursos médicos[52]. Se, por exemplo, outros pacientes que não fossem irrecuperáveis não pudessem, de outro modo, obter acesso ao respirador e a um leito na unidade de terapia intensiva, não seríamos obrigados a dar continuidade ao tratamento.

A conclusão é que um tratamento despropositado ou fútil, no sentido de um tratamento que não tem chance de ser eficaz, é moralmente opcional; porém, outros tratamentos supostamente fúteis muitas vezes não são opcionais.

As desvantagens do tratamento excedem os benefícios. Algumas vezes encontramos nos códigos médicos uma suposição errônea sobre a lei e a ética segundo a qual os tratamentos de suporte de vida só podem ser suspensos se o paciente estiver em estado terminal. Mesmo se o paciente não estiver em estado terminal, o tratamento de suporte de vida não é obrigatório caso as desvantagens excedam os benefícios para o paciente. O tratamento médico para pessoas que não estão em estado terminal é às vezes opcional, embora possa prolongar a vida por um período de tempo indefinido, ainda que o paciente seja incapaz e não tenha deixado nenhuma diretriz antecipada[53].

O princípio da não maleficência não implica a conservação da vida biológica nem exige que se inicie nem que se prossiga o tratamento sem levar em conta a dor, o sofrimento e o desconforto do paciente. No Caso 5, Earle Spring, de 78 anos, desenvolveu numerosos problemas médicos, incluindo síndrome orgânico-cerebral crônica e insuficiência renal. Este último problema era controlado pela hemodiálise. Embora não haja consenso acerca de vários aspectos deste caso — como a questão de se Spring estava consciente, ciente da situação e em condições de expressar seus desejos —, há ao menos um argumento plausível de que a família e os profissionais não eram obrigados a continuar a hemodiálise em razão do balanço dos custos e benefícios para o paciente. Este caso, como muitos outros, se complicou pelo fato de que a família tinha um conflito de interesses em virtude de suas obrigações de pagar os altos e pesados custos dos serviços de saúde e de fazer julgamentos sobre os melhores interesses do paciente.

Poucas decisões são mais importantes do que as de recusar ou de interromper um procedimento médico que sustenta a vida de um paciente. Em alguns casos, porém, é injustificado que os responsáveis ou os clínicos resolvam iniciar ou dar continuidade à terapia sabendo que ela irá produzir uma proporção maior de dor e de sofrimento para

---

52. Este caso foi registrado por Robert Baker em seu projeto sobre metodologias morais em UTIs.

53. Muitos pareceres judiciais aceitam esta conclusão. Nos Estados Unidos, os pacientes capazes têm o direito legal de recusar tratamentos, mesmo que não sejam pacientes terminais, em função do caso *Cruzan v. Director*, 110 S. Ct. 2841, 2851 (1990). Ver também *Bouvia* e *McAfee*, discutidos posteriormente neste capítulo. Para declarações referentes a pacientes incapazes, ver *In re Browning*, 543 So. 2d 258 (Fla. Dist. Ct. App. 1989), *aff'd* 568 So. 2d 4 (Fla. 1990) e *McConnel v. Beverly Enterprises*, 209 Conn. 692, 553 A. 2d 596 (1989).

um paciente incapaz de decidir em favor ou contra ela. Como a suprema corte judicial de Massachusetts declarou certa vez, "os 'melhores interesses' de uma pessoa incapaz não são necessariamente favorecidos pela imposição de resultados que não são para ela obrigatórios como seriam para pessoas capazes em circunstâncias similares"[54].

A centralidade dos julgamentos sobre a qualidade de vida

Controvérsias acerca dos julgamentos sobre a qualidade de vida. Até aqui, ao determinar se os tratamentos são opcionais ou obrigatórios, nossos argumentos deram um peso considerável aos julgamentos sobre qualidade de vida. Quando a qualidade de vida é tão baixa que uma intervenção produz mais males do que benefícios ao paciente, é justificável rejeitar ou suspender o tratamento. Esses julgamentos requerem critérios justificados do que sejam os benefícios e os males, a fim de que a qualidade de vida não seja reduzida por julgamentos arbitrários ligados a preferências pessoais e ao valor social do paciente.

Num marco dos casos envolvendo julgamentos sobre qualidade de vida, Joseph Saikewicz, de 68 anos, que tinha um QI de 10 e uma idade mental de aproximadamente 2 anos e 8 meses, sofria de uma leucemia monocítica mieloblástica aguda. A quimioterapia teria produzido um grande sofrimento e, possivelmente, sérios efeitos colaterais. Com a quimioterapia, a regressão da doença ocorre em somente de trinta a cinquenta por cento dos casos, e, normalmente, dura apenas entre dois e treze meses. Sem a quimioterapia, Saikewicz poderia viver por várias semanas ou talvez por vários meses, durante os quais não teria dores nem sofrimentos sérios. Ao não ordenar o tratamento, o tribunal inferior considerou "a qualidade de vida possível para ele [Saikewicz] mesmo que o tratamento acarrete uma regressão". A suprema corte judicial de Massachusetts, porém, rejeitou esta formulação que iguala o valor da vida a uma medida da qualidade de vida — em particular, à baixa qualidade de vida de Saikewicz em função de seu retardamento mental. O tribunal interpretou "a expressão 'qualidade de vida', como vaga e, talvez, inapropriada, (...) como uma referência ao prolongado estado de dor e desnorteamento precipitado pelo tratamento quimioterápico"[55]. Assim, o tribunal contrapôs os benefícios esperados à dor e ao sofrimento, determinando por fim que os interesses do paciente apoiavam a decisão de não fornecer a quimioterapia. De um ponto de vista moral, concordamos com a argumentação e a conclusão contidas neste parecer legal.

Lemas como "qualidade de vida" são às vezes mais enganosos do que esclarecedores, e, portanto, exigem uma análise cuidadosa. Alguns autores propõem que rejeitemos os julgamentos *morais* sobre a qualidade de vida e que nos apoiemos exclusivamente

---

54. *Superintendent of Belchertown State School v. Saikewicz*, Mass., 370 N. E. 2d 417 (1977), 428.
55. Ibid.

em indicações *médicas* para tomar decisões sobre tratamentos. Paul Ramsey, por exemplo, argumenta que, para pacientes incapazes, precisamos determinar apenas que tratamento é medicamente indicado para saber que tratamento é obrigatório e que tratamento é opcional. Para pacientes que estão morrendo, as responsabilidades não são fixadas por obrigações de fornecer tratamentos que só servem para estender o processo de morrer, mas por obrigações de fornecer a assistência apropriada na morte; a escolha é entre fornecer mais tratamentos paliativos e não fornecer nenhum tratamento. Ramsey teme que, a menos que usemos esses parâmetros, caminhemos gradualmente rumo a uma política de eutanásia ativa e involuntária para pacientes inconscientes ou incapazes que não estejam morrendo, baseados em julgamentos de qualidade de vida[56].

Contudo, fatores médicos supostamente objetivos — como os critérios gerais usados para determinar as indicações médicas para tratamentos — não podem oferecer o que Ramsey pretende. É impossível determinar o que irá beneficiar um paciente sem pressupor algum modelo de qualidade de vida e alguma noção da vida que o paciente irá viver após uma intervenção médica. Exemplos disso são pacientes em estado de inconsciência permanente, como Karen Ann Quinlan e Nancy Cruzan. Diagnósticos e prognósticos médicos acurados são indispensáveis, mas o julgamento sobre o uso de medidas para prolongar a vida está inevitavelmente baseado na qualidade de vida prevista. Os benefícios de um tratamento que prolonga a vida para um paciente permanentemente inconsciente são com frequência tão limitados que tornam o tratamento opcional[57]. A menos que a conservação da mera vida biológica seja um benefício, todo benefício para o paciente parece residir na possibilidade de um erro de diagnóstico ou de prognóstico ou na possibilidade do advento de uma descoberta médica, mais que na qualidade da vida que está sendo prolongada.

Ramsey objetou que uma abordagem baseada na qualidade de vida erroneamente se desvia da questão de por que os tratamentos são benéficos para a indagação de se as vidas dos pacientes são benéficas para eles. Fazer esta última indagação, insiste ele, é abrir as portas para a eutanásia ativa involuntária[58]. A principal questão, porém, é se os critérios da qualidade de vida podem ser estabelecidos com precisão e força suficientes para evitar os perigos previstos por argumentos do tipo "cunha". Julgamos que sim, mas a ambiguidade que cerca expressões tais como "dignidade" e "vida com sentido" é um ponto a ser examinado, e casos em que se "permitiu" que recém-nascidos seriamente doentes ou deficientes morressem, com justificações questionáveis, oferecem uma razão para se ter cautela.

Muitas condições dos pacientes devem ser excluídas da deliberação. O retardamento mental, por exemplo, é irrelevante para se determinar se um tratamento é do melhor interesse do paciente. A qualidade de vida do paciente também não deve ser confundida com a qualidade ou o valor da vida para outros, e os responsáveis por

---

56. Ramsey, *Ethics at the Edges of Life* (New Haven: Yale University Press, 1978), p. 155.
57. Ver President's Commission, *Deciding to Forego Life-Sustaining Treatment*, cap. 5, e os artigos em "The Persistent Problem of PVS", *Hastings Center Report*, 18 (fevereiro/março de 1988): 26-47.
58. Ramsey, *Ethics at the Edges of Life*, p. 172.

pacientes incapazes não devem recusar um tratamento contra os interesses destes para poupar fardos às famílias ou custos à sociedade. Os melhores interesses médicos do paciente incapaz em geral devem ser o critério decisivo para a decisão de um tutor, mesmo que esses interesses entrem em choque com os interesses da família.

A President's Commission for the Study of Ethical Problems in Medicine and Biomedical and Behavioral Research aceitou uma concepção mais ampla dos melhores interesses, que inclui o bem-estar da família: "O impacto que uma decisão terá sobre os entes queridos de um paciente incapacitado pode ser levada em conta na determinação dos melhores interesses de alguém, pois a maioria das pessoas tem um grande interesse no bem-estar de suas famílias ou de pessoas próximas"[59]. Realmente, um paciente algumas vezes tem interesse no bem-estar da família, mas há uma longa distância entre essa premissa e a conclusão sobre qual das duas partes deve ter seus interesses preteridos. Quando o paciente incapaz nunca foi capaz ou quando nunca expressou seus desejos enquanto capaz, não é apropriado imputar-lhe altruísmo — um desejo de aliviar os fardos da família — contra seus melhores interesses médicos[60].

Crianças com doenças ou deficiências graves. Algumas das mais difíceis questões sobre a qualidade de vida e a omissão de tratamento envolvem fetos já bem desenvolvidos, recém-nascidos seriamente doentes e crianças pequenas. Hoje, o controle obstetrício pré-natal e o tratamento neonatal intensivo podem salvar as vidas de muitos fetos anômalos e recém-nascidos deficientes em condições físicas que seriam fatais duas décadas atrás. Contudo, a qualidade de vida resultante é às vezes tão baixa que suscita questões acerca de se o controle obstétrico agressivo ou o tratamento intensivo não produziram mais danos que benefícios para os pacientes. Alguns comentadores argumentam que a evitação do dano (inclusive dos danos iatrogênicos) é a melhor referência para as decisões no interesse de fetos e de neonatos em berçários[61], enquanto outros argumentam que, caso nenhuma das três condições seguintes esteja presente, as intervenções agressivas violam a obrigação de não maleficência: "impossibilidade de sobreviver à infância, impossibilidade de viver sem dores muito fortes e incapacidade de participar, ao menos de um modo mínimo, da experiência humana"[62].

---

59. President's Commission, *Deciding to Forego Life-Sustaining Treatment.*
60. Ver Norman L. Cantor, *Legal Frontiers of Death and Dying* (Bloomington: Indiana University Press, 1987), pp. 87-91.
61. Ver Frank A. Chervenak e Laurence B. McCullough, "Nonaggressive Obstetric Management", *Journal of the American Medical Association*, 261 (junho de 1989): 3439-3440. Sobre decisões referentes a recém-nascidos seriamente doentes, ver Hastings Center Newborn Project, "Imperiled Newborns", *Hastings Center Report*, 17 (dezembro de 1987): 5-32; Richard C. McMillan, H. Tristam Engelgardt, Jr., e Stuart F. Spicker, eds., *Euthanasia and the Newborn: Conflicts Regarding Saving Lives* (Dordrecht, Países Baixos: D. Reidel, 1987); e Artur L. Caplan e Robert H. Blank, eds., *Compassion: Government Intervention in the Treatment of Critically Ill Newborns* (Totowa, NJ: The Humana Press, 1992).
62. Albert R. Jonsen e Michael J. Garland, "A Moral Policy for Life/Death Decisions in the Intensive Care Nursery", em *Ethics of Newborn Intensive Care*, ed. Robert R. Jonsen e Michael J. Garland (Berkeley: University of California, Institute of Governmental Studies, 1976), p. 148.

Aceitamos a conclusão de que controlar gravidezes de alto risco de um modo não agressivo e permitir a morte de recém-nascidos seriamente deficientes são, em algumas circunstâncias, ações moralmente permissíveis, pois não violam obrigações de não maleficência e satisfazem outras condições de justificação. Quando a qualidade de vida é tão baixa que uma intervenção agressiva ou um tratamento intensivo produzem mais males que benefícios para o paciente, é justificável recusar ou suspender o tratamento de fetos, recém-nascidos ou crianças com uma variedade de problemas. Esses problemas incluem um certo número de condições pré-natais que normalmente resultam em bebês natimortos, danos cerebrais sérios causados por asfixia no parto, mal de Tay-Sachs, que envolve espasticidade crescente e demência e geralmente resulta em morte aos 3 ou 4 anos, e no mal de Lesch-Nyhan, que envolve espasmos incontroláveis, retardamento mental, automutilação compulsiva e morte precoce. Em casos graves de defeitos do tubo neural, os recém-nascidos carecem de parte ou de todo o cérebro, sendo a morte inevitável. Mais problemática é a meningomielocele (protrusão de parte da cobertura e da substância da medula espinhal em virtude de um defeito na coluna vertebral). O amplo leque de efeitos possíveis dessa condição torna difícil saber se ela deve ser tratada vigorosamente. Algumas crianças podem ter uma vida expressiva, enquanto para outras as chances são pequenas.

Nos Estados Unidos, o debate sobre o tratamento ou não tratamento de recém-nascidos seriamente doentes ou deficientes foi estimulado por um artigo de 1973, no qual Raymond S. Duff e A. G. M. Campbell relataram que 43 de 299 mortes no berçário de tratamento intensivo no Yale-New Haven Hospital ocorreram em decorrência de uma decisão de não tratar baseada nos prognósticos extremamente limitados de que as crianças tivessem uma vida expressiva[63]. Este e outros relatos similares originaram um debate público que não se fez acompanhar de uma intervenção do governo por quase uma década. Houve então uma ação vigorosa do governo em resposta ao caso do bebê Doe, que morreu seis dias depois de nascer, com síndrome de Down e complicações respiratórias e digestivas que exigiam uma cirurgia, que seus pais se recusaram a autorizar. Depois, as emendas ao *Child Abuse and Treatment Act* aprovadas no Congresso definiram a "recusa de tratamentos medicamente indicados" como um abuso contra a criança[64]. Esta lei e as regulamentações subsequentes definem um

---

63. Raymond S. Duff e A. G. M. Campbell, "Moral and Ethical Dilemmas in the Special-Care Nursery", *New England Journal of Medicine*, 289 (25 de outubro de 1973): 890-94.

64. "Child Abuse Prevention and Treatment and Adoption Reform Act Amendments of 1984", Public Law 98-457, 42 U. S. C. 5101 ff (1984); "Child Abuse and Neglect Prevention and Treatment Program: Final Rule", *Federal Register*, 50 (15 de abril de 1985): 14878-901. A American Medical Association, a American Hospital Association e outros grupos profissionais desafiaram estas regulamentações em *United States v. University Hospital*, 729 F. 2d 144 (1984) e em *American Hospital Association v. Heckler*, 585 F. Supp. 541, App. To Pet. For Cert. 50a (1984). Tribunais inferiores julgaram as regulamentações inválidas, e esta decisão foi mantida pela Suprema Corte dos Estados Unidos no dia 9 de junho de 1986 (*Bowen v. American Medical Association et al.*, n. 84-1529, 54 LW 4579 (9 de junho de 1986). Para os estágios da evolução da ação do governo, ver Nancy M. P. King, "Federal and State Regulation of Neonatal Decision-Making", e Mary Ann Gardell e H. Tristram Engelhardt, Jr., "The Baby Doe Controversy: an Outline of some Points in Its Development", em McMillan, Engelhardt e Spicker, eds., *Euthanasia and the Newborn*, pp. 89-116, 293-99.

"tratamento medicamente indicado" como todo tratamento que tem probabilidade de amenizar as condições que ameaçam a vida da criança, incluindo nutrição e hidratação. São reconhecidas, porém, três condições nas quais o tratamento de suporte de vida é opcional:
1. Se a criança está em estado de coma permanente e irreversível;
2. Se o fornecimento do tratamento for apenas prolongar o processo de morrer ou não for eficaz na abrandamento ou na eliminação das condições que ameaçam a vida da criança;
3. Se o fornecimento do tratamento for fútil e o tratamento for desumano.

Essa abordagem foi interpretada por alguns influentes funcionários do governo como envolvendo julgamentos *médicos* razoáveis, e não julgamentos de *qualidade de vida*. Essa estratégia tenta manter os julgamentos de acordo com a boa prática profissional, mas é problemática por vários motivos. Argumentamos anteriormente que os próprios "tratamentos medicamente indicados" já pressupõem valores e, com frequência, padrões de qualidade de vida. As condições de 1 a 3 não podem ser reduzidas a condições não valorativas, exceções medicamente indicadas a tratamentos que seriam, de outro modo, medicamente indicados. Mais exatamente, essas condições expressam a opinião do Congresso sobre as exceções medicamente indicadas, e incorporam julgamentos sobre qualidade de vida a respeito de quais vidas devem ser salvas[65]. O julgamento da condição número 1, de que uma vida humana num estado de coma irreversível não precisa ser prolongada, é um julgamento sobre qualidade de vida, e a conclusão da condição 3 requer a consideração da desumanidade do tratamento em relação à limitada perspectiva de sucesso.

Em concordância com nossos argumentos no capítulo 3, o modelo mais apropriado para casos de pacientes que nunca foram capazes, incluindo recém-nascidos gravemente doentes, é o dos melhores interesses, conforme julgado pela melhor avaliação possível do que pessoas razoáveis considerariam o melhor conjunto de benefícios entre as opções disponíveis. Esses julgamentos sobre a qualidade de vida precisam ser restringidos por critérios justificáveis para a determinação dos custos e benefícios, a fim de que a qualidade de vida não seja reduzida a julgamentos arbitrários e parciais fundados em preferências pessoais ou no valor social de uma criança. Como exemplificamos anteriormente, a síndrome de Down não é por si mesma uma razão suficiente para permitir a morte de um recém-nascido, e, geralmente, também não é razão suficiente o fato de que o bebê sofra de outras condições que envolvem risco de vida e exigem tratamento.

Concluímos que as considerações controladas sobre qualidade de vida, juntamente com o princípio do respeito à autonomia, no caso de pacientes capazes, pode, legitimamente, determinar se os tratamentos são opcionais ou obrigatórios. Estas categorias deveriam substituir as distinções e as regras tradicionais tratadas anteriormente neste capítulo. Contudo, devemos examinar agora a mais difícil de todas as distinções usadas para determinar as decisões aceitáveis sobre tratamentos e as formas aceitáveis de conduta profissional.

---

65. Ver Helga Kuhse e Peter Singer, *Should the Baby Live?* (Oxford: Oxford University Press, 1985), p. 46.

Matar e deixar morrer

Um conjunto duradouro de distinções e regras sobre tratamentos de suporte de vida deriva da distinção entre matar e deixar morrer (ou permitir que morra), que, por sua vez, provém das distinções entre ato e omissão e entre ativo e passivo. A distinção entre matar e deixar morrer também está por trás das distinções (1) entre o suicídio e a recusa do tratamento e (2) entre homicídio e morte natural. Essas distinções são insatisfatórias para muitos dos propósitos aos quais deveriam servir, de modo que iremos sugerir, novamente, a substituição de algumas delas por categorias tais como as de vantagens (benefícios) e desvantagens e as de obrigatório e opcional.

Diferentemente das distinções que anteriormente descartamos, porém, não recomendamos o abandono total desse grupo de distinções. Considerações de políticas públicas argumentam contra uma rejeição completa. De outra maneira, arriscamo-nos a não oferecer a proteção adequada a pacientes vulneráveis, aos profissionais de saúde que cuidam dos pacientes e a outros grupos sociais. Mais que as outras distinções que criticamos, a distinção entre matar e deixar morrer merece um lugar de destaque em nosso esquema moral. Ao mesmo tempo, essas distinções são vagas e precisam ser reformuladas, tanto para a ética biomédica como para as políticas públicas. Para se chegar a uma solução moral adequada quanto a essas questões, é preciso recorrer tanto à beneficência como à não maleficência para se especificar precisamente o que constitui um prejuízo para o paciente, o que constitui um benefício e como eles serão balanceados.

Devem ser consideradas quatro questões: (1) "Qual é, conceitualmente, a diferença entre matar e deixar morrer?"; (2) "Recusar um tratamento de suporte de vida é às vezes um modo de matar? Se assim for, é algumas vezes uma forma de suicídio e, outras vezes, uma forma de homicídio?"; (3) "Há uma diferença moral entre matar e deixar morrer?"; (4) "Em que condições é permissível — caso seja permissível — aos pacientes, aos profissionais de saúde ou aos responsáveis legais recusar tratamentos a fim de que o paciente morra, preparar um suicídio assistido ou preparar alguma outra causa de morte?" Examinaremos estas questões na ordem em que foram expostas.

Diferenças conceituais entre matar e deixar morrer

Matar e *deixar morrer* podem ser definidos de modo a ficarem conceitualmente distintos e sem interseção? O seguinte caso ilustra o problema: um recém-nascido com síndrome de Down necessitava de uma operação para corrigir uma fístula traqueoesofagiana. Os pais e os médicos sustentaram que a sobrevivência não era do melhor interesse dessa criança, e decidiram deixá-la morrer em vez de executar a operação. Eles não consideraram essa *omissão* do tratamento como o ato de matar a criança. Entretanto, houve um clamor público em torno do caso, e os críticos acusaram os pais e os médicos de terem matado a criança, permitindo negligentemente que ela morresse[66].

Em casos como esse, será que as ações de intencionalmente não tratar um paciente podem ser legitimamente descritas como ações de "deixar morrer" ou "permitir que morra", em vez de ações de "matar"? Será que pelo menos algumas dessas ações são tanto de matar como de deixar morrer? "Deixar morrer" é um eufemismo para "matar"? Estas questões conceituais têm implicações morais. Infelizmente, o discurso comum e os conceitos legais nos confundem tanto quanto auxiliam em nossos esforços para compreender esses conceitos. Na linguagem comum, *matar* é toda forma de privação ou de destruição da vida, incluindo a vida animal e vegetal. Contudo, nem na linguagem comum nem na lei a palavra *matar* envolve necessariamente um ato errado ou um crime. A linguagem comum também não exige que matar seja um ato intencional — podemos dizer, por exemplo, que um motorista matou alguém num acidente automobilístico, ainda que não tivesse a intenção nem tenha sido negligente.

Matar representa uma família de ideias cuja condição central é causar diretamente a morte de alguém, enquanto *deixar morrer* representa uma outra família de ideias cuja condição central é evitar intencionalmente uma intervenção causal a fim de que uma enfermidade ou ferimento cause uma morte natural. A palavra "matar", contudo, vem comumente acompanhada de uma conotação emotiva de algo moralmente errado, mesmo em condições nas quais geralmente se considera permissível matar, como na guerra, em autodefesa e em penas capitais. Essa conotação emotiva não afeta da mesma maneira a expressão "deixar morrer". É necessário, portanto, moldar estas noções, estipulando significados mais precisos para a ética médica.

No sentido em que empregaremos estes termos, "matar" e "deixar morrer" são usados propriamente apenas em circunstâncias em que uma pessoa intencionalmente causa a morte de outro ser humano. Matar e deixar morrer não ocorrem por acidente, por fatalidade ou azar. Também não são conceitos mutuamente exclusivos. Uma pessoa pode matar outra permitindo intencionalmente que morra, e o ato de matar pode ocorrer tanto por omissão como por comissão. Estes significados mais precisos não provêm de estipulações grosseiras de nossa parte. A lei, a medicina, a ética e a linguagem comum reconhecem que alguns atos de deixar morrer constituem atos de matar. Como declarou a Suprema Corte de Washington, "pode-se matar um ser humano por um ato, por um expediente [ou seja, por instigação, maquinação] ou por omissão"[67]. Tanto matar por omissão como matar por comissão podem ser intencionais. Consequentemente, se um carcereiro ou um médico recusam fornecer nutrição e hidratação com a intenção de terminar com a vida de uma pessoa, e um prisioneiro ou um paciente morre em resultado disso, essa omissão é um ato de matar.

---

66. Ver Fred Barbash e Christina Russell, "The Demise of 'Infant...': Permitted Death Gives Life to an Old Debate", *Washington Post*, 17 de abril de 1982.

67. *In re Colyer*, 660 P. 2d 738 (1983), 751.

A omissão do tratamento como um ato de matar ou de deixar morrer

Essas observações conceituais têm implicações para nossa segunda questão. Muitos autores da medicina, da lei e da ética consideraram a recusa do tratamento com um bom aconselhamento médico e moral como *deixar morrer*, e não como *matar*, pelo fato de que a causa da morte é uma enfermidade ou um ferimento subjacente, e não a recusa do tratamento. Desse ponto de vista, uma pessoa não age de forma maléfica ao deixar alguém morrer, mas age de forma maléfica ao matar. Em muitos casos, entretanto, essa tese é difícil de se sustentar.

Como exemplo, consideremos o seguinte caso, às vezes denominado 'caso Linares': Rudolfo Linares retirou do respirador seu filho Samuel, de 15 meses, com morte cerebral, com a intenção de que morresse. Ao fazê-lo, o pai evitou que os profissionais o recolocassem no respirador mantendo-os afastados sob a mira de um revólver. Linares deixou que seu filho morresse, mas o procurador do distrito disse que ele também havia matado Samuel, e entrou com uma acusação de homicídio, mas um grande júri se recusou a aceitar a acusação. Neste caso, o que teríamos pensado se Linares houvesse protestado à acusando dizendo: "Eu não o matei; o balão que ele aspirou o matou. Eu apenas deixei que ele morresse". Embora o balão tenha desempenhado um papel causal na morte de Samuel, com certeza parece que o pai também causou a perda da vida que ainda havia na criança. Se assim for, ele parece ter matado seu filho.

"Matar", porém, é um estigma tão abominável na medicina que, mais tarde, um magistrado julgou que a morte de Samuel não foi um caso de matar nem um caso de deixar morrer. A morte, disse ele, foi "acidental", pois o menino havia morrido ao ser admitido no hospital[68]. Contudo, médicos competentes determinaram que Samuel estava vivo (num estado vegetativo permanente, embora não com morte cerebral). Esse estranho caso parece se encaixar numa categoria que quase ninguém considerou na época: matar *justificadamente*. Se, num caso paralelo que podemos formular como hipotético, o Sr. X entra num hospital qualquer e arranca o respirador de um paciente em estado vegetativo permanente, consideraríamos isso um ato *injustificado* de matar — mesmo que possa ser exatamente o mesmo ato que um médico estava prestes a realizar a pedido da família, o que seria um caso de "deixar morrer". O Sr. X, o médico e o Sr. Linares, todos realizaram o mesmo ato de retirar o respirador; entretanto, os termos que usamos para descrever esses atos são muito diferentes, assim como nossos julgamentos de maleficência. Além disso, alguns atos desse tipo são maléficos, outros são não maléficos e outros são benéficos.

Essas conclusões têm importantes implicações. Suponhamos que os médicos e os funcionários do hospital tivessem feito de início o que tanto eles como Rudy Linares

---

68. Uma edição especial de *Law, Medicine, and Health Care*, 17 (inverno de 1989), é dedicada ao caso Linares. Ver também Steven H. Miles, "Taking Hostages: The Linares Case", *Hastings Center Report*, 19 (julho/agosto de 1989): 4.

de fato queriam fazer: retirar o respirador e deixar que o menino morresse. Esse teria sido um caso típico de "deixar morrer" na medicina. Tais atos geralmente são vistos como não maléficos, e, com frequência, como benéficos. O que o médico faz nesses casos não é diferente do que Rudy Linares fez: a tecnologia é retirada e o paciente morre em consequência disso. Se Linares matou seu filho — e ele o fez —, então os médicos que fazem a mesma coisa com seus pacientes também matam os pacientes. Não é correto que eles digam: "Nós não matamos nossos pacientes, são as enfermidades ou os ferimentos subjacentes que os matam", tanto quanto não seria correto que um rival invejoso de um paciente, tendo retirado o respirador para assegurar a morte imediata do adversário, dissesse: "Foi a doença que o matou, e não eu". Eles também não podem dizer que não tencionavam a morte do paciente como um resultado de seu ato. Se os agentes deveriam ser acusados e condenados por assassinato é uma questão de um julgamento judicial. Em geral, os motivos são apropriados na medicina, e há tanto justificação moral como legal para a ação. Contudo, seja o motivo censurável ou louvável, o ato continua sendo um ato intencional de matar.

Por que, como o magistrado no caso Linares, resistimos a essa conclusão, que parece tão clara? A história do caso Conroy (discutido no capítulo 3) nos ajuda a responder à pergunta. Um primeiro tribunal de apelação considerou que remover o tubo nasogástrico de Claire Conroy não era simplesmente uma questão de recusar um tratamento, pois sua morte seria causada por desnutrição e desidratação. Esse tribunal julgou que a paciente "seria morta ativamente", de uma forma independente de sua condição médica, e que, portanto, o ato constituiria um ato de eutanásia[69]. As principais partes dessa decisão foram em seguida anuladas pela Suprema Corte de Nova Jersey, que determinou que todo tratamento médico, incluindo a nutrição e a hidratação artificiais, pode, em princípio, ser recusado ou interrompido em casos de pacientes incapazes (nas circunstâncias legítimas, que detalhamos no capítulo 3). O tribunal julgou que os tubos nasogástricos eram analiticamente indistintos de outros tipos de tratamentos de suporte de vida, como respiradores. Caso estejam presentes as condições apropriadas para a recusa de tratamentos, não se incorre em nenhuma imputabilidade civil ou criminal por matar[70].

Uma das razões dessa divergência de opinião é terminológica. Algumas pessoas usam o termo "matar" como um termo *normativo* da não maleficência, paralelo a "homicídio ou assassinato injustificado". Atos justificados relacionados com mortes de pacientes, portanto, não podem ser exemplos de atos de matar, mas apenas casos de deixar morrer. Contudo, como argumentamos acima, essa abordagem dá margem a confusões conceituais. Matar pode ser moral e legalmente justificado, apesar de ser errado *prima facie*.

Os tribunais ofereceram duas explicações fundamentais para não se classificar a recusa de um tratamento de suporte de vida como um ato de matar. A base racional mais importante se utiliza de uma concepção da causação. Em atos de recusa de tratamento,

---

69. *Claire C. Conroy*, 190 N. J. Sup. 453, 464 A. 2d 303 (App. Div. 1983). Ver a análise feita em vários artigos em Joanne Lynn, ed., *By No Extraordinary Means*, pp. 227-266.
70. *Claire C. Conroy*, 486 A. 2d 1209 (New Jersey Supreme Court, 1985), 1222-1223, 1236.

uma enfermidade ou um ferimento subjacentes já estão presentes, e a tecnologia médica serve para evitar o desdobramento natural da condição do paciente. Quando a causa natural é liberada, ocorre uma "morte natural". Retirar uma tecnologia, portanto, é permitir que as condições naturais façam o que teriam feito antes. Como a causa da morte é uma enfermidade ou uma lesão, em vez de uma ação do médico ou de um responsável legal, não ocorre nem um homicídio nem um suicídio assistido.

Segundo essa concepção, a morte é causada apenas pelas condições preexistentes, embora isso não possa ser dito quando a tecnologia de suporte é retirada com má-fé, pois então entra em cena uma outra causa. Nos casos *Quinlan* e *Conroy*, por exemplo, a Suprema Corte de Nova Jersey julgou que o respirador estava apenas protelando a morte inevitável do paciente, que seria uma "morte natural" caso o aparato de suporte de vida fosse retirado. A opinião médica e legal hegemônica é a de que, nesses casos, suspender um tratamento de suporte de vida é um ato de deixar que a pessoa morra pelas condições preexistentes que haviam sido temporariamente refreadas pelos procedimentos que adiavam a morte[71].

Essa concepção funciona para diminuir os temores dos médicos quanto a reprovações morais e responsabilidades legais, mas não é inteiramente coerente com muitas de nossas crenças comuns sobre matar. Se o Sr. X. retira com má-fé o respirador de um tetraplégico perfeitamente consciente e capaz, ele faz mais do que liberar as condições naturais. Não podemos dizer: "Ele não matou o paciente; apenas deixou que ele morresse". Ao deixar o paciente morrer, ele o matou — nesse caso, o assassinou. Os médicos, em contrapartida, frequentemente têm uma base moral e legal sólida para afirmar que têm justificativas para omitir um tratamento de maneira idêntica. Eles agem a pedido do paciente ou com o consentimento dele, e agem numa organização social que os encoraja a fazer todo o possível para aliviar o sofrimento de seus pacientes. Seu motivo é cumprir sua obrigação para com o paciente, e não servir aos seus próprios interesses pessoais. Nesses casos, portanto, temos fortes razões para louvar os médicos, em vez de condená-los.

Na tentativa de proteger o profissional de saúde da acusação de ter matado um paciente, os julgamentos de *valor* sobre o que é (moral e legalmente) permissível com frequência controlam os julgamentos *factuais* sobre a causa da morte. Em outras palavras, os julgamentos morais sobre ações justificadas e injustificadas determinam o que constitui "matar" e o que constitui "deixar morrer pelas condições preexistentes", em vez do contrário[72]. Isso nos leva a dizer que os responsáveis e os médicos não matam os pacientes ao retirar um tratamento de suporte de vida e que os pacientes não matam a si mesmos ao recusar tratamentos, ao mesmo tempo em que afirmamos que,

---

71. Ver *In re Estate of Greenspan*, 558 N. E. 2d 1194, 1203 (Ill. 1990).
72. Os julgamentos causais são *comumente* controlados por formas de julgamento prático, assim como pela explicação causal. Ver H. L. A. Hart e A. M. Honore, *Causation in the Law* (Oxford: Clarendon Press, 1959), e Samuel Gorovitz, "Causal Judgements and Causal Explanations", *Journal of Philosophy*, 62 (1965): 695-711.

se a omissão do tratamento for injustificada, ocorre a ação de matar. "Matar" funciona aqui mais como uma categoria *moral* que como uma categoria *causal*[73]. Imaginemos que o pai de Karen Ann Quinlan houvesse retirado seu respirador contra as recomendações médicas, morais e legais, e que ela houvesse morrido em consequência disso (o que efetivamente aconteceu no caso Linares). Poucas pessoas iriam dizer que "condições preexistentes a haviam matado, e não o seu pai". Contudo, quando o pai tem bons motivos e tem um apoio médico, legal e moral para a mesma ação, muitas pessoas se identificam com o ato e o consideram justificado ou perdoável — consequentemente, consideram o ato como o de "deixar morrer".

Parte da razão para moralizar a causa provém da doutrina legal da *causa imediata*. Ser uma causa imediata, ou primária, é se tornar legalmente responsável por um resultado. Os julgamentos morais sobre causação e responsabilidade são frequentemente decididos pelas obrigações de uma pessoa. Se um médico tem a obrigação de tratar, então omitir o tratamento viola essa obrigação e constitui a causa da morte (um ato de homicídio injustificado), mas, se não houver obrigação, uma enfermidade ou lesão funciona como a causa imediata, e os médicos estão isentos de responsabilidade. Conceitualmente, a causação imediata obscurece as questões sobre a causa da morte. A doutrina aceita uma única causa ou um único tipo de causa da morte, mas os médicos, os tutores e os tribunais sem dúvida desempenham um papel causal significativo como ocasionadores da morte no momento em que ela ocorre em casos de cessação de tratamentos.

Mesmo do ponto vista legal, pode-se apresentar uma concepção melhor do que a que declara que "a enfermidade preexistente causou a morte". A melhor concepção é a de que a imputabilidade legal não deve ser imposta aos médicos e tutores a menos que tivessem a obrigação de fornecer ou de continuar o tratamento. Se não houver a obrigação de tratar, então não cabe levantar questões de causação e de imputabilidade. Se as categorias "obrigatório" e "opcional" são primárias, então temos uma razão para evitar totalmente discussões sobre matar e deixar morrer e nos concentrar, em vez disso, nas obrigações dos profissionais de saúde e nos problemas da responsabilidade moral e legal.

Essas observações são também pertinentes no que se refere ao suicídio. Dan Brock apontou algumas conexões relevantes entre casos de suicídio e de recusa de tratamentos:

> O julgamento de uma pessoa capaz que decide cometer suicídio é essencialmente este: "minha vida futura esperada, nas melhores condições possíveis para mim, é tão ruim que a considero pior do que não mais continuar vivendo". Este parece ser, em essência, exatamente o mesmo julgamento feito por pessoas que decidem recusar tratamentos de suporte de vida. A recusa de um tratamento de suporte de vida é o seu meio de acabar com a vida; estas pessoas pretendem dar um fim às suas vidas em função das perspectivas cruéis que vislumbram. Sua morte num momento em que, de

---

73. Para um exemplo de um autor que usa o termo "matar" claramente como uma noção moral que envolve culpabilidade, ver Daniel Callahan, "When Self-Determination Runs Amok", *Hastings Center Report*, 22 (março-abril de 1992): 53-54.

outro modo, não teriam morrido é autoinfligida, seja pela ingestão de um veneno letal seja pelo desligamento de um respirador[74].

As recusas de tratamentos, assim descritas, são exemplos de suicídio, não importando se o agente arranja a situação especificamente para ocasionar a morte. A proposta de Brock, no entanto, não resolve a questão de se há intenção suicida e causação quando um paciente recusa um tratamento em virtude de um futuro sem esperança, e por isso devemos ter cautela ao usar a categoria "suicídio", assim como categorias como "matar" e "homicídio". Consideremos um paciente que tem deficiência na realização de diálise para quem o tratamento se tornou fútil: com ou sem o tratamento, morrerá no próximo mês. Este parece ser um caso no qual não há intenção suicida. O paciente está apenas escolhendo morrer em determinadas circunstâncias ou em outras. Ele não toma nenhuma decisão sobre se vale a pena viver; de qualquer maneira, ele logo não estará mais vivo. O suicídio é a categoria errada, pois a morte será causada, de qualquer forma, pelas condições incuráveis do paciente, que não foram arranjadas por ele especificamente com o propósito de ocasionar sua morte. Isso é o que poderíamos chamar de um caso de recusa "puro" que carece de intenção suicida.

Concluímos que a distinção entre matar (suicídio, homicídio etc.) e deixar morrer é vaga e confusa. Muitos casos não podem ser classificados como atos de deixar morrer sem serem classificados também como atos de matar. Vimos, além disso, que a linguagem de matar é tão confusa — causal, legal e moralmente — que devemos evitá-la nas discussões sobre eutanásia e morte assistida. Muitas vezes é mais satisfatório, moral e conceitualmente, discutir tais questões empregando exclusivamente a diferenciação entre tratamentos opcionais e obrigatórios, dispensando inteiramente as expressões "matar" e "deixar morrer".

Quando matar não é moralmente diferente de deixar morrer

Podemos tratar agora de nossa terceira questão: "Há uma diferença moral entre matar e deixar morrer?" Afirmar (como fazemos) que matar não é moralmente diferente de deixar morrer significa simplesmente dizer que qualificar um ato, corretamente, como um ato de "matar" ou de "deixar morrer" não acarreta em si nenhuma determinação de se uma ação é melhor ou pior, mais ou menos justificada, do que a outra. Alguns atos particulares de matar (um assassinato brutal, por exemplo) podem ser piores do que alguns atos de deixar morrer (a omissão de um tratamento para um paciente que está em estado vegetativo permanente, digamos), mas alguns atos particulares de deixar morrer (não ressuscitar um paciente que poderia ser salvo, por exemplo) também podem ser piores do que alguns casos particulares de matar (como uma morte piedosa a pedido do paciente). Não há nada em "matar" e "deixar morrer" que

---

74. Dan Brock, "Death and Dying", em *Medical Ethics*, ed. Robert M. Veatch (Boston: Jones and Bartlett Publishers, 1989), p. 345.

implique julgamentos acerca do caráter certo ou errado das ações, ou acerca de sua beneficência ou não maleficência. O que é certo e o que é errado dependem do mérito da justificação que está por trás da ação, e não do tipo de ação. Portanto, nem matar nem deixar morrer são em si errados, e no tocante a isso tais ações devem ser distinguidas do assassinato, que é errado por si. Tanto matar como deixar morrer são errados *prima facie*, mas, em algumas circunstâncias, podem ser justificados.

Seria absurdo aceitar todos os casos de deixar morrer como justificados, e é não menos absurdo considerar injustificadas todas as situações em que se mata (por exemplo, matar em autodefesa). Para um julgamento de que um ato de matar ou de deixar morrer é justificado ou injustificado é necessário que se saiba sobre o caso algo além dessas características. Precisamos saber algo sobre o motivo do autor (se é benevolente ou de má-fé, por exemplo), o desejo do paciente e as consequências do ato. Somente esses fatores adicionais permitirão que localizemos a ação num mapa moral e que façamos um julgamento normativo sobre ele. Para se determinar a sua aceitabilidade, portanto, todos os casos de matar e deixar morrer têm de satisfazer critérios independentes, como o balanço das vantagens e desvantagens para o paciente.

O alcance dos direitos do paciente

Podemos considerar agora a quarta questão básica, formulada sem o termo "matar". "Em que condições é permissível — caso seja permissível — aos pacientes, aos profissionais de saúde ou aos responsáveis legais recusar tratamentos a fim de que o paciente morra ou preparar um suicídio assistido?"

Se os pacientes capazes têm o direito moral e legal de recusar um tratamento, direito que envolve a implementação de sua decisão por profissionais de saúde, ocasionando sua morte, temos razões para supor que esses pacientes têm um direito similar de pedir a assistência de especialistas que estejam dispostos a tanto para ajudá-los a controlar as condições em que irão morrer. Assumindo-se que a omissão de tratamento é justificada pelos princípios de respeito à autonomia e de não maleficência, a mesma forma de justificação não poderia ser estendida aos médicos que prescrevem barbitúricos, necessários a pacientes gravemente doentes, e possivelmente a injeções letais administradas por médicos? Esse argumento se baseia na premissa de que é necessário proceder a uma reforma na ética e na lei em virtude da aparente inconsistência entre (1) os fortes direitos de autonomia, que permitem que pessoas em situações de total desesperança recusem tratamentos de modo a ocasionar suas mortes, e (2) a aparente rejeição de um direito de autonomia similar a esse, o direito de planejar a morte por um acordo mútuo entre o paciente e seu médico, em circunstâncias igualmente desalentadoras.

O argumento para essa opinião parece especialmente convincente quando uma condição se torna excessivamente penosa para um paciente, o controle da dor é inadequado e somente um médico pode e quer libertá-lo. Atualmente, a medicina e a lei estão na posição embaraçosa de ter de dizer a esse tipo de paciente: "Se você estivesse submetido a um tratamento de suporte de vida, você teria o direito de suspender o tratamento e, então, poderíamos deixar que você morresse. Contudo, como você não está submetido a esse tratamento, só podemos lhe oferecer cuidados paliativos, até que você possa morrer de uma morte natural, por mais doloroso, indigno e oneroso que isso seja". Isso parece o mesmo que condenar o paciente a viver uma vida que ele não deseja.

Apenas uma pequena percentagem dos pacientes enfrentam dores e sofrimentos terríveis, pois o controle da dor e as melhorias nas instalações dos pacientes têm tornado as circunstâncias pelo menos suportáveis para a maioria deles, e, além disso, as instalações dos *hospice* melhoraram os cuidados que cercam o paciente que está morrendo. O direito de recusar a nutrição e a hidratação artificiais também dá a muitos pacientes a oportunidade de determinar a data de sua morte. Contudo, tais fatos não oferecem uma razão suficiente para que se proíba um aumento da assistência médica na morte. Alguns pacientes não podem ter sua condição satisfatoriamente aliviada, e, em todo caso, há importantes questões envolvendo os direitos de autonomia dos pacientes. Se existe o direito de parar o funcionamento de uma máquina que mantém a vida, por um planejamento em mútuo acordo com um médico, por que existe não o mesmo direito de parar o funcionamento da máquina que *é* a vida de alguém por um planejamento feito juntamente com um médico?

Esse direito quase nunca foi reconhecido na lei nem em códigos de ética médica. A crença tradicional é a de que devemos proibir totalmente essas formas de assistência, autorizando apenas, num determinado número de casos, o "deixar morrer". Isso está nos códigos da ética da assistência à saúde desde os tempos de juramento de Hipócrates até a atual proibição explícita de fornecer assistência direta na morte, mesmo que um paciente tenha boas razões para querer morrer. Em 1991, por exemplo, a Sociedade Americana de Geriatria se opôs a qualquer envolvimento de médicos em atos de matar ou em suicídios assistidos[75]. Numa influente declaração aprovada em 1973 e revista em 1988 e em 1991, o Conselho da Associação Médica Americana para Assuntos Éticos e Judiciais permitiu a recusa de tratamentos de suporte de vida, mas proibiu todo "ato intencional em que um ser humano dê fim à vida de outro — a morte piedosa". De acordo com essa política, a aceitabilidade de deixar morrer, no caso de alguns pacientes especiais, depende de vários fatores, mas se a morte envolve um ato de matar — mesmo em circunstâncias idênticas àquelas em que se permite que um paciente morra — ela não é justificável[76].

---

75. American Geriatrics Society, Public Policy Committee, "Voluntary Active Euthanasia", *Journal of the American Geriatrics Society*, 39 (agosto de 1991): 826.

76. American Medical Association, Council on Ethical and Judicial Affairs, *Euthanasia: Report C*, em *Proceedings of the House of Delegates* (Chicago: American Medical Association, junho, 1988): 258-260 (e ver *Current Opinions*, § 2.20, p. 13, 1989); "Decisions Near the End of Life", *Report B*, adotado pela House of Delegates (1991), pp. 11-15, e ver a versão resumida em "Decisions Near the End of Life", *Journal of the American Medical Association*, 267 (22/29 de abril de 1992): 2229-2233. Em março de 1986 a AMA fez uma emenda a um estatuto anterior a fim de que "os tratamentos médicos de prolongação da vida incluam medicações e a respiração, a nutrição e a hidratação fornecidas artificial ou tecnologicamente". *Current Opinions* (Chicago: AMA, 1986), § 2.18, pp. 12-13.

Já vimos que a distinção *conceitual* entre matar e deixar morrer não pode suportar o peso das conclusões *normativas* sobre políticas e casos específicos. Hoje, muitas pessoas — tanto dentro como fora da medicina — acreditam que o fornecimento de uma assistência médica ativa para um grupo restrito de pacientes gravemente doentes e à beira da morte pode, quando feito a seu pedido, ser moralmente justificado. Muitas pessoas acreditam também que, sob uma supervisão rigorosa, tais atos de assistência na morte devem se tornar legalmente permissíveis. Consequentemente, um número cada vez maior de profissionais de saúde e de personalidades da ética médica argumenta que deveríamos modificar ou afrouxar a rigidez de nossas regras e leis contra o envolvimento dos médicos.

Contra essa pressão por uma reforma, muitos profissionais de saúde insistem em que as práticas de matar pacientes são inconsistentes com as funções de tratar, cuidar e curar, que essas práticas introduziriam conflitos de interesses nessas funções e que iriam macular a imagem do médico do mesmo modo como ela é maculada pelas aplicações de injeções letais em prisioneiros no corredor da morte. É preciso, portanto, avaliar os argumentos contra e a favor daquilo que é frequentemente chamado de "morte piedosa", suicídio assistido e omissão de tratamento de suporte de vida com a intenção de causar a morte. Visto que já chegamos a uma opinião estabelecida sobre o direito de recusar tratamentos, que no geral está hoje de acordo com a prática médica corrente, com os códigos de ética e com as decisões judiciais, trataremos agora apenas das questões referentes à morte piedosa e ao suicídio assistido.

Nosso argumento será formulado da seguinte forma: em primeiro lugar, apresentaremos uma concepção revisada da distinção entre matar e deixar morrer, na qual a proteção contra determinadas mortes causadas indevidamente será o centro da discussão. Sustentaremos então que intervenções piedosas por parte de médicos não são inerentemente erradas nem são incompatíveis com o papel de um profissional da saúde. Entretanto, as políticas públicas que sancionam esse tipo de atividade são inaceitáveis, a menos que se façam acompanhar de uma regulamentação e de uma monitoração extremamente cuidadosas. Em segundo lugar, argumentaremos que as proibições da ética biomédica contra certas formas de suicídio assistido devem ser abrandadas, deixando os médicos mais confortáveis ao ajudar certos pacientes a conseguir o que para eles é uma morte confortável e oportuna. Parece provável que o suicídio assistido se torne a força propulsora por trás dos esforços para alterar as regras contra matar na medicina, de maneira que a defesa do suicídio assistido, que é compatível com a rejeição da eutanásia voluntária ativa, adquire um significado especial no presente.

Remodelando as regras sobre a morte medicamente assistida

A expressão "morte assistida", em particular "morte medicamente assistida", é hoje amplamente usada, mas é ambígua em razão das várias formas de assistência existentes.

Tanto o suicídio assistido como a eutanásia ativa voluntária são exemplos de assistência em atos envolvendo a causação da morte, e na eutanásia ativa voluntária o agente final é uma outra pessoa. Atualmente, a eutanásia ativa voluntária é ilegal nos Estados Unidos, apesar de alguns esforços por uma reforma. Embora os atos de suicídio ou as tentativas de suicídio tenham sido descriminalizados nos Estados Unidos, a maioria das jurisdições contribuem para proibir o auxílio e a cumplicidade nesses atos. Num caso recente, uma mulher estava acamada com esclerose múltipla avançada e pediu a seu marido que colocasse um copo de veneno perto de sua cama para que pudesse se matar. Quando ela ingeriu o veneno e morreu, ele foi processado e condenado por ter dado assistência a um suicídio[77]. Muitos atos de assistência a suicídios, porém, não são levados a julgamento. Citando um caso discutido no capítulo 5 (p. 313), por exemplo, uma vítima de câncer, Ida Rollin, disse à sua filha, Betty Rollin, que queria cometer suicídio, e a filha então conseguiu as pílulas necessárias. Embora o caso tenha sido relatado em vários jornais, num livro e num filme para a televisão, a filha não foi processada.

Alguns autores argumentaram que as mortes medicamente assistidas são violações inaceitáveis da não maleficência, enquanto outros argumentaram que muitos atos desse tipo são aceitáveis e que são até ações corajosas de beneficência. Ao avaliar esses argumentos, é frutífero o enfoque no alcance da posição que estamos desenvolvendo. Acreditamos que em alguns casos há razões morais suficientes para justificar o ato de matar por piedade e o de prestar assistência num suicídio, mas essas razões não são necessariamente suficientes para apoiar revisões nos códigos de ética nem nas políticas públicas. Ao tratar da questão de se deveríamos manter ou modificar algumas proibições vigentes, precisamos portanto ter certeza de qual é o tópico de discussão: se é a justificação moral de um ato individual ou a justificação das regras institucionais e das leis que governam as práticas.

Atos e práticas[78]. Justificar um ato é diferente de justificar uma prática ou uma política. Uma regra para a prática ou uma política pública que proíbam matar ativamente na medicina podem ser justificáveis, mesmo que excluam alguns atos particulares de causar a morte de uma pessoa que sejam em si mesmos moralmente justificáveis. Uma regra desse tipo não permitiria, por exemplo, que usássemos uma superdose de alguma droga para causar a morte de um paciente que sofre de dores terríveis, que provavelmente morrerá em três semanas e que pede, racionalmente, uma morte piedosa assistida, ainda que num caso individual o ato fosse justificável. Por razões políticas, é às vezes necessário proibir totalmente tais atos, mesmo que não sejam moralmente errados.

O problema é que uma prática ou uma política que permite matar abre a porta para a ocorrência de abusos, e pode acabar por causar mais danos que benefícios. O

---

77. *People v. Roberts*, 211 Mich. 187, 178 N. W. 690 (1920).
78. Esta distinção e nossos argumentos devem-se a John Rawls, "Two Concepts of Rules", *Philosophical Review*, 64 (1955): 3-32.

argumento não é que ocorrerão imediatamente abusos sérios, mas que eles ocorrerão cada vez mais com o decorrer do tempo. A sociedade poderia começar por restringir rigidamente o número de pacientes que se qualificam para receber assistência para morrer, mas esses critérios seriam depois revisados e expandidos para incluir casos em que matar é injustificado. Pessoas inescrupulosas iriam aprender como tirar proveito do sistema, como no caso dos métodos de sonegação de impostos que operam nas brechas do sistema da isenção legítima de taxas. Em resumo, a descida na trilha rumo ao ato de matar injustificadamente seria tão escorregadia e íngreme que não deveríamos nunca nos aventurar por ela.

Questões sobre a descida escorregadia. Muitas pessoas repudiam argumentos do tipo "descida escorregadia" ou "cunha" em função de seu uso indiscriminado na ética biomédica, da falta de evidências empíricas que sustentem suas afirmações e de seu caráter fortemente metafórico ("o lado estreito da cunha", "o primeiro passo na descida escorregadia", "o pé já na soleira da porta" e "o nariz do camelo já dentro da tenda"). Não obstante, alguns argumentos desse tipo devem ser considerados com a maior seriedade[79]. Eles nos forçam a pensar com cuidado sobre a probabilidade de que um dano inaceitável resulte de primeiros passos atrativos e aparentemente inocentes.

Os argumentos do tipo "cunha" ou "descida escorregadia" aparecem em duas versões: (1) na versão conceitual e (2) e na psicossociológica. De acordo com a primeira versão, a descida é escorregadia porque os conceitos e as distinções usadas nas regras morais e legais são vagos e podem acarretar resultados imprevistos. Uma norma ou uma justificação para um tipo de ação que, considerada isoladamente, é moralmente aceitável termina por apoiar atos similares inaceitáveis. Algumas justificações oferecidas para a aceitabilidade moral do suicídio, por exemplo, implicam uma justificação de algumas formas de eutanásia ativa voluntária que parecem injustificáveis aos proponentes da justificação inicial. Os críticos argumentaram então que a justificação oferecida para o suicídio era o primeiro passo numa descida escorregadia ou a entrada do lado estreito da cunha abrindo uma brecha para a eutanásia ativa voluntária. Esta primeira versão do argumento da cunha ou da descida escorregadia, no entanto, também pode ser usada contra seus defensores. Se é moralmente defensável permitir que os pacientes morram nas condições x, y e z, então (à luz de nosso argumento prévio) é moralmente defensável prestar-lhes assistência de uma forma mais agressiva,

---

79. Para discussões mais completas, ver Douglas Walton, *Slippery Slope Arguments* (Oxford: Clarendon Press, 1992); Trudy Govier, "What's Wrong with Slippery Slope Arguments?" *Canadian Journal of Philosophy*, 12 (junho de 1982): 303-316; Frederick Schauer, "Slippery Slopes", *Harvard Law Review*, 99 (1985): 361-383; Bernard Williams, "Which Slopes Are Slippery?", em *Moral Dilemmas in Modern Medicine*, ed. Michael Lockwood (Oxford: Oxford University Press, 1985), pp. 126-137; David Lamb, *Down the Slippery Slope: Arguing in Applied Ethics* (Londres: Croom Helm, 1988); Wibren van der Burg, "The Slippery Slope Arguments", *Ethics*, 102 (outubro de 1991):42-65; e James Rachels, *The End of Life: Euthanasia and Morality* (Oxford: Oxford University Press, 1986), cap. 10.

ocasionando suas mortes, em condições idênticas. Se morrer é do interesse do paciente, o modo como a morte é provocada é irrelevante *prima facie*.

A segunda versão dos argumentos do tipo "descida escorregadia", psicossociológica, oferece uma razão melhor para manter a distinção entre matar e deixar morrer. Essa versão examina o provável impacto de se fazerem exceções a regras profissionais, sociais e legais ou de modificá-las de uma maneira mais permissiva. Caso sejam excluídas determinadas restrições contra matar, diversas forças psicológicas e sociais provavelmente tornarão mais difícil manter as distinções relevantes na prática. Em alguns contextos, por exemplo, é plausível argumentar da seguinte forma: (1) autorizando-se atos de matar pacientes em seu benefício, quando eles estão sofrendo dores terríveis ou têm uma perspectiva futura desalentadora, corre-se o risco de abrir a porta ao encorajamento da eutanásia com o objetivo de aliviar os custos pessoais para as famílias e os custos financeiros para a sociedade. (2) A eutanásia *voluntária* ativa (o ato de matar uma pessoa informada a seu pedido) favorece mudanças sociais que levam à eutanásia *não voluntária* (o ato de matar uma pessoa que é incapaz de fazer um pedido informado) e talvez à eutanásia *involuntária* (o ato de matar uma pessoa que, enquanto capaz, se opôs a ser morta). Ao avaliar tais possibilidades, devemos lembrar que matar e várias formas de assistência na morte podem ocorrer tanto por omissão como por comissão. Recusar ou suspender um tratamento (como a nutrição e a hidratação artificiais) podem causar a morte exatamente da mesma maneira que uma enfermidade subjacente ou um ferimento.

A segunda versão do argumento da descida escorregadia torna-se mais convincente quando consideramos os efeitos da discriminação em virtude da deficiência, o número crescente de recém-nascidos com deficiências, que sobrevivem a um alto custo para a sociedade, e o número crescente de idosos com problemas médicos, que exigem proporções cada vez maiores dos recursos financeiros públicos. Se forem aprovadas como políticas públicas regras que permitam a eutanásia voluntária ativa, a sociedade corre um risco maior de que as pessoas nessas situações sejam prejudicadas. Aumenta o risco, por exemplo, de que famílias e profissionais de saúde matem recém-nascidos deficientes e adultos com danos cerebrais graves para evitar os fardos familiares e sociais. Se os responsáveis legais podem julgar que os recém-nascidos e os adultos estão em condições extremamente onerosas ou que suas vidas não têm mais valor, a mesma lógica pode ser estendida a muitos outros grupos de pacientes debilitados e gravemente doentes que são fardos financeiros e emocionais para suas famílias e para a sociedade.

Muitas dessas circunstâncias são relevantemente similares às que já constituem as principais justificações para casos amplamente aceitos de recusa ou de interrupção de tratamentos de suporte de vida. Com frequência os pacientes não pediram essas omissões e não deixaram nenhuma instrução antecipada. Os casos diferem quanto ao grau e à forma, o que faz com que seja mais fácil estender o mesmo raciocínio a outros casos. É um exagero supor que muitos pais iriam, se tivessem oportunidade, recusar as tecnologias de suporte de vida para seus recém-nascidos em virtude de uma ampla gama de deficiências, como cegueira, retardamento e má-formação de membros.

As regras em nosso código moral contra causar ativamente a morte de uma pessoa não são fragmentos isolados. Elas são os fios do tecido de regras que sustenta o respeito à vida humana. Quanto mais os fios são retirados, mais fraco se torna o tecido. Enfocando também a modificação das *atitudes*, e não apenas das *regras*, a atitude geral de respeito pela vida também pode se erodir com as alterações nas políticas públicas. As proibições com frequência são instrumental e simbolicamente importantes, e sua anulação poderia enfraquecer um conjunto de práticas, coibições e atitudes que não podemos substituir[80].

As regras contra causar a morte de outra pessoa também fornecem uma base para a confiança entre os pacientes e os profissionais de saúde. Esperamos que os profissionais de saúde promovam nosso bem-estar em todas as circunstâncias. Corremos o risco de que ocorra uma perda da confiança pública caso os médicos se tornem, além de fornecedores de tratamentos e de cuidados, agentes de eutanásia ativa. Ao mesmo tempo, pode haver uma perda de confiança se os pacientes e as famílias julgarem que estão sendo abandonados em seu sofrimento por médicos que não têm coragem nem desejo de oferecer a assistência de que precisam nos momentos mais difíceis das suas vidas.

O sucesso ou o fracasso último dos argumentos da descida escorregadia depende de predições especulativas de uma erosão progressiva das restrições morais. Se consequências terríveis irão de fato brotar da legitimação legal do suicídio assistido ou da eutanásia voluntária ativa, então o argumento é forte e tais práticas são justificadamente proibidas. Entretanto, são fortes as evidências de que irão ocorrer essas terríveis consequências? As evidências indicam que não podemos manter distinções firmes nas políticas públicas entre mortes solicitadas pelos pacientes e atos de eutanásia involuntária? Até onde vemos, há poucas evidências apoiando as respostas afirmativas a essas questões. Aqueles que, como nós, consideram com seriedade a segunda versão do argumento da descida escorregadia devem simplesmente admitir que o argumento precisa de uma premissa do tipo "melhor prevenir que lamentar". A probabilidade das erosões morais previstas não é algo que podemos avaliar com facilidade. Os argumentos de ambos os lados são especulativos e analógicos, e diversas avaliações das mesmas evidências chegam a conclusões diferentes. Há também uma controvérsia insolúvel sobre o que deve ser considerado uma evidência. Embora não possamos aqui resolver essa questão largamente empírica, podemos examinar uma analogia frequentemente suscitada nestas discussões: a trajetória nazista rumo à solução final.

---

80. Ver Gerald J. Hughes, S. J., "Killing and Letting Die", *The Month*, 8 (fevereiro de 1975): 42-45; e David Louisell, "Euthanasia and Biathanasia: on Dying and Killing", *Linacre Quarterly*, 40 (novembro de 1973): 234-258.

A analogia do nazismo. Para uma sociedade que desacauteladamente começa a matar, o holocausto continua funcionando como uma visão poderosa do topo da descida escorregadia. Ele deixou uma série de perguntas não respondidas sobre a assim chamada eutanásia. Depois dos julgamentos dos médicos alemães em Nuremberg, o médico americano Leo Alexander argumentou que os nazistas passaram do "tímido ponto de partida" da realização de eutanásia em pacientes incuráveis para políticas de genocídio:

> No início, foi apenas uma sutil modificação de ênfase na postura básica dos médicos. Começou com a aceitação da opinião, básica no movimento da eutanásia, de que existe uma vida que não vale a pena ser vivida. Essa opinião, em seus primeiros estágios, referia-se apenas aos doentes graves e incuráveis. Gradualmente, a esfera dos que se incluíam nesta categoria foi ampliada de modo a abarcar os socialmente improdutivos, os ideologicamente importunos, os racialmente indesejados e, finalmente, todos os não alemães. A alavanca infinitamente pequena que deu ímpeto a toda essa linha de pensamento foi a postura em relação ao doente irrecuperável[81].

Essa concepção reaparece no estudo de Robert Lifton sobre os médicos nazistas, que descreve tanto os primeiros passos como o horror final da regra de que a "vida indigna de ser vivida" deveria ser eliminada[82]. Lifton destaca que, antes dos campos de concentração, os nazistas adotaram uma política médica de matar diretamente, usando injeções, doses letais de medicamentos e gases. As mortes eram planejadas no interior do sistema médico e envolvia decisores da área. Os médicos e seus assistentes implementavam as decisões. Foi crucial para o programa a remoção de uma barreira social e psicológica contra matar, por meio de uma "medicalização do ato de matar" que apagou as fronteiras entre matar e ajudar. Lifton argumenta que, embora o programa fosse chamado de *eutanásia*, no final o termo simplesmente "camuflava chacinas em massa".

Os defensores contemporâneos da eutanásia também insistem, com razão, em que o fundamento do programa nazista era uma ideologia racista, e não o respeito à autonomia e a valores tradicionais na assistência à saúde. Eles se opõem à ideologia nazista, pois os nazistas se concentravam em mortes não voluntárias e, principalmente, involuntárias (chamadas de *eutanásia* de modo impróprio), e eles não deram o primeiro passo na descida escorregadia inocentemente, para só então descobrir que não podiam mais parar[83].

---

81. Leo Alexander, "Medical Science under Dictatorship", *New England Journal of Medicine*, 241 (1949): 39-47.

82. Robert Jay Lifton, *The Nazi Doctors: Medical Killing and the Psychology of Genocide* (Nova York: Basic Books, 1986).

83. Ver Rachels, *The End of Life*, e no suplemento especial "Biomedical Ethics and the Shadow of Nazism", *Hastings Center Report*, 6 (agosto de 1976), Sup. Esp., o artigo de Lucy Dawidowicz. Ver também Arthur L. Caplan, ed., *When Medicine Went Mad: Bioethics and the Holocaust* (Totowa, NJ: Humana Press, 1992); e George J. Annas e Michael Grodin, *The Nazi Doctors and the Nuremberg Code* (Nova York: Oxford University Press, 1992).

Aceitamos o argumento de que a analogia com o nazismo é fraca e que matar por compaixão nem sempre é errado. Ao mesmo tempo, a sociedade tem de proteger seus membros contra consequências desastrosas que possam ocorrer, formulando políticas sociais e códigos de ética profissionais apropriados, que previnam abusos.

Um exemplo de morte piedosa imprudente, que as regras proibitivas devem ajudar a impedir, foi relatado no periódico *Journal of the American Medical Association*, em janeiro de 1988, sob o provocativo título: "Acabou, Debbie"[84]. Um residente do setor de ginecologia, em seu turno num grande hospital particular, foi acordado por um telefonema de uma enfermeira que lhe disse que uma paciente da unidade de oncologia ginecológica, que não era sua área usual, estava tendo dificuldade para dormir. O quadro no posto da enfermeira fornecia alguns detalhes. Uma mulher de 20 anos, chamada Debbie, que estava morrendo de câncer no ovário, estava vomitando continuamente por causa das gotas de álcool administradas para a sedação (um procedimento criticado por alguns). A mulher estava emaciada, pesava 36 quilos, estava com uma cânula intravenosa, recebia oxigênio por via nasal, e estava sentada na cama sofrendo de uma forte falta de ar. Ela não comia nem dormia havia dois dias, e estava recebendo apenas tratamentos de suporte, pois não respondera à quimioterapia. As únicas palavras da paciente ao residente foram: "Vamos acabar com isso". Depois que a enfermeira inseriu vinte miligramas de sulfato de morfina numa seringa, o residente foi para o quarto e injetou a droga na corrente sanguínea da paciente, depois de dizer a ela que aquilo "iria deixar que ela descansasse" e "disse-se adeus". A paciente morreu em alguns minutos.

Neste caso real — embora tenham sido levantadas dúvidas sobre sua autenticidade — o residente agiu irrefletidamente. Outras medicações poderiam talvez ter aliviado a dor e o sofrimento da paciente e deixado que ela descansasse confortavelmente. A intenção do residente parece ter sido matar a paciente por "compaixão", mas na ausência de contatos prévios com a paciente o residente não tinha base para interpretar suas palavras como um pedido para ser morta e não se aconselhou com ninguém antes de tomar uma decisão rápida, importante e irreversível. Tanto a lei como a ética devem impedir esse tipo de ação.

A morte piedosa na prática da medicina. Além do receio de que haja abusos contra indivíduos portadores de deficiências físicas ou mentais, que não podem dar seu consentimento, há outros temores legítimos que assombram as intervenções médicas ativas visando provocar a morte. Consideremos as duas situações seguintes em que se dá ao paciente um diagnóstico errado[85]:

---

84. "It's Over, Debbie", *Journal of the American Medical Association*, 259 (1988): 272. Seguiu-se à publicação deste artigo uma controvérsia considerável. As posições a favor e contra são citadas e grande parte da literatura sobre o assunto é resumida em Victor Cohn, "Is it Time for Mercy Killing?", *Washington Post*, Health Section (15 de agosto de 1989), pp. 12-15.

85. Devemos muito deste argumento a James Rachels (correspondência pessoal).

1. Situações em que se dá um diagnóstico errado de desesperança, mas em que o paciente sobreviverá se o tratamento for interrompido (a fim de permitir uma morte natural);
2. Situações em que se dá um diagnóstico errado de desesperança, mas em que o paciente só sobreviverá se o tratamento *não* for interrompido (a fim de permitir uma morte natural).

Se estivesse em vigência uma regra social que permitisse que, em alguns casos, se deixasse um paciente morrer, os médicos e as famílias que houvessem seguido tal regra só perderiam pacientes que se encaixassem na segunda categoria. Contudo, se matar fosse permitido, pelo menos alguns dos pacientes que estivessem na primeira situação seriam necessariamente perdidos. Um regra que proíba matar, portanto, salva algumas vidas que seriam perdidas caso fosse permitido matar e deixar morrer. Essa consequência não é uma razão decisiva em favor de uma política de (apenas) deixar morrer, pois os índices das categorias 1 e 2 têm a tendência de ser pequenos, e há outras razões em favor de fornecer assistência na morte, como o sofrimento em função de dores extremas e o respeito à escolha autônoma, que podem ter um peso considerável. Essa consequência, porém, é uma razão moralmente relevante em favor de uma política cautelosa que exija uma revisão cuidadosa e o monitoramento das decisões.

Entre as mais fortes razões para se ajudar alguns pacientes a morrer, por compaixão, está a de libertá-lo de dores e sofrimentos insuportáveis e incontroláveis, que podem tornar a condição do paciente tão terrível e desumana que a morte parece ser, para ele, de seu melhor interesse. Prolongar a vida e se recusar a matar em algumas dessas situações parece uma violação cruel do princípio da não maleficência, fazendo com que as pessoas sofram. Entretanto, há uma série de alternativas que podem ser apresentadas a muitos desses pacientes. O médico normalmente pode aliviar a dor e deixar o paciente confortável por meio de medicações, mesmo que essas medicações apressem a morte. Também é possível, em circunstâncias apropriadas, e quase sempre sem dor, suspender a nutrição e a hidratação. Em muitos casos, o paciente julgará que essa é a melhor alternativa. Uma das razões em prol de uma política que encoraje que se busquem todas as alternativas antes de se permitir que o médico se envolva numa eutanásia ativa é a precariedade da construção de uma ética social ou profissional que regule situações-limite e casos de emergência. É perigoso generalizar com base em emergências, pois casos difíceis podem constituir éticas sociais e profissionais ruins, assim como leis ruins.

Os médicos também têm a obrigação moral de informar os pacientes capazes sobre abordagens alternativas, como a internação num *hospice* e o aumento da dosagem da medicação. O risco de vício tem sido muitas vezes superestimado e exageradamente receado no cuidado de pacientes terminais[86]. As políticas públicas nos Estados Unidos

---

86. Marcia Angell, "The Quality of Mercy", *New England Journal of Medicine*, 306 (14 de janeiro de 1982): 98-99.

têm resistido à legalização da heroína, um analgésico poderoso. Os funcionários do governo temem as consequências nocivas que possam se originar de uma legalização desse tipo, incluindo a indução ao vício, a legitimação da heroína e a possibilidade de que ocorram abusos. No Reino Unido, porém, a heroína tem sido usada há vários anos em pacientes terminais com câncer, sem maiores problemas; portanto, não vemos mérito na proibição do uso da heroína no alívio da dor para esses pacientes.

Uma controvérsia atual gira em torno de uma experiência com a eutanásia voluntária ativa, socialmente aceita — o caso dos Países Baixos, onde a eutanásia ainda é tecnicamente ilegal, mas onde as diretrizes desenvolvidas pelos tribunais também dão aos médicos imunidade contra processos. A eutanásia é praticada abertamente, e é apoiada por um segmento substancial da população. Os defensores da eutanásia sustentam que a experiência dos Países Baixos estabelece que a eutanásia pode ser socialmente aceita sem o "show de horrores" que muitas pessoas preveem, mas os críticos argumentam que essa experiência não serve como modelo para os Estados Unidos por pelo menos duas razões. Em primeiro lugar, as condições sociais nos Estados Unidos são muito diferentes das condições nos Países Baixos, onde uma população mais homogênea tem acesso universal aos serviços de saúde e geralmente tem uma relação muito próxima com os principais agentes de assistência à saúde. Em segundo lugar, nos Países Baixos, alguns médicos e algumas famílias foram além das regras aceitas, impondo a morte a alguns pacientes incapazes, como crianças com síndrome de Down, embora as regras só autorizem a eutanásia voluntária. De acordo com um estudo de âmbito nacional feito na Holanda, cerca de 1,8 % do total de mortes ocorridas a cada ano resultam de atos de eutanásia efetuados a pedido do paciente pela administração médica de drogas letais, e cerca de 0,3 % resulta de suicídios medicamente assistidos; em 0,8 % de todas as mortes, administram-se drogas para abreviar a vida do paciente "sem pedido explícito e persistente" e sem que sejam satisfeitos os rigorosos critérios do país para a eutanásia[87].

Embora todos os argumentos citados mereçam nosso mais profundo respeito, eles não respondem a todas as perguntas que precisam ser respondidas sobre o suicídio medicamente assistido e a morte piedosa, por pelo menos quatro razões. Em primeiro lugar, já estamos numa descida escorregadia em virtude das mudanças na ética profissional e na lei ocorridas desde o caso *Quinlan* e os primeiros atos de morte natural. Se é moralmente permissível desplugar respiradores e retirar cânulas intravenosas sabendo que isso resultará na morte do paciente, a lógica de nossa atual situação é a de que estamos lutando para preservar o máximo possível das restrições tradicionais contra matar, de modo consistente com a adoção de uma postura humana em relação a pacientes que

---

87. Paul J. van der Maas et al., "Euthanasia and Other Medical Decisions Concerning the End of Life", *The Lancet*, 338 (14 de setembro de 1991): 669-674. Os defensores e os críticos da eutanásia interpretam as evidências de formas diferentes. Para a interpretação de um crítico, ver Carlos Gomez, *Regulating Death: The Case of the Netherlands* (New York: The Free Press, 1991); para a interpretação de um defensor, ver Margaret Battin, "Voluntary Euthanasia and the Risks of Abuse: can we Learn anything from the Netherlands?", *Law, Medicine & Health Care*, 20 (primavera-verão de 1992): 135.

sofrem muito e respeitando seus direitos. Em segundo lugar, como vimos, os argumentos de ambos os lados do debate sobre a descida escorregadia são especulativos e analógicos, e diferentes avaliações das evidências disponíveis chegam, legitimamente, a conclusões divergentes. Em terceiro lugar, a lei e as políticas públicas nem sempre são parâmetros decisivos para a ética médica. Algumas vezes as ações que se desviam ou infringem regras legais e sociais são justificadas, e nunca devemos permitir que a ética médica seja totalmente determinada pelas políticas sociais. Em quarto lugar, com frequência aceitamos políticas sociais que oferecem alguns riscos, sabendo que, algumas vezes, ocorrerão tragédias. Por exemplo, permitimos que jovens de 16 anos dirijam automóveis em estradas públicas com uma educação mínima, apesar de sabermos que haverá resultados trágicos. A lógica é a de que, no todo, os resultados da prática serão mais benéficos para todos os afetados do que qualquer outra política que possa ser construída. Os defensores da eutanásia voluntária ativa e os pacientes com dores incontroláveis estão agora nos pedindo para aceitar uma lógica similar. Eles querem um sistema sólido de monitoramento com o qual as pessoas possam escolher morrer, mesmo que alguns erros trágicos resultem desse sistema.

Há, então, uma esperança razoável de que uma política pública que legalize a eutanásia possa ser monitorada e cumprida sem abusos recorrentes e disseminados? Nosso aparente sucesso em administrar muitos casos de omissão de tratamento que se qualificam como formas de eutanásia passiva nas instituições de assistência à saúde e nos tribunais é um sinal encorajador de que os abusos podem ser contidos, embora exista apenas um pequeno conjunto de dados. Se mantivermos que a eutanásia voluntária *ativa* levará a práticas e consequências inaceitáveis, e, ao mesmo tempo, que a eutanásia voluntária *passiva* e a suspensão do tratamento por tutores não apresentam dificuldades comparáveis, então teremos um problema de inconsistência em nossas políticas. Até hoje, os problemas mais difíceis não se apresentaram em casos em que havia pedidos voluntários de pacientes, nos quais se pode discutir com os pacientes e eles mesmos tomam suas decisões, mas em casos de pacientes incapazes, como os de Earle Spring e o de Nancy Cruzan. Todavia, este livro não é o local apropriado para se elaborar uma estrutura precisa para os mecanismos legais e as políticas públicas. Não estamos convencidos nem de que a legalização seja a melhor política pública nem de que seja uma política que devemos rejeitar. De qualquer modo, a questão fundamental enfrentada hoje pela ética biomédica não é a dos limites precisos que uma política pública deve fixar no que diz respeito à assistência na morte (por mais importante que seja a questão), mas sim a questão das formas de assistência na morte que são moralmente justificáveis.

A justificação do fornecimento de assistência na morte

Acreditamos que há quatro boas razões para aceitar várias formas de assistência que ajudam a ocasionar a morte. Algumas dessas formas de assistência se qualificam como eutanásia voluntária ativa, outras como eutanásia passiva.

Por que é errado ocasionar a morte?

A maioria de nós acredita que, em última análise, nem sempre é moralmente errado causar a morte de alguém. Por que, então, acreditamos que causar a morte de alguém é errado *prima facie*, e o que torna esse ato certo?

Encontramos uma resposta ao examinar os argumentos do tipo "descida escorregadia": é errado matar sempre que isso ameace a estabilidade social ou tenha consequências sociais nocivas. Mas essa resposta não explica por que é errado causar uma morte que tem pouca ou nenhuma relação com outras pessoas além daquela cuja vida é tirada. Causar a morte de uma pessoa é errado em função do dano ou da perda causados à pessoa morta, e não em função das perdas enfrentadas por outros. O que torna esse ato errado, quando ele é errado, é que uma pessoa é prejudicada — ou seja, que uma pessoa sofre prejuízos de seus interesses que de outro modo não sofreria. Especificamente, causa-se a uma pessoa a perda da possibilidade de planejar e escolher um futuro, juntamente com a privação de benefícios esperados. Isso explica por que infligir a morte prejudica e lesa uma pessoa.

Esta conclusão é notável pela seguinte razão: se uma pessoa deseja mais a morte do que os benefícios e os projetos comuns da vida, então causar sua morte, em face de seu pedido autônomo, não a prejudica nem lesa (embora possa ainda prejudicar a outros, ou à sociedade, contrariando seus interesses, o que pode ser uma razão contra a *prática*). Ao contrário, não ajudar essas pessoas a morrer irá frustrar seus planos e causar-lhes uma perda, prejudicando-as portanto. Pode trazer-lhes ainda indignidade e desespero. Além disso, se o ato *passivo* de deixar morrer não prejudica nem lesa um paciente por não violar seus direitos, então o suicídio assistido e a eutanásia voluntária ativa, analogamente, não prejudicam nem lesam a pessoa que morre. Aqueles que julgam que é às vezes aceitável deixar que uma pessoa morra mas que não é aceitável tomar providências ativas para ajudá-la a morrer devem, portanto, ter uma concepção diferente da que sugerimos acerca do motivo pelo qual é errado causar a morte de alguém. O ônus da justificação, então, parece ser de quem recusa a assistência àqueles que desejam morrer, e não dos que os ajudariam.

Descumprimentos justificados das regras legais

Os júris com frequência absolvem aqueles que matam parentes que experimentavam grande sofrimento, considerando-os inocentes em virtude de insanidade temporária. Como sugerimos na seção sobre a regra do duplo efeito, a isenção normalmente se baseia num julgamento do motivo da pessoa — a compaixão — e não numa avaliação de suas intenções. Consideremos um caso que ficou famoso em Nova Jersey[88]. George Zygmaniak envolveu-se num acidente de motocicleta que o deixou paralisado

---

88. Para uma discussão deste caso, ver Paige Mitchell, *Act of Love: The Killing of George Zygmaniak* (Nova York: Alfred A. Knopf, 1976).

do pescoço para baixo. A paralisia foi considerada irreversível, e George implorou a seu irmão que o matasse. Três dias depois, seu irmão foi ao hospital com uma espingarda com o cano serrado e atirou na cabeça de George depois de dizer: "Agora feche os olhos — vou atirar em você". Neste caso, um julgamento de insanidade temporária é um julgamento moral velado de que o ato de matar foi aceitável. O julgamento de "insanidade" provém da ausência de uma via legal para afirmar que o ato era, nas circunstâncias, aceitável. Veredictos do tipo "inocente em virtude de insanidade temporária" funcionam na lei para eximir o agente quando se julga (às vezes de um modo não muito plausível) que ele não tinha as condições de responsabilidade necessárias para a imputabilidade legal. O irmão de George Zygmaniak não esteve temporariamente insano, mas, ainda assim, o júri considerou o ato moralmente perdoável.

Na ocasião, os médicos (e outros) julgaram que é moralmente permissível se envolver numa desobediência civil justificada e escrupulosa das leis contra matar e fornecer assistência na morte. Essa é uma outra forma de reconhecer que há exceções morais justificadas às regras vigentes contra matar. As condições que justificam recusas escrupulosas em seguir as regras contra matar pacientes são muito complexas para serem examinadas aqui, mas a questão-chave é a seguinte: se a dor e o sofrimento de uma certa magnitude podem em princípio justificar intervenções ativas para causar a morte, então atos escrupulosos de recusa a seguir leis serão às vezes justificados (desde que se cumpram certas outras condições). Pode ser que seja justificado introduzir modificações semelhantes na lei, ou pode ser que isso não seja justificado. A expressão "recusa escrupulosa" não é usada para evitar a aceitação da justificabilidade da eutanásia ativa nos casos difíceis. Aceitamos sua justificabilidade por razões que serão agora expostas. (Discutimos a "recusa escrupulosa" no capítulo 8.)

O suicídio medicamente assistido

Os debates sobre o suicídio ocorrem há muito tempo na prática médica, especialmente na prática psiquiátrica, na qual os médicos normalmente intervêm para evitar suicídios e para tratar pacientes que tentaram o suicídio (ver capítulo 5, pp. 309-313). Os médicos também dão assistência a pacientes no cometimento de suicídios, apesar das proibições legais e profissionais. Contudo, dever-se-ia dar aos médicos um papel mais significativo na facilitação do suicídio do que o que lhes foi tradicionalmente permitido pela ética médica e pelas convenções sociais?

A ocasião em que Jack Kevorkian usou sua máquina de suicídio, hoje famosa, é um exemplo de um suicídio medicamente assistido *injustificado*, que a ética médica deve desencorajar. Na ocasião, Janet Adkins, uma avó do Oregon com o mal de Alzheimer, tomou a decisão de que queria se matar antes de perder suas capacidades cognitivas, que ela estava convencida de que estavam se deteriorando lentamente. Depois de ler sobre a máquina de Kevorkian em jornais, ela se comunicou com ele por

não maleficência

telefone e então voou do Oregon para Michigan para encontrar-se com ele. Depois de breves conversas durante uma semana, ela e Kevorkian foram a um parque no norte do condado de Oakland. Ele inseriu um tubo no braço de Janet Adkins e iniciou o fluxo de solução salina. Sua máquina foi construída de tal modo que ela poderia então apertar um botão para injetar outras drogas, resultando em cloreto de potássio, que fisicamente causaria sua morte[89]. Ela então apertou o botão.

Esse caso suscita várias questões. Janet Adkins estava positivamente nos primeiros estágios dos efeitos debilitantes do mal de Alzheimer, e ainda não estava debilitada. Sua morte era uma perspectiva distante. Aos 54 anos, ela ainda era capaz de gozar toda uma série de atividades com seu marido e de jogar tênis com seu filho, e poderia ter tido uma vida satisfatória ainda por vários anos. Havia uma vaga possibilidade de que o diagnóstico de mal de Alzheimer estivesse incorreto, e Janet poderia estar mais deprimida psicologicamente do que Kevorkian julgava. Mais importante que isso, ela teve um contato limitado com ele antes que cooperasse em sua morte, e ele não havia feito exames para confirmar seu diagnóstico nem para avaliar seu nível de capacidade para cometer suicídio. Ele também não tinha o conhecimento profissional necessário para avaliar a condição de Janet Adkins. A atenção dada pelos meios de comunicação também levanta a questão de se Kevorkian agiu de modo imprudente a fim de gerar publicidade para sua máquina de suicídio e para o livro que estava para lançar.

As ações de Jack Kevorkian têm sido quase universalmente condenadas por advogados, médicos e autores de ética. O caso suscita todos os temores presentes nos argumentos anteriormente mencionados sobre atos de matar na medicina: abuso, falta de controle social, médicos agindo sem prestar contas de seus atos e a impossibilidade de verificação das circunstâncias da morte do paciente. Embora essa abordagem do suicídio assistido seja imprópria, os casos dos "pacientes" de Kevorkian levantam questões extremamente inquietantes sobre a falta de um sistema de suporte na medicina ou em outra esfera para administrar tais problemas. Tendo refletido durante um ano sobre seu futuro, Janet Adkins decidiu que o sofrimento de continuar vivendo superava os benefícios. A julgar pelos relatos de amigos, ela sabia exatamente o que queria e pesara os custos e os benefícios. Sua família apoiava sua decisão, por mais que discordassem dela. Janet enfrentava um futuro desalentador, visto da perspectiva de uma pessoa que havia tido uma vida extraordinariamente ativa, tanto física como mentalmente. Ela acreditava que seu cérebro seria vagarosamente destruído, com perdas cognitivas progressivas e devastadoras, confusão mental, desvanecimento da memória, grande frustração e, por fim, a total ausência de capacidade para cuidar de si mesma. Ela também acreditava que todo o fardo da responsabilidade de cuidar dela recairia sobre sua família. Dessa perspectiva, o que Kevorkian oferecia era preferível àquilo que outros médicos ofereciam.

---

89. Baseado em: *New York Times*, 6 de junho, pp. A 1, B 6; 7 de junho, 1990, pp. A 1, D 22; 9 de junho, p. A 6; 12 de junho, p. C 3; *Newsweek*, 18 de junho de 1990, p. 46. Para a descrições dos casos feita pelo próprio Kevorkian, ver seu *Prescription: Medicide* (Buffalo, NY: Prometheus Books, 1991), pp. 221-231.

Atualmente, as instituições sociais que temos, incluindo o sistema médico, são inadequadas para ajudar muitos pacientes que estão em situações similares e que chegaram a conclusões análogas acerca de seus destinos. Muitas pessoas que estão à beira da morte recebem aconselhamentos, apoio emocional e controle da dor inadequados. Para elas, sua condição é intolerável, e não há luz no fim do túnel. Ela prefeririam se matar ou ser mortas do que enfrentar o que entendem como sendo um futuro de desalento sem alívio. Dizer que essas pessoas agem de modo imoral ao planejar suas mortes, seja por suas próprias mãos ou com a assistência de um médico, é um julgamento severo que precisa ser sustentado por argumentos persuasivos. É justificável, então, que médicos forneçam assistência em seus suicídios?

Em anos recentes, surgiram na medicina vários casos proeminentes de suicídios assistidos *justificados*, apesar de sua ilegalidade. Em primeiro lugar, consideremos o caso de Larry McAfee, em que um tribunal, bem como os médicos, enfrentaram um dilema acerca das formas legítimas de assistência. McAfee era um adulto capaz paralisado do pescoço para baixo em resultado de um acidente automobilístico. Ele não era um paciente terminal, mas considerava sua vida como tetraplégico intolerável. Sendo ele um engenheiro, projetou um mecanismo que, controlado pela boca, retirá-lo-ia do respirador, causando sua morte. Um tribunal da Georgia julgou que o direito de McAfee de recusar o tratamento e de se desligar do respirador excedia o interesse do Estado na preservação da vida e na prevenção do suicídio. Esta decisão é um endosso do direito que um paciente capaz tem de recusar tratamentos usuais de suporte de vida.

Mas McAfee queria mais, tanto dos tribunais como de seus médicos. Ele já havia tentado se desconectar do respirador, mas não havia conseguido completar o ato por ter ficado incapacitado em função da perda de oxigênio. Ele então pediu a assistência de um médico que lhe administrasse um sedativo logo antes que ele tentasse se desconectar. O tribunal julgou, em 1989, que nenhuma responsabilidade criminal ou civil seria imputada a um médico que o ajudasse administrando o sedativo, mas indicou que nenhum tribunal poderia ordenar a um médico que administrasse o sedativo. Contudo, o tribunal decidiu que "o direito de McAfee de ter um sedativo (uma medicação que não causa nem acelera a morte) administrado antes que o respirador seja desconectado é uma parte do direito que possui de controlar seu tratamento médico"[90].

Esses casos perturbadores nunca deveriam chegar aos tribunais. O direito reconhecido é um direito que os estabelecimentos de assistência à saúde deveriam reconhecer sem que o paciente tivesse de ouvir repetir recusas de assistência por parte dos médicos. Não estamos propondo um direito que exija a coerção da consciência dos médicos, uma área complexa da ética médica — estamos recomendando que os próprios profissionais enfrentem essas questões mais diretamente e reconheçam que é permissível matar pacientes. Assim, não seria mais necessário *requerer* assistência. O problema é que a lei e a medicina (e, em alguma medida, a ética) conspiraram para bloquear essa opção para

---

90. *State of Georgia v. McAfee*, 385 S. E. 2d 651 (Ga. 1989).

os pacientes, insistindo na manutenção das sanções tradicionais contra o suicídio medicamente assistido. Larry McAfee é um exemplo notável do modo como o sistema vigente leva pacientes que precisam de atenção médica a recorrer a médicos como Jack Kevorkian, que estão querendo realizar ações mais vigorosas.

No caso de Elizabeth Bouvia, o tribunal de apelação deu um impulso maior às coisas. O tribunal sugeriu que existe um direito de privacidade na comissão do suicídio e que, do ponto de vista moral, os tribunais e os médicos deveriam tornar possível para os médicos assistir pacientes ajudando-os a ocasionar suas mortes com dignidade e conforto. Este tribunal tentou, expressamente, alargar os limites dados à assistência ativa justificável fornecida por médicos ao cooperar na morte de pacientes. Numa opinião concordante, o juiz adjunto Compton exortou os médicos a repensar suas objeções tradicionais contra ajudar esses pacientes a morrer. O direito de morrer, disse ele, inclui o direito de assegurar a obtenção da assistência de membros da profissão médica[91].

Por fim, voltamos a um caso que muitos consideraram problemático mas que acreditamos ser um caso de suicídio medicamente assistido justificado. Ele envolve o médico Timothy Quill, que prescreveu os barbitúricos desejados por uma paciente de 45 anos que recusara um tratamento arriscado, doloroso e frequentemente malsucedido para a leucemia. Ela havia sido paciente desse médico por muitos anos, e os membros da sua família haviam chegado a essa decisão, como um grupo, com o aconselhamento do médico. A paciente era capaz, e todas as alternativas razoáveis para o alívio de seu sofrimento haviam sido discutidas e rejeitadas. Várias das condições que consideramos suficientes para um suicídio assistido justificado foram satisfeitas. Tais condições incluem:

1. Um pedido voluntário de um paciente capaz
2. Uma relação vigente entre paciente e médico
3. Uma tomada de decisão conjunta e informada do paciente e do médico
4. Um ambiente de decisão que dê apoio, porém que seja crítico e questionador
5. Que as alternativas rejeitadas tenham sido consideradas
6. Que se busque um aconselhamento estruturado com outros médicos
7. Que o paciente expresse uma preferência duradoura pela morte
8. Que o paciente esteja experimentando um sofrimento inaceitável
9. Que o método usado seja o mais indolor e confortável possível

Ainda que as ações de Quill satisfaçam a maior parte destas condições, algumas pessoas consideram seu envolvimento como médico perturbador e injustificado. O "argumento da cunha" foi mencionado, pois muitos pacientes, principalmente nas populações mais idosas, serão potencialmente afetados caso atos como o de Quill sejam legalizados. Outros estavam preocupados com o fato de que Quill pudesse ter violado uma lei do estado de Nova York contra o suicídio assistido. (Depois que ele

---

91. *Bouvia v. Superior Court*, 179 Cal. App. 3d 1127, at 1146-1147. 225 Cal. Rptr. 297 (1986). Ver também Lorna A. Voboril, "*Bouvia v. Superior Court*: the Death Option", *Pacific Law Journal*, 18 (1987): 1029-1053.

escreveu um artigo sobre o caso, um grande júri em Rochester, Nova York, recusou-se a indiciá-lo, aparentemente porque os jurados simpatizaram com seus motivos e possivelmente com sua ação.) Além disso, para reduzir os riscos de incorrer numa responsabilidade legal, Quill mentiu para o médico-legista, informando-o de que uma paciente do hospital morrera de leucemia aguda[92].

A despeito destes problemas, não nos opomos ao ato de Quill, à decisão de sua paciente nem ao seu relacionamento. O sofrimento e as perdas cognitivas podem aniquilar um paciente de forma a fazer com que a morte seja de seu melhor interesse. Em situações trágicas como essa, médicos como Quill não agem de modo errado ao dar assistência a pacientes capazes para que morram. Os elementos das políticas públicas que visam evitar abusos e desencorajar atos injustificados[93] deveriam fazer parte de nossa discussão sobre o suicídio assistido, mas esses elementos não são problemas sobre a justificabilidade do ato do médico.

Até hoje, temos sido em geral capazes de respeitar a linha divisória entre a eutanásia passiva justificável e a eutanásia passiva injustificável na prática médica, e deveríamos ser capazes, igualmente, de manter a linha entre a assistência justificada e a injustificada em atos de suicídio. Estamos cientes, porém, de que esta observação não é inteiramente isenta de conflito com nossos comentários anteriores sobre os argumentos do tipo "cunha" ou da "descida escorregadia". Precisamos, portanto, reconciliar — ou seja, levar a um equilíbrio reflexivo — os dois pontos de vista.

A opinião que recomendamos é a seguinte: os médicos tradicionalmente sustentaram que não têm obrigação de fornecer assistência em atos de suicídio, mas apenas a obrigação de cuidar dos pacientes no processo de morrer e a obrigação de "não causar dano". Essa posição sugere que o ato de assistir, caso seja justificável, não é obrigatório; na melhor das hipóteses, é uma forma piedosa de fornecer uma assistência que não é obrigatória. Essa postura precisa ser modificada na medicina. Precisamos reformular certas formas de assistência na morte como uma parte da responsabilidade de cuidar do paciente, e ao mesmo tempo rejeitar outras formas de assistência como algo que está além da obrigação. Nos próximos anos, o foco da discussão sobre a eutanásia e o suicídio assistido deve se concentrar nas atitudes tradicionais na medicina, nas políticas geradas por elas e nas formas de reformular as linhas instáveis e com frequência indefensáveis dessas políticas. Uma vez que tais políticas tenham

---

92. Ver Timothy E. Quill, "Death and Dignity: a Case of Individualized Decision Making", *New England Journal of Medicine*, 324 (7 de março de 1991): 691-694, reeditado com uma análise adicional em Quill, *Death and Dignity* (Nova York: W. W. Norton & Co., 1993); Lawrence K. Altman, "A Doctor Agonized but Provided Drugs to Help End a Life", *New York Times*, 3 de março de 1991, pp. A 1, B 8; Altman, "Jury Declines to Indict a Doctor Who Said he Aided in a Suicide", *New York Times*, 27 de julho de 1991, pp. A 1, A 10.

93. Para uma recomendação de que enfatizemos como políticas públicas bons cuidados paliativos e leis sensíveis para encerramentos de tratamentos, rejeitando ao mesmo tempo atos de matar ativamente, ver Joanne Lynn, "The Health Care Professional's Role when Active Euthanasia is Sought", *Journal of Paliative Care*, 4 (1988): 100-102, e Susan Wolf, "Holding the Line on Euthanasia", *Hastings Center Report*, 19 (janeiro-fevereiro de 1989): S13-S15.

sido reconsideradas em vista dos casos dos pacientes capazes, será preciso também reconsiderar as políticas para os pacientes incapazes.

Decisões tomadas em nome de pacientes incapazes

No capítulo 3, discutimos os modelos para a decisão substituta em nome de pacientes incapazes. Consultaremos agora aqueles modelos a fim de discutir *quem* deveria tomar as decisões pelo paciente incapaz.

Normalmente, pensamos nas famílias que se preocupam profundamente com seus membros mais idosos e incapazes. Essa visão, contudo, é demasiadamente estreita. Precisamos de uma abordagem que inclua indivíduos incapazes que não têm família e os muitos residentes de casas de repouso, hospitais psiquiátricos e estabelecimentos para portadores de deficiências e retardos mentais que raramente — ou nunca — veem um membro da família. O papel apropriado das famílias, dos tribunais, dos tutores, dos responsáveis legais e dos comitês hospitalares merece ser considerado.

No que se refere às decisões tomadas em nome de pacientes incapazes em favor de tratamentos ou em repúdio a eles, tudo o que podemos esperar é uma justiça imperfeita quanto aos procedimentos[94] — ou seja, que os procedimentos sejam justos, mas que não assegurem ou garantam o resultado certo (conforme julgado por algum modelo independente). Na justiça criminal, por exemplo, existe um modelo independente do que seja um veredicto correto (apenas de culpa e de convicção da culpa), mas é impossível definir um procedimento que garanta o veredicto certo em todos os casos. É preciso, portanto, avaliar os procedimentos para a tomada de decisão em nome de pacientes incapazes de acordo com seu caráter justo e com a confiabilidade de que se produzirão (ainda que de modo imperfeito) resultados corretos.

As instruções ou diretrizes antecipadas

Num procedimento cada vez mais popular, fundamentado mais na autonomia que na não maleficência, uma pessoa, enquanto capaz, escreve instruções para os profissionais de saúde ou escolhe um responsável para tomar decisões sobre tratamentos de suporte de vida durante períodos de incapacidade[95]. As duas ações são exercícios apro-

---

94. Ver Rawls, *A Theory of Justice*, pp. 85-86.
95. Em 1991, quarenta e nove estados e o Distrito de Columbia tinham alguma forma de lei referente a diretrizes antecipadas que previa decisões e a autoridade de decisão concernentes ao fornecimento de tratamentos de suporte de vida. Entre eles, vinte estados reconhecem a "procuração durável", permitindo a indicação de um responsável para tomar decisões sobre tratamentos; esta cifra exibiu um aumento dramático, visto que em 1989 apenas nove estados reconheciam este tipo de procuração. Ver Advance Directives Seminar Group, "Advance Directives: are they an Advance?", *Canadian Medical Association Journal*, 146 (15 de janeiro de 1992): 127-134. Para uma discussão útil, ver Nancy M. P. King, *Making Sense of Advance Directives* (Dordrecht, Holanda: Kluwer Academic Publishers, 1991).

priados de autonomia. É necessário, portanto, distinguir dois tipos de *diretrizes antecipadas* [*advance directives*] que visam dirigir as decisões que serão tomadas no futuro: (1) *living wills*, que são diretrizes substantivas específicas acerca de procedimentos médicos que devem ser fornecidos ou omitidos em circunstâncias específicas, e (2) uma *procuração durável* [*durable power of attorney — DPA*] referente à assistência à saúde, designando um procurador ou responsável. Uma "procuração durável" é um documento legal no qual uma pessoa designa a autoridade de uma outra pessoa para realizar em nome do signatário ações especificadas. A procuração é "durável" porque, diferentemente do poder usual conferido ao procurador, neste caso ele continua em vigor caso o signatário do documento se torne incapaz.

Muitos dos primeiros atos legislativos sobre o assunto (principalmente no caso de atos de morte natural) se concentraram nas decisões indicadas pelo agente em *living wills*, na forma de diretrizes antecipadas que especificam os tratamentos que uma pessoa aceita ou repudia em circunstâncias previsíveis, tais como estado vegetativo persistente, perdas irreversíveis das habilidades cognitivas e incapacidade. Contudo, mostrou-se difícil especificar decisões ou parâmetros que antecipem adequadamente toda a gama de situações médicas que possam ocorrer, e recentemente a tendência tem sido a de designar substitutos ou responsáveis. Em algumas jurisdições legais, os dois tipos de diretrizes antecipadas podem ser combinados num único documento[96], e ambos podem ser usados para se recusar um tratamento de suporte de vida.

Os *living wills* e as procurações duráveis protegem os interesses de autonomia e podem reduzir o estresse das famílias e dos profissionais de saúde que temem tomar a decisão errada, mas também geram problemas práticos e morais[97]. Em primeiro lugar, relativamente poucas pessoas redigem um documento ou deixam instruções explícitas[98]. Não é provável que essa situação sofra uma alteração significativa com o aumento da conscientização do público e da educação dos pacientes. Em segundo lugar, um responsável designado pode não estar disponível quando necessário, pode ser ou estar incapaz de tomar boas decisões para o paciente ou pode ter um conflito de interesses (por exemplo, em virtude da perspectiva do recebimento de uma herança ou do ganho de uma posição melhor nos negócios da família). Em terceiro lugar, alguns pacientes que mudam suas preferências acerca de tratamentos não chegam a modificar suas instruções, e alguns, ao se tornar legalmente incapazes, protestam contra as decisões do responsável designado. Em quarto lugar, as leis específicas dos estados muitas vezes são escritas para restringir o uso de diretrizes antecipadas. Em alguns

---

96. Para uma tentativa de combinar as duas formas num único documento, ver Robert Olick, "Approximating Informed Consent and Fostering Communication: The Anatomy of an Advance Directive", *Journal of Clinical Ethics*, 2 (1991): 181-195.

97. Para uma concepção equilibrada dos problemas e das perspectivas das diretrizes antecipadas, ver Dan Brock, "Trumping Advance Directives", *Hastings Center Report*, 21 (setembro/outubro de 1991): S5-S6.

98. Ver E. R, Gamble et al., "Knowledge, Attitudes, and Behavior of Elderly Persons Regarding Living Wills", *Archives of Internal Medicine*, 151 (fevereiro de 1991): 277-280.

estados, por exemplo, elas têm valor legal se e somente se a morte é iminente e o paciente está em estado terminal e é incapaz. Em alguns casos, porém, as decisões podem ser tomadas em circunstâncias em que a morte não é iminente e em que a condição médica do paciente não pode ser descrita como um estado terminal. Em quinto lugar, os *living wills* não proporcionam uma base para que os profissionais de saúde desconsiderem instruções que não se mostram como sendo do melhor interesse do paciente, ainda que o paciente não pudesse ter previsto essa circunstância enquanto capaz. Os responsáveis legais também tomam decisões das quais os médicos discordam radicalmente, e em alguns casos pedem aos médicos que ajam contra suas consciências. Em sexto lugar, alguns pacientes não têm uma compreensão adequada do conjunto de decisões que um profissional de saúde ou um responsável podem ter de tomar, e, mesmo com uma compreensão adequada, com frequência é difícil antever situações clínicas e possíveis experiências futuras.

Muitos *living wills* são formulados em termos vagos, como (para nos aproximar da linguagem da AMA anteriormente citada) por exemplo: "Na eventualidade de uma enfermidade terminal, havendo evidências irrefutáveis de que a morte biológica é iminente, todos os meios extraordinários de suporte de vida devem ser descontinuados". A Diretriz Antecipada da Pennsylvania para a Assistência à Saúde [*The Pennsylvania Advance Directive for Health Care*] "declara" o seguinte: "Eu instruo o médico que me atende a omitir ou suspender um tratamento de sustentação da vida que sirva somente para prolongar o processo de minha morte, caso eu esteja em estado terminal ou num estado de inconsciência permanente"[99]. Com frequência é necessário que se formulem, mais tarde, questões adicionais, como "O estado do paciente é terminal?", "A nutrição e a hidratação artificiais são meios extraordinários?", "A reanimação cardiorrespiratória é heroica?", e "A morte é iminente?". Para se responder a essas questões, é preciso que se façam inferências e que se tenha discernimento. A procuração, portanto, é um instrumento mais prático que o *living will*.

Muitos desses problemas podem ser contornados com documentos cuidadosamente redigidos, com um aconselhamento apropriado e com explicações especializadas sobre as possibilidades médicas e as opções de tratamento, mas alguns problemas de interpretação permanecerão, a despeito do maior envolvimento dos médicos e das ferramentas de educação, como vídeos. A necessidade de uma interpretação habilidosa é ilustrada no seguinte caso: a Sra. Z, de 55 anos, professora de línguas estrangeiras, desenvolveu uma pneumonia por aspiração, que exigiu uma internação na unidade de terapia intensiva. Sua condição provavelmente foi causada por uma diminuição de seu reflexo relacionado à ânsia de vômito, o resultado de vinte anos de esclerose múltipla. Para prevenir futuras ocorrências, a equipe discutiu a possibilidade de fazer uma sutura na epiglote (parte da laringe) da paciente, o que exigiria uma traqueostomia permanente e acarreta-

---

99. General Assembly of Pennsylvania, Senate Bill N. 3, Sessão de 1991, conforme emenda de 6 de abril de 1992, publicado em *Philadelphia Medicine*, 88 (agosto de 1992): 329-333.

ria a perda da habilidade da pronúncia laringiana. Em virtude da esclerose múltipla, a Sra. Z ficava apenas acamada em casa. Sua única interação com amigos envolvia a fala, e ela dava aulas particulares recebendo os alunos em casa. Sem o procedimento médico, um eventual episódio de aspiração provavelmente seria fatal. A Sra. Z declarou que preferia morrer a não poder falar, mas não estava claramente capaz na ocasião, em parte por causa do que se supunha ser uma síndrome orgânico-cerebral branda. O *living will* da Sra. Z foi então apresentado por sua irmã. O documento continha a instrução de não ser mantida viva artificialmente caso não pudesse ter uma "vida útil". A irmã — servindo de fato como mandatária, como se houvesse uma procuração — interpretou a expressão "vida útil" como incluindo a habilidade de se relacionar com os outros por meio da comunicação verbal. A equipe se sentiu confortável em aceitar esse julgamento e em deixar de executar os procedimentos que haviam considerado[100].

Apesar da interpretação questionável da expressão "vida útil" neste caso, e apesar dos seis problemas citados anteriormente, a diretriz antecipada é uma forma promissora para que as pessoas capazes exerçam sua autonomia. Da perspectiva da teoria ética, nenhum desses problemas é teoricamente incontroverso. Os problemas são principalmente práticos, e alguns deles podem ser superados pelo emprego de métodos adequados de implementação que sigam os procedimentos esboçados no capítulo 3 para o consentimento informado.

A decisão substituta sem diretrizes antecipadas

Quando um paciente incapaz não deixou diretrizes antecipadas, quem deve tomar as decisões e quem essa pessoa deve consultar?

As qualificações dos decisores substitutos ou responsáveis. Propomos a seguinte lista de qualificações para os responsáveis por pacientes incapazes (incluindo recém-nascidos):

1. A habilidade de fazer julgamentos sensatos (capacidade)
2. A posse de conhecimento e informações adequados
3. Estabilidade emocional
4. Um compromisso com os interesses do paciente incapaz que seja isento de conflitos de interesses e de influências controladoras por parte daqueles que poderiam não agir no melhor interesse do paciente

As primeiras três condições são familiares, uma vez que foram tratadas na discussão sobre o consentimento informado, no capítulo 3. A única condição potencialmente controversa é a quarta. Aqui estamos defendendo um critério de *parcialidade*, que o responsável aja como um advogado ao defender os melhores interesses do paciente, e

---

100. Stuart J. Eisendrath e Albert R. Jonsen, "The Living Will", *Journal of the American Medical Association*, 249 (15 de abril de 1983): 2054-2058.

não um critério de *imparcialidade*, que exige neutralidade na consideração dos interesses das várias partes afetadas[101].

Foram propostas e usadas quatro classes de decisores em casos de omissão e de suspensão de tratamentos para pacientes incapazes: famílias, médicos e outros profissionais de saúde, comitês institucionais e tribunais. Caso haja um tutor indicado por um tribunal, a pessoa será a responsável primária. Na ausência da intervenção de um tribunal, contudo, é necessária uma estrutura revogável da autoridade para tomar decisões, que coloca a família como a autoridade presumível quando o paciente não pode tomar a decisão e não designou previamente um responsável.

O papel da família. Hoje, é praticamente um consenso que o membro da família mais próximo do paciente é a primeira escolha como responsável. O papel da família deve ser presumido como o primário em razão da provável identificação com os interesses do paciente, do conhecimento íntimo de seus desejos, da profunda preocupação com ele e do papel tradicional da família na sociedade. Em alguns casos, porém, o membro (ou os membros) da família mais próximo do paciente claramente não é o responsável adequado, e a autoridade da família não é final ou máxima[102]. Há circunstâncias em que os médicos se sentem corretamente obrigados a rejeitar a decisão da família ou a requerer que ela seja revisada por um comitê de ética ou por um tribunal. Mesmo o parente mais próximo pode ter um conflito de interesse, estar mal informado ou ser muito distante pessoalmente (até estranho). Os desafios à autoridade da família precisam, evidentemente, estar fundamentados em evidências do caráter potencialmente pouco sensato ou nocivo de suas decisões[103].

Infelizmente, o termo "família" é impreciso, especialmente se não se inclui nele apenas a família nuclear. Nossas razões para atribuir prioridade presumida ao membro da família mais próximo do paciente também aceita a atribuição de prioridade a outros membros da família, como os estatutos da maioria dos estados agora exigem. A ordem de prioridade varia nesses estatutos, mas um exemplo que julgamos aceitável é a ordenação do *Virginia Natural Death Act*. Se o paciente é incapaz e não especificou

---

101. Ver o conjunto de qualificações um pouco diferente proposto por Robert Weir, *Selective Nontreatment of Handicapped Newborns* (Nova York: Oxford University Press, 1984), cap. 9. Ele usa o critério da imparcialidade, em vez do da parcialidade.

102. Ver Judith Areen, "The Legal Status of Consent Obtained from Families of Adult Patients to Withhold or Withdraw Treatment", *Journal of the American Medical Association*, 258 (10 de julho de 1987): 229-235; e John Warren et al., "Informed Consent by Proxy: an Issue in Research with Elderly Patients", *New England Journal of Medicine*, 315 (outubro de 1986): 1124-1128, conforme discutido no capítulo 3 deste volume (p. 203).

103. Nancy Rhoden propôs que os médicos que rejeitam as escolhas da família devem ter o ônus de aduzir, perante um tribunal, evidências de que a decisão não é sensata. "Litigating Life and Death", *Harvard Law Review*, 102 (1988): 437. Patricia King argumentou que alguns dos interesses da família que não aqueles que sustentam os melhores interesses médicos do paciente devem ser considerados legítimos. "The Authority of Families to Make Medical Decisions for Incompetent Patients after the *Cruzan* Decision", *Law, Medicine & Health Care*, 19 (1991): 76-79.

modelos por meio de uma diretriz antecipada, uma decisão acerca de se omitir ou interromper um tratamento de sustentação da vida deve envolver um aconselhamento e um acordo entre o médico que atende o paciente e "qualquer dos seguintes indivíduos na seguinte ordem de prioridade, caso os indivíduos da classe anterior não estejam disponíveis, não desejem atuar ou sejam incapazes": um tutor designado judicialmente (caso as circunstâncias exijam), o responsável designado pelo paciente, o cônjuge, um filho adulto ou a maioria dos filhos adultos disponíveis, os pais do paciente e o parente vivo mais próximo do paciente[104].

Para um paciente anteriormente capaz, essa ordenação serial dos membros da família — cônjuge, filhos adultos, pais etc. — baseia-se em sua presumível habilidade para usar as preferências expressas da pessoa ao tomar suas decisões ou ao interpretar o modelo dos melhores interesses, assim como em seu presumível desejo de fazê-lo. Para um recém-nascido, os pais geralmente devem ser os decisores primários, pois se envolveram numa série de ações que resultaram no nascimento da criança e, presumivelmente, buscam os melhores interesses do bebê. Contudo, eles devem ser desqualificados em situações de abuso dos filhos, abandono, negligência etc.

Essa sugestão de ordenação deve, em algumas ocasiões, ser reformulada em função dos interesses pessoais, da ignorância ou da má-fé de um responsável. Conflitos de interesses sérios na família podem ser mais comuns do que os médicos e os tribunais normalmente imaginam. Muitos membros da família têm interesse tanto no bem-estar do parente como em sua morte. Vemos um exemplo claro no Caso 5: a família de Earle Spring era dedicada a ele, mas também se viu numa situação financeira difícil para pagar por sua assistência de saúde. Conforme as dívidas aumentaram, uma casa da família foi hipotecada. O tribunal indicou um tutor *ad litem* para investigar e proteger os interesses de Spring. Esse caso e muitos outros parecidos com ele levantam questões importantes sobre as decisões familiares válidas em situações de conflitos de interesses.

Em muitos casos, os membros da família renunciam ao papel de responsáveis. Entre as circunstâncias mais difíceis estão aquelas em que ninguém pode, quer ou está obrigado a tomar decisões por pessoas incapazes. Então, ou o profissional de saúde tem de tomar a decisão (com ou sem consulta), ou tem de esperar até que a condição do paciente piore até que se possa declarar uma situação de emergência, ou pode pedir uma autorização judicial ou a designação de um tutor *ad litem*. A despeito de muitas circunstâncias aflitivas com pouca supervisão e pouca prestação de contas, a medicina contemporânea está habituada com pacientes que não têm um responsável e que não têm a expectativa de ter um. Contudo, a sociedade ainda não dominou esse problema; a seguir, consideraremos algumas abordagens (comitês de ética, *ombudsmen* etc.) que devem ajudar a minorá-lo.

---

104. Virginia Natural Death Act, Va. Code §§ 54-325.8:1-13 (1983).

O papel dos profissionais de saúde. Os médicos e outros profissionais de saúde podem ajudar os membros da família a se tornarem bons decisores, e podem proteger os interesses e as preferências (quando conhecidos) do paciente, monitorando a qualidade das decisões tomadas pelos responsáveis. Algumas vezes, os médicos se eximem dessas obrigações se retirando do caso ou transferindo o paciente, mas normalmente têm a obrigação de ajudar os pacientes e de assegurar que os responsáveis não violem essa obrigação. Se a decisão de um responsável é contestada e as divergências não podem ser resolvidas, quem cuida do paciente precisará da intervenção de alguém para fazer um exame independente do caso — um comitê hospitalar de ética ou o sistema judicial. Na eventualidade de que um responsável, um membro da equipe de assistência à saúde ou um examinador independente peça ao profissional para realizar um ato que ele considere fútil ou inescrupuloso, o profissional não é obrigado a realizar o ato, mas ainda pode ser obrigado a ajudar o responsável ou o paciente a tomar outras providências.

Ao examinar o papel dos médicos e de outros profissionais de saúde, precisamos de mais evidências empíricas acerca de sua disposição para passar por cima de decisões tomadas pelas famílias e de suas razões para fazê-lo. Grande parte das evidências disponíveis provém de decisões de pais em relação a recém-nascidos, e não são acuradas fora dessa classe de pacientes[105]. Algumas dessas evidências indicam que os médicos ocasionalmente substituem os pais como decisores para proteger mais aos próprios pais que aos bebês[106]. Essas ações paternalistas para com os pais de recém-nascidos com problemas graves normalmente envolvem, em vez de coerção, ocultação ou manipulação da informação. Algumas vezes, por exemplo, os médicos não informam os pais adequadamente, com o objetivo de não os sobrecarregar, transtornar ou fazer com que se sintam culpados. Tais ações podem ser justificadas, mas alternativas como um aconselhamento também podem minorar os problemas.

Comitês institucionais de ética. Os responsáveis ou os pais algumas vezes recusam tratamentos que são do interesse dos pacientes que eles deveriam estar protegendo, e os médicos às vezes concordam muito facilmente com essas decisões. Em outros casos, os responsáveis precisam de ajuda para tomar decisões difíceis. Em ambas as circunstâncias, é necessário um mecanismo ou procedimento para auxiliar na tomada de decisão ou para romper um círculo vicioso de recusas e aquiescências. Há uma necessidade similar de assistência em decisões referentes a residentes em casas de repouso e em asilos, em hospitais psiquiátricos e em muitos estabelecimentos residenciais nos quais

---

105. Ver A. Shaw, J. G. Randolph, e B. Manard, "Ethical Issues in Pediatric Surgery: a National Survey of Pediatricians and Pediatric Surgeons", *Pediatrics*, 60 (1977): 588-599; e David Todres, "Pediatricians' Attitudes Affecting Decision-Making in Defective Infants", *Pediatrics*, 60 (1977): 197. Ainda que haja discussões sobre os dados de pesquisa disponíveis, estes dados desempenharam um certo papel nos esforços do U. S. Department of Health and Human Services para estabelecer um mecanismo para proteger bebês deficientes contra discriminação. Ver *Federal Register*, 49 (12 de janeiro de 1984): 1645.

106. Ver President's Commission, *Deciding to Forego Life-Sustaining Treatment*, pp. 210-211.

com frequência as famílias não desempenham um papel significativo. Um mecanismo promissor, mas pouco estruturado, é o comitê institucional de ética. As leis de alguns estados agora investem ou habilitam legalmente esses comitês[107].

Os comitês institucionais são frequentemente solicitados para alocar o tempo nas máquinas de diálise, e por aproximadamente três décadas eles têm sido requeridos para pesquisas envolvendo sujeitos humanos. Contudo, o seu envolvimento em decisões sobre tratamentos ou recusas de tratamentos para pacientes incapazes é mais recente e mais controverso. De acordo com uma pesquisa feita em 1981, os comitês de ética existiam em apenas um por cento de todos os hospitais, em menos de cinco por cento dos hospitais com mais de duzentos leitos e em nenhum hospital com menos de duzentos leitos[108]. Esses comitês tiveram um crescimento substancial nos anos 1980, figurando em aproximadamente sessenta por cento de todos os hospitais com duzentos leitos ou mais[109]. Esses comitês diferem largamente quanto à sua composição e função. Muitos têm a função de criar e recomendar políticas explícitas para o gerenciamento de ações como a omissão e a suspensão de tratamentos, e muitos deles têm funções educacionais no hospital. As controvérsias giram em torno das funções adicionais — por exemplo, a questão de se os comitês devem, na ausência de evidências de abusos contra pacientes incapazes, tomar decisões sobre pacientes individuais, facilitá-las ou monitorá-las.

Muitos argumentam que já existem comitês *de facto* informais, pois as decisões sobre o tratamento ou a recusa do tratamento não são privadas caso estejam envolvidos muitos profissionais, como é típico nas instituições. Muitos casos chegaram aos tribunais porque algum membro da equipe de assistência à saúde, com frequência uma enfermeira, acreditava que uma decisão de não fornecer um tratamento violava obrigações legais. Dessa perspectiva, os comitês são desnecessários no processo de decisão: eles dispersam a responsabilidade, impõem uma outra etapa de atraso burocrático caso não sejam convocados em tempo hábil e às vezes são manipulados por grupos poderosos.

Em algumas ocasiões, as decisões dos comitês precisam ser examinadas ou criticadas, talvez por um auditor ou por um interventor imparcial. Esse procedimento de averiguação é similar ao uso legal de "investigadores neutros" indicados para monitorar decisões médicas tomadas por pais em nome de filhos que repudiam os julgamentos daqueles[110]. Tais averiguações são necessárias porque esses comitês são informais em suas delibera-

---

107. Ver Clarence J. Sundram, "Informed Consent for Major Medical Treatment of Mentally Disabled People", *New England Journal of Medicine*, 318 (26 de maio de 1988): 1368-1373.

108. President's Commission, *Deciding to Forego Life-Sustaining Treatment*, p. 446.

109. Ver American Academy of Pediatrics Infant Bioethics Task Force and Consultants, Guidelines for Infant Bioethics Committees, *Pediatrics*, 74 (agosto de 1984): 306-310; American Medical Association, Judicial Council, "Guidelines for Ethics Committees in Health Care Institutions", *Journal of the American Medical Association*, 253 (10 de maio de 1985): 2698-99; Fred Rosner, "Hospital Medical Ethics Committees: a Review of their Development", *Journal of the American Medical Association*, 253 (10 de maio de 1985); Tracy Miller e Anna Maria Cugliari, "Withdrawing and Withholding Treatment: Policies in Long-Term Facilities", *Gerontologist*, 30 (agosto de 1990): 462-468.

110. Ver *Parham v. J. R.*, 442 U. S. 584, 602 (1979).

ções, e contudo podem ter efeitos profundos sobre as famílias, as instituições e os tribunais. Os comitês não têm procedimentos formais no que se refere às evidências ou à representação legal, e as averiguações ajudam a proteger a confidencialidade, a assegurar uma representação justa e a proporcionar uma consideração imparcial[111].

Os benefícios de um bom exame feito por um comitê, no entanto, geralmente superam os riscos. Esses comitês ajudam a resolver divergências, geram opções ponderadas e ajudam as partes envolvidas a se adequar aos parâmetros institucionais e às regulamentações federais. Os comitês também podem ajudar a proteger pessoas incapazes, facilitando o tratamento quando foi injustificadamente recusado e negando o tratamento quando não deveria ter sido autorizado. Consideremos, por exemplo, o seguinte caso, no qual o poder de tomar a decisão final cabia ao comitê[112]:

> [O comitê de exame] julgou que os riscos do tratamento superavam seus benefícios [no caso do] paciente de 85 anos residente num centro para deficientes a quem se propunham uma cirurgia de reparação de uma hérnia inguinal do lado direito, uma cistoscopia, uma ressecção transuretral da próstata e uma litocenose. Citando a fraqueza do paciente e os altos riscos a que seria exposto pela realização de cirurgias, os avaliadores recusaram-se a consentir nos procedimentos.

Uma das principais justificações para os comitês de ética tem sido a de que a discussão e o debate abertos favorecem que se façam deliberações melhores do que se poderia esperar das partes envolvidas quando em contextos mais estreitos. A mesma justificação é frequentemente oferecida em favor do aconselhamento clínico. Contudo, são necessárias mais pesquisas sobre o papel e o funcionamento desses comitês. Precisamos saber, por exemplo, quando os comitês servem satisfatoriamente como fóruns de discussão sem ter um poder de veto, quando devem ser investidos do poder para tomar decisões finais e quando poderiam se envolver em exames retrospectivos de casos, em vez de em exames prospectivos, ou em exames prospectivos sem poder de veto.

Os comitês têm um papel especialmente importante a desempenhar em circunstâncias nas quais os médicos concordam rápido demais com os desejos dos pais, dos familiares ou de tutores. Até que se compreenda melhor em que medida as famílias, ou os tutores, e os médicos agem ou deixam de agir pelos melhores interesses de bebês, de menores ou de indivíduos incapazes, é prudente, e moralmente apropriado, requerer o exame de um comitê interno, sempre que os pais, as famílias ou os tutores decidam que o tratamento de suporte de vida deve ser omitido (concordando ou não o médico com a decisão do responsável)[113]. Em alguns casos, é apropriado ameaçar

---

111. Ver Susan M. Wolf, "Ethics Committees and Due Process: Nesting Rights in a Community of Caring", *Maryland Law Review*, 50 (1991): 798-858.
112. Sundram, "Informed Consent for Major Medical Treatment of Mentally Disabled People", p. 1372.
113. Cf. President's Commission, *Deciding to Forego Life-Sustaining Treatment*, p. 227. Cf. com Raymond S. Duff e A. G. M. Campbell, "Moral Communities and Tragic Choice", McMillan, Engelhardt, eds., *Euthanasia and the Newborn*, pp. 273-280.

os pais com um possível mandato judicial para obter o consentimento necessário para um procedimento que é claramente do melhor interesse de uma criança[114].

Os comitês de ética também podem servir como uma alternativa viável ao oneroso julgamento dentro do sistema judicial, especialmente quando não há conflitos legais aparentes entre as várias partes envolvidas na decisão. Em alguns casos, o aconselhamento do comitê pode ajudar as partes envolvidas a evitar dificuldades legais. Não se deve esperar, contudo, que os comitês resolvam disputas legais sérias entre as partes, pelas razões que discutiremos agora.

O sistema judicial. Os tribunais algumas vezes se envolveram indevidamente como decisores finais, mas em muitos casos eles são o último recurso e a instância mais justa para tomar uma decisão. Numa declaração largamente discutida feita por um tribunal, a suprema corte judicial de Massachusetts julgou, no caso *Saikewicz*, que questões de vida e de morte requerem o "processo de investigação e de decisão isento mas apaixonado que forma o ideal segundo o qual foi criado o braço judicial do governo". Isso foi divergência expressa em relação à decisão do caso *Quinlan* em Nova Jersey. A opinião da corte em Massachusetts era de que o tribunal tem a responsabilidade de tomar tais decisões, responsabilidade que "não deve ser confiada a nenhum outro grupo". O tribunal julgou que os tribunais de sucessões deveriam tomar essas decisões depois de considerar todos os pontos de vista e as alternativas, incluindo, caso seja possível e apropriado, os de um comitê de ética[115].

Em casos como o caso *Saikewicz*, em que não existe uma família envolvida, é essencial que haja um outro decisor — médicos, um comitê ou um tribunal. Nesses casos, não existe nenhum impedimento prévio a que se recorra a tribunais de sucessões como decisores, mas, em muitos casos, não há evidências sólidas que indiquem que o desempenho de médicos e de comitês de ética hospitalares seja menos satisfatório que o dos tribunais. Estes últimos devem ser invocados quando houver boas razões para se tentar desqualificar a família ou os profissionais de saúde a fim de proteger os interesses de um paciente incapaz ou de julgar conflitos acerca desses interesses. Às vezes, a intervenção dos tribunais também é necessária em decisões de omissão de tratamento para pacientes salváveis internados em instituições psiquiátricas, casas de repouso etc. Se nenhum membro da família está disponível ou deseja se envolver, e se o paciente está confinado numa instituição psiquiátrica do estado ou está numa casa de repouso, pode ser apropriado estabelecer outras salvaguardas além da equipe de assistência à saúde e dos comitês de ética. No caso *Conroy*, por exemplo, a Suprema Corte de Nova Jersey recomendou o envolvimento de um *ombudsman* do estado,

---

114. Para um caso em que este expediente foi necessário, ver Mary B. Mahowald, "Baby Doe Committees: a Critical Evaluation", Ethical and Legal Issues in Perinatology, *Clinics in Perinatology*, 15 (dezembro de 1988): 792-793.

115. *Superintendent of Belchertown State School v. Saikewicz*, Mass., 370 N. E. 2d 417 (1977).

função criada vários anos antes como um escritório administrativo estabelecido para supervisionar as casas de repouso[116].

Conclusão

Neste capítulo, concentramo-nos em especificar o princípio de não maleficência, particularmente no que se refere a ações que resultem em morte. Implícita em todo o capítulo está a premissa de que a moralidade está ligada à nocividade dos danos *per se*, e não meramente à responsabilidade por causá-los. Pressupondo-se que podemos e devemos proteger as pessoas contra alguns tipos e graus de danos, e também que devemos evitar causar danos a elas, estamos apenas a uma pequena distância da conclusão de que existe uma obrigação positiva de proporcionar benefícios tais como a assistência à saúde. Essa distância pode ser ainda mais curta em virtude da incerteza conceitual e moral em torno das distinções entre a obrigação de evitar causar danos a outros, a obrigação de beneficiá-los e a obrigação de tratá-los com justiça. Estes tópicos são tratados nos capítulos 5 e 6.

---

116. *In re Conroy*, 486 A. 2d 1209 (N. J. 1985), at 1239-42.

CAPÍTULO **5**

Beneficência

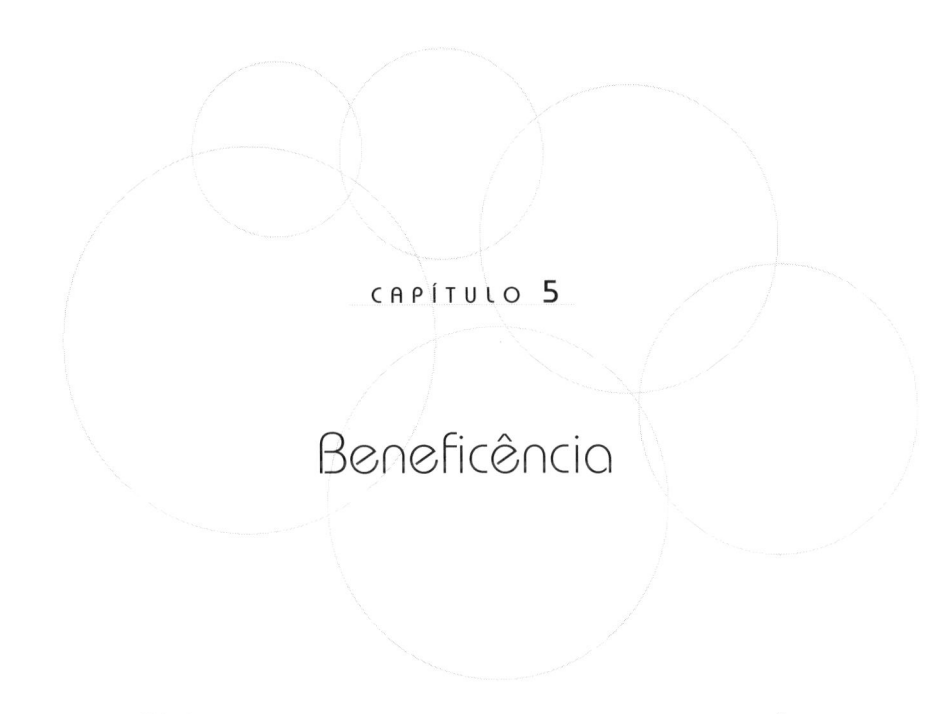

A moralidade requer não apenas que tratemos as pessoas como autônomas e que nos abstenhamos de prejudicá-las, mas também que contribuamos para seu bem-estar. Essas ações beneficentes estão na categoria da beneficência. Não há fronteiras radicais no *continuum* que vai da não inflição de danos até a propiciação de benefícios, mas os princípios da beneficência potencialmente exigem mais que o princípio da não maleficência, pois os agentes têm de tomar atitudes positivas para ajudar os outros, e não meramente se abster de realizar atos nocivos. O termo "não maleficência" é às vezes usado em sentido amplo, incluindo a prevenção de danos e a eliminação de condições prejudiciais. Contudo, a prevenção e a eliminação requerem atos positivos de beneficiar outros, pertencendo, portanto, antes à beneficência que à não maleficência.

Neste capítulo, examinaremos dois princípios da beneficência: a beneficência positiva e a utilidade. A *beneficência positiva* requer a propiciação de benefícios. A *utilidade* requer que os benefícios e as desvantagens sejam ponderados. Os dois princípios são distintos da virtude da benevolência, das várias formar de cuidar e dos ideais não obrigatórios da beneficência. Ao construir tais distinções e nossa análise delas, discutiremos os conflitos entre a beneficência e o respeito pela autonomia nas recusas paternalistas em aquiescer com os desejos ou as escolhas de um paciente. O restante do capítulo enfoca a ponderação dos benefícios, riscos e custos, especialmente por meio de métodos analíticos destinados a implementar o princípio de utilidade nas políticas de saúde e no atendimento clínico. Concluímos que esses métodos têm um papel útil, embora limitado, como auxiliares no processo de tomada de decisão, e que precisam ser restringidos por normas morais, especialmente pela justiça na distribuição dos benefícios, riscos e custos.

O conceito de beneficência

Na linguagem comum, a palavra "beneficência" significa atos de compaixão, bondade e caridade. Algumas vezes, o altruísmo, o amor e a humanidade são também considerados formas de beneficência. Entenderemos a ação beneficente num sentido ainda mais amplo, de modo que inclua todas as formas de ação que tenham o propósito de beneficiar outras pessoas. A *beneficência* refere-se a uma ação realizada em benefício de outros; a *benevolência* refere-se ao traço de caráter ou à virtude ligada à disposição de agir em benefício de outros; e o *princípio de beneficência* refere-se à obrigação moral de agir em benefício de outros. Muitos atos de beneficência não são obrigatórios, mas um princípio de beneficência, em nossa acepção, afirma a obrigação de ajudar outras pessoas promovendo seus interesses legítimos e importantes.

A beneficência e a benevolência desempenharam papéis centrais em algumas teorias éticas. O utilitarismo, por exemplo, tem sua organização sistemática fundamentada num princípio de beneficência (o princípio de utilidade), e, durante o Iluminismo escocês, figuras proeminentes como Francis Hutcheson e David Hume fizeram da benevolência a peça central de suas teorias da moralidade comum. Em todas essas teorias, a beneficência é central, em parte por ser concebida como um aspecto da natureza humana que nos motiva a agir no interesse de outros, meta que nessas teorias está estreitamente vinculada à meta da própria moralidade.

Argumentaremos, de modo semelhante, que as obrigações de conceder benefícios, de prevenir e reparar danos e de pesar e ponderar os possíveis benefícios contra os custos e os possíveis danos causados por uma ação são centrais na ética biomédica, embora os princípios de beneficência não sejam amplos o suficiente para incluir todos os outros princípios. Como a vida moral normalmente não oferece a oportunidade de que se produzam benefícios ou se eliminem danos sem que sejam gerados outros riscos ou custos, o princípio de utilidade é uma extensão essencial do princípio da beneficência positiva. No capítulo 4, por exemplo, em nossa discussão sobre a omissão e a interrupção de tratamentos de suporte de vida em casos de pacientes incapazes, destacamos a importância de se considerar a probabilidade de sucesso de um tratamento e, assim, de pesar seus prováveis benefícios contra os prováveis custos ou riscos para o paciente. E, como dissemos no capítulo 2, tanto os utilitaristas como os não utilitaristas precisam de um princípio para confrontar os benefícios com os danos, os benefícios com os benefícios alternativos e os danos com os danos alternativos.

Esse princípio de utilidade não é idêntico, em nossa análise, ao princípio utilitarista clássico de utilidade, que é um princípio absoluto ou prioritário. Nosso princípio não deve ser entendido nem como o único princípio da ética nem como um princípio que justifica ou tem primazia sobre todos os outros princípios; ele é um entre vários princípios *prima facie*. Além disso, esse princípio se limita ao balanço dos riscos, benefícios e custos (resultantes de ações), e não determina o balanço global das obrigações. O princípio de utilidade (às vezes denominado princípio de proporcionalidade) é frequentemente criticado por parecer permitir que os interesses da sociedade imperem sobre os interesses e os direitos individuais. Na pesquisa médica, por exemplo, o princípio de utilidade sugere que pesquisas perigosas envolvendo seres humanos podem ser realizadas, e até que devem ser realizadas, caso o provável benefício para a sociedade supere o perigo da pesquisa para os indivíduos. Embora seja verdade que um princípio *irrestrito* de análise utilitária traga consigo esse perigo, o princípio que defendemos não é este; pelo contrário, propomos muitas restrições à utilidade[1].

Beneficência ideal e obrigatória

Embora filósofos como Jeremy Bentham e W. D. Ross tenham empregado o termo *beneficência* para identificar possíveis obrigações em relação a outros, muitos críticos têm reservas quanto à afirmação de que possuímos essas obrigações positivas. Eles sustentam que a beneficência é somente um ideal virtuoso ou um ato de caridade, e que, portanto, as pessoas não têm falhas morais caso não hajam de modo beneficente. Essas questões corretamente indicam a necessidade de se esclarecer e especificar a beneficência, tomando o cuidado de definir os limites de nossas obrigações e as condições em que a beneficência é opcional em vez de obrigatória.

O exemplo mais famoso de beneficência encontra-se no Novo Testamento, na parábola do bom samaritano, que ilustra vários problemas na interpretação da beneficência. Nessa parábola, um homem que viajava de Jerusalém a Jericó foi espancado por ladrões que o deixaram "semimorto". Depois de haverem passado por ele dois viajantes sem lhe oferecerem ajuda, um Samaritano que o viu "tomou-se de compaixão; aproximou-se, atou-lhe as feridas, (...) conduziu-o a uma hospedaria e cuidou dele". Compadecendo-se e demonstrando piedade, o bom samaritano expressou uma atitude de preocupação em relação ao homem ferido e cuidou dele. Tanto seus motivos como suas ações foram beneficentes. No entanto, a parábola sugere que a beneficência positiva é mais um ideal que uma obrigação, pois o ato do samaritano parece exceder a moralidade comum. Além disso, suponhamos que o homem ferido, ao ser encontrado pelo samaritano, houvesse emitido uma diretriz antecipada indicando que queria morrer caso fosse ferido na perigosa estrada que vai de Jerusalém a Jericó. Então o samaritano teria enfrentado o seguinte dilema: respeitar os desejos do homem ferido ou cuidar dele contra a sua vontade. Nossa beneficência, portanto, é às vezes um admirável ideal de ação que ultrapassa a obrigação, e, outras vezes, é apropriadamente limitada por outras obrigações morais. Contudo, será que somos sempre *obrigados* a agir de modo beneficente?

---

1. O utilitarismo não oferece a única base sobre a qual este princípio poderia ser justificado. Ele pode ser e foi defendido com base em várias teorias diferentes, como as teorias kantianas do consentimento hipotético e as teorias dos direitos individuais. Ver Douglas MacLean, "Risk and Consent: Philosophical Issues for Centralized Decisions", em *Values at Risk*, ed. D. MacLean (Totowa, NJ: Rowman and Allanheld, 1986), pp. 17-30.

Podemos começar a tratar esta questão observando que os atos de beneficência desempenham um papel capital na vida moral, de um modo totalmente independente de um princípio *obrigatório* de beneficência. Ninguém nega que muitos atos beneficentes, tais como a doação de um rim a um estranho, são moralmente louváveis mas não obrigatórios. Similarmente, praticamente todos concordam em que a moralidade comum não contém um princípio de beneficência que exija grandes sacrifícios e um altruísmo extremo na vida moral — por exemplo, que uma pessoa doe seus dois rins para transplante. Somente os *ideais* de beneficência incorporam uma generosidade tão extrema. A moralidade também não exige que beneficiemos as pessoas em todas as ocasiões, mesmo que estejamos em posição de fazê-lo; ela não exige que realizemos todos os atos possíveis de generosidade ou caridade que beneficiariam outras pessoas, por exemplo. Portanto, podemos afirmar de saída que, no comportamento beneficente, muitas coisas são mais ideais que obrigatórias, e que, no caso da beneficência, é difícil estabelecer a linha entre uma obrigação e um ideal moral.

Não obstante, muitas regras de beneficência obrigatória constituem uma parte importante da moralidade. Em função dos vários tipos de benefício, o princípio de beneficência positiva fundamenta uma série de regras morais mais específicas — incluindo algumas já mencionadas mas não referidas como regras. Exemplos dessas regras de beneficência são:

1. Proteger e defender os direitos dos outros
2. Evitar que outros sofram danos
3. Eliminar as condições que causarão danos a outros
4. Ajudar pessoas inaptas
5. Socorrer pessoas que estão em perigo

Distinguindo as regras da beneficência das regras da não maleficência

Os princípios e as regras da beneficência são distinguíveis dos princípios e das regras da não maleficência de várias formas. Como mencionamos no capítulo 4, as regras da não maleficência (i) são proibições negativas de ações, que (ii) devem ser obedecidas de modo imparcial e que (iii) servem de base a proibições legais de certas formas de conduta. Em contraposição, as regras da beneficência (i) apresentam exigências positivas de ação, sendo que (ii) nem sempre precisam ser obedecidas de modo imparcial e (iii) raramente — ou nunca — servem de base a punições legais contra quem deixa de aderir a elas. A segunda condição, a obediência imparcial, é especialmente importante, e merece maior atenção.

Somos moralmente proibidos de causar dano a quem quer que seja (uma obrigação perfeita). Por outro lado, podemos ajudar ou beneficiar aqueles com quem temos um relacionamento especial, mas não se exige de nós que, similarmente, ajudemos ou beneficiemos aqueles com quem não temos um relacionamento especial. A moralidade, portanto, permite que manifestemos nossa beneficência com parcialidade em favor daqueles com quem temos um relacionamento especial (uma obrigação imperfeita). Essas distinções não são arbitrárias. É possível agir de modo não maleficente para com todas as pessoas, mas não seria possível agir de modo beneficente para com todos. Não podemos ter a obrigação de fazer o impossível, pois é moralmente incoerente exigir o que não pode ser feito. Deixar de agir de modo não maleficente para com alguém é (*prima facie*) imoral, mas deixar de agir de modo beneficente para com alguém com frequência não é imoral. Algumas regras de beneficência, tais como a que exige que se preste socorro a um estranho quando essa ação envolve um risco mínimo, devem ser seguidas de modo imparcial, e algumas punições legais por omissão de socorro a pessoas estranhas podem ser justificáveis. Porém, com raras exceções, as obrigações da não maleficência devem ser cumpridas de modo imparcial, enquanto não há essa mesma exigência quando se trata das obrigações da beneficência.

Entretanto, é importante ressaltar que, pelo fato de que as recomendações morais de certas ações não sejam fortes o suficiente para fundamentar sanções legais ou para satisfazer uma exigência de imparcialidade, não se segue que elas sejam meramente ideais morais e não obrigações na vida moral. Várias das normas de beneficência são não apenas obrigações, como também podem ser obrigações tão fortes a ponto de *terem primazia sobre as obrigações de não maleficência*. Por exemplo, elas podem ser obrigações prioritárias por satisfazer os requisitos do princípio de utilidade: quando um benefício importante pode ser produzido ao se causar um dano pequeno, ou quando um benefício importante pode ser proporcionado para muitas pessoas causando-se um dano para poucas, o requerimento de beneficiar é prioritário. Muitos programas de saúde pública, como as vacinações, por exemplo, ao mesmo tempo em que proporcionam um benefício considerável a uma percentagem da população, causam danos a outras partes dela. Sistemas de taxas compulsórios que patrocinam a assistência à saúde para os indigentes justificadamente ferem os interesses daqueles a quem são impostas as taxas em benefício dos indigentes. Se não houvesse obrigações de beneficência, mas apenas ideais morais, esse detrimento não seria justificável. Portanto, mesmo que a não maleficência exija um tratamento imparcial, ela não tem necessariamente prioridade sobre a beneficência.

A beneficência geral

Tais diferenças entre a beneficência e a não maleficência deram origem a uma confusão na teoria moral a respeito da distinção entre a beneficência obrigatória e os ideais morais não obrigatórios. Parte dessa confusão pode ser eliminada por meio de uma distinção entre a beneficência *específica* e a beneficência *geral*. A beneficência específica se direciona a indivíduos ou grupos específicos, tais como as crianças, os amigos e os pacientes, enquanto a beneficência geral ultrapassa esses relacionamentos especiais, direcionando-se a todas as pessoas. Quase todos concordam que todas as pessoas moralmente decentes deveriam agir nos interesses de seus filhos, amigos e de todos com quem têm um tipo de relacionamento especial. Os defensores de um princípio de beneficência geral, porém, sustentam a tese muito mais exigente segundo a qual somos obrigados a agir de modo imparcial, promovendo os interesses de todas pessoas, e não apenas os da nossa limitada esfera de relações e de influência.

Aqueles que defendem um princípio de beneficência geral forte (os utilitaristas e alguns moralistas cristãos, por exemplo) não sustentam a implausível tese *psicológica* de que as pessoas têm uma disposição moral natural para agir de modo beneficente para com aqueles que estão fora de seu círculo de relações específicas. Em vez disso, eles defendem a tese *normativa* de que devemos agir de acordo com um princípio de beneficência geral. Como vimos no capítulo 2, algumas teorias morais favorecem princípios de beneficência geral, enquanto outras tendem a fugir deles, embora reconhecendo que um ideal moral da beneficência geral é aceitável e às vezes louvável. Os vários tipos e as várias regras da beneficência obrigatória incluem tanto casos de beneficência geral como de beneficência específica. Na categoria das obrigações da beneficência específica, incluímos a obrigação de socorrer pessoas identificáveis que estejam precisando de ajuda e obrigações fundadas em relações morais especiais, como parentesco, amizade e as relações profissionais na assistência à saúde. Trataremos em seguida dessas categorias da beneficência específica, mas antes trataremos das obrigações da beneficência geral.

Ross sugere que as obrigações da beneficência geral "fundam-se do simples fato de que há outros seres no mundo cuja condição podemos melhorar"[2]. Essa forma não qualificada da beneficência geral obriga-nos a beneficiar até mesmo as pessoas que não conhecemos e por cujas opiniões não temos simpatia. As obrigações da beneficência, assim entendidas, são potencialmente muito exigentes. Tomando um exemplo da teoria ética, numa obra recente voltada à promoção do bem global, Shelly Kagan argumentou que, em princípio, não deveríamos admitir nenhum limite para o sacrifício que a moralidade pode exigir de nós[3]. A tese segundo a qual temos para com as pessoas que não conhecemos a mesma obrigação que temos para com nossa própria família é excessivamente romântica e impraticável, e é também perigosa, pois impõe um padrão irrealista e estranho que pode deslocar nossa atenção das obrigações que temos para com aqueles dos quais estamos próximos ou a quem somos gratos, casos em que nossas responsabilidades são claras, em vez de obscuras. Quanto mais amplamente generalizamos as obrigações de beneficência, menos probabilidade há de que cumpramos nossas responsabilidades primárias, que muitos de nós já consideram difíceis de cumprir. É em parte por essa razão que acreditamos que a moralidade comum reconhece limites para as exigências da obrigação moral e que os limites da beneficência

---

2. W. D. Ross, *The Right and the Good* (Oxford: Clarendon Press, 1930), p. 21.
3. Shelly Kagan, *The Limits of Morality* (Oxford: Clarendon Press, 1989), pp. 1-2.

obrigatória incorporados por muitos autores de teoria ética em suas concepções acerca das obrigações da beneficência são defensáveis[4].

Alguns autores estabelecem limites distinguindo a eliminação do dano, a prevenção do dano e a promoção do benefício (ver capítulo 4, pp. 210-213). Peter Singer, por exemplo, ao desenvolver "a obrigação de prestar assistência", distingue a prevenção do mal da promoção do bem, e argumenta que "caso esteja em nosso poder evitar que algo ruim aconteça, sem com isso sacrificar nada que tenha uma importância moral comparável, então devemos, moralmente, fazê-lo"[5]. O critério da importância comparável de Singer estabelece um limite para o sacrifício: devemos doar tempo e recursos até que alcancemos um nível em que, oferecendo mais, causaríamos a nós mesmos tanto sofrimento quanto iríamos aliviar por meio de nossa doação. Esse argumento implica que a moralidade algumas vezes requer que façamos grandes sacrifícios e que reduzamos substancialmente nosso nível de vida no esforço de socorrer pessoas necessitadas por todo o mundo.

Contudo, a obrigação de beneficência proposta por Singer e o limite estabelecido por ele ainda são excessivamente exigentes. Se os planos de vida de uma pessoa tiverem de ser seriamente prejudicados a fim de beneficiar aqueles que estão doentes e famintos, então os limites das obrigações da moralidade comum foram excedidos. Os padrões da moralidade comum assumem que o nível de custo ou de risco que Singer pretende tornar obrigatório está além da obrigação moral — novamente, um ideal moral louvável, mas não uma obrigação. Michael Slote argumentou, contra Singer, que a prevenção beneficente do mal ou de danos não deve exigir o sacrifício de um "plano de vida básico". Ele formula o "princípio da obrigação positiva" da seguinte forma: "Uma pessoa tem a obrigação de prevenir males ou danos sérios sempre que possa fazê-lo sem que isso interfira seriamente em seus planos ou em seu estilo de vida e sem que produza outros males por comissão"[6].

Pode ser que existam ambiguidades e problemas morais sérios na formulação de Slote[7], mas a moralidade comum (em contraste com a perspectiva do utilitarismo dos

---

4. Um dos limites é que os agentes com frequência têm o arbítrio de decidir quando, onde, como e com relação a quem agir de modo beneficente. Como vimos no capítulo 2, Mill argumentou que somos obrigados a praticar a beneficência, "mas não para com uma pessoa definida, nem em nenhum momento predeterminado". Todavia, acreditamos que os princípios da beneficência criam *algumas* obrigações perfeitas e *algumas* obrigações imperfeitas. Se uma pessoa nunca agiu de modo beneficente, ela seria *censurável* ou *deficiente* quanto ao caráter. Esta afirmação contrasta radicalmente com as visões dos filósofos que argumentam que a beneficência é meramente um ideal. Contudo, reconhecemos que é difícil definir linhas para indicar que alguém cumpriu adequadamente seu dever. Isto é necessariamente verdade porque a obrigação da beneficência geral na moralidade comum é indeterminada. Ver K. Danner Clouser e Bernard Gert, "A Critique of Principlism", *Journal of Medicine and Philosophy*, 15 (1990): 228. Estes autores se apoiam quase exclusivamente na não maleficência em sua teoria ética.

5. Peter Singer, "Famine, Affluence, and Morality", *Philosophy and Public Affairs*, 1 (1972): 229-243.

6. Michael A. Slote, "The Morality of Wealth", em *World Hunger and Moral Obrigation*, ed. W. Aiken e H. LaFollette (Englewood Cliffs, NJ: Prentice-Hall, 1977), p. 127.

7. Para uma defesa de um princípio maximizante exigente mas restrito, ver Michael Otsuka, "The Paradox of Group Beneficence", *Philosophy and Public Affairs*, 20 (primavera de 1991): 132-149.

atos sustentada por Singer) não parece exigir muito mais beneficência que a sugerida nela. Também não está claro se os padrões morais poderiam exigir mais beneficência sem exigir ao mesmo tempo um sacrifício que estaria além da capacidade da maioria dos agentes. Se assim for, Singer põe a maior parte dos agentes na precária situação de impedimento. Quando os padrões da moralidade são altos demais para algumas pessoas, elas não podem participar do domínio da vida moral.

Mais tarde, Singer tentou levar em conta a objeção de que seu princípio define "um padrão alto demais". Ele acabou concordando em que seu princípio exige uma formulação mais resguardada. À questão "Que nível de assistência devemos defender?", ele agora oferece uma resposta mais realista:

> Qualquer cifra será arbitrária, mas pode ser boa uma percentagem redonda da renda de uma pessoa, digamos, 10 por cento — mais que uma doação simbólica, porém não tão alta a ponto de só poder ser feita por santos (...). Nenhuma cifra deve ser defendida como um mínimo ou um máximo; (...) [mas com base em] todos os padrões éticos razoáveis este é o mínimo que devemos fazer, e fazemos mal caso façamos menos[8].

É difícil avaliar uma percentagem da renda como a expressão da obrigação de alguém, especialmente em vista das vastas diferenças de renda e de riqueza e também em face das condições que apontamos abaixo. Contudo, a tese revisada de Singer tenta, convenientemente, limitar melhor o alcance da obrigação de beneficência — reduzindo os custos exigidos e o impacto nos planos de vida do agente. Como observa o próprio autor, sua proposta também espelha um elemento de algumas formas da moralidade ocidental, particularmente das tradições religiosas que definem o pagamento do dízimo como obrigatório.

A beneficência específica: a obrigação de ajudar

Em algumas circunstâncias, o arbítrio permitido pela beneficência geral é eliminado ou reduzido, e o agente tem uma obrigação de beneficência específica para com indivíduos particulares. Consideremos o exemplo trivial de um transeunte que vê uma pessoa se afogando, mas que não tem nenhum relacionamento especial com a vítima. A obrigação de beneficência não é forte o suficiente, em nossa opinião, para exigir que um transeunte que é um péssimo nadador arrisque sua vida tentando nadar cem metros para socorrer alguém que está se afogando em águas profundas. Contudo, se o transeunte não faz nada — se, por exemplo, não corre vários metros para alertar um salva-vidas — a omissão é moralmente culpável.

À parte os relacionamentos morais especiais, uma pessoa X tem uma determinada obrigação de beneficência para com uma pessoa Y se e somente se cada uma das seguintes condições for satisfeita (assumindo-se que X está ciente dos fatos relevantes):

---

8. Peter Singer, *Practical Ethics*, 2ª ed. (Cambridge: Cambridge University Press, 1993), p. 246.

1. Se Y está em risco de perder a vida, de sofrer um dano à saúde ou de ter algum outro interesse importante prejudicado
2. Se a ação de X é necessária (isoladamente ou em conjunto com as de outros) para evitar essa perda ou esse dano
3. Se a ação de X (isoladamente ou em conjunto com as de outros) tem uma alta probabilidade de evitar a perda ou o dano
4. Se a ação de X não representaria riscos, custos ou ônus significativos para X
5. Se o benefício que se espera que Y obtenha exceder os danos, os custos ou fardos que recairão sobre X[9]

Uma pessoa pode ter uma *obrigação* de beneficência de acordo com estas cinco condições, mesmo que não tenha um relacionamento especial com a outra parte, como responsabilidades profissionais. A quarta condição é crítica, pois possibilita que nos ocupemos das questões em torno das formulações da obrigação da beneficência. Embora seja difícil especificar "os riscos, custos e ônus significativos", a implicação da quarta condição é clara: mesmo que a ação de X vá provavelmente salvar Y, e que cumpra todas as condições com exceção da quarta, a ação não seria obrigatória com base na beneficência.

Testaremos agora estas teses sobre as exigências da beneficência com dois casos. O primeiro é um caso fronteiriço de beneficência obrigatória específica, envolvendo salvamento, enquanto o segundo apresenta um caso claro de beneficência obrigatória específica. Num certo caso, introduzido pela primeira vez no capítulo 4, Robert McFall teve um diagnóstico de anemia aplástica, que geralmente é fatal, mas seu médico acreditava que um transplante de medula óssea de um doador geneticamente compatível poderia elevar o índice de vinte e cinco por cento de chance de sobreviver por um ano para um índice entre quarenta e sessenta por cento. David Shimp, primo de McFall, era o único parente que queria se submeter ao primeiro teste, que estabeleceu a compatibilidade dos tecidos. Todavia, Shimp recusou-se a se submeter ao segundo teste para a determinação da compatibilidade genética. Quando McFall foi aos tribunais para forçar seu primo a se submeter ao segundo teste e a doar medula óssea caso se comprovasse que era compatível, o juiz determinou que a *lei* não permitia que forçasse Shimp a se engajar neste tipo de ato de beneficência positiva, mas acrescentou que a recusa de Shimp era "*moralmente* indefensável".

As condições 1 e 2 mencionadas acima eram satisfeitas para uma obrigação de beneficência específica, mas não está tão claro se a condição número 3 era satisfeita. A chance que McFall tinha de sobreviver por um ano se elevaria apenas de um índice de vinte e cinco por cento para um índice entre quarenta e sessenta por cento. Essas contingências tornam difícil determinar se os princípios de beneficência exigiam um

---

9. Em nossa formulação, estamos em débito com Eric D'Arcy, *Human Acts: an Essay in their Moral Evaluation* (Oxford: Clarendon Press, 1963), pp. 56-57. Acrescentamos a quarta condição e alteramos outras. Ver também Ernest J. Weinrib, "The Case for a Duty to Rescue", *Yale Law Journal*, 90 (dezembro de 1980): 247-293; e Joel Feinberg, *Harm to Others*, vol. I de *The Moral Limits of the Criminal Law* (Nova York: Oxford University Press, 1984), cap. 4.

curso particular de ação. Embora a maioria dos comentadores médicos concordassem em que os riscos para o doador seriam mínimos, Shimp estava especialmente preocupado com a quarta condição. Os transplantes de medula óssea requerem de cem a cento e cinquenta punções do osso pélvico. Essas punções podem ser efetuadas sem dor, sob efeito de anestesia, e o principal risco é uma chance de um em dez mil de morte pela anestesia. Shimp, porém, acreditava que os riscos eram maiores ("E se eu ficar aleijado?", disse ele) e que excediam a probabilidade e a magnitude do benefício para McFall, a despeito da falta de evidências médicas que fundamentassem seus temores. Esse, portanto, é um caso fronteiriço de beneficência obrigatória específica.

No segundo, o caso *Tarasoff* (Caso 1), tendo conhecimento da intenção de um paciente de matar uma mulher identificada, o terapeuta notificou a polícia, mas não a pretensa vítima, em virtude das restrições referentes à confidencialidade. Suponhamos que modifiquemos as circunstâncias reais deste caso a fim de criar a seguinte situação hipotética: um psiquiatra informou seu paciente de que não tem o compromisso de manter confidencial qualquer tipo de informação. O paciente concorda com o tratamento nessas condições e revela uma intenção claramente séria de matar uma mulher identificada. O psiquiatra pode agora permanecer alheio ou tomar alguma providência para proteger a mulher (notificando a mulher ou a polícia). O que a moralidade — e especificamente a beneficência — exige do psiquiatra nesse caso?

Somente uma concepção incrivelmente estreita da obrigação moral determinaria que o psiquiatra não incorre em qualquer obrigação de proteger a mulher, avisando-a. O psiquiatra não corre nenhum risco (e, além disso, não sofreria praticamente nenhuma inconveniência ou interferência em seu plano de vida). Se a moralidade não exige esse nível de beneficência, é difícil imaginar que imponha quaisquer outras obrigações positivas. Ademais, mesmo que exista uma obrigação concorrente, como a proteção da confidencialidade, no caso, ainda assim os requerimentos da beneficência serão algumas vezes prioritários. Podemos chegar a conclusões similares acerca da obrigação dos profissionais de alertar esposas ou amantes de pacientes infectados com o HIV que se recusam a revelar sua condição e não aceitam fazer sexo seguro.

Entretanto, os limites da beneficência obrigatória específica podem se desintegrar quando uma ética da obrigação individual se confronta com problemas sociais de larga escala. Ainda que assumamos que só somos obrigados a salvar uma vida humana quando isso não implique grandes sacrifícios, James Fishkin argumenta que esse princípio nos levará, pouco a pouco, a ônus enormes, bastando apenas considerar, para perceber isso, o grande número de situações que determinam obrigações e o grande número que beneficiários que poderiam ser favorecidos[10]. Um indivíduo poderia, por exemplo, fornecer comida para uma pessoa faminta por uma pequena quantia de dinheiro; contudo, se existem muitas pessoas famintas, podendo cada uma delas ser salva

---

10. James S. Fishkin, *The Limits of Obligation* (New Haven, CT: Yale University Press, 1982). Ver pp. 4-9 para um resumo do argumento como um todo.

por uma pequena contribuição adicional, o ônus rapidamente ultrapassaria os recursos de um indivíduo.

Essa conclusão é confusa tanto prática como teoricamente. Ela é confusa *praticamente* porque torna-se extremamente difícil definir e cumprir as obrigações de beneficência. Oscilamos entre ver as ações como caridosas ou como obrigatórias — às vezes nos sentimos culpados por não fazer mais; porém, ao mesmo tempo, duvidamos de que somos mesmo obrigados a fazer mais. A conclusão é *teoricamente* confusa porque sempre que tentamos formular os limites da beneficência obrigatória específica por meio de condições gerais o problema das obrigações acrescidas tende a solapar a análise. Por exemplo, uma doação de um dólar a uma organização contra a fome não provocaria um desfalque perceptível em nosso padrão de vida. Em cada ponto da cadeia de necessidades e contribuições, um único dólar a mais saindo de nosso bolso não provocaria um desfalque perceptível em nosso padrão de vida. Contudo, se doássemos todas as nossas economias e nossos investimentos, a maioria de nós consideraria o sacrifício imenso. Portanto, é duvidoso que a teoria ética possa estabelecer condições de beneficência precisas e determinadas, a fim de que premissas aparentemente impecáveis referentes a obrigações de doações mínimas não nos afundem num pântano de obrigações que excedem os limites defensáveis.

Sem dúvida, pode haver uma análise mais refinada dos limites da beneficência obrigatória do que esta que apresentamos, mas ela com certeza será uma análise revisória, no sentido de que irá inevitavelmente definir um novo limite para nossas obrigações — uma tendência que é mais explícita que qualquer outra na moralidade comum. O critério de dez por cento de Singer, por exemplo, é uma tendência revisionista, a despeito de sua fraca presença na moralidade ocidental. Toda tentativa de especificar os limites de nossas obrigações de beneficência positiva irão tanto radicalizar como alterar a moralidade comum, que não é suficientemente refinada para fornecer uma resposta, talvez porque a maioria de nossas obrigações de beneficência fundem-se em relações referentes a responsabilidades específicas (e em outras relações especiais).

A beneficência específica: relações de responsabilidade e outras relações especiais

As obrigações de beneficência específica geralmente se baseiam em relações morais especiais (por exemplo, em relações de parentesco e de amizade) ou em compromissos especiais, como promessas explícitas e atribuições com responsabilidades associadas. Esses relacionamentos morais especiais e essas relações de responsabilidade, aparentemente, não geram os mesmos problemas acerca da especificação dos limites dos riscos e custos da beneficência obrigatória que enfrentamos até aqui. Todavia, nesses contextos também há limites. Por exemplo: até que ponto os pais são obrigados a fornecer cuidados onerosos a filhos gravemente doentes?[11] Os médicos e outros

---

11. Ver Arthur L. Caplan, Robert H. Blank e Janna C. Merrick, eds., *Compelled Compassion: Government Intervention in the Treatment of Critically Ill Newborns* (Totowa, NJ: The Human Press Inc., 1992).

profissionais seriam obrigados a aceitar riscos exorbitantes ao cuidar de pacientes difíceis ou com doenças contagiosas?

Nesta etapa da discussão, mencionaremos apenas a premissa implícita de beneficência existente nas profissões médicas e da saúde em geral e em seus contextos institucionais. A promoção do bem-estar dos pacientes — e não meramente evitar danos — expressa o objetivo, o fundamento e a justificação da medicina. Como sustenta a Associação Americana de Enfermeiros, "O compromisso primário do enfermeiro é para com a saúde, o bem-estar e a segurança do cliente"[12]. Da mesma maneira, no juramento de Hipócrates, os médicos se comprometem a "agir em benefício do doente", aplicar tratamentos "pelo benefício do doente de acordo com sua habilidade e julgamento" e "proteger os pacientes contra danos e injustiças"[13]. A medicina preventiva e as intervenções ativas da saúde pública também já adotam há muito tempo ações sociais conjuntas de beneficência, como a distribuição de vacinas e a educação para a saúde, como ações obrigatórias, e não opcionais. Voltaremos a essas responsabilidades provenientes de atribuições e a seus limites no capítulo 8.

Uma justificação das obrigações da beneficência baseada na reciprocidade

Propuseram-se várias justificações para as obrigações da beneficência geral e da beneficência específica. Defenderemos uma concepção baseada na reciprocidade com referência particular à ética da assistência à saúde, embora não acreditemos que a reciprocidade possa dar conta de todo o leque de obrigações da beneficência.

Os utilitaristas consideram que as obrigações de beneficência provêm diretamente do princípio de utilidade, e Kant e Ross consideram essas obrigações centrais para seus sistemas deontológicos de ética. David Hume, por outro lado, argumentou que a obrigação de beneficiar os outros origina-se das interações sociais: "Todas as nossas obrigações de fazer o bem à sociedade parecem implicar algo recíproco. Eu recebo os benefícios da sociedade, e, portanto, devo promover seus interesses"[14]. A reciprocidade é o ato ou a prática de dar uma retribuição apropriada (com frequência proporcional) — por exemplo, retribuir um benefício com um benefício proporcional, um dano com uma sentença criminal proporcional e a amizade com gratidão. A concepção da reciprocidade de Hume sustenta, convenientemente, que incorremos em obrigações de ajudar ou beneficiar outras pessoas, ao menos em parte, em razão de termos recebido delas assistência beneficente (entendida como a assistência que elas de boa-fé quiseram fornecer). Como Hume

---

12. American Nurses' Association, *Code for Nurses with Interpretive Statements* (Kansas City, MO: American Nurses' Association, 1985), seção 3.1, p. 6.

13. Ludwig Edelstein, *Ancient Medicine*, ed. Oswei Temkin e Lillian Temkin (Baltimore: Johns Hopkins University Press, 1967).

14. David Hume, "Of Suicide", em *Essays Moral, Political, and Literary*, ed. Eugene Miller (Indianopolis, IN: Liberty Classics, 1985): 577-589.

e outros autores reconhecem, a reciprocidade funciona em circunstâncias de justiça e de amizade, assim como em relações de benefício. A reciprocidade é portanto uma característica disseminada na vida social, mas não tão disseminada de modo que toda a vida moral possa ser reduzida a obrigações de reciprocidade. Com certeza, nem todas as formas de benevolência podem ser justificadas em termos de reciprocidade (por exemplo, o ato de cuidar dos filhos por amor).

É também duvidoso que *todas as obrigações* de beneficência possam ser justificadas dessa maneira. Por exemplo, um médico pode ter a obrigação moral de cuidar de um indigente desconhecido na cena de um acidente automobilístico. Nós, portanto, não sustentamos que as pessoas desprovidas de relacionamentos recíprocos de benefício nunca têm a obrigação de agir de modo beneficente. Contudo, as obrigações de beneficência para com a sociedade (enquanto distintas daquelas para com indivíduos específicos) são tipicamente derivadas de alguma forma de reciprocidade. É pouco plausível sustentar que somos grandemente isentos — ou que podemos nos isentar — de uma imensa dívida para com nossos pais, os pesquisadores da medicina e da saúde pública, os educadores e instituições sociais como as escolas. A afirmação de que definimos o nosso próprio caminho independentemente de nossos benfeitores é tão pouco realista quanto a ideia de que sempre podemos agir de modo autônomo sem afetar os outros. Assim, muitas das obrigações da beneficência são apropriadamente justificadas por convenções implícitas subjacentes aos processos necessários de dar e de receber da vida social. Até mesmo algumas obrigações da beneficência específica, de socorrer pessoas que estejam em dificuldades sérias e que não façam parte de nosso círculo de relacionamentos morais especiais ou de relações institucionais, podem ser justificadas dessa forma[15].

Tradicionalmente, os códigos de ética médica consideraram os médicos, impropriamente, como filantropos independentes e autossuficientes cuja beneficência seria análoga aos atos generosos de doação. De acordo com o juramento de Hipócrates, por exemplo, as obrigações do médico para com os pacientes representam filantropia e prestimosidade, enquanto suas obrigações para com seus mestres representam dívidas, contraídas ao se tornarem médicos. Os médicos, porém, e muitos outros profissionais de saúde, têm hoje grandes dívidas para com a sociedade (por exemplo, pela educação recebida e pelos privilégios) e os pacientes (pelas pesquisas e pela "prática", por exemplo). Em razão dessas dívidas, o papel da profissão médica de prestar assistência beneficente aos pacientes é entendido de modo equivocado caso seja construído principalmente com base na filantropia, no altruísmo e no compromisso pessoal. Em vez disso, sua assistência se baseia naquilo que William May denomina "a reciprocidade de dar e receber"[16]. Essa reciprocidade cria uma obrigação de benefi-

---

15. Ver David A. J. Richards, *A Theory of Reasons for Action* (Oxford: Clarendon Press, 1971), p. 186 (uma concepção contratualista); Lawrence Becker, *Reciprocity* (Chicago: University of Chicago Press, 1990); Aristóteles, *Nicomachean Ethics*, livros 8-9.

16. William F. May, "Code and Covenant or Philanthropy and Contract?", em *Ethics in Medicine*, ed. S. Reiser, A. Dyck e W. Curran (Cambridge, MA: MIT Press, 1977), pp. 65-76.

cência geral para com os pacientes e a sociedade, embora os termos precisos da obrigação raramente sejam especificados (e sejam muito difíceis de especificar).

As obrigações da beneficência específica, em contraposição, normalmente provêm de relacionamentos especiais com outras pessoas, com frequência em virtude de funções desempenhadas em instituições e de acordos contratuais. Tais obrigações derivam de compromissos implícitos e explícitos, como promessas e atribuições, assim como da aceitação de benefícios específicos. Portanto, tanto o "nosso cargo e as suas atribuições" como as nossas promessas impõem obrigações. Um salva-vidas em serviço, por exemplo, é obrigado a tentar salvar um banhista que se afoga, a despeito do risco que corre, assim como o médico é obrigado a satisfazer as necessidades de seus pacientes a despeito dos possíveis riscos para sua saúde. As pretensões que temos uns em relação aos outros como pais, cônjuges e amigos provêm não somente de encontros interpessoais, mas de regras, papéis e relações estabelecidos, que constituem a matriz das obrigações sociais e das obrigações derivadas de responsabilidades referentes aos papéis desempenhados em relações específicas.

Quando um paciente contrata um médico para lhe prestar serviços, o profissional assume uma obrigação de fornecer um tratamento benéfico, referente a uma função ou um papel específico, que não estaria presente caso essa relação não houvesse sido estabelecida. Embora os médicos, na prática privada, usualmente não tenham a obrigação legal de atender os pacientes em emergências ou de ajudar as vítimas feridas em acidentes automobilísticos, em determinadas situações as obrigações morais de beneficência requerem dos médicos esse tipo de ato. A obrigação de prestar assistência em circunstâncias extraordinárias, como um acidente automobilístico, não se limita aos médicos ou aos profissionais de saúde. Se um advogado ou um estudante, digamos, se encontrassem, da mesma maneira, na cena do acidente, então eles também teriam a obrigação de prestar assistência. Qualquer pessoa cuja situação se encaixe nas cinco condições de nossa análise sobre a obrigação geral de beneficência tem a obrigação de proporcionar essa assistência na medida em que for capaz.

Numa situação de emergência, naturalmente, os médicos são em geral mais capazes de prestar assistência do que outros cidadãos, e, portanto, podemos indagar se o médico tem uma obrigação específica de fornecer assistência, exclusiva dos indivíduos que possuem o conhecimento e o treinamento da profissão médica. Aqui nos deparamos com uma área nebulosa entre uma obrigação específica derivada de uma função e uma obrigação que não deriva de uma função ou atribuição específica. O médico, na cena de um acidente, é obrigado a fazer mais que o advogado ou o estudante para ajudar o ferido, uma vez que as habilidades da profissão médica são necessárias; contudo, um médico desconhecido não é moralmente obrigado a assumir o mesmo grau de compromisso e de risco que ele é legal e moralmente obrigado a assumir numa relação contratual com um paciente ou com um hospital. Esta análise sugere que precisamos ser cuidadosos ao usar a linguagem das obrigações derivadas de funções ou obrigações profissionais. Sugere também que, como os profissionais da saúde e os familiares acreditam há muito, as obrigações específicas derivadas de funções podem ter prioridade sobre obrigações mais gerais em casos de conflito.

Se interpretamos a parábola do bom samaritano como representando modelos ideais de ação, em vez de modelos obrigatórios, então o médico não é moralmente obrigado a se equiparar ao bom samaritano. Contudo, um médico ainda pode ser obrigado a ser o que Judith Thomson chama de um samaritano "minimamente decente"[17]. Há controvérsias acerca de até que ponto a sociedade deveria encorajar as obrigações da beneficência geral e da beneficência específica que não são baseadas em contratos e acordos explícitos. As chamadas leis do bom samaritano são talvez mais efetivas não quando exigem, sob a ameaça de sanções, que médicos ou outros profissionais de saúde forneçam assistência, mas sim ao protegê-los de imputabilidade civil ou criminal quando agem de boa-fé e fornecem auxílio numa situação de emergência. Se houver, por exemplo, uma ameaça de imputabilidade em fornecer assistência médica numa situação de emergência, o profissional poderá ver o risco legal de uma intervenção como uma desculpa válida para não cumprir uma obrigação moral de intervir (baseada nas cinco condições enumeradas anteriormente).

Paternalismo: conflitos entre beneficência e autonomia

De um modo rudimentar, a ideia de que a beneficência expressa a principal obrigação na assistência à saúde é antiga. Ao longo da história da assistência à saúde, as obrigações e as virtudes do profissional foram interpretadas como compromissos de beneficência. Talvez a mais famosa expressão disso encontre-se na obra *Epidemics* de Hipócrates: "Em casos de enfermidade, faça de duas coisas um hábito: *ajudar ou, ao menos, não causar dano*"[18]. Tradicionalmente, os médicos conseguiram se apoiar quase que exclusivamente em seus próprios julgamentos sobre as necessidades de seus pacientes no tocante a tratamentos, informações e consultas. Contudo, a medicina se confrontou cada vez mais — especialmente nos últimos trinta anos — com a reivindicação do direito dos pacientes de fazer um julgamento independente sobre seu destino médico. Conforme aumentaram as reivindicações referentes aos direitos de autonomia, aumentou a preocupação com o problema do paternalismo.

Questões a respeito da primazia da beneficência

A questão de se o respeito à autonomia dos pacientes deveria ter prioridade sobre a beneficência profissional tornou-se um problema central na ética biomédica. Para os

---

17. Judith Jarvis Thomson, "A Defense of Abortion", *Philosophy and Public Affairs*, 1 (1971): 47-66.
18. *Epidemics*, 1:11, de W. H. S. Jones, ed., *Hippocrates* (Cambridge, MA: Harvard University Press, 1923), vol. I, p. 165.

defensores dos direitos de autonomia dos pacientes, as obrigações do médico referentes à revelação da informação ao paciente, à busca do consentimento, à confidencialidade e à privacidade são estabelecidas principalmente (e talvez exclusivamente) pelo princípio do respeito à autonomia. Outros, por outro lado, fundamentam essas obrigações na beneficência obrigatória atribuída ao profissional. A principal obrigação do médico é a de agir pelo benefício médico do paciente, e não a de promover a decisão autônoma. Contudo, os direitos de autonomia tornaram-se tão influentes que hoje é difícil encontrar defesas claras dos modelos tradicionais da beneficência médica.

O debate entre os defensores do modelo da autonomia e os defensores do modelo da beneficência — como denominaremos estes dois paradigmas contrastantes — foi muitas vezes complicado em virtude de uma confusão entre o princípio de beneficência que *rivaliza* com o princípio do respeito à autonomia e o princípio de beneficência que *incorpora* a autonomia do paciente (no sentido de que as preferências do paciente ajudam a determinar o que é um benefício médico). Por exemplo, dois dos defensores da preeminência do modelo da beneficência — Edmund Pellegrino e David Thomasma — argumentam que "os melhores interesses dos pacientes estão intimamente ligados com suas preferências", das quais "derivam nossos principais deveres para com eles"[19]. Esta formulação do modelo da beneficência parece ser pouco mais que uma defesa sofisticada do modelo da autonomia. Se o conteúdo da obrigação do médico de ser beneficente é definida exclusivamente pelas preferências do paciente, então, em vez da beneficência, triunfou o respeito à autonomia.

Em outra ocasião, porém, Pellegrino e Thomasma interpretam o sentido e a autoridade da beneficência como independente — e possivelmente como conflitante — das preferências dos pacientes: "Tanto a autonomia como o paternalismo são suplantados pela obrigação de agir de modo beneficente (...). No mundo real da medicina clínica, não há princípios morais absolutos, a não ser a injunção de agir no melhor interesse do paciente". Eles apresentam então várias circunstâncias nas quais a beneficência médica legitimamente suplanta a autonomia do paciente pelo fato de ele haver feito escolhas irresponsáveis. Por exemplo, "a autonomia seria erroneamente exercida caso [o paciente] rejeitasse o tratamento com penicilina para uma meningite pneumocócica ou meningocócica"[20]. Essas infecções podem ser fatais e causar sérios danos ao sistema nervoso central; a recusa do tratamento seria irresponsável, e, portanto, um médico consciencioso deveria passar por cima da recusa irresponsável do paciente de um tratamento que é necessário. Aqui encontramos uma defesa resoluta de um modelo da beneficência.

Argumentaremos, todavia, que o debate sobre qual princípio ou modelo deveria ser prioritário na prática médica não pode ser resolvido de forma tão simplificada, defenden-

---

19. Edmund Pellegrino e David Thomasma, *For the Patient's Good: the Restoration of Beneficence in Health Care* (Nova York: Oxford University Press, 1988), p. 29.
20. Ibid., pp. 25, 32, 46-47. Ver também Pellegrino e Thomasma, "The Conflict Between Autonomy and Beneficence in Medical Ethics", *Journal of Contemporary Health Law and Policy*, 3 (1987): 23-46.

do-se um princípio contra o outro ou transformando um princípio em absoluto. Nem o médico nem o paciente possuem uma autoridade preferencial e prioritária, e não há na ética biomédica nenhum princípio preeminente, nem mesmo a admonição de agir no melhor interesse do paciente. Essa posição é consistente com nossa afirmação anterior de que a beneficência fornece a meta e o fundamento primordiais da medicina e da assistência à saúde, enquanto o respeito à autonomia (e a não maleficência e a justiça) estabelece os limites morais das ações dos profissionais ao buscar essa meta. Para se demonstrar a coerência entre essas duas teses, é preciso que examinemos vários aspectos do problema do paternalismo, começando por alguns problemas conceituais.

A natureza do paternalismo

As análises filosóficas do paternalismo remontam no mínimo a Immanuel Kant, que denunciou o governo paternalista (o "império paternal", como o denominou) por restringir, por benevolência, as liberdades de seus cidadãos. Kant estava preocupado com um governo que "suprime/revoga a liberdade". Ele nunca considerou a possibilidade de que um modelo parental de intervenção benevolente — um que equipare o Estado a um pai protetor que cuida de um menor incapaz — pudesse ser considerado paternalista. Nem mesmo John Stuart Mill contemplou a possibilidade de que o paternalismo pudesse incluir intervenções relacionadas com aqueles que têm autonomia nula ou limitada[21]. Contudo, o que eles jamais previram aconteceu. A intervenção na vida de uma pessoa dependente e substancialmente não autônoma tornou-se — e continua a ser ainda hoje — o modelo mais amplamente aceito de paternalismo justificado. Em outras palavras, a forma paradigmática de paternalismo justificado tem seu início com crianças incapazes que precisam da supervisão dos pais, e depois se estende a outros incapazes que necessitem de tratamento análogo à orientação beneficente parental.

A *O. E. D.* atribui o termo "paternalismo" à década de 1880 (depois de Kant e de Mill), dando como seu significado original "o princípio e a prática da administração paterna; o governo conforme feito por um pai; a pretensão ou a tentativa de suprir as necessidades ou de regular a vida de uma nação ou comunidade da mesma forma como um pai mantém ou governa seus filhos". A analogia com o pai pressupõe duas características da função paterna: a de que o pai age de modo beneficente (ou seja, de acordo com sua concepção dos interesses dos filhos) e a de que ele toma todas as decisões relacionadas com o bem-estar dos filhos — ou ao menos algumas delas — em vez de deixá-los tomar suas decisões. Nos relacionamentos referentes à assistência à saúde, a analogia é ainda mais ampliada: um profissional tem treinamento, conhecimento e discernimento superiores, e está numa posição de autoridade para determinar os melhores

---

21. Immanuel Kant, *On the Old Saw: that may Be Right in Theory but it won't Work in Practice*, trad. E. B. Ashton (Philadelphia: University of Pennsylvania Press, 1974), pp. 290-291; John Stuart Mill, *On Liberty, Collected Works of John Stuart Mill*, vol. 18 (Toronto: University of Toronto Press, 1977).

interesses do paciente. Dessa perspectiva, um profissional da área da saúde é como um pai dedicado que tem filhos dependentes e, com frequência, ignorantes e cheios de medo.

O paternalismo sempre envolve alguma forma de interferência ou de recusa em aceitar as preferências de uma outra pessoa acerca do seu próprio bem. Os atos paternalistas geralmente envolvem força ou coerção, por um lado, ou mentiras e manipulação ou ocultação de informações, por outro. Segundo algumas definições na literatura sobre o assunto, uma ação paternalista necessariamente determina um limite à escolha autônoma. Embora um dos autores da presente obra prefira esta última concepção[22], seguiremos aqui a tendência dominante na literatura sobre o paternalismo, aceitando a definição mais ampla sugerida pela O. E. D.: a não aquiescência ou a intervenção intencional nas preferências, nos desejos ou nas ações de outra pessoa, com o propósito de evitar que lhe ocorram danos ou de beneficiá-la. Se os desejos e as ações intencionais de uma pessoa não se derivam de uma escolha consideravelmente autônoma, então contrariá-los pode ser ainda paternalista segundo esta definição[23]. Se, por exemplo, um homem, ignorante de sua condição delicada e perigosa, com uma febre altíssima, tenta sair do hospital, seria paternalista detê-lo, ainda que a tentativa de sair não provenha de uma escolha substancialmente autônoma.

O *paternalismo*, portanto, é a ação de contrariar as preferências ou ações conhecidas de outra pessoa, na qual a pessoa que contraria justifica sua ação com base no objetivo de beneficiar a pessoa cuja vontade é contrariada ou de evitar que ela sofra danos. Essa definição é normativamente neutra, e, portanto, não presume que o paternalismo seja justificado ou injustificado. Embora a definição assuma um ato de beneficência análogo à beneficência parental, ela não determina se essa beneficência é justificada, inoportuna, obrigatória etc.

Segundo essa definição, uma ação pode algumas vezes parecer paternalista sem que de fato o seja. Encontramos um exemplo disso na pesquisa biomédica envolvendo prisioneiros. Em seu relatório sobre esse tipo de pesquisa, a Comissão Nacional para a Proteção de Seres Humanos em Pesquisas Biomédicas e Comportamentais [National Commission for the Protection of Human Subjects of Biomedical and Behavioral Research] argumentou que a natureza confinada do ambiente de prisão cria um potencial de abuso de autoridade e, portanto, favorece a exploração e a coerção dos prisioneiros[24]. Embora um estudo da comissão tenha indicado que a maioria dos prisioneiros não vê seu consentimento na pesquisa como comprometido por coerção ou por uma influência indevida, a comissão argumentou que as possibilidades de coerção e

---

22. Ver Tom L. Beauchamp e Laurence B. McCullough, *Medical Ethics: the Moral Responsibilities of Physicians* (Englewood Cliffs, NJ: Prentice-Hall, 1984), p. 84.

23. Ver Donald VanDeVeer, *Paternalistic Intervention: the Moral Bounds on Benevolence* (Princeton, NJ: Princeton University Press, 1986), pp. 16-40: John Kleinig, *Paternalism* (Totowa, NJ: Rowman and Allanheld, 1983), pp. 6-14.

24. National Commission for the Protection of Human Subjects of Biomedical and Behavioral Research, *Report and Recommendations: Research Involving Prisoners* (Washington, DC: DHEW Publication n. OS 76-131, 1976).

exploração nas prisões justificam a existência de regulamentações que proíbam a utilização de prisioneiros em pesquisas, mesmo que eles queiram participar.

Essa restrição parece ser paternalista, mas uma análise mais minuciosa revela que não é. A comissão sustentou que, se um ambiente não se caracterizasse pela coerção e pela exploração (juntamente com algumas outras condições), então se deveria permitir que os prisioneiros escolhessem participar em pesquisas. A justificação da comissão era a premissa factual de que a maioria dos prisioneiros não poderia se eximir suficientemente da coerção e da exploração por parte das indústrias de medicamentos e dos funcionários do presídio, e não a perspectiva paternalista de que os prisioneiros deveriam ser protegidos de seus desejos e escolhas. O argumento é o de que não podemos prever se os prisioneiros serão explorados em contextos que os deixam vulneráveis, mas que a pesquisa à qual eles poderiam dar o seu consentimento de modo válido deveria ser proibida, uma vez que não podemos monitorar adequadamente o processo de consentimento e os subsequentes procedimentos com os sujeitos.

Muitas das circunstâncias na ética biomédica sugerem uma necessidade de se analisar cuidadosamente se determinados grupos de pessoas estão sendo explorados, mas as restrições especiais relacionadas aos membros desses grupos podem ser paternalistas ou não. Pacientes saudáveis, doadores de órgãos sem relações de parentesco com os receptores e pacientes com câncer convidados a entrar em pesquisas, por exemplo, algumas vezes são tratados, a esse respeito, como os prisioneiros acima mencionados, mas mesmo requerimentos rígidos de proteção que visem o seu bem-estar podem não ser paternalistas. Em alguns casos, a justificação de um ato, de uma política ou de uma prática de não aquiescência ou de intervenção nas preferências de uma pessoa é parcialmente, mas não puramente, paternalista, por estar misturada com razões não paternalistas como a proteção a terceiros. Esse paternalismo impuro ou misto é comum nos debates referentes às políticas públicas.

Problemas morais do paternalismo médico

Ao longo da história da ética médica o princípio da não maleficência, assim como princípios de beneficência foram vistos como constituindo o fundamento do tratamento paternalista dispensado aos pacientes. Tradicionalmente, por exemplo, os médicos adotaram a concepção de que revelar certos tipos de informação pode causar dano aos pacientes que estão sob seus cuidados e que a ética médica obriga-os a não causar esse dano.

No Caso 3, um homem leva seu pai, com quase 70 anos, ao médico por ter a suspeita de que os problemas do pai para interpretar e reagir a acontecimentos cotidianos indicam o mal de Alzheimer. Esse homem também faz um "apelo apaixonado" para que, caso os exames sugiram o mal de Alzheimer, o médico não conte a seu pai. Subsequentemente, os exames indicaram que o pai provavelmente tinha a doença. O médico agora enfrenta um dilema, em função do conflito entre as exigências do respeito à autonomia e as exigências da beneficência. O médico considera, primeiramente, a obrigação hoje amplamente reconhecida de informar pacientes de um diagnóstico de câncer. Tal obrigação pressupõe acuidade no diagnóstico, um desenvolvimento relativamente claro da doença e um paciente capaz, mas nada disso estava claramente presente nesse caso. O médico observa então que a revelação do mal de Alzheimer afeta desfavoravelmente os mecanismos de defesa dos pacientes, e, portanto, pode prejudicá-los, especialmente causando enfraquecimento, depressão, agitação e paranoia.

Alguns pacientes — por exemplo, os deprimidos ou os dependentes de drogas potencialmente nocivas — têm pouca probabilidade de tomar decisões sensatas. Outros pacientes, embora capazes e ponderados, podem fazer escolhas ruins com relação aos cursos de ação recomendados por seus médicos. Quando pacientes de qualquer dos dois tipos escolhem cursos de ação prejudiciais, alguns profissionais de saúde respeitam sua autonomia, abstendo-se de interferir a não ser por meio de tentativas de persuasão, enquanto outros agem de modo beneficente, protegendo os pacientes contra consequências potencialmente nocivas provindas de suas próprias escolhas. Nos debates sobre o paternalismo médico, são centrais os problemas de como especificar os princípios, de que princípio seguir e em que condições e de como intervir nas decisões e nos assuntos desses pacientes nos casos em que a intervenção é permissível[25].

Num artigo clássico, L. J. Henderson argumentou que "os melhores médicos" usam como sua principal orientação o seguinte: "Tanto quanto possível, 'não cause dano'. Podemos causar dano por meio do processo que é curiosamente chamado de 'dizer a verdade'. Podemos causar dano ao mentir (...) Contudo, tente causar dano o mínimo possível, não apenas no tratamento com drogas ou com o bisturi, mas também com as palavras". Henderson argumenta que, para o bem do paciente, algumas informações devem ser omitidas ou devem ser reveladas apenas à família, e também que a deferência pelos direitos de autonomia dos pacientes é perigosa, pois compromete o julgamento clínico e representa uma ameaça à saúde do paciente[26].

Um exemplo disso aparece no Caso 2. Nele, descobre-se um carcinoma não operável e incurável num homem de 69 anos. Em virtude de um longo relacionamento com esse paciente, o médico sabia que ele era frágil em vários aspectos. O paciente era neurótico, tinha uma história de doença psiquiátrica e, recentemente, sofrera uma séria reação depressiva, durante a qual havia se comportado de modo irracional e

---

25. O termo "paternalismo" não é inteiramente feliz, especialmente porque possui uma vinculação com um dos sexos. Embora possa ser desejável usar "parentalismo", o termo "paternalismo" já está plenamente firmado pelo uso e pela discussão filosófica. Além disso, algumas autoras feministas na bioética argumentaram que este uso é um dos poucos casos em que a linguagem sexista deveria ser mantida, pois estabelece uma relação apropriada entre os privilégios de um pai numa família patriarcal e os privilégios dos médicos num sistema médico autoritário. A tese é a de que assim como a organização hierárquica foi, durante muito tempo, a norma na família, também o paternalismo tem sido a norma na medicina. Ver Susan Sherwin, *No Longer Patient: Feminist Ethics and Health Care* (Philadelphia: Temple University Press, 1992), cap. 7.

26. L. J. Henderson, "Physician and Patient as a Social System", *New England Journal of Medicine*, 212 (1935): 819-823.

tentado o suicídio. Quando ele exclamou "Eu estou bem?" e "Eu não tenho câncer, tenho?", o médico respondeu "você está tão bem quanto estava há dez anos", sabendo que a resposta era uma mentira paternalista, mas acreditando, também, que era justificada. A preocupação do médico era que uma revelação verídica conturbasse seriamente os planos de vida do paciente — ele estava se submetendo ao exame de rotina numa preparação para uma viagem breve mas muito esperada à Austrália — e, possivelmente, causasse instabilidade mental ou levasse ao suicídio. O médico planejava revelar o diagnóstico mais tarde ao paciente — após a viagem à Austrália, quando se poderia dar atenção à sua condição mental.

Apesar de sua rígida oposição ao paternalismo, Mill considerava que, em algumas ocasiões, justificavam-se intervenções beneficentes temporárias nas ações de uma pessoa. Ele argumentou, por exemplo, que uma pessoa que ignora um risco importante — ao começar a atravessar uma ponte perigosa, por exemplo — pode, justificavelmente, ser refreada, a fim de que se assegure que está agindo intencionalmente e com um conhecimento adequado das consequências da ação. Uma vez alertada, a pessoa deveria ser livre para escolher o curso que desejasse. Como Mill não vê essa intervenção temporária como uma "infração real" da liberdade, ele não a vê como paternalista. Contudo, de acordo com a definição de paternalismo que aceitamos, essa intervenção temporária é paternalista.

Se uma intervenção paternalista não viola a autonomia por não haver uma autonomia substancial, é mais fácil justificar a intervenção do que no caso de uma preferência ou ação comparável que seja autônoma. Entretanto, em contraste com grande parte da literatura sobre o paternalismo, argumentaremos que as ações autônomas, assim como as não autônomas, são às vezes justificavelmente restringidas com base na beneficência.

Paternalismo fraco (brando) e paternalismo forte (radical)

Esta análise do paternalismo pode ser melhor esclarecida com uma distinção de Joel Feinberg entre o paternalismo fraco e o paternalismo forte [*weak* e *strong paternalism*], aos quais o autor se referiu mais tarde como paternalismo brando e paternalismo radical [*soft* e *hard paternalism*][27]. No paternalismo fraco, um agente intervém por beneficência ou não maleficência apenas para prevenir uma conduta *substancialmente não voluntária* — ou seja, para proteger as pessoas contra suas próprias ações substancialmente não voluntárias. As ações substancialmente não voluntárias ou não autônomas incluem casos de consentimento que não são adequadamente informados, casos de depressão severa que impeça a deliberação racional e casos de dependência severa que impossibilite a escolha e a ação livres. O paternalismo fraco exige que uma habilidade do indivíduo esteja de alguma forma comprometida.

---

27. Ver Joel Feinberg, "Legal Paternalism", *Canadian Journal of Philosophy*, 1 (1971): 105-124, esp. 113, 116. Ver também, *Harm to Self*, vol. III de *The Moral Limits of the Criminal Law* (Nova York: Oxford University Press, 1986), esp. pp. 12 ss.

O paternalismo forte, em contraposição, envolve intervenções com o fim de beneficiar uma pessoa a despeito do fato de que as escolhas arriscadas da pessoa sejam informadas, voluntárias e autônomas. Um partidário do paternalismo forte se recusa a consentir com os desejos, as escolhas e as ações autônomas de uma pessoa a fim de protegê-la, com frequência restringindo a informação disponível e passando por cima de escolhas informadas e voluntárias. Tais escolhas não precisam ser *plenamente* informadas ou voluntárias, mas para que a intervenção se qualifique como paternalismo forte as escolhas têm de ser *substancialmente* autônomas. Diferentemente do paternalismo fraco, o paternalismo forte não depende de uma concepção acerca do comprometimento de uma habilidade, de uma incapacidade funcional ou de dificuldades para decidir, desejar ou agir.

Como veremos, há razões para duvidar que o paternalismo fraco se qualifique como uma forma de paternalismo que necessite de defesa. A premissa de que as pessoas merecem ser protegidas de danos causados *a* elas por condições que estão *além* de seu controle não é objeto de discussão. O paternalismo é, em ampla medida, um problema acerca das condições em que as pessoas podem e devem ser protegidas contra danos causados por *elas mesmas*, mas os partidários do paternalismo fraco deixam um forte elemento de dúvida a respeito de se a posição que adotam realmente evita danos causados pela pessoa a si mesma. O defensor do paternalismo fraco parece se esquivar sem assumir uma posição controversa. Como Feinberg argumentou com clareza, "é grandemente equivocado considerar o paternalismo fraco um tipo de paternalismo [real]"[28].

A justificação do paternalismo e do antipaternalismo

Foram defendidas três posições principais a respeito da justificabilidade do paternalismo: (1) o antipaternalismo; (2) um paternalismo justificado que recorre principalmente a alguma formulação do princípio do respeito à autonomia; e (3) um paternalismo justificado que recorre principalmente a princípios de beneficência. Todas as três posições concordam em que alguns atos de paternalismo fraco são justificados, como evitar que um homem sob a influência de uma droga alucinógena se mate. Mesmo os antipaternalistas não farão objeções a esse tipo de intervenção, pois não estão em jogo ações substancialmente autônomas. O paternalismo forte, por outro lado, é rejeitado pela maior parte dos autores das três posições citadas.

O antipaternalismo. Os antipaternalistas acreditam que uma intervenção do tipo paternalista forte não pode ser justificada, pois viola os direitos individuais e restringe indevidamente a livre escolha. As consequências seriamente adversas de se conferir autoridade paternalista ao estado ou a uma classe de indivíduos, como os médicos, constitui um dos fundamentos para a rejeição do paternalismo (forte) por parte do

---

28. Feinberg, *Harm to Self*, p. 14.

antipaternalismo, mas um outro fundamento, mais importante, é que a autoridade legítima reside no indivíduo. O argumento para tal conclusão está na análise dos direitos de autonomia do capítulo 3: as intervenções paternalistas fortes revelam um desrespeito para com os agentes autônomos e não os tratam como moralmente aptos, mas como algo menos que determinadores independentes de seu próprio bem. Se outros nos impõem sua concepção particular do bem, negam-nos o respeito que nos é devido, mesmo que o outro agente esteja de fato nos proporcionando um benefício e tenha uma concepção acerca de nossas necessidades melhor do que a que temos[29].

Os antipaternalistas argumentam também que os padrões paternalistas são muito amplos, e que, portanto, se usados como política básica, autorizam e institucionalizam demasiadas intervenções. Apresentando um exemplo extremo, Robert Harris argumenta que o paternalismo, em princípio, iria "justificar a imposição de um regime espartano, exigindo exercícios físicos rigorosos e a abstenção de fumar, de beber e da prática de passatempos perigosos"[30], sob a ameaça de sanções criminais. As defesas cuidadosas do paternalismo rejeitariam essas intervenções extremas, e, na melhor das hipóteses, esses argumentos antipaternalistas estabelecem apenas uma pressuposição refutável contra as intervenções paternalistas.

Não obstante, os antipaternalistas estão convencidos de que existiria uma margem inaceitável para a liberdade de julgamento em contextos propícios a abusos de poder. Suponhamos, por exemplo, que uma mulher arrisca sua vida pelo progresso da medicina, submetendo-se a um experimento de alto risco, um ato que a maioria das pessoas julga como não sendo do seu melhor interesse. Devemos exaltá-la, ignorá-la ou impedi-la de modo coercitivo? O paternalismo forte sugere que seria permissível e talvez obrigatório impedi-la. Se assim for, argumentam os antipaternalistas, é permitido ao Estado, em princípio, coagir seus cidadãos moralmente heroicos caso ajam de um modo que seja "nocivo" a eles mesmos. De forma mais geral, sempre que considerasse os riscos excessivos, o Estado teria o poder de retirar das pessoas o direito de tomar qualquer decisão sobre suas vidas. Similarmente, nas instituições de assistência à saúde, os médicos e os enfermeiros seriam autorizados a ir contra os planos e as preferências dos pacientes.

O exemplo médico com a literatura antipaternalista mais extensa é o da hospitalização involuntária de pessoas que nem foram prejudicadas por outros nem prejudicaram a si mesmas, mas que se supõe que estejam expostas a isso. Esses casos envolvem um paternalismo duplo: uma justificação paternalista para a terapia e para a internação. Catherine Lake, por exemplo, sofria de arteriosclerose, que causava confusão temporária e uma

---

29. Para interpretações do paternalismo (forte) como ofensa, desrespeito e tratamento do indivíduo como não igual, ver Ronald Dworkin, *Taking Rights Seriously* (Cambridge, MA: Harvard University Press, 1978), pp. 262-263, e Childress, *Who should Decide? Paternalism in Health Care* (Nova York: Oxford University Press, 1982), cap. 3.

30. Robert Harris, "Private Consensual Adult Behavior: the Requirement of Harm to Others in the Enforcement of Morality", *UCLA Law Review*, 14 (1967): 585*n*. Críticas similares na filosofia política estão registrados em Isaiah Berlin, *Four Essays on Liberty* (Oxford: Oxford University Press, 1969), pp. lxi-lxii, 132-133, 137-138, 149-151, 157.

perda moderada de memória. Sua condição se intercalava com períodos de clareza mental e de racionalidade. Todas as partes envolvidas concordaram em que Lake jamais causara dano a ninguém ou representara alguma ameaça, mas ela foi internada numa instituição psiquiátrica porque com frequência parecia confusa e indefesa. No julgamento sobre o caso, ela, enquanto aparentemente racional, declarou que sabia dos riscos de viver fora do hospital e que preferia assumi-los a permanecer internada. O tribunal de apelações recusou sua petição, argumentando que ela estava "mentalmente doente", que era "um perigo para si mesma" e que "não era capaz de cuidar de si mesma". A justificação legal citada pelo tribunal foi um estatuto que "estipula a hospitalização involuntária de uma pessoa que está 'mentalmente doente e que, em virtude dessa doença, é suscetível de causar dano a si mesma'"[31]. Os antipaternalistas argumentam que, uma vez que Lake não causou dano a outros e entendia os riscos que corria, sua liberdade não deveria ter sido restringida.

Os antipaternalistas veriam esse caso de um modo muito diferente se Lake não fosse substancialmente autônoma. Nesse caso, o antipaternalista consideraria a intervenção justificada pela intenção de beneficiar, e indicaria que nessas situações a beneficência não está em conflito com o respeito à autonomia pelo fato de não existir uma autonomia substancial. É duvidoso, portanto, que o paternalismo fraco possa ser distinguido, enquanto posição moral, do antipaternalismo; e, não havendo divergências significativas, não há nada que favoreça uma posição em detrimento da outra. (Com frequência há um debate vigoroso sobre se um paciente é substancialmente autônomo ou substancialmente não autônomo, mas este é um problema conceitual ou empírico a respeito da natureza e das condições da autonomia, e não um problema sobre os fundamentos morais da intervenção.)

O paternalismo é justificado pelo consentimento ou pelo benefício? Alguns influentes defensores da intervenção paternalista sustentam que uma ação paternalista só pode ser justificada se (1) os danos prevenidos ou os benefícios proporcionados à pessoa suplantarem a perda da independência e o sentimento de invasão causados pela intervenção; (2) a condição da pessoa limitar seriamente sua habilidade de fazer uma escolha autônoma; (3) a intervenção for universalmente justificada em circunstâncias relevantemente similares; (4) o beneficiário da ação paternalista houver consentido, for consentir ou fosse consentir, caso estivesse em pleno uso de suas faculdades racionais, na ação feita em seu nome.

O caso seguinte é um exemplo de ação paternalista que alguns considerariam como satisfazendo os critérios do paternalismo justificado. Um paciente psiquiátrico internado involuntariamente deseja deixar o hospital, embora sua família se oponha à

---

31. Ver Jay Katz, Joseph Goldstein e Alan M. Dershowitz, eds., *Psychoanalysis, Psychiatry, and the Law* (Nova York: The Free Press, 1967), pp. 552-554, 710-713; e Robert A. Burt, *Taking Care of Strangers: The Rule of Law in Doctor-Patient Relations* (Nova York: The Free Press, 1979), cap. 2.

sua liberação. O paciente argumenta que sua condição mental não justifica o confinamento. Contudo, numa liberação anterior, ele arrancou seu olho direito, e, numa outra, amputou sua mão direita. O paciente atua de forma capaz no hospital público, onde vende publicações para seus colegas e administra pequenas questões financeiras. A fonte de seus "problemas" são suas crenças religiosas. Ele se vê como um verdadeiro profeta de Deus e crê que "é muito melhor para um homem crer e aceitar uma mensagem apropriada de Deus para sacrificar um olho ou uma mão em conformidade com as sagradas escrituras do que, na atual condição do mundo, causar perdas ainda maiores de vidas humanas". Agindo de acordo com esta crença, ele se automutilava. Segundo o paternalista, essa pessoa age racionalmente no dia a dia, porém, em algumas ocasiões, necessita e merece receber ajuda. Suas capacidades estão muito diminuídas e sua periculosidade para si mesmo é séria demais para que se permita sua completa independência sem supervisão[32].

Muitas teorias proeminentes, nesses casos, recorrem ao *consentimento* para justificar intervenções paternalistas — seja um consentimento racional, um consentimento ulterior, um consentimento hipotético ou algum outro tipo de consentimento. Como afirmou Gerald Dworkin, "a noção básica de consentimento é importante, e me parece a única forma aceitável para se tentar delimitar o campo do paternalismo justificado". Rosemary Carter concorda, argumentando que "o consentimento desempenha o papel central na justificação do paternalismo, e que, na verdade, (…) nenhum outro conceito é relevante". Donald VanDeVeer, analogamente, justifica as intervenções paternalistas para pessoas "que agem de maneira seriamente problemática, sendo altamente provável que dariam um consentimento válido para a intervenção caso houvesse oportunidade para tanto"[33].

Para alguns defensores de uma teoria baseada no consentimento, o paternalismo é uma "política de segurança social" que as pessoas perfeitamente racionais adotariam a fim de se proteger[34]. Tais pessoas saberiam, por exemplo, que algumas vezes poderiam ser tentadas a tomar decisões importantes, potencialmente perigosas e irreversíveis. Em outras ocasiões, poderiam sofrer pressões psicológicas ou sociais irresistíveis para realizar ações injustificadamente arriscadas, como colocar sua honra em questão num desafio para lutar. Em outras ocasiões, ainda, as pessoas poderiam não entender suficientemente os riscos, como os fatos médicos sobre os efeitos do fumo, embora possam acreditar possuir uma compreensão suficiente. Os teóricos do consentimento concluem, portanto, que consentiríamos numa autorização limitada para que outros controlem nossas ações por meio de políticas e intervenções paternalistas.

---

32. Este caso foi preparado por Browning Hoffman para a conferência "Medicine and Society", na Universidade de Virgínia.

33. Gerald Dworkin, "Paternalism", *The Monist*, 56 (janeiro de 1972): 64-84; Rosemary Carter, "Justifying Paternalism", *Canadian Journal of Philosophy*, 7 (1977): 133-145, esp. 135; Donald VanDeVeer, *Paternalistic Intervention: the Moral Bounds on Benevolence* (Princeton, NJ: Princeton University Press, 1986), p. 424.

34. Dworkin, "Paternalism", p. 65.

John Rawls e Gerald Dworkin adotam uma forma de paternalismo justificado baseado na premissa de que agentes perfeitamente racionais (aqueles que são plenamente cientes de sua situação) consentiriam no paternalismo e até mesmo num sistema de penalidades para motivá-los a evitar ações tolas. De acordo com a teoria do consentimento que sustenta essa posição, aqueles cuja autonomia é defectiva são incapazes de tomar a decisão prudente que de outro modo tomariam. Rawls e Dworkin não propõem uma teoria *profética* do consentimento, de acordo com a qual se daria um consentimento caso a debilitação presente fosse remediada; em vez disso, seu argumento se baseia numa concepção kantiana acerca daquilo com que um agente racional e autônomo concordaria numa circunstância hipotética de consentimento[35].

Uma teoria que recorre ao consentimento racional para justificar intervenções paternalistas tem aspectos interessantes, particularmente sua tentativa de harmonizar os princípios de beneficência com os de respeito à autonomia, a fim de que as intervenções paternalistas respeitem a autonomia em vez de violá-la. Entretanto, tal abordagem não incorpora o *consentimento* real de um indivíduo, e, sem outras especificações, essa posição provavelmente justificará um nível de paternalismo maior do que seus defensores originais previram. Quase todos os riscos aceitos por um agente poderiam constituir uma base para intervenção com a justificativa de que nenhuma pessoa racional assumiria o risco.

Ainda mais importante que isso, nem essa nem nenhuma outra forma de consentimento é necessária para justificar intervenções paternalistas, e o apelo ao consentimento obscurece as questões mais do que esclarece. O melhor é não introduzir as justificações baseadas na autonomia na fundamentação do paternalismo. A beneficência, sozinha, justifica ações realmente paternalistas, assim como na justificação das ações paternas e maternas que vão contra as preferências dos filhos[36]. Nós não controlamos as crianças porque acreditamos que posteriormente consentirão ou que racionalmente aprovariam nossas intervenções. Interferimos porque acreditamos que terão uma vida melhor (ou ao menos mais segura), saibam elas ou não. Mesmo que esperemos um consentimento ou uma aprovação posterior por parte de nossos filhos e pacientes, a justificação de nossa intervenção está em seu bem-estar, não em suas escolhas autônomas.

A justificação mais plausível do paternalismo considera que o benefício está numa escala com interesses de autonomia, na qual ambos devem ser ponderados: à medida que aumentam os interesses na autonomia e diminuem os benefícios para a pessoa, a justificação do paternalismo torna-se menos provável; inversamente, à medida que aumentam os

---

35. Ver Dworkin, "Paternalism"; e John Rawls, *A Theory of Justice* (Cambridge, MA: Harvard University Press, 1971), pp. 209, 248-249.

36. Deve-se observar que o próprio Dworkin afirma que "as razões que apoiam o paternalismo são as razões que apoiam toda ação altruísta – o bem-estar de uma outra pessoa". "Paternalism", em *Encyclopedia of Ethics*, ed. Lawrence Becker (Nova York: Garland Publishing: 1992), p. 940. Para uma variedade mais ampla de defesas do paternalismo, com base no consentimento ou não, ver Kleinig, *Paternalism*, pp. 38-73, e VanDeVeer, *Paternalistic Intervention,* passim.

benefícios para a pessoa e que diminuem os interesses na autonomia, aumenta a plausibilidade de que se justifique um ato de paternalismo. Portanto, prevenir danos menores ou proporcionar benefícios menores e ao mesmo tempo desrespeitar seriamente a autonomia não possui justificação plausível; por outro lado, prevenir danos importantes e proporcionar benefícios importantes desrespeitando apenas um pouco a autonomia tem uma justificação paternalista altamente plausível. Contudo, essa afirmação é contestada na ética biomédica contemporânea — especialmente pelo paternalismo forte.

O paternalismo justificado forte

Embora o paternalismo forte seja uma posição perigosa, passível de abusos, podem ser especificadas condições que restrinjam o leque de intervenções e justifiquem somente um conjunto limitado de atos. Com essa conclusão, não defendemos *políticas* públicas e institucionais de paternalismo forte, mas apenas certos *atos* de paternalismo forte.

Dois casos oferecem um ponto de partida para a reflexão sobre as condições do paternalismo justificado forte. No primeiro deles, uma médica obtve os resultados de um mielograma (um registro gráfico da região espinhal) depois de examinar um paciente. Ainda que os resultados não sejam conclusivos e que seja preciso repetir o exame, tudo indica uma patologia séria. Quando o paciente pergunta sobre os resultados, a médica decide, por beneficência, omitir as informações potencialmente negativas, sabendo que com a revelação o paciente ficaria angustiado e ansioso. Com base em sua experiência com outros pacientes e em seu relacionamento de dez anos com esse paciente em particular, a médica está segura de que a informação não afetaria a decisão do paciente de consentir num outro mielograma. Sua única motivação para omitir a informação é a de poupar o paciente do desgaste emocional de pensar numa decisão dolorosa prematuramente e talvez desnecessariamente. Contudo, a médica pretende ser completamente sincera com o paciente sobre os resultados do segundo teste, não importando quão ruins forem eles, e revelará a informação bem antes que o paciente precise tomar uma decisão sobre uma cirurgia. Esse ato de omissão temporária por parte da médica parece, para nós, moralmente justificado, ainda que se dê à beneficência (temporariamente) prioridade sobre o respeito à autonomia.

Um exemplo mais comum de paternalismo forte justificado aparece no seguinte caso relatado por Mary Silva:

> Depois de receber sua medicação pré-operatória, C., um atleta de 23 anos com uma operação de hérnia marcada, declara que não quer que sejam erguidos os anteparos laterais da cama. C. tem a mente clara e entende por que a regra é exigida; Contudo, C. não julga que a regra deva se aplicar a ele, pois não está nem um pouco entorpecido com a medicação pré-operatória e não tem a intenção de cair da cama. Depois de uma discussão considerável entre a enfermeira e o paciente, ela ergue os anteparos laterais da cama. Sua justificação

é a seguinte: C. não está entorpecido porque acabou de receber a medicação e seus efeitos ainda não se manifestaram. Além disso, se ele seguir o padrão típico dos pacientes que recebem essa medicação nessa dosagem, ficará entorpecido muito rapidamente. Um paciente entorpecido corre o risco de sofrer uma queda. Como sua família não está no hospital para ficar junto ao paciente e as enfermeiras da unidade estão excepcionalmente ocupadas, ninguém pode ficar constantemente com o paciente para monitorar seu estado. Nestas circunstâncias, o paciente deve ser protegido do dano potencial de uma queda, a despeito do fato de não desejar a proteção (...) A enfermeira restringiu a liberdade deste paciente autônomo com base na (...) proteção do paciente contra possíveis danos (...), e *não* para fugir à responsabilidade ou para se resguardar de críticas[37].

Essas ações menores do tipo paternalistas fortes são comuns em hospitais. Se não houver uma alternativa razoável ou, por exemplo, se pacientes terminais forem poupados de sofrimentos totalmente inúteis, tais ações são casos de paternalismo forte justificado; normalmente, elas só são apropriadas e justificadas na assistência à saúde caso as seguintes condições restritivas sejam satisfeitas:
1. Se o paciente está exposto a um dano significativo e evitável
2. Se a ação paternalista provavelmente for evitar o dano
3. Se os benefícios esperados da ação paternalista suplantarem os riscos para o paciente
4. Se a alternativa adotada, que assegure os benefícios e reduza os riscos, for a que menos restrinja a autonomia

Estas condições geralmente justificam o paternalismo forte, mas sua interpretação e seus limites necessitam de uma análise mais extensa do que podemos oferecer aqui. Somos inclinados a acrescentar uma quinta condição exigindo que uma ação paternalista não restrinja substancialmente a autonomia. Essa condição só poderia ser satisfeita se não estiverem em jogo interesses de autonomia vitais ou substanciais. Se, por exemplo, uma testemunha de Jeová recusa uma transfusão de sangue em virtude de uma convicção profundamente arraigada, está em jogo um interesse de autonomia vital. Intervir de forma coercitiva ministrando a transfusão seria uma violação substancial da autonomia, e, portanto, de acordo com essa condição adicional, injustificável. Contudo, alguns raros casos de paternalismo forte justificado cruzam essa linha da violação mínima. Em geral, à medida que aumenta a ameaça ao bem-estar de um paciente ou a probabilidade de ocorrer um dano irreversível, aumenta também a probabilidade de se justificar uma ação paternalista[38]. A terceira condição, portanto, afeta nossa disposição para afrouxar nossa expectativa normal de que os atos paternalistas não devem restringir substancialmente a autonomia.

---

37. Mary C. Silva, *Ethical Decisionmaking in Nursing Administration* (Norwalk, CT: Appleton and Lange, 1989), cap. 3, p. 64.
38. Cf. com a conclusão similar de Kleinig, *Paternalism*, p. 76.

O seguinte caso talvez apoie a intervenção paternalista forte, ainda que se trate de algo mais que uma violação mínima do respeito à autonomia: um psiquiatra está tratando de um caso semelhante ao anteriormente discutido em que o paciente arrancou um olho e amputou a mão por motivos religiosos. Suponhamos, então, que esse paciente não é louco e que age conscientemente, de acordo com suas opiniões religiosas exclusivas. Suponhamos também que ele faz ao psiquiatra uma pergunta sobre sua condição, uma pergunta que tem uma resposta definida mas que, caso fosse dada, levaria o paciente a iniciar um comportamento de automutilação a fim de cumprir o que ele crê serem os requerimentos de sua religião. Muitos, inclusive os presentes autores, sustentariam que o médico age de modo paternalista, mas justificadamente, ao ocultar informações do paciente, ainda que o paciente seja racional e, quanto ao mais, informado. Como a violação do princípio do respeito à autonomia é mais do que mínima nesse caso, uma condição que exija que não se viole substancialmente a autonomia do paciente não pode ser uma condição necessária para todos os casos de paternalismo forte justificado.

Por fim, em algumas ocasiões pode parecer que sugerimos, nesta seção, que uma decisão sobre a justificabilidade do paternalismo é uma questão de dar um peso prioritário a algum princípio do respeito à autonomia ou da beneficência — ou seja, uma questão de eleger um princípio em detrimento de outro. Colocar as coisas desse modo, porém, é demasiado simplista e pode ser seriamente enganoso. Uma estratégia melhor é retornar aos argumentos sobre a especificação, a ponderação e a coerência apresentados no capítulo 1. Desenvolver uma posição acerca dos problemas relacionados ao paternalismo é uma questão de estimar os limites dos princípios e a necessidade de dar a eles um conteúdo adicional, tentando ao mesmo tempo tornar as regras e os julgamentos resultantes tão coerentes quanto possível com as outras premissas adotadas. O problema do paternalismo médico é o de atribuir exatamente a especificação e o equilíbrio corretos à beneficência do médico e à autonomia do paciente na relação entre os dois. É um problema confuso e complicado, e a coerência é difícil de ser alcançada. Uma intervenção paternalista exige pessoas com um bom julgamento, bem como pessoas com princípios bem desenvolvidos, capazes de enfrentar conflitos contingentes.

Problemas de intervenções relacionados a suicídios

Tanto o paternalismo forte como o fraco estão presentes em certas formas de intervenção em suicídios. O Estado, as instituições religiosas e os estabelecimentos de assistência à saúde assumiram, tradicionalmente, certa jurisdição para intervir em suicídios. Aqueles que intervêm nem sempre tentam justificar suas ações com razões paternalistas, mas o paternalismo geralmente constitui a principal justificação.

Nos Estados Unidos, ocorrem aproximadamente trinta mil suicídios comprovados por ano, e muitos outros são rotineiramente classificados como mortes acidentais, em parte porque se sabe muito pouco acerca das intenções da pessoa falecida. Além disso, muitas questões conceituais sobre o termo "suicídio" também tornam difícil classificar os atos como suicídios[39]. Quando, por exemplo, Barney Clark se tornou o primeiro ser humano a receber um coração artificial, foi-lhe dada uma chave que poderia ser usada para desligar o compressor caso desejasse morrer. Como observou o Dr. Willem Kolff, se o paciente "sofre e sente que não vale mais a pena, ele possui uma chave que pode usar. (...) Eu penso que é perfeitamente legítimo que este homem cuja vida foi prolongada tenha o direito de encerrá-la caso não a queira, caso sua vida deixe de ser satisfatória para ele"[40]. Se Clark usasse a chave para desligar o coração artificial, isso teria sido um ato de suicídio? Se, no princípio, ele houvesse se recusado a aceitar o coração artificial, poucos rotulariam esse ato como um suicídio. Sua condição geral era extremamente ruim, o coração artificial era experimental, e não havia nenhuma evidência de intenção suicida. Se, por outro lado, Clark intencionalmente atirasse em si mesmo com um revólver quando já estivesse com o coração artificial, o ato seria classificado como suicídio. Se Clark houvesse usado a chave para desligar seu coração artificial, teriam surgido controvérsias sobre a caracterização do ato como uma recusa de um tratamento de suporte de vida, como a exclusão de um experimento, como um suicídio ou como todas estas coisas ao mesmo tempo.

Tratar dos problemas conceituais acerca da vaguidade do suicídio implicaria nos distanciarmos demais de nosso tema. Em vez disso, iremos nos concentrar nas intervenções paternalistas em casos quanto aos quais geralmente há acordo em serem atos de suicídio ou tentativas de suicídio. A principal questão moral é a seguinte: os indivíduos têm o direito moral de decidir sobre a aceitabilidade do suicídio e de agir livremente de acordo com suas convicções? Se o suicídio é um direito moral a ser protegido, então o Estado e outros indivíduos, como os profissionais da área da saúde, não têm razões legítimas para intervir em tentativas autônomas de suicídio. Contudo, caso aceitemos um direito de autonomia, então o suicida imprudente, que desejaria viver, em circunstâncias mais favoráveis, não poderia ser legitimamente impedido de cometer suicídio.

Um exemplo claro e relevante de tentativa de suicídio aparece no seguinte caso, envolvendo John K., um advogado de 32 anos. Dois neurologistas confirmaram, independentemente, que seu tique facial, que se manifestara por três meses, era um primeiro sinal do mal de Huntington, um distúrbio neurológico que piora progressivamente, leva à demência irreversível e é sempre fatal em aproximadamente dez anos. Sua mãe tivera uma morte horrível com a mesma doença, e John K. com frequência afirmou que preferiria morrer a sofrer como sua mãe sofrera. Por muitos anos ele estivera ansioso, bebera muito e buscara auxílio psiquiátrico para depressões intermitentes. Logo após um diagnóstico que confirmava a doença, John K. contou sua situação ao

---

39. Aqui não abordamos os vários problemas em torno da definição do suicídio. Ver Tom L. Beauchamp, "Suicide", em *Matters of Life and Death*, ed. Tom Regan, 3ª ed. (Nova York: Random House, 1993), esp. parte I; e os artigos em John Donnelly, ed., *Suicide: Right or Wrong?* (Buffalo, NY: Prometeus Books, 1991).

40. Ver James Rechels, "Barney Clark's Key", *Hastings Center Report*, 13 (abril de 1983): 17-19, esp. p. 17.

psiquiatra e lhe pediu ajuda para cometer suicídio. Quando o psiquiatra se recusou a ajudar, ele tentou tirar a própria vida ingerindo sua medicação antidepressiva, deixando um bilhete de explicação à mulher e ao filho[41].

Várias intervenções ocorreram ou eram possíveis neste caso. Em primeiro lugar, o psiquiatra se recusou a prestar assistência no suicídio de John K., e teria procurado interná-lo involuntariamente se o paciente não lhe houvesse garantido que não planejava tentar o suicídio em breve. O psiquiatra provavelmente julgou que com o tempo poderia proporcionar uma psicoterapia apropriada. Em segundo lugar, a esposa de John K. encontrou-o inconsciente e o conduziu rapidamente ao atendimento de emergência. Em terceiro lugar, a equipe do atendimento de emergência decidiu tratá-lo apesar do bilhete de suicídio. Quais dessas intervenções reais ou possíveis são justificáveis?

Uma concepção amplamente aceita de nossas obrigações baseia-se numa modificação da estratégia da intervenção temporária defendida por Mill: a intervenção é justificada para verificar ou para determinar a qualidade da autonomia da pessoa; depois disso, a intervenção é injustificada uma vez que se determine que as ações da pessoa são substancialmente autônomas. Glanville Williams usou essa estratégia numa influente declaração:

> Se alguém depara com uma outra pessoa tentando cometer suicídio, a coisa mais natural e humana a fazer é tentar impedi-la, com o propósito de verificar a causa de sua angústia e de procurar resolvê-la, ou de tentar uma dissuasão moral caso o ato de suicídio pareça revelar falta de consideração por outras pessoas, ou, ainda, com o propósito de tentar persuadir a pessoa a aceitar ajuda psiquiátrica caso esta pareça ser necessária (...) Porém, não se pode defender nada além de uma intervenção temporária. Eu tenho sérias dúvidas quanto ao fato de que uma tentativa de suicídio deva ser um fator que leve a um diagnóstico de psicose ou a uma internação obrigatória num hospital. Os psiquiatras assumem rápido demais que uma tentativa de cometer suicídio é um ato de uma pessoa mentalmente doente[42].

Este exemplo antipaternalista é vulnerável a críticas por duas razões. Em primeiro lugar, deixar de intervir, simbolicamente, transmite a suicidas potenciais uma ausência de preocupação e funciona diminuindo nosso senso de responsabilidade comum. Em segundo lugar, muitas pessoas que cometem suicídio são mentalmente doentes, estão clinicamente deprimidas ou estão desestabilizadas por uma crise, e, portanto, não estão agindo de modo autônomo. De uma perspectiva clínica, muitos suicidas estão envolvidos numa ambivalência, simplesmente desejam reduzir ou acabar com a ansiedade ou estão sob a influência de drogas, álcool ou de uma pressão intensa. Muitos profissionais

---

41. Este caso foi adaptado por Marc Basson, ed., *Rights and Responsibilities in Modern Medicine* (Nova York: Alan R. Liss, 1981), pp. 183-184.
42. Glanville Williams, "Euthanasia", *Medico-Legal Journal*, 41 (1973): 27.

da área da saúde mental creem que os suicídios quase sempre são resultado de inadaptação ou de doenças que exigem atenção terapêutica e suporte social[43].

Numa circunstância típica, o suicida potencial planeja como acabar com a vida e ao mesmo tempo tem fantasias sobre como ocorrerá o salvamento — não apenas o salvamento da morte, mas das circunstâncias negativas que o impelem ao suicídio. Se o suicídio provém de uma depressão clínica ou se é um pedido de socorro, deixar de intervir parece demonstrar um desrespeito pelos mais profundos desejos autônomos da pessoa, incluindo suas esperanças para o futuro. Intenções superficiais nem sempre capturam os desejos ou inclinações mais profundos, e, numa questão tão séria quanto o suicídio, os motivos mais profundos devem ter um peso maior na justificação da intervenção.

Vários problemas de políticas públicas estão vinculados a esses aspectos. Muitas pessoas têm a preocupação de que mudanças na lei referente ao suicídio — tanto para legalizar o suicídio medicamente assistido como para desencorajar intervenções em suicídios — tenham o efeito de encorajar os suicídios de pessoas que não são substancialmente autônomas, especialmente de doentes terminais e carentes de cuidados e de recursos. Estudos recentes indicam que pessoas com diagnóstico de AIDS cometem suicídio num índice muitas vezes maior — um estudo sugere um índice trinta e cinco vezes maior — que a população em geral[44]. Alguns pacientes com AIDS preferem cometer suicídio que enfrentar o processo de sofrimento e de morte causado pela doença, mas sua condição médica também acarreta complicações do sistema nervoso central, como delírios ou demência, que podem torná-los inaptos para fazer uma escolha substancialmente autônoma. Embora reconhecendo a possibilidade de "suicídio racional" em casos de pacientes com AIDS, um médico sustenta que "do ponto de vista clínico, avaliações cuidadosas de suicídios, mesmo em casos de pacientes terminais, revelam, quase invariavelmente, evidências de que o suicídio ocorreu mais como a manifestação de um distúrbio psiquiátrico que como uma escolha racional"[45].

Uma outra preocupação é a de que novas leis para o suicídio tenham o efeito de encorajar atitudes inescrupulosas por parte dos profissionais da área da saúde e dos pacientes, especialmente num sistema médico organizado em torno da redução de custos. Algumas instituições dedicadas à assistência a doentes e idosos, como o asilo moderno, já transmitem uma mensagem de indiferença por várias formas de sofrimento que levam os pacientes a dar um fim à própria vida. Essas instituições contras-

---

43. Ver, por exemplo, três artigos dos psiquiatras Alan L. Berman, Robert E. Litman e Seymour Perlin em *Non-Natural Death – Coming to Terms with Suicide, Euthanasia, Withholding ou Withdrawing Treatment* (Denver: Center for Applied Biomedical Ethics at Rose Medical Center, 1986). Uma discussão útil dos "critérios para um suicídio racional" encontra-se em Margaret Pabst Battin, *Ethical Issues in Suicide* (Englewood Cliffs, NJ: Prentice-Hall, 1982, pp. 132-153).

44. Ver Peter M. Marzuk et al., "Increased Risk of Suicide in Persons with AIDS", *Journal of the American Medical Association*, 259 (4 de março de 1988): 1333-1337. Os números relatados neste artigo são para *homens* com AIDS.

45. Ver Richard M. Glass, "AIDS and Suicide", *Journal of the American Medical Association*, 259 (4 de março de 1988): 1369-1370.

tam vivamente com o *ethos* de um *hospice*, que é um ótimo exemplo de uma instituição estabelecida para cuidar de pacientes que estão sofrendo e lhes fornecer uma comunidade de apoio. Os *hospices* são, porém, um entre vários exemplos concretos de instituições sociais que contrabalançam uma ênfase social exagerada nos direitos de autonomia e na autoconfiança.

Contudo, é preciso cautela ao pedir pela beneficência comunitária, que pode se manifestar de modo paternalista, por meio de intervenções vigorosas ou de sanções criminais. Embora o suicídio tenha sido descriminalizado, uma tentativa de suicídio, independentemente de seus motivos, fornece, quase que universalmente, uma base legal para a intervenção da esfera pública e um fundamento para a hospitalização involuntária[46]. Com frequência, o ônus da prova recai, mais apropriadamente, sobre aqueles que afirmam que o julgamento do paciente não é autônomo. Ida Rollin, por exemplo, uma paciente de 74 anos, tinha câncer de ovário, e seus médicos lhe disseram que tinha apenas mais alguns meses de vida e que sua morte seria muito dolorosa e cheia de transtornos. Rollin indicou a sua filha que queria cometer suicídio e pediu sua assistência. Sua filha obteve algumas pílulas e transmitiu à mãe as instruções de um médico sobre como deveriam ser usadas. Quando a filha expressou reservas quanto a esses planos, seu marido observou que "não eram eles que estavam morrendo, era ela [Ida Rollin]", e que eles eram apenas "navegantes"[47].

Esta referência metafórica à autoridade legítima é uma advertência para o fato de que aqueles que propõem intervir num suicídio precisam de uma justificação moral que se ajuste ao contexto. Na assistência à saúde (como em todo lugar), há ocasiões em que é apropriado ficar de fora e permitir um suicídio, e até fornecer assistência no suicídio de uma pessoa, assim como há ocasiões em que é apropriado intervir (ver capítulo 4, pp. 262-268.)

Negando pedidos por procedimentos não benéficos

Os pacientes ou seus responsáveis podem, ocasionalmente, pedir por procedimentos médicos que o médico tem certeza de que não serão benéficos. O médico pode julgar que o procedimento é ineficaz ou fútil, ou que suas desvantagens ou seus riscos impedirão um benefício amplo. Muitas vezes, embora não sempre, os atos de negar esses pedidos são paternalistas.

O paternalismo passivo. Os debates sobre o paternalismo enfocam, tipicamente, as intervenções paternalistas ativas em casos em que os pacientes preferem a não intervenção. Uma forma também negligenciada de paternalismo aparece na re-

---

46. Ver President's Commission for the Study of Ethical Problems in Medicine and Biomedical and Behavioral Research, *Deciding to Forego Life-Sustaining Treatment*, p. 37.
47. Betty Rollin, *Last Wish* (Nova York: Linden Press/Simon and Schuster, 1985).

cusa, por parte do profissional, em cumprir as preferências do paciente por razões paternalistas — um paternalismo passivo[48]. O seguinte caso ilustra o paternalismo passivo. Elizabeth Stanley, uma paciente internada de 26 anos, sexualmente ativa, pede uma ligadura de trompas, insistindo em que refletira sobre o pedido durante meses, não gostava de outros meios contraceptivos, não queria ter filhos e entendia que a ligadura das trompas era irreversível. Quando o ginecologista sugeriu que ela algum dia poderia desejar se casar e ter filhos, ela respondeu que encontraria um marido que não quisesse filhos ou que quisesse adotá-los. Ela julga que é improvável que venha a mudar de ideia e quer a ligadura das trompas para tornar isso impossível. A paciente tem férias marcadas para dali a duas semanas e quer realizar a cirurgia nessa ocasião[49].

Se um médico justifica a recusa em realizar uma ligadura de trompas com base no benefício do paciente, a ação é paternalista. Essas ações normalmente são justificadas com mais facilidade que as ações de paternalismo ativo, pois os médicos em geral não têm a obrigação moral de satisfazer os desejos do paciente quando são incompatíveis com os padrões aceitos da prática médica ou quando são contrários à consciência do médico. Se os médicos creem que o fornecimento de um tratamento solicitado, como antibióticos para um resfriado ou *laetrile* para um câncer, não é do melhor interesse do paciente, eles não são obrigados a violar sua consciência, mesmo que o paciente seja substancialmente autônomo. Evidentemente, a determinação de um padrão de prática profissional pode ser, em si, um esforço paternalista para proteger os interesses dos pacientes, mas isso já é um outro problema.

A futilidade médica. O paternalismo passivo foi um tema central em debates recentes sobre a futilidade médica, um tópico que introduzimos no capítulo 4. Consideremos o caso de uma paciente de 85 anos, Helga Wanglie, que era mantida num respirador em estado vegetativo permanente (Caso 6 do Apêndice). O hospital pretendia desligar o respirador com a justificativa de que ele não era benéfico, "uma vez que não poderia curar seus pulmões, aliviar seu sofrimento ou permitir que essa mulher inconsciente e permanentemente dependente do respirador experimentasse o benefício da vida propiciado pelo suporte respiratório". Os decisores substitutos — o marido, um filho e uma filha — queriam a continuação do tratamento de suporte de vida com base na justificativa de que a Sra. Wanglie não ficaria em melhor situação se morresse, de que um milagre poderia acontecer, de que os médicos não podiam brin-

---

48. Childress, *Who should Decide? Paternalism in Health Care* (Nova York: Oxford University Press, 1982), cap. 1. Acerca das questões tratadas nesta seção, ver Allan S. Brett e Laurence B. McCullough, "When Patients Request Specific Interventions: Defining the Limits of the Physician's Obligation", *New England Journal of Medicine*, 315 (20 de novembro de 1986): 1347-1351.

49. Este caso foi adaptado de "The Refusal to Sterilize: a Paternalistic Decision", em *Rights and Responsibilities in Modern Medicine*, ed. Basson, pp. 135-136, onde é discutido por Tom L. Beauchamp e Eric Cassell.

car de Deus e de que os esforços para remover o suporte vital demonstravam a "decadência moral de nossa civilização".

Se o suporte vital é fútil para esses pacientes, então é permitido negar as solicitações de tratamento. Mesmo as regulamentações restritivas do caso Baby Doe (ver pp. 218) permitem que os médicos não forneçam tratamentos que sejam considerados "fúteis em termos da sobrevivência da criança" ou "praticamente fúteis". Uma alegação justificada de que um procedimento médico é fútil retira-o do conjunto de atos benéficos entre os quais os pacientes ou seus responsáveis podem escolher. A alegação geralmente não é de que uma determinada intervenção irá causar dano ao paciente (o que seria uma violação do princípio da não maleficência), mas apenas que não produzirá o benefício buscado pelo paciente ou pelo responsável. A obrigação de proporcionar um benefício médico é de fato cancelada por uma alegação justificada de futilidade. Contudo, a linguagem da futilidade esclarece essas questões? Há um paternalismo passivo de boa-fé ou tudo é apenas uma questão de recursos desperdiçados e de coerção da consciência dos profissionais de saúde?

Como observamos no capítulo 4, a "futilidade médica" tem significados muito distintos na literatura sobre o assunto, incluindo as seguintes situações: (1) o procedimento não pode ser realizado em virtude de uma condição biológica do paciente; (2) o procedimento não pode produzir o efeito fisiológico pretendido; (3) não se pode esperar que o procedimento produza o benefício buscado; e (4) os benefícios previstos do procedimento serão suplantados pelos danos, ônus e custos. Em nossa opinião, somente as três primeiras situações representam exemplos de boa-fé de "futilidade médica", pois a quarta delas é um julgamento feito sobre uma ponderação dos custos e dos benefícios que não tem nenhuma relação com futilidade. As alegações de futilidade médica são frequentemente apresentadas como objetivas e isentas de valorações, quando, na verdade, são subjetivas e carregadas de valores. Alguns médicos, por exemplo, insistem em que um tratamento só é fútil caso não tenha nenhuma chance de ser eficaz, enquanto outros classificam um tratamento como fútil caso tenha uma de chance de sucesso de treze por cento ou menos[50].

As alegações de futilidade envolvem a predição e a avaliação dos resultados — que, normalmente, são mais prováveis que certos. A determinação do índice estatístico é em parte estimativa; ou seja, deve-se fixar um índice à luz de valores. Mesmo que assumamos um consenso entre os médicos sobre o índice estatístico, ainda haverá problemas na estimativa clínica acerca da probabilidade de que uma intervenção seja bem-sucedida[51]. Alguns argumentam que um procedimento médico pode ser considerado fútil, de um modo razoável, quando os médicos determinam, por meio de sua experiência pessoal e de dados empíricos registrados, que, "nos últimos 100 casos,

---

50. John D. Lantos, Peter A. Singer, Robert M. Walker et al., "The Illusion of Futility in Clinical Practice", *The American Journal of Medicine*, 87 (julho de 1989): 82.

51. Robert D. Truog, Allan S. Brett e Joel Frader, "The Problem with Futility", *New England Journal of Medicine*, 326 (4 de junho de 1992): 1561, que influenciou estes parágrafos.

um tratamento médico foi inútil"⁵². Contudo, diferenças entre pacientes que são, de resto, similares podem pôr em questão essa conclusão radical.

É sempre apropriado pedir a especificação dos objetivos em relação aos quais se diz que o procedimento é fútil. Uma inquirição pode revelar que o benefício que o médico duvida que seja obtido pode não ser o mesmo benefício visado pelo paciente. Com frequência se assume, por exemplo, que o objetivo legítimo da reanimação cardiorrespiratória é que o sobrevivente seja liberado do hospital; a reanimação é considerada fútil para pacientes nas categorias que estatisticamente não sobrevivem para receber alta⁵³. Contudo, uma sobrevivência curta pode ser o principal objetivo para o paciente ou para a família. Portanto, mesmo que não seja razoável esperar que o sobrevivente deixe o hospital, a opção de realizar esforços para ganhar vários dias ou semanas a mais não é simplesmente uma questão de julgamento médico.

Além disso, alguns atos, como o fornecimento de nutrição e hidratação artificiais, podem ter um significado simbólico ao expressar preocupações de cuidado, ainda que não tragam nenhum outro benefício médico para o paciente. Lantos e outros colegas argumentam que "alimentar pacientes em estado vegetativo persistente pode ser fútil se o objetivo for restabelecer a cognição, mas pode fornecer benefícios emocionais e simbólicos para a família do paciente ou para a sociedade. Esses benefícios podem ser relevantes para a determinação da futilidade e não devem ser automaticamente excluídos"⁵⁴. Em suma, o debate sobre a futilidade é, em última análise, um debate sobre objetivos, e as discussões a respeito dos objetivos apropriados envolvem conflitos de valores.

No caso Wanglie, um médico (Caso 6) descreveu o tratamento da paciente como "não benéfico" e identificou os resultados que não poderiam ser alcançados por meio dele. A questão é, em parte, se a prolongação da vida, na ausência de outros benefícios, é um objetivo suficiente para um paciente em estado vegetativo permanente. Também esse debate é melhor interpretado como uma disputa acerca da legitimidade de objetivos, em vez de uma disputa acerca da futilidade no sentido de inutilidade total. Não se ganha nada — pelo contrário, a discussão é obscurecida — com o emprego do rótulo "futilidade". O poder retórico das alegações de futilidade médica provém da suposição de que esses julgamentos são objetivos e isentos de valorações. Porém, como vimos, é uma ficção descrever desse modo muitos dos julgamentos de futilidade médica, e esses apelos trazem a ameaça de um paternalismo inadmissível.

Algumas vezes, no entanto, não fornecer um tratamento, *sem* o consentimento do paciente ou do responsável, é um ato justificável de paternalismo. Fornecer informa-

---

52. Lawrence J. Schneiderman, Nancy S. Jecker e Albert R. Jonsen, "Medical Futility: Its Meaning and Ethical Implications", *Annals of Internal Medicine*, 112 (15 de junho de 1990): 951.

53. S. E. Bedell, T. L. Delbanco, E. F. Cook e F. H. Epstein, "Survival after Cardiopulmonary Resuscitation in the Hospital", *New England Journal of Medicine*, 309 (8 de setembro de 1983): 569-576.

54. Lantos et al., "The Illusion of Futility in Clinical Practice", p. 83.

ções sobre um procedimento inútil pode ser desorientador e diminuir a autonomia. Consideremos como exemplo a reanimação cardiorrespiratória. As políticas hospitalares usualmente exigem que se tente a reanimação, a menos que exista uma ordem de não reanimação que inclua o consentimento do paciente ou da família. Contudo, alguns argumentam que, quando a reanimação claramente não forneceria nenhum benefício médico para o paciente, os hospitais não deveriam exigir que as opções fossem discutidas nem com o paciente nem com a família[55]. Tanto a beneficência como a não maleficência apoiam uma política paternalista de não apresentar intervenções não benéficas como uma opção de decisão. Os médicos colocariam as famílias numa posição emocional difícil informando-as sobre a reanimação cardiorrespiratória e, depois, tentando convencê-las de que ela não produziria nenhum benefício médico. Além disso, essa abordagem poderia, em vez de favorecer, prejudicar a decisão autônoma, trazendo a ideia de que há uma escolha significativa quando de fato não há. É preciso, portanto, um julgamento moral que leve em consideração os diferentes fatores contextuais para decidir se é apropriado ou obrigatório informar o paciente e a família de que uma reanimação ou outra intervenção não benéfica não serão realizadas[56].

Alguns autores acreditam que "os julgamentos de futilidade podem ser referendados com base em motivos não paternalistas, e que, na verdade, pode ser a falha na realização destes julgamentos o que realmente compromete a escolha autônoma por parte dos pacientes e dos responsáveis"[57]. Esta alegação é correta, mas não há razão para que suspeitemos do argumento de que alguns padrões profissionais de assistência, visando promover os interesses dos pacientes, são paternalistas e justificados. Se os profissionais de saúde *não podem* proporcionar benefícios médicos (ou não médicos), não existe nenhuma obrigação de obedecer às solicitações de intervenção por parte do paciente ou do responsável.

Por fim, as concepções da futilidade médica geralmente são apresentadas como independentes de considerações sobre custos financeiros. Contudo, muito do interesse na futilidade médica é alimentado pela necessidade de controlar os custos. Desenvolvemos um quadro para a alocação justa dos serviços de saúde no capítulo 6, mas, antes, é preciso proceder à análise formal dos benefícios, custos e riscos para se determinar se esses elementos podem desempenhar um papel legítimo nos julgamentos sobre a assistência aceitável e a distribuição dos serviços de saúde.

---

55. J. Chris Hackler e F. Charles Hiller, "Family Consent to Orders Not to Resuscitate", *Journal of the American Medical Association*, 264 (12 de setembro de 1990): 1282.

56. Neste parágrafo, estamos em débito com Stuart J. Youngner, "Futility in Context", *Journal of the American Medical Association*, 264 (12 de setembro de 1990): 1282.

57. Tom Tomlinson e Howard Brody, "Futility and the Ethics of Resuscitation", *Journal of the American Medical Association*, 264 (12 de setembro de 1990): 1279 e ver Brody, *The Healer's Power* (New Haven: Yale University Press, 1992), p. 175. Ver também Nancy S. Jecker e Robert A. Pearlman, "Medical Futility", *Archives of Internal Medicine*, 152 (junho de 1992): 1140-1144.

Ponderando benefícios, custos e riscos

Até aqui, concentramo-nos no papel do princípio de beneficência na medicina clínica. Muitas políticas públicas e institucionais, no entanto, são também desenvolvidas a partir de escolhas racionais sobre benefícios apropriados em relação aos custos e riscos. São particularmente proeminentes várias formas de análise da relação custo–benefício e risco–benefício que implementam o princípio da utilidade nas políticas de saúde. Essas ferramentas são moralmente irrepreensíveis e podem ser moralmente necessárias caso possam iluminar as ponderações e aumentar nossa habilidade de fazer avaliações racionais e julgamentos sensatos sobre essas ponderações.

Surgem muitas questões sobre a comparação e os pesos relativos dos custos, riscos e benefícios. Os julgamentos sobre os tratamentos médicos mais adequados usualmente se baseiam nos benefícios e danos prováveis, e os julgamentos sobre a aceitabilidade ética da pesquisa envolvendo seres humanos reflete, em parte, os julgamentos acerca de se os riscos que recaem sobre as pessoas são suplantados pelo benefício total provável. Ao se submeter, por exemplo, um projeto de pesquisa envolvendo seres humanos à aprovação de um comitê institucional de exame, espera-se que o pesquisador exponha os riscos para os participantes da pesquisa e os prováveis benefícios tanto para os participantes como para a sociedade em geral e depois que explique por que os prováveis benefícios superam os riscos. O comitê apresenta então uma avaliação fundamentada. Caso a pesquisa seja aprovada, espera-se que o pesquisador descreva os riscos e benefícios prováveis aos potenciais participantes, a fim de que eles possam tomar uma decisão informada sobre a participação na pesquisa. Esse apelo à beneficência na pesquisa pode, com uma pequena reformulação, ser estendido ao tratamento de pacientes, à distribuição dos serviços de saúde e à avaliação das tecnologias médicas.

Desenvolveram-se várias estratégias informais para auxiliar nas tomadas de decisão acerca de custos, riscos e benefícios. Essas estratégias incluem julgamentos de especialistas baseados nos dados mais confiáveis que se possa reunir e o raciocínio analógico baseado em precedentes. Essa última estratégia procura estabelecer novas políticas com base em outras que já se mostraram válidas. Os comitês institucionais de exame indicam os riscos e os benefícios, determinam seus respectivos pesos e chegam a decisões com base nisso — eles usualmente utilizam técnicas *informais*. Os comitês praticamente nunca usam técnicas formais que empregam números a fim de expressar a probabilidade objetiva de que um acontecimento resulte num benefício ou num dano. Nesta seção, contudo, enfocamos as técnicas que se valem de análises *formais*, *quantitativas*, dos custos, riscos e benefícios.

A natureza dos custos, dos riscos e dos benefícios

Os custos são os recursos necessários para se realizar um benefício, e também os efeitos negativos da busca e da realização desse benefício. Eles representam, com efeito, sacrifícios feitos na tentativa de se alcançar algum objetivo importante. Nós nos concentraremos nos custos expressos em termos monetários — a principal interpretação dos custos nas análises da relação custo–benefício e da relação custo–eficácia. O termo "risco", em contraposição, refere-se a um possível dano futuro, sendo o dano definido como o prejuízo dos interesses relacionados à vida, à saúde e ao bem-estar. Expressões como "risco mínimo", "risco razoável" e "alto risco" normalmente se referem à chance da experimentação de um dano — à sua *probabilidade* —, mas às vezes referem-se à severidade do dano caso ele ocorra — à sua *magnitude*.

A determinação dos riscos é descritiva na medida em que estabelece a probabilidade de que ocorram acontecimentos nocivos. Contudo, a determinação dos riscos é também valorativa, na medida em que há necessariamente um valor vinculado à ocorrência ou à prevenção dos acontecimentos. Não há riscos a menos que tenha ocorrido, previamente, uma avaliação negativa de algumas condições. Desse modo, o risco é um conceito tanto descritivo como valorativo. Uma circunstância de risco é, fundamentalmente, aquela em que há a possibilidade da ocorrência de algo que foi avaliado como nocivo e em que há também uma incerteza a respeito dessa ocorrência, que pode ser expressa em termos de sua probabilidade.

Existem vários tipos de risco: riscos físicos, psicológicos, financeiros e legais, entre outros. O caso a seguir ilustra a gama dos tipos de risco, que dizem respeito aos interesses humanos que podem ser prejudicados. Neste caso, uma menininha sofre de nanismo, uma doença genética recessiva, e também de várias outras complicações. A criança corre o risco de morrer de desnutrição caso não se efetue uma operação, mas, se a operação for feita, há também o risco de que o bebê passe por um grande sofrimento e de que haja sérias complicações médicas. Além disso, a família corre o risco de sofrer danos psicológicos e econômicos, em virtude do baixíssimo financiamento *per capita* para instituições públicas que acolhem portadores de deficiências mentais. Por fim, os pais decidiram-se contra a cirurgia, uma decisão que em algumas jurisdições os colocaria sob um risco legal[58].

O termo "benefício" às vezes se refere à redução dos custos e riscos; na biomedicina, porém, é mais comum que o termo se refira a algo que tenha um valor positivo, como a vida ou a saúde. Diferentemente do termo "risco", "benefício" não tem conotação de probabilidade. A probabilidade do benefício é justamente o contrário do risco, sendo que os benefícios são comparáveis antes aos danos que aos riscos de danos. Assim, as relações risco–benefício devem ser concebidas em termos de uma relação entre a probabilidade e a magnitude de um benefício previsto e a probabilidade e a magnitude de um dano previsto.

O uso de termos como "custo", "risco" e "benefício" envolve necessariamente uma valoração. Os valores determinam *o que* constitui um custo, um dano e um benefício, e também *quão* importantes são determinados custos, danos e benefícios — ou seja, que peso eles devem ter em nossos cálculos.

---

58. Este caso foi preparado por Robert M. Veatch e é usado com permissão.

As análises custo–benefício e custo–eficácia

A análise custo–benefício e a análise custo–eficácia são duas ferramentas controversas mas amplamente utilizadas de análise formal. Elas têm sido cada vez mais empregadas na definição de políticas públicas referentes à saúde, à segurança e às tecnologias médicas. Muitas vezes essas políticas vêm em resposta ao surgimento de uma demanda por serviços de saúde caros e à necessidade de restringir os custos da assistência à saúde. Tanto a análise custo–eficácia como a análise custo–benefício fornecem balanços o mais rigorosos e objetivos possível, usando termos quantificados. Estas técnicas têm sido exaltadas como meios de reduzir a ponderação intuitiva das opções e de evitar decisões subjetivas e políticas. Contudo, tais ferramentas também foram, por sua vez, duramente criticadas. Os críticos afirmam que esses métodos de análise não são suficientemente abrangentes para incluir todos os valores e opções relevantes, e sustentam ainda que os próprios métodos são, com frequência, subjetivos, tendenciosos e, às vezes, *ad hoc*. Os críticos também acusam essas técnicas de concentrar a autoridade de decisão nas mãos de profissionais técnicos e tacanhos que não entendem as restrições morais, legais e políticas que limitam legitimamente o uso desses métodos.

Tanto a análise custo–eficácia como a análise custo–benefício visam identificar, medir, comparar e avaliar, em termos quantitativos, todos os custos e as consequências relevantes das políticas, dos programas e das tecnologias[59]. Os dois tipos de análise, porém, podem ser distinguidos em função do modo como determinam o valor dos resultados. Na análise custo–benefício, os benefícios e os custos são ambos medidos em termos monetários. Na análise custo–eficácia os benefícios são medidos em termos não monetários, por exemplo em anos de vida, em anos de vida ajustados à qualidade [*quality-adjusted life-years*-$_{QALYS}$] e em casos de doenças. O produto da análise custo–eficácia é algo como, por exemplo, "custo por ano de vida ganho", enquanto o produto da análise custo–benefício é a razão custo–benefício definida em cifras monetárias, que expressa a medida comum. Embora a análise custo–benefício com frequência comece pela mensuração de diferentes unidades quantitativas — como índices de acidentes, estatísticas de mortes, número de pessoas tratadas e quantias de dinheiro gastas —, ela busca, no final, converter essas unidades de medida aparentemente incomensuráveis e expressá-las numa unidade comum.

Consideremos como um exemplo dessas abordagens o debate sobre o uso de agentes de contraste de baixa osmose. Estes agentes são usados em estudos radiográficos intravasculares, especialmente na angiografia cardíaca, por oferecem riscos reduzidos de reações adversas sérias, incluindo a morte. Ainda que os agentes de contraste de

---

59. U. S. Congress, Office of Technology Assessment, *The Implications of Cost-Effectiveness Analysis of Medical Technology: Summary* (Washington, DC: U. S. Government Printing Office, 1980). Neste parágrafo, recorremos a este documento e também a Kenneth E. Warner e Bryan R. Luce, *Cost-Benefit and Cost-Effectiveness Analysis in Health Care* (Ann Arbor, MI: Health Administration Press, 1982) e David Eddy, "Cost-Effectiveness Analysis", *Journal of the American Medical Association*, 267 (25 de março de 1992): 1669-1675; 267 (24 de junho de 1992): 3342-3348; e 268 (1º de julho de 1992): 132-136.

baixa osmose não pareçam oferecer, no que se refere ao diagnóstico, uma vantagem sobre os antigos agentes de contraste de alta osmose, os agentes de baixa osmose seriam universalmente adotados se não se levassem em conta os custos, em razão de sua maior segurança. Contudo, os agentes de contraste de baixa osmose são muito caros e custam de doze a vinte vezes mais que os outros agentes de contraste. Cerca de dez milhões de exames de contraste intravasculares são efetuados nos Estados Unidos a cada ano. Se os agentes de contraste de baixa osmose fossem empregados universalmente, o custo adicional seria de cerca de um bilhão de dólares (considerando-se um custo adicional comedido, doze vezes maior que o custo dos agentes tradicionais).

Os méritos relativos dos agentes de contraste disponíveis têm sido estabelecidos em termos do valor (monetário) da vida (como seria apropriado na análise custo–benefício), mas, com maior frequência, em termos do valor dos anos de vida (como é frequentemente o caso na análise custo–eficácia). Estima-se que os agentes de contraste convencionais causam uma reação fatal em 30.000 utilizações, enquanto os agentes de contraste de baixa osmose causam apenas uma reação fatal em 250.000 utilizações. A adoção universal dos agentes de contraste de baixa osmose resultariam numa redução líquida de 293 fatalidades (por ano) — uma despesa de 3,4 milhões de dólares para cada morte evitada. Pelos propósitos da análise custo–eficácia, as cifras são determinadas para refletir anos de vida. Se os pacientes que se submetem a esses exames têm uma média de 46 anos de idade e uma expectativa de vida de mais 32 anos, o custo para cada ano de vida ganho seria de U$ 106.000,00. Este custo é muito mais alto do que, por exemplo, o tratamento da hipertensão (U$ 30.000,00) e a diálise para doença renal em estágio final (U$ 32.000,00). Contudo, se os agentes de contraste de baixa osmose fossem fornecidos somente aos 15% ou 20% dos pacientes altamente propensos a sofrer reações adversas sérias — por serem velhos, por exemplo —, o custo por morte evitada seria de um milhão de dólares e o custo por ano de vida ganho seria de U$ 31.250,00, equiparando-se ao custo dos outros dois tratamento mencionados.

Do ponto de vista dos custos marginais da prevenção das mortes nos grupos de pacientes de baixo risco (de 80% a 85% dos pacientes), os analistas calculam que o custo adicional da extensão dos agentes de contraste de baixa osmose para todos os pacientes que se submetam às injeções de agentes de contraste seria de 878 milhões de dólares, o que resultaria numa redução de mais 117 mortes por ano, a um custo de 7,8 milhões para cada morte evitada e de U$ 234.000,00 por cada ano de vida ganho. Alguns analistas observaram que essa relação custo–eficácia é bem mais alta do que a da maior parte dos programas médicos dos Estados Unidos[60]. Se por um lado a análise

---

60. Esta análise foi extraída em grande medida de Peter D. Jacobson e John Rosenquist, "The Introduction of Low-Osmolar Contrast Agents in Radiology: Medical, Economic, Legal, and Public Policy Issues", *Journal of the American Medical Association*, 260 (16 de setembro de 1988): 1586-1592, com alguns enxertos de Earl P. Steinberg, Richard D. Moore, Neil R. Powe, et al., "Safety and Cost-Effectiveness of High-Osmolality as Compared with Low-Osmolality Contrast Material in Patients Undergoing Cardiac Angiography", *New England Journal of Medicine*, 326 (13 de fevereiro de 1992): 425-430, e John W. Hirshfield, Jr., "Low Osmolality Contrast Agents – Who Needs Them?", *New England Journal of Medicine*, 326 (13 de fevereiro de 1992): 482-484.

custo–eficácia dos agentes de contraste de baixa osmose enfoca o custo de salvar vidas e especialmente o custo por ano de vida ganho, por outro ela não inclui o que é tido como um dos principais objetivos de muitas das análises custo–eficácia nas políticas de saúde e na assistência à saúde: os QALYS (ver pp. 339-344). Essa omissão é compreensível porque esses procedimentos de diagnóstico são usados para pacientes em condições extremamente diferentes e com vários prognósticos, assim como em tratamentos com taxas de sucesso variáveis.

Esse caso ilustra o papel e a importância de algumas categorias e ferramentas de análise que serão proeminentes no restante deste capítulo. Utilizando a medida comum do dinheiro, a análise custo–benefício permite uma comparação entre os programas que salvam vidas e os programas que reduzem as incapacidades. Em contraposição, a análise custo–eficácia funciona melhor para comparar e avaliar programas diferentes que visam o mesmo objetivo, como ganhar anos de vida. Ela não permite uma avaliação do valor inerente dos programas nem uma avaliação comparativa de programas com metas diferentes. A característica da análise custo–eficácia é mostrar qual alternativa, entre as opções possíveis, maximiza as consequências desejáveis — dado um conjunto determinado de recursos, como dinheiro, por exemplo — ou minimiza os custos a fim de alcançar uma consequência almejada.

Desse modo, muitas análises custo–eficácia envolvem a comparação de cursos de ação alternativos que têm benefícios médicos similares a fim de determinar qual deles é mais eficaz segundo seu custo. Um bom exemplo disso na prática médica é o uso do teste de guaiacol, um exame barato para detectar quantidades mínimas de sangue nas fezes, que podem ser resultado de vários problemas, inclusive de hemorroidas, pólipos intestinais benignos ou câncer de cólon. (Este último problema mata muitas pessoas, mas pode ser curável se for diagnosticado muito precocemente.) Um exame de guaiacol não pode identificar a causa do sangramento, mas, se houver um resultado positivo no exame de fezes com o guaiacol e não se encontrar outra causa óbvia para o sangramento, os médicos efetuarão outros exames. Em 1974, a American Cancer Society propôs que se utilizassem seis exames de fezes consecutivos com o guaiacol para prevenir cânceres colo-retais. Dois analistas elaboraram uma meticulosa análise custo–eficácia dos seis exames de fezes com guaiacol. Eles assumiram que o teste inicial custaria quatro dólares e que cada um dos testes seguintes custaria um dólar, e ainda que, a cada teste consecutivo, seria detectado um número muito menor de casos de câncer. Os analistas determinaram então que o custo marginal por caso de câncer detectado aumentava dramaticamente: U$ 1.175,00 para um teste; U$ 5.492,00 para dois testes; U$ 49.150,00 para três testes; U$ 469.534,00 para quatro testes; 4,7 milhões de dólares para cinco testes; e 47 milhões de dólares para a série total de seis exames[61].

---

61. Duncan Neuhauser e Ann M. Lewicki, "What do we Gain from the Sixth Stool Guaiac?", *New England Journal of Medicine*, 293 (31 de julho de 1975): 226-228. Ver também "American Cancer Society Report on the Cancer-related Checkup", *CA–A Cancer Journal for Clinicians*, 30 (1980): 193-240, que recomenda a série completa de seis exames de fezes com guaiacol.

Esses resultados não levam necessariamente a uma conclusão, mas a análise é relevante para a distribuição de recursos por parte da sociedade, para a definição de políticas pelas companhias de seguros e pelos hospitais, para as recomendações dos médicos aos pacientes, e para os pacientes, na consideração dos procedimentos de diagnóstico. Esta é antes uma análise custo–eficácia que uma análise custo–benefício, uma vez que não procura converter o benefício da detecção do câncer colo-retal numa medida qualquer, como o dinheiro, que possa depois ser comparada com os custos. Ela também não inclui efeitos tais como a tranquilização dos pacientes, que podem ser difíceis de serem medidos.

Houve uma certa confusão conceitual em torno do significado da análise custo–eficácia. De acordo com alguns analistas, ela não deveria ser confundida nem com uma redução dos custos nem com um aumento da eficácia isoladamente, pois com frequência depende de um exame desses dois fatores. Em alguns casos, quando se comparam dois programas, a economia que um deles representaria pode ser suficiente para considerá-lo mais eficaz (de acordo com o custo) que o outro. Contudo, um programa pode ser mais eficiente que outro na relação custo–eficácia mesmo que (1) *custe mais* — em virtude de aumentar a eficácia médica — ou (2) que leve a uma *diminuição da eficácia médica* — em virtude de reduzir consideravelmente os custos. Por estas razões, alguns analistas alegam que se deve dizer que uma estratégia é mais eficiente segundo a relação custo–eficácia quando "(a) implica menos custos e é no mínimo tão eficaz quanto a outra alternativa; (b) quando implica mais custos e é mais eficaz, mas o benefício que proporciona vale o custo adicional; e (c) quando é menos eficaz e implica menos custos, mas o benefício acrescentado pela outra alternativa não vale o custo adicional que implicaria"[62].

No entanto, muitos analistas aceitam apenas o caso (a), sustentando que uma estratégia é mais eficiente que outra na relação custo–eficácia se custa menos e alcança o mesmo objetivo. Segundo esta concepção, a análise custo–eficácia pressupõe um objetivo uniforme, já estabelecido de antemão por uma avaliação independente dos benefícios de se atingir este objetivo. Os procedimentos de diagnóstico ou terapêuticos podem ser mais ou menos eficientes segundo a relação custo–eficácia em comparação com outros que possuem o mesmo resultado. Se ambos os procedimentos têm o mesmo resultado — em anos de vida, por exemplo —, sendo um deles, porém, mais barato, então esse procedimento é mais eficiente segundo a relação custo–eficácia. Afirmar que um procedimento é mais eficiente segundo a relação custo–eficácia a não ser comparando-o com outro é pressupor que o efeito produzido possui um valor em relação ao custo monetário. Esta valoração inclina-se na direção da análise custo–benefício, embora talvez sem converter o benefício numa medida comum aos custos, como o dinheiro.

---

62. Peter Doubilet, Milton C. Weinstein e Barbara J. McNeil, "Use and Misuse of the Term 'Cost Effective' in Medicine", *New England Journal of Medicine,* 314 (23 de janeiro de 1986), que influenciou este parágrafo e os dois seguintes.

De acordo com um estudo sobre a transfusão de leucócitos durante a quimioterapia para leucemia aguda, por exemplo, a transfusão profilática custa U$ 2.431,00 a mais que a transfusão terapêutica e aumenta a expectativa de vida do paciente em 0,0285 anos[63]. Porém, se é apropriado ou não dizer que a transfusão profilática é mais ou menos eficiente segundo a relação custo–eficácia do que a transfusão terapêutica depende do valor que se atribui ao benefício adicional em relação ao custo adicional. Falando claramente, a questão é se um ano de vida adicional ganho vale U$ 85.300,00. Sem fazer essa indagação, não se pode determinar se a transfusão profilática é eficiente segundo a relação custo–eficácia.

O princípio da utilidade não preceitua um procedimento médico meramente por oferecer a menor razão custo–eficácia (por exemplo, por oferecer o maior benefício por cada dólar). Atribuir prioridade à menor razão custo–eficácia é referendar uma abordagem minimalista do diagnóstico médico e da terapia[64]. Essa abordagem se restringiria apenas ao primeiro exame de fezes com guaiacol, pois a razão custo–eficácia é a mais baixa para este primeiro exame e aumenta para os exames subsequentes. Essa abordagem da análise da decisão é muito limitada, pois exclui do cálculo o valor dos benefícios médicos adicionais — incluindo a tranquilização psicológica — proporcionada pelos exames suplementares.

A prevenção de acidentes, doenças e enfermidades tem sido frequentemente exaltada como a melhor maneira de conter os custos da assistência à saúde. Do ponto de vista da análise custo–eficácia, entretanto, prevenir nem sempre é melhor que curar. A prevenção pode proporcionar uma economia em determinados tratamentos, mas também pode aumentar as despesas médicas quando se trata de outros problemas de saúde[65]. Analogamente, estratégias bem-sucedidas para desestimular estilos de vida e padrões de comportamento que oferecem mais riscos geralmente resultam num aumento, em vez de numa diminuição, das despesas sociais, pois pessoas que vivem mais com frequência precisam de mais serviços e de mais assistência social[66]. Contudo, um enfoque exclusivamente sobre os custos depreciaria o valor da saúde em si, pois as estratégias preventivas, caso sejam eficazes, têm a vantagem de manter a saúde ao longo do tempo, ainda que tenham um custo líquido mais alto.

Avaliação dos riscos

A avaliação dos riscos é outra importante técnica de análise que é preciso considerar antes de oferecer uma avaliação global da análise custo–benefício. Como já

---

63. M. S. Rosenshein et al., "The Cost Effectiveness of Therapeutic and Prophylatic Leukocyte Transfusion", *New England Journal of Medicine*, 302 (8 de maio de 1980): 1058-1062.
64. Doubilet et al., "Use and Misuse of the Term 'Cost Effective' in Medicine", p. 255.
65. Louise Russell, *Is Prevention Better than Cure?* (Washington, DC: Brookings Institution, 1986), p. 111.
66. Ver Howard Leichter, "Public Policy and the British Experience", *Hastings Center Report*, 11 (outubro de 1981): 32-39.

observamos, o risco está relacionado à probabilidade e à magnitude de um resultado negativo; portanto, avaliar o risco envolve a análise e a valoração da probabilidade de ocorrência de resultados negativos, especialmente de danos. *Identificar* os riscos envolve localizar algum perigo. *Estimar* os riscos significa determinar a probabilidade e a magnitude dos danos provenientes desse perigo. A *valoração* dos riscos determina a aceitabilidade dos riscos identificados e estimados, com frequência em relação a outros objetivos. A valoração dos riscos em relação aos benefícios prováveis é frequentemente chamada de *análise risco–benefício*, que pode ser formulada em termos de uma razão dos benefícios e dos riscos esperados e pode levar a um julgamento acerca da aceitabilidade do risco que está sendo avaliado. A identificação, a estimativa e a valoração são estágios da avaliação dos riscos. O próximo estágio no processo é a *administração* dos riscos — o conjunto de respostas individuais ou institucionais à análise e à avaliação dos riscos, incluindo as decisões de reduzi-los ou de controlá-los. A administração dos riscos nos hospitais, por exemplo, inclui o estabelecimento de políticas para reduzir o risco da ocorrência de ações judiciais por imperícia médica.

Nesta seção, concentramo-nos na avaliação dos riscos, frequentemente usada para a avaliação da tecnologia, para relatórios de impacto ambiental e para políticas públicas para a proteção da saúde e do bem-estar. A avaliação dos riscos pode ser representada no seguinte esquema de magnitude e probabilidade de danos:

		Magnitude do dano	
		Grande	Pequena
Probabilidade do dano	Alta	1	2
	Baixa	3	4

Para o propósito da tomada de decisão na esfera médica e nas políticas públicas, a aceitabilidade dos riscos deve ser determinada por meio das mais objetivas estimativas da probabilidade e da magnitude dos danos possíveis, juntamente com todos os valores relevantes, incluindo os benefícios almejados.

Como sugere a categoria número 4, há uma questão acerca de se alguns riscos são tão insignificantes — seja por sua probabilidade ou por sua magnitude, ou por ambos — que não merecem atenção. Os riscos chamados *de minimis* são aceitáveis porque podem ser representados como efetivamente iguais a zero. Por exemplo, segundo a Food and Drug Administration (FDA), um risco de menos de um caso de câncer para cada milhão de pessoas expostas é *de minimis*. Contudo, o limite quantitativo ou o ponto-limite usado numa abordagem *de minimis* é problemático. Na população dos Estados Unidos, por exemplo, um risco anual de um caso de câncer para cada milhão de pessoas produziria o mesmo número de fatalidades — 240 — produzido por um risco de um caso para cada cem pessoas numa cidade com uma população de 24.000 habitantes. Além disso, enfocando o risco anual de ocorrência de câncer ou de morte para cada indivíduo em um milhão, a abordagem *de minimis* pode negligenciar o nível de risco global cumulativo gerado para os indivíduos ao longo de seu tempo de vida pelo acréscimo de vários riscos de um para cada milhão[67].

A avaliação dos riscos também enfoca a aceitabilidade dos riscos em relação aos benefícios buscados. Com a possível exceção dos riscos *de minimis*, a maioria dos riscos será considerada aceitável ou inaceitável em relação aos benefícios que possam derivar das ações que acarretam aqueles riscos — por exemplo, os benefícios da radiação ou de um procedimento cirúrgico na assistência à saúde, ou os benefícios da energia nuclear ou de produtos químicos tóxicos no local de trabalho[68].

O problema da incerteza. O risco deve ser distinguido da incerteza, embora ambos assumam uma carência de previsibilidade ou de conhecimento acerca dos eventos futuros. O *risco* se refere à probabilidade e à magnitude de um prejuízo a certos interesses. A *incerteza*, em contraposição, refere-se a uma carência de previsibilidade ou de conhecimento em virtude de evidências insuficientes. A avaliação e a administração dos riscos são repletas de incertezas. Pode haver grandes margens de erro na quantificação dos riscos, e pode ser difícil extrapolar a informação acerca dos efeitos de um produto químico sobre os seres humanos, mesmo que se possa demonstrar que o produto, em altas doses, é cancerígeno para roedores. Uma questão fundamental, portanto, é para que lado errar em situações de incerteza. Se a incerteza será resolvida de maneira otimista ou pessimista dependerá dos julgamentos de valor daqueles que realizarem a análise. Reguladores, por exemplo, normalmente assumem a estimativa mais conservadora, adotando o cenário do pior caso possível[69].

Na tentativa de reduzir a incerteza, normalmente os mesmos padrões de evidência — por exemplo, que uma determinada substância é cancerígena — não se aplicam a todos os cenários. Surgem debates, por exemplo, acerca de como estabelecer padrões de evidências nas políticas a fim de proteger o meio ambiente e de salvaguardar os pacientes de drogas perigosas, dispositivos médicos etc. Em geral, o padrão de provas determina o risco de erro considerado aceitável. A aceitação de algum nível de confiança pressupõe considerações normativas, morais, sociais e políticas. Por exemplo, a questão de se uma agência reguladora deveria estabelecer, para que uma deter-

---

67. Ver Sheila Jasanoff, "Acceptable Evidence in a Pluralistic Society", em *Acceptable Evidence: Science and Values in Risk Management*, ed. Deborah G. Mayo e Rachelle D. Hollander (Nova York: Oxford University Press, 1991), "An Analysis of the Minimis Strategy for Risk Management", *Risk Analysis*, 6 (1986). Ver também Nicholas Rescher, *Risk* (Washington, DC: University Press of America, 1983), pp. 35-40.

68. Ver Richard Wilson e E. A. C. Crouch, "Risk Assessment and Comparisons: an Introduction", *Science*, 236 (17 de abril de 1987): 267-270.

69. Lester B. Lave, "Health and Safety Risk Analyses: Information for Better Decisions", *Science*, 236 (17 de abril de 1987): 292-293. Ver também Kristin Shrader-Frechette, *Risk and Rationality: Philosophical Foundations for Populist Reforms* (Berkeley: University of California Press, 1991), cap. 8.

minada substância seja considerada tóxica ou cancerígena, um padrão de evidência com um nível de confiança de noventa e nove por cento é uma questão de julgamento normativo, e não meramente de julgamento científico, e isso terá um impacto tanto sobre os interesses comerciais como sobre as potenciais vítimas da substância. Em casos nos quais há amostras pequenas e doenças relativamente raras, o uso da regra de noventa e cinco por cento irá proteger mais efetivamente os fabricantes e vendedores de uma substância do que as potenciais vítimas dela[70]. A aceitação de um padrão de evidência, portanto, envolve julgamentos morais, sociais e políticos.

Relacionada com esta, a questão de qual dos lados tem o ônus da prova. Nas decisões morais e políticas, assim como nas decisões legais, a justificação de um julgamento pode depender de sobre quem deve recair o ônus da prova — ou do exemplo, no debate acerca da segurança dos implantes de silicone em gel nos seios, que é discutido abaixo. Longe de ser uma decisão neutra, a atribuição do ônus da prova reflete certos valores. No exemplo da lei criminal, o estado tem o ônus da prova para estabelecer a culpa de um suposto criminoso acima de qualquer dúvida; em vez de ter de provar sua inocência, o suposto criminoso tem somente de estabelecer uma dúvida razoável de que tenha cometido o crime. Na avaliação das tecnologias, temos de decidir que lado detém o ônus da prova: se são os opositores ou os defensores de uma determinada tecnologia. O julgamento dependerá das premissas de para que lado seria preferível errar em casos de incerteza ou de dúvidas. Por exemplo, deveríamos estar mais preocupados com a possibilidade de que uma tecnologia considerada segura seja prejudicial ao meio ambiente ou com a possibilidade de que uma tecnologia considerada prejudicial seja segura para o meio ambiente? As convicções sobre o valor do meio ambiente e do progresso tecnológico geralmente estarão presentes na imputação do ônus da prova.

Uma incerteza comum é a de se uma tecnologia irá interagir com outras tecnologias de modo a produzir efeitos não previstos, e de como isso poderia ocorrer[71]. Pode haver incerteza, por exemplo, acerca dos efeitos de uma exposição simultânea a vários produtos químicos, pois a interação dos produtos pode produzir efeitos sinérgicos em vez de efeitos meramente somatórios. Outras incertezas sobre tecnologias incluem o modo como serão utilizadas — por exemplo, a maneira como os médicos irão administrá-las e se os pacientes irão obedecer às instruções. Apelos pelo sexo seguro na crise da AIDS dependem não apenas da qualidade dos preservativos usados mas também do cuidado tomado pelos usuários. Assim, as evidências baseadas em estudos feitos em laboratórios sobre a eficácia dos preservativos na prevenção da transmissão do HIV são insuficientes para que se faça um julgamento prognóstico acerca da eficácia dos preservativos nos intercursos sexuais reais.

---

70. Ver Carl F. Cranor, "Some Moral Issues in Risk Assessment", *Ethics*, 101 (outubro de 1990): 123-143, que influenciou este parágrafo. Ver também Shrader-Frechette, *Risk and Rationality*, e Mayo e Hollander, eds., *Acceptable Evidence*.

71. Ian Hacking, "Culpable Ignorance of Interference Effects", em *Values at Risk*, ed., MacLean, cap. 7.

Outras incertezas provêm do contexto social e cultural dos avanços tecnológicos. Lynn White, por exemplo, insiste em que a avaliação das tecnologias requer análises sociais, uma vez que o impacto de uma tecnologia se infiltra na sociedade e em sua cultura, com frequência de maneiras imprevisíveis. Um de seus estudos de casos enfoca o álcool, que no século XII era destilado a partir do vinho como um produto farmacêutico em Salerno, local da mais famosa escola médica da Europa. De início amplamente exaltado como produto farmacêutico com efeitos benéficos para dores de cabeça crônicas, distúrbios estomacais, câncer, artrite, esterilidade, queda ou embranquecimento dos cabelos, mau hálito e para um "temperamento frio", ele gradualmente levou à difusão da embriaguez e de distúrbios, e então, no século XX, a doenças relacionadas com o álcool e aos acidentes automobilísticos, sendo que nada disso poderia ter sido previsto por um comitê de avaliação tecnológica no século XII[72].

Há incertezas similares a respeito da interação da sociedade, da cultura e das novas tecnologias no tocante à seleção dos sexos. Se futuros pais, por exemplo, irão preferir ter mais meninos ou mais meninas, ou se irão preferir que seu primeiro filho seja homem ou mulher, pode depender de atitudes culturais e de políticas sociais, como por exemplo a questão de se os homens ou as mulheres têm oportunidades e remunerações iguais ou maiores. Alguns dos principais riscos das técnicas de seleção do sexo são seus efeitos sociais. Por exemplo, a difusão da seleção do sexo poderia reforçar a discriminação e os estereótipos sexuais, prejudicando políticas sociais por igualdade de oportunidades.

A percepção do risco. A percepção que um indivíduo tem dos riscos pode ser diferente da avaliação de um especialista. As variações podem refletir não somente diferentes objetivos e diferentes "previsões de risco", mas também diferentes avaliações qualitativas de riscos particulares, inclusive avaliações de se os riscos em questão são voluntários, controláveis, altamente evidentes ou temidos[73]. Consideremos o possível impacto dos planos de vida pessoais e das previsões de riscos sobre a percepção e a avaliação que os pacientes têm dos riscos de uma cirurgia na artéria coronária. De cada cem pacientes que se submetem à cirurgia, de um a dois morrem. Uma pessoa que pratica esportes poderia considerar o risco de morrer na cirurgia insignificante em vista da perspectiva de uma vida ativa; já uma outra pessoa poderia escolher o tratamento médico em virtude do medo de morrer na mesa de operações[74]. Além disso, como vimos no capítulo 3 (p. 180-181), a percepção que um paciente tem dos riscos e dos benefícios pode depender em parte do modo como estes são apresentados pelo

---

72. Lynn White, Jr., "Technology Assessment from the Stance of a Medieval Historian", *Medieval Religion and Technology: Collected Essays* (Berkeley: University of California Press, 1978), pp. 261-276.
73. Ver Paul Slovic, "Perception of Risk", *Science*, 236 (17 de abril de 1987): 280-285; Slovic, "Beyond Numbers: a Broader Perspective on Risk Perception and Risk Communication", em *Acceptable Evidence*, pp. 48-65, esp. 34-35; e Richard J. Zeckhauser e W. Kip Viscusi, "Risk within Reason", *Science*, 248 (4 de maio de 1990): 559-564.
74. Lave, "Health and Safety Risk Analyses", p. 291.

médico — por exemplo, se o médico expõe as coisas em termos da probabilidade de morrer ou da probabilidade de sobreviver.

As respostas públicas e profissionais à exposição acidental ao sangue de pacientes infectados com o vírus da imunodeficiência humana (HIV) ilustram esta questão. Essa exposição provoca um medo maior do que provocava, alguns anos atrás, a exposição acidental ao sangue de pacientes com hepatite B, ainda que, estatisticamente, ambas representem um risco de morte aproximadamente igual. A probabilidade de se infectar com o HIV é mais baixa (aparentemente menor que 1%), mas a morte por essa infecção é praticamente garantida em certo tempo; a probabilidade de se infectar com o vírus da hepatite B é mais alta, aproximadamente de vinte e cinco por cento, mas estima-se que o índice de morte é de apenas cinco por cento. De acordo com um estudo, o medo da morte certa ao ser infectado com o HIV parece ser a razão pela qual o medo de se infectar com ele numa exposição acidental é maior[75]. Outros fatores incluem também o estigma social vinculado ao HIV e à AIDS.

As diferenças na percepção dos riscos sugerem limitações nas tentativas de usar somente medições objetivas e quantitativas da probabilidade e da magnitude dos riscos para se chegar às conclusões acerca de sua aceitabilidade. A percepção informada mas subjetiva que o público possui de um dano deve ser considerada e deve receber um peso equivalente na formulação de políticas públicas. Os especialistas às vezes acusam o público de ter opiniões inconsistentes e irracionais ao assumir voluntariamente riscos altos ao mesmo tempo, opor-se vigorosamente a riscos baixos que sejam impostos externamente[76]. Tais acusações nem sempre são justas com as percepções razoáveis expressas pelo público, mas os analistas são capazes de identificar diferentes percepções dos riscos e de transmitir informações acuradas sobre eles. Rejeitar totalmente essa informação seria se render a uma injustificada visão cultural relativista-individualista que falha em avaliar que as concepções acerca dos riscos podem ser equivocadas e podem ser corrigidas[77].

A análise risco–benefício na regulamentação das drogas e dos recursos médicos

Algumas das questões conceituais, normativas e empíricas referentes à avaliação dos riscos e, especificamente, à análise risco–benefício são evidentes na regulamenta-

---

75. Lawrence J. Schneiderman e Robert M. Kaplan, "Fear of Dying and HIV Infection vs Hepatitis B Infection", *American Journal of Public Health*, 82 (abril de 1992): 584-589.

76. Zeckhauser e Viscusi, "Risk within Reason". Os julgamentos que os especialistas oferecem acerca dos riscos tendem a se aproximar muito das estimativas técnicas das mortes anuais. Ver Paul Slovic, "Beyond Numbers: a Broader Perspective on Risk Perception and Risk Communication", p. 56.

77. Para a visão cultural relativista, ver Mary Douglas e Aaron Wildavsky, *Risk and Culture: an Essay on the Selection of Technology and Environment Dangers* (Berkeley: University of California Press, 1982) e Aaron Wildavsky e Karl Drake, "Theories of Risk Perception: who Fears what and why?", *Daedalus*, 119, vol. 4 (outono de 1990): 41-60.

ção das drogas e dos recursos médicos feita pela FDA (Food and Drug Administration). As atividades reguladoras da FDA protegem a saúde pública, ainda que sacrificando um pouco a liberdade do paciente de fazer escolhas sobre o uso de drogas e de recursos médicos que poderiam possivelmente beneficiá-lo. A aprovação dada pela FDA para a comercialização de uma droga depende tanto de sua segurança como de sua eficácia. Num procedimento rigoroso, depois de estudos pré-clínicos em animais, a FDA exige três fases de testes em humanos. Cada estágio envolve uma análise risco–benefício para determinar se se deve proceder ao próximo estágio e, por fim, se se deve aprovar uma determinada droga para um uso mais amplo. (Examinamos questões relacionadas a esta sobre testes clínicos no capítulo 7).

Este processo foi criticado nos Estados Unidos por pacientes, médicos e outros profissionais da área da saúde, em virtude do longo período de tempo exigido para a aprovação — uma média de oito anos desde a síntese da droga, muitos anos a mais do que nos países europeus. Os críticos argumentam que o padrão de evidência requerido para uma razão risco–benefício favorável é exigente demais, e, consequentemente, o acesso dos pacientes a novas drogas promissoras fica muito restrito, estando esses pacientes com frequência em situações de necessidade desesperada, imposta por condições médicas sérias e até fatais.

Ao longo dos últimos anos, principalmente em resposta à epidemia da AIDS e às demandas dos ativistas da luta contra a AIDS, a FDA desenvolveu mecanismos formais para proporcionar um maior acesso a drogas experimentais, especialmente para pacientes em condições seriamente debilitantes ou em risco de morte e para os quais não existam outros tratamentos satisfatórios disponíveis[78]. Rompendo com a tradição, a agência autorizou o uso de drogas experimentais em tratamentos (em contraste com o uso em pesquisa) para pacientes com enfermidades sérias ou com doenças que ofereçam uma ameaça iminente à vida e que não tenham outra terapia satisfatória caso essas drogas também estejam sendo submetidas a testes clínicos. Outras iniciativas da FDA incluem a "via rápida" (aprovação rápida) e a "via paralela". A via rápida permite que, na ausência de alternativas aceitáveis, pacientes em condições "seriamente debilitantes" ou em "risco de morte" aceitem riscos maiores nas novas drogas. Essa abordagem foi usada na aprovação do zidovudine (AZT). Em sua análise médica risco–benefício para a aprovação rápida, a FDA procurou determinar se os benefícios da droga suplantavam seus riscos, tanto os conhecidos como os ignorados, e a necessidade de ter mais evidências sobre esses benefícios e riscos, em vista das condições "seriamente debilitantes" da doença ou do "risco de morte" oferecido por ela. A via paralela, em contraposição, permite, enquanto se dá continuidade aos testes clínicos, um acesso limitado a drogas experimentais que, de acordo com estudos recentes, são razoavelmente seguras e promissoras no combate à AIDS.

---

78. Sobre o importante papel dos ativistas da AIDS, ver Robert M. Wachter, "Sounding Board: AIDS, Activism and the Politics of Health", *New England Journal of Medicine,* 326 (9 de janeiro de 1992): 128-131.

Essas formas de acesso expandido resultaram em parte de vigorosos esforços dos ativistas, que com desobediências civis e outras atitudes vigorosas chamaram a atenção para as necessidades dos pacientes com AIDS. Tais ações suscitaram questões acerca do papel dos advogados em assegurar o acesso de grupos especiais de pacientes a novas drogas. Há uma tensão entre as evidências científicas referentes aos riscos e aos benefícios e os desejos dos pacientes de ter acesso a determinadas drogas destinadas a condições específicas, e há grandes preocupações concernentes à exploração comercial desses desejos caso os padrões científicos de evidência não sejam mantidos. Um acesso antecipado e amplo pode limitar os esforços dos pesquisadores e da FDA para que se completem importantes estudos clínicos duplo-cegos controlados com placebos para se estabelecer uma análise risco–benefício mais sólida acerca dos tratamentos. Alguns críticos preveem que os maiores beneficiários dos esforços beneficentes da FDA para expandir o acesso dos pacientes a novas drogas não serão os próprios pacientes, mas sim as companhias farmacêuticas, que terão suas vendas aumentadas[79].

A principal questão ética é se a sociedade, por meio de um mecanismo regulador que reflita vários estágios da análise risco–benefício, deveria controlar o acesso a novas drogas que as empresas querem oferecer, que os profissionais querem prescrever e que os pacientes querem usar, e também o modo como a sociedade deveria controlar esse acesso. Segundo nossa concepção do balanço entre a beneficência social e a autonomia do paciente, o acesso expandido a drogas experimentais é justificado em resposta a condições médicas sérias e, particularmente, que ofereçam risco de morte quando não há outros tratamentos eficazes disponíveis. Nessas circunstâncias, conceder uma considerável amplitude aos valores dos pacientes referentes a riscos e benefícios é inteiramente apropriado. Contudo, é importante não subverter o importante papel da regulamentação das novas drogas para a proteção do público.

Uma decisão controversa tomada pela FDA para restringir drasticamente o uso dos implantes de silicone em gel nos seios exemplifica as controvérsias sociais em torno da análise risco–benefício no contexto da saúde. As questões incluem a de quem deve tomar as decisões, que valores são relevantes, o que constitui uma razão risco–benefício aceitável e que padrão de evidência deve ser adotado. As mulheres escolheram implantes durante trinta anos, seja para aumentar os seios ou para reconstruí-los após uma mastectomia em função de um câncer ou uma outra cirurgia. Antes dessa decisão, ocorriam nos Estados Unidos 150 mil implantes por ano, oitenta por cento para aumentar os seios e vinte por cento para reconstrução. Nos Estados Unidos, cerca de dois milhões de mulheres fizeram implantes (três milhões em todo o mundo). A partir da legislação de 1976[80], o ônus da prova passou a ser dos fabricantes na asseveração de que seus produtos médicos são seguros e eficazes antes que possam ser dis-

---

79. Ver George Annas, "FDA's Compassion for Desperate Drug Companies", *Hastings Center Report*, 20 (janeiro-fevereiro de 1990): 35-37.
80. Medical Device Amendments to the Food, Drug, and Cosmetic Act.

tribuídos e usados, mas muitos fabricantes, como os que produzem os implantes de silicone em gel para os seios, tiveram um prazo adicional para cumprir essa norma pelo fato de seus produtos já estarem no mercado.

Em abril de 1992, depois de muitas discussões e debates, a FDA restringiu drasticamente o uso dos implantes de silicone em gel para os seios até que se pudesse concluir mais estudos para estabelecer seu grau de segurança. O uso foi limitado a pacientes inseridos em estudos clínicos. As preocupações giravam em torno da durabilidade dos implantes, do índice de ruptura e da relação entre o implante e várias doenças. Aqueles que defendem a proibição total argumentam que não se deveria permitir que nenhuma mulher assumisse um risco de magnitude desconhecida, mas potencialmente sério, pois seu consentimento não poderia ser informado. Contudo, David Kessler, da FDA, defende uma política restritiva em vez da proibição. Ele argumenta que "para pacientes com câncer e para outras pacientes que precisam de uma reconstrução do seio" pode haver, em circunstâncias cuidadosamente controladas, uma razão risco–benefício favorável[81]. Kessler e a FDA distinguem radicalmente as candidatas que desejam reconstruir e as candidatas que desejam aumentar os seios, argumentando que a razão risco–benefício favorável restringe-se às candidatas à reconstrução.

Os críticos dessa decisão alegam que a posição do governo de restringir o acesso das mulheres aos implantes de silicone em gel é impropriamente paternalista, especialmente quando contrastada com as decisões públicas permissivas dos países europeus. Os europeus confiaram nas fortes evidências históricas indicando uma baixa incidência de problemas de saúde entre as centenas de milhares de pessoas que receberam o implante. Concordamos com Marcia Angell em que a FDA superestimou os riscos ignorados, em parte por ter concebido os benefícios dos implantes no seio como subjetivos e limitados, ou até como inexistentes, a não ser em casos de reconstrução. A agência concluiu então que os implantes deviam ser mantidos num padrão de segurança alto, em vez de permitir que as mulheres decidissem por si mesmas se queriam assumir os riscos por seus próprios benefícios subjetivos definidos — um ato claro de paternalismo forte. A respeito da análise risco–benefício da FDA, Angell escreve que

> Demonstrar a segurança e a eficácia de uma droga ou utensílio não significa, evidentemente, demonstrar que não há riscos ou efeitos colaterais. Se a norma fosse essa, não teríamos drogas nem utensílios, já que quase todos têm possíveis efeitos adversos. A questão é o balanço entre os riscos e os benefícios. Para maiores benefícios, permitem-se maiores riscos. Na avaliação desse equilíbrio, normalmente se consideram em separado os riscos e os benefícios e, depois, se determina que peso deve ser atribuído a cada um[82].

---

81. David A. Kessler, "Special Report: the Basis of the FDA's Decision on Breast Implants", *New England Journal of Medicine*, 326 (18 de junho de 1992): 1713-1715. A partir daqui, na discussão sobre os implantes, todas as referências às opiniões de Kessler são às opiniões contidas nesse artigo.

82. Marcia Angell, "Breast Implants – Protection or Paternalism?", *New England Journal of Medicine*, 326 (18 de junho de 1992): 1695-1696. A partir daqui, na discussão sobre os implantes, todas as referências às opiniões de Angell são às opiniões contidas nesse artigo.

Os benefícios de implantes, principalmente para mulheres que desejam aumentar os seios, não podem ser medidos em termos do aumento da expectativa de vida, mas podem ser significativos para a melhoria da qualidade de vida. Para muitas mulheres, os benefícios subjetivos suplantam os riscos identificados, e pesquisas de opinião indicam que noventa por cento das mulheres que recebem implantes ficam satisfeitas com o resultado. Os próprios riscos dos implantes são controversos à luz dos dados disponíveis. Se, por um lado, as evidências indicam um risco alto em relação aos benefícios, assim como uma exposição injustificada aos riscos por parte das pacientes, pode-se, por outro lado, sustentar uma conclusão diferente. Contudo, as evidências apontam na direção contrária[83]. Dado o considerável leque de divergências, tanto científicas como com relação às políticas, a política da FDA parece ser injustificadamente paternalista.

A decisão da FDA faz um julgamento sobre as necessidades de diferentes mulheres e seu desejo de fazer implantes, dando um valor maior à cirurgia reconstrutora, para mulheres que se submeteram a uma mastectomia, do que à cirurgia de aumento do seio para mulheres com seios pequenos ou assimétricos. As interpretações das necessidades e dos desejos de ambos os grupos de mulheres são todas imbuídas de valores, mas na decisão da FDA o aumento dos seios é visto como algo diferente de um tratamento ou de uma parte de um tratamento para uma doença. Os benefícios tanto da cirurgia reconstrutora como da cirurgia de aumento dos seios poderiam ser vistos principalmente "benefícios cosméticos", mas Kessler considera a cirurgia reconstrutora uma parte integrante e aceita do tratamento da doença que levou à mastectomia, sendo que a cirurgia reconstrutora é abarcada pela cobertura da maioria dos seguros-saúde que tendem a não cobrir cirurgias estéticas.

Kessler insiste em que a decisão da FDA não envolve "nenhum julgamento acerca de valores", mas que simplesmente se concentra no "maior risco" oferecido às mulheres que recebem implantes para o aumento dos seios. Esta controversa declaração baseia-se no fato de que as mulheres que implantam silicone para aumentar os seios ainda possuem tecido mamário. Um argumento central é que a presença de um implante dificulta o uso da mamografia para a detecção de um câncer de mama; além disso, o uso da mamografia cria um risco de exposição à radiação em mulheres jovens e saudáveis que possuem tecido mamário e que têm rupturas no implante de gel sem sintomas aparentes. Kessler afirma que, "no fim, tudo se resume a que, em nossa opinião, a razão risco–benefício não favorece o uso irrestrito dos implantes de silicone nos seios em casos de mulheres saudáveis".

Contudo, permitir que se continue a usar os implantes de silicone em gel é uma política mais defensável, quaisquer que sejam os problemas e os objetivos das mulheres

---

83. Ver Lisa S. Parker, "Social Justice, Federal Paternalism, and Feminism: Breast Implantation in the Cultural Context of Female Beauty", *Kennedy Institute of Ethics Journal*, 3 (1993): 57-76; e Jack C. Fisher, "The Silicone Controversy: when will Science Prevail?", *New England Journal of Medicine*, 326 (1992): 1696-1698.

que se submetam a eles, desde que se exija uma adequada revelação das informações acerca dos riscos (conhecidos e desconhecidos) que estariam envolvidos num estudo clínico. Esta é uma estratégia antipaternalista que permitiria que as mulheres tomassem suas próprias decisões, uma abordagem recomendável pelo fato de que, em trinta anos de uso dos implantes de silicone em gel, não surgiram evidências de riscos graves para a saúde[84]. Elevar o nível dos padrões de revelação de informação é, deste ponto de vista, mais apropriado do que elevar o nível de restrições à escolha. Depois da decisão de 1992, a própria FDA adotou um curso de ação similar, quando dois estudos que vieram a público em 1993 confirmaram que o silicone em gel causara problemas no sistema imunológico de ratos em laboratório. Em vez de tornar ainda mais severas as suas restrições aos implantes, a FDA decidiu exigir que os fabricantes dos implantes para os seios informassem às mulheres que pensavam em fazer implantes sobre os resultados dos novos estudos[85].

A decisão da FDA também suscitou temores desproporcionados entre as mais de um milhão de mulheres que vivem hoje com implantes de silicone. Muitas procuraram remover seus implantes, mas não podiam pagar o valor de cerca de U$ 5.000,00 necessários para a remoção. Pelo menos duas mulheres cortaram seus seios, quer para forçar os hospitais a remover seus implantes, quer para que seus seguros-saúde pagassem pela remoção[86]. Os temores das mulheres eram compreensíveis, e a recomendação da FDA de que as mulheres não removessem seus implantes a menos que tivessem problemas médicos ecoou no vazio, pois sua política indica que os implantes são perigosos com base nas evidências disponíveis acerca de sua segurança[87].

Por fim, a análise risco–benefício dos implantes feita pela FDA ocorre em um contexto social que inclui atitudes e práticas sexistas que encorajaram determinadas imagens corporais e determinados desejos. Não é inconsistente afirmar o direito de decidir de uma mulher e, ao mesmo tempo, criticar os padrões de beleza sexistas que promovem o aumento dos seios. As atitudes sexistas também podem estar refletidas na proibição de um produto usado por muitas mulheres com base na falta de evidências acerca de sua segurança ao mesmo tempo em que se permitem atitudes mais arriscadas, como fumar, que envolvem tanto homens como mulheres.

Chegamos a duas conclusões gerais a partir deste exame da decisão da FDA. Em primeiro lugar, é moralmente legítimo e, com frequência, obrigatório que a sociedade aja de modo beneficente por meio do governo e de suas agências para proteger os cidadãos contra drogas e produtos médicos nocivos ou cuja segurança e eficácia ainda não foram comprovadas. A FDA desempenha um papel importante no estabelecimento de padrões

---

84. Ibid.
85. "U. S. Orders Breast Implant Makers to Cite New Studies", *The Washington Post*, 21 de março de 1993, p. A26.
86. Sandra G. Boodman, "Breast Implants: Now Women are Having a Hard Time Getting Them out", *The Washington Post*, 23 de junho de 1992, Health Section, pp. 10-14.
87. Angell, "Breast Implants – Protection or Paternalism?".

mínimos de segurança e eficácia para drogas e dispositivos médicos, em face dos interesses comerciais na venda de remédios e aparatos e da impossibilidade de que médicos e pacientes possam individualmente e independentemente avaliá-los. Nossa conclusão de que a FDA não deveria restringir rigidamente nem proibir o uso de implantes de silicone não deve ser interpretada como um argumento contra o papel da FDA como guardiã da sociedade. Em segundo lugar, não há avaliações ou análises risco–benefício isentas de valores. Os valores são evidentes na expansão do acesso a drogas contra a AIDS promovida pela FDA e também, apesar da negativa de Kessler, em sua decisão de restringir o acesso aos implantes de silicone. Sustentar que os riscos para as mulheres que desejam fazer implantes para o aumento dos seios são significativos e mais importantes que os benefícios cosméticos subjetivos é uma posição imbuída de valores, e suscita a questão de quais valores morais e não morais devem ser usados nesta avaliação.

Como veremos, em muitas controvérsias acerca de riscos estão em jogo tanto o valor da vida como a qualidade de vida.

O valor e a qualidade da vida

Trataremos agora das controvérsias a respeito de como se poderia atribuir um valor à vida — que giram em torno das análises custo–benefício — e das controvérsias a respeito do valor da qualidade de vida — que giram em torno das análises risco–benefício.

Atribuindo valores a vidas

Uma versão extrema e controversa dessa análise atribui um valor financeiro à vida humana. Os analistas procuram determinar o valor monetário da vida humana a fim de estabelecer os benefícios em termos que possam ser comparados aos custos, almejando desenvolver uma consistência das práticas e das políticas. Como observam os analistas, uma sociedade pode gastar uma quantia x para salvar uma vida (por exemplo, reduzindo o risco de morte em função de causas como câncer e acidentes de trabalho) em um contexto específico mas gastar apenas y para salvar uma vida em outro contexto. Os gastos diferentes só são inconsistentes se a vida possui um determinado valor e a morte um determinado desvalor que possam ser quantitativamente comparados entre os dois contextos[88].

Métodos para a atribuição de um valor à vida. Foram desenvolvidos vários métodos para determinar o valor da vida humana. De acordo com a abordagem dos rendimentos futuros abatidos, ou abordagem do capital humano, o valor da vida pode ser calculado considerando-se quanto se poderia esperar que as pessoas que correm o risco de ter uma doença ou de sofrer um acidente ganhassem caso sobrevivessem. Os

---

88. Rescher, *Risk*.

ganhos futuros são descontados, pois o dinheiro ganho agora poderia ser investido e, portanto, vale mais que rendimentos futuros. Do modo mais simples possível, o valor de uma vida é equivalente à soma de dinheiro que teria de ser investida no presente a fim de pagar dividendos iguais à soma que a pessoa ganharia ao longo de um período de vida esperado. De acordo com essas premissas econômicas, aqueles que não têm rendimentos não têm valor, e aqueles que drenam os recursos da sociedade têm um valor negativo (por exemplo, ladrões, pessoas mentalmente doentes residentes em instituições, desempregados e aposentados).

Essa abordagem pode ajudar a medir os custos econômicos de doenças, acidentes e mortes, mas torna a política de saúde tendenciosa em favor de certas classes de pessoas, como homens jovens brancos e pessoas ricas, uma vez que é de esperar que ganhem mais. Portanto, poder-se-ia escolher uma política de saúde pública visando a encorajar os motociclistas a usar capacetes em vez de um programa para a detecção de câncer cervical. Essa abordagem também suscita questões morais, pois calcula, para propósitos políticos, o valor social das vidas humanas em termos de valor econômico — um problema que discutimos como uma questão de justiça no capítulo 6.

Os problemas morais associados à abordagem dos rendimentos futuros abatidos contribuíram para a popularidade de uma segunda abordagem, mais defensável, conhecida como a abordagem da disposição de pagar. Esta abordagem considera o quanto os indivíduos estariam dispostos a pagar para reduzir os riscos de morte (primeiramente, somando as quantias relatadas pelos indivíduos e, depois, dividindo este total pelo número previsto de mortes que poderiam ser prevenidas). Uma das versões desta abordagem se concentra nas *preferências reveladas*, analisando as preferências que estão bem estabelecidas na sociedade e que podem ser identificadas por pesquisas empíricas que procuram determinar quantos riscos os indivíduos assumem no presente — por exemplo, em suas decisões sobre riscos no trabalho — a fim de obter certos benefícios. Suas preferências, conforme expostas em suas ponderações dos riscos e benefícios, tornam-se a base para a determinação do nível de risco que deveria ser permitido neste grupo quando uma nova tecnologia é introduzida ou quando se descobre um novo risco. Essa abordagem só é confiável se os indivíduos realmente compreenderem os riscos e os assumirem voluntariamente. Se, por exemplo, os trabalhadores não compreendem e avaliam os riscos de seu trabalho e se têm poucas escolhas com relação ao emprego, então essa versão da abordagem da disposição de pagar não é confiável. Ela também adota como a medida do que é desejável ou aceitável aquilo que é desejado ou aceito pelos indivíduos, e essa premissa metodológica pode ser criticada como normativamente problemática.

Uma outra versão da abordagem da disposição de pagar concentra-se nas *preferências expressas*, considerando o modo como as pessoas respondem a questões hipotéticas destinadas a determinar o quanto se disporiam a pagar para reduzir o risco de morte. Num estudo, perguntou-se a membros do público o quanto estariam dispostos a gastar em taxas para a colocação de ambulâncias e outros aparatos nas comunidades em todo o país a fim de salvar, a cada ano, vinte pessoas acometidas por ataques cardíacos[89]. Essas questões são relevantes para decisões sobre o desenvolvimento e o financiamento de tecnologias caras com recursos da comunidade. Contudo, as respostas dos indivíduos a questões hipotéticas podem não indicar adequadamente o quanto estariam dispostos a gastar num programa concreto para reduzir seu risco de morte (e o dos outros).

A questão moral da atribuição de valores a vidas. Foram registradas objeções morais contra esses vários esforços de atribuir um valor à vida humana. Alguns autores deontológicos são céticos com relação a essas abordagens, pois sustentam, como Kant, que as pessoas têm dignidade, e não um preço[90]. As teorias utilitaristas com uma visão mais ampla do leque de consequências também levantam questões acerca da atribuição de um valor puramente econômico à vida humana. Entretanto, essas ressalvas têm de ser contextualizadas, ou parecerão frívolas e indevidamente obstrutivas para a política social.

As obrigações da beneficência não exigem que os indivíduos ou a sociedade façam tudo o que for possível, independentemente dos custos, para reduzir as ameaças à vida humana. Essa exigência seria autoanuladora. Mesmo o lema segundo o qual a vida humana é sagrada ou possui um valor infinito não implica que ela tenha de ser preservada independentemente de outros valores. Um exame das previsões de risco individuais indica que as pessoas desejam arriscar suas vidas por vários benefícios possíveis, incluindo a diversão, a amizade, a fama e a riqueza. As tradições religiosas reconhecem a possibilidade — em alguns casos a obrigação — do martírio na preservação da fé. Também estão envolvidos muitos tipos de contraposições na determinação do valor a ser atribuído à vida humana. Não há nada de intrinsecamente errado com a análise *econômica* para se esclarecer a natureza dessas contraposições.

Contudo, nem sempre é necessário que se atribua à vida humana um valor monetário para propósitos de políticas de saúde. Em muitos casos, os fatores qualitativos são muito mais importantes que os fatores puramente econômicos operantes na análise custo–benefício. Por exemplo, como ocorrem determinadas mortes, como são causadas e com que elementos simbólicos uma sociedade pode legitimamente se orientar para alocar seus recursos de modo diferente a fim de reduzir vários riscos de morte. Como vimos, os estudos de percepções subjetivas dos riscos refletem muitos fatores qualitativos, como o medo e a falta de familiaridade, que, justificadamente, desempenham um papel em algumas determinações da aceitabilidade dos riscos.

Também pode ser justificável que uma sociedade despenda tempo, energia e dinheiro para salvar indivíduos de perigos. Esses atos irrestritos de beneficência comunitária, como resgatar trabalhadores soterrados numa mina de carvão, simbolizam a

---

89. Citado em Steven E. Rhoads, "How much should we Spend to Save a Life?", em *Valuing Life: Public Policy Dilemmas*, ed. Rhoads (Boulder, CO: Westview Press, 1980), p. 293.
90. Barbara MacKinnon, "Pricing Human Life", *Science, Technology & Human Values*, 11 (primavera de 1986): 29-39.

benevolência da sociedade e afirmam o valor que as vítimas possuem para ela. O valor social de atos de resgate concentra-se nas "vidas identificadas" em perigo, enquanto as medidas preventivas para reduzir o risco de morte visam "vidas estatísticas", ou seja, pessoas não identificadas que no futuro estarão em risco. Nesses casos, nós não sabemos as mortes de quem serão prevenidas, mas sabemos, estatisticamente, que algumas pessoas serão salvas pela redução de seu risco de morte. Concentrar recursos em indivíduos identificados expostos a algum perigo pode se revelar menos eficiente do que uma estratégia preventiva, mas essa prioridade não é necessariamente irracional. As políticas também podem ser racionais exatamente *em virtude de* expressarem ou simbolizarem valores importantes.

Argumentou-se que o valor simbólico de se resgatar indivíduos identificados é, em parte, o motivo da decisão de 1972 do Congresso dos Estados Unidos — depois de uma grande divulgação na mídia acerca de indivíduos particulares que estavam morrendo de falência renal — disponibilizar verbas para praticamente todos os cidadãos que precisarem de diálise renal ou de um transplante de rim[91]. Essa decisão também refletiu a importância moral da consideração e do tratamento iguais. Antes, os comitês hospitalares decidiam quais indivíduos identificados sofrendo de falência renal grave teriam acesso às poucas máquinas de diálise renal, e, portanto, decidiam quem sobreviveria e quem morreria. O programa para o tratamento da insuficiência renal em seu estágio final custa agora 3 bilhões de dólares ao ano, e surgiram sérias questões sobre sua justificação do ponto de vista da análise custo–benefício[92]. Contudo, não é necessariamente irracional ou antiético violar o critério da eficiência a fim de manifestar um compromisso social com um valor precioso.

As prováveis consequências do uso da análise custo–benefício também devem ser consideradas. Por exemplo, conferir um preço a uma entidade não mercadológica como a vida humana pode reduzir o valor que lhe é atribuído, e a sociedade pode decidir dar maior valor à vida humana em decisões coletivas do que alguns indivíduos o fariam em suas decisões particulares. Assim, não é legítimo inferir, a partir da conduta dos indivíduos ou de suas respostas a perguntas hipotéticas, o quanto exatamente a vida humana deveria ser valorizada nas políticas sociais[93]. Os dados obtidos por meio dessas técnicas são relevantes para a formação das políticas públicas, mas fornecem apenas um conjunto de premissas acerca da beneficência no interior de um complexo processo de especificação e de ponderação de valores.

---

91. Richard Zeckhauser, "Procedures for Valuing Lives", *Public Policy* (outono de 1975): 447-448. Cf. com Richard A. Rettig, "Valuing Lives: the Policy Debate on Patient Care Financing Victims of End-Stage Renal Disease", *The Rand Paper Series* (Santa Monica, CA: Rand Corporation, 1976). Ver também Rettig, "Origins of the Medicare Kidney Disease Entitlement: the Social Security Amendements of 1972", em *Biomedical Politics*, ed. Kathi Hanna (Washington, DC: National Academy Press, 1991).

92. John Moskop, "The Moral Limits to Federal Funding for Kidney Disease", *Hastings Center Report*, 17 (abril de 1987): 11-15.

93. Steven Kelman, "Cost-Benefit Analysis: an Ethical Critique", *Regulation* (janeiro-fevereiro de 1981).

Com frequência é desnecessário atribuir um valor econômico específico à vida humana a fim de avaliar possíveis políticas de redução de riscos e de comparar seus custos. A avaliação pode enfocar o ganho em anos de vida ou em anos de vida com qualidade, sem tentar uma conversão em medidas monetárias. Na avaliação da assistência à saúde, a análise custo–benefício é agora menos comum que a análise custo–eficácia, que com frequência assume o objetivo de maximizar os anos de vida com qualidade.

Valorizando os QALYS

Qualidade de vida e QALYS. Tanto nas políticas de saúde como na assistência à saúde, todos estão interessados não apenas em salvar vidas mas também na qualidade de vida que terão as pessoas cujas vidas foram salvas. Concordamos com a President's Commission for the Study of Ethical Problems in Medicine and Biomedical and Behavioral Research em que "a qualidade de vida é um conceito eticamente essencial que enfoca o bem do indivíduo, que tipo de vida é possível, dada a condição da pessoa, e se essa condição permitirá que o indivíduo tenha uma vida que considere que vale a pena ser vivida"[94]. Melhorar a qualidade de vida de um paciente é uma meta especialmente importante no contexto de um tratamento duradouro e de um tratamento de reabilitação. Poucas pessoas parecem estar interessadas, por exemplo, em viver a vida num estado vegetativo permanente, e é comum que os indivíduos ponderem vários tipos diferentes de tratamento para uma mesma condição a fim de obter, mesmo ao custo de alguns anos de vida a menos, uma melhora na qualidade de vida durante os anos restantes.

A ideia básica dos QALYS é a de que "se um ano a mais de expectativa de vida saudável (isto é, com qualidade de vida) vale um, então um ano a mais de expectativa de vida sem saúde (isto é, com baixa qualidade de vida) deve valer menos que um (pois, do contrário, por que as pessoas procurariam se manter saudáveis?)"[95]. A noção QALYS representa um equilíbrio entre a qualidade e a quantidade de vida, e, portanto, pode ser usada para medir a eficácia final das atividades ou dos programas de saúde. Essa noção representa uma tentativa de unir duas dimensões, *duração* da vida e *qualidade* de vida, num único esquema de avaliação[96]. Entre suas várias funções, essa noção pode ser usada para monitorar os efeitos dos tratamentos sobre os pacientes na prática clínica ou em testes clínicos, para determinar o que recomendar aos pacientes e para proporcionar

---

94. Citado em John LaPuma e Edward F. Lawlor, "Quality-Adjusted Life-Years: Ethical Implications for Physicians and Policy-Makers", *Journal of the American Medical Association*, 263 (6 de junho de 1990): 2917-2921.

95. Alan Williams, "The Importance of Quality of Life in Policy Decisions", em *Quality of Life: Assessment and Application*, ed. Stuart R. Walker e Rachel M. Rosser (Boston: MTP Press Limited, 1988), p. 285.

96. Ver David Eddy, "Cost-Effectiveness Analysis: is it up to the Task?", *Journal of the American Medical Association*, 267 (24 de junho de 1992): 3344.

informação aos pacientes acerca dos efeitos de diferentes tratamentos. Em alguns contextos, pode ser suficiente considerar a eficácia dos tratamentos apenas com base na qualidade de vida. Em muitos contextos, porém, inclusive na alocação dos recursos médicos, devem-se comparar os custos com os QALYS proporcionados por diversos tratamentos; só então a eficiência pode ser determinada juntamente com a eficácia.

Num estudo amplamente conhecido, o economista inglês da área da saúde Alan Williams examinou a razão custo–eficácia da cirurgia de colocação de enxerto na artéria coronária em termos da noção de QALYS. Segundo sua análise, a cirurgia de enxerto é preferível ao marca-passo em casos de obstrução de artérias, e é superior ao transplante de coração e ao tratamento da insuficiência renal em seu estágio final, mas parece ser menos custo–eficaz que a cirurgia de artoplastia total do quadril. Ele também chegou à conclusão de que o enxerto, em casos de angina grave e de problemas extensos na artéria coronária, é mais custo–eficaz que em casos menos graves. O índice de sobrevivência de cirurgias de colocação de pontes de safena e de muitos outros procedimentos terapêuticos que têm um grande impacto na qualidade de vida pode ser enganoso. Com base nessa análise, Williams recomenda que os recursos "sejam redistribuídos para procedimentos cujos benefícios para os pacientes sejam altos em relação aos custos"[97].

Medindo a qualidade de vida. De que modo podemos determinar a qualidade de vida? Os analistas com frequência partem de medições toscas tais como mobilidade física, ausência de dor e de sofrimento e capacidade de realizar as atividades da vida cotidiana e de se envolver em interações sociais. Assim, a qualidade de vida pode parecer um modo de falar sobre os elementos de uma boa vida. Esta descrição, porém, torna a noção tão amorfa e variável quanto inútil para as políticas e a assistência à saúde. É preciso identificar um certo nível de bens que são vitais para que um indivíduo realize seus planos de vida[98]. Algumas condições negativas impedem a realização de planos de vida individuais, quaisquer que sejam eles. Essas condições negativas e positivas proporcionam o conteúdo necessário para a noção da "qualidade de vida relativa à saúde"[99]. Para os propósitos desta seção, a noção de QALYS dirá respeito apenas à "qualidade de vida relativa à saúde".

Não poderemos considerar aqui todos os diferentes métodos para a determinação do que as pessoas valorizam na qualidade de vida relativa à saúde, mas alguns métodos são análogos àqueles usados para a determinação do valor da vida. Num certo exemplo, no qual se pede a entrevistados que façam uma ponderação explícita a respeito da qua-

---

97. Alan Williams, "Economics for Coronary Artery Bypass Grafting", *British Medical Journal*, 291 (3 de agosto de 1985): 326-329. Ver também M. C. Weinstein e W. B. Stason, "Cost-Effectiveness of Coronary Artery Bypass Surgery", *Circulation*, 66, Supl. 5, Parte 2 (1982): III, 56-66.

98. John Rawls incluiu "saúde e vigor" como bens naturais primários, em contraste com os bens sociais primários. Ver *A Theory of Justice* (Cambridge, MA: Harvard University Press, 1971), p. 62.

99. Cf. Donald L. Patrick e Pennifer Erickson, "Assessing Health-Related Quality of Life for Clinical Decision Making", em *Quality of Life*, ed., Walker e Rosser, p. 11.

lidade e da quantidade de vida, Barbara McNeil e colegas usaram princípios da teoria da utilidade esperada para estudar escolhas hipotéticas entre a quantidade de vida (longevidade) e a qualidade de vida (a preservação da voz) no tratamento do câncer de laringe. Em suas escolhas hipotéticas entre os tratamentos para esse tipo de câncer, "a maioria dos sujeitos entrevistados preferiria aceitar uma certa diminuição de seu tempo de vida a longo prazo para manter sua habilidade normal de fala, mas praticamente nenhum aceitaria uma diminuição de mais de cinco anos". Esses sujeitos saudáveis foram informados de que sessenta por cento dos pacientes teriam uma expectativa de sobrevida de três anos com a laringotomia, e entre trinta e quarenta por cento dos pacientes teriam uma expectativa de sobrevida de três anos com a radioterapia. Praticamente todos os sujeitos aceitariam a cirurgia caso a radioterapia oferecesse uma chance de apenas trinta por cento de proporcionar uma sobrevida de três anos, e vinte e quatro por cento escolheriam a radioterapia com a possibilidade de uma futura laringotomia se necessário. Os pesquisadores concluíram que as escolhas referentes aos tratamentos deveriam ser baseadas nas atitudes dos pacientes tanto com relação à qualidade de vida como com relação à duração do período de sobrevivência[100].

Por meio desses métodos pode ser possível desenvolver, por exemplo, "parâmetros das preferências da população" referentes a resultados médicos e, por conseguinte, aos serviços médicos, parâmetros que poderão então ser usados na assistência à saúde e nas políticas de saúde, inclusive em decisões sobre alocação de recursos[101]. Todavia, as diferentes abordagens nem sempre produzem os mesmos resultados ou valores. Algumas variações provêm dos efeitos "conformadores" de diferentes questões ou de diferentes descrições de estados de saúde (ver pp. 182-183), assim como das idades e do estado de saúde atual dos entrevistados. Pode ser que esses diferentes métodos não reflitam adequadamente as atitudes em relação aos riscos e ao tempo de vida em condições de saúde boas ou más[102].

A despeito das variações e dos limites metodológicos, assumiremos, para os propósitos da presente discussão, que os instrumentos podem ser desenvolvidos e refinados a fim de representar medições acuradas e significativas da qualidade de vida relativa à saúde para o uso na avaliação com base nos QALYS. Sem uma abordagem explícita e examinada das preferências das pessoas, é provável que operemos com visões implícitas e inconsideradas acerca das escolhas entre a quantidade e a qualidade de vida em relação

---

100. B. J. McNeil, R. Weichselbaum e S. G. Pauker, "Speech and Survival: Trade-offs Between Quality and Quantity of Life in Laryngeal Cancer", *New England Journal of Medicine*, 305 (22 de outubro de 1981): 982-987.

101. Ver David C. Hadorn, "The Role of Public Values in Setting Health Care Priorities", *Social Science and Medicine*, 32 (1991): 773-781.

102. Para uma discussão das deficiências desses métodos e das disparidades entre eles, ver Mooney e Olsen, "QALYS: Where Next?", e Drummond, "Output Measurement for Resource-Allocation Decisions in Health Care", em *Providing Health Care*, ed., McGuire, Fenn e Mayhew. Sobre os efeitos "conformadores" [*"framing" effects*], ver Daniel Kahneman e Amos Tversky, "Prospect Theory: an Analysis of Decision Under Risk", *Econometrica*, 47 (1979): 263-291.

aos custos. Entretanto, é preciso examinar melhor as premissas éticas envolvidas na análise custo–eficácia baseada em QALY.

As premissas éticas da noção de QALY. Está implícita na análise custo–eficácia baseada em QALY a ideia de que o único objetivo dos serviços de saúde é a maximização da saúde. Contudo, alguns benefícios ou utilidades dos serviços de saúde não ligados à promoção da saúde também contribuem para a qualidade de vida. Como ficou claro em nossa discussão sobre os implantes de silicone, condições como seios assimétricos podem afetar a avaliação subjetiva feita por uma pessoa acerca da qualidade de vida, e, portanto, pode ser apropriado incluí-las como uma fonte de descontentamento. São também relevantes outras questões relacionadas à qualidade de vida, incluindo a informação sobre o estado de saúde dos pacientes. Além disso, os efeitos adversos transitórios de uma intervenção médica — como o desconforto e a náusea associados ao uso de agentes de contraste de alta osmolalidade nos exames diagnósticos discutidos acima — podem ser justificadamente excluídos em razão de seu efeito limitado sobre a qualidade de vida, e contudo esses efeitos podem se mostrar relevantes para a avaliação total de intervenções médicas específicas. Alguns valores são também negligenciados nas análises custo–eficácia baseadas em QALY, que atribuem utilidade somente a determinados resultados. Estes valores adicionais incluem o modo como os serviços são prestados (por exemplo, se são prestados de modo pessoal) e o modo como são distribuídos (por exemplo, se existe acesso universal)[103]. Portanto, a análise custo–eficácia baseada em QALY deve ser concebida da maneira mais ampla possível, mas ainda assim necessita de uma suplementação.

Os debates a respeito da equidade com frequência enfocam a questão de se o uso da noção de QALY na análise custo–eficácia é igualitário. Em geral, os defensores da análise custo–eficácia baseada em QALY sustentam que um ano de vida saudável tem valor igual para qualquer pessoa[104]. Aparentemente, contudo, a análise custo–eficácia baseada em QALY muitas vezes discriminará as pessoas mais velhas, pois, *ceteris paribus*, salvando-se a vida de uma pessoa jovem se produzirão, via de regra, mais QALYS do que se salvando a vida de uma pessoa mais velha. A idade também desempenhará um papel nas considerações da qualidade de vida, que frequentemente está mais comprometida entre as pessoas mais velhas. (Voltaremos às questões sobre a equidade e a discriminação pela idade ao avaliar o leque de técnicas analíticas, adiante, neste mesmo capítulo, e no capítulo 6.)

A análise custo–eficácia baseada em QALY não procura realizar o maior bem possível para o maior número de indivíduos, nem mesmo o maior bem médico possível para o maior número de pacientes. Também não faz diferença, na análise custo–eficácia baseada em QALY a forma como os anos de vida são distribuídos entre os pacientes. Esta análise não implica esforços para reduzir o número de vítimas individuais em suas

---

103. Gavin Mooney, "QALYS: Are they Enough? A Health Economist's Perspective", *Journal of Medical Ethics*, 15 (1989): 148-152.
104. Alan Williams, "The Importance of Quality of Life in Policy Decisions", em *Quality of Life*, ed. Walker e Rosser, p. 286.

tentativas de aumentar o número de anos de vida. A partir desta perspectiva, não há diferença entre salvar uma pessoa que se espera que tenha mais quarenta QALYS e salvar duas pessoas que se espera que tenham, cada uma, mais vinte QALYS nessas condições. Em princípio, *dever-se-ia* dar prioridade a salvar uma pessoa com uma expectativa de mais quarenta QALYS, em vez de salvar duas pessoas que tivessem uma expectativa de apenas quinze QALYS cada uma.

Os críticos também acusam a análise custo–eficácia baseada em QALYS de favorecer anos de vida em detrimento das vidas individuais, o número de anos de vida em detrimento do número de vidas individuais e a qualidade de vida em detrimento da quantidade de vida, deixando de reconhecer que, por outro lado, as obrigações de beneficência sociais e profissionais exigem que se salvem vidas individuais, e não que se maximizem o número de QALYS salvos. John Harris, por exemplo, condena a noção de QALY como um "expediente que ameaça a vida", pois sugere que o que possui valor são os anos de vida, em lugar das vidas individuais[105].

A análise custo–eficácia baseada em QALY também negligencia as obrigações de beneficência de socorrer vidas individuais que estejam em perigo. Há uma tensão entre a análise custo–eficácia baseada em QALY e o dever de socorrer, embora ambos se fundamentem na beneficência. Esta tensão aparece num esforço amplamente discutido realizado pela Oregon Health Services Commission, que é composto por onze pessoas indicadas pelo governo, das áreas da saúde e do direito, em prol do desenvolvimento de uma lista de serviços médicos prioritários. O estado de Oregon queria ampliar a abrangência de seus serviços públicos de saúde (*Medicaid*) para *todos* os seus cidadãos pobres, mas só poderia fazê-lo limitando a cobertura dada a serviços considerados como sendo de prioridade relativamente alta. (Para uma explicação mais completa, ver pp. 398-401.) Em maio de 1990, um esboço dessa lista de prioridades provocou vigorosas críticas por parte de médicos e de outros cidadãos em virtude de situar alguns procedimentos de salvamento abaixo de alguns procedimentos de rotina. A controvérsia pode ter sido alimentada por dados equivocados, mas David Hadorn argumenta, acertadamente, que foi também importante um outro fator, mais sistêmico: "a abordagem da análise custo–eficácia usada para criar a lista inicial entrava em conflito direto com a poderosa "Lei do socorro" — o dever que as pessoas entendem existir de socorrer uma vida em perigo sempre que isto for possível"[106]. Um exemplo da lista de prioridades inicial indica a tensão entre a análise custo–eficácia baseada em QALY e o dever de salvar uma vida. A cirurgia de gravidez ectópica estava arrolada

---

105. John Harris, "QALYfying the Value of Life", *Journal of Medical Ethics*, 13 (1987): 117.

106. David C. Hadorn, "Setting Health Care Priorities in Oregon: Cost-Effectiveness Meets the Rule of Rescue", *Journal of the American Medical Association*, 265 (1º de maio de 1991): 2218. Hadorn extrai a "Lei do socorro" de Albert Jonsen, "Benthan in a Box: Technology Assessment and Health Care Allocation", *Law, Medicine and Health Care*, 14 (1986): 172-174. Ver também a discussão de Hadorn em "The Oregon Priority-Setting Exercise: Quality of Life and Public Policy", juntamente com Charles J. Dougherty, "Setting Health Care Priorities: Oregon Next Steps", *Hastings Center Report*, 21 (maio-junho de 1991), Suplemento, Relatório de conferência: 1-15.

na linha de prioridade número 372, logo abaixo da colocação de jaqueta dentária, de número 371; e a cirurgia de apendicite estava colocada em 377º lugar, logo abaixo da colocação de talas para problemas na articulação mandibular, em 376º lugar. A gravidez ectópica e a apendicite podem levar à morte se não forem tratadas, e o tratamento é quase sempre eficaz. Em contraposição, os problemas tratados com a colocação de jaqueta dentária e os problemas da articulação da mandíbula são de menor importância, e podem até melhorar sem tratamento[107].

Hadorn argumenta que "estabelecer prioridades primeiramente com base no benefício médico total esperado e, em seguida, determinar o grau de benefício requerido antes que os serviços sejam considerados necessários (por exemplo, quão perto do topo da lista eles devem estar para serem cobertos), proporciona um compromisso razoável entre um bem público, uma base utilitarista e a necessidade de acomodar a Lei do socorro"[108]. Essa abordagem determina a *eficácia*, possivelmente usando a noção de QALY, mas não determina a razão *custo–eficácia*. Portanto, esta abordagem pode evitar o problema enfrentado pelo estado de Oregon no fim da década de 1980, quando, depois que o estado cancelou a cobertura do Medicaid para vários transplantes, um garoto de 7 anos, Coby Howard, morreu de leucemia linfocítica aguda sem ter a possibilidade de fazer um transplante de medula, pois, na ausência de financiamento do Medicaid, ele não conseguiu levantar dinheiro suficiente, por meio de contribuições voluntárias, para cobrir o custo do procedimento. Um caso tão dramático cria inquietações individuais e sociais, em parte porque uma vida identificada parece ter sido sacrificada a fim de se poupar dinheiro.

Em nosso exame da análise custo–eficácia baseada na noção de QALY surgiram várias questões acerca da adequação e do valor dessa ferramenta de análise para as políticas de saúde e para a assistência à saúde. Observamos, particularmente, problemas metodológicos relacionados à priorização de anos de vida em vez de vidas individuais. A implicação disso é que o socorro baseado na beneficência (especialmente o salvamento de uma vida) é menos importante que a razão custo–utilidade. Outras implicações são que a distribuição dos anos de vida salvos não é importante, que salvar um maior número de vidas é menos importante que maximizar o número total de anos de vida salvos e que a qualidade de vida é mais importante que a quantidade de vida. Rejeitamos alguns aspectos de cada uma destas implicações. Diante destas conclusões, podemos examinar agora duas questões centrais a respeito do processo decisório e da justiça distributiva.

O processo decisório: quem decide e de que modo?

Que valores devem ser considerados no cálculo da análise custo–eficácia, da análise custo–benefício e da análise risco–benefício? A melhor garantia de que um con-

---

107. David C. Hadorn, "Setting Health Care Priorities in Oregon: Cost-Effectiveness Meets the Rule of Rescue", p. 2219.
108. Ibid., p. 2221.

junto de valores será bem representado é incorporar seus defensores no processo decisório. Aqueles que enfatizam que a decisão deva ser tomada por especialistas envolvidos em análises supostamente objetivas com frequência discordam daqueles que valorizam a participação pública. Os especialistas têm um papel importante a desempenhar, principalmente na determinação dos custos, riscos e benefícios envolvidos, mas com frequência há razões legítimas para que não se permita que eles tomem a decisão final. Nossas reservas em relação aos especialistas baseiam-se em parte no reconhecimento de que todo o processo é permeado por julgamentos de valor. Na análise risco–benefício, por exemplo, os julgamentos de valor estão envolvidos na identificação e na estimativa dos riscos, assim como na avaliação e na administração deles.

Muitos defensores da análise custo–eficácia, da análise custo–benefício e da análise risco–benefício que apoiam o julgamento de especialistas negam que eles sejam ademocráticos ou antidemocráticos. Eles argumentam que os especialistas respeitam a soberania do consumidor e derivam os valores das preferências expressas, reveladas ou implícitas dos consumidores; os custos, riscos e benefícios são então avaliados com referência a estes valores. Os defensores da análise custo–benefício também argumentam que seus métodos tornam possível ao governo regular os riscos, "encontrando, desenvolvendo e legitimando métodos para tomar decisões centralizadas"[109]. Eles observam que a percepção das pessoas é às vezes imprevisível e arbitrária, e frequentemente reflete "as tendências do momento". Embora haja muito a elogiar nos poderes corretivos dessas técnicas analíticas e nos argumentos dos especialistas que as utilizam, devemos respeitar os valores politicamente expressos dos indivíduos, tanto quanto aqueles expressos economicamente. Os mecanismos apropriados para a participação pública nas decisões que incorporam a análise custo–eficácia, a análise custo–benefício e a análise risco–benefício são, no mínimo, tão importantes socialmente quanto os próprios métodos. Considerações sobre a justiça com frequência apoiam procedimentos específicos de participação pública — como debates entre adversários e depoimentos em fóruns públicos. Um processo de decisão justo e aceitável é defensável em virtude dos princípios que representa, e também em virtude da perspectiva de que irá produzir uma boa decisão ou um bom resultado. Ao mesmo tempo, a sociedade deve encaminhar as implicações da análise custo–eficácia, da análise custo–benefício e da análise risco–benefício por meio de processos democráticos.

A despeito do grande envolvimento do público nos esforços do estado de Oregon para definir prioridades na alocação dos serviços de saúde, os críticos alegaram que o processo de consulta à comunidade não atingiu uma amostra representativa da população, pois cinquenta por cento dos participantes eram profissionais da área da saúde. Os grupos de pessoas brancas, com nível superior e de nível socioeconômico alto foram

---

109. Herman B. Leonard e Richard J. Zeckhauser, "Cost-Benefit Analysis Applied to Risks: Its Philosophy and Legitimacy", em *Values at Risk*, ed. MacLean, p. 34.

representados de modo desproporcional, e as pessoas que não possuíam seguro-saúde não foram suficientemente representadas. Além disso, os valores anunciados nas assembleias comunitárias não estavam ordenados de modo comparativo e não eram específicos o suficiente para que se definissem prioridades para os serviços médicos. Portanto, é difícil saber se o processo público foi justo e eficaz na prática, e se os valores encontrados realmente refletiam a opinião da comunidade e se formaram a lista de prioridades[110]. Podem ser levantadas questões similares acerca da participação do público no desenvolvimento de políticas para intervenções genéticas, por meio do Human Gene Therapy Subcommittee e do Recombinant DNA Advisory Committee of the National Institutes of Health, por exemplo, e no desenvolvimento de políticas para a distribuição e a alocação de órgãos cadavéricos para transplante por meio do United Network for Organ Sharing (UNOS).

As técnicas formais são, portanto, mais adequadamente entendidas não como métodos de decisão, mas como instrumentos para auxiliar aqueles que tomam as decisões a especificar as obrigações de beneficência visando o bem-estar dos cidadãos. Seria equivocado, em muitos contextos, conceber esses métodos de análise como algo mais que um auxílio, especialmente se outras interpretações da beneficência ou outros princípios morais apontam conclusões diferentes. Os métodos formais de análise são construídos para objetivos específicos e devem ser avaliados estritamente segundo sua serventia para estes objetivos, que incluem tanto o esclarecimento das suposições implícitas na tomada de decisão como a confrontação dos custos, riscos e benefícios.

Na prática, as técnicas analíticas tendem a conferir uma importância exagerada a valores quantificáveis, ignorando valores não quantificáveis como o alívio da dor e do sofrimento e o significado simbólico das ações e políticas. Um programa de assistência a pacientes terminais pode ser defensável por seus benefícios intangíveis, incluindo o privilégio de morrer com dignidade e sem dor e sofrimento, mas uma análise custo–eficácia ou custo–benefício baseada somente em variáveis econômicas poderia ignorar essas considerações[111]. Uma outra preocupação é o possível impacto das técnicas analíticas, especialmente da análise custo–benefício, sobre os valores, as perspectivas e as atitudes individuais e sociais. A indagação é se "os cômputos em larga escala na política e no planejamento social modernos não trazem consigo uma rudeza e uma torpeza de sentimento moral, uma ausência de sensibilidade e uma supressão do discernimento e da benevolência individuais"[112]. Há também temores legítimos de que a linguagem econômica, já evidente nas discussões sobre a "indústria da saúde", os "fornecedores" e os "consumidores", assim como na análise custo–eficácia e na análise

---

110. Para uma análise perspicaz, ver Norman Daniels, "Is the Oregon Rationing Plan Fair?", *Journal of the American Medical Association*, 265 (1º de maio de 1991): 2232-2235.

111. U. S. Congress, Office of Technology Assessment, *The Implications of Cost-Effectivenes Analysis*.

112. Stuart Hampshire, "Morality and Pessimism", em *Public and Private Morality*, ed. Stuart Hampshire (Cambridge: Cambridge University Press, 1978), pp. 5-6.

custo–benefício, não iria corromper a linguagem moral tradicional da relação médico–paciente, especialmente sob as pressões da contenção de custos[113].

Em vista destes temores legítimos, deve-se dedicar muita atenção aos custos sociais (assim como aos econômicos) dessas abordagens. Os efeitos negativos podem ser evitados caso as técnicas analíticas sejam limitadas das maneiras que propusemos. Tais técnicas são aceitáveis e, com frequência, úteis, desde que se reconheçam suas limitações e seus limites, especialmente os limites impostos pelo respeito à autonomia e pela justiça.

Restrições da justiça distributiva

Neste capítulo, discutimos a justiça de um modo amplo, mas, aqui, os argumentos acima pedem a consideração de alguns problemas específicos referentes à justiça. Geralmente se afirma que o utilitarismo e as técnicas analíticas não levam em consideração os problemas da justiça, em função de enfocar o balanço total dos benefícios sobre os custos, sem considerar a distribuição de ambos. Por exemplo, um estudo dos custos e benefícios do tratamento do retardamento mental em pequenas instituições que enfatizam o ensino individual intensivo poderia revelar que os custos excedem os benefícios, mas a justiça poderia exigir que benefícios especiais sejam concedidos a pessoas portadoras de retardo mental. Em ambos os exemplos, a justiça pode requerer uma distribuição de recursos diferente daquela que seria sustentada pela análise custo–benefício ou pela análise custo–eficácia.

A análise risco–benefício também está sujeita a restrições por parte da justiça. Consideremos quatro possíveis padrões de distribuição para os riscos e benefícios: (1) Os riscos e benefícios podem recair sobre uma só parte. Na maioria das terapias, por exemplo, o paciente aceita os principais riscos para obter os principais benefícios. (2) Um dos lados pode arcar com os riscos enquanto outro lado recebe os benefícios. Por exemplo, uma geração pode usufruir os benefícios de tecnologias que irão afetar desfavoravelmente gerações futuras. (3) Ambos os lados podem arcar com os riscos, mas apenas um deles se beneficia. Por exemplo, um coração artificial movido a energia nuclear beneficiará principalmente o usuário, mas seus riscos também serão impostos a outras pessoas que entrem em contato com ele. (4) Ambos os lados obtêm os benefícios, mas apenas um deles arca com os riscos. Por exemplo, pessoas na vizinhança de uma usina nuclear podem estar expostas a riscos significativamente maiores que outras pessoas que também se beneficiam da usina.

Embora seja inaceitável considerar a utilidade sem considerar ao mesmo tempo os padrões de distribuição, os princípios de justiça nem sempre suplantam a eficiência econômica. Neste ponto nossas opiniões entram em choque com teorias que conferem

---

113. Ver Rashi Fein, "What is Wrong with the Language of Medicine?", *New England Journal of Medicine*, 306 (1982): 863 ss.

aos princípios de justiça uma prioridade absoluta sobre princípios consequencialistas como a utilidade. É necessário um julgamento prático que leve em consideração, especifique e pondere todos os fatores moralmente relevantes — sem atribuir a nenhum deles uma vantagem *a priori*.

Como um exemplo da ponderação necessária entre a beneficência e a justiça distributiva em programas de redução de riscos, consideremos o uso da seleção genética e da monitoração no local de trabalho. Os trabalhadores podem ser selecionados excluindo-se uma predisposição genética a doenças cuja probabilidade aumente em resultado da exposição a produtos químicos numa fábrica, e sua saúde pode ser periodicamente monitorada durante o tempo em que estão empregados. Não há, inerentemente, nenhuma objeção a ser feita à investigação para determinar a suscetibilidade dos trabalhadores e o desenvolvimento de doenças. Esses testes podem ser justificados pelos benefícios para os trabalhadores, e também pela redução de custos para a companhia e para a sociedade. Contudo, a companhia pode conseguir reduzir os custos de muitas maneiras diferentes, sendo algumas delas moralmente preferíveis a outras. As opções podem incluir: (1) excluir trabalhadores de determinadas funções, não os contratando ou designando-os para outros postos, (2) projetar equipamentos de proteção para os trabalhadores ou (3) alterar o ambiente de trabalho[114].

Para as corporações, é tentador eliminar as duas últimas opções, pois são muito custosas para os benefícios que produzirão na redução de riscos, e a primeira opção sugere que o acesso justo a empregos poderia ser posto contra a redução de riscos. Se a condição de um trabalhador interfere com o desempenho no trabalho ou coloca outros em perigo, então não há nenhum problema ético sério na opção (1). Porém, se houver riscos à saúde de um grande número de trabalhadores, o problema ético pode ser importante e complexo. Neste caso, com frequência é moralmente apropriado (embora reconheçamos que isso nem sempre é viável) exigir que a companhia diminua o risco para todos os trabalhadores (talvez por meio das opções 2 e 3), em vez de negar emprego àqueles cujos riscos podem ser exacerbados por sua predisposição genética.

Questões relacionadas com estas, referentes à beneficência e à justiça, foram levantadas em debates a respeito dos riscos de prejuízo da função reprodutiva no ambiente de trabalho. Há um complexo conjunto de obrigações de não maleficência e de beneficência vinculadas ao local de trabalho, incluindo as obrigações da sociedade e dos empregadores para com os trabalhadores e a descendência dos trabalhadores, e também as obrigações dos trabalhadores para com sua descendência[115]. Os trabalhadores podem

---

114. U. S. Congress, Office of Technology Assessment, *The Role of Genetic Testing in the Prevention of Occupational Disease* (Washington, DC: U. S. Government Printing Office, 1983), p. 146. Para mais avaliações éticas, ver U. S. Congress, Office of Technology Assessment, *Genetic Monitoring and Screening in the Workplace*, OTA-BA-455 (Washington, DC: U. S. Government Printing Office, outubro de 1990), e Elaine Draper, *Risky Business: Genetic Testing and Exclusionary Practices in the Hazardous Workplace* (Nova York: Cambridge University Press, 1991).

115. U. S. Congress, Office of Technology Assessment, *Reproductive Hazards in the Workplace* (Washington, DC: U. S. Government Printing Office, 1985).

beneficência

julgar que os riscos de saúde oferecidos a um feto ou a uma futura prole são compensados pelos benefícios proporcionados pelo salário, como moradia, alimentação e assistência de saúde. Diante das opções acima enumeradas para a redução da exposição a riscos no local de trabalho, alguns empregadores aceitaram uma política de exclusão de mulheres em idade reprodutiva de determinados trabalhos ou, em alguns casos, fizeram da esterilização "voluntária" uma condição para a contratação. Embora o parecer da Suprema Corte dos Estados Unidos tenha acabado com essas políticas específicas por constituírem uma discriminação sexual ilegal[116], as questões éticas não desapareceram no trabalho americano, pois as circunstâncias de risco reprodutivo não se modificaram.

Questões similares emergem a respeito de práticas de contratação com relação a pessoas portadoras de traço falciforme, que afeta de sete a treze por cento da população negra, aproximadamente, mas que raramente aparece no restante da população. Aqueles que possuem o traço falciforme não têm a anemia falciforme, mas são às vezes excluídos de certas ocupações em razão da possibilidade de que apresentem um risco maior quando expostos a substâncias que possam comprometer a capacidade do sangue de transportar oxigênio. Entretanto, antes que uma pessoa seja impedida de trabalhar em virtude de evidências gerais de que haja riscos altos, dever-se-iam estabelecer evidências científicas de que o indivíduo é hipersensível aos perigos existentes e de que não há nenhuma forma razoável de protegê-lo contra eles[117].

Argumenta-se algumas vezes que, em circunstâncias nas quais os benefícios e os riscos estão distribuídos igualmente, a compensação monetária para que se assuma voluntariamente os riscos pode satisfazer as exigências da justiça. Alguns sustentam, por exemplo, que uma compensação justa pelo emprego — ou até acréscimos para tarefas com maiores riscos — torna justa a imposição de riscos aos trabalhadores. Esse argumento, para ser aceitável, implica a premissa de que esses trabalhadores assumiram voluntariamente os riscos de seus trabalhos e de que as condições vigentes são de escolha autônoma, incluindo uma compreensão adequada dos fatos, além de uma voluntariedade substancial. Com frequência há uma compreensão menos adequada das ameaças à saúde que das ameaças à segurança, em parte porque problemas de saúde como o câncer normalmente se desenvolvem ao longo do tempo e podem resultar de diversos fatores. Também pode ser difícil revelar os dados conhecidos de modo a favorecer uma escolha informada, e a voluntariedade do trabalhador pode ser comprometida pela indisponibilidade de outros empregos. Desse modo, no contexto do trabalho, a aceitação voluntária de um emprego e o pagamento pelos riscos podem ser substitutos injustos para aquilo que realmente deveria ser feito — a correção das condições de trabalho perigosas[118].

---

116. *International Union, UAW v. Johnson Controls*, 111 S. Ct. 1196 (1991).

117. Eula Bingham, "Hypersusceptibility to Ocupational Hazards", em National Academy of Engineering, *Hazards: Technology and Fairness* (Washington, DC: National Academy Press, 1986), p. 80.

118. Um argumento precursor desta conclusão aparece em Nicholas Ashford, *Crisis in the Workplace: Occupational Disease and Injury* (Cambridge, MA: MIT Press, 1976).

Um segundo argumento é que a *compensação* monetária retrospectiva — por exemplo, um pedido de indenização — é um substituto válido para uma *prevenção* prospectiva da exposição a riscos. A proposta é, novamente, a de que um sistema adequado de compensação por danos satisfaz as condições de justiça. Contudo, mesmo que uma análise custo–benefício apoie o sistema de compensação, a justiça requer que tanto os empregadores como a sociedade incumbam-se de reduzir os riscos ao nível mais baixo possível ou praticável, uma vez que a compensação não restaura às vítimas a saúde de que gozavam antes da exposição aos riscos[119]. Este exemplo indica como uma norma de justiça pode restringir a análise custo–benefício, embora essa restrição seja antes *prima facie* que absoluta.

Conclusão

Neste capítulo, chegamos a várias conclusões que se fundam nas outras conclusões a que chegamos em outros capítulos. Primeiramente, estabelecemos que havia dois princípios de beneficência que deviam ser distinguidos entre si e também distinguidos, ambos, das obrigações negativas de evitar causar dano. Defendemos então uma versão do paternalismo que, sob certas condições, justifica intervenções fortemente paternalistas. Reconhecemos, contudo, que uma política ou norma que permita o paternalismo forte na prática profissional com frequência não compensa a possibilidade de abuso a que dá ocasião. Por fim, argumentamos que as técnicas formais de análise — a análise custo–eficácia, a análise custo–benefício e a análise risco–benefício — podem constituir apelos moralmente incontestáveis ao princípio de utilidade. Todavia, os limites dessas técnicas são postos pelos princípios do respeito à autonomia e da justiça, e elas devem se conformar aos procedimentos sociais para resolver conflitos e atribuir pesos específicos aos diferentes benefícios, custos e riscos. No capítulo 6, trataremos das questões de justiça que concluíram este capítulo.

---

119. Roger E. Kasperson, "Hazardous Waste Facility Siting: Community, Firm, and Governmental Perspectives", em National Academy of Engineering, *Hazards: Technology and Fairness*, pp. 118-144.

CAPÍTULO 6

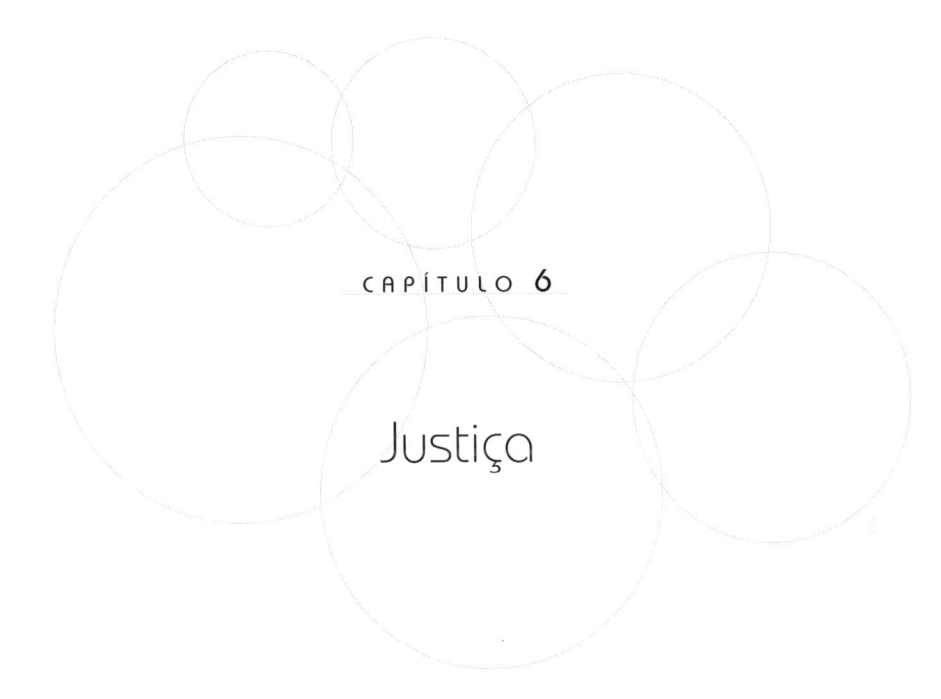

Justiça

Desigualdades no acesso à assistência à saúde e aos seguros-saúde, juntamente com aumentos dramáticos nos custos dos serviços de saúde, alimentaram debates a respeito da justiça social nos Estados Unidos e em muitos outros países. Contudo, seria a *desigualdade* no acesso um problema moral sério? Todos os grupos de idade, por exemplo, deveriam ter acesso igual aos recursos da assistência à saúde? Na tentativa de responder a tais questões, deparamo-nos com frequentes incertezas acerca de como balancear e conciliar objetivos tais como a liberdade de escolher um plano de saúde, o acesso igual aos serviços de saúde, a promoção da saúde, uma economia de livre mercado, a eficiência social e o Estado beneficente. Quais destes objetivos e quais princípios expressam aquilo que a justiça exige na distribuição dos serviços de saúde e no financiamento das pesquisas sobre doenças e lesões.

Num pequeno conto intitulado "A loteria na Babilônia", Jorge Luis Borges retrata uma sociedade na qual todos os benefícios e ônus sociais são distribuídos somente de acordo com uma loteria periódica[1]. A cada pessoa é atribuído um papel social — como escravo, proprietário de fábrica, padre ou carrasco —, puramente por meio de sorteio. Esse sistema de seleção aleatória ignora conquistas, formação, merecimento, experiência, contribuição, necessidade e esforço. A singularidade ética e política do sistema descrito no conto de Borges é surpreendente, pois atribuir papéis dessa maneira é notavelmente incoerente com os padrões convencionais. O sistema de Borges parece arbitrário e injusto, pois esperamos que a forma como os ônus, benefícios e posições têm de ser alocados seja determinada por princípios válidos de justiça.

---

1. Jorge Luis Borges, *Labyrinths* (Nova York: New Directions, 1962), pp. 30-35.

No entanto, ao tentarmos expor os princípios da justiça, eles nos parecem tão ilusórios quanto o método da loteria parece arbitrário, e pode ser impossível construir uma teoria da justiça abrangente e unificada, que capture nossas diferentes concepções. (Como veremos adiante, por exemplo, o sorteio é, em certas condições, um mecanismo justificável para a distribuição de serviços de saúde.) Além disso, muitos dos princípios de justiça propostos não são independentes nem distintos de outros princípios, como a beneficência e a não maleficência. Neste capítulo, começamos a explorar esses problemas pela análise dos termos *justiça* e *justiça distributiva*. Depois, examinaremos problemas importantes de justiça social, incluindo os referentes à alocação de recursos para o sistema de saúde e à alocação dos recursos no interior desse sistema.

O conceito de justiça

Os termos *equidade*, *merecimento* (o que é merecido) e *prerrogativa* (aquilo a que alguém tem direito) foram empregados por vários filósofos na tentativa de explicar o que é *justiça*[2]. Todas essas concepções interpretam a justiça como um tratamento justo, equitativo e apropriado, levando em consideração aquilo que é devido às pessoas. Temos uma situação de justiça sempre que caibam às pessoas benefícios ou encargos em razão de suas propriedades ou circunstâncias particulares, como o fato de serem produtivas ou de haverem sido prejudicadas pelos atos de outra pessoa. Alguém que tem uma reivindicação válida baseada na justiça tem um direito, e portanto algo lhe é devido. Uma injustiça, portanto, envolve um ato errado ou uma omissão que nega às pessoas um benefício ao qual têm direito ou que deixa de distribuir os encargos de modo equitativo.

A expressão *justiça distributiva* se refere a uma distribuição justa, equitativa e apropriada no interior da sociedade, determinada por normas justificadas que estruturam os termos da cooperação social. Seu domínio inclui políticas que repartem diversos benefícios e encargos, como propriedades, recursos, taxas, privilégios e oportunidades. Várias instituições públicas e privadas estão envolvidas, incluindo o governo e o sistema de assistência à saúde. A expressão *justiça distributiva* é às vezes empregada em sentido amplo, referindo-se à distribuição de todos os direitos e responsabilidades na sociedade, incluindo, por exemplo, direitos civis e políticos tais como o direito de votar e a liberdade de expressão. (Usualmente se distingue a justiça distributiva de outros tipos de justiça, como a justiça *criminal*, que se refere à aplicação justa da punição, normalmente por meio do direito penal, e a justiça *civil*, que se refere à compensação justa por problemas transacionais como quebras de contrato e procedimento impróprio, geralmente por meio do direito civil.)

---

2. Ver Martin Golding's "Justice and Rights: a Study in Relationship", em *Justice and Health Care*, ed. Earl E. Shelp (Boston: D. Reidel, 1981), 23-35. Ver também Alan Buchanan, "Justice: a Philosophical Review", no mesmo volume, pp. 3-21.

justiça

Os problemas da justiça distributiva aparecem em condições de escassez e de competição. Se existisse bastante água limpa para a dispersão de resíduos industriais, e se esse uso não causasse nenhum dano subsequente aos seres humanos ou a outros seres vivos, não seria necessário restringi-lo. Só é preciso limitar a quantidade de despejamento permissível se, por exemplo, o suprimento de água potável está ameaçado ou se os poluentes criam um problema de saúde pública ou ameaçam a vida selvagem. Nesse processo está envolvida, inevitavelmente, uma ponderação das vantagens e desvantagens. O objetivo da diminuição da poluição é proteger a saúde pública e o meio ambiente, mas a tarefa da redução requer recursos, que poderiam ser aplicados em outras áreas. Muitas discussões contemporâneas sobre os benefícios justos em programas de saúde pré-pagos, sobre programas de assistência para portadores de deficiências mentais e sobre as fontes de recursos apropriadas para o seguro nacional de saúde também envolvem uma ponderação das vantagens e desvantagens.

Um exemplo convincente de justiça distributiva no tocante à ponderação das vantagens e desvantagens aparece no seguinte caso. Um grupo interdisciplinar formado por eminentes médicos, advogados e especialistas em ética consideraram as vantagens e desvantagens de se usar a tecnologia moderna para produzir um coração artificial — o também chamado coração artificial totalmente implantável. O grupo restringiu três possibilidades: (1) não produzir nenhum coração por ser caro demais; (2) produzir um coração movido a energia nuclear; (3) produzir um coração com um motor elétrico ou com baterias recarregáveis. Por fim, o grupo decidiu que, em última análise, o coração movido a bateria oferecia menos riscos ao receptor, à sua família e a outros membros da sociedade do que o coração movido a energia nuclear. Ao avaliar cada alternativa, o grupo considerou suas implicações para a qualidade de vida dos receptores, seu custo para a sociedade e seu custo relativo em comparação com outras necessidades médicas que poderiam ser atendidas em seu lugar. O grupo concluiu que, apesar dos custos substanciais, seria injusto não alocar dinheiro para o desenvolvimento do coração artificial em prol daqueles que precisavam dele (com base no fato de que a justiça distributiva o requeria), mas que o coração movido a energia nuclear criaria um risco para a sociedade mais alto do que poderia ser justificado[3].

Essa ponderação de alternativas é típica de circunstâncias de justiça distributiva, e tem relação não apenas com os benefícios, custos e riscos agregados das várias alternativas, mas também com sua distribuição na sociedade. A justeza de uma distribuição, como vimos no exemplo da loteria, gera questões a respeito de princípios de justiça. Não há um princípio único de justiça que seja capaz de resolver todos esses problemas. Assim como enumeramos vários princípios sob o título geral da beneficência, há também vários princípios de justiça que merecem ser aceitos, cada um dos quais devendo ser especificado e ponderado em contextos particulares. Um desses princípios é *formal*, os outros são *materiais*.

---

3. *The Totally Implantable Artificial Heart: a Report of the Artificial Heart Assessment Panel of the National Heart and Lung Institute* (setembro de 1973), DHEW Publication, n. NIH 74-191.

O princípio da justiça formal

É comum a todas as teorias da justiça uma exigência mínima tradicionalmente atribuída a Aristóteles: iguais devem ser tratados de modo igual, e não iguais devem ser tratados de modo não igual. Esse princípio da justiça formal (às vezes chamado de princípio da igualdade formal) é "formal" porque não estabelece as circunstâncias específicas nas quais os iguais devem ser tratados de modo igual e não fornece critérios para que se determine se dois ou mais indivíduos são de fato iguais; o princípio simplesmente afirma que, quaisquer que sejam as circunstâncias relevantes em questão, as pessoas que forem iguais com respeito a elas deveriam ser tratadas de modo igual. Em outras palavras, nenhuma pessoa deveria ser tratada de modo não igual, a despeito de todas as diferenças relativamente a outras pessoas, a menos que alguma diferença entre ela e essas outras seja relevante para o tratamento em questão.

Um problema óbvio do princípio formal é a ausência de conteúdo. Que iguais devam ser tratados de modo igual não suscita polêmica. Porém, como se definirá a *igualdade*, e quem é igual, quem é não igual? Que diferenças são relevantes ao compararmos indivíduos ou grupos? Presumivelmente, todos os cidadãos deveriam ter direitos políticos iguais, igual acesso aos serviços públicos e um tratamento igual perante a lei. Mas até que ponto vai a igualdade? Um problema típico é o seguinte. Praticamente todas as concepções da justiça na assistência à saúde sustentam que programas e serviços destinados à assistência de pessoas de uma certa classe, como os pobres ou os idosos, deveriam ser acessíveis a todos os membros dessa classe. Negar o acesso a alguns enquanto outros da mesma classe recebem os benefícios é injusto. Mas seria também injusto negar o acesso a pessoas igualmente necessitadas fora da classe delineada?

Num determinado caso, uma mulher em trabalho de parto, Hattie Mae Campbell, teve acesso negado a um atendimento de emergência pelo fato de estar no hospital errado e de que deveria ter ido ao hospital no qual havia recebido os cuidados pré-natais. Ela e sua irmã retiraram-se ao estacionamento do hospital, onde ela teve seu filho dentro do carro. A mulher então moveu uma ação na justiça contra o hospital, acusando sua política de não admitir pacientes que não tenham sido encaminhadas pelos médicos locais de ser uma violação arbitrária do direito constitucional de usar um estabelecimento do governo[4]. A política do hospital classificava os pacientes segundo o critério de haverem recebido atendimento de um médico local. Esse sistema de classificação resultava no tratamento diferencial de indivíduos com base na categoria (ou classe) a que pertencessem — iguais eram tratados de modo igual, e não iguais eram tratados de modo não igual.

Embora o sistema de classificação e de tratamento do hospital fosse justo de acordo com o princípio formal de justiça, seriam justos os critérios usados pelo hospital para estabelecer diferenças (desigualdades) entre as pessoas? O hospital deve ser capaz de justificar o fato de tratar diferentemente dois candidatos a admissão. Alguns tribunais

---

4. *Campbell v. Mincey*, 413 F. Supp. 16 (1975), 16-23, aff'd 542 F. 2d 573.

afirmaram que o critério do hospital era apropriado segundo a lei[5]. Contudo, o esquema de classificação empregado pelo hospital neste caso identifica diferenças moralmente relevantes para um acesso diferenciado a um serviço de saúde? Qualquer resposta a esta pergunta irá pressupor uma concepção de justiça que contenha, além do princípio formal, princípios materiais.

Princípios materiais de justiça

Os princípios que especificam as características relevantes para um tratamento igual são *materiais* porque identificam as propriedades substantivas para a distribuição. Consideremos o princípio de necessidade, que afirma que a distribuição baseada na necessidade é justa. Dizer que uma pessoa precisa de algo é dizer que sem isso a pessoa será lesada, ou pelo menos afetada de modo prejudicial. Entretanto, não é preciso que distribuamos todos os bens e serviços para satisfazer todas as necessidades, como a necessidade de equipamentos atléticos ou de freios ABS (a menos que seja defensável uma forma radical de igualitarismo). Presumivelmente, estamos interessados apenas em *necessidades fundamentais*. Dizer que uma pessoa tem necessidade fundamental de algo é dizer que essa pessoa será lesada ou prejudicada de uma maneira fundamental caso essa necessidade não seja satisfeita. A pessoa pode ser lesada, por exemplo, por subnutrição, por lesões corporais ou por omissão de informações importantes.

Se analisarmos melhor as noções de necessidade fundamental e de bem primário, o princípio material de necessidade poderia ser progressivamente especificado e adaptado a uma política pública voltada para a distribuição. Voltaremos à questão das políticas públicas mais tarde. No momento, estamos enfatizando o significado da primeira etapa do argumento: a aceitação do princípio de necessidade como um princípio material de justiça válido. Em contraposição, se aceitássemos somente um princípio de distribuição de livre mercado, então nos oporíamos ao princípio de necessidade como base para políticas públicas. Todas as políticas públicas e institucionais baseadas na justiça distributiva derivam, em última análise, da aceitação (ou rejeição) de alguns princípios materiais e de alguns procedimentos para especificá-los e refiná-los, e muitas das disputas acerca de qual seja a política válida resultam de pontos de partida rivais ou, ao menos, alternativos, decorrentes de princípios materiais diferentes.

Todos os princípios seguintes foram propostos por diferentes autores como princípios materiais válidos de justiça distributiva (embora também tenham sido propostos outros princípios[6]):

1. A todas as pessoas uma parte igual
2. A cada um de acordo com sua necessidade

---

5. *Goesaert v. Cleary*, 335 U. S. 464, anulado em *Craig v. Boren*, 429 U. S. 190, em 210 n.23 (1976). Ver também *Whitney v. State Tax Commission*, 309 U. S. 530 (1940); *Campbell v. Mincey*, 413 F. Supp. em 22.

6. Ver, por exemplo, Nicholas Rescher, *Distributive Justice* (Indianapolis, IN: Bobbs-Merrill, 1966), cap. 4.

3. A cada um de acordo com seu esforço
4. A cada um de acordo com sua contribuição
5. A cada um de acordo com seu merecimento
6. A cada um de acordo com as trocas do livre mercado

Não há nenhum obstáculo evidente à aceitação simultânea de mais de um desses princípios, e algumas teorias da justiça aceitam todos os seis como válidos. Uma tese moral plausível é a de que cada um desses princípios materiais identifica uma obrigação *prima facie* cujo peso não pode ser avaliado independentemente das circunstâncias ou esferas particulares nas quais são especificamente aplicáveis. Uma especificação adicional também pode estabelecer a relevância desses princípios para esferas nas quais de início não haviam sido julgados como aplicáveis.

Ao tratar dos princípios, nos três capítulos precedentes, apontamos as muitas maneiras como os princípios podem vigorar na vida moral, apoiando regras morais mais específicas (e indicamos que vários princípios podem ser invocados para ajudar a justificar uma única regra). Pode-se argumentar que cada um dos princípios materiais de justiça acima é paralelo às regras morais citadas em cada um dos capítulos anteriores. Esta afirmação, porém, é mais controversa no caso da justiça, pois a aceitabilidade desses princípios materiais é, em cada caso, mais discutida que as regras mencionadas nos capítulos precedentes. Todavia, aceitaremos aqui a validade de cada um dos princípios materiais acima, ao menos para alguns contextos.

A maioria das sociedades recorre a vários desses princípios materiais para formular políticas públicas, valendo-se de diferentes princípios em diferentes esferas e contextos. Nos Estados Unidos, por exemplo, o auxílio-desemprego, a previdência social e muitos programas de assistência à saúde são distribuídos com base no princípio de necessidade (e, em alguma medida, com base em outros critérios tais como o tempo prévio de emprego); em muitos setores, os cargos e as promoções são concedidos (distribuídos) com base nos feitos e no merecimento demonstrado; a remuneração mais alta de alguns profissionais é permitida e até encorajada com a justificativa da escala salarial de livre mercado, de um esforço superior, do merecimento e de uma potencial contribuição social; e, ao menos teoricamente, a oportunidade de receber educação elementar e secundária é distribuída igualmente para todos os cidadãos.

Parece tentador, desse modo, incluir cada um dos princípios acima arrolados numa teoria da justiça. Os conflitos entre eles, porém, criam um sério problema de prioridade, e constituem também um desafio para um sistema moral que tem por objetivo um esquema de princípios coerente. Tais conflitos indicam a necessidade tanto da especificação como da ponderação, conforme ilustrado no caso de Mark Dalton, um técnico em histologia empregado por uma grande indústria química[7]. Dalton era um excelente empregado, mas após uma semana de licença por motivo de saúde uma enfermeira da

---

7. Este caso foi relatado por Robert E. Stevenson em *Hastings Center Report,* 10 (dezembro de 1980): 25.

empresa descobriu que ele tinha uma doença renal crônica. A empresa determinou que o nível permitido de exposição a vapores químicos no trabalho de Dalton poderia agravar sua condição. Foi-lhe arranjada uma outra colocação, com o mesmo salário, mas dois outros funcionários elegíveis para uma promoção também estavam interessados no posto. Os dois tinham mais tempo de emprego e mais qualificação que Dalton, e um deles era uma mulher. Nessa situação, cada um dos três funcionários poderia legitimamente apelar para um princípio material de justiça diferente para reivindicar o cargo disponível. Dalton poderia citar o princípio material de necessidade, argumentando que sua condição médica requeria que lhe fosse oferecido o novo cargo ou que ele fosse demitido da companhia com uma compensação. Com sua experiência e sua qualificação superiores, os outros dois funcionários poderiam invocar os princípios de merecimento, contribuição social e talvez de esforço pessoal na defesa de suas reivindicações. Considerações a respeito do oferecimento de oportunidades iguais também dariam à mulher fundamentos válidos para alegar que, em nome da justiça, ela teria direito ao cargo. Não é possível resolver esses conflitos sem maiores especificações e ponderações dos princípios materiais em questão.

Propriedades relevantes

Os princípios materiais identificam propriedades relevantes que as pessoas devem possuir para que sejam qualificadas para uma distribuição específica. Várias dificuldades teóricas e práticas embaraçam a justificação das supostas propriedades relevantes. A ambivalência a respeito de que propriedades enfatizar, e em que contextos, é responsável em parte pelo caráter de mosaico das políticas de saúde e da regulamentação do governo em muitos países.

Em alguns contextos, as propriedades relevantes estão firmemente estabelecidas pela tradição, por um princípio moral ou legal ou por uma política. No final de um torneio de tênis, por exemplo, entrega-se um troféu ao vencedor com base em seu feito, e isso é determinado pelas regras tradicionais do torneio de tênis. Similarmente, distribuem-se ordens de prisão, em princípio, somente àqueles que são considerados culpados de crimes; a culpa é relevante para a condenação e a sentença como uma questão de lei e de moralidade. Em muitos contextos, porém, é conveniente instituir uma política que estabeleça as propriedades relevantes, caso não exista nenhuma, ou desenvolver uma nova política que revise critérios arraigados. Surgiu a questão, por exemplo, de se estrangeiros não residentes deveriam ser incluídos nas listas de espera para transplante de órgãos de cadáveres nos Estados Unidos. Se o fato de ser cidadão de um país ou de residir nele é uma propriedade relevante para o acesso a alguns serviços médicos é uma questão que está entre aquelas que são discutidas adiante neste capítulo.

Os tribunais muitas vezes instituem novas políticas que revisam noções arraigadas acerca das propriedades relevantes. Em 1991, por exemplo, a Suprema Corte dos

Estados Unidos decidiu, no caso *Auto Workers v. Johnson Controls Inc.*[8], que os empregadores não podiam adotar "políticas de proteção fetal" que especificamente excluíssem mulheres em idade reprodutiva de um local de trabalho que oferecesse algum risco, com base na justificativa de que essas políticas constituem discriminação sexual ilegal. Com essas políticas, apenas os homens férteis poderiam decidir assumir riscos reprodutivos. A maioria dos juízes julgou que essa política baseada no sexo fazia uso da propriedade irrelevante de ser mulher, a despeito do fato de que as substâncias mutagênicas afetam tanto os óvulos como o esperma.

Mesmo quando se detecta uma propriedade irrelevante, nem sempre é preciso que abandonemos totalmente uma política. Ainda poderíamos, por exemplo, formular uma política não discriminatória para proteger os fetos de riscos reprodutivos. Poderíamos reagir substituindo algum conjunto operante de propriedades "relevantes" por um conjunto de propriedades relevantes melhor. Determinadas propriedades anteriormente aceitas como relevantes tornar-se-ão então irrelevantes, ou determinadas propriedades de início consideradas irrelevantes serão relevantes na nova política ou na política revisada.

Uma ilustração contemporânea desse problema é demonstrada no Caso 4, que envolve um doador de órgão incapaz: a vida de uma mulher de 40 anos depende de um transplante de rim, que sua filha de 14 anos se oferece para fornecer. Seu tecido é compatível. Contudo, a mulher tem um irmão de 35 anos, que apresenta retardamento mental, cujo rim seria mais compatível. Uma pesquisa informal entre as enfermeiras, os assistentes sociais e os médicos que atendiam esses pacientes indicou que a maioria desses profissionais tentaria obter uma autorização judicial para usar o rim do irmão de 35 anos, residente numa instituição[9]. Temos aqui um problema acerca de que critérios deveriam ser usados para se decidir entre três opções: escolher um desses dois doadores potenciais ou esperar por um doador morto (uma perspectiva improvável na época). A alta compatibilidade é considerada uma propriedade relevante que favorece a escolha do irmão, mas a impossibilidade de obter seu consentimento e o consentimento aparentemente esclarecido da adolescente introduzem uma razão que favorece a escolha da filha. Há também razões contra o apelo a ambos os potenciais doadores. A adolescente poderia estar excessivamente influenciada pelo fato de que sua *mãe* precisa do rim. A proximidade de seu relacionamento cria uma situação emocional que exerce pressão sobre a garota, talvez a um grau tal que torne a qualidade do consentimento problemática. Como, então, as decisões acerca das propriedades relevantes e irrelevantes — como o grau de compatibilidade, a idade e a capacidade — estão vinculadas aos problemas da justiça?

As decisões, as regras e as leis tendem a ser injustas quando fazem distinções entre classes de pessoas que são de fato similares em aspectos relevantes, ou quando deixam de fazer distinções entre classes de pessoas que são de fato diferentes em aspectos relevantes.

---

8. *International Union, UAW. V. Johnson Controls*, 111 S. Ct. 1196 (1991).

9. Audience Survey, Symposium on Death and Dying, Southeastern Dialysis and Transplantation Association Meetings, Miami, FL, agosto de 1977 (inédito).

Uma questão persistente a respeito da justiça e de classes de pessoas refere-se à seleção de sujeitos de pesquisa. Duas indagações básicas precisam ser respondidas. A primeira é a indagação de se uma determinada classe de sujeitos deveria mesmo ser usada. Por exemplo, prisioneiros, fetos, crianças e pessoas internadas por problemas mentais deveriam participar em pesquisas? Em caso afirmativo, por que razões e sob que condições? Em segundo lugar, se é permissível envolver esses sujeitos, haveria então uma hierarquia para a seleção de participantes em pesquisas no interior dessa classe, com base em propriedades relevantemente diferentes possuídas pelos seus membros? Parece moralmente relevante, por exemplo, distinguir, no interior da classe das crianças, as mais velhas e as mais novas — ou melhor, (1) as crianças que entendem o que é proposto e relatam seus sentimentos com clareza e (2) as crianças com uma capacidade limitada de fazê-lo. Tais distinções geralmente têm implicações nas políticas. Poder-se-ia adotar, por exemplo, uma política que classificasse os adultos capazes, as crianças mais velhas e as crianças mais novas nesta ordem de prioridade para uma potencial participação em pesquisas biomédicas.

Vários desses problemas de justiça são ilustrados pelo Caso 7, popularmente conhecido como *Willowbrook*. Numa instituição estadual para crianças por portadoras de retardamento mental, algumas crianças participaram de uma pesquisa que tinha como propósito o desenvolvimento de um agente profilático contra as variedades de hepatite prevalecentes na instituição. A pesquisa envolvia expor as crianças intencionalmente às variedades de hepatite em questão. Os estudos eram realizados numa unidade especial que deixava as crianças isoladas e as protegia contra outras doenças infecciosas. O uso dessas crianças portadoras de retardamento mental precipitou uma série de debates a respeito da permissibilidade do uso de crianças, de pessoas internadas em instituições e de pessoas com problemas mentais. Se é permissível envolver membros de cada uma destas três classes, então é também permissível envolver pessoas que pertencem às três classes — crianças portadoras de retardamento internadas em instituições. Se isso é permissível, sob que condições essas pessoas podem participar em pesquisas? Deveria ser feita uma graduação, como, por exemplo, dar prioridade a crianças mais velhas ou deixar por último aquelas portadoras de um retardamento mais severo?

Esses casos ilustram como princípios abstratos de justiça fornecem somente vagas diretrizes quando é preciso formular políticas específicas ou tomar atitudes, de modo que são necessários mais argumentos morais, incluindo a especificação dos princípios e a ponderação de proposições oponentes, para determinar que aspectos específicos de uma situação são moralmente relevantes e decisivos para se produzir um julgamento fundamentado. Seria provavelmente difícil chegar a um consenso, e, por essa razão, alguns filósofos concluíram que os princípios distributivos materiais abstratos não são o instrumento certo para resolver problemas sociais de justiça. Em *Utilitarismo*[10], John Stuart Mill argumentou que os preceitos ou princípios do senso comum, como "a cada

---

10. John Stuart Mill, *Utilitarianism*, no Volume 10 de *Collected Works of John Stuart Mill* (Toronto: University of Toronto Press, 1969), cap. 5.

um de acordo com seu esforço" ou "a cada um de acordo com sua necessidade", levam a conflitos insolúveis entre princípios e a injunções morais conflitantes. Os princípios não atribuem pesos relativos a suas exigências para casos de conflito, e, consequentemente, são de pouca ajuda quando é preciso fazer um julgamento de mérito relativo. Mill sustentava que todos esses preceitos juntos não constituiriam uma teoria da justiça, resultando apenas em um pluralismo sem préstimo. John Rawls uniu-se a Mill nesta conclusão, argumentando que "nenhum desses preceitos pode ser plausivelmente promovido a primeiro princípio (...). Os preceitos do senso comum constituem o nível errado de generalidade. A fim de encontrar primeiros princípios adequados deve-se recomeçar desde antes desses preceitos" e desenvolver uma teoria[11].

Se Rawls e Mill estavam certos, os princípios materiais abstratos de justiça são de pouca utilidade até que tenham sido integrados num esquema ou numa teoria sistemática. Contudo, que utilidade terão as próprias teorias?

Teorias da justiça

As teorias da justiça distributiva foram desenvolvidas para especificar e tornar coerentes nossos diferentes princípios, regras e julgamentos. Um teoria procura conectar as características das pessoas com distribuições moralmente justificáveis dos benefícios e dos encargos. Por exemplo, o ofício, o esforço ou o infortúnio de uma pessoa poderiam ser a base para a distribuição. Foram propostas muitas teorias sistemáticas para determinar como os encargos, bens e serviços sociais — incluindo os bens e serviços da área da saúde — deveriam ser distribuídos ou, como insistem alguns, redistribuídos. Essas teorias divergem quanto aos critérios materiais específicos que enfatizam e às formas de justificação que empregam.

Há importantes tipos de teorias: as teorias *utilitaristas*, que enfatizam uma mistura de critérios com o propósito de maximizar a utilidade pública; as teorias *liberais*, que enfatizam o direito à liberdade social e econômica (invocando procedimentos justos, mais que resultados substantivos); as teorias *comunitaristas*, que salientam as práticas e os princípios de justiça que evoluem dentro da tradição numa comunidade; e as teorias *igualitárias*, que enfatizam um acesso igual aos bens que toda pessoa racional valoriza (muitas vezes invocando os critérios materiais de necessidade e igualdade). A aceitabilidade de qualquer teoria da justiça depende da força de seu argumento moral para justificar que um ou mais princípios eleitos devem ter prioridade sobre outros.

Essas teorias só podem obter um sucesso parcial na tarefa de trazer coerência e abrangência às nossas fragmentadas concepções da justiça social. As políticas referentes ao acesso aos serviços de saúde e à sua distribuição oferecem, em muitos países capitalistas, um exemplo dos problemas enfrentados por essas teorias. Procuramos fornecer a

---

11. *A Theory of Justice* (Cambridge, MA: Harvard University Press, 1971), pp. 307-310.

melhor assistência de saúde possível para todos os cidadãos, promovendo ao mesmo tempo o interesse público por meio de programas de contenção de custos. Promovemos o ideal de acesso aos serviços de saúde igual para todos, inclusive para os indigentes, mantendo ao mesmo tempo um ambiente competitivo de livre mercado. Os propósitos desejáveis de assistência, igualdade de acesso, liberdade de escolha e eficiência social são difíceis de tornar coerentes num sistema social. Há por trás deles diferentes concepções do que seria uma sociedade justa, e cada propósito tende a anular outro.

Todavia, muitas teorias da justiça procuram alcançar um equilíbrio entre propósitos sociais concorrentes ou eliminar alguns propósitos sociais, mantendo outros.

As teorias utilitaristas

As teorias utilitaristas foram discutidas no capítulo 2, no qual vimos que os utilitaristas veem a justiça distributiva como um dos vários problemas da maximização do valor. Eles argumentam que o modelo de justiça não é independente do princípio de utilidade. Pelo contrário, *justiça* é o nome dado às supremas e mais forçosas formas de obrigação criadas pelo princípio de utilidade. Normalmente, as obrigações de justiça utilitaristas correspondem a direitos dos indivíduos que devem ser reforçados pela lei, se necessário. Esses direitos dependem de configurações sociais que maximizem a utilidade social total de acordo com as circunstâncias. Os direitos não possuem nenhuma outra base, o que gera discordâncias até mesmo entre os próprios utilitaristas a respeito da questão de se são direitos genuínos. Em todo caso, se a justificação de um sistema de direitos é que suas proteções *ao longo do tempo* maximizam a utilidade, então tais direitos podem, em princípio, ter prioridade sobre cálculos de utilidade de curto prazo.

Na distribuição dos serviços de saúde, os utilitaristas geralmente veem a justiça como envolvendo escolhas entre vantagens e desvantagens — por exemplo, ao estabelecer os benefícios em programas de saúde pré-pagos. Muitos utilitaristas defendem programas sociais que protegem a saúde pública e distribuem serviços básicos de saúde de forma igual para todos os cidadãos, pelo motivo de que esses programas maximizam a utilidade. Entretanto, surgem problemas se os princípios de justiça utilitaristas forem aceitos como suficientes por si mesmos. Os direitos individuais, por exemplo, como o direito à assistência à saúde, têm uma fundamentação indefinida e tênue quando se apoiam na maximização total da utilidade, que pode se modificar a qualquer momento. Um outro problema é que as abordagens utilitaristas negligenciam as considerações sobre a justiça que enfocam o modo como os benefícios e os encargos são distribuídos, independentemente do bem-estar agregado. A utilidade social poderia ser maximizada, por exemplo, obstruindo-se o acesso de algumas populações mais doentes e vulneráveis aos serviços de saúde.

Como vimos, porém, os princípios de justiça utilitaristas têm um papel legítimo na formação de políticas tanto de macroalocação como de microalocação.

As teorias liberais

Os Estados Unidos aceitam, tradicionalmente, o ideal de livre mercado segundo o qual é mais eficiente deixar que a distribuição dos bens e serviços de saúde seja regulada pelo mercado, que opera com base no princípio material da capacidade para pagar, direta ou indireta, por meio de seguro. De acordo com essa concepção, a assistência à saúde não é um direito, e a privatização do sistema de saúde é um ideal defendido. Tais padrões são aceitos por uma interpretação liberal da justiça que consiste não em um *resultado*, como o aumento da utilidade pública ou a satisfação das necessidades dos cidadãos, mas na operação livre e desimpedida de *procedimentos* justos. A sociedade justa protege os direitos de propriedade e liberdade, deixando que as pessoas melhorem sua situação por sua própria iniciativa. A intervenção social no mercado, portanto, prejudica a justiça, impondo restrições injustificadas à liberdade individual.

Ao conceber a livre escolha e a privatização como centrais para a justiça na distribuição econômica, os autores liberais contemporâneos, assim como expoentes clássicos como John Locke e Adam Smith, assumem uma concepção individualista da produção econômica e do valor. Os liberais reconhecem que as pessoas merecem um tratamento igual no que se refere a vários aspectos morais importantes (por exemplo, no direito de votar), mas julgam que outras teorias da justiça levam a práticas coercitivas e imorais de expropriação de recursos financeiros por meio de tributações, o que equivale a uma redistribuição injusta da propriedade privada como se ela fosse propriedade pública. Os princípios da igualdade e da utilidade, desse ponto de vista, sacrificam liberdades básicas em nome do interesse público geral. Todavia, um liberal não se opõe aos modos de distribuição utilitaristas ou igualitários caso eles tenham sido livremente escolhidos. Qualquer esquema de distribuição (como a distribuição dos serviços de saúde) é justo e justificado se (e somente se) for livremente escolhido pelo grupo relevante. (Às vezes não fica claro se a decisão do grupo tem de ser unânime para que se qualifique como obrigatória.)

Os liberais apoiam um sistema no qual o seguro-saúde é contratado de forma privada e voluntária. Neste sistema, nenhuma propriedade pessoal é subtraída de forma coercitiva pelo Estado para beneficiar outra pessoa. Os investidores da área da saúde e os segurados têm direitos de propriedade, os médicos têm direitos de liberdade e a sociedade não está moralmente obrigada a fornecer fundos para a assistência à saúde. Na verdade, se o mecanismo para tal for a tributação coercitiva ou a intimação, a sociedade é moralmente obrigada a se abster de fornecer fundos ou de designar médicos. Já discutimos, anteriormente, o caso em que Hattie Mae Campbell teve sua admissão negada no Marshall County Hospital, dando à luz seu bebê no carro. Ela havia feito acertos livremente com outro médico em outro estabelecimento, mas não tinha qualquer ajuste com o hospital do município. Do ponto de vista liberal, um hospital poderia aceitar sua admissão como um ato de caridade e benevolência, mas a menos que ela tenha uma autorização contratual válida não tem direito de acesso e de receber assistência. (O liberal consideraria como casos mais fortes para esta conclusão os de políticas de hospitais privados; no caso de Campbell, tratava-se de um estabelecimento público.)

A teoria liberal foi defendida num influente livro por Robert Nozick, que se refere a suas conclusões na teoria da justiça como uma "teoria da prerrogativa" na qual a ação do governo é justificada se e somente se protege os direitos ou prerrogativas dos cidadãos, em particular os direitos à liberdade e à propriedade privada[12]. Ele argumenta que uma teoria da justiça deveria afirmar os direitos individuais em vez de criar "modelos" de distribuição econômica nos quais os governos agem de modo a redistribuir a riqueza adquirida pelas pessoas no livre mercado. Nesses países, os ricos têm uma carga tributária progressivamente mais alta do que aqueles que possuem menos riqueza, e o dinheiro apurado é usado para patrocinar o amparo do governo aos necessitados por meio da previdência social e do seguro-desemprego. O liberal condena essas concepções da justiça coercitivas e injustas. Nozick aceita uma forma de justiça procedimental com três e somente três princípios: justiça na aquisição, justiça na transferência e justiça na reparação. Não há um padrão de distribuição justa independente dos procedimentos do livre mercado de adquirir uma propriedade, de transferir essa propriedade e de fornecer uma reparação àqueles que tiveram sua propriedade ilegitimamente tomada ou que tenham sido ilegitimamente obstruídos no livre mercado. A justiça consiste na operação de procedimentos justos (agir corretamente), e não na produção de resultados justos (como uma distribuição igual de recursos). Não há direitos de bem-estar, e portanto não há um direito à assistência de saúde ou reivindicações por assistência de saúde com base na justiça.

As propostas para as políticas de saúde nos Estados Unidos foram muitas vezes influenciadas pelo liberalismo. As estratégias de mercado e a concorrência programada foram recentemente exaltadas como formas de aumentar a qualidade dos serviços de saúde nos Estados Unidos, controlando ao mesmo tempo seus custos crescentes. De modo mais controverso, há propostas para aumentar o suprimento de órgãos de cadáveres para transplantes por meio da revogação da proibição federal referente à doação de órgãos em troca de pagamentos. Contudo, muitas teorias concorrentes rejeitam o compromisso inflexível do liberalismo com a liberdade e a justiça procedimental pura. Nos últimos anos, os principais concorrentes que fizeram frente às teorias liberais foram o comunitarismo e o igualitarismo.

As teorias comunitaristas

As teorias comunitaristas foram discutidas no capítulo 2, mas pouco foi dito acerca sobre suas concepções de justiça. Os comunitaristas reagem negativamente aos modelos liberais de sociedade (como os de Mill, Rawls e Nozick) que baseiam as relações humanas em direitos e contratos e que buscam construir uma teoria única da justiça por meio

---

12. Robert Nozick, *Anarchy, State, and Utopia* (Nova York: Basic Books, 1974), esp. pp. 149-182.

da qual serão julgadas todas as sociedades. Os comunitaristas veem os princípios da justiça como plurais, derivados de diferentes concepções do bem, tão numerosas quanto as diversas comunidades morais, e consideram que aquilo que é devido aos indivíduos e aos grupos depende desses padrões derivados da comunidade específica[13]. Um partidário do comunitarismo, portanto, provavelmente se oporá a concepções da distribuição dos serviços de saúde que se baseiem em contratos individuais. Os comunitaristas rejeitariam, por exemplo, a política da American Medical Association referente ao acesso à assistência à saúde — tanto o tradicional endosso das premissas de livre mercado por parte da AMA como sua política vigente de sustentar "um sistema de fornecimento pluralista" que encoraja muitos mecanismos de financiamento, nenhum dos quais derivado de uma concepção do bem comum ou dos valores da comunidade[14].

Os comunitaristas enfatizam tanto a responsabilidade da comunidade para com o indivíduo como — cada vez mais em suas políticas contemporâneas — a responsabilidade do indivíduo para com a comunidade. Alguns comunitaristas evitam a linguagem da justiça e adotam a linguagem da *solidariedade*, uma virtude pessoal de compromisso e também um princípio de moralidade social baseado nos valores partilhados por um grupo. Na Holanda, por exemplo, a solidariedade é às vezes vista como uma obrigação coletiva de cuidar dos cidadãos. Em 1991, o relatório de um Committee for Choices in Health Care, constituído pela Dutch Secretary for Public Health, estabeleceu que determinados serviços ou procedimentos são vitais para assegurar o "funcionamento adequado da sociedade como um todo", e que devem ser "consonantes com os valores básicos da sociedade holandesa". O relatório atribuiu "prioridade absoluta (...) à assistência aos idosos, aos deficientes e aos pacientes psiquiátricos"[15].

Alguns autores comunitaristas moderados tentaram incorporar elementos do liberalismo em suas teorias sobre ética biomédica. Como discutimos no capítulo 2, Ezekiel J. Emanuel prefigura pequenas comunidades democráticas deliberativas que desenvolvem concepções partilhadas do que constitui uma vida boa e do que seja a justiça[16]. Ele propõe milhares de programas de saúde comunitários, cada um envolvendo cidadãos-membros que se unem numa federação. Cada família receberia um cupom de participação, e o programa determinaria, democraticamente, que benefícios proporcionar, que serviços são mais importantes e se serviços caros, como transplantes de coração, seriam incluídos ou excluídos. A justiça está na garantia de que os serviços serão oferecidos de modo a satisfazer uma concepção particular das metas sociais, endossada pela comunidade. Essa proposta, no entanto, enfrenta sérios obstáculos

---

13. Ver Alasdair MacIntyre, *Whose Justice? Which Rationality?* (Notre Dame, IN: University of Notre Dame Press, 1988), pp. 1, 390-403.

14. Ver James S. Todd et al., "Health Access America — Strengthening the US Health Care System", *Journal of the American Medical Association*, 265 (15 de maio de 1991): 2503-2506.

15. Ver Henk Ten Have e Helen Keasberry, "Equity and Solidarity: the Context of Health Care in Netherlands", *Journal of Medicine and Philosophy*, 17 (agosto de 1992): 463-477, esp. 474-476.

16. Ezekiel J. Emanuel, *The Ends of Human Life: Medical Ethics in a Liberal Policy* (Cambridge, MA: Harvard University Press, 1991).

práticos, e surgem questões morais sobre os critérios que o programa pode usar para admitir e excluir requerentes e sobre a adequação moral da possibilidade de que um grupo escolha um sistema de cobertura inferior, o que provavelmente deslocará os custos não cobertos por ele para outras unidades sociais.

O comunitarismo de Michael Walzer, em contraposição, concentra-se nas práticas sociomorais passadas e presentes. Segundo esse autor, não há um princípio único de justiça distributiva que governe todos os bens sociais e sua distribuição. Em vez disso, uma série de princípios forjados pelas sociedades humanas constituem distintas "esferas de justiça". As noções de justiça não derivam de algum fundamento "racional" ou "natural" externo à sociedade, mas de determinados padrões desenvolvidos em seu interior, concomitantemente ao desenvolvimento de uma comunidade política. Walzer sustenta que nos Estados Unidos as tradições comunitárias incluíram o desenvolvimento de compromissos como o acesso igual aos serviços de saúde. Ele argumenta que uma "lógica distintiva" existente na prática da medicina já existe nesse contexto social: "A assistência deve ser dada à doença e não à riqueza". Se por um lado Walzer reconhece que um sistema dual de assistência à saúde — que assegura um mínimo digno para todos e, afora isso, concede liberdade de contrato para os mais favorecidos — não é injusto em princípio, por outro lado o autor argumenta que esse sistema seria injusto nos Estados Unidos, pois "a concepção partilhada da importância da assistência médica" já conduziu os americanos para além dessa estruturação: "Uma vez que se utilizem verbas da comunidade, como de fato se utilizam, para financiar pesquisas, construir hospitais e pagar os honorários dos médicos nas consultas particulares, os serviços que esses mesmos gastos garantem devem ser *igualmente acessíveis*"[17].

O argumento de Walzer é plausível, visto que os americanos ficam normalmente indignados ao tomar conhecimento de casos de pessoas que tiveram acesso negado a um serviço de saúde em razão de falta de dinheiro. Ao mesmo tempo, seu argumento comunitarista em prol do acesso igual aos serviços de saúde não contempla a diversidade da tradição americana e não defende a superioridade de uma tendência da tradição americana sobre outras[18]. É duvidoso que o acesso igual à assistência médica encontre na tradição americana um apoio mais forte que os princípios de livre mercado ou as crenças no direito a uma assistência médica básica e minimamente digna.

As teorias igualitárias

Os ideais de distribuição igual dos benefícios e encargos sociais ocuparam uma posição central em muitas teorias éticas influentes. A igualdade política no direito de

---

17. Michael Walzer, *Spheres of Justice: a Defense of Pluralism and Equality* (Nova York: Basic Books, 1983), esp. pp. 86-94.
18. Ver a resenha de *Spheres of Justice* feita por Ronald Dworkin em *The New York Review of Books*, 14 de abril de 1983, e seu debate com Walzer em *The New York Review of Books*, 21 de julho de 1983.

votar é um exemplo disso. As teorias igualitárias da justiça propõem que se forneçam às pessoas uma distribuição igual de determinados bens, como a assistência médica, mas todas as teorias igualitárias importantes são cautelosamente formuladas para evitar que a partilha igual de todos os possíveis benefícios sociais constitua uma exigência da justiça. Ao estruturar a organização social, o igualitarismo qualificado exige apenas algumas igualdades básicas entre os indivíduos, permitindo a existência de desigualdades que redundem em benefício dos menos favorecidos.

Como vimos no capítulo 2, a teoria da justiça de John Rawls apresenta um desafio igualitário às teorias liberais e utilitaristas. Rawls explica a justiça como *equidade*, entendida como as normas comuns de cooperação reconhecidas por pessoas livres e iguais que participam nas atividades sociais em respeito mútuo. De modo consistente com suas concepções sobre o equilíbrio reflexivo e a coerência, Rawls argumenta que "o que justifica uma concepção de justiça não é o fato de ser fiel a uma ordem anterior e previamente dada, mas a sua congruência com a nossa mais profunda compreensão de nós mesmos e de nossas aspirações, e com a nossa convicção de que, dadas a nossa história e as tradições implícitas em nossa vida pública, é a doutrina mais razoável para nós"[19]. Uma teoria da justiça, portanto, une nossos julgamentos da equidade comumente aceitos com nossos princípio gerais.

A teoria de Rawls tem algumas implicações amplamente discutidas para as políticas de saúde. Embora o próprio autor não as tenha seguido, outros o fizeram. De acordo com uma interpretação e expansão de suas concepções[20], a teoria de Rawls apoia a seguinte perspectiva no que se refere às políticas de saúde: agentes racionais obcecados por trás de um "véu da ignorância" acerca de sua situação pessoal escolheriam princípios de justiça que maximizassem o nível mínimo de bens primários a fim de proteger interesses vitais como a saúde em contextos potencialmente prejudiciais. Esses agentes escolheriam as alocações sociais para satisfazer determinadas necessidades ligadas, permitindo, por exemplo, que o comércio convencional distribua outros bens, de acordo com a iniciativa individual. As políticas de saúde garantiriam um piso mínimo abaixo do qual os cidadãos não poderiam cair. Os agentes racionais rejeitariam tanto os sistemas utilitaristas (como tentativas de produzir o nível mais alto possível ou um nível médio de assistência médica) como os sistemas que distribuem cotas iguais a serem investidas em qualquer setor que o indivíduo deseje, incluindo a saúde.

Numa influente interpretação — e extensão — da obra de Rawls, Norman Daniels argumenta em defesa de um sistema de assistência médica justo, baseado principalmente num princípio rawlsiano da "equitativa igualdade de oportunidade". Embora Daniels não ofereça uma defesa explícita deste princípio, ele se apoia, implicitamente,

---

19. Rawls, "Kantian Constructivism in Moral Theory" (The Dewey Lectures), *Journal of Philosophy*, 77 (1980): 519. Progressivamente, em seus últimos escritos, Rawls enfatizou menos as concepções kantianas da racionalidade e mais as tradições das democracias constitucionais modernas.

20. Ver Ronald M. Green, "Health Care and Justice in Contract Perspective", em *Ethics and Health Policy*, ed. Robert M. Veatch e Roy Branson (Cambridge, MA: Ballinger, 1976), pp. 111-126.

na importância das necessidades de assistência médica e num julgamento ponderado segundo o qual uma oportunidade equitativa é central para qualquer teoria da justiça aceitável. A tese de Daniels é que as instituições sociais que afetam a distribuição dos bens de saúde devem ser organizadas, tanto quanto possível, de modo a permitir que todas as pessoas obtenham uma parcela equitativa do leque normal de oportunidades apresentadas naquela sociedade. O leque normal de oportunidades é determinado pelo leque de projetos de vida que uma pessoa poderia ter a esperança de buscar, dados os seus talentos e as suas habilidades.

Essa teoria, como a teoria de Rawls, reconhece a obrigação social positiva de eliminar ou reduzir as barreiras que impedem a equitativa igualdade de oportunidade, uma obrigação que se estende a programas que corrijam ou compensem por diversas desvantagens. A doença e a deficiência são vistas como restrições imerecidas às oportunidades de satisfazer objetivos básicos. As necessidades de assistência médica são determinadas pelo que quer que seja necessário obter, manter ou restabelecer em níveis de funcionamento adequados ou característicos (ou os equivalentes desses níveis). Um sistema de assistência médica destinado a satisfazer essas necessidades procuraria evitar que a doença, a enfermidade ou as deficiências reduzissem o leque de oportunidades abertas aos indivíduos. A alocação dos recursos médicos, portanto, asseguraria a justiça por meio da equitativa igualdade de oportunidade. As formas de assistência à saúde com um efeito significativo sobre a prevenção e a limitação dos detrimentos às funções de uma pessoa normal ou sobre a compensação desses detrimentos deveriam receber prioridade na designação das instituições de assistência à saúde e na alocação dos serviços de saúde[21].

Essas duas teorias inspiradas em Rawls possuem importantes implicações de cunho igualitário para uma política de saúde nacional. Todos os membros da sociedade, independentemente de riqueza e posição, teriam acesso igual a um nível adequado, ainda que não máximo, de assistência médica — sendo o exato nível de acesso determinado pela disponibilidade de recursos sociais e pelos processos públicos de decisão. Serviços superiores, como quartos de hospital luxuosos e tratamentos dentários opcionais ou estéticos, deveriam ser procurados por conta própria, inclusive por meio de seguro privado.

Oportunidade equitativa

O apelo de Daniels à oportunidade equitativa é apenas uma das maneiras de se usar a regra da oportunidade equitativa. Para explorar melhor essa regra, é preciso considerar, primeiramente, as propriedades que frequentemente serviram como bases de distribuição, embora como uma questão de justiça elas não devam ser consideradas como propriedades relevantes. Exemplos básicos dessas propriedades são sexo, raça, QI, sotaque, nacionalidade e posição social. Em alguns contextos anômalos, tais pro-

---

21. Daniels, *Just Health Care* (Nova York: Cambridge University Press, 1985), pp. 34-58.

priedades são relevantes. Se, por exemplo, um *script* pede um ator para um papel masculino, então as mulheres são apropriadamente excluídas (embora esse exemplo seja às vezes contestado no cinema e no teatro modernos). Contudo, regras gerais como "A cada um de acordo com seu sexo" e "A cada um de acordo com seu QI" são princípios materiais inaceitáveis.

Uma explicação amplamente aceita da razão pela qual essas propriedades são tanto irrelevantes como discriminatórias é o fato de permitirem que se dispensem às pessoas tratamentos diferenciados, às vezes com consequências devastadoras, com base em diferenças introduzidas pelo acaso, pelas quais o indivíduo afetado não é responsável e que ele não merece. Esse elemento do acaso é a origem da muito usada metáfora da loteria, sugerindo que as diferenças entre as pessoas só são relevantes para as regras de distribuição se essas pessoas forem responsáveis por essas diferenças.

A regra da oportunidade equitativa

Esta concepção de equidade pode ser formulada como uma regra de distribuição social que procura diminuir ou erradicar formas injustas de distribuição. A regra da oportunidade equitativa afirma que não se deve conceder benefícios sociais com base em propriedades favoráveis imerecidas (porque ninguém é responsável pela posse dessas propriedades) e afirma também que não se deve negar benefícios sociais com base em propriedades desfavoráveis imerecidas (porque as pessoas também não são responsáveis por essas propriedades). Se não existir uma chance justa de que as pessoas possam adquiri-las ou superá-las, as propriedades distribuídas pelas loterias da vida social e da vida biológica não são motivos para uma discriminação moralmente aceitável entre as pessoas.

Embora, em muitas circunstâncias, propriedades tais como a posição social possam ser alteradas, há outras propriedades, como a raça, o sexo e o QI, que não podem ser facilmente alteradas. Se o QI, por exemplo, é uma propriedade pela qual uma pessoa não é responsável, e se não se pode negar a ninguém os benefícios de um sistema público de distribuição com base numa propriedade moralmente irrelevante como esta, então seria injusto não fornecer aos indivíduos portadores de deficiências mentais ou aos doentes mentais os mesmos benefícios oferecidos a todos os que participam do sistema de benefícios. Analogamente, se as pessoas não são responsáveis por várias doenças, seria injusto não lhes fornecer os benefícios sociais disponíveis para os outros que não sofrem dos mesmos problemas de saúde. A regra da oportunidade equitativa exige que se ofereçam às pessoas uma chance equitativa na vida sempre que suas propriedades desfavoráveis não sejam de sua responsabilidade.

A tentativa de dar a todos os cidadãos uma educação básica dá origem a alguns problemas morais espinhosos, análogos àqueles enfrentados ao se tentar garantir um nível digno de assistência médica para todos. Imaginemos uma comunidade que ofereça uma educação de alta qualidade a todos os estudantes com habilidades básicas, independentemente de sexo ou raça, mas que não oferece uma oportunidade comparável de acesso à educação a estudantes com dificuldades de aprendizado ou portadores de deficiências mentais. Esse sistema parece injusto. Os estudantes portadores de deficiências não possuem as habilidades básicas e necessitam de uma educação especial para superar seus problemas; eles deveriam receber uma educação adequada às suas necessidades. Se esses estudantes fossem responsáveis por suas dificuldades de aprendizado, poderiam não ter a prerrogativa de receber uma educação especial. Todavia, se eles não forem responsáveis, têm direito à educação especial, em virtude da regra da oportunidade equitativa. A distribuição igual dos recursos econômicos não está em jogo aqui. Os alunos portadores de deficiências ou aqueles de aprendizagem lenta com problemas de leitura não têm direito apenas à mesma quantia de dinheiro, de educação ou de recursos que os outros alunos; eles devem receber aquilo que para eles é uma educação de qualidade, mesmo que ela custe mais. A regra da oportunidade equitativa exige que eles recebam esses benefícios para melhorar os efeitos desditosos conferidos a eles pela loteria da vida (dentro dos limites dos recursos disponíveis, o que é um problema de justiça distinto, mas estreitamente relacionado com o presente).

Esse argumento em prol da concessão de quotas de distribuição maiores e desiguais às pessoas menos favorecidas no campo da educação pode ser similarmente aplicado às políticas de saúde. Seria moralmente errado determinar o direito de uma pessoa exclusivamente com base em princípios materiais como o esforço e o merecimento pessoal ou com base na igualdade dos recursos sociais, pois a regra da oportunidade equitativa rejeita sistematicamente o emprego de tais princípios materiais quando as propriedades desfavoráveis são distribuídas pelo acaso. As pessoas com inabilidades funcionais carecem de capacidade e necessitam de cuidados médicos para atingir um grau mais alto de função e ter melhores chances na vida. Caso fossem responsáveis por suas inabilidades, poderiam não ter direito à assistência médica. Contudo, caso não sejam responsáveis, a regra da oportunidade equitativa requer que recebam aquilo que irá melhorar os efeitos desditosos à saúde que lhes foram conferidos pela loteria da vida. Assim como as providências para o bem-estar e a educação, a assistência médica é, com frequência, uma necessidade da vida.

Embora muitos debates referentes às políticas públicas girem em torno de uma interpretação da regra da oportunidade equitativa e de seu significado, há limites tanto para o seu uso como para os bens e serviços que podem ser fornecidos aos menos favorecidos. A justiça comparativa exige cotas equitativas, não cotas injustamente grandes. Por exemplo, crianças tratadas de mielomeningocele, uma séria anomalia do sistema nervoso central, com frequência recebem um tratamento parcial em vez de um tratamento completo, em face da perspectiva de que morrerão logo. Algumas, porém, não morrem, sendo então muitas vezes recomendada, durante alguns anos, uma série de tratamentos médicos caros para uma variedade de problemas. Essas crianças podem sofrer de cegueira, graves deficiências mentais e múltiplos problemas médicos que exigem atenção constante. É admiravelmente difícil determinar o que a regra da oportunidade equitativa ordena no caso dessas crianças. Nossa sociedade não oferece o ensino e os cuidados médicos excepcionais de que uma criança com esse problema necessitaria para ter uma oportunidade equitativa em comparação com as outras crianças da mesma idade. Será então que falhamos em cumprir nossa obrigação?

Mitigando os efeitos das loterias da vida

A regra da justa oportunidade oferece uma perspectiva revisionista em face de várias práticas de distribuição contemporâneas. A regra sugere que, sempre que as pessoas não tenham oportunidades iguais de procurar seus interesses em razão de propriedades "desfavoráveis" pelas quais não são responsáveis, não lhes devem ser negados benefícios importantes com base nessas mesmas propriedades. Numerosas propriedades podem ser desvantajosas — por exemplo, uma voz estridente, um rosto feio, fraco domínio de uma língua ou uma educação primária inadequada —; mas até onde devemos ir no leque de propriedades imerecidas que criam, com base na justiça, um direito a alguma forma de assistência?

Uma hipótese é a de que praticamente todas as "habilidades" e "inabilidades" são originadas por aquilo a que Rawls se refere como "a loteria natural" e "a loteria social". A *loteria natural* está relacionada à distribuição das propriedades vantajosas e desvantajosas por meio do nascimento, e a *loteria social* está relacionada à distribuição das vantagens ou desvantagens sociais por meio das posses familiares, dos sistemas escolares etc. Suponhamos que todos os nossos talentos e as nossas inabilidades resultem da hereditariedade, do ambiente natural, da criação familiar, da educação e da nossa herança. Dessa perspectiva, mesmo a habilidade de trabalhar durante muitas horas e a habilidade de competir são produzidas pelos aspectos biológicos, ambientais e sociais. Nesse caso, os talentos, as habilidades e os sucessos não seriam méritos nossos, assim como uma doença genética não é adquirida por causa de um erro da pessoa atingida. As pessoas não merecem essas propriedades vantajosas mais do que merecem as propriedades desvantajosas e incapacitantes.

Se essa teoria das origens causais das propriedades vantajosas e desvantajosas fosse aceita, juntamente com a regra da oportunidade equitativa, implicaria concepções da justiça distributiva fundamentalmente diferentes daquelas aceitas hoje. Rawls usa a noção de oportunidade equitativa como uma regra de reparação. A fim de superar condições desvantajosas (provenientes da natureza ou da sociedade) que não são merecidas, a regra exige a compensação daqueles que possuem as desvantagens. O objetivo é reparar as distribuições desiguais criadas por propriedades imerecidas para conseguir uma igualdade maior. Nivelar desse modo as inabilidades é, segundo Rawls, uma parte fundamental de nossa comum concepção de justiça.

O quadro completo das implicações dessa abordagem é incerto, mas as conclusões a que chega Rawls são desafiadoras:

[Uma organização de livre mercado] permite que a distribuição da riqueza e da renda seja determinada pela distribuição natural das habilidades e dos talentos. Dentro dos limites permitidos pela organização básica, as cotas da distribuição são definidas pelos efeitos da loteria natural — e esses efeitos são *arbitrários do ponto de vista moral*. Não há mais motivos para permitir que a distribuição da renda e da riqueza seja determinada pelos bens naturais do que para permitir que seja determinada pelo acaso histórico e social. Além disso, o princípio da oportunidade equitativa só pode ser realizado de modo imperfeito, ao menos enquanto existir a instituição da família. O grau até o qual as capacidades naturais se desenvolvem e produzem resultados é afetado por *todos os tipos de condições sociais e atitudes de classe*. Mesmo a disposição de fazer um esforço, de tentar e, assim, de ser merecedor no sentido comum da expressão, depende da inserção numa família feliz e de circunstâncias sociais[22].

Podemos dizer, no mínimo, que nosso sistema social de distribuição de benefícios e encargos sofreria uma revisão maciça caso se aceitasse essa abordagem. Em vez de permitir grandes desigualdades na distribuição social — com base no esforço, na contribuição e no merecimento —, como fazem alguns países ocidentais, consideraríamos que a justiça só seria alcançada caso se diminuíssem as desigualdades radicais. As desigualdades restantes só seriam permissíveis se as pessoas "desfavorecidas" se beneficiassem mais dessas desigualdades do que de uma distribuição igual dos benefícios.

Em algum ponto, porém, o processo de redução das desigualdades introduzidas pelas loterias da vida tem de parar[23]. Os liberais indicaram, acertadamente, as dimensões inviáveis de um programa que buscasse aplicar a regra da oportunidade equitativa sem limites. Algumas desvantagens são propriamente classificadas como meramente *desditosas*, enquanto outras são *injustas* (sendo portanto obrigatório, com base na justiça, corrigi-las). Do ponto de vista liberal, como argumentou Tristram Engelhardt, a sociedade deveria determinar um limite para as reivindicações de equidade ou justiça, de acordo com esta distinção entre o injusto e o meramente desventuroso: "O ponto exato onde se delineia o limite entre o que é injusto e o que é desventuroso terá grandes consequências no que se refere a quais alocações de recursos médicos serão consideradas justas ou injustas enquanto opostas às alocações desejáveis ou não desejáveis. Se a loteria natural é neutra, no sentido de não criar a obrigação de mitigar seus efeitos, então [também] não há motivos *prima facie* para que se sustente um direito à assistência médica com base em reivindicações de equidade ou justiça"[24]. Desse ponto de vista, se as aflições de uma pessoa são desventurosas, elas podem até ser abrandadas pela benevolência ou pela compaixão de outros; porém, somente se as aflições forem injustas existe

---

22. Rawls, *A Theory of Justice*, pp. 73 ss. (itálicos nossos).
23. Ver Bernard Williams, "The Idea of Equality", reimpresso em *Justice and Equality*, ed. Hugo Bedau (Englewood Cliffs, NJ: Prentice-Hall, 1971), p. 135.
24. H. Tristram Engelhardt, Jr., "Health Care Allocations: Responses to the Unjust, the Unfortunate, and the Undesirable", em *Justice and Health Care*, ed. Shelp, pp. 126-127, e *The Foundations of Bioethics* (Nova York: Oxford University Press, 1986), pp. 339-343.

uma obrigação com base na justiça que requer a compensação do desfavorecido por meio do uso do poder do Estado para gerar os recursos necessários a essa compensação. Prejuízos à saúde causados por maleficência ou negligência justificam a designação de injustos, mas outros prejuízos à saúde são uma questão de fatalidade.

Em face deste problema da fixação de um critério para a injustiça, as implicações da abordagem rawlsiana e as exigências da regra da oportunidade equitativa ficam indeterminadas na ética biomédica e nas políticas de saúde. Não há linhas divisórias nítidas entre o injusto e o desventuroso, mas a suposição de que há uma distinção precisa pode nos cegar para formas de necessidade individual e de responsabilidade social que não poderíamos considerar como baseadas numa injustiça[25]. Como sugere a metáfora da loteria, muitos prejuízos à saúde são distribuídos aleatoriamente, e não sob o controle direto de alguém. Contudo, essa metáfora é problemática caso sugira também que não há nenhuma obrigação social que requer que previnamos, eliminemos, controlemos ou compensemos por esses danos.

Não seria apropriado explorar mais esses problemas teóricos. A razão pela qual os tratamos até este ponto foi a de mostrar que, se se aceitar uma justificação de um tratamento desigual com base na regra da oportunidade equitativa, como fazemos, então muitas áreas da reflexão moral e das políticas sociais serão potencialmente afetadas.

Distribuindo a assistência médica de acordo com o sexo e a raça

Podemos agora esboçar algumas implicações da regra da oportunidade equitativa para a distribuição da assistência médica, com particular atenção à distribuição baseada na raça e no sexo. A regra da oportunidade equitativa exclui políticas que privem as mulheres e certos grupos raciais de serviços de saúde em razão de seu sexo e de sua raça. Todavia, há fortes evidências de que a assistência médica tem sido tacitamente distribuída de acordo com essas propriedades, o que resulta num impacto diferencial sobre as mulheres e minorias. A regra da oportunidade equitativa requer a investigação dessas políticas de alocação para que se determine se discriminam injustamente.

Um exemplo disso surgiu na experiência dos Estados Unidos referente ao acesso à diálise renal. No fim da década de 1960, quando a diálise era um recurso escasso, muitas instituições se valiam de comitês para selecionar os receptores com base em critérios médicos e sociais, incluindo a capacidade para pagar. Os pacientes que recebiam diálise eram em sua maioria brancos, casados, do sexo masculino e tinham segundo grau completo e idade entre 25 e 45 anos. Mais de quarenta por cento estavam empregados. Sua capacidade de pagar e sua contribuição social efetiva ou potencial eram fatores primordiais em sua seleção. Com a implementação, em 1972, do End-Stage Renal Disease Program, do Medicare, que garantia acesso praticamente universal, as características

---

25. Ver Judith Shklar, *The Faces of Injustice* (New Haven: Yale University Press, 1990), pp. 9 ss.

dos pacientes de diálise mudaram radicalmente. No fim dos anos 1970, a população de pacientes refletia melhor a incidência da insuficiência renal em estágio final nos diferentes grupos sociais. As projeções atuais indicam que tal tendência irá se manter e que uma percentagem maior de idosos, diabéticos, hipertensos e de pacientes minoritários procurarão o tratamento no futuro[26].

Estudos recentes indicam que os negros e as mulheres ainda têm menos acesso a várias formas de assistência médica do que os homens brancos, em parte por fatores econômicos. Nos índices de cirurgia de colocação de ponte de safena pelo Medicare, revelou-se uma grande disparidade entre pacientes brancos e negros e também entre homens e mulheres. O índice nacional de colocação de ponte na artéria coronária era de 27,1 para cada 10.000 brancos (40,4 para homens brancos e 16,2 para mulheres brancas), mas de apenas 7,6 para os negros (9,3 para homens negros e 6,4 para mulheres negras). As diferenças eram evidentes em todo o país, mas eram mais pronunciadas nas áreas rurais do sudeste. As diferenças de necessidade não poderiam explicar inteiramente a disparidade, permanecendo incerto até onde os índices poderiam ser explicados pela disponibilidade de médicos, pela pobreza, pelo conhecimento das oportunidades de assistência médica, por uma menor disposição de se submeter à cirurgia por parte dos negros e das mulheres e pelo preconceito racial[27].

Uma outra controvérsia enfocou o uso da compatibilidade do antígeno do linfócito humano [HLA — *Human Lymphocyte Antigen*] para a distribuição de rins para transplante. Há evidências que indicam que o grau de compatibilidade do HLA do doador e do receptor influencia a sobrevivência do enxerto a longo prazo. A instituição United Network for Organ Sharing (UNOS) revisou, portanto, seu critério para a alocação de rins doados, de modo a dar um peso maior à compatibilidade do HLA, reduzindo assim a importância da debilitação do paciente e de seu tempo na lista de espera (e também da logística e da urgência)[28]. Os críticos desse plano de alocação, destinado a elevar o índice de sucesso dos transplantes de rim, alegam que ele terá efeitos discriminatórios. A discriminação contra as mulheres, os negros e outras minorias já ocorreu no momento da admissão nas listas de espera, e conferir prioridade à compatibilidade de tecidos pode produzir efeitos discriminatórios adicionais para as minorias. A maior parte dos doadores de órgãos é branca, e certos fenótipos de HLA são diferentes

---

26. Norman G. Levinsky e Richard A. Rettig, "The Medicare End-Stage Renal Disease Program: a Report from the Institute of Medicine", *Journal of the American Medical Association*, 324 (18 de abril de 1991): 1143-1148; Roger W. Evans, Christopher R. Blagg e Fred A. Bryan Jr., "Implications for Health Policy: a Social and Demographic Profile of Hemodialysis Patients in the United States", *Journal of the American Medical Association*, 245 (6 de fevereiro de 1981): 487-491.

27. Kenneth C. Goldberg, Arthur J. Hartz, Steven G. Jcobsen et al., "Racial and Community Factors Influencing Coronary Artery Bypass Graft Surgery Rates for All 1986 Medicare Patients", *Journal of the American Medical Association*, 267 (18 de março de 1992): 1473-1477.

28. UNOS, "Heart Allocation Policy", *UNOS Update*, 5 (1989): 1-2; ver James F. Childress, "Fairness in the Allocation and Delivery of Health Care", em *A Time to Be Born and a Time to Die: the Ethics of Choice*, ed. Barry S. Kogan (Nova York: Aldine de Gruyter, 1991), cap. 11.

nas populações brancas, negra e hispânica. A identificação dos fenótipos HLA é menos completa para negros e hispânicos, e, contudo, há maior incidência de insuficiência renal em estágio final em indivíduos não brancos. As populações não brancas são também insuficientemente representadas nos registros de diálise. Na lista de espera, porém, os negros demoram meses a mais que os brancos — quase duas vezes mais, segundo alguns estudos — para receber um transplante de rim[29].

Se os órgãos são alocados com base na compatibilidade de tecidos, os brancos parecem levar vantagem[30]. A justiça requer no mínimo um monitoramento cuidadoso do sistema revisado para determinar se há efeitos discriminatórios, e pode ser que seja justificável sacrificar alguma probabilidade de sucesso em nome da atitude positiva de proteger as minorias com base na regra da oportunidade equitativa. Os defensores da primazia da compatibilidade de tecidos argumentam, por outro lado, que a nova alocação simplesmente reflete a loteria natural, que determina a difusão dos tipos de HLA na população. Todavia, o contexto social não é irrelevante. Entre as minorias, a suspeição acerca da justiça do sistema de saúde é um fator que contribui para uma taxa mais baixa de doação de órgãos de cadáver, pelo receio de uma exploração como fontes de órgãos para brancos. Os fatores sociais também contribuem para a maior incidência, entre os negros, de condições como a hipertensão, que favorecem a insuficiência renal em estágio final e a necessidade tanto da diálise como do transplante.

Recentemente, o Conselho para Assuntos Éticos e Judiciais [Council on Ethical and Judicial Affairs] da American Medical Association examinou evidências que suscitaram preocupações a respeito de se as mulheres são desfavorecidas por terem a pesquisa, o diagnóstico e o tratamento de seus problemas de saúde negligenciados[31]. Alguns estudos indicam que as mulheres têm mais consultas médicas por ano que os homens e recebem mais serviços por consulta, mas as disparidades entre os sexos aparecem em três áreas: (1) no diagnóstico de câncer de pulmão; (2) no diagnóstico e no tratamento de doenças cardíacas; e (3) no acesso a transplantes de rins. Essas dispari-

---

29. Ver *The Distribution of Organs for Transplantation: Expectations and Practices*, OEI-01-89-00550 (Washington, DC: U. S. Department of Health and Human Services, Office of Analysis and Inspection, Office of the Inspector General, 1991). Um outro estudo, abarcando um período um pouco mais longo, verificou um aumento de apenas vinte e nove por cento no tempo de espera para pessoas negras, e atribuiu a disparidade total do tempo de espera a vários fatores, incluindo o fato de que em múltiplas listas de espera a probabilidade é de que haja mais brancos. Ver Fred P. Sanfilippo et al., "Factors Affecting the Waiting Time of Cadaveric Kidney Transplant Candidates in the United States", *Journal of the American Medical Association*, 267 (8 de janeiro de 1992): 247-252.

30. Ver Robert M. Veatch, "Allocating Organs by Utilitarianism is Seen as Favoring Whites over Blacks", *Kennedy Institute of Ethics Newsletter*, 3 (julho de 1989) — cf. com Filippo et al., "Factors Affecting the Waiting Time of Cadaveric Kidney Transplant Candidates in the United States", que constatou que as mudanças na política do UNOS enfatizando a compatibilidade HLA "não pioraram a disparidade no tempo de espera para pacientes negros ou pré-sensibilizados".

31. Council on Ethical and Judicial Affairs, American Medical Association, "Gender Disparities in Clinical Decision Making", *Journal of the American Medical Association*, 266 (24 de julho de 1991): 559-662.

dades não podem ser inteiramente atribuídas a diferenças biológicas. O conselho observa que o preconceito sexual nem sempre aparece como uma discriminação sexual aberta. Com frequência estão presentes atitudes sociais que envolvem estereótipos, preconceitos e atribuições de papéis sexuais, inclusive a atribuição das queixas da mulher a causas emocionais, em vez de a causas físicas.

No uso dos procedimentos terapêuticos e de diagnóstico para pacientes com problemas de coronária, há fortes evidências de que os homens e as mulheres são tratados de forma diferente por razões que parecem não estar relacionadas à sua condição médica. Um estudo concluiu que as mulheres relatavam mais incapacidades cardíacas do que os homens antes de um infarto do miocárdio, mas tinham menos probabilidade do que os homens de se submeter aos procedimentos que sabidamente reduziriam os sintomas e melhorariam a função cardíaca[32]. Há debates em andamento a respeito de se esses procedimentos são excessivamente usados em homens, ou menos usados do que deveriam ser nas mulheres, ou ambas as coisas. Contudo, ao menos quando se trata de doenças do coração, e talvez também de doenças dos pulmões, muitos profissionais e detentores de cargos públicos podem ter propensão a ver essas doenças como doenças de homens. Bernadine Healy, que foi diretora dos National Institutes of Health, observou que "o problema é convencer o setor leigo e o setor médico de que os problemas da artéria coronária são males também das mulheres, e não uma doença masculina disfarçada. [Como na história *Yentl* de Isaac B. Singer,] ser 'exatamente igual a um homem' foi o preço que as mulheres tiveram de pagar pela igualdade"[33].

A regra da oportunidade equitativa, portanto, dirige nossa atenção para o possível impacto discriminatório das políticas e práticas que alocam os serviços de saúde de acordo com o sexo ou a raça. Mas e quanto ao critério da *idade*? Muitos filósofos argumentaram que a regra da oportunidade equitativa é consistente, e não inconsistente, com distribuições desiguais dos serviços de saúde baseadas na idade, critério usado tanto implícita como explicitamente nas políticas de saúde. Analisaremos esta questão abaixo, numa discussão sobre o racionamento (ver pp. 401-405).

O direito a um mínimo digno de assistência médica

Vimos que questões acerca de que cota cada um deveria receber dos recursos sociais limitados geram controvérsias a respeito de uma política de saúde nacional, de distribuições desiguais de vantagens aos menos favorecidos e do racionamento dos

---

32. Richard M. Steingard et al., "Sex Differences in the Management of Coronary Artery Disease", *New England Journal of Medicine*, 325 (25 de julho de 1991): 226-230. Ver também John Z. Ayanian e Arnold M. Epstein, "Differences in the Use of Procedures between Women and Men Hospitalized for Coronary Heart Disease", *New England Journal of Medicine*, 325 (25 de julho de 1991): 221-225.

33. Bernardine Healy, "The Yentl Syndrome", *New England Journal of Medicine*, 325 (25 de julho de 1991): 274-276.

serviços de saúde. Essas questões de justiça distributiva sempre recaem em problemas referentes ao acesso e à distribuição de seguros de saúde, equipamentos médicos caros, órgãos artificiais etc. Nos Estados Unidos, embora sejam aplicados anualmente na área da saúde mais de dois milhões de dólares por pessoa e cerca de quatorze por cento do produto nacional bruto, as pessoas que têm seguros de saúde precários ou que não têm nenhum seguro com frequência não podem custear ou ter acesso a uma assistência médica adequada. A principal barreira econômica ao acesso à assistência médica nos Estados Unidos é a falta de um seguro adequado, especialmente para os 37 milhões de cidadãos (um em cada sete) que não possuem seguro de nenhum tipo. A inadequação dos sistemas de seguros afeta pessoas que não possuem seguro, que não são aptas a serem seguradas, que possuem um seguro insuficiente ou que só têm cobertura de seguro em algumas ocasiões.

Cerca de sessenta por cento da população dos Estados Unidos têm cobertura de seguro ligada ao seu empregador, e outros vinte e cinco por cento possuem seguro-saúde privado, desvinculado do empregador, ou utilizam algum tipo de programa de saúde mantido por verbas públicas (Medicaid, Medicare etc.). O restante da população não tem nenhum seguro-saúde. Muitas pessoas sem seguro estão empregadas, mas em empresas que não oferecem benefícios de assistência médica, como é o caso, especialmente, de empregados de pequenas firmas para as quais os custos de um seguro são muito mais altos do que para os grandes empregadores, e muitos pacotes de benefícios para os funcionários não oferecem cobertura para dependentes ou para quem trabalha meio período. Quase metade dos que estão empregados mas não possuem seguro trabalham em firmas com menos de 25 funcionários, e aproximadamente dois terços dos trabalhadores não segurados estão em firmas com 100 empregados ou menos[34].

Outros cidadãos americanos não são seguráveis, ainda que normalmente estejam qualificados para uma cobertura de grupo oferecida por um empregador ou possam custear os seguros comuns. Aproximadamente sete por cento dos não segurados não são medicamente seguráveis de acordo com as práticas de seguro vigentes[35]. Outras formas de seguro, diferentes dos planos coletivos de adesão aberta, usualmente exigem exames físicos e também os históricos médicos pessoais e da família como condição para a aceitação. Aqueles que não gozam de boa saúde, que têm condições de risco preexistentes ou que têm históricos familiares que sugerem uma propensão a futuras solicitações dispendiosas com frequência têm a cobertura negada com base nas cláusulas de exclusão (ou só têm acesso a uma cobertura inferior e mais cara). As seguradoras usam cláusulas excludentes que as isentam de cobrir determinados tratamentos, determinadas doenças ou condições, e se recusam a aceitar pessoas que tenham certas ocupações ou estilos de vida específicos. A crise da AIDS ofereceu exemplos dramáticos desses problemas de

---

34. Kenneth E. Thorpe, "Expanding Employment-Based Health Insurance: is Small Group Reform the Answer?", *Inquiry*, 29 (1992): 128-136; e Employee Benefit Research Institute, *Issue Brief*, n. 104 (julho de 1990).

35. R. R. Bovbjerg e C. F. Koller, "State Health Insurance Pools", *Inquiry*, 23 (1986): 111-121.

"insegurabilidade". As companhias de seguros recorrem à justiça atuarial para defender suas decisões, mas deixam de lado a justiça social. A justiça no acesso à assistência médica depende da proteção da importância das regras da oportunidade equitativa, que requer, por sua vez, a divisão dos riscos financeiros num esquema de seguro. Uma grande brecha no sistema americano, como argumenta Norman Daniels, é que tanto os legisladores como as seguradoras agem como se os não segurados fossem responsabilidade do outro, enquanto nenhum dos dois lados assume a responsabilidade pela retificação da injustiça moral resultante de um sistema atuarial justo[36].

Em resultado disso, muitas pessoas têm o seguro negado exatamente pela mesma razão pela qual precisam do seguro, inclusive pessoas com planos oferecidos pelo empregador. Essas pessoas constituem um subgrupo daquelas que, embora seguradas, têm uma cobertura insuficiente. As cláusulas de exclusão negam acesso a vários tipos de tratamento e excluem a cobertura de doenças, lesões, sistemas de órgãos e condições preexistentes específicos. Outras pessoalmente estão ocasionalmente seguradas, às vezes não seguradas e às vezes com um seguro insuficiente, porque caem em hiatos na cobertura que são praticamente impossíveis de resolver. Essas pessoas mudam rapidamente de um emprego para outro, e têm também períodos de desemprego temporários mas às vezes longos. Sua situação é comum. Nos Estados Unidos, mais de um milhão de trabalhadores ficam sem seguro durante um certo período de tempo ao longo do ano enquanto estão desempregados, e mais de vinte e cinco por cento da população mudam de seguro, com a possibilidade de cair em hiatos, no curso de cada ano. Estimou-se que todos os anos cinquenta e cinco milhões de pessoas residentes nos Estados Unidos ficam sem cobertura de seguro em algum momento[37].

Há muitas coisas injustas nesse sistema, especialmente em razão da confiança depositada nos empregadores para o financiamento do sistema. As pessoas que têm empregadores médios ou grandes normalmente possuem uma cobertura melhor e são parcialmente subsidiadas por reduções nas taxas do sistema. Por outro lado, os cidadãos empregados por pequenos empregadores normalmente não têm cobertura de seguro, e outros dos cidadãos deixados sem seguro são empregados em meio período, desempregados, viúvas, viúvos e divorciados que eram anteriormente cobertos pelas políticas no nome de seus cônjuges. Quando empregados não segurados ficam doentes, normalmente quem assume a despesa são os contribuintes, em vez de empregadores que não fazem investimentos. O financiamento da assistência médica é também regressivo. Famílias

---

36. Ver Norman Daniels, "Insurability and HIV Epidemic: Ethical Issues in Underwriting", *The Milbank Quarterly*, 68 (1990): 497-525; e Office of Technology Assessment, U. S. Congress, *AIDS and Health Insurance* (Washington, DC: OTA, 1988).

37. Estas estatísticas derivam-se de: U. S. Bureau of the Census, *Current Population Reports*, Série P-70, n. 17 (Washington, DC: U. S. Government Printing Office, 1990); Alain Enthoven, "Universal Health Insurance Through Incentives Reform", *Journal of the American Medical Association*, 265 (15 de maio de 1991): 2532-2536; e Lawrence D. Brown, "The Medically Uninsured: Problems, Policies, and Politics", *Journal of Health Politics, Policy and Law*, 15 (1990): 413-426.

de baixa renda pagam prêmios comparáveis aos prêmios pagos por famílias de alta renda, e às vezes até mais altos, e muitos indivíduos que não se qualificam para a cobertura de grupo pagam consideravelmente mais, pela mesma cobertura, do que aqueles cujos perfis se encaixam no interior de um grupo. Por fim, a aceitabilidade no programa Medicaid varia radicalmente nos diferentes estados, e nem um único estado, dos cinquenta, oferece cobertura a todos os cidadãos abaixo da linha de pobreza.

Muitas das propostas que visavam mitigar essa situação baseavam-se não em reivindicações de justiça, mas sim nas virtudes de caridade, compaixão e benevolência para com as pessoas doentes. Em tempos passados, a assistência médica para os necessitados era realizada principalmente por meio de instituições tais como hospitais de caridade fundados sobre essas aspirações de virtude. Porém, na nova era da alta tecnologia e de custos comparavelmente altos, tais ideais se mostraram inadequados para a tarefa de satisfazer muitas das necessidades da assistência médica. Os antigos modelos de assistência voluntária gradualmente deram lugar a um modelo amplamente aceito relativo ao direito à assistência médica baseado na justiça.

Um influente caso proporciona um exemplo de várias circunstâncias na assistência médica moderna que conduziram a essa mudança de enfoque. Em junho de 1985, um trabalhador não segurado com queimaduras de terceiro grau teve acesso negado a vários atendimentos de emergência da área de Dallas porque não dispunha dos recursos financeiros para se qualificar a tal atendimento. Ele não podia pagar um depósito que ia de quinhentos a mil e quinhentos dólares. No segundo desses vários hospitais, North Texas Medical Center, os médicos inseriram um tubo intravenoso e um cateter para estabilizar os líquidos (um fator crítico para pacientes queimados). Sem um depósito, todavia, eles não o admitiriam. Após sete horas e mais de cem quilômetros de viagem num automóvel tentando ser admitido em vários hospitais, ele foi admitido no Parkland Memorial, um hospital público de ensino, onde recebeu cuidados ao custo de U$ 22.189,00 por dezenove dias de internação e um enxerto de pele. Embora vários dos estabelecimentos nos quais tentara ser admitido tenham declarado que seu caso não era de emergência, o *Parkland* considerou que seu caso era "definitivamente um caso de emergência"[38].

Em consequência desse incidente e de outros similares, foi aprovada a "Texas transfer law", que se tornou um modelo para a legislação nacional que regulamenta as recusas e as transferências. Em muitos estados, foram aprovados estatutos para prevenir abusos, e aprovou-se o *Comprehensive Omnibus Budget Reconciliation Act* como uma lei federal, com cláusulas requerendo tanto um cuidadoso exame dos pacientes nos hospitais como o fornecimento de assistência a todos os pacientes que cheguem em condições de emergência[39]. No entanto, essas leis tratam apenas os efeitos visíveis do sistema de assistência à

---

38. Este caso foi preparado por Bethany Spielman com base em Paul Taylor, "Ailing, Uninsured and Turned Away", *Washington Post*, 30 de junho de 1985, pp. A1, A15.

39. Public Law 99-272, § 9121 (7 de abril de 1986).

saúde, mas não as mais difíceis causas subjacentes. Enquanto houver fortes incentivos financeiros para tanto, as instituições de assistência médica, pressionadas, arranjarão modos de evitar a admissão de pacientes indigentes, e os novos estabelecimentos de assistência médica localizar-se-ão em regiões prósperas ou onde haja restrições à admissão baseadas na lei. Essas motivações e ações persistirão até que o atual sistema seja substituído por um sistema de cobertura adequado e por um acesso equitativo.

Em face desses problemas, parece estar emergindo nos Estados Unidos um amplo consenso social acerca de que se deve garantir a todos os cidadãos um acesso equitativo à assistência médica, inclusive à cobertura de seguro sem lacunas de tempo e sem cláusulas de exclusão injustas. Tal consenso rejeita muitas das tendências tradicionais do liberalismo que durante muito tempo embasaram o acesso à assistência médica nos Estados Unidos, mas ele não é nem profundo nem estável. Muitos cidadãos americanos discordam radicalmente de toda uma gama de soluções políticas que se propunham a melhorar o acesso, do papel do governo nessas soluções e dos métodos para financiá-las. Não fica claro, portanto, se esse frágil consenso dará origem a um consenso secundário a respeito da política pública apropriada, se ele tem um potencial revolucionário para o financiamento do acesso à assistência médica e se pode gerar um direito legal à assistência médica. Trataremos agora desses problemas enquanto questões morais, começando pelos argumentos em favor do direito moral à assistência médica.

Argumentos em prol do direito à assistência médica

A história do direito à assistência médica caracteriza-se mais pela retórica política que pela análise cuidadosa. A principal questão é se o governo deveria se envolver na alocação e na distribuição dos serviços de saúde, em vez de delegar o assunto à regulação do mercado. Os liberais insistem em que todos os direitos a bens sociais baseados na beneficência obrigatória violam o princípio de respeito à autonomia. A sociedade com frequência permitiu que a regra liberal da "capacidade para pagar" determinasse a distribuição dos bens e serviços médicos, mas nós argumentaremos que não se deve permitir que essa regra sirva como o único princípio da justiça distributiva.

Há dois argumentos centrais que apoiam o direito à assistência médica: (1) um argumento baseado na proteção social coletiva e (2) o argumento da oportunidade equitativa[40]. O primeiro enfoca as similaridades entre as necessidades referentes à saúde e outras necessidades que têm sido tradicionalmente protegidas pelo governo. As ameaças à saúde são relevantemente similares às ameaças representadas pelos

---

[40]. Para mais detalhes a respeito deste e de outros argumentos, vem Tom L. Beauchamp, "The Right to Health Care in a Capitalistic Democracy", em *Rights to Health Care*, ed. T. J. Bole III e W. B. Bondeson (Boston: D. Reidel, 1992); e James F. Childress, "Rights to Health Care in a Democratic Society", em *Biomedical Ethics Reviews 1984*, ed. James Humber e Robert Almeder (Clifton, NJ: Humana Press, 1984), pp. 47-70).

crimes, por incêndios e pela poluição do ambiente. Estas últimas são combatidas, convencionalmente, com ações e recursos coletivos, e já existem muitos esquemas coletivos de proteção à saúde, incluindo programas de proteção ambiental e de saneamento. A consistência sugere que a assistência médica essencial em resposta a ameaças à saúde deve ser também uma responsabilidade coletiva. Por analogia, esse argumento faz um apelo crítico à coerência: se o governo tem obrigação de fornecer um dado tipo de serviço essencial, então ele tem obrigação de oferecer um outro.

Pode-se tentar rejeitar esse argumento sustentando-se que nenhum bem ou serviço público se baseia numa obrigação do governo ou que nenhuma dessas responsabilidades do governo é essencial e indispensável. Essa linha de crítica vai de encontro à afirmação de que existe um direito legal à assistência médica[41], mas não é moralmente persuasiva a menos que se aceite uma concepção liberal de justiça. Em todas as teorias de justiça não liberais anteriormente expostas, o argumento baseado nos serviços do governo geraria uma obrigação pública de fornecer uma determinada quantia de bens e serviços para a proteção da saúde, e, com base nisso, um direito correlato referente à assistência médica.

Há, porém, algumas diferenças entre a assistência médica e muitos outros programas públicos, inclusive programas que visam a proteção da saúde[42]. Em particular, esses programas públicos referem-se a bens sociais, como a saúde pública, enquanto a assistência médica diz respeito, em grande medida, ao bem privado do indivíduo. Desse modo, portanto, a analogia com a proteção social coletiva exige suplementação. Há ainda premissas adicionais que permitem esperar que a sociedade tenha um retorno digno do investimento que fez na educação dos médicos, no financiamento de pesquisas biomédicas e em outras partes do sistema médico que pertencem predominantemente à assistência médica, enquanto distinta da saúde pública e da prevenção de doenças. O retorno que esperamos dos investimentos feitos pela via tributária é o benefício da assistência médica para nós mesmos. Esperamos, legitimamente, que a proteção se estenda além das medidas de saúde pública, pois financiamos mais o ensino e a pesquisa relacionados à medicina que à saúde pública.

Contudo, não seria razoável esperar um retorno individual direto de todos os investimentos coletivos. Alguns investimentos destinam-se somente à tentativa de descobrir curas ou tratamentos, e não à distribuição de terapias eficazes já descobertas. O fato de que os Estados Unidos financiem pesquisas de medicamentos nos Institutos Nacionais de Saúde e façam a regulamentação dos medicamentos por meio da Food and Drug Administration não justifica a expectativa de que o governo federal subsidie ou reembolse nossas necessidades por medicamentos (ainda que, em alguns casos, o governo efetivamente reembolse o valor pago por medicamentos). No caso do ensino dos médicos, poder-se-ia argumentar que a sociedade investe na formação de médicos e na proteção

---

41. Como decidiu a Suprema Corte dos Estados Unidos no caso *Youngberg v. Romeo*, 457 U. S. 307 (1982).
42. Ver Loren E. Lomasky, "Medical Progress and National Health Care", *Philosophy and Public Affairs*, 10 (1980): 72-73; e Gary E. Jones, "The Right to Health Care and the State", *Philosophical Quarterly*, 33 (1983): 278-287.

da saúde pública, não nos serviços de saúde em si. Esse primeiro argumento em favor do direito moral à assistência médica pede, portanto, uma concepção do que seja um retorno que, embora não constituindo um retorno total nem um reembolso, seja contudo um retorno digno. Consideraremos esse problema (de um mínimo básico digno) na próxima seção.

Um segundo argumento reforça o primeiro recorrendo à regra da oportunidade equitativa. Desse ponto de vista, a justiça das instituições sociais é medida por sua tendência de contrabalançar a falta de oportunidade ocasionada por infortúnios imprevisíveis sobre os quais a pessoa não tem um controle razoável. Uma vez que ferimentos, deficiências ou doenças criam desvantagens muito significativas e reduzem a capacidade do agente de exercer suas atividades adequadamente, existe justiça se os recursos da sociedade para a assistência médica são usados para contrabalançar esses efeitos prejudiciais moralmente arbitrários e para devolver às pessoas uma possibilidade justa de fazer uso de suas capacidades[43]. Segundo a regra da oportunidade equitativa, uma sociedade não pode cumprir sua obrigação se não alocar de maneira equitativa seus recursos médicos. Todos os cidadãos têm direito aos recursos, direito correlato à sua obrigação social.

Essa diretriz geral da oportunidade equitativa sugere um caminho para que se dê conteúdo à ideia de um mínimo digno de assistência médica e para o estabelecimento de prioridades na alocação de recursos. A necessidade de assistência médica, para que se restabeleça a oportunidade equitativa, é muito maior entre as pessoas seriamente doentes ou feridas, pois para elas os custos da assistência médica podem ser irrestritos e esmagadores, especialmente à medida que seu estado de saúde piora. No caso de doenças calamitosas, e, com frequência, nos casos de pessoas idosas e com doenças crônicas, não há um financiamento privado adequado. Uma falta de acesso intransponível é injusta quando as necessidades de assistência médica têm um efeito muito poderoso sobre a oportunidade e a capacidade funcional. A regra da oportunidade equitativa determina que as obrigações morais coletivas existem para proporcionar o nível de assistência médica necessário para que as pessoas tenham uma chance na vida tão equitativa quanto possível.

A menos que se introduzissem qualificações adicionais, a aceitação desses dois argumentos em prol do direito à assistência médica acarretaria um ônus imenso para a sociedade. Eles levam à conclusão de que a sociedade é moralmente obrigada a canalizar recursos visando deixar as pessoas cada vez mais próximas do objetivo da oportunidade equitativa. Contudo, há uma enorme variedade de deficiências, traumatismos e doenças que limitam a oportunidade das pessoas, e muitas delas são afetadas de um modo tão grave que jamais poderiam chegar a recuperar uma posição de oportunidade equitativa, mesmo que se gastassem imensas somas de dinheiro para aproximá-las desse ideal. Esses argumentos, portanto, precisam ser restringidos por uma concepção da alocação que evite requerimentos pouco razoáveis dos recursos sociais a fim de implementar o direito à assistência médica. Voltaremos a esse problema depois (ver

---

43. Ver Daniels, *Just Health Care*, caps. 3 e 4.

pp. 392-401). Aqui, observamos apenas que nossos dois argumentos em prol de um direito geral à assistência médica, ainda que programáticos, são fortes o suficiente para justificar a conclusão de que princípios materiais como mérito, contribuição e esforço são moralmente inadequados para guiar as alocações de recursos médicos em resposta a muitas das necessidades existentes.

Os liberais contestam essa conclusão e propõem, em seu lugar, vários esquemas de livre mercado. Engelhardt, por exemplo, argumenta que "Pode ser falta de sensibilidade ou de solidariedade não fornecer [assistência médica àqueles que necessitam; contudo,] demonstrar que as pessoas devem às outras essa ajuda, de tal modo que autorizaria moralmente o uso da força do Estado para redistribuir recursos, já é uma outra coisa"[44]. Todavia, alguns temas do liberalismo podem gerar alguma conformidade com as conclusões a que chegamos. Se o liberal sustenta que proporcionar planos coletivos de assistência médica é *virtuoso e ideal* do ponto de vista moral, ainda que não se trate estritamente de uma questão de *justiça*, pode ser que, no fim, haja pouca disputa acerca de que políticas de saúde deveríamos adotar — somente uma disputa acerca das bases morais. A principal disputa parece estar relacionada à abrangência e aos limites da obrigatoriedade. Os liberais podem insistir no direito de manter a propriedade livre de imposições sociais e afirmar, ao mesmo tempo, que, moralmente, deveríamos ser generosos e proporcionar assistência médica aos indigentes. Nozick e Engelhardt propõem que evitemos a redistribuição coercitiva de bens, mas, ao mesmo tempo, que tentemos alcançar os mesmos objetivos morais por meio de acordos ou contribuições voluntários. Em outras palavras, eles rejeitam uma obrigação baseada na justiça (ou na beneficência), mas não negam o valor de um ideal não impositivo de benevolência.

Embora discordemos dos liberais a respeito das questões da justificação e da obrigação social, é sempre aconselhável verificar se as divergências teóricas resultam, em última análise, em discrepâncias práticas (como advertimos no capítulo 2). Se um liberal defende um resultado moralmente bom idêntico ao que defendemos, então o fato de discordarmos acerca do caráter impositivo da beneficência e dos contornos precisos da justiça (não liberal) não deveria representar um obstáculo prático à definição de políticas de saúde. Podemos concordar ainda em apoiar um sistema de assistência à saúde dividido em dois níveis, sendo que a sociedade asseguraria um acesso equitativo ao primeiro nível.

Ainda que os argumentos anteriormente apresentados em prol do *direito moral* à assistência médica sejam rejeitados com base na alegação de que a justiça não sustenta esse direito, pode-se fundamentar um *direito legal* à assistência médica numa base diferente, como a compaixão e a beneficência. Atualmente, nos Estados Unidos, a atmosfera legal e política que tolera a falha no acesso equitativo à assistência médica diante das necessidades desesperadas por seguros-saúde é de indiferença e está abaixo do que seria tolerável em uma sociedade moralmente justa, mas essa situação talvez

---

44. Engelhardt, *The Foundations of Bioethics*, p. 340.

possa ser remediada sem que se recorra a direitos morais baseados na justiça, com frequência contestados precisamente quando se tornam direitos legais que comprometem uma parcela maior dos recursos sociais.

Um bom argumento em prol do direito legal à assistência médica recorre ao papel do governo na realização de metas de caridade. Segundo o "argumento da beneficência forçada", como o designa Allen Buchanan, os cidadãos beneficentes, embora não julguem que os necessitados têm direito à assistência médica, estabeleceriam, ainda assim, alguns programas de saúde para beneficiá-los, exercendo coerção sobre aqueles que possuem os recursos para sustentar esses programas[45]. Este argumento desafia as premissas liberais e igualitárias de que as transferências coercitivas de recursos sociais só seriam justificadas caso as pessoas beneficiadas tivessem um direito moral aos recursos. De acordo com o argumento, se os objetivos forem suficientemente importantes e essenciais, pode ser moralmente justificado o uso da coerção para realizá-los, independentemente da existência de um direito.

Um outro argumento diretamente relacionado com esse, referente à beneficência social, enfoca a expressão da virtude e da excelência sociais nas políticas públicas, com uma ênfase na criação de uma sociedade moralmente meritória com a qual os cidadãos possam se identificar. Essa abordagem comunitarista concentra-se na compaixão pelas vítimas das várias loterias da vida. Alguns temas desta abordagem encontram eco no influente relatório da President's Commission for the Study of Ethical Problems in Medicine and Biomedical and Behavioral Research sobre a garantia de acesso à assistência médica [*Securing Access to Health Care*]: "O grau de preocupação de uma sociedade com a assistência médica pode ser considerado uma medida de seu senso de solidariedade em face do sofrimento e da morte (...) O compromisso de uma sociedade com a assistência médica reflete algumas de suas mais básicas atitudes acerca do que significa ser um membro da comunidade humana"[46].

Há, portanto, vários argumentos diferentes sustentando a conclusão de que uma sociedade moralmente boa deveria garantir o acesso a um nível básico de assistência médica. Pagamentos *obrigatórios*, dentro de um sistema equitativo, seriam mais justos para aqueles que já desejam cooperar e seriam socialmente eficientes. Um bom exemplo contemporâneo da necessidade de um esquema impositivo e coordenado encontra-se na acima mencionada cobertura privada de seguro-saúde que forma o núcleo do sistema pago nos Estados Unidos. Os empregadores não são obrigados a oferecer um plano de saúde, e não há nenhum esquema de contribuição obrigatória, embora os estados tenham permissão para regulamentar determinadas atividades das companhias seguradoras.

---

45. Allen Buchanan, "Health-Care Delivery and Resource Allocation", em *Medical Ethics*, ed. Robert Veatch (Boston: Jones and Bartlett Publishers, 1989), esp. pp. 321-325, e "The Right to a Decent Minimun of Health Care", em President's Commission for the Study of Ethical Problems in Medicine and Biomedical and Behavioral Research, *Securing Access to Health Care* (Washington, DC: U. S. Government Printing Office, 1982), vol. 2, esp. p. 234.

46. President's Commission, *Securing Access to Health Care*, vol. 1, p. 4.

À medida que crescem os custos da saúde e outros custos, os empregadores consideram mais difícil fornecer cobertura de seguro aos seus empregados. Muitos empregadores não oferecem benefícios médicos, deixando seus empregados sem seguro ou apenas com uma cobertura mínima. As firmas que fornecem plano de saúde aos seus empregados ficam em desvantagem na competição e ressentem-se com as firmas concorrentes que, de fato, se recusam a assumir o ônus de pagar uma cota justa dos custos do seguro-saúde. As firmas que não contribuem são *free riders* que ficam em vantagem competitiva no sistema de financiamento da assistência à saúde, e por essa razão cada vez mais firmas que oferecem um plano de saúde aos seus funcionários vêm a apoiar contribuições compulsórias num sistema obrigatório de seguro-saúde.

O caráter obrigatório é uma forma de nivelar o campo de modo justo, não permitindo que *free riders* abstenham-se de pagar a cota justa, transferindo assim os custos aos outros. Muitas empresas agora estão dispostas e desistir do controle sobre a contratação dos benefícios médicos para os funcionários em favor de um sistema mais eficiente e equitativo. Estas empresas consideram, acertadamente, que um sistema desse tipo só pode ser mantido por meio de leis impositivas[47]. Tal argumento não conduz necessariamente à conclusão de que as empresas devem ser obrigadas a oferecer seguros-saúde privados. Realidades econômicas tais como os níveis de salários, as finanças da corporação e vários custos poderiam tornar a abordagem da obrigatoriedade ineficiente e injusta. A conclusão apropriada é que é necessário um sistema mais eficiente e equitativo, mas não forçosamente um sistema que se caracterize exclusivamente como um seguro público ou um seguro privado, e tampouco um sistema necessariamente igualitário.

A abrangência do direito à assistência médica

Deixando de lado a controvérsia entre as concepções liberal e não liberal de justiça, abordaremos um outro problema — muito difícil e, em última análise, o mais importante: o problema da especificação das prerrogativas e dos limites estabelecidos pelo direito à assistência médica. Duas concepções amplas têm atraído grande apoio atualmente: a do direito ao acesso igual à assistência médica e a do direito a um nível mínimo digno de assistência médica. Ambas têm como base premissas igualitárias. A primeira representa uma perspectiva igualitária forte de acesso igual a *todos* os recursos de assistência à saúde. A última incorpora somente um ponto de vista igualitário fraco, a saber, o acesso igual aos recursos *básicos* de assistência médica.

A expressão "acesso à assistência médica" assume muitos significados nessas discussões. Às vezes, significa apenas que não se pode, legitimamente, impedir ninguém de

---

47. Ver Brown, "The Medically Uninsured"; Allen Buchanan, "Health-Care Delivery and Resource Allocation", cap. 11; e Gerald M. Oppenheimer e Robert A. Padgug, "AIDS: The Risks to Insurers, the Threat to Equity", *Hastings Center Report*, 16 (outubro de 1986): 18-22.

receber assistência médica. Portanto, ter direito de acesso não significa necessariamente que os outros têm de fornecer todo e qualquer cuidado médico, nem que o sistema deve distribuir a assistência médica equitativamente. Os liberais favorecem essa interpretação. Mais comumente, o direito de acesso à assistência médica diz respeito ao direito de obter bens e serviços específicos que podem ser igualmente reivindicados por todas as pessoas que têm essa prerrogativa. Uma visão expandida do direito de acesso exige que todos tenham acesso igual a todos os tratamentos que estejam disponíveis para alguém. Nenhuma dessas concepções propõe que o direito de acesso envolva o direito a que a assistência recebida tenha um bom resultado; a única exigência é a de que as pessoas tenham uma oportunidade equitativa de ter um bom resultado.

Aqueles que defendem o acesso a um nível mínimo digno ou a um nível adequado de assistência médica não especificam os limites dos custos da assistência médica para que se determine precisamente aquilo a que as pessoas têm direito. O direito a um nível mínimo digno de assistência médica sugere — mas não requer necessariamente — uma obrigação por parte do governo de satisfazer as necessidades básicas de todos os cidadãos no que se refere à saúde, ao menos uma obrigação de funcionar como um último recurso. (Nenhum dos argumentos que apresentamos em favor do direito à assistência médica é poderoso o suficiente para estabelecer responsabilidade jurisdicional pelo financiamento ou pela administração.) A obrigação social pode ser cumprida em vários níveis, mas a abordagem do mínimo digno requer a aceitação do sistema de assistência anteriormente mencionado, dividido em dois níveis: a cobertura social obrigatória para necessidades médicas básicas e ligadas a catástrofes (nível 1) e o seguro privado opcional para outras necessidades médicas ou outros serviços que o indivíduo deseje (nível 2). No primeiro nível, a distribuição se baseia na necessidade, e a satisfação das necessidades dá-se por meio de um acesso igual e universal aos serviços básicos. Caso a pessoa deseje pagar serviços melhores por conta própria, pode fazê-lo no segundo nível, mas as necessidades médicas básicas de todos devem ser satisfeitas no primeiro nível. Presumivelmente, o primeiro nível abrangeria no mínimo medidas de saúde pública e cuidados preventivos, primeiros socorros, atendimento de emergência e serviços sociais especiais para portadores de deficiências. Segundo essa concepção, as obrigações da sociedade não são ilimitadas e são reguladas pelo modelo geral de uma rede de segurança para todos. Esse modelo deve ser acompanhado de uma concepção das alocações sociais justificáveis, caso contrário o "mínimo digno" não passará de uma vaga abstração.

Embora o fato de se tratar de um modelo de assistência "mínima" em vez de um modelo de assistência "ótima" venha a afligir algumas pessoas, somente esse primeiro modelo pode ser justificado numa política socialmente custeada. Ao discutirmos, adiante, neste mesmo capítulo, políticas de saúde explícitas como o pioneiro programa de saúde do Oregon, veremos que é irrealista esperar mais que um nível de assistência adequado. O racionamento será também uma parte essencial do processo; do contrário, não é possível estabelecer e manter as prioridades. (O programa de racionamento deve excluir serviços, e não pacientes.)

Essa proposta tem a vantagem de representar uma possibilidade de acordo entre liberais, utilitaristas, comunitaristas e igualitaristas, pois incorpora algumas preocupações morais salientadas por todas essas teorias. Ela garante assistência médica básica para todos com base numa premissa de acesso igual, permitindo ao mesmo tempo a aquisição não igual de serviços adicionais por meio da iniciativa e do contrato individuais. A proposta mescla formas de distribuição privadas e públicas, afirmando métodos de livre mercado e métodos coletivos de prestação de serviços de saúde. Os utilitaristas devem considerar a proposta interessante uma vez que funcione de modo a minimizar a insatisfação pública e a maximizar a utilidade social, sem exigir uma tributação demasiadamente onerosa. Ela também permite decisões de alocação baseadas em parte em técnicas formais tais como a análise custo–eficácia. Os igualitaristas encontram uma oportunidade de usar um princípio de acesso igualitário e de ver um sistema de distribuição em que está presente a oportunidade equitativa. A perspectiva comunitarista também não é negligenciada. Para que o sistema seja praticável, é necessário um consenso social acerca dos valores, ainda que tosco e incompleto. O bem comum é um ponto de referência básico para a deliberação pública a respeito de como estabelecer o mínimo digno. Por fim, o liberal vê uma oportunidade para a produção e a distribuição de livre mercado. O sistema em dois níveis oferece aos indigentes oportunidades de assistência médica que de outro modo não estariam disponíveis para eles. Além disso, poderiam ser usadas várias formas de competição e vários incentivos para aumentar a produtividade do sistema e a qualidade da assistência.

Um sistema de assistência à saúde que encontra pontos de apoio em todos esses tipos de teoria ética poderia se revelar também a abordagem mais justa para uma reforma democrática do sistema. Hoje não há — e provavelmente não haverá logo — uma única teoria viável de justiça social. Cada teoria tem seus aspectos positivos e negativos, e muitos cidadãos têm motivos para temer as consequências sociais da adoção de um desses sistemas filosóficos como a única base da justiça nas políticas de saúde. A experiência sugere que se restringir a apenas uma dessas concepções de justiça funciona bem em alguns contextos, mas produz resultados desastrosos em outros. Um sistema coerente que aproveite aspectos de cada uma das teorias parece especialmente apropriado numa situação em que somente uma minoria tende a concordar quanto à natureza, ao valor e à aceitabilidade de uma teoria geral de justiça.

A despeito de uns aspectos positivos, a proposta do nível mínimo digno revelou ser de difícil explicação e implementação. Ela suscita o problema de se é possível para a sociedade criar uma política pública que reconheça o direito à assistência médica para as necessidades primárias sem gerar com isso o direito a outras formas de tratamentos, mais caras e extravagantes, como transplantes de fígado que custam mais de U$ 200.00,00, que muitos julgam trazer benefícios marginais para os anos de vida com qualidade. Ainda mais importante que isso é o fato de que, até que a sociedade defina, em termos operacionais, o que significa o *mínimo digno*, o modelo permanece puramente programático. Acreditamos que essa tarefa é o principal problema enfrentado hoje pela política de saúde nos Estados Unidos.

Um direito abstrato à assistência médica tem de ser especificado para propósitos operacionais por meio de decisões de alocação. A determinação precisa dos direitos envolve sempre escolhas entre vantagens e desvantagens, e nenhum direito individual à assistência médica poderá prevalecer sobre as exigências da utilidade social ou do bem comum quando se tratar de questões maiores de macroalocação. Essa tarefa é complexa demais para ser tratada pela teoria ética. Um sistema aceitável de direitos a um mínimo digno de assistência médica tem de eliminar as lacunas existentes nos seguros-saúde discutidas acima sem, ao mesmo tempo, prejudicar muito os níveis de emprego, as oportunidades de emprego e os incentivos aos empregadores. A política de saúde também não deve frustrar metas sociais vitais, como a alocação do governo direcionada a outros programas de direitos e o sistema de competição de livre mercado no desenvolvimento das tecnologias da área da saúde. Não há razão para crer que um projeto determinado seja o único que possa ser justo e justificado. Complexas crenças sociais, políticas, econômicas e culturais terão um papel legítimo na determinação de como uma comunidade que reconhece uma regra de oportunidade equitativa irá implementar um direito à assistência médica.

Um leque de políticas eticamente aceitáveis pode especificar apropriadamente o direito. No interior desse leque, há, algumas vezes, boas razões para a preferência, em vista das circunstâncias globais, por uma ou mais abordagens. A ética, porém, não esgota as exigências e opções da vida, e os problemas relacionados à viabilidade são cruciais. Embora não possamos, neste livro, estabelecer um direito à assistência médica ou uma decisão de alocação de política pública abrangente, podemos explorar melhor alguns problemas conceituais e morais inerentes, incluindo o lugar da responsabilidade individual pelo problema de saúde e os fundamentos morais das decisões de alocação.

A perda do direito à assistência médica

Se assumirmos que todos os cidadãos gozam do direito a um nível mínimo digno de assistência médica, seria possível que indivíduos particulares perdessem tal direito, ainda que quisessem preservá-lo? A questão não é se uma pessoa perde todo o leque de direitos estabelecidos pelo direito à assistência médica, mas se ela perde o direito a determinadas formas de tratamento ao realizar ações que resultam em problemas de saúde e que geram necessidades médicas. Exemplos disso incluem pacientes que contraíram AIDS em resultado da falta de segurança nas atividades sexuais ou no uso de drogas intravenosas, fumantes com câncer de pulmão e alcoólatras que desenvolveram doença hepática. A pergunta é então se a obrigação da sociedade para com as pessoas que se envolvem em ações como essas seria a mesma obrigação tida por ela em relação àqueles pacientes que necessitam de assistência médica em função da má sorte na loteria da vida.

Assim como uma pessoa pode perder seu direito à liberdade por comportamento antissocial, alguns argumentam que uma pessoa pode perder seu direito à assistência médica por não agir de modo responsável. É injusto, argumentam, que um indivíduo pague taxas mais altas para sustentar pessoas que voluntariamente se envolvem em ações perigosas, e é justo negar verbas sociais a indivíduos cujas necessidades médicas resultem de uma exposição voluntária a riscos[48]. Essa conclusão não entra em choque com a regra da oportunidade equitativa, pois toda privação de oportunidade sofrida por um indivíduo resultaria de suas próprias ações voluntárias.

Todavia, se os princípios da justiça, estritamente falando, invalidam a aspiração que os indivíduos que voluntariamente assumem riscos poderiam ter de usufruir plenamente do nível mínimo digno dos recursos de assistência médica, há, por outro lado, vários princípios igualmente convincentes que suscitam questões acerca de até que ponto é justo excluir esses indivíduos da cobertura médica. Uma política de retenção de verbas públicas não pode ser justificada a menos que se observem várias condições. Em primeiro lugar, é necessário que seja possível identificar e diferenciar os diversos fatores causais da morbidez, como causas naturais, ambiente social e atividades pessoais. Em seguida, é necessário que se confirme que a enfermidade em questão é resultante de atividades pessoais, e não de qualquer outra causa. É necessário também que se demonstre que as atividades pessoais em questão eram autônomas, no sentido de que os agentes estavam cientes dos riscos e que os aceitaram. Se os riscos eram desconhecidos na ocasião da ação, não é justo que os indivíduos sejam responsabilizados por eles, e se um indivíduo não está ciente de um risco específico do qual outras pessoas têm conhecimento, então é preciso indagar se é justo utilizar como padrão aquilo que uma pessoa sensata deveria saber.

A respeito da primeira condição, é praticamente impossível, em muitos casos críticos, isolar os fatores causais, em razão da complexidade das relações causais e da limitação de nosso conhecimento. As necessidades médicas quase sempre resultam de uma conjunção da predisposição genética, das ações pessoais e das condições sociais e ambientais. Muitas vezes, será impossível estabelecer, com base em evidências científicas e com um grau de certeza razoável, o papel específico desempenhado por cada um desses diferentes fatores. Se, por um lado, é possível determinar a responsabilidade por um ferimento sofrido ao se escalar uma montanha, não é possível, por outro lado, determinar com certeza se o câncer de pulmão de um determinado indivíduo resulta do hábito de fumar, ou do fato de que esse indivíduo foi um fumante passivo, ou da poluição do ambiente, das condições ocupacionais ou da hereditariedade (ou de alguma combinação dessas condições causais). Se, como muitos argumentam, um problema de saúde muitas vezes tem sua origem em causas socialmente induzidas, como os poluentes ambientais e as práticas de alimentação infantil, então a classe de doenças coberta pelo direito a um nível mínimo digno de assistência médica se expandirá na medida em que aumentarem as evidências relacionadas ao papel causal desses

---

48. Robert M. Veatch, "Voluntary Risks to Health: the Ethical Issues", *Journal of the American Medical Association*, 243 (4 de janeiro de 1980): 50-55.

fatores. Nesse meio tempo, as políticas sociais podem acabar se fundamentando mais na ignorância dos fatores causais do que no conhecimento.

Pode ser também que os indivíduos não sejam *inteiramente* responsáveis por algumas de suas ações voluntárias que envolvem riscos à saúde. A exposição individual a riscos possui, alguma vezes, origens genéticas ou socioculturais. Seria injusto negar o direito de uma pessoa à assistência médica se ela não pôde agir de outra maneira, ou se só com grande dificuldade pudesse ter agido de outro modo. Essa questão é relevante se um comportamento autodestrutivo é motivado em parte por fatores que estão além do controle da pessoa. Como no caso da justiça criminal, a contestação da responsabilidade individual com base em fatores genéticos ou ambientais pode ser superestimada, e há questões legítimas acerca de se determinados estilos de vida ou padrões de comportamento são significativamente não voluntários.

Os problemas referentes à fiscalização do sistema também são relevantes. Para determinar acuradamente as condições causais de um determinado problema de saúde e identificar os indivíduos que assumem riscos voluntariamente, os funcionários encarregados teriam de investigar as causas. No pior dos cenários, esses funcionários estariam autorizados a efetuar invasões de privacidade e quebras de sigilo e a manter registros detalhados a fim de documentar os abusos que pudessem resultar na perda do direito a um tipo específico de assistência médica. Isso seria caro, além do fato de apresentar características moralmente problemáticas.

Um dos principais motivos dos debates em andamento acerca da perda dos direitos à assistência médica é a elevação dos custos, mas a prevenção dos riscos por meio de modificações no estilo de vida e no comportamento com frequência tem resultados que contrariam as expectativas. Certos tipos de exposição a riscos exigem menos cuidados médicos, e não mais, pois redundam em mortes mais precoces e mais rápidas do que as que ocorreriam se os indivíduos vivessem mais e chegassem a desenvolver uma condição crônica debilitante. Louise Russell, por exemplo, fez uso da análise custo–eficácia para comparar os custos da assistência médica em grupos de homens de mesma idade com o mesmo nível de colesterol no sangue. Ela descobriu, consistentemente, que homens de "baixo-risco", não fumantes, com pressão sanguínea baixa, geram custos médicos por ano de vida muito mais altos do que homens de "alto-risco", fumantes e com pressão alta[49]. Ao ser estendido de modo a incluir programas de assistência médica para os idosos, a relação custo–benefício da recusa da assistência médica para indivíduos que se expõem voluntariamente a riscos pode desaparecer completamente. Como destacamos anteriormente, devemos esperar um aumento nas despesas totais tanto da assistência à saúde como da previdência social em consequência do controle dos riscos à saúde[50].

---

49. Louise B. Russell, "Some of the Tough Decisions Required by a National Health Plan", *Science*, 246 (17 de novembro de 1989): 892-896.

50. Ver, por exemplo, Howard Leichter, "Public Policy and the British Experience", *Hastings Center Report*, 11 (outubro de 1981): 32-39, incorporado em seu *Free to Be Foolish: Politics and Health Promotion in the United States and Great Britain* (Princeton, NJ: Princeton University Press, 1991), p. 38.

No entanto, seria justo exigir que indivíduos que se envolvam em determinadas ações potencialmente nocivas à saúde, resultantes em necessidades médicas caras, paguem prêmios ou taxas mais altos. Pode-se exigir que eles contribuam mais para fundos específicos tais como programas de seguros ou que paguem uma taxa por sua conduta arriscada, como uma taxa acrescida no preço dos cigarros. As pesquisas de opinião pública indicam que os norte-americanos tendem mais fortemente a favorecer o aumento das taxas sobre as bebidas alcoólicas e os cigarros para ajudar a financiar a assistência médica, em detrimento de qualquer outra forma de tributação para qualquer propósito[51]. Esses requerimentos podem redistribuir de maneira justa os custos da assistência à saúde e desencorajar a conduta arriscada sem desrespeitar a autonomia.

As questões sobre a responsabilidade individual e a justa alocação da assistência médica surgiram com força especial no tocante a casos de pacientes com insuficiência hepática relacionada ao consumo de álcool necessitando de transplantes de fígado. Recentemente, o transplante de fígado aumentou as chances de sobrevivência dos pacientes e possibilitou uma melhora em sua qualidade de vida. Até 1988, setenta e seis por cento das pessoas que receberam fígados transplantados sobreviveram por um ano, e sessenta e nove por cento dos que receberam enxertos de fígado sobreviveram por um ano[52]. Contudo, apesar do aumento dramático no número de transplantes de fígado, de 15, em 1980, para 924 em 1986, e para 2.946 em 1991, são poucos os fígados doados, e muitos pacientes que sofrem de insuficiência hepática em estágio final morrem antes de conseguir um transplante. Uma das principais causas da insuficiência hepática é o consumo excessivo de álcool, que resulta em cirrose hepática, suscitando a questão de se pacientes que têm insuficiência hepática em estágio final relacionada ao consumo de álcool deveriam ser excluídos das listas de espera por transplantes de fígado ou deveriam ter uma prioridade menor do que outros pacientes com o mesmo problema. Os argumentos em prol de uma prioridade menor ou da exclusão total com frequência apelam para a probabilidade de que estes pacientes retomem o padrão de abuso de álcool e voltem a apresentar insuficiência hepática, desperdiçando, dessa forma, o fígado transplantado. Contudo, estudos mostraram que os pacientes com insuficiência hepática em estágio final relacionada ao consumo de álcool que se submeteram a um transplante de fígado e se abstiveram do consumo de bebidas alcoólicas se saíram tão bem quanto os pacientes que desenvolveram insuficiência hepática por outras causas[53]. A experiência de um transplante de fígado pode trazer sobriedade, e alguns centros e órgãos financiadores já exigem períodos de espera de um ano para determinar a abstinência. Desse modo, há fortes argumentos para que não se excluam completamente os pacientes com insuficiência hepática em estágio

---

51. Robert J. Blendon and Karen Donelan, "The Public and the Emerging Debate over National Health Insurance", *New England Journal of Medicine*, 323 (19 de julho de 1990): 208-212.

52. Estes dados foram extraídos da United Network for Organ Sharing (UNOS), que é a fonte dos outros dados sobre transplantes deste capítulo, exceto nos casos em que outra fonte está indicada.

53. T. E. Starzl, D. Van Thiel, A. G. Tzakis et al., "Orthotopic Liver Transplantation for Alcoholic Cirrhosis", *Journal of the American Medical Association*, 260 (4 de novembro de 1988): 2542-2544.

final relacionada ao consumo de álcool, mas sim, em vez disso, introduzam-se condições que exijam uma abstenção comprovada do consumo de álcool.

Alvin Moss e Mark Siegler exigiriam que os pacientes com insuficiência hepática em estágio final relacionada ao consumo de álcool (mais de cinquenta por cento dos pacientes com insuficiência hepática em estágio final) automaticamente recebessem, na alocação dos fígados doados, uma prioridade menor em relação àqueles pacientes que não têm culpa pelo desenvolvimento de sua insuficiência hepática[54]. O argumento desses autores apela para a justeza, a oportunidade equitativa e a utilidade. Eles afirmam que é justo considerar as pessoas responsáveis por suas decisões, e, assim, alocar os órgãos tendo em vista resultados utilitaristas, pois é preciso definir prioridades para os transplantes. Embora o alcoolismo seja uma doença crônica, os alcoólicos têm a responsabilidade de procurar um tratamento eficaz, e essa eficácia depende do reconhecimento, por parte do paciente, do diagnóstico e da responsabilidade pelo tratamento. A atribuição de uma prioridade menor aos pacientes com insuficiência hepática em estágio final relacionada ao consumo de álcool é lamentável, argumentam Moss e Siegler, mas é justa: "É mais justo dar a uma criança que está morrendo por atresia biliar a oportunidade de ter um primeiro fígado normal do que dar a um paciente com insuficiência hepática em estágio final relacionada ao consumo de álcool, que nasceu com um fígado normal, a oportunidade de ter um segundo fígado". Moss e Siegler também usam o argumento utilitarista de que o apoio público é indispensável para o transplante de fígado, tanto para assegurar verbas como para garantir as doações de órgãos. O transplante de fígados doados em pacientes com insuficiência hepática relacionada ao consumo de álcool com uma prioridade igual poderia reduzir o apoio público ao transplante de fígado, e essa consequência poderia ser devastadora para os programas de transplantes.

Esse argumento utilitarista, contudo, pode, injustamente, permitir que os preconceitos sociais existentes contra os alcoólicos determinem quem recebe os transplantes[55]. Seria injusto permitir que julgamentos sobre o comportamento passado determinassem os critérios de alocação para aqueles que tenham modificado seus hábitos com relação ao álcool. Atualmente, existe um consenso nas sociedades e nos comitês de transplantes quanto à opinião de que os pacientes com insuficiência hepática em estágio final relacionada ao consumo de álcool não devem ser totalmente excluídos. Eles devem ser, idealmente, considerados caso a caso (tendo-se como base a necessidade médica e a probabilidade de um transplante bem-sucedido), em vez de receber automaticamente uma prioridade menor. Desse modo, um indivíduo pode receber uma avaliação de prioridade menor quando isso é justificado, como indicam os seguintes exemplos: (1) se um paciente que

---

54. Alvin H. Moss e Mark Siegler, "Should Alcoholics Compete Equally for Liver Transplantation?", *Journal of the American Medical Association*, 265 (13 de março de 1991): 1295-1298.

55. Um argumento baseado na justiça contra a recusa total dos transplantes de fígado para alcoólicos encontra-se em Carl Cohen, Martin Benjamin e Ethics and Social Impact Committee of the [Michigan] Transplant and Health Policy Center, "Alcoholics and Liver Transplantation", *Journal of the American Medical Association*, 265 (13 de março de 1991): 1299-1301.

recebeu um transplante foi negligente quanto à medicação imunossupressora e, como consequência, o transplante malogrou, não seria injusto que a equipe de transplantes desse a essa pessoa uma prioridade menor para um segundo transplante ou que negasse a ela essa oportunidade. (2) Para o alcoólico que não procura tratamento eficaz para seu alcoolismo e desenvolve insuficiência hepática em estágio final, justifica-se uma *prioridade menor*, embora a *exclusão total* exija um argumento mais forte do que os já oferecidos. Portanto, a responsabilidade individual é relevante do ponto de vista da justiça.

As questões suscitadas por esse debate ficarão mais intensas quando os transplantes de pulmão se tornarem mais comuns e mais fumantes quiserem fazer transplantes, muitas vezes concorrendo com pacientes portadores de condições genéticas letais como a fibrose cística.

A alocação dos recursos da saúde

Uma especificação detalhada do direito a um mínimo digno de assistência médica enfrenta dificuldades teóricas e práticas no que se refere a uma alocação social justa e justificada. Não podemos aqui abordar questões específicas tais como a contenção de custos nos hospitais, os métodos de redução das taxas de mortalidade infantil, as deduções de impostos para assistência médica e os incentivos a empregadores e contratantes. Podemos, contudo, apresentar e avaliar argumentos contra e a favor de diversos procedimentos, modelos e sistemas para a alocação da assistência médica.

Alocar é distribuir por cotas. Essa distribuição não pressupõe nem uma pessoa nem um sistema que racionem os recursos. Num mercado competitivo, por exemplo, o critério de capacidade para pagar é uma forma de alocação. As decisões de "macroalocação" determinam as verbas a serem investidas e os bens disponíveis, assim como os métodos de distribuição. As decisões de "microalocação", em contrapartida, determinam quem irá receber recursos escassos específicos. A distinção entre os dois níveis da alocação é útil, mas a linha entre eles não é nítida, e os dois com frequência interagem.

Norman Daniels corretamente argumenta que o objetivo e o propósito das instituições médicas básicas envolvem decisões de alocação para determinar o seguinte:

1. Que tipos de serviços de saúde existirão numa sociedade?
2. Quem os receberá e com base em quê?
3. Quem prestará esses serviços?
4. Como será distribuída a incumbência de financiá-los?
5. Como serão distribuídos o poder e o controle desses serviços?[56]

Estas decisões sobre a alocação de verbas determinam que quantidade de serviços médicos alocar e que tipo de assistência médica fornecer para quais problemas.

---

56. Daniels, *Just Health Care*, p. 2.

Muitas destas decisões têm efeitos de longo alcance sobre outros padrões de alocação. As verbas alocadas para pesquisas médicas e biológicas nos Institutos Nacionais de Saúde [The National Institutes of Health (NIH)], por exemplo, afetam os programas de formação de médicos nos Estados Unidos e sua distribuição no país. Alocações monetárias específicas afetam a escolha de uma profissão, de uma especialidade, de uma instituição, de um local etc.

Os problemas de alocação são classificados por tipos, cada um dos quais envolvendo uma concorrência entre programas ou alternativas desejáveis. Distinguiremos quatro tipos diferentes, ainda que inter-relacionados. O terceiro e o quarto são de particular importância para o restante deste capítulo.

1. Dividindo a grande incumbência social

Toda grande unidade política opera com uma incumbência, que inclui alocações referentes à saúde e a outros bens sociais, como moradia, educação, cultura, proteção e recreação. A saúde não é nosso único valor ou objetivo, e os gastos com outros bens inevitavelmente competem com os gastos destinados à saúde na luta por recursos limitados. Alguns comentadores argumentam que as controvérsias sobre essa competição são antes políticas que morais, e que ela deveria ser resolvida por meio de processos políticos, desde que possuam procedimentos moralmente justos que reflitam os valores, as preferências e as prioridades da sociedade como um todo. A tese é a de que somente neste foro podemos determinar se o financiamento público para a assistência à saúde é adequado[57]. Segundo esse argumento, um cidadão não pode se queixar de injustiça se a sociedade emprega um procedimento moralmente justificado para alocar mais dinheiro para programas espaciais ou para programas de defesa do que para programas de saúde.

Essa linha de argumentação é razoável, mas é necessário acrescentar uma ressalva. Se uma sociedade não alocasse verbas suficientes para proporcionar um mínimo digno de assistência médica, o sistema em si mesmo não seria justo. As questões sobre a justiça ou a injustiça de decisões de alocação particulares — por exemplo, financiar ou não transplantes de coração — não podem ser adequadamente tratadas ou resolvidas até que se tenha garantido um mínimo digno.

2. Alocando as verbas destinadas à saúde

O próximo tipo de decisão de alocação refere-se a como alocar as verbas dentro do segmento da receita destinado à saúde. Além do próprio fornecimento de cuidados mé-

---

57. Ver Paul Ramsey, *The Patient as Person* (New Haven: Yale University Press, 1970), cap. 7.

dicos, nós protegemos e promovemos a saúde de várias outras maneiras, pois a saúde e as doenças são afetadas por muitas partes do sistema social. Além dos profissionais da área da saúde, benefícios e serviços ligados à saúde são também muitas vezes proporcionados por outros profissionais, como especialistas no controle da poluição, em experiências com drogas, toxicologia, epidemiologia, engenharia, lei etc. As políticas de saúde e os programas de segurança no trabalho, proteção ambiental, prevenção de acidentes, proteção do consumidor, controle de alimentos e drogas, entre outros, são parte do esforço da sociedade para proteger e promover a saúde de seus cidadãos.

A expressão *recursos de saúde* não é, portanto, equivalente à expressão *recursos médicos*, e o orçamento para a saúde excede muito a porção destinada à assistência médica. Em resultado disso, surgem muitas questões relacionadas às políticas. Alguns comentadores corretamente observaram, por exemplo, que nivelar a assistência médica não é a estratégia mais eficaz para se nivelar a oportunidade de ter saúde, em vista do impacto que têm sobre a saúde fatores como o padrão de vida, a condição de moradia, o saneamento etc.[58]

3. Alocando as verbas destinadas à assistência médica

Uma vez que a sociedade determinou seu orçamento para a assistência à saúde, ainda é preciso alocar seus recursos dentro da assistência à saúde. Alguns projetos e procedimentos serão escolhidos para o financiamento e outros serão rejeitados. Muitas decisões terão de ser tomadas, inclusive a escolha entre a priorização da prevenção ou do tratamento[59]. No atual sistema de assistência à saúde, as despesas com o tratamento são muito mais altas, mas os agentes do governo poderiam optar por se concentrar na prevenção dos problemas do coração em vez de salvar os indivíduos por meio de transplantes ou corações artificiais. Em muitos casos, os cuidados preventivos são mais eficazes e eficientes que a medicina crítica para salvar vidas, reduzindo o sofrimento, elevando os níveis de saúde e reduzindo custos. Como a sociedade poderia mesclar apropriadamente a estratégia de prevenção e a estratégia de tratamento dependerá em parte do conhecimento das relações causais, como aquelas existentes entre a doença e os fatores ambiental e comportamental. A vacina contra a poliomielite e a odontologia preventiva são exemplos de sucesso na prevenção, mas esses modelos não funcionam bem nos casos de insuficiência renal e cardíaca, em que os cuidados preventivos são mais especulativos, em parte pelo fato de que numerosos problemas médicos podem contribuir para um problema nesses órgãos.

A concentração na prevenção pode levar, porém, à negligência para com pessoas que estejam precisando de tratamento para condições críticas e que se beneficiariam

---

58. Ver Paul Starr, "The Politics of Therapeutic Nihilism", *Hastings Center Report*, 6 (outubro de 1976): 23-30.
59. Uma discussão particularmente esclarecedora a respeito desta questão está em Paul T. Menzel, *Medical Costs, Moral Choices* (New Haven: Yale University Press, 1983), cap. 7.

diretamente desse tratamento. A prevenção normalmente reduz a morbidade e a mortalidade prematura de vidas anônimas, "estatísticas", enquanto as intervenções críticas se concentram em vidas conhecidas, "identificáveis"[60]. Historicamente, a sociedade tendeu a favorecer pessoas identificadas e a alocar recursos para medidas críticas, mesmo diante de evidências de que as medidas preventivas são mais eficazes e eficientes. Algumas vezes, as pessoas ficam alarmadas com esse padrão de alocação, ao tomar conhecimento, por exemplo, de que, apesar da ampla publicidade, não se consegue angariar fundos privados para uma vítima de leucemia que necessita de um transplante de medula óssea[61]. Contudo, há fortes evidências de que as verbas da saúde pública aplicadas nas comunidades mais pobres para algumas medidas preventivas, como acompanhamento pré-natal, muitas vezes poupam tal quantia em cuidados futuros. Consequentemente, nossas intuições morais com frequência nos levam a duas direções conflitantes: alocar mais recursos para tratar pessoas que estão necessitando de cuidados médicos ou alocar mais recursos para prevenir que as pessoas venham a precisar desses cuidados.

A determinação de que categorias de traumatismos, males e doenças deveriam receber prioridade — se é que se deve atribuir prioridades — na alocação dos recursos para a assistência à saúde é um outro aspecto vital da alocação. Os problemas do coração, por exemplo, deveriam ter prioridade sobre o câncer? Ao discutir o acesso igual a um mínimo digno de assistência médica, geralmente partimos das necessidades médicas, e não da geografia, das finanças etc., como a base apropriada para uma decisão de alocação. Todavia, do ponto de vista das políticas públicas, com frequência é essencial dar às necessidades médicas demonstradas uma escala de prioridades na pesquisa e nas terapias. Na tentativa de determinar prioridades entre as necessidades médicas, aqueles que definem as políticas devem examinar diversas doenças em termos de fatores tais como comunicabilidade, frequência, custo, associação com dor e sofrimento e impacto na duração da vida e na qualidade de vida. Pode ser justificado, por exemplo, concentrar-se menos em doenças fatais, como algumas formas de câncer, e mais em doenças incapacitantes comuns, como a artrite.

4. Alocando tratamentos escassos

Como os desejos e as necessidades médicas são praticamente ilimitados, todo sistema de assistência à saúde enfrenta algum tipo de escassez, e nem todos que precisam de uma forma específica de assistência podem ter acesso a ela. Numerosos recursos e suplementos médicos — como penicilina, insulina, diálise renal, transplante de coração e espaço em unidades de tratamento intensivo — são alocados para pacientes

---

60. Ver Thomas C. Schelling, "The Life you Sabe may Be your Own", em *Problems in Public Expenditure Analysis*, ed. Samuel B. Chase Jr. (Washington, DC: Brookings Institution, 1966), pp. 127-176.
61. Ver Leslie Rothenberg et al., "That Wich is Wanting...", *Hastings Center Report*, 18 (dezembro de 1988): 34-37.

específicos ou classes de pacientes. Essas decisões são mais difíceis quando uma doença oferece risco de vida e há, ao mesmo tempo, a possibilidade de que o recurso escasso salve essa vida ameaçada. A questão pode se tornar a seguinte: "Quem deve sobreviver, uma vez que nem todos podem sobreviver?" No Reino Unido, a alocação ocorre de várias maneiras, incluindo a colocação em listas e o uso de critérios restritivos para o fornecimento de serviços[62]. Nos Estados Unidos, a assistência médica foi muitas vezes alocada de forma não sistemática de acordo com a capacidade para pagar pela assistência médica ou pelo seguro-saúde.

As decisões de alocação do tipo 3 — tratado no item anterior — e do tipo 4 interagem. As decisões do tipo 3 determinam parcialmente a necessidade e a escalação do paciente por meio da determinação da disponibilidade e do suprimento de um recurso específico. Em contraposição, a angústia em fazer escolhas difíceis por meio de decisões explícitas do tipo 4 às vezes leva a sociedade a modificar suas políticas de macroalocação de modo a aumentar o suprimento do recurso. Em face das difíceis decisões de alocação referentes às máquinas de diálise, por exemplo, foram proporcionadas verbas para assegurar acesso quase universal à diálise renal e ao transplante de rim nos Estados Unidos, sem se levar em consideração a capacidade para pagar. Uma explicação possível é que a sociedade não podia tolerar um racionamento explícito feito por comitês anônimos que resultavam nas mortes de pessoas identificadas[63].

Nas duas seções restantes deste capítulo, discutiremos mais detalhadamente os tipos de decisão de alocação classificadas acima como os tipos 3 e 4. Ambos são hoje discutidos na ética biomédica sob o tópico do *racionamento* e de termos relacionados, como *triagem*. A escolha dos termos não é importante, pois cada termo tem uma história diferente e alguns sofreram modificações consideráveis em seu sentido. O termo "racionamento", por exemplo, originalmente não sugeria severidade ou emergência. Significava uma forma de fração ou porção, como a forma como a comida é dividida em rações no exército.

Só recentemente o termo *racionar* foi vinculado à escassez de recursos, à administração de crises e à determinação de prioridades no orçamento da assistência à saúde. "Racionar" tem agora três significados principais. O primeiro está intimamente relacionado a uma "exclusão por falta de recursos". Numa economia de mercado, todos os tipos de bens, incluindo a assistência médica, estão, em alguma medida, racionados pela capacidade para pagar. Um segundo sentido de "racionar" deriva não dos limites estabelecidos pelo mercado, mas dos limites determinados pelas políticas sociais: o governo

---

62. Henry J. Aaron e William B. Schwartz, *The Painful Prescription: Rationing Hospital Care* (Washington, DC: The Brookings Institution, 1984); e "Rationing Hospital Care: Lessons from Britain", *New England Journal of Medicine*, 330 (5 de janeiro de 1984): 52-56. Para uma resposta crítica à interpretação destes autores acerca da situação na Grã-Bretanha, ver Frances H. Miller e Graham A. H. Miller, "*The Painful Prescription*: a Procrustean Perspective?", *New England Journal of Medicine*, 314 (1986): 1383-1386.

63. Ver Richard Zeckhauser, "Procedures for Valuing Lives", *Public Policy*, 23 (outono de 1975): 447-448. Comparar com Richard A. Rettig, "Valuing Lives: the Policy Debate on Patient Care Financing for Victims of End-Stage Renal Disease", *The Rand Paper Series* (Santa Monica, CA: Rand Corporation, 1976).

determina uma cota, e aqueles que podem pagar pelo bem em questão não podem adquirir mais do que a cota definida. O racionamento de gasolina e de alguns tipos de alimentos durante uma crise de guerra são exemplos bem conhecidos, mas todo sistema nacional de assistência à saúde que não permite a aquisição de bens ou de seguros além de um limite determinado é também um exemplo. Por fim, de acordo com um terceiro significado de "racionamento", uma cota é definida e distribuída equitativamente, mas não é vedada, àqueles que podem pagar por isso, a aquisição de bens adicionais além da cota definida. Nesta terceira forma, o racionamento envolve elementos de cada uma das outras formas: uma cota é determinada pela política pública, e aqueles que não podem custear unidades adicionais não podem, portanto, ter acesso a elas. O sistema Medicare opera com base neste princípio. Todas as pessoas de uma determinada idade recebem uma cota, mas aqueles que têm condições de custear mais podem adquirir seguros, bens e serviços adicionais.

Empregaremos o termo "racionamento" em cada um desses sentidos, tomando o cuidado de distingui-los quando necessário, mas nos concentraremos no terceiro sentido exposto.

Racionando por meio da definição de prioridades

Muitas pessoas hoje acreditam que a principal tarefa na macroalocação é estabelecer prioridades no sistema de assistência à saúde (do tipo 3 acima). Tem sido difícil, em muitos países, estruturar prioridades claras, e, por várias razões, isso tem se mostrado seriamente inadequado nos Estados Unidos. A lei de 1965 que estabeleceu o Medicare para os idosos e, em outubro de 1972, a extensão da cobertura do Medicare aos pacientes de diálise foram desenvolvimentos importantes tanto histórica como simbolicamente. Tais desenvolvimentos refletem mudanças sem precedentes na estratégia liberal tradicional de financiamento da assistência à saúde nos Estados Unidos. Contudo, não surgiu nenhuma concepção sistemática do racionamento da assistência à saúde.

Os custos da assistência à saúde elevaram-se dramaticamente nos Estados Unidos, em virtude de vários fatores — particularmente da boa cobertura de seguros, das novas tecnologias e da maior longevidade da população que envelhece. Quando os grupos segurados pagam um valor muito menor do que aquele que consomem, eles consomem mais do que consumiriam se pagassem um valor mais alto. Pacientes segurados normalmente pagam entre dez e vinte e cinco por cento dos custos de sua assistência médica; o seguro paga o resto. Um seguro excelente, especialmente quando fornecido sem tributação por parte de um empregador ou do governo, tende a aumentar as despesas. Tanto médicos como pacientes têm um incentivo para usar qualquer serviço, independentemente do custo, desde que seja coberto pelo seguro. Desenvolvimentos em equipamentos caros de diagnóstico, como o de ressonância magnética, e intervenções terapêuticas como o transplante de coração elevam os custos da assistência médica mais rapidamente que os custos de outros setores. Os idosos consomem mais desses serviços e vivem mais. A política de saúde enfrenta todos esses problemas, e até mesmo planos engenhosos de redução de custos e do desperdício falharam em reduzir as pressões inflacionárias, em aumentar o acesso aos serviços ou em silenciar os apelos pelo racionamento.

Esses problemas da política de saúde contemporânea são extraordinariamente complicados, e só poderemos considerar aqui um pequeno número dos debates atuais. Abordaremos três questões fundamentais, eleitas em virtude do modo como o raciocínio moral está envolvido nas decisões das políticas de saúde. São elas: (1) a definição das prioridades no orçamento do Oregon para a assistência à saúde; (2) o racionamento por idade, e (3) a alocação e o financiamento de transplantes de coração.

A definição de prioridades no Oregon

No estado do Oregon, legisladores e cidadãos apresentaram uma tentativa, minuciosamente acompanhada, de estabelecer prioridades na alocação da assistência à saúde. O plano do Oregon é o primeiro a tentar um racionamento sistemático das verbas da assistência à saúde nos Estados Unidos, e se tornou uma referência na discussão dos principais temas da política de saúde nacional, como o acesso à assistência, a relação custo–eficácia, o racionamento e o nível mínimo digno. Desse modo, ele poderia marcar o início de uma nova era na assistência à saúde norte-americana, que a aproxima das abordagens mais sistemáticas do racionamento adotadas em muitos outros países[64].

Enfrentando os custos cada vez mais altos da assistência à saúde e a demanda por uma assistência mais eficiente e por um acesso mais justo a serviços de qualidade[65], o poder legislativo do estado do Oregon aprovou, em julho de 1989, o *Basic Health Services Act*, decreto destinado a garantir que todos os cidadãos com renda familiar abaixo do

---

64. Oregon Senate Bill 27 (31 de março de 1989). Ver também David M. Eddy, "What's Going on in Oregon?", *Journal of the American Medical Association*, 266 (17 de julho de 1991): 417-420, e Arnold S. Relman, "Is Rationing Inevitable?" [editorial], *New England Journal of Medicine*, 322 (21 de junho de 1990): 1809-1810.

65. O estado do Oregon tem como um de seus dispositivos constitucionais o respeito a um orçamento equilibrado. Em 1982, iniciou-se um esforço para desenvolver a conscientização e o consenso públicos acerca das questões referentes à alocação por meio do envolvimento de comunidades locais. O esforço concentrou-se em duas questões fundamentais: (1) Como a sociedade avalia os tratamentos médicos caros voltados diretamente para a cura em face da restrição dos serviços de prevenção nos orçamentos do governo? (2) O racionamento da assistência à saúde atualmente implícito poderia se tornar explícito e congruente com os valores da comunidade? Após uma série de aproximadamente trezentos encontros municipais com mais de quatro mil cidadãos, houve, no outono de 1984, uma assembleia que produziu um documento: "Society Must Decide: Oregon Health Decisions Final Report". Uma das principais conclusões deste relatório foi que "o financiamento coletivo da assistência à saúde deve envolver a responsabilidade da comunidade pela ética na alocação e pelas políticas de racionamento". Ver H. Gilbert Welch e Eric B. Larson, "Dealing with Limited Resources: the Oregon Decision to Curtail Funding for Organ Transplantation", *New England Journal of Medicine*, 319 (1988): 171-173.

nível de pobreza federal recebam uma cobertura mínima digna de assistência à saúde. (O plano também incluía disposições referentes aos cidadãos com renda familiar acima do nível de pobreza determinado, requerendo cobertura com base no local de trabalho para todos os empregados e um fundo comum de seguros para riscos altos.) O estado estabeleceu um comitê encarregado de desenvolver uma "lista de prioridades" entre centenas de procedimentos médicos para o Medicaid (o programa estadual/federal que fornece fundos para atender às necessidades médicas dos cidadãos mais pobres). A lista classificava "desde os serviços mais importantes até os menos importantes", baseando-se, em parte, em dados acerca da qualidade do bem-estar após o tratamento. Os agentes do governo empenharam-se em estender a cobertura a uma percentagem maior dos cidadãos, por meio da alocação das verbas do Medicaid, e em fazê-lo de modo eficiente e justo. A meta era financiar o maior número possível de serviços de alta prioridade para todos os cidadãos habilitados, com base no princípio de que existe uma obrigação social básica de proporcionar acesso universal a um mínimo digno de assistência à saúde.

Esse decreto criou também a Oregon Health Services Commission (OHSC), comissão encarregada de produzir uma lista classificada de serviços que definisse a ideia da cobertura mínima digna do Medicaid. Em 1990, a comissão emitiu uma lista preliminar de 1.600 procedimentos médicos classificados que formavam o eixo central do plano. A classificação era fortemente baseada numa análise custo–eficácia. Mais tarde, a lista foi reduzida para 709 serviços, e a análise custo–eficácia foi abandonada, embora julgamentos acerca da qualidade de vida esperada dos pacientes submetidos a um procedimento tenham permanecido como uma consideração central para o posicionamento dos serviços na lista.

A classificação dos tratamentos foi determinada em grande medida pelo grau de benefício esperado de cada tratamento. A estimativa do efeito dos tratamentos sobre a qualidade de vida foi o principal fator na determinação da prioridade dos itens listados. Por fim, surgiu a seguinte política: se os níveis de despesas predeterminados forem insuficientes para custear todos os serviços desejáveis quando o plano é posto em ação, os serviços de prioridade mais baixa serão eliminados da cobertura. A cobertura do Medicaid será fornecida a todas as pessoas que necessitem de procedimentos que tenham desde a colocação mais alta na lista até a mais baixa possível para o orçamento, dando prioridade aos procedimentos de colocação mais alta. Ninguém está abaixo do plano de cobertura do Medicaid, e, neste aspecto, todos são tratados de modo igual. Contudo, a assistência à saúde é racionada, pois os fornecedores têm de restringir os serviços cobertos aos procedimentos incluídos nos limites predeterminados.

A abordagem dos QALYS, discutida no capítulo 5, desempenhou um papel importante na história da lista de procedimentos médicos de Oregon. Essa abordagem ajuda a ordenar os procedimentos, considerando tanto a mudança no estado de saúde oferecida pelo tratamento ao paciente comum como seu efeito associado sobre a qualidade de vida. Como os dados obtidos para a classificação dos tratamentos concentram-se no modo como o tratamento *modifica* a qualidade de vida para o paciente comum que o receba (o benefício global do tratamento), e não na qualidade de vida do paciente num dado momento após o tratamento, mesmo pacientes incapacitados presumivelmente não são prejudicados por serem portadores de doenças seriamente debilitantes ou por haverem sofrido lesões incapacitantes. O sistema destina-se a assegurar que as pessoas muito doentes não sejam discriminadas e, a esse respeito, coloca-as numa condição de igualdade em relação às pessoas relativamente saudáveis. (Os idosos, os cegos e os portadores de deficiências são excluídos do esquema de classificação, assim como alguns poucos serviços de saúde de longo prazo; desse modo, certas classes de pessoas recebem direitos especiais à assistência médica.) Todavia, também fazem parte do plano critérios utilitaristas, pois as classificações finais levam em consideração o impacto que um tratamento tem para a sustentação da vida[66].

Sacrificando operações de custo elevado que salvam apenas alguns poucos pacientes em favor de um nível mínimo de assistência médica para todos os habitantes, o estado do Oregon fundamentou-se implicitamente numa teoria da justiça para fazer essas determinações. Os defensores do esquema argumentam que somente por meio dessa classificação explícita e baseada em princípios e da exclusão de certos tratamentos o estado pode chegar a um sistema justo que supere o sistema de prioridades implícito e fortuito que tem caracterizado a assistência à saúde nos Estados Unidos[67].

Os críticos argumentam que o plano do Oregon tem falhas sérias, pois favorece muitos tratamentos relativamente menos importantes em detrimento de tratamentos capazes de salvar vidas, e afirmam também que, ao se concentrar nos benefícios para os pobres e nas listas de prioridades, o plano promove uma concepção da assistência à saúde do tipo "nós *versus* eles", e ainda que carece de especificidade acerca das condições e dos tratamentos que serão e dos que não serão cobertos. Os defensores do plano, em contraposição, destacam a expansão do acesso e da cobertura e as projeções de melhorias na saúde para os pobres. A meta de um sistema de seguro-saúde universal que abranja todo o estado sem criar ônus para os pobres tem sido proclamada pelos defensores do plano, que sustentam também que ele irá eliminar procedimentos considerados ineficazes pela comunidade médica ou desnecessários pelo público em geral[68].

A delicada questão de quem será prejudicado no plano do Oregon mostrou-se difícil de resolver. Fica claro que alguns grupos, como bebês muito prematuros, são

---

66. Ver a análise em David C. Hadorn, "The Oregon Priority-Setting Exercise", *Hastings Center Report*, 21 (maio-junho de 1991): 11-16, "Setting Health Care Priorities in Oregon", *Journal of the American Medical Association*, 265 (1º de maio de 1991): 2218-2225, e "The Problem of Discrimination in Health Care Priority Setting", *Journal of the American Medical Association*, 268 (16 de setembro de 1992): 1454-1459.

67. Para uma análise das prioridades do estado do Oregon para a área da saúde na década de 1990 ["The Oregon Health Priorities for the 1990s"], ver ver Ralph Crawshaw et al., "Developing Principles for Prudent Health Care Allocation: the Continuing Oregon Experiment", *The Western Journal of Medicine*, 152 (abril de 1990): 441-448.

68. Ver Charles Dougherty, "Setting Health Care Priorities: Oregon's Next Steps", *Hastings Center Report*, 21 (maio-junho de 1991): S1-S10. Ver Charles Dougherty, "Setting Health Care Priorities: Oregon's Next Steps", *Hastings Center Report*, 21 (maio-junho de 1991): S1-S10.

desservidos (pelo fato de que para eles os tratamentos não oferecem nenhuma melhoria no que se refere à qualidade de vida ou oferecem apenas uma melhoria mínima), enquanto outros grupos são favorecidos por terem cobertura garantida. O plano impede, por exemplo, que inválidos e idosos tenham seu acesso vetado à assistência, e esses grupos então continuariam a receber os benefícios que recebiam antes. Contudo, alguns argumentam que o uso do critério da qualidade de vida constitui discriminação contra pessoas com incapacidades[69], e outros argumentam que a classificação do benefício pela categoria de tratamento é intrinsecamente injusta, pois alguns pacientes que necessitem de um dado tratamento terão com ele um aproveitamento muito maior do que outros pacientes que precisem do mesmo tratamento.

Em última análise, como observou Norman Daniels, o fundamento básico tem de ser expandido para evitar deixar muitas pessoas pobres numa situação pior do que aquela em que se encontravam antes da vigência do plano. Se as pessoas que utilizam os serviços do Medicaid forem postas numa situação pior do que estavam antes, este fato constitui por si mesmo uma séria objeção ao plano, mesmo que se obtenha por meio dele uma redução da desigualdade no tratamento dos pobres[70]. Consequentemente, a justeza do plano depende de se as pessoas mais pobres são lesadas (se têm seus interesses prejudicados), se o que se está fazendo pelas pessoas pobres do estado é o bastante, e se políticas alternativas poderiam melhorar ainda mais a posição dessas pessoas.

O racionamento baseado na idade

Uma segunda questão refere-se não ao racionamento por meio da exclusão de serviços, como no plano do estado do Oregon, mas ao racionamento pela exclusão das pessoas de uma determinada faixa etária. Na política adotada pelos Estados Unidos, a idade algumas vezes funcionou de modo a dar vantagens aos idosos — por exemplo, no direito de acesso ao Medicare —, mas esse grupo também foi desfavorecido por várias políticas. No Reino Unido, pacientes idosos com insuficiência renal em estágio final foram muitas vezes excluídos da diálise e dos transplantes em virtude de sua idade, embora não tenha sido explicitamente formulada uma política de racionamento por idade[71].

Foram propostos muitos argumentos para justificar o uso explícito do critério de idade nas políticas de alocação, tanto na determinação de prioridades para a pesquisa e os tratamentos como na seleção de pacientes particulares para tratamentos como a diálise.

---

69. Por essa razão, a administração Bush recusou-se a conceder licença para que o plano do Oregon implementasse mudanças no Medicaid; a administração Clinton, porém, fez essa concessão, com algumas condições.

70. Norman Daniels, "Is the Oregon Rationing Plan Fair?", *Journal of the American Medical Association*, 265 (1º de maio de 1991): 2232-2235.

71. Ver A. J. Wing, "Why don't the British Treat more Patients with Kidney Failure?", *British Medical Journal*, 287 (1983): 1157; V. Parsons e P. Lock, "Triage and the Patient with Renal Failure", *Journal of Medical Ethics*, 6 (1980): 173-176; e Aaron e Schwartz, *The Painful Prescription*.

Essas propostas às vezes se baseiam em julgamentos acerca da probabilidade de sucesso do tratamento. A idade tem sido apresentada, por exemplo, como um indicador da probabilidade de se sobreviver a uma intervenção cirúrgica importante. Assim, a idade seria um fator clinicamente relevante na seleção de pacientes para diversos tipos de transplantes. A determinação da probabilidade de sucesso também pode incluir a consideração do tempo de vida esperado do receptor do órgão após o transplante, normalmente mais curto para um paciente mais velho do que para um paciente mais jovem. Se o critério da estimativa dos QALYS for usado na alocação, os pacientes mais jovens, via de regra, levarão vantagem sobre os mais velhos.

Se os 55 anos fossem fixados como a idade-limite para a diálise renal nos Estados Unidos (como foi feito implicitamente no Reino Unido), a população a receber o procedimento seria reduzida em mais de cinquenta por cento, com uma grande redução de despesas para o programa de insuficiência renal em estágio final do Medicare, sustentado com verbas públicas. A população de pacientes com 65 anos ou mais aumentou continuamente durante o programa, em parte porque os receptores mais velhos se beneficiam substancialmente da diálise, assim como de outras tecnologias como os transplantes de rim e de coração[72].

Contudo, alguns filósofos aduziram argumentos incisivos para justificar o critério de idade na alocação da assistência à saúde, tanto em princípio como na prática. Seus argumentos têm uma ressonância particular numa sociedade na qual aproximadamente trinta milhões de cidadãos idosos norte-americanos (com 65 anos ou mais) consomem mais de um terço das despesas anuais da área da saúde no país, embora representem apenas cerca de doze por cento da população. Seu número continua a aumentar, especialmente daqueles com 85 anos ou mais. Nos países ocidentais industrializados, gasta-se com os idosos acima de 65 anos uma percentagem dos recursos da área da saúde maior do que com todo o restante da população abaixo dessa idade. A Bélgica, por exemplo, gasta 1,7 vezes mais com as pessoas nesta faixa etária do que com o resto da população (a proporção mais baixa), e a Finlândia gasta 5,5 vezes mais com a assistência à saúde para esses cidadãos[73]. Estes índices fazem com que muitas sociedades ocidentais sejam receptivas à alocação baseada na idade.

Norman Daniels ofereceu um forte argumento para que se considere o fator idade como diferente dos fatores de raça e sexo para propósitos de alocação de serviços de saúde[74]. Com base em sua teoria rawlsiana da justa igualdade de oportunidade, Daniels

---

72. Ver Roger Evans, "Advanced Medical Technology and Elderly People", em *Too Old for Health Care? Controversies in Medicine, Law, Economics, and Ethics*, ed. Robert H. Binstock e Stephen G. Post (Baltimore: The Johns Hopkins University Press, 1991), cap. 3.

73. Ver Binstock e Post, eds., *Too Old for Health Care?*, *passim*; e Organization for Economic Co-operation and Development, *Financing and Delivering Health Care* (Paris: OECD, 1987), esp. p. 90.

74. Ver especialmente Daniels, *Just Health Care*, cap. 5, e *Am I my Patients' Keeper?* (Nova York: Oxford University Press, 1988). Quando não indicarmos de outro modo, nossa discussão estará sendo extraída deste último livro.

constrói um argumento fundado em decisões prudenciais, não da perspectiva de um momento particular da vida de uma pessoa, mas da duração de sua vida inteira. Cada grupo de idade representa um estágio da vida de uma pessoa. A ideia é alocar os recursos de modo prudente durante todos os estágios da vida, num sistema social que proporcione para cada cidadão *uma cota justa de assistência à saúde durante toda a sua vida*. Como pessoas prudentes, escolheríamos (assumindo condições de escassez) distribuir a assistência à saúde ao longo do tempo de vida de uma forma que aumentasse nossas chances de ter uma duração de vida normal. Nós rejeitaríamos, afirma Daniels, um padrão que nos oferecesse uma chance reduzida de alcançar um tempo de vida normal e, ao mesmo tempo, uma chance maior de viver além do tempo de vida normal caso chegássemos à velhice. Deslocando para o tratamento de pessoas mais jovens recursos que de outro modo poderiam ser investidos para prolongar as vidas dos idosos, maximizamos as chances de que cada pessoa tenha uma duração de vida normal. Um sistema justo distribuiria a assistência à saúde de modo proteger as cotas justas da oportunidade normal de cada indivíduo que discutimos anteriormente.

Nesse argumento, as políticas de saúde não são injustas por tratar os jovens e os velhos de forma diferente, desde que todas as pessoas sejam tratadas do mesmo modo durante cada período específico da vida. Essa política é consistente com a justa igualdade de oportunidade, e não há base para a alegação de tratamento desigual. Assumindo apropriadamente as condições de escassez, o racionamento baseado na idade parece moralmente justificado[75]. Assim, Daniels justifica o emprego do critério de idade na alocação da assistência à saúde numa sociedade justa com base numa interpretação da justa oportunidade regida pela prudência, interpretação que nos encoraja a investir uma parcela maior dos nossos recursos na diminuição das mortes precoces e uma parcela menor na prolongação da vida dos idosos.

Contudo, é questionável se essa justificação pode ser aplicada com justiça nas sociedades atuais, em virtude das injustificáveis desigualdades no sistema de saúde como um todo, que, nas próprias palavras de Daniels, tornariam injustificável a introdução da distribuição da assistência médica baseada na idade. (Poder-se-ia argumentar que o plano do Oregon só é aceitável se as desigualdades injustificadas forem previamente eliminadas do sistema de saúde como um todo.) Desse modo, Daniels fez uma proposta que é plausível no que se refere à justificação da discriminação baseada na idade, e cuja linha de argumentação não pode justificar a discriminação baseada na raça e no sexo.

Em contraste com a perspectiva da prudência individual e da justa igualdade de oportunidade ao longo do tempo de vida, Daniel Callahan propôs uma outra abordagem

---

75. A concepção fundamentada na prudência é diferente de um outro argumento em prol do racionamento baseado na idade que também recorre às ideias de equidade e igualdade. Esse argumento sustenta que os jovens devem ter prioridade de acesso à assistência capaz de prolongar a vida, uma vez que os mais velhos já tiveram oportunidade de viver mais tempo e, por razões de justiça, os jovens merecem uma chance igual. Ver, por exemplo, Robert M. Veatch, ed., *Life Span: Values and Life-extending Technologies* (New York: Harper and Row, 1979).

do racionamento baseado na idade, tendo como referência a perspectiva comunitarista[76]. O autor argumenta que a sociedade deve garantir uma assistência básica e digna para todos os indivíduos, mas não tem de empreender esforços ilimitados para vencer a enfermidade e a morte. Nosso objetivo deve ser o de ajudar os idosos a ter uma vida de duração integral e natural na qual as possibilidades tenham sido "plenamente alcançadas" e após a qual a morte seja "um fato relativamente aceitável". Quando se chega à fronteira da duração normal da vida, mais ou menos entre os 75 e os 85 anos, o objetivo deve ser o de aliviar o sofrimento, em vez de reivindicar cuidados para prolongar a vida, embora uma assistência de longo prazo e serviços de apoio devam ser fornecidos como uma parte da assistência mínima básica[77].

Esses dois apelos a um racionamento baseado na idade enfrentam problemas morais, políticos e práticos[78]. As atitudes e as práticas de discriminação por idade nos Estados Unidos podem não ser suficientemente alteráveis a ponto de se poder implementar um racionamento rigoroso baseado na idade sem sacrificar a solidariedade e a equidade. Esse tipo de proposta pode facilmente servir para perpetuar injustiças, estereotipando os idosos, tratando-os como bodes expiatórios por causa do aumento dos custos da assistência à saúde e criando conflitos desnecessários entre gerações. Em cada geração consecutiva, as pessoas idosas se queixarão de que não tiveram acesso às novas tecnologias desenvolvidas (com frequência financiadas pelos impostos pagos por essas mesmas pessoas) depois de se terem passado seus anos de juventude, clamando que seria agora injusto impedir seu acesso a elas. Essas reivindicações surgiriam no início da implementação da alocação baseada na idade e persistiriam com os novos desenvolvimentos tecnológicos.

Alguns críticos argumentaram também que o racionamento das tecnologias de prolongação da vida com base no critério de idade não representaria uma economia de recursos substancial, em parte porque a assistência à saúde, incluindo a assistência de longo prazo e os serviços de apoio, é cara, e nem sempre pode ser nitidamente diferenciada dos serviços que prolongam a vida. Apesar do fato de que, no período de um ano no Medicare, seis por cento das pessoas que morrem custem para o programa vinte e oito por cento de seu orçamento anual, alguns especialistas afirmam que poupar os custos das últimas poucas semanas de vida dessas pessoas não representaria uma grande redução do custo total do programa, e ressaltam a dificuldade, no caso de muitas doenças, de se chegar a um prognóstico quanto às últimas semanas de vida[79].

---

76. Ver especialmente Daniel Callahan, *Setting Limits*, mas também *What Kind of Life* (Nova York: Simon and Schuster, 1990). A maior parte de nossa discussão foi extraída do primeiro livro.

77. Callahan, "Afterward", em *A Good Old Age? The Paradox of Setting Limits*, ed. Paul Homer e Martha Holstein (Nova York: Simon and Schuster, 1990), p. 301; "Old Age and New Policy", *Journal of the American Medical Association*, 261 (10 de fevereiro de 1989): 905-906.

78. Para uma comparação e uma modesta crítica dos dois argumentos, ver Dan W. Brock, "Justice, Health Care, and the Elderly", *Philosophy and Public Affairs*, 18 (1989): 297-312.

79. Ver Dennis W. Jahnigen e Robert H. Binstock, "Economic and Clinical Realities: Health Care for Elderly People", em *Too Old for Health Care?*, ed., Binstock e Post, cap. 2.

Entretanto, de acordo com a concepção fundada na prudência, algumas formas de alocação baseadas na idade são, em algumas circunstâncias, tanto justas como justificadas. Concordamos com Daniels quanto à ideia de que, em princípio, as alocações baseadas na idade não violam a regra da oportunidade equitativa. Porém, nos Estados Unidos, hoje, essa forma de alocação seria injusta. Até que se adote uma abordagem mais sistemática para garantir um acesso equitativo à saúde nos Estados Unidos, consideramos duvidoso que as questões a respeito do racionamento baseado na idade possam ser decididas de maneira justa.

Alocando e financiando transplantes de coração

Passaremos agora a um debate sobre o racionamento que trata menos da exclusão de serviços ou de classes de pessoas e mais propriamente da exclusão de indivíduos particulares.

As controvérsias em torno da questão do financiamento dos transplantes de coração tiveram início assim que estes transplantes começaram a se tornar progressivamente mais eficazes, na década de 1980, em virtude de progressos médicos que incluíram a medicação imunossupressora. Em 1980, ocorreram nos Estados Unidos somente trinta e seis transplantes de coração, mas os números subiram dramaticamente na década seguinte. Até 1990, o número de transplantes realizados estava próximo de 2.100[80]. Esse aumento é um tanto surpreendente, pois o custo médio por transplante está bem acima de cem mil dólares, estando além dos recursos da maioria dos cidadãos (embora alguns tipos de seguros ofereçam cobertura para transplantes de coração). Essas mudanças geraram muitas questões relacionadas às políticas públicas e aos seguros privados.

Um debate ilustrativo originou-se de alterações nas políticas do estado do Oregon. Em 1987, os legisladores do estado interromperam o financiamento do Medicaid para transplante de tecidos moles, a fim de usar um orçamento restrito para abarcar uma quantidade de serviços mais ampla e mais eficaz. Eles chegaram à conclusão de que os custos de aproximadamente trinta transplantes de coração, fígado, medula óssea e pâncreas eram equivalentes aos custos dos cuidados pré-natais básicos para 1.500 gestantes. O corpo legislativo decidiu-se então pela assistência pré-natal, declarando que não podiam pagar ambas as coisas. Constatou também que os programas de assistência pré-natal salvariam, com o mesmo investimento, um número de vidas duas vezes maior que o dos programas de transplantes. O presidente da Câmara do estado do Oregon afirmou que, até que as lacunas na cobertura dos seguros fossem resolvidas, seria injusto alocar grandes quantias para programas que beneficiam poucos cidadãos. Essa decisão, porém, introduz uma forma diferente de desigualdade, pois as caras tecnologias de transplante (e outras),

---

80. Para uma visão geral dos desenvolvimentos ocorridos em 1986, ver U. S. Department of Health and Human Services, Report of Task Force on Organ Transplantation, *Organ Transplantation: Issues and Recomendations* (Washington, DC: DHHS, 1986).

não cobertas pela assistência oferecida pelo estado, seriam então acessíveis apenas aos que pudessem pagar por elas.

A modificação das circunstâncias médicas e políticas levaram a muitas modificações similares nas políticas de saúde que solucionavam uma lacuna na equidade apenas para originar outra. Tais alterações nas políticas com frequência revelam tensões entre normas de utilidade e de igualdade na determinação de um acesso justo. Houve, algumas vezes, divergências acerca do uso do critério de utilidade social na especificação do conteúdo e da abrangência do direito à assistência médica, como, por exemplo, o emprego da análise custo–eficácia vinculada à noção de QALYS (ver capítulo 5). Outras vezes, essa forma de análise é evitada. Em resultado disso, o "sistema" de alocação de verbas para transplantes de coração nos Estados Unidos é um conjunto de políticas desconexo, instável e inconsistente que não pode ser abonado nem com base na utilidade médica nem com fundamento na justiça[81].

Contudo, num sistema dividido em dois níveis no qual o padrão, no primeiro nível, é o direito a um mínimo digno, haverá, inevitavelmente, polêmica a respeito das escolhas apropriadas de alocação entre a utilidade e a igualdade. Esses debates deixarão ilhas de incerteza acerca de quais serviços a sociedade é obrigada a fornecer. Continua incerto se, de acordo com o padrão do mínimo digno, a justiça requer que a sociedade forneça verbas para cobrir transplantes de coração ou qualquer outra forma de assistência amplamente dispendiosa.

Todavia, apresentaram-se argumentos em favor do financiamento de determinados procedimentos caros tornando, ao mesmo tempo, a alocação de corações eficaz e justa. A comissão federal Task Force on Organ Transplantation (apontada pelo Department of Health and Human Services), por exemplo, recomendou que "se deveria estabelecer um programa público para cobrir os custos dos transplantes de órgãos para pessoas para as quais esse procedimento é medicamente indicado e que não têm cobertura de seguro privado, nem do Medicare ou do Medicaid, e que também não têm condições de obter um transplante devido à falta de verba"[82]. Essa recomendação limitava-se a transplantes não experimentais de coração e de fígado. Em contraste com o programa federal que assegura cobertura para transplantes de rins, a política proposta pela comissão limitou-se aos financeiramente necessitados.

A comissão baseava sua recomendação em dois argumentos de justiça. O primeiro argumento enfatiza a continuidade entre os transplantes de coração e de fígado e outras formas de serviços médicos (incluindo transplantes de rins) que já são aceitas como parte do mínimo digno de assistência médica que a sociedade deve fornecer. A comissão argumentou que os transplantes são comparáveis a outros procedimentos financiados quanto à sua eficácia em salvar vidas e em melhorar a qualidade delas. Segundo o exa-

---

81. Para avaliações em apoio desta conclusão, ver Deborah Mathieu, ed., *Organ Substitution Technology: Ethical, Legal, and Public Policy Issues* (Boulder, CO: Westview Press, 1988).

82. Task Force, *Organ Transplantation*, pp. 105, 11.

me do National Heart Transplantation Study, oitenta por cento dos receptores de transplantes de coração sobreviveram por pelo menos um ano, e cinquenta por cento estavam vivos após cinco anos, com uma boa qualidade de vida com base em critérios objetivos e subjetivos[83]. Em resposta à alegação de que os transplantes de coração e de fígado são muito caros e de que os custos da assistência à saúde têm de ser contidos, a comissão argumentou que o ônus de economizar a verba da saúde pública deveria ser distribuído de forma equitativa em vez de ser imposto a grupos específicos de pacientes, como aqueles que sofrem de insuficiência cardíaca ou hepática em estágio final. De acordo com a premissa de que a sociedade está comprometida com o fornecimento de verbas para a satisfação de uma ampla variedade de necessidades relacionadas à saúde, "é arbitrário excluir um procedimento capaz de salvar vidas e, ao mesmo tempo, financiar outros procedimentos com o mesmo potencial de benefício e com o mesmo custo".

A comissão ofereceu um segundo argumento em defesa do papel do governo federal em garantir um acesso equitativo aos transplantes, concentrando-se, desta vez, em certos aspectos da doação e da angariação de órgãos. Vários agentes do governo, incluindo o presidente dos Estados Unidos, participam nos esforços para aumentar o número de órgãos doados, conclamando todos os cidadãos a doar seus órgãos e os órgãos de seus parentes mortos. O apelo é dirigido a todos os segmentos da sociedade. A comissão argumentou, porém, que é uma injustiça e, às vezes, uma exploração pedir às pessoas, tanto ricas como pobres, que doem órgãos quando eles serão depois distribuídos com base na capacidade para pagar; é inconsistente proibir a venda de órgãos, como o faz a lei federal dos Estados Unidos, e depois distribuir os órgãos doados de acordo com a capacidade para pagar. É moralmente problemático distinguir a compra de um órgão para transplante da compra do procedimento de transplante de órgão, uma vez que o órgão é a peça central do procedimento.

A despeito destes dois fortes argumentos, o governo não é obrigado pela justiça a oferecer assistência à saúde independentemente dos custos, e o uso de um sistema de racionamento no qual as prioridades sejam estabelecidas de forma justa não é arbitrário. Uma vez que esteja estabelecido um limite justo de financiamento, é justo escolher alguns procedimentos e excluir outros, ainda que tenham o mesmo potencial para salvar vidas e o mesmo custo. Seria injusto, *ceteris paribus*, pedir às pessoas para fazer doações de órgãos e depois distribuí-los com base na capacidade para pagar, mas também seria injusto consumir uma quantia excessiva dentro de um limite de financiamento estabelecido simplesmente porque foi feita uma doação que poderia beneficiar uma outra pessoa. Evidentemente, o sistema de granjeio de doações também poderia precisar de modificações, a fim de se evitar tributações e dispêndios injustos. Os doadores em potencial precisam compreender os limites impostos pelo sistema de angariação e distribuição. Todavia, assumindo tanto essa compreensão por parte dos doadores

---

83. Roger W. Evans et al., *The National Health Transplantation Study* (Seattle: Battelle Human Affairs Research Centers, 1984), vols. I-V, e Evans, *Executive Summary: The National Cooperative Transplantation Study*, BHARC-100-91-020 (Washington, DC: U. S. Department of Commerce, junho de 1991).

como um sistema de alocação justo, o governo poderia legitimamente encorajar a doação, mesmo que não pudesse pagar pelos transplantes.

A comissão não tratou de questões mais amplas a respeito do balanço das vantagens e desvantagens entre os transplantes e outros bens médicos (e sociais) num contexto de recursos limitados, mas essas questões são cruciais para o êxito dos dois argumentos propostos pela comissão. Sem tratá-las, a comissão certamente não demonstrou uma obrigação por parte do governo de custear todos os transplantes de órgãos. Concluindo, as recomendações acerca do financiamento de transplantes de coração e de todos os outros tratamentos caros devem situar-se no contexto mais amplo de uma política social de macroalocação (dos tipos 1 e 3 discutidos acima).

Apesar dos pontos fracos na argumentação da comissão, não devemos ignorar as muitas injustiças existentes nos métodos de angariação e de alocação de órgãos nos Estados Unidos. Essas injustiças são dramaticamente ressaltadas por várias práticas correntes, sobre as quais os doadores normalmente não são informados. Alguns centros de transplantes, por exemplo, exigem depósitos em dinheiro que ultrapassam aquilo que a maioria dos possíveis candidatos a transplantes podem conseguir. Em alguns poucos centros, cidadãos ricos ou politicamente influentes de nações estrangeiras figuram em posições altas nas listas de elegibilidade; com efeito, alguns deles foram colocados em posições melhores nas listas por razões políticas, com a assistência dos funcionários do governo dos Estados Unidos[84]. Alguns centros também dão prioridade a pessoas residentes no estado, a despeito do apoio federal maciço, que resultou no desenvolvimento das técnicas de transplante de coração. Todos esses problemas evidenciam uma injustiça moral que pode resultar da falta de um sistema justo de macroalocação.

A necessidade de um sistema abrangente e coerente

Os exemplos de políticas de saúde supracitados e nossa discussão sobre a justiça no financiamento e na prestação de serviços de saúde indicam que precisamos desesperadamente de um sistema abrangente e coerente nos Estados Unidos. A menos que sejam introduzidas mudanças significativas, os Estados Unidos continuarão seguindo na mesma trilha de custos cada vez mais altos e de um número cada vez maior de cidadãos sem proteção. Uma revisão do sistema precisaria trazer melhorias tanto no que se refere à utilidade (eficiência) como no que se refere à justiça (equidade). Embora a justiça e a utilidade sejam com frequência apresentadas como valores opostos, ambas devem ter posições prioritárias na formulação de um sistema de assistência à saúde. A criação de um sistema eficiente por meio do corte de custos e do oferecimento de incentivos apropriados pode entrar em conflito com a meta do acesso universal

---

[84]. Para um caso, ver Arthur Caplan, *If I were a Rich Man could I Buy a Pancreas?* (Bloomington, IN: Indiana University Press, 1992), p. 166.

à assistência, mas muitas das metas de cobertura universal baseadas na justiça (assim como as metas de consentimento informado baseadas na autonomia) tendem também a tornar o sistema ineficiente. De que modo, então, um sistema de assistência à saúde deveria ser projetado, tendo em vista tanto a justiça como a utilidade?

Uma parte essencial de qualquer resposta aceitável que se dê a esta pergunta envolve a especificação dos principais objetivos do plano, juntamente com as condições de um sistema moralmente aceitável. Quatro objetivos devem ser primários. Em primeiro lugar, um objetivo fundamental é o acesso desimpedido a um nível mínimo digno de assistência, por meio de alguma forma de cobertura de seguro universal que operacionalize o direito à assistência à saúde. As formas e as fontes dessa cobertura poderiam ser pluralistas (ver abaixo), mas alguns grupos vulneráveis têm de ser segurados por órgãos públicos.

O segundo objetivo é a alteração do sistema de incentivos para médicos e consumidores-pacientes. A sociedade tenta alocar os serviços da maneira mais eficiente possível, enquanto pacientes e médicos buscam otimizar a assistência prestada ao paciente individual. A decisão fundamentada em uma dessas perspectivas prejudica a decisão fundamentada na outra, criando ineficiência e tensões significativas[85]. Os consumidores de assistência médica (e, em alguns casos, aqueles que pagam pela assistência médica) precisam ficar, portanto, mais informados sobre custos e alternativas do que estão atualmente. Terão de ser impostas, por exemplo, algumas restrições às remunerações pelos serviços prestados a fim de cumprir a meta do mínimo digno. Pode-se ainda oferecer aos consumidores uma escolha entre planos; contudo, a menos que se introduzam uma conscientização a respeito dos custos e um controle desses custos, as despesas se elevarão desmesuradamente, e a necessidade do racionamento no nível básico de assistência porá em risco a meta do mínimo digno.

O terceiro objetivo é a construção de um sistema justo de racionamento que não viole o modelo do mínimo digno. Parece agora inevitável que haja, no segundo nível do plano de assistência à saúde, algumas formas de racionamento para tecnologias altamente desejáveis e, às vezes, capazes até mesmo de salvar vidas; por outro lado, um racionamento equivalente efetuado no nível básico sabotaria os fundamentos morais da realização.

Por fim, o quarto objetivo é a implementação de um sistema que possa ser posto em ação aos poucos, sem rupturas drásticas para as instituições básicas que prestam serviços de saúde ou que os financiam. Mesmo que se adotasse, por exemplo, um sistema de acesso universal com um único financiador, poder-se-iam manter as agências seguradoras existentes, públicas e privadas. Numa revisão do sistema atualmente em vigência, seria preciso considerar seriamente uma redistribuição das verbas e certos temores referentes à burocracia, às longas filas na espera pelos serviços e aos grandes aumentos nos custos da assistência à saúde.

---

85. Ver David M. Eddy, "The Individual vs. Society", *Journal of the American Medical Association*, 265 (8 de maio de 1991), 2399-2401, 2405-2406.

Apresentaram-se muitas propostas cuidadosamente consideradas com o fim de cumprir esses objetivos, ou pelo menos algumas partes desses quatro objetivos. A despeito das muitas diferenças, essas propostas agrupam-se em duas famílias: (1) a dos *sistemas unificados* e (2) a dos *sistemas pluralistas*. Os planos do primeiro tipo visam principalmente a justiça igualitária, tendo a utilidade como uma consideração secundária. Os planos do segundo tipo visam principalmente a utilidade (como eficiência e uma cobertura ampla), tendo a justiça como uma consideração secundária. Embora não possamos aqui considerar os detalhes de nenhum plano em especial nem desenvolver um plano ideal, podemos esboçar essas duas famílias de planos e sugerir as considerações básicas que deverão nos guiar na escolha de um tipo de plano no lugar de outro, ou na tentativa de tornar os dois grupos coerentes, empregando-os em áreas diferentes — por exemplo, empregando o primeiro tipo de plano (um sistema unitário) no nível básico de um esquema de assistência à saúde dividido em dois níveis e o segundo tipo (um sistema pluralista) no segundo nível do esquema de assistência.

Sistemas unificados. Com frequência se apresenta o acesso universal nos moldes de sistemas socializados, como os do Reino Unido, do Canadá e dos países escandinavos. Nesses planos, todos os cidadãos são cobertos por um sistema nacional unificado, independentemente de idade, estado de saúde, condição médica ou situação ocupacional. A justificação desse sistema é que somente o governo pode oferecer cobertura universal e manter os aumentos nas despesas da assistência à saúde em harmonia com o produto nacional bruto.

Uma proposta amplamente discutida para os Estados Unidos é o Physician's National Health Plan (PNHP), que seria financiado pelo governo federal e administrado pelos estados. A ideia é que todas as pessoas recebam um cartão nacional de saúde, tenham acesso aos serviços gratuitamente, sejam livres para escolher a instituição em que desejam ser tratadas e também estejam aptas a receber os serviços cobertos, que incluem serviços de longo prazo e tratamentos de problemas crônicos. Os médicos são livres para trabalhar em regime assalariado ou para exercer a profissão de forma privada. Os honorários da prática privada são estabelecidos por conselhos regionais, e nenhum médico pode cobrar do governo uma quantia superior àquela estabelecida pelos conselhos nem tampouco cobrar do paciente honorários adicionais. Nesse sistema, um único financiador público substitui as mais de 1.500 seguradoras privadas (incluindo o Medicaid e o Medicare) que fazem a cobertura de seguros-saúde nos Estados Unidos[86].

Essa estratégia enfrenta muitos obstáculos. Em primeiro lugar, é uma proposta de mudança radical, que muitos cidadãos norte-americanos e também a maioria dos políticos do país acreditam que seria burocrática, ineficiente e perfunctória — redundando em longas filas por serviços prestados de forma insatisfatória. Embora os canaden-

---

86. Ver Kevin Grumbach et al., "Liberal Benefits, Conservative Spending: the Physicians for a National Health Program Proposal", *Journal of the American Medical Association*, 265 (15 de maio de 1991): 2549-2554.

ses tenham sido bem-sucedidos com esse sistema, muitas pessoas nos Estados Unidos acreditam que o sistema canadense não pode ou não deve ser aplicado em seu país. Entre os aspectos controversos da estratégia unificada está a eliminação ou a quase eliminação dos elementos competitivos do sistema de financiamento. As seguradoras de saúde privadas não teriam uma função significativa, e não haveria incentivos para a escolha dos planos por parte do consumidor. O monopólio exercido pelo setor público nos planos unificados foi vigorosamente criticado com base na acusação de ser infrutífero. Muitas pessoas questionaram a credibilidade de um plano unificado com base no fato de que nenhum país industrializado que tenha adotado esse sistema tenha conseguido criar incentivos para reduzir o desperdício e, ao mesmo tempo, organizar e administrar a prestação de serviços de saúde de modo eficiente.

Sistemas pluralistas. Praticamente todos os outros planos importantes adotam uma abordagem pluralista em relação ao financiamento da assistência à saúde. Essas propostas admitem diversos tipos de planos de assistência médica, com ou sem fins lucrativos, privados ou públicos. Os consumidores podem escolher entre os diferentes planos, e espera-se que cada plano reaja positivamente às necessidades dos consumidores, pois todos os planos — com exceção dos planos do governo, que funcionam como último recurso — têm de competir por clientes. O seguro financiado por empregadores é o eixo central do acesso à assistência à saúde, e todas as propostas defendem pacotes de benefícios mínimos ou de um nível mínimo digno. Praticamente todos os planos fundamentam-se numa combinação de incentivos e desestímulos tributários para encorajar os empregadores a fornecer cobertura aos seus empregados, e também em alguma forma de assistência pública na cobertura de seguro. Contudo, basta que um plano (Enthoven and Kronick[87]) alcance cobertura universal para que surjam problemas significativos de desemprego para trabalhadores de baixa remuneração.

Os planos pluralistas visam aumentar a utilidade e a justiça do sistema, mas sua principal meta foi a produção de uma utilidade social mais ampla e profunda. Na justificação dos planos pluralistas, raras vezes foi seriamente apreciado um princípio como o da diferença de Rawls — a saber, que as desigualdades básicas só se justificam caso funcionem em benefício do grupo em pior situação social. Mesmo a ideia de uma rede de segurança ou de um piso mínimo abaixo do qual nenhum cidadão estaria só constituiu uma premissa central num único plano (Enthoven-Kronick). Essa estratégia fracamente igualitária contrasta radicalmente com os planos de sistemas unificados, que com frequência têm fortes apelos a princípios igualitários de justiça.

---

87. Exemplos desses planos incluem o plano The Health Acces America da American Medical Association (ver as referências de Todd, nota 14); o Kennedy-Waxman Bill, que surgiu do Senate Committee on Labor and Human Resources (ver *Congressional Record*, 12 de abril de 1989: 3763-3775); The Report of the U. S. Bipartisan Commission on Comprehensive Health Care (The Pepper Commission, *A Call for Action: Final Report*, Washington, DC: U. S. Government Printing Office, 1990); e Alain Enthoven e Richard Kronick, "A Consumer-Choice Plan for the 1990s", *New England Journal of Medicine*, 320 (5 de janeiro de 1989): 29-37, 94-101.

Todavia, não se conclui que uma estratégia unificada ou uma estratégia pluralista não tenham validade enquanto tais. Ambas podem ser formuladas de uma maneira eticamente aceitável. A principal questão é até que ponto se pode cumprir, de um modo satisfatório e completo, os quatro objetivos anteriormente listados dentro de um pacote coerente. O cumprimento desses objetivos exigirá que os que formulam as políticas forneçam informações adequadas para todas as partes envolvidas sobre custos, benefícios e restrições financeiras e políticas — juntamente com uma explicação dos padrões usados na alocação de recursos. Assumindo a aceitabilidade dos valores da utilidade (eficiência) e da justiça (equidade), é provável que o melhor plano seja aquele que promova, do modo mais coerente, ambos os valores, e que insista no acesso universal a um mínimo digno de assistência à saúde. Todo sistema que possa cumprir essas condições deve ser moralmente justificável e auxiliar a sociedade no tratamento das questões de macroalocação. No entanto, os critérios de justiça e utilidade têm de ser invocados de formas muito diferentes no processo de desenvolvimento de uma estrutura para o racionamento dos recursos médicos escassos.

Racionando tratamentos escassos para pacientes

Como indicam a experiência do estado do Oregon e o caso dos transplantes de coração, os profissionais da área da saúde e os agentes do governo frequentemente têm de decidir quem receberá um recurso médico disponível mas escasso, que não pode ser fornecido a todas as pessoas que dele necessitam. Ao discutir essa forma de racionamento, geralmente chamada de *microalocação*, daremos ênfase a esquemas de prioridade empregados para selecionar os receptores de serviços médicos escassos (muitas vezes em circunstâncias de urgência). As políticas de racionamento propostas (além da capacidade para pagar) devem ser avaliadas de acordo com as normas da justiça e com o direito à assistência à saúde, discutidos anteriormente neste capítulo, mas há também outras normas morais relevantes.

Duas abordagens amplas têm sido sugeridas na ética biomédica: (1) uma estratégia *utilitária* que enfatiza a eficiência social e o benefício máximo para os pacientes e (2) uma estratégia *igualitária* que enfatiza o igual valor das pessoas e a justa oportunidade.

Padrões substantivos e regras procedimentais

Começaremos por recordar a distinção entre procedimentos justos e resultados justos. Com frequência é impossível garantir, com um procedimento justo, que se terá um resultado justo, mas o fato de um procedimento ser justo ou não é, em si mesmo, moralmente importante. Normalmente, temos uma certeza maior em julgamentos sobre a justiça de um procedimento do que em julgamentos sobre a justiça de um resultado. A justiça do processo democrático de decisão, por exemplo, geralmente é menos posta em dúvida do que a justiça dos efeitos gerados por essa decisão. Tanto os procedimentos como seus efeitos devem ser levados em consideração ao tratarmos de questões sobre a justa seleção dos pacientes em condições de escassez e racionamento. É preciso fazer duas perguntas: "Quem deve tomar as decisões?" e "Que critérios devemos aceitar para orientar a decisão?" A primeira se refere a procedimentos; a segunda, a premissas. Embora distintas, essas perguntas são também inter-relacionadas. Se estão em questão, por exemplo, os critérios de aceitabilidade médica, então os especialistas médicos desempenharão um papel central em sua formulação e aplicação.

Defenderemos agora um sistema de seleção no qual são necessários dois conjuntos de padrões substantivos e regras procedimentais para racionar muitos recursos médicos escassos. Em primeiro lugar, os critérios e procedimentos são necessários para se determinar um grupo de pessoas aptas a serem potenciais receptores, como por exemplo pacientes aptos a receber transplantes de coração. Em segundo lugar, os critérios e procedimentos são necessários para a seleção final dos receptores, como a determinação do paciente individual a receber um coração específico. Geralmente é mais fácil assegurar a concordância acerca da filtragem inicial do que da seleção final, em parte porque a seleção do grupo inicial de potenciais receptores envolve critérios médicos, enquanto a seleção final é mais complexa e inclui critérios não médicos.

A filtragem inicial de receptores potenciais

Os critérios para a filtragem de potenciais receptores de tratamentos podem ser organizados em três categorias básicas, originalmente propostas por Nicholas Rescher: a clientela, o progresso da ciência e a perspectiva de sucesso[88]. Seguiremos essa estrutura usando argumentos de justiça para preencher as lacunas críticas.

O fator da clientela. O primeiro critério é determinado pelos diferentes grupos de clientes (por exemplo, os veteranos atendidos por centros médicos da Veterans Administration), por limites geográficos ou jurisdicionais (por exemplo, no caso dos cidadãos de um estado atendidos por um hospital estadual) e pela capacidade para pagar (por exemplo, a riqueza). Esses critérios são inteiramente extramédicos, e envolvem julgamentos morais que, com frequência, não são imparciais (como, por exemplo, a exclusão de não cidadãos de um estado). Essas delimitações de clientela são algumas vezes aceitáveis, mas com frequência deveriam ser repelidas. A distribuição de órgãos doados para transplantes nos Estados Unidos, por exemplo, suscitou questões a respeito do critério geográfico. Os órgãos doados deveriam ser distribuídos na comunidade

---

88. Nicholas Rescher, "The Allocation of Exotic Medical Lifesaving Therapy", *Ethics*, 79 (1969): 173-186.

específica em que foram doados ou num sistema nacional (ou numa rede internacional), entre os pacientes que mais precisem e que mais poderiam se beneficiar desses órgãos? A distribuição local é um sistema insatisfatório para se garantir que os órgãos disponíveis sejam recebidos pelos candidatos mais apropriados.

A comissão da Task Force on Organ Transplantation propôs que os órgãos doados sejam considerados recursos nacionais, públicos, a serem distribuídos, dentro de certos limites, de acordo com a necessidade dos pacientes e com a probabilidade de sucesso no transplante[89]. Numa recomendação controversa, a comissão reconheceu que os cidadãos estrangeiros não têm, em relação aos órgãos doados nos Estados Unidos, o mesmo direito moral possuído pelos cidadãos e residentes do próprio país. Apesar de admitir a cidadania e a residência no país como propriedades moralmente relevantes para a distribuição, a comissão salientou contudo que a compaixão deveria permitir a admissão de alguns estrangeiros não residentes no país. Numa deliberação dividida, a comissão recomendou que os estrangeiros não residentes não ultrapassassem mais que dez por cento da lista de espera para rins doados para transplantes provenientes de óbitos, e que todos os pacientes da lista de espera, incluindo estrangeiros não residentes, tivessem acesso aos órgãos de acordo com os mesmos critérios de necessidade, probabilidade de sucesso e tempo na lista de espera[90]. A United Network for Organ Sharing adotou uma abordagem similar. Ela detém o direito de auditorar as instituições norte-americanas que realizam transplantes de órgãos cadavéricos em cidadãos estrangeiros, e automaticamente instituirá auditoria em qualquer instituição que efetue mais que dez por cento de seus transplantes de órgãos de cadáveres em cidadãos estrangeiros.

O progresso da ciência. O segundo critério, o avanço do conhecimento científico, é com frequência relevante durante uma fase experimental no desenvolvimento de um tratamento como o transplante de coração. Pacientes que apresentam outras doenças complicadoras podem ser justificadamente excluídos a fim de se determinar se um tratamento experimental é eficaz e como pode ser aprimorado. Esse critério de programa científico fundamenta-se na pesquisa, e seu uso baseia-se em julgamentos morais e de prudência referentes ao uso mais eficiente dos recursos. Os critérios relevantes para a seleção dos pacientes para a participação nessas pesquisas precisarão, evidentemente, ser reavaliados tão logo o tratamento se torne aceito.

Perspectiva de sucesso. Nos tratamentos médicos, sejam eles ainda experimentais ou já rotineiramente empregados, a probabilidade de sucesso é um critério rele-

---

89. Task Force, *Organ Tansplantation*.
90. Task Force, *Organ Tansplantation*, p. 95. A comissão recomendou que os corações e fígados não fossem alocados para estrangeiros não imigrantes a menos que estivesse claro que nenhum cidadão americano ou estrangeiro residente no país pudesse usar os órgãos. As diferenças entre as recomendações para rins e para outros órgãos baseavam-se em parte no fato de que não há alternativa ou tratamento de apoio para insuficiência cardíaca ou hepática, enquanto a diálise é viável para a maioria dos casos de falência renal.

vante, pois um recurso médico escasso só deve ser distribuído entre os pacientes que tenham uma chance razoável de se beneficiar com ele. Ignorar esse fator é injusto, pois resulta em desperdício de recursos, como no caso dos órgãos, que só podem ser transplantados uma vez. Embora os cirurgiões especialistas em transplantes de coração às vezes classifiquem seus pacientes como candidatos de urgência a um coração disponível, porque morrerão em pouco tempo caso não recebam um transplante, é praticamente certo que alguns desses pacientes morrerão mesmo que recebam o órgão. Candidatos melhores são preteridos no processo. Um sistema de classificação e de colocação na lista de espera que permita esse tipo de recurso a uma necessidade urgente é injusto e ineficiente.

A perspectiva de sucesso é normalmente analisada em termos de conveniência médica, conforme a determinação de especialistas. Contudo, existe um grande interesse em garantir que essa determinação não incorpore de forma encoberta critérios irrelevantes ou ao menos infundados, como critérios injustificados de valor social. Em 1980, o governo dos Estados Unidos negou verbas para o custeio de transplantes de coração, em parte porque os critérios de filtragem vigentes pareciam incluir, além dos critérios "médicos", critérios "sociais". Nessa época, em Stanford, o principal centro realizador de transplantes de coração, os critérios excluíam pacientes com "histórico de alcoolismo, instabilidade no emprego, comportamento antissocial ou doença psiquiátrica", exigindo "um ambiente familiar e/ou de trabalho estáveis e gratificantes para os quais o paciente possa voltar após o transplante". Os críticos sustentam que esses critérios "sociais" são inapropriados para o uso em programas custeados com verbas públicas.

As controvérsias a respeito da adequação dos candidatos giraram em torno da questão de se os critérios para a filtragem e a seleção dos receptores representam critérios de utilidade *médica* ou de utilidade *social*. Os julgamentos acerca da utilidade médica enfocam a maximização do bem-estar dos pacientes, enquanto os julgamentos acerca da utilidade social enfocam a maximização do bem-estar da sociedade[91]. Na distribuição de órgãos escassos para transplantes, por exemplo, a utilidade médica exige que os órgãos sejam usados de maneira eficaz e eficiente para maximizar o bem-estar dos pacientes que estão sofrendo em razão da falência de um órgão. Em julgamentos referentes à utilidade social, porém, a pergunta é que candidatos a um tratamento médico contribuiriam mais para a sociedade caso recebessem o tratamento. Os julgamentos acerca da utilidade médica assumem, implicitamente, que todas as vidas têm igual valor social, o que é uma premissa problemática — já os julgamentos acerca da utilidade social exigem avaliações do valor das vidas, o que é uma tentativa problemática.

Ainda persiste a controvérsia sobre se os critérios operacionais vigentes em formas importantes de microalocação destinam-se a produzir a utilidade médica, a utilidade social ou ambas. A comissão Task Force on Organ Transplantation excluiu critérios tais

---

91. Ver James Childress, "Triage in Neonatal Intensive Care: the Limitations of a Metaphor", *Virginia Law Review*, 69 (1983): 547-561.

como raça e sexo por considerá-los injustos, mas não excluiu outros critérios discutíveis, como idade, estilo de vida e a inserção numa estrutura social de apoio, sustentando, em vez disso, que tais critérios exigem constante exame público por meio de um processo justo e aberto[92]. Como já discutimos os fatores idade e estilo de vida, nos concentraremos na estrutura social de apoio, mas devemos ressaltar que a idade e o estilo de vida podem ser indicadores da utilidade médica e da utilidade social.

A existência de uma estrutura de apoio, incluindo a família, geralmente foi usada como um critério de perspectiva de sucesso nos programas de transplantes de coração. Ela foi invocada, por exemplo, na decisão inicial do Loma Linda University Hospital de negar um transplante de coração ao bebê Jesse, cujos pais não eram casados. Uma estrutura de apoio é, com frequência, medicamente importante para o sucesso global do transplante, especialmente no que se refere aos cuidados posteriores ao procedimento, e pode ter um impacto na utilidade médica, no sentido do uso eficaz e eficiente de um órgão doado. As regras da justiça, porém, incluindo a da oportunidade equitativa, sugerem que a sociedade providencie, em algumas circunstâncias, sistemas de apoio alternativos, em vez de usar a falta dessa estrutura como uma razão para negar a um paciente a possibilidade de um transplante[93]. Aqui, a utilidade médica e a utilidade social devem ser distinguidas. Os critérios de utilidade médica (o bebê, por exemplo, é um candidato melhor em virtude do resultado provável) podem facilmente mascarar critérios implícitos de utilidade social (por exemplo, o fato dos pais serem divorciados e desempregados). Ambas as formas de utilidade devem ser restringidas por considerações de justiça distributiva, mas esse imperativo moral não desqualifica nenhuma das formas de utilidade quando seu uso é justo e relevante.

Os julgamentos acerca da necessidade médica e da probabilidade de sucesso estão imbuídos de valores, e os critérios operacionais para a triagem e a seleção dos pacientes requerem um cuidadoso exame institucional e público para que se assegure que os valores em questão são defensáveis. Prossegue havendo debate, por exemplo, em torno do que se deve considerar um indicador de sucesso num transplante de órgão — se o período de sobrevivência do enxerto, o período de sobrevivência do paciente, a qualidade de vida ou a reabilitação — e em torno dos fatores que devem ter importância nos julgamentos sobre a probabilidade de sucesso.

A seleção final dos pacientes

Os padrões propostos para a seleção final dos pacientes têm sido mais controversos que os critérios da triagem inicial. Os debates giram em torno da utilidade médica, da utilidade social e dos mecanismos impessoais, como sorteios e o arrolamento em filas

---

92. Task Force, *Organ Tansplantation*, cap. 5.
93. Ver *Report of the Massachusetts Task Force on Organ Transplantation* (outubro de 1984).

de espera. Todos foram empregados na seleção de pacientes. Na época da escassez de equipamentos para diálise renal nos Estados Unidos, por exemplo, todos os centros que ofereciam diálise faziam julgamentos acerca da adequação médica. Todavia, alguns centros faziam também julgamentos acerca do valor social, outros usavam filas ("o primeiro a chegar é o primeiro a ser atendido") e pelo menos um fez uso de sorteios[94]. Além disso, nenhum centro excluía os pacientes do tratamento de diálise uma vez que o houvessem iniciado, mesmo com o subsequente aparecimento de um candidato superior.

A utilidade médica. Assumimos, como uma premissa indiscutível, que no racionamento de recursos médicos escassos é moralmente imprescindível considerar a utilidade médica. As diferenças nas necessidades dos pacientes e em suas perspectivas de sucesso no tratamento são ambas considerações relevantes. Se o recurso não é reutilizável, como no caso dos órgãos transplantados, a prevenção do desperdício é crucial. Os procedimentos de seleção também devem ser regulados de modo a salvar o maior número de vidas possível com os recursos disponíveis. Portanto, a "utilidade médica" indica o uso eficaz e eficiente dos recursos médicos escassos.

Essa abordagem não viola princípios de justiça, mas algumas das dificuldades já mencionadas retornam aqui. Tanto a necessidade como a perspectiva de sucesso são conceitos imbuídos de valores, e às vezes existe alguma incerteza a respeito dos prováveis resultados e também dos fatores que contribuem para o sucesso. Especialistas em transplantes de rins, por exemplo, discutem a importância de uma boa compatibilidade de tecidos, uma vez que pequenas incompatibilidades podem ser administradas por meio da ciclosporina, uma medicação altamente eficaz na redução da tendência do corpo de rejeitar órgãos transplantados. A insistência no critério aparentemente objetivo do tipo de tecido na distribuição de órgãos pode ter o efeito de deixar em desvantagem pessoas com um tipo de tecido raro. Algumas vezes ocorre também que a necessidade médica e a perspectiva de sucesso entram em conflito. Nas unidades de tratamento intensivo, por exemplo, a tentativa de salvar um paciente cuja necessidade médica é urgente às vezes consome, de forma inapropriada, recursos que poderiam ser usados para salvar mais pessoas[95]. Se uma UTI completa sua capacidade e outros pacientes precisam ser admitidos, os encarregados das decisões enfrentam um dilema: aumentar o total de vagas e, portanto, baixar o nível da assistência prestada ou avaliar a qualificação de cada paciente[96]. Dar prioridade aos pacientes em pior estado

---

94. Ver "Scarce Medical Resources", *Columbia Law Review*, 69 (1969): 621-692.

95. Cf. Robert M. Veatch, "Ethics of Resource Allocation in Critical Care", *Critical Care Clinics*, 2 (janeiro de 1986): 73-89. Para maior discussão, ver Gerald Winslow, *Triage and Justice: The Ethics of Rationing Life-Saving Medical Resources* (Berkeley: University of California Press, 1982), e John Kilner, "Who Lives? Who Dies?", *Ethical Criteria in Patient Selection* (New Haven: Yale University Press, 1990).

96. H. Tristram Engelhardt Jr. E Michael A. Rie, "Intensive Care Units, Scarce Resources, and Conflicting Principles of Justice", *Journal of the American Medical Association*, 255 (7 de março de 1986): 1159-1164.

de saúde ou àqueles com necessidade de maior urgência pode ser em si injusto, pela possibilidade de implicar um uso ineficiente dos recursos.

Os esquemas de racionamento que excluem totalmente considerações de utilidade médica no uso dos recursos são indefensáveis. Contudo, os julgamentos de utilidade médica não são suficientes por si mesmos caso a utilidade seja aproximadamente igual entre os candidatos ou caso ocorra uma distribuição injusta. Esse problema nos leva ao tema do sorteio e da ordenação em filas.

Mecanismos impessoais do sorteio e da ordenação em filas. O sorteio e as filas são às vezes justificados por considerações de igualdade e de oportunidade justa. Começamos este capítulo observando como seria estranho e inaceitável o uso de um sorteio para distribuir posições sociais. Entretanto, um sorteio ou um outro sistema baseado na sorte nem sempre são estranhos e inaceitáveis. Se os recursos médicos são escassos e não são divisíveis em porções ou cotas, e se não há grandes disparidades na utilidade médica para os pacientes (especialmente quando a eleição determina a vida ou a morte), então as considerações de uma oportunidade justa, de igual respeito e de uma avaliação igual das vidas justifica a ordenação em filas, o sorteio ou o uso de um mecanismo aleatório — dependendo de qual o procedimento mais apropriado e viável nas circunstâncias. O Artificial Heart Assessment Panel of the National Heart and Lung Institute chega a uma conclusão similar: "Se o grupo de pacientes com necessidades médicas iguais excede a oferta do serviço, então devem ser desenvolvidos procedimentos para alguma forma de seleção aleatória. Critérios de valor social não devem ser usados"[97].

Alguns críticos da seleção aleatória argumentam que o uso de mecanismos impessoais envolve uma recusa irresponsável de tomar uma decisão, mas esses procedimentos podem ser justificados com base em várias razões. Além de promover uma oportunidade equitativa e um tratamento igual, os métodos aleatórios resolvem o problema da seleção com um investimento mínimo de tempo e de recursos financeiros, e, portanto, trazem benefícios do ponto de vista utilitarista. Os sorteios também podem ser menos estressantes para todos os envolvidos, inclusive para os pacientes. Em Seattle, os membros de um comitê que selecionava pacientes para diálises, cujas decisões eram rigorosamente acompanhadas, sentiam uma pressão e um estresse intensos, frequentemente acompanhados de sentimento de culpa[98]. Num sistema aleatório, as decisões são realizadas de modo eficiente, e os candidatos rejeitados muitas vezes aceitam melhor o fato de haverem sido rejeitados pelo acaso do que por julgamentos comparativos de valor social. Quando são *vistos* como justos, os métodos aleatórios também tendem a gerar uma maior concordância quanto aos resultados do processo de seleção.

Contudo, tanto os problemas teóricos como os práticos merecem atenção. Um deles refere-se ao peso da regra "o primeiro a chegar é o primeiro a ser atendido". Em algumas

---

97. *The Totally Implantable Artificial Heart*, pp. 192-198.
98. Ver John Broome, "Selecting People Randomly", *Ethics*, 95 (1984): 41.

circunstâncias, um paciente que já está recebendo um tratamento específico tem uma chance de sobrevivência muito limitada de sobreviver, enquanto outros pacientes que precisam do tratamento têm uma chance maior de sobreviver. A regra "o primeiro a chegar é o primeiro a ser atendido" implicaria que aqueles que já estão recebendo tratamento tenham prioridade absoluta sobre aqueles que chegaram depois mas que têm necessidades mais urgentes ou maior perspectiva de sucesso no tratamento?

Embora a admissão à UTI estabeleça uma presunção em favor da continuação do tratamento, ela não dá à pessoa um direito de prioridade permanente ou absoluto, independente da modificação das circunstâncias médicas. Um exemplo disso são as decisões referentes a cuidados intensivos pré-natais quanto ao uso de oxigenação extracorpórea por membrana, uma forma de *bypass* cardiopulmonar usado para manter recém-nascidos com a vida em risco por insuficiência respiratória. A ECMO é um recurso realmente escasso, pois não está largamente disponível e exige a presença em tempo integral de pessoal treinado. Robert Truog argumenta — corretamente, em nossa opinião — que a ECMO deve ser interrompida num recém-nascido que tenha um prognóstico ruim em favor de outro que tenha um bom prognóstico caso uma criança que tenha maior probabilidade de se beneficiar precise da terapia para sobreviver e não possa ser transferida com segurança para outro estabelecimento[99]. Os requerimentos da utilidade médica às vezes justificam que se dê alta ao paciente precocemente para abrir vaga para outros que tenham necessidade de maior urgência ou maior probabilidade de se beneficiar. A retirada da UTI exige uma justificação, mas não constitui abandono ou injustiça caso sejam fornecidos outros tipos de assistência.

Nossos argumentos para o uso de sistemas de sorteio ou de ordenação em filas no racionamento da assistência à saúde só se aplicam se não houver grandes disparidades na utilidade médica para cada paciente. A decisão de qual o mecanismo preferível, a fila ou o sorteio, dependerá largamente de considerações práticas, mas as filas parecem ser mais viáveis em muitos contextos médicos, inclusive no atendimento de emergência, nas UTIs e nas listas de espera por transplantes de órgãos. Um elemento complicador é o fato de que muitas pessoas não entram nas filas (ou nos sorteios) a tempo, em virtude de fatores como a demora em procurar ajuda, atendimento médico inadequado ou incompetente, demora no encaminhamento ou discriminação aberta. Uma pessoa pode estar, por exemplo, mal informada sobre suas opções, ou seus recursos financeiros podem impedir que procure atendimento médico até que seja tarde demais para se beneficiar de determinada terapia. Um sistema é claramente injusto caso algumas pessoas tenham vantagens no acesso, em detrimento de outras, em virtude de terem uma formação superior, ou de serem melhor relacionadas ou de terem mais dinheiro para visitas frequentes ao médico. Um sorteio periódico solucionaria esse problema, mas, se não for cuidadosamente controlado pela utilidade médica, poderia introduzir outras formas de injustiça.

---

99. Robert D. Truog, "Triage in the ICU", *Hastings Center Report*, 22 (maio-junho de 1992): 13-17.

A utilidade social. O critério de utilidade social é mais controverso, mas o valor social comparativo de potenciais receptores de serviços é, em algumas circunstâncias, um critério relevante e decisivo. Uma analogia frequentemente usada para mostrar a importância desse tipo de julgamento é a de um bote salva-vidas lotado, em que se dá prioridade a algumas das pessoas para aumentar as chances de que se salvem mais pessoas do que se salvariam de outra forma. Outro exemplo familiar (embora mais contestado) é extraído da Segunda Guerra Mundial, quando o recurso escasso da penicilina era distribuído para os soldados norte-americanos que sofriam de doenças venéreas em vez de para aqueles que tinham ferimentos de batalha. O fundamento racional disso era a necessidade militar: os soldados que sofriam de doenças venéreas podiam retornar à batalha mais rapidamente[100].

Um argumento em favor da seleção socioutilitarista é que as instituições médicas e os profissionais são mandatários da sociedade, e devem considerar as prováveis contribuições futuras dos pacientes necessitados de recursos escassos para sobreviver. Como afirma Nicholas Rescher, "ao fazer sua alocação, (…) a sociedade 'investe' um recurso escasso numa pessoa em oposição a outra, e, portanto, tem o direito de levar em consideração a provável perspectiva de um 'retorno' desse investimento"[101]. Este argumento tem o seu mérito, mas pode ser criticado de várias formas com base na justiça e na utilidade. Pode-se, por exemplo, repelir julgamentos referentes ao valor social a fim de proteger a relação de atenção pessoal e de confiança existente entre médico e paciente, que ficaria ameaçada caso os médicos, além de se preocupar com as necessidades de seus pacientes, tivessem de se preocupar rotineiramente com as necessidades da sociedade. Outros problemas incluem as dificuldades para desenvolver critérios aceitáveis de valor social numa sociedade pluralista, com muitas concepções diferentes sobre o que seja uma vida de valor, a redução das pessoas aos seus papéis e funções sociais, a violação do respeito igual por todas as pessoas e a negação de uma justa igualdade de oportunidade[102]. Reconhecemos o valor de todas essas críticas. A seguir, porém, argumentamos que, em certos casos excepcionais envolvendo pessoas de grande importância social, os critérios de valor social tornam-se legitimamente preponderantes.

A triagem. Os defensores dos cálculos socioutilitaristas no racionamento às vezes invocam o modelo da triagem, que se tornou cada vez mais comum em instituições de assistência à saúde. O termo francês *triage* significa "classificação", "seleção" ou "escolha". Ele foi aplicado para a classificação de itens tais como a lã e o café, de acordo com sua qualidade. Na prestação de serviços de saúde, a triagem foi praticada nas guerras, em desastres e nas alas de emergência dos hospitais onde pessoas feridas

---

100. Ver Ramsey, *The Patient as Person*, pp. 257-258. Para a controvérsia sobre este exemplo, ver Robert Baker e Martin Strosberg, "Triage and Equality: an Historical Reassessment of Utilitarian Analyses of Triage", *Kennedy Institute of Ethics Journal*, 2 (1992): 101-123.
101. Rescher, "The Allocation of Exotic Medical Lifesaving Therapy", p. 178.
102. Ver James F. Childress, "Who Shall Live when Not all can Live?", *Soundings*, 53 (1970): 339-355.

foram classificadas para o atendimento médico segundo suas necessidades e sua expectativa de benefício. A decisão de admitir um paciente na UTI ou de dispensá-lo com frequência envolve algum tipo de triagem. Na assistência médica, o objetivo é sempre usar os recursos disponíveis da maneira mais eficaz e eficiente possível. O fundamento tradicional e contemporâneo da triagem é a máxima utilitarista "Fazer o maior bem possível para o maior número de pessoas possível"[103].

Para determinar o resultado utilitarista máximo, as decisões da triagem muitas vezes recorrem à utilidade médica em vez de à utilidade social. Numa situação típica, as vítimas de um desastre são classificadas segundo suas necessidades médicas. Aquelas que têm ferimentos graves e que poderão morrer caso não tenham socorro imediato, mas que podem ser salvas, ficam em primeiro lugar; aquelas cujo atendimento pode ser protelado sem risco imediato ficam em segundo; aquelas com ferimentos leves ficam em terceiro, e aquelas para as quais nenhum tratamento será eficaz ficam em quarto lugar. Esse esquema de prioridade de utilidade médica é justo e não envolve julgamentos acerca do valor social comparativo dos indivíduos.

Todavia, os julgamentos sobre o valor social comparativo são inevitáveis e, em algumas circunstâncias, aceitáveis. Suponhamos, por exemplo, que após um terremoto alguns sobreviventes feridos são profissionais médicos que sofreram apenas pequenos ferimentos. Seria, em alguns contextos, justificável dar-lhes prioridade de atendimento, de modo que pudessem ajudar os outros feridos. Em situações de emergência, as comunidades e os indivíduos precisam de proteção imediata contra desastres. Nessas condições, só se pode dar prioridade de atendimento a uma pessoa com base em sua utilidade social se sua contribuição for indispensável para que se garanta um objetivo ou função social fundamental — durante uma guerra, por exemplo, é justificável que o presidente de um país tenha prioridade. Como no exemplo do bote salva-vidas, os julgamentos do valor social comparativo devem se restringir às qualidades e habilidades *específicas* essenciais para a proteção da comunidade. Elas não devem tentar avaliar o valor social *geral* das pessoas.

Se as exceções baseadas na utilidade social limitam-se a casos de emergência envolvendo necessidade, elas não devem ameaçar o universo moral comum nem implicar a aceitabilidade generalizada dos cálculos utilitaristas na distribuição da assistência médica. A estrutura de justificação para casos excepcionais segue nosso padrão usual de buscar a coerência: as premissas são determinadas por nossos julgamentos morais ponderados, incluindo importantes princípios obrigatórios *prima facie*; mas em alguns casos de conflitos essas premissas são rejeitáveis. Os argumentos para a rejeição das premissas devem seguir os procedimentos de raciocínio esboçados nos capítulos 1 e 2.

Nosso argumento, portanto, é de que os princípios e as regras da justiça, em conjunção com a utilidade e com outros princípios, impõem, em primeiro lugar, a atenção à utilidade

---

103. Ver Winslow, *Triage and Justice*, mas comparar com Baker e Strosberg, "Triage and Equality: an Historical Reassessment".

médica, e, depois, quando a utilidade médica é aproximadamente igual para os pacientes elegíveis, o uso de sorteio ou de ordenação em fila para recursos médicos escassos. Essa junção de padrões se mostrará coerente e estável, a despeito do fato de recorrer tanto à justiça como à utilidade. Nossa abordagem, portanto, não pede igualdade de oportunidade independentemente das consequências. O contraste entre nossas propostas e um sistema do tipo proposto por Rescher, porém, é significativo. O sistema de Nicholas Rescher fundamenta-se na utilidade social enquanto não surgirem grandes disparidades no valor social dos candidatos a um recurso escasso. Até esse ponto, ele se vale da sorte. Em contraste, nossa abordagem começa com a necessidade médica e a probabilidade de sucesso no tratamento (isto é, com a utilidade médica) e depois então usa a sorte e as filas como maneiras de expressar justiça e igualdade, a menos que haja disparidades importantes no que se refere às responsabilidades sociais específicas e às prováveis contribuições sociais dos receptores potenciais numa situação de emergência.

Esse leque de considerações éticas tem de ser mantido em primeiro plano em virtude da evidência de que vários fatores não éticos e talvez antiéticos desempenham papéis no racionamento da assistência à saúde. Presumiu-se, por exemplo, com base em estudos prévios, que nas UTIs o número de casos de pacientes gravemente doentes admitidos e com a admissão rejeitada aumentaria à medida que diminuísse a disponibilidade de leitos. Para investigar essa suposição, os pesquisadores usaram uma revisão retrospectiva de gráficos para determinar os fatores que influenciaram as decisões de seleção dos pacientes numa UTI cirúrgica. O estudo ocorreu durante uma deficiência temporária de enfermeiros que resultou no fechamento de dois a seis dos dezesseis leitos da unidade durante um período de três meses. Os pesquisadores descobriram que a alocação dos leitos era influenciada de modo decisivo por outras considerações que não a adequação médica e a gravidade da doença. Segundo os pesquisadores, "o poder político [na instituição], o provincianismo médico [um serviço posto contra outro] e a maximização do lucro superavam a adequação médica no fornecimento de serviços médicos capitais"[104].

Conclusão

Neste capítulo, examinamos várias abordagens filosóficas da justiça, incluindo o igualitarismo, o comunitarismo, o liberalismo e o utilitarismo. Não sustentamos que nenhuma teoria da justiça seja essencial para uma reflexão construtiva sobre as políticas de saúde, e não defendemos nenhum tipo de teoria. As limitações das teorias éticas ficaram evidentes na discussão da teoria nos primeiros capítulos, mas essas limitações destacam-se especialmente nos debates sobre as implicações da justiça para as decisões

---

104. Mary Faith Marshall et al., "Influence of Political Power, Medical Provincialism and Economic Incentives on the Rationing of Surgical Intensive Care Unit Beds", *Critical Care Medicine*, 20 (março de 1992): 387-394.

de alocação. Permanecem controvérsias consideráveis no tocante à base teórica da justiça e às formas de administrar os conflitos entre os princípios e as regras.

Toda teoria geral da justiça importante é uma reconstrução filosófica de uma perspectiva válida referente à vida moral, mas uma reconstrução que só capta parcialmente a abrangência e a diversidade da vida moral. A riqueza de nossas práticas, tradições e teorias morais ajuda a explicar por que diversas teorias da justiça foram todas habilmente defendidas na filosofia recente. Na ausência de um consenso social a respeito dessas teorias divergentes, é de esperar que as políticas públicas mudem de posição, enfatizando ora uma teoria, ora outra. Contudo, a existência de teorias rivais não justifica a abordagem fragmentada adotada pelos Estados Unidos com relação ao seu sistema de assistência à saúde. Uma abordagem fragmentada evita que se façam perguntas mais amplas sobre a justiça, sobre o que nós, como país, devemos esperar do sistema e como devemos tratar as necessidades que milhões de pessoas têm de uma ampliação dos seguros, dos tratamentos de longo prazo etc.

As políticas de acesso e de financiamento, juntamente com as estratégias de eficiência nas instituições de assistência à saúde, superam, em importância social, todas as outras questões consideradas neste livro. Há muitas barreiras para que se obtenha acesso à assistência médica. Para milhões de pessoas que se deparam com essas barreiras, um sistema justo de assistência à saúde continua a ser um ideal longínquo. A experiência com condições de escassez sugere que provavelmente não seremos capazes de satisfazer plenamente todas as facetas desse ideal. Nossa sociedade pode, contudo, ser capaz de resolver as lacunas no acesso de um modo mais consciencioso do que foi no passado.

Sugerimos uma perspectiva geral a partir da qual esses problemas podem ser abordados — a saber, reconhecendo-se o direito obrigatório a um mínimo digno de assistência à saúde, dentro de uma estrutura de alocação que incorpora de modo coerente padrões utilitaristas e igualitários. Nessa concepção, a justiça das instituições sociais de assistência à saúde é medida por sua tendência a contrabalançar a falta de oportunidade causada pelas loterias naturais e sociais, sobre as quais os indivíduos não têm um controle substancial, e por seu compromisso com procedimentos eficientes e justos na alocação dos recursos de saúde.

CAPÍTULO 7

O relacionamento entre o profissional e o paciente

Nos quatro capítulos anteriores, apresentamos princípios morais relevantes para a medicina, para a assistência à saúde e para a pesquisa envolvendo seres humanos. Neste capítulo, especificamos melhor estes princípios, tratando problemas relacionados à veracidade, à privacidade, à confidencialidade e à fidelidade. Algumas propostas especificam apenas um princípio, outras especificam vários. Examinamos também vários tipos de relacionamentos entre os profissionais da área da saúde ou pesquisadores e seus pacientes ou sujeitos de pesquisa. As discussões são formuladas com base nas noções de virtude e caráter e também nas de princípios e regras.

Veracidade

Surpreendentemente, os códigos de ética médica tradicionalmente ignoraram as obrigações e as virtudes da veracidade. O juramento de Hipócrates não recomenda a veracidade, nem tampouco a Declaração de Genebra da Associação Médica Mundial. Com efeito, os Princípios de Ética Médica da American Medical Association (AMA), desde sua origem até 1980, não faziam qualquer menção a uma obrigação ou virtude de veracidade, dando aos médicos total arbítrio sobre o que informar aos pacientes. Na revisão feita em 1980, a AMA recomenda simplesmente, sem maior elaboração, que os médicos "ajam de forma honesta com os pacientes e colegas"[1]. Em contraste com esse tradicional desprezo pela veracidade, as virtudes da sinceridade e da honestidade estão, na ética biomédica contemporânea, entre os mais exaltados traços de caráter dos profissionais da área da saúde.

Tanto nos códigos tradicionais como na literatura atual, há grandes incertezas e ambiguidades a respeito da natureza e da importância das normas de veracidade. Hoje, podemos dizer, como observou Henry Sidgwick no século XIX, que "Não parece haver uma concordância clara acerca de se a veracidade é uma obrigação absoluta e independente ou se é uma aplicação especial de algum princípio superior"[2]. Um filósofo contemporâneo, G. J. Warnock, inclui a veracidade como um princípio (e uma virtude) independente que se iguala, em importância, à beneficência, à não maleficência e à justiça[3]. Outros sustentam que as regras da veracidade derivam dos princípios de respeito à autonomia, de fidelidade ou de utilidade. Argumentaremos que as obrigações de veracidade são melhor entendidas como especificações de vários princípios e que a adesão conscienciosa a essas especificações é vital para uma relação profissional–paciente bem-sucedida.

É preciso dar atenção aos problemas *conceituais* e aos problemas de *justificação*. Começaremos nossa argumentação com estes últimos.

Argumentos em prol das obrigações de veracidade

Três argumentos contribuem para a justificação das obrigações de veracidade. No primeiro deles, a obrigação de veracidade baseia-se no respeito devido aos outros. Como vimos no capítulo 3, o respeito à autonomia fornece a principal base justificadora das regras de informação e de consentimento. O consentimento não pode expressar autonomia a menos que seja um consentimento informado; assim, ao se informar o paciente, um consentimento válido depende de uma comunicação honesta. Mesmo que o consentimento não esteja em questão, a obrigação de veracidade ainda depende do respeito devido aos outros. Como escreveu Alan Donagan, "o respeito devido aos outros seres humanos inclui o respeito por sua liberdade de não querer manifestar suas opiniões quando não for seu dever fazê-lo; todavia, se uma pessoa deseja divulgar suas ideias, o respeito que ela deve à sua audiência requer que as opiniões que comunica sejam realmente suas"[4].

---

1. *Current Opinions of the Judicial Council of the American Medical Association* (Chicago: AMA, 1981), p. ix; mas ver também p. 30 a respeito do consentimento informado.
2. Henry Sidgwick, *The Methods of Ethics*, 7ª ed. (Indianapolis, IN: Hackett Publishing Company, 1907), pp. 315-316.
3. G. J. Warnock, *The Object of Morality* (Londres: Methuen, 1971), pp. 85-86.
4. Alan Donagan, *The Theory of Morality* (Chicago: University of Chicago Press, 1977), p. 88; e ver Charles Fried, *Right and Wrong* (Cambridge, MA: Harvard University Press, 1978), cap. 3.

No segundo argumento, a obrigação de veracidade tem uma estreita vinculação com as obrigações de fidelidade e de manutenção de promessas[5]. Quando nos comunicamos com outros, implicitamente prometemos que seremos francos e não enganaremos nossos ouvintes. A participação voluntária nessas convenções sociais origina uma obrigação de veracidade. Em contextos biomédicos, com frequência se identificam um contrato ou uma promessa específicos, ainda que implícitos. Ao se iniciar uma relação, numa terapia ou numa pesquisa, o paciente ou o participante em uma pesquisa ajustam um contrato, adquirindo assim o direito à verdade no que se refere ao diagnóstico, ao prognóstico, aos procedimentos etc., assim como o profissional adquire o direito de receber informações verídicas por parte dos pacientes e participantes em pesquisas.

No terceiro argumento, os relacionamentos de confiança entre as pessoas são necessários para que exista uma cooperação e uma interação profícua. No cerne desses relacionamentos está a confiança em que os outros serão sinceros. Os relacionamentos entre os profissionais da saúde e seus pacientes e entre pesquisadores e indivíduos participantes em pesquisas depende, em última análise, da confiança, e a fidelidade às regras de veracidade é essencial para promover a confiança. A mentira e a informação inadequada, portanto, revelam um desrespeito pelas pessoas, violam contratos implícitos e ameaçam as relações de confiança.

Contudo, como outras obrigações expostas neste volume, a veracidade é obrigatória *prima facie*, não de forma absoluta. Os atos de não revelar informações, de enganar e de mentir serão, ocasionalmente, justificados, quando a veracidade entrar em conflito com outras obrigações. As formas de enganar que violam obrigações de veracidade incluem o fornecimento de placebos e a manipulação de informações, conforme descrevemos no capítulo 3. Embora os diferentes pesos das várias obrigações de veracidade sejam difíceis de determinar fora de contextos específicos, podemos propor algumas generalizações: o ato de iludir que não envolve o de mentir geralmente é menos difícil de justificar, pois não ameaça de forma tão profunda a relação de confiança entre aquele que iludiu e o que foi iludido. Não informar e "subinformar" são, normalmente, atos ainda menos difíceis de justificar. Em contraste com as obrigações de não mentir nem iludir, a obrigação de informar geralmente depende de relacionamentos específicos, como, por exemplo, a circunstância em que o paciente se entrega aos cuidados de um médico e, desse modo, adquire o direito à informação que, de outra forma, o médico não seria obrigado a fornecer. É conveniente, portanto, não fundir a obrigação de revelar informações, a obrigação de não mentir e a obrigação de não iludir, embora grande parte da literatura sobre o tema trate-as como uma única obrigação.

Significado, abrangência e peso das obrigações de veracidade

Como no caso do consentimento informado, os tribunais normalmente têm igualado as obrigações de *veracidade* às obrigações de *revelar informações* sobre procedi-

---

5. Ver W. D. Ross, *The Right and the Good* (Oxford: Clarendon Press, 1930), cap. 2.

mentos que requerem consentimento ou recusa. Essa concepção, porém, é restrita demais para a ética biomédica, na qual a veracidade se refere a uma transmissão abrangente, acurada e objetiva de informações, assim como à maneira como o profissional promove o entendimento na relação com o paciente.

Num dado caso, *Truman v. Thomas*[6], um importante tribunal permitiu aos filhos de uma mulher que morrera de câncer do colo do útero que processassem o médico por não haver informado os riscos de não realizar exames Papanicolaou, aos quais sua mãe repetidamente se recusara a se submeter. A corte julgou que a paciente deveria ter sido informada dos riscos "da decisão de *não* se submeter ao tratamento", assim como "dos riscos inerentes ao procedimento". A obrigação de informar os riscos de não realizar um tratamento assemelha-se à obrigação já consolidada de comunicar as alternativas possíveis a um procedimento que está sendo proposto. Desse modo, os riscos de não fazer nada parecem se inserir no âmbito da obrigação do médico de informar sobre todo procedimento que esteja sendo recomendado.

O interessante neste caso é o reconhecimento da obrigação de informar mesmo quando o paciente recusa a recomendação do médico e não se realizou nenhum procedimento. O tribunal julgou que a importância do direito de tomar decisões a respeito do próprio corpo não diminui por conta do tipo de decisão que a pessoa toma, pois nenhuma outra conclusão é consistente com a natureza fiduciária da obrigação do médico de apresentar ao paciente informações apropriadas. Podemos generalizar esta conclusão no contexto moral. A veracidade na prática médica pode dizer respeito a toda gestão sincera e honesta de informações que possa afetar o entendimento ou a decisão do paciente; assim, a veracidade não se limita a situações de consentimento informado.

Informar de maneira restrita e iludir

A ocultação de um diagnóstico de câncer com um prognóstico de morte iminente é um caso amplamente discutido de omissão de informação. Num determinado caso, o Sr. "X", um paciente de 54 anos, consentiu numa cirurgia em virtude uma possível malignidade em sua glândula tireoide. Após a cirurgia, disseram-lhe que o diagnóstico fora confirmado e que o tumor fora removido com sucesso, mas ele não foi informado da probabilidade de que ocorressem metástases nos pulmões e de que ele morresse em poucos meses. Sua mulher, seu filho e sua nora foram perfeitamente informados pelo médico a respeito das consequências da cirurgia, mas eles, juntamente com o médico, decidiram ocultar o diagnóstico e o prognóstico do Sr. "X". Disseram-lhe que ele precisava de um tratamento "preventivo", e ele então consentiu na radioterapia e na quimioterapia. Ele também não foi informado das prováveis causas de suas subsequentes

---

6. *Truman v. Thomas*, 611 P.2d 902, 906 (Cal. 1980), citando *Cobbs v. Grant*, 502 P.2d 1, 10 (1972). Ver também um caso canadense subsequente que exigiu que os médicos explicassem as consequências de não tratar a doença: *Haughian v. Pain*, 37 D. L. R. (4º) (2 de abril de 1987): 624-649.

dores nas costas e falta de ar. O Sr. "X" não estava ciente de sua morte iminente e morreu três meses depois[7].

O caso do Sr. "X" já foi um caso típico, mas, ao longo dos últimos trinta anos, houve uma modificação dramática nas políticas dos médicos com relação à revelação de diagnósticos de câncer. Em 1961, oitenta e oito por cento dos médicos pesquisados indicaram que procuravam evitar revelar um diagnóstico de câncer ao paciente; já em 1979, porém, noventa e oito por cento dos médicos pesquisados relatavam uma política de informar o paciente sobre o câncer. Embora as práticas relativas à informação possam variar significativamente, as mudanças nas políticas dos médicos para a revelação de diagnósticos de câncer estão bem documentadas. As razões das mudanças incluem a disponibilidade de mais opções de tratamento para o câncer (incluindo tratamentos experimentais), melhores índices de sobrevivência para alguns tipos de câncer, o temor de processos judiciais por má prática profissional, o envolvimento de membros de equipes em hospitais, a alteração das atitudes sociais quanto ao câncer, uma maior atenção dedicada aos direitos dos pacientes e um maior reconhecimento, por parte dos médicos, da comunicação como um meio eficaz de aumentar o entendimento e a colaboração do paciente[8].

Na pesquisa de 1979, os médicos identificaram como sendo "os quatro fatores mais frequentes levados em consideração na decisão de revelar informações ao paciente" a idade (cinquenta e seis por cento), os desejos de um parente sobre o que dizer ao paciente (cinquenta e um por cento), a estabilidade emocional (quarenta e sete por cento) e a inteligência (quarenta e quatro por cento)[9]. De nosso ponto de vista, as preferências familiares muitas vezes são injustificadamente influentes nas decisões dos médicos a respeito da revelação de diagnósticos e prognósticos aos pacientes. Aqueles que criticam nossa posição com frequência argumentam que a família pode ajudar o médico a determinar se o paciente é autônomo, se é capaz de aceitar informações sobre riscos sérios e se genuinamente quer receber a informação. Mesmo que seja correto, esse argumento suscita uma importante questão. Com que direito um médico pode previamente revelar uma informação à família sem o consentimento do paciente? A família fornece uma assistência e um apoio desejáveis para muitos pacientes, mas o paciente autônomo tem o direito moral de vetar o envolvimento da família. Se a veracidade (e o respeito à autonomia do paciente) é uma regra ou virtude primária na orientação moral do médico, é difícil entender por que ele revelaria informações primeiramente à família do paciente, mesmo que a família o solicitasse. A me-

---

7. Este caso é discutido em Bettina Schöne-Seifert e James F. Childress, "How much should the Cancer Patient Know and Decide?", *CA-A Cancer Journal for Physicians*, 36 (março-abril de 1986): 85-94.

8. Ver Donald Oken, "What to Tell Cancer Patients: a Study of Medical Attitudes", *Journal of the American Medical Association*, 175 (1961): 1120-28; Dennis H. Novack et al., "Changes in Physicians' Attitudes toward Telling the Cancer Patient", *Journal of the American Medical Association*, 241 (2 de março de 1979): 897-900; Saul S. Radovsky, "Bearing the News", *New England Journal of Medicine*, 313 (29 de agosto de 1985): 586-588.

9. Novack et al., "Changes in Physicians' Attitudes".

lhor política é indagar ao paciente, de início e conforme a progressão da doença, em que medida ele deseja envolver outras pessoas.

Ao tratar pacientes não autônomos ou de autonomia duvidosa, os médicos podem ter a obrigação de revelar ao paciente informações apropriadas sobre seu diagnóstico e seu prognóstico, mesmo que o responsável solicite o contrário. No Caso 3 (ver o Apêndice), por exemplo, um homem levou seu pai a um médico por causa de uma suspeita de mal de Alzheimer precoce e pediu ao médico que não revelasse a seu pai um diagnóstico de mal de Alzheimer. A despeito do pedido do filho, o médico não está eximido da obrigação de informar o paciente sobre o diagnóstico.

Na literatura sobre a justificação dos atos de revelar informações parcialmente e de iludir o paciente em contextos terapêuticos, três argumentos merecem atenção. Eles pressupõem que as violações das obrigações de veracidade são erradas *prima facie*, mas que às vezes podem ser justificadas. O primeiro argumento baseia-se no que Henry Sidgwick e, depois dele, muitos outros chamaram de "falsidade benevolente". Essa falsidade foi, durante muito tempo, uma parte da tradição médica. Ela supõe que a revelação de informações algumas vezes viola as obrigações de beneficência e de não maleficência, causando ansiedade ao paciente, retardando ou suprimindo um resultado terapêutico, levando o paciente a cometer suicídio etc. Esse tipo de argumento — "Aquilo que você não sabe não pode feri-lo e pode ajudá-lo" — é consequencialista. Uma objeção a ele fundamenta-se na incerteza na previsão das consequências, como vimos ao examinar a posição de Worthington Hooker (capítulo 2). Samuel Johnson estabelece esta objeção de maneira radical: "Eu nego a legitimidade de se mentir a uma pessoa doente por receio de alarmá-la. Além disso, ninguém pode ter certeza de que efeitos podem sobrevir do ato de dizer a essa pessoa que ela está em risco"[10].

As objeções à falsidade benevolente com frequência ressaltam suas consequências negativas, especialmente a ameaça que ela representa, a longo prazo, ao relacionamento de confiança entre médicos e pacientes e à integridade moral do médico. A falsidade também pode ter, a longo prazo, efeitos negativos sobre a autoimagem do paciente. Estas são fortes razões para que se tenha cautela. Embora às vezes seja suficiente justificar o uso de meios enganosos por seu provável impacto na saúde do paciente (ver capítulo 5, pp. 302-309), o uso de recursos alternativos não enganosos é geralmente mais satisfatório. A obrigação *prima facie* da veracidade exige que se busquem alternativas, mesmo quando elas requerem mais tempo, energia e recursos financeiros. Aceitamos a falsidade benevolente num número muito restrito de casos, mas é infrequente que seu uso seja justificado.

Uma segunda razão para a omissão e a falsidade é que os profissionais da saúde não têm como saber "toda a verdade", e, caso pudessem sabê-la, muitos pacientes e participantes de pesquisas não seriam capazes de entender e compreender a abrangência

---

10. James Boswell, *Life of Johnson*, vol. IV, p. 306, conforme citado em Donagan, *The Theory of Morality*, p. 89.

e as implicações das informações. Esta razão, porém, não suprime a obrigação de veracidade. A revelação de "toda a verdade" sobre uma circunstância complexa é um ideal com referência ao qual os profissionais da saúde podem medir seu desempenho; porém, só é possível aproximar-se dele, nunca realizá-lo plenamente. Esse ideal pode ser melhor utilizado como um auxílio na formulação de um modelo de completude *substancial* que seja realista e apropriado para os profissionais da área da saúde (conforme discutimos no capítulo 3).

Um terceiro argumento sustenta que alguns pacientes, principalmente aqueles muito doentes e em fase terminal, não querem saber a verdade sobre sua condição, a despeito das pesquisas de opinião que indicam que eles querem saber. Segundo esse argumento, nem a obrigação de fidelidade nem a obrigação de respeito à autonomia exigem que se conte a verdade aos pacientes, pois eles indicam, por meio de vários sinais ou expressamente, que não desejam saber a verdade. Diante da réplica de que muitos pacientes — e talvez a maioria deles — dizem que querem receber as informações relevantes, os defensores desse terceiro argumento sustentam que os pacientes aos quais estão se referindo não querem saber a verdade, mesmo que digam querer.

Quando contradizem as asserções dos próprios pacientes, as afirmações a respeito do que os pacientes realmente querem são intrinsecamente duvidosas, e esse terceiro argumento estabelece perigosos precedentes para ações paternalistas com o pretexto de respeitar a autonomia. O argumento também sugere, impropriamente, que a descrença dos profissionais com relação às comunicações dos pacientes é apropriada. Contudo, algumas versões mais sutis desse terceiro argumento em prol da revelação incompleta de informações recorre ao pedido implícito do paciente de não ser informado, às vezes em conjunto com a alegação de que ele já sabe mas não deseja enfrentar abertamente alguma verdade sobre um diagnóstico ou prognóstico.

Uma oncologista italiana relata que tenta contar a seus pacientes "toda a verdade", mas que às vezes a família do paciente lhe pede para não usar a palavra "câncer"[11]. Ela se apoia então na comunicação não verbal para estabelecer relacionamentos francos e terapêuticos com seus pacientes, ouvindo-os e respeitando sua necessidade de informação. No cenário cultural italiano, a ênfase na beneficência para com o paciente não vem acompanhada pela mesma ênfase na autonomia que prevalece nos Estados Unidos. As pesquisas mostram que os italianos ficam divididos, quase meio a meio, a respeito de querer revelações de informações francas. Num estudo realizado em 1991, com 1.171 pacientes com câncer de mama e seus médicos e cirurgiões em hospitais gerais da Itália, somente quarenta e sete por cento das mulheres relataram haver sido informadas de que tinham câncer, enquanto vinte e cinco por cento de seus médicos indicaram não ter dado informações acuradas[12]. Embora as práticas sociais

---

11. Antonella Surbone, "Truth Telling to the Patient", *Journal of the American Medical Association*, 268 (7 de outubro de 1992): 1661-1662, que é fonte de outras questões acerca da situação italiana.

12. Ver P. Mosconi, B. E. Meyerowitz, M. C. Liberati et al., "Disclosure of Breast Cancer Diagnosis and Physician Reports", *Annals of Oncology*, 2 (1991): 273-280, conforme discutido em Surbone, "Truth Telling to the Patient".

na Itália reflitam ideais diferentes daqueles das práticas dos Estados Unidos, elas não deixam necessariamente de respeitar a autonomia individual. Podemos sustentar a obrigação do médico de respeitar a autonomia do paciente e, ao mesmo tempo, reconhecer que a forma como o paciente exercerá sua autonomia será moldada pelo contexto sociocultural, incluindo a religião e outras crenças. Pacientes autônomos podem escolher delegar a decisão a outros, como frequentemente ocorre em algumas partes da Itália e entre muitos grupos étnicos na América do Norte.

Edmund Pellegrino acertadamente argumenta que "Impingir a verdade ou a decisão a um paciente que espera ser resguardado de notícias de morte iminente é uma interpretação equivocada, gratuita e danosa dos fundamentos morais do respeito à autonomia"[13]. São necessários cuidado e sensibilidade para respeitar a autonomia de um paciente individual, modificando a informação de acordo com suas preferências. Os ideais culturais disseminados podem estabelecer apenas suposições sobre as preferências de pacientes individuais. É porém essencial determinar se pacientes particulares realmente afirmam esses ideais ou se, pelo contrário, os rejeitam.

Revelações de informações indesejadas

Alguns autores sugeriram que os pacientes têm a obrigação de solicitar e de aceitar a verdade sobre sua condição médica, e não meramente o direito à verdade. Desse ponto de vista, os pacientes têm a responsabilidade de indagar sobre sua condição e sobre as consequências de suas decisões[14]. Essa visão é defensável, mas disso não se segue que temos o direito de impor aos pacientes informações indesejadas para seu próprio benefício, um ato que pode violar os direitos de autonomia dos pacientes e desrespeitá-los como agentes autônomos. A imposição de informações indesejadas a um paciente não receptivo só pode ser justificada em raras ocasiões — por exemplo, quando uma pessoa está agindo com base em crenças falsas. Entretanto, caso a pessoa esteja adequadamente informada sobre os riscos de não estar ciente de seu estado e caso não coloque outras pessoas em risco, então ela tem o direito de não tomar conhecimento de sua condição. Como, então, os profissionais da saúde devem lidar com essas delicadas situações?

Consideremos as discussões sobre exames para a previsão do mal de Huntington ou de outras doenças de manifestação tardia. O mal de Huntington é uma doença rara, incurável, debilitante e fatal causada por um gene defeituoso. Ela geralmente se manifesta entre os 35 e os 50 anos, produzindo perda de controle muscular e demência. O exame comum para o mal de Huntington envolve a busca por indicadores que têm uma relação

---

13. Edmund D. Pellegrino, "Is Truth Telling to the Patient a Cultural Artifact?", *Journal of the American Medical Association*, 268 (7 de outubro de 1992): 1734-1735.

14. Ver Robert Veatch, *Death, Dying, and the Biological Revolution*, Ed. Rev. (New Haven, CT: Yale University Press, 1989), cap. 7.

estreita com o gene, em vez de testes diretos para o gene em si. Em vez de fornecer uma informação definitiva, o exame indica a probabilidade de que a pessoa venha ou não a desenvolver a doença (com um índice de segurança de 95%). Não existe nenhum tratamento para o mal de Huntington. O exame é penoso e, potencialmente, envolve perda de privacidade e de confidencialidade, pois vários parentes têm de doar sangue para análises de DNA e se submeter a exames neurológicos; contudo, o exame não pode predizer quando a doença poderá ocorrer nem quão severas serão suas manifestações.

Alguns comentadores argumentam que os indivíduos com chance de ter o mal de Huntington têm o direito de saber e o direito de não saber, mas também que esses indivíduos têm a obrigação moral de saber se são portadores em circunstâncias nas quais terceiros poderiam sofrer danos em razão dessa falta de conhecimento[15]. Essas circunstâncias incluem escolhas sobre reprodução, com base em obrigações morais de evitar danos ao cônjuge e à própria descendência. Além disso, como o exame empregado envolve o exame de parentes, eles também teriam a obrigação moral de beneficência de participar. Estudos indicam que a maioria das pessoas com probabilidade de sofrer da doença querem se submeter a um exame de predição simples, seguro e confiável[16], mas num determinado estudo somente doze por cento de prováveis portadores desejavam participar de um teste[17]. Estas discrepâncias podem ser causadas por vários fatores. Alguns prováveis portadores da doença, por exemplo, consideravam que um exame de predição com um grau de probabilidade de noventa e cinco por cento não era suficientemente acurado; outros prováveis portadores não queriam envolver outros membros da família, necessários para o exame de conexão genética, e outros queriam evitar a desesperança que tinham a convicção de que iriam experimentar caso o exame desse positivo.

Num estudo canadense feito com 135 prováveis portadores da doença, cinquenta por cento foram informados de que provavelmente não haviam herdado o gene defeituoso associado ao mal de Huntington (o grupo de risco reduzido); trinta e sete por cento foram informados de que tinham uma alta probabilidade de desenvolver a doença (o grupo de risco elevado); e quarenta por cento decidiram não se submeter ao exame ou não obtiveram resultados conclusivos (o grupo sem modificação). Todos os grupos receberam um longo aconselhamento antes e depois dos exames, assim como uma avaliação psicológica inicial e três outras posteriores aos exames, incluindo a sondagem de estados de ansiedade e depressão. O grupo de risco reduzido teve a melhor adaptação à informação, embora dez por cento dos integrantes "tenham tido sérias dificuldades em enfrentar sua nova situação". O grupo de risco elevado inicialmente apresentou dificuldades de aceitação e depressão, e alguns precisaram receber aconselhamento, mas nin-

---

15. Margery W. Shaw, "Testing for the Huntington Gene: a Right to Know, a Right Not to Know, or a Duty to Know?", *American Journal of Medical Genetics*, 26 (fevereiro de 1987): 243-246.

16. Ver vários estudos em *American Journal of Medical Genetics*, 26 (1987), esp. C. Mastromauro, R. H. Myers e B. Berkman, "Attitudes toward Presymptomatic Testing in Huntington's Disease", pp. 271-282.

17. Kimberly A. Quaid et al., "The Decision to Be Tested for Huntington's Disease", *Journal of the American Medical Association*, 257 (26 de junho de 1987): 3362.

guém tentou cometer suicídio nem precisou ser internado em hospital psiquiátrico. Após um ano, suas avaliações psicológicas indicaram apenas pequenos declínios em relação ao nível de ansiedade e depressão inicialmente registrado. O grupo que recusara o exame ou que obtivera resultados não conclusivos teve a pior aceitação da situação ao longo do tempo. Mesmo os indivíduos do grupo de risco elevado relataram, após um ano, menos depressão e um maior sentimento de bem-estar psicológico que os indivíduos do grupo sem resultados de exames. Os autores deste estudo concluíram que o exame para a predição do mal de Huntington, quando acompanhado de um aconselhamento adequado, oferece benefícios psicológicos, reduzindo a incerteza e proporcionando uma oportunidade de planejamento apropriado, mesmo com resultados que indiquem alto risco (de 50% a 90%) de vir a manifestar a doença[18].

Os resultados deste estudo devem ser usados com cautela, em parte porque a população estudada era de meia-idade, com boa formação, e talvez não fosse representativa, mas também porque o aconselhamento intensivo pode ter sido tão influente quanto o conhecimento dos resultados dos exames. O estudo apresenta informações que poderiam e deveriam ser oferecidas a prováveis portadores da doença que já estivessem considerando a ideia de se submeter ao exame, mas não fornece uma razão para forçar ou pressionar indivíduos a fazê-lo. Não há qualquer evidência de que um grupo teria se beneficiado caso o exame e seus resultados fossem obrigatórios. Os prováveis portadores do mal de Huntington também precisam considerar os possíveis desdobramentos econômicos e sociais da informação sobre esse diagnóstico, pois podem se arriscar a perder a cobertura de seguro-saúde e de seguro de vida.

A epidemia da AIDS representa um outro caso pertinente para a ética da imposição de informações. O direito de não saber foi apropriadamente questionado quando doadores de sangue tiveram resultados positivos em exames para o anticorpo do HIV. O argumento paternalista para revelar um resultado positivo de exame de HIV para aqueles que não querem saber e que procuram evitar a revelação se torna mais forte à medida que os médicos poderiam fazer mais pelas pessoas infectadas com o vírus, inclusive iniciar mais cedo o tratamento antiviral. A revelação da informação também pode ter um papel central na modificação do comportamento a fim de reduzir os riscos oferecidos a outros — um importante argumento consequencialista em prol da revelação não desejada. Num caso dado, um homem de 35 anos que participara de atividades homossexuais procurou um médico apresentando sintomas consistentes com os sintomas relacionados à AIDS, e consentiu em fazer um exame de sangue para a detecção de anticorpos do HIV. No dia seguinte, o paciente telefonou para dizer que havia mudado de ideia e que queria cancelar o exame. O exame, porém, já havia sido concluído, e o médico, mesmo tendo sido notificado de que o paciente não queria

---

18. Sandi Wiggins et al., "The Psychological Consequences of Predictive Testing for Huntington's Disease", *New England Journal of Medicine*, 327 (12 de novembro de 1992): 1401-1405. Para uma perspectiva mais cautelosa, ver Nancy S. Wexler, "The Tiresias Complex: Huntington's Disease as a Paradigm of Testing for Late-Onset Disorders", *The FASEB Journal*, 6 (julho de 1992): 2820-2825.

saber o resultado, decidiu contar ao paciente que ele estava contaminado com o HIV para reduzir os riscos para os parceiros sexuais[19]. Apesar do fato de que o paciente não queria receber a informação, sua revelação foi justificada, em vista das possíveis consequências de seu desconhecimento por parte do paciente.

Um problema relacionado com esse refere-se à responsabilidade do profissional da saúde quando um exame, realizado por um determinado propósito, revela informações não especificamente requisitadas pelo paciente, que, no entanto, poderia necessitar delas ou desejar conhecê-las. Num certo caso, uma mulher de 41 anos engravidou inesperadamente e foi encaminhada por seu médico à unidade de genética humana para que se determinasse se o feto tinha síndrome de Down[20]. A amniocentese revelou que o feto não tinha síndrome de Down, mas que os cromossomos sexuais eram anormais. Eles eram XYY, em vez dos padrões normais de XX para o sexo feminino ou XY para o sexo masculino. A influência do cromossomo Y extra é discutível. Embora alguns estudos indiquem que homens portadores de cromossomos XYY tendem a cometer mais crimes violentos, outros estudos rejeitam tais descobertas. O que o consultor de genética deveria fazer?

O fato de que a conexão causal entre os cromossomos XYY e o comportamento antissocial seja discutível torna o julgamento acerca dessa revelação mais difícil. Existem riscos, pois a revelação da informação pode levar a mulher a se decidir por um aborto, ou, se a mulher não o fizer, os pais e outras pessoas podem, posteriormente, tratar a criança como potencialmente antissocial. A questão é se a gestante deveria ter o direito de tomar sua decisão a respeito da importância da informação. Se a obrigação de veracidade fundamenta-se, em parte, no potencial valor da informação para outros, existe um forte argumento em favor da revelação, embora a mulher não tenha requisitado especificamente essa informação.

Administrando informações negativas que afetam pacientes e colegas de profissão

Profissionais incompetentes ou inescrupulosos também representam problemas relacionados à veracidade. Os Princípios de Ética Médica da American Medical Association requerem a revelação de informações, com o objetivo de preservar a confiança das pessoas na profissão médica: "Um médico deve proceder de modo honesto com seus pacientes e colegas, e procurar denunciar aqueles médicos que sejam deficientes em caráter ou competência, ou que se envolvam em comportamentos enganosos ou fraudulentos". Médicos denunciados por outros médicos, contudo, são raros. Vínculos de lealdade profissional, enfatizados nas tradições hipocrática e universitária da ética

---

19. Perry L. Bartelt e Marjorie A. Bowman, carta ao editor, *Journal of the American Medical Association*, 258 (25 de setembro de 1987): 1604.

20. Ver Robert Veatch, *Case Studies in Medical Ethics* (Cambridge, MA: Harvard University Press, 1977), pp. 137-139.

médica, representam uma enorme barreira, mas esse fato sociológico não justifica que não se denunciem deficiências sérias. Muitas vezes, as denúncias são essenciais para se preservar a confiança institucional ou pública, assim como a credibilidade dos colegas de profissão. Em alguns casos, o profissional tem a obrigação tanto de investigar como de reparar problemas específicos.

A má conduta profissional é muitas vezes envolvida por um muro de silêncio, especialmente quando o paciente não está ciente do problema e membros da equipe de tratamento ou consultores estão. Num dado caso, um menino de 3 anos e meio foi levado pelos pais a um centro médico para tratar um problema respiratório. Depois de ser instalado na unidade de tratamento intensivo para adultos, ele recebeu uma dosagem de relaxante muscular dez vezes maior que a normal, após o que o tubo de respiração deslizou e bombeou oxigênio dentro de seu estômago por vários minutos. Ele sofreu uma parada cardíaca e uma lesão cerebral permanente. Os pais, acidentalmente, escutaram uma conversa em que se mencionava a superdosagem. O médico envolvido explicou que havia decidido não informar os pais sobre o erro porque eles "já estavam com a cabeça muito cheia"[21].

Para reduzir esse tipo de abuso, alguns comentadores sugeriram a criação de uma obrigação legal, imposta tanto ao médico responsável como aos membros assistentes da equipe de tratamento, exigindo que se relate a imperícia à vítima, e não simplesmente a organizações que determinam a competência do médico[22]. A não ser em questões de políticas públicas defensáveis, o silêncio em casos de imperícia é indefensável. Às vezes é também indefensável deixar de defender um colega quando sua sinceridade redunda num processo judicial por imperícia ou na destituição da posição que ocupava. Profissionais que revelam que seu erro pôs um paciente em risco merecem o apoio de seus colegas, principalmente na eventual ocorrência de reações exageradas. Um jovem médico muito promissor de Chicago, por exemplo, ingenuamente relatou que usara num determinado paciente uma gaze que havia sido previamente usada num paciente aidético. Embora não se tivesse conhecimento de que alguém houvesse sofrido algum dano, a honestidade do médico lhe rendeu sua demissão e a indiferença da classe por sua situação[23]. A evidente mensagem passada aos médicos mais jovens é que a ocultação e a mentira são mais prudentes que a veracidade.

Além dos problemas de lealdade equivocada e do abandono injustificado de colegas de profissão, os profissionais da área da saúde às vezes sentem que existe um conflito entre a obrigação de confidencialidade e a obrigação de veracidade. Casos difíceis aparecem, por exemplo, na genética médica, quando um profissional descobre uma não paternidade. Suponhamos que, após o nascimento de uma criança com um problema genético,

---

21. Joan Vogel e Richard Delgado, "To Tell the Truth: Physician's Duty to Disclose Medical Mistakes", *UCLA Law Review*, 28 (1980): 55.
22. Ibid., pp. 52-94, esp. p. 61, *n.* 55.
23. Ver Michael A. Greenberg, "The Consequences of Truth Telling", *Journal of the American Medical Association*, 266 (3 de julho de 1991): 66.

um casal busca aconselhamento a respeito de ter ou não um outro filho, e os exames indicam que o marido não é o pai biológico da criança. Num estudo cultural comparado, realizado com geneticistas de dezenove países, noventa e seis por cento dos que responderam (e mais de noventa por cento em todos os países) indicaram que não revelariam a falsa paternidade ao marido. Oitenta e um por cento disseram que informariam à mulher, em particular, e não na presença do marido, e deixariam que ela mesma decidisse o que dizer ao marido, enquanto treze por cento mentiriam para o casal (por exemplo, dizendo-lhes que ambos eram geneticamente responsáveis pelo problema), e dois por cento indicariam que o problema da criança resultara de uma mutação. Apenas quatro por cento revelariam a informação tanto à mulher como ao marido. As razões para a ocultação da informação do marido incluem a preservação da unidade familiar (58%), o respeito ao direito da mulher de decidir (30%) e o respeito ao seu direito de privacidade (13%). Embora não haja diferenças de gênero na reação dos profissionais à situação, as mulheres (75% delas) tinham maior tendência que os homens (57%) a usar possíveis conflitos conjugais como uma razão para suas decisões[24]. Porém, a decisão de rejeitar a revelação da não paternidade priva o marido ou parceiro sexual de informações potencialmente importantes, geradas numa relação com o geneticista que é baseada em parte no material fornecido pelo próprio marido. Se a decisão de não revelar pode ou não ser justificada pelas razões indicadas (confidencialidade, privacidade e proteção das relações familiares) é uma questão que, em última análise, dependerá das circunstâncias.

Um caso psicológica e eticamente mais complexo ocorre quando um médico tem um paciente que, com sua esposa, procura ajuda porque ela é infértil, e o consultor determina que ela é uma mulher XY — ou seja, que ela é geneticamente do sexo masculino, mas apresenta o fenótipo feminino. Uma das questões é se se deve fornecer à paciente e a seu marido uma explicação biológica acurada sobre a síndrome da feminização testicular. No mencionado estudo cultural comparado, a grande maioria dos consultores escolheria a não revelação, para evitar causar danos psicológicos à paciente. Contudo, pelos menos três premissas sustentam um argumento em favor da revelação: (1) a infertilidade da paciente requer uma explicação, e a explicação genética pode ajudar a livrá-la da culpa; (2) a remoção cirúrgica dos testículos da cavidade abdominal ou do canal inguinal é recomendável para prevenir o aparecimento de câncer, mas essa cirurgia requer o consentimento baseado em informações adequadas; e (3) o relacionamento entre médico e paciente geralmente requer a revelação de informações importantes aos pacientes[25].

Surgem problemas muito difíceis a respeito da informação específica que deve ser fornecida — à mulher e ao marido — e da maneira como ela deveria ser comunicada a fim de se minimizar os possíveis danos. A decisão sobre o que deve ser revelado à mulher e de que modo depende em parte dos riscos da revelação da informação (ver

---

24. Dorothy C. Wertz, "The 19-Nation Survey: Genetics and Ethics Around the World", e John C. Fletcher, "Ethics and Human Genetics: a Cross-Cultural Perspective", em *Ethics and Human Genetics: a Cross-Cultural Perspective*, ed. Wertz e Fletcher (Nova York: Springer-Verlag, 1989), pp. 13-17.

25. Ver Fletcher, "Ethics and Human Genetics: a Cross-Cultural Perspective", p. 482.

nossas discussões sobre paternalismo no capítulo 6 e sobre consentimento informado no capítulo 3). Com respeito à revelação da informação ao marido, esse caso é análogo ao caso da não paternidade e pode ser decidido com base em razões similares. Como não há risco de dano físico para o marido, é difícil defender uma quebra de sigilo médico contra a vontade da esposa. Todavia, a informação provavelmente será importante para o marido, que também veio ao consultor em busca de auxílio. Os geneticistas podem encorajar a esposa a revelar as informações ao marido — ao mesmo tempo oferecendo assistência por meio do aconselhamento —, e, desta forma, evitar uma quebra de confidencialidade. Não devemos excluir, em algumas circunstâncias, a revelação da informação para ambas as partes do casal, mesmo que a esposa resista à revelação da informação ao marido fazendo apelo à confidencialidade.

Vimos, nesta seção, que as obrigações de veracidade muitas vezes entram em conflito com as obrigações de confidencialidade e de privacidade. Examinaremos primeiramente a privacidade e, depois, a confidencialidade.

Privacidade

Quando o jornalista Jack Anderson noticiou que o advogado Roy Cohn estava se submetendo a um tratamento experimental para a AIDS com o AZT, os críticos argumentaram que alguns profissionais de saúde haviam violado os direitos de privacidade e de confidencialidade de Cohn, liberando informações para Anderson, que, por sua vez, violou o direito de privacidade de Cohn ao publicar a matéria[26]. Muitas dessas afirmações a respeito das obrigações de privacidade e de confidencialidade entremeiam as controvérsias acerca das políticas para o controle da epidemia da AIDS. Várias das propostas para que se submetam as pessoas a exames para determinar se elas têm resultados positivos para os anticorpos do HIV são uma ameaça de perda de privacidade; contudo, os médicos põem em dúvida a obrigação tradicional de confidencialidade quando os pacientes portadores do HIV se recusam a informar ou a permitir que os médicos informem seus cônjuges ou parceiros sexuais sobre sua condição. Estas questões sobre a privacidade e a confidencialidade aparecem em muitas áreas da biomedicina — por exemplo, nas pesquisas biomédicas e na realização de testes com os empregados no local de trabalho para detectar doenças genéticas e drogas ilícitas.

Essas questões específicas são partes de um problema muito mais amplo de proteção de informações no sistema de assistência à saúde. Embora a privacidade e a confidencialidade muitas vezes estejam intimamente ligadas — por exemplo, nas regulamentações federais e nos códigos de ética profissional —, são dois conceitos distintos que se sobrepõem parcialmente.

---

26. Ver Jonathan Alter com Peter McKillop, "AIDS and the Right to Know: a Question of Privacy", *Newsweek*, 18 de agosto de 1986, pp. 46-47.

A história legal

Na história da teoria moral e legal[27], a privacidade recebeu pouca atenção explícita até o fim do século XIX[28]. No início da década de 1920, a Suprema Corte dos Estados Unidos expressou um veemente interesse de "liberdade" em proteger a decisão da família a respeito de várias questões, incluindo a criação e a educação dos filhos[29]. Mais tarde, o tribunal adotou o termo *privacidade* e expandiu os interesses protegidos do indivíduo e da família na vida familiar, na criação dos filhos e em outras áreas de escolha pessoal[30]. A mais clara expressão do direito de privacidade aparece nas decisões do tribunal sobre planejamento familiar. O caso *Griswold v. Connecticut* (1965), sobre contracepção, foi o primeiro a constituir o direito de privacidade não apenas como o direito de resguardar informações em relação a outros, mas como o direito de proteger uma esfera da liberdade individual contra a interferência do governo. De acordo com essa interpretação legal, o direito de privacidade protege a liberdade delineando uma zona da vida privada que, por sua própria natureza, é protegida contra a intromissão do Estado. Neste caso, a decisão do tribunal contrariou a legislação estadual que proibia o uso ou a disseminação de contraceptivos, e, em 1973, a Suprema Corte expandiu a abrangência dos direitos de privacidade, derrubando leis restritivas concernentes ao aborto[31].

Embora não esteja explicitamente mencionado na Declaração de Direitos, o direito de privacidade foi considerado, no julgamento do caso *Griswold* e em outras decisões subsequentes da Suprema Corte, derivado da primeira, da terceira, da quarta, da quinta, da nona e da décima quarta emendas da Constituição. O argumento é que o direito pessoal à privacidade existe porque muitas emendas implicam sua existência. Um indivíduo só detém esse direito, como ocorre na maior parte dos outros direitos, contra o Estado e contra agentes do Estado, e não contra outros indivíduos ou entida-

---

27. Uma história útil da privacidade na lei americana, incluindo fontes originais, é apresentada por Richard C. Turkington, George B. Trubow e Anita L. Allen, eds., *Privacy: Cases and Materials* (Houston: John Marshall Publishing Co., 1992), cap. 1.

28. Ver James Fitzjames Stephen, *Liberty, Equality and Fraternity* (Nova York: Henry Holt, 1873); Samuel Warren e Louis Brandeis, "The Right to Privacy", *Harvard Law Review*, 4 (1890): 193-220. Este último artigo foi reimpresso em Ferdinand D. Schoeman, ed., *Philosophical Dimensions of Privacy: an Anthology* (Nova York: Cambridge University Press, 1984), pp. 75-103. Nossa análise da privacidade beneficiou-se de um artigo não publicado de Michael Duffy e de uma discussão com o mesmo autor.

29. *Pierce v. Society of Sisters*, 268 U. S. 510 (1925); *Meyer v. Nebraska*, 262 U. S. 390 (1923). Contudo, ver *Parham v. J. R.*, 442 U. S. 584 (1979).

30. Ver, por exemplo, *Wisconsin v. Yoder*, 406 U. S. 205 (1972); *Stanley v. Georgia*, 394 U. S. 557 (1969); *Loving v. Virginia*, 388 U. S. 1 (1967); *Skinner v. Oklahoma*, 316 U. S. 535 (1942).

31. *Griswold v. Connecticut*, 381 U. S. 479 (1965); *Roe v. Wade*, 410 U. S. 113 (1973); um caso crítico de intervenção é o de *Eisenstadt v. Baird*, 405 U. S. 438 (1972), esp. em 453, e um caso posterior que dá forma à doutrina é *Planned Parenthood of Southeastern Pennsylvania v. Casey*, 112 S. Ct. 2791 (1992). Ver também *Bowers v. Hardwick*, 478 U. S. 186 (1986), que sustenta o direito da Georgia de proibir a sodomia na privacidade do leito e limita a zona resguardada da privacidade. O juiz William O. Douglas, escrevendo a opinião da maioria para o tribunal em *Griswold*, baseou sua decisão na privacidade, mas quatro opiniões separadas dos membros citaram diferentes motivos para justificar sua concordância no resultado.

des não governamentais. Pode parecer despropositado fazer desse direito pessoal um direito de privacidade em lugar de um direito de liberdade ou autonomia, e o termo *privacidade* vem sendo cada vez mais usado como sinônimo de *autonomia*. Contudo, o direito de privacidade é referente à limitada inacessibilidade física ou à limitada acessibilidade a informações, e pode ser desorientador considerá-lo redutível ao direito de ser livre para fazer algo ou ao direito de agir de forma autônoma. Mais adiante, argumentaremos que o direito de privacidade é uma especificação do princípio de respeito à autonomia e se justifica com base nele, mas *privacidade* e *autonomia* não são sinônimos.

O direito constitucional à privacidade ainda é rudimentar e controverso, e o atual estado de lei estatutária e baseada em precedente judicial é caótico. Pode-se esperar maiores desenvolvimentos legais. As leis que regem sistemas computadorizados de registros de pacientes e os apelos ao direito de privacidade como uma base legal e constitucional para a interrupção de tratamentos de suporte de vida têm especial relevância para a ética biomédica. Essas questões tornam-se ainda mais complicadas com as concepções divergentes da privacidade e com as discordâncias quanto aos fundamentos, aos limites e ao peso do direito de privacidade.

O conceito de privacidade

Algumas definições da *privacidade* concentram-se no controle do agente sobre o acesso a si mesmo[32], mas essas definições confundem a privacidade, que é um estado ou condição de inacessibilidade física ou de inacessibilidade a informações, com o controle sobre a privacidade ou o direito de controlar a privacidade, que envolve o direito do agente de controlar o acesso. Essas definições concentram-se nos poderes e direitos em vez de se concentrar nas condições da privacidade. Uma pessoa pode ter privacidade sem ter nenhum controle do acesso por outros. Isso ocorre, por exemplo, quando uma pessoa é ignorada por outras. O estado ou a condição de privacidade, portanto, frequentemente resulta da completa indiferença, um problema moral especialmente importante em alguns estabelecimentos de saúde que oferecem tratamentos de longa duração. Definições baseadas no controle sobre o acesso, portanto, não fornecem nem uma condição necessária nem uma condição suficiente da privacidade.

Se apresentadas somente em termos de acesso restrito a *informações* sobre uma pessoa, as definições de privacidade são muito limitadas. Ocorre uma perda de privacidade caso outras pessoas usem várias informações de acesso a uma pessoa, inclusive intrometendo-se em esferas de intimidade, segredo, anonimidade, isolamento

---

32. Ver Alan F. Westin, *Privacidade e Liberdade* (Nova York: Athenaeum, 1967), e a crítica de Schoeman, "Privacy: Philosophical Dimensions of the Literature", em *Philosophical Dimensions of Privacy*, pp. 3-4.

ou solidão[33]. A privacidade como inacessibilidade também se estende a objetos e produtos corporais intimamente associados com a pessoa, assim como aos relacionamentos íntimos da pessoa com amigos, namorados, cônjuges, médicos e outros. Contudo, as informações sobre as pessoas são uma parte importante da privacidade. O Instituto de Medicina nos Estados Unidos identificou 33 usuários típicos de registros de pacientes em estabelecimentos de assistência à saúde e mais de cinquenta usuários primários e secundários desses registros, indicando haver, portanto, uma grande necessidade de proteção da privacidade no sistema de assistência à saúde[34].

Definir a *privacidade* em termos dos vários tipos de inacessibilidade ou do acesso restrito a uma pessoa pode parecer amplo demais. Se pudéssemos circunscrever de forma mais precisa os tipos de acesso que devem ser restritos e os aspectos das pessoas que são considerados privados, poderíamos desenvolver uma definição mais restrita. Grande parte da literatura sobre a privacidade empenha-se em restringir o conceito exatamente dessa forma, restringindo, por exemplo, todo o leque de tipos de acesso ao mero *conhecimento de informações* sobre as pessoas, e, desse modo, desconsiderando como violação da privacidade os tipos de acesso a pessoas mencionados no parágrafo anterior. O objetivo disso é determinar precisamente as condições necessárias e suficientes da privacidade, em vez de deixar a análise no nível aparentemente vago de todas as formas de acesso restrito[35].

Concordamos em que a flexibilidade inerente ao conceito de privacidade torna desejável que se estabeleça uma significação mais rígida. Esse objetivo é especialmente pertinente no caso das políticas que determinam quais tipos de acesso a quais aspectos das pessoas constituirão perdas que sejam violações da privacidade. Relutamos, porém, em mutilar o conceito para torná-lo mais útil às políticas. Em lugar disso, recomendamos que os que propõem as políticas especifiquem cuidadosamente as condições em que o acesso é restrito e que constituirão perda ou violação da privacidade. A política deve definir acuradamente as esferas que são consideradas privadas e que não devem ser invadidas, e deve também determinar os interesses que podem ser legitimamente contrapostos aos interesses de privacidade. Muitas vezes o enfoque estará sobre a privacidade de informações e as formas restritivas de acesso a informações sobre as pessoas; em outras ocasiões, porém, as políticas tratarão da privacidade nas tomadas de decisão, nos relacionamentos íntimos e assim por diante.

Por fim, a privacidade (ou a perda de privacidade) de uma pessoa não deve ser confundida com a noção de privacidade (ou de perda de privacidade) dessa mesma

---

33. Ruth Gavison, "Privacy and the Limits of Law", *The Yale Law Journal*, 89 (janeiro de 1980): 428; reimpresso em Schoeman, *Philosophical Dimensions of Privacy*, pp. 346-402.

34. Richard Dick e Elaine Steen, eds., *The Computer-Based Patient Record* (Washington, DC: National Academy of Sciences, I. O. M., 1991), pp. 32 ss.

35. Ver Anita Allen, *Uneasy Acces: Privacy for Women in a Free Society* (Totowa, NJ: Rowman and Allanheld, 1987): 11-17; e W. A. Parent, "Privacy, Morality, and the Law", *Philosophy and Public Affairs*, 12 (outono de 1983): 269-288.

pessoa. Uma pessoa pode ter privacidade embora acredite, equivocadamente, que há alguém espionando-a, e uma pessoa pode ter perdido um certo grau de privacidade sem saber, como quando alguém descobre uma documentação médica e revela seu conteúdo a outros. O que constitui uma perda de privacidade e o que afeta o sentimento de perda de privacidade de um indivíduo também pode variar de acordo com cada sociedade e de acordo com cada indivíduo, em parte porque nenhum item específico é intrinsecamente privado[36]. O valor que atribuímos a uma condição de não acesso explica o modo como ela vem a ser categorizada como privada. Além disso, uma perda de privacidade pode depender não apenas do tipo ou do grau de acesso mas também de quem tem acesso, através de que meios, a que aspectos específicos de uma pessoa. Como observa Charles Fried, "Podemos não nos importar com que uma pessoa saiba um fato geral a nosso respeito, e, porém, sentir nossa privacidade invadida caso ela saiba detalhes sobre esse fato. Por exemplo, um mero conhecido pode saber que estou doente sem que isso me cause desconforto, mas violaria minha privacidade se ele soubesse a natureza de minha doença"[37].

Justificações do direito à privacidade

Em seu celebrado artigo "The Right to Privacy"[38], Warren e Brandeis argumentam que o direito legal à privacidade pode ser derivado dos direitos fundamentais à vida, à liberdade e à propriedade, mas estes derivam em grande medida do "direito de gozar a vida — o direito de não ser incomodado". Em discussões recentes, foram propostas várias justificações diferentes do direito à privacidade, três das quais merecem atenção.

Uma das abordagens reduz o direito à privacidade a um grupo de outros direitos dos quais ele deriva. Segundo Judith Thomson, esse grupo de direitos pessoais e de direitos de propriedade inclui os direitos de não ser observado, de não ser escutado, de não ser perturbado (por exemplo, pela publicação de uma determinada informação), de não ser lesado, ferido ou torturado (por exemplo, para se obter uma informação) etc. Contudo, seu argumento se apoia em vários direitos supostamente fundamentais que têm, por si mesmos, uma validade duvidosa, como o direito de não ser observado. Não estamos convencidos de que todos esses supostos direitos sejam um direito, e, ainda mais importante, alguns deles podem ter o direito à privacidade como sua base, e não inverso[39]. Esses direitos não são tão facilmente divididos em mais unidades

---

36. Richard Wasserstrom, "Privacy: Some Arguments and Assumptions", *Philosophical Law*, ed. Richard Bronaugh (Westport, CT: Greenwood Press, 1978); reimpresso em Schoeman, ed., *Philosophical Dimensions of Privacy*.
37. Charles Fried, "Privacy: a Rational Context", *The Yale Law Journal*, 77 (1968): 475-493; reimpresso em Schoeman, ed., *Philosophical Dimensions of Privacy*, pp. 203-222.
38. Warren e Brandeis, "The Right to Privacy".
39. Thomson, "The Right to Privacy", *Philosophy and Public Affairs*, 4 (verão de 1975): 295-314, reimpresso em Schoeman, ed., *Philosophical Dimensions of Privacy*, pp. 272-289; esp. 280-287.

básicas, como sugere Thomson. Pode-se argumentar que toda violação desses direitos "básicos" é errada porque envolve a obtenção de acesso a uma pessoa por meios errados — isto é, porque viola o direito à privacidade.

Uma outra abordagem, mais promissora, enfatiza o valor instrumental da privacidade e o direito à privacidade identificando os vários fins beneficiados pelas regras de privacidade. Diferentes teorias consequencialistas, inclusive o utilitarismo, justificam as regras de privacidade segundo seu valor instrumental para fins tais como o desenvolvimento pessoal, a criação e a manutenção de relações sociais íntimas e a expressão da liberdade pessoal[40]. Charles Fried argumenta que a privacidade é uma condição necessária — "a atmosfera necessária" — para a manutenção de relacionamentos íntimos de respeito, amor, amizade e confiança. Sem privacidade, argumenta ele, esses relacionamentos são inconcebíveis[41]. A privacidade com certeza tem esse valor instrumental. Permitimos que outras pessoas tenham acesso a nós a fim de iniciar e manter esses relacionamentos. Se concederemos ou não esse acesso a alguma outra pessoa dependerá do tipo de relacionamento que queremos ao buscar nossos objetivos. Por exemplo, concedemos a médicos o acesso a nosso corpo para proteger nossa saúde. Contudo, seria o valor instrumental da privacidade o seu único valor? E seria esse valor a única justificação dos direitos e das obrigações da privacidade?

Os dois raciocínios acima merecem ser seriamente considerados, mas a principal justificação reside num terceiro raciocínio baseado no respeito à autonomia. Por exemplo, com frequência respeitamos as pessoas respeitando seus desejos autônomos de não ser observadas, tocadas nem sofrer intromissão. Essa tese pode parecer estranha em vista de nossa afirmação anterior de que o direito à privacidade é facilmente confundido com o direito de agir de forma autônoma; no entanto, nossa tese está ligada à justificação do direito de privacidade e à especificação do princípio de respeito à autonomia: os direitos de privacidade são pretensões válidas contra o acesso desautorizado que têm sua base no direito de autorizar ou de negar acesso. Esses direitos são justificados pelos direitos de escolha autônoma correlatos das obrigações expressas no princípio de respeito à autonomia. Com relação a isso, a justificação do direito de privacidade é paralela à justificação do direito de dar um consentimento informado, desenvolvida no capítulo 3.

Joel Feinberg observou que, historicamente, a linguagem da autonomia funcionou como uma metáfora política para um domínio ou território no qual o Estado é soberano. A autonomia pessoal carrega a ideia de uma região de soberania da própria pessoa e do direito de protegê-la restringindo o acesso, uma ideia intimamente ligada aos conceitos de privacidade e ao direito à privacidade. Empregando o modelo espaço-territorial, Feinberg interpreta o domínio pessoal como incluindo "uma certa área

---

40. James Rachels, "Why Privacy is Important", p. 292, e Bloustein, "Privacy as an Aspect of Human Dignity", ambos em Schoeman, ed., *Philosophical Dimensions of Privacy*; ver também Jeffrey Reiman, "Privacy, Intimacy, and Personhood", *Philosophy and Public Affairs*, 6 (1976): 26-44, esp. 38 s.

41. Fried, "Privacy: a Rational Context".

de 'espaço para respirar' em torno do corpo de uma pessoa"[42]. Outras metáforas que expressam a privacidade no domínio pessoal incluem *zonas* e *esferas* da privacidade que protegem a autonomia. O princípio de respeito à autonomia inclui, portanto, o direito de decidir, na medida do possível, o que irá acontecer a si mesmo — ao próprio corpo, à informação sobre a própria vida, aos próprios segredos etc.

A Suprema Corte dos Estados Unidos argumentou que a proteção dos interesses pela lei de privacidade incorpora a proteção de interesses pessoais referentes à decisão autônoma; a lei não protege meramente os interesses de estar inacessível. Quanto mais se modela o direito à privacidade com base no direito de tomar decisões autônomas, mais se associa o direito à privacidade ao direito de escolher de forma autônoma. As decisões da Suprema Corte funcionaram, deliberadamente, para proteger os cidadãos contra interferências em sua autonomia em decisões como abortos, contracepção, interrupção de tratamentos de suporte de vida etc. O tribunal muitas vezes sugeriu que o direito à privacidade é principalmente um direito à autodeterminação nas decisões, que deve ter delimitações claras[43]. Essa ideia de que certas formas de autodeterminação são imunes ao controle social tornou o direito legal à privacidade muito controverso ao longo de sua história.

Uma possível objeção a nossa afirmação de que o respeito à autonomia é a principal base justificadora das obrigações de respeitar a privacidade é a seguinte: suponhamos que um paciente num hospital deixe um bilhete lacrado para uma enfermeira do turno da noite. Um médico que suspeita de uma conspiração entre os dois para não seguir o regime prescrito abre e lê o bilhete enquanto o paciente está dormindo. A privacidade do paciente foi violada, mas teria sido violado o respeito à autonomia? Se não ocorreu desrespeito à autonomia, então o direito à privacidade não está baseado no respeito à autonomia. Contudo, ocorreu de fato uma violação. O respeito à autonomia do paciente exige que ninguém que não tenha sido autorizado pelo paciente leia seu bilhete. Ler o bilhete sem permissão é uma violação dos direitos de autonomia, assim como proceder a uma cirurgia sem consentimento.

Uma segunda objeção a nossa justificação baseada na autonomia se concentraria no caso dos pacientes incapazes que não podem exercer a autonomia, como um paciente que se encontre em estado vegetativo[44]. Um paciente não autônomo ainda tem o direito

---

42. Joel Feinberg, *Harm to Self*, vol. III em *Moral Limits of the Criminal Law* (Nova York: Oxford University Press, 1986), cap. 19.

43. Ver *Whalen v. Roe*, 429 U. S. 589, 599-600 (1977). Em *Roe v. Wade*, 410 U. S. 113 (1974), o tribunal julgou que o direito à privacidade "encontra-se" na décima quarta emenda, que protege "a liberdade pessoal e as restrições à ação do Estado". Estes direitos foram considerados "fundamentais" e "implícitos no conceito de liberdade ordenada". Esta linguagem levou comentadores a falar da "zona de autonomia-privacidade" e de "direitos de privacidade que protegem os interesses de autonomia". Ver Louis Henkin, "Privacy and Autonomy", *Columbia Law Review*, 74 (1974), esp. p. 1419-1431; e Howard B. Radest, "The Public and the Private", *Ethics*, 89 (1979): 280-291.

44. W. A. Parent, "Recent Work on the Concept of Privacy", *American Philosophical Quarterly*, 20 (outubro de 1983): 343.

à privacidade. Alguns aspectos desse seu direito originam-se do exercício prévio da autonomia por parte do paciente incapaz, mas os pacientes que nunca foram autônomos também têm direitos de privacidade, como o direito de não ser desnecessariamente vistos ou tocados por outras pessoas. Parece intuitivamente correto dizer que seria uma violação da privacidade, e não meramente um ato de negligência, deixar um paciente em coma exposto numa maca no corredor do hospital. Uma possibilidade, embora não a busquemos ou defendamos aqui, é enfatizar uma concepção mais ampla do respeito pelas pessoas que inclua o respeito por sua autonomia *e* o respeito por sua dignidade. Uma outra possibilidade é argumentar que, se os pacientes em estado de coma pudessem expressar seus desejos, rejeitariam a exposição desnecessária, assim como os pacientes autônomos, e nós devemos proteger seus interesses.

Quando uma pessoa, voluntariamente, concede a outras pessoas acesso a ela, esse ato é um *exercício* do direito à privacidade, e não uma *renúncia* a esse direito. A decisão de um paciente de permitir, por exemplo, o acesso de um médico para que realize um diagnóstico, um prognóstico e procedimentos terapêuticos é um exercício do direito de controlar o acesso a si mesmo que inclui o direito de conceder acesso e também o de negar acesso. Os diferentes tipos de acesso não alteram esta conclusão. Por exemplo, um médico pode precisar construir uma história pessoal de certas atividades privadas, tocar nossos corpos, observar ou ouvir nossos corpos diretamente ou por meio de instrumentos variados, fazer exames com nosso sangue etc. Com um psicoterapeuta nós expomos nossos mais íntimos pensamentos, emoções, sonhos e fantasias. Nesses casos, exercemos nosso direito de privacidade reduzindo nossa privacidade a fim de alcançar outros objetivos.

Permitimos que outros tenham acesso a nós mesmos tanto por meio de consentimentos implícitos como por meio de consentimentos explícitos. Num ingresso voluntário num hospital, um paciente dá tanto seu consentimento explícito como seu consentimento implícito a certas perdas limitadas de privacidade, mas a decisão de entrar no hospital não concede nem implica acesso irrestrito à sua pessoa. Contudo, os limites desse acesso com frequência não são bem compreendidos pelos pacientes, profissionais ou administradores das instituições. Poucos pacientes entendem a extensão de sua potencial perda de privacidade quando ingressam num hospital-escola, onde profissionais em treinamento muitas vezes querem ter acesso a eles por razões que não têm qualquer relação com o tratamento. Portanto, os pacientes deveriam receber, como parte do processo de consentimento na admissão a um hospital-escola, as informações relevantes a respeito desse tipo de hospital, e também deveriam ter o direito de limitar, parcial ou totalmente, o acesso de profissionais e estudantes não envolvidos em seu tratamento.

O paternalismo indefensável

Ocasionalmente, é justificado que passemos por cima das obrigações concernentes ao respeito à privacidade a fim de proteger outros objetivos morais. Contudo, algumas das razões apresentadas para se limitar ou suprimir o direito à privacidade na medicina são indefensavelmente paternalistas. Encontramos um exemplo disso no argumento de H. J. McCloskey, segundo o qual

> O respeito à privacidade parece ser ditado pelo respeito pelas pessoas somente naquilo em que as pessoas normalmente desejam que sua privacidade seja respeitada; portanto, quando contrariamos seus desejos, sem bons motivos para isso, demonstramos, nesse aspecto, falta de respeito. Porém, se tivermos bons motivos para contrariar a vontade de uma pessoa — se suspeitamos, por exemplo, que ela está ocultando um tumor que é neste momento operável e que em breve será inoperável e fatal —, não estaremos revelando falta de respeito ao intervir em sua privacidade numa determinada questão[45].

Tal intromissão, em nossa opinião, infringe seriamente as obrigações do respeito à privacidade e do respeito à autonomia (no caso de pacientes autônomos). No tipo de caso imaginado por McCloskey, é às vezes justificado passar por cima do direito de privacidade de uma pessoa, ao menos temporariamente, a fim de fazer um diagnóstico melhor ou de determinar se a pessoa é autônoma. Contudo, se agirmos como se não houvesse violação da privacidade nem desrespeito à autonomia, estaremos invocando as premissas e os argumentos justificadores errados.

Especificando e ponderando as regras de privacidade para as políticas públicas

Dois exemplos indicarão como propomos moldar as regras e os direitos de privacidade, deixando espaço, ao mesmo tempo, para certas intromissões justificadas, por meio da ponderação de interesses legítimos contrapostos aos interesses de privacidade. Estes exemplos referem-se à privacidade na realização de varreduras e de exames para a detecção de anticorpos do HIV e na garantia de um tratamento eficaz para pacientes com tuberculose ativa.

Exames obrigatórios e voluntários para o HIV. Como as políticas de realização de varreduras às vezes infringem os direitos de privacidade, é necessário indagar, antes de tudo, o que a sociedade tenciona fazer com a informação sobre um indivíduo que é soropositivo. Essa questão é vital, pois não há evidências de que o vírus seja transmitido pelo contato casual. A transmissão ocorre na maior parte dos casos entre pessoas que mantêm relações íntimas consensuais, que são uma esfera paradigmática da privacidade protegida. Normalmente se faz uma distinção entre a realização de exames em indivíduos e a realização de varreduras em grupos inteiros para a detecção de anticorpos do HIV, mas aqui usaremos o termo *varredura* para ambas as coisas. A varredura que identifica o indivíduo checado necessariamente envolve uma certa perda de privacidade, pois algumas pessoas têm acesso a informações privadas. Se os

---

45. H. J. McCloskey, "Privacy and the Right to Privacy", *Philosophy*, 55 (janeiro de 1980): 36.

exames são anônimos, não há perda de privacidade, e as questões morais e políticas são menos complexas. O quadro seguinte retrata políticas possíveis (com identificadores) para varreduras que verificam a exposição ao HIV.

		Forma de autorização	
		Voluntária	*Obrigatória*
Abrangência da varredura	*Universal*	1	2
	Seletiva	3	4

Não surgiu nenhuma justificação adequada para nenhum dos dois primeiros tipos de políticas de varreduras: (1) varredura voluntária e universal (para todos os membros da sociedade), e (2) varredura obrigatória e universal. A varredura voluntária universal se fundamenta no encorajamento, e não na coerção, e consequentemente não viola nenhum direito moral de privacidade e autonomia. Contudo, nem a varredura universal voluntária nem a universal obrigatória se justificam com base nas evidências atuais. A varredura não é necessária para proteger a saúde pública, pois a AIDS não está disseminada fora de grupos envolvidos em atividades de alto risco. Efetuar varreduras em grupos ou esferas com baixa incidência da contaminação produziria um alto índice de falsos resultados positivos; além disso, a varredura universal seria muito cara e não teria uma boa relação custo–eficácia.

Contudo, a rejeição desses dois tipos de varreduras pode se reverter caso ocorram alterações em várias condições. Por exemplo, a doença poderia se espalhar e tornar mais difícil a identificação de classes de pessoas que estejam em maior risco, e um número muito maior de pessoas poderia sofrer danos por não ter a informação de que seus parceiros sexuais estão contaminados. Também pode ocorrer, por exemplo, que os índices de falsos resultados positivos e de falsos resultados negativos venham a se reduzir, em virtude do aprimoramento das técnicas de exames, ou que se desenvolva uma droga eficaz contra a AIDS, caso em que seria preciso contatar as pessoas contaminadas. A relação custo–eficácia dos programas de varredura pode vir a melhorar substancialmente, e as políticas sociais poderiam reduzir os riscos psicológicos para os indivíduos identificados como soropositivos. Portanto, nossa posição não é contrária, em princípio, à realização de testes em escala universal, mas, atualmente, isso não se justifica para o caso da AIDS.

A política número 3, ou seja, a varredura voluntária seletiva, pode ser justificada, especialmente para pessoas que se envolvem em práticas sexuais arriscadas e que partilham seringas no uso de drogas intravenosas. Contudo, há questões não resolvidas, como a de quem deve ser encorajado a se submeter aos exames, quem deve arcar com os custos, que tipos de aconselhamentos devem ser fornecidos antes e depois dos exames e que condições tornam sensata a decisão de se submeter ao teste. A escolha sensata é particularmente importante, pois a varredura para o HIV apresenta grandes vantagens e grandes desvantagens que precisam ser compreendidas e ponderadas[46]. Assumindo-se que os resultados dos exames são precisos, os possíveis benefícios de realizá-los para aqueles que obtêm resultado negativo incluem a recuperação da tranquilidade, a oportunidade de fazer planos para o futuro e a motivação para fazer modificações de comportamento para prevenir a contaminação. Os possíveis benefícios para aqueles que têm resultados positivos incluem um acompanhamento médico mais rigoroso, um início mais precoce do uso de agentes contra o retrovírus, a profilaxia ou outros tratamentos relacionados a doenças associadas, a proteção dos entes queridos e uma perspectiva mais clara quanto ao futuro.

Não há riscos significativos para indivíduos soronegativos, mas há riscos importantes para os soropositivos, tanto psicológicos como sociais, com interações entre os dois. Os riscos psicológicos incluem ansiedade e depressão, com um índice de suicídio maior que o da população em geral. Os riscos sociais incluem estigmatização, discriminação e quebras de confidencialidade. Estes riscos podem ser consideravelmente reduzidos pela decisão, da sociedade como um todo, de estabelecer regras rígidas para proteger os indivíduos contra quebras de confidencialidade e contra a discriminação no que se refere a moradia, trabalho e seguros. Sem proteção e apoio sociais, os riscos podem suplantar os benefícios do exame para os indivíduos. As recomendações de conduta — praticar sexo seguro e evitar partilhar agulhas e seringas — seriam as mesmas, tanto para indivíduos soropositivos como para indivíduos soronegativos.

Por fim, no caso da opção número 4, já foram adotadas várias políticas de varredura obrigatória seletiva, e espera-se que surjam outras. Algumas dessas práticas são inadequadamente denominadas obrigatórias, pois os indivíduos muitas vezes podem escolher se querem ou não ingressar em situações ou instituições nas quais a varredura é obrigatória, como o serviço militar voluntário. Contudo, a varredura é obrigatória para os indivíduos que ingressam nessas situações ou instituições, e a esse respeito a varredura é circunstancialmente obrigatória. A varredura obrigatória é justificada sempre que as pessoas estejam envolvidas em ações ou procedimentos que imponham riscos a outras pessoas sem o seu consentimento. Exemplos disso são a doação de sangue, a doação de esperma e a doação de órgãos.

Outras políticas de varredura obrigatória seletiva são mais controversas. Há alguns anos, surgiu um considerável interesse por exames obrigatórios de HIV para requerentes de licenças de casamento, a fim de proteger cônjuges e descendentes. Contudo, o legislativo de dois estados (Illinois e Louisiana) que haviam aprovado leis tornando obrigatórios os exames pré-maritais posteriormente as rescindiram por não apresentarem uma boa relação custo–eficácia. Por exemplo, relatórios dos primeiros seis meses de experiência em Illinois indicaram que somente 8 dos 70.846 requeren-

---

46. Bernard Lo, Robert L. Steinbrook, Moly Cooke, et al., "Voluntary Screening for Human Immunodeficiency Virus (HIV) Infection: Weighing the Benefits and Harms", *Annals of Internal Medicine*, 110 (maio de 1989): 730. Nossa avaliação sobre os riscos e benefícios baseia-se em parte nesta avaliação.

tes eram soropositivos, enquanto o custo do programa de exames no período foi estimado em 2,5 milhões de dólares, ou seja, U$ 312.000 para cada indivíduo soropositivo identificado. Metade dos indivíduos identificados como soropositivos admitiram ter mantido comportamentos de risco, e provavelmente poderiam ter sido identificados de forma mais eficiente por meio de programas voluntários visando populações com índices mais altos de infecção[47]. A política de varredura pré-marital obrigatória também não tem condições satisfatórias de eficácia e de proporcionalidade. Não há evidências de que tais programas de varredura previnam o aparecimento de novos casos de doença, e o objetivo de saúde pública de proteger os cônjuges (e a futura descendência) pode ser buscado de outras maneiras que não comprometam o respeito à privacidade e à autonomia pessoal e que, provavelmente, seriam mais produtivas e teriam uma melhor relação custo–eficácia. Poder-se-ia, por exemplo, fornecer informações sobre os riscos de contaminação com o HIV e realizar exames voluntários, associados a um aconselhamento, em todos os requerentes de licenças de casamento.

As políticas de realização de varreduras em gestantes e recém-nascidos também suscitam complexas questões éticas. A justificação para a varredura obrigatória em recém-nascidos para a detecção do HIV é paralela à justificação das políticas de varreduras em recém-nascidos para várias doenças genéticas, já vigentes em todos os Estados Unidos. Essas políticas foram introduzidas para detectar condições genéticas graves nas quais as intervenções pré-sintomáticas podem prevenir danos dentro de uma relação custo–eficácia aceitável[48]. A varredura neonatal para o HIV se concentra numa condição séria, e pode-se fazer cada vez mais pelos bebês infectados, embora os benefícios a longo prazo pareçam ser limitados.

Em vista do risco de transmissão do HIV da mãe para seus descendentes, entre vinte e cinco e trinta por cento, ocorreram debates a respeito de se seria moralmente mais responsável, por parte da gestante infectada com o HIV, continuar ou interromper a gestação, e a respeito do que os conselheiros deveriam recomendar. Mesmo que a sociedade chegasse a um consenso acerca da escolha moralmente responsável, a imposição legal de obrigações morais apresenta problemas adicionais. Os esforços para tornar obrigatória a realização de exames pré-natais seriam provavelmente ineficazes, e talvez até contraproducentes. Por exemplo, fazer a varredura pré-natal com todas as mulheres grávidas que se apresentassem em clínicas em áreas com um alto índice de infecção ofereceria um risco social de que se relatasse caso fossem soropositivas. O

---

47. Ver Bernard J. Turnock r Chester J. Kelly, "Mandatory Premarital Testing for Human Immunodeficiency Virus: the Illinois Experience", *Journal of the American Medical Association*, 261 (16 de julho de 1989): 3415-3418, e Jack McKillip, "The Effect of Mandatory Premarital HIV Testing on Marriage: The Case of Illinois", *American Journal of Public Health*, 18 (maio de 1991): 650-653.

48. Ver Kathleen Nolan, "Ethical Issues in Caring for Pregnant Women and Newborns at Risk for Human Immunodeficiency Virus Infection", *Seminars in Perinatology*, 13 (fevereiro de 1989): 55-65. Ver também Carol Levine e Ronald Bayer, "The Ethics of Screening for Early Intervention in HIV Disease", *American Journal of Public Health*, 79 (dezembro de 1989): 1661-1667, e diversos ensaios em Ruth Faden, Gail Geller e Madison Powers, eds., *AIDS, Women and the Next Generation* (Nova York: Oxford University Press, 1991).

exame obrigatório durante a gravidez dá às mulheres nessas situações um motivo para não procurar assistência pré-natal[49]. A política que mais respeita a autonomia e a privacidade da gestante — e também a que tem maior probabilidade de produzir consequências desejáveis — é oferecer o exame de HIV e, ao mesmo tempo, informações e aconselhamento adequados e serviços de apoio.

Questões relacionadas a essa surgem em cenários institucionais, que diferem quanto à medida em que os indivíduos podem entrar e sair livremente e controlar os contatos que lhes ofereçam riscos dentro das instituições. É duvidoso, por exemplo, que as políticas vigentes de varredura obrigatória possam ser moralmente justificadas para soldados, para candidatos a servir no estrangeiro, para oficiais — e para seus dependentes — ou para jovens que estejam ingressando em U. S. Job Corps. A varredura obrigatória de imigrantes tem, à primeira vista, uma justificação mais plausível, mas apresenta problemas de consistência, especialmente quando se leva em conta os precedentes. Os dois principais motivos para excluir os imigrantes são a saúde pública e as despesas públicas com assistência médica. Entretanto, do ponto de vista da saúde pública, os imigrantes infectados com o HIV não constituem uma ameaça importante, e submetê-los a uma triagem obrigatória terá apenas um pequeno impacto sobre o curso da epidemia da AIDS nos Estados Unidos. Além disso, o programa de triagem desencoraja os viajantes a realizar exames e evita que imigrantes ilegais busquem aconselhamento e cuidados preventivos. O segundo argumento para a obstrução da entrada no país para indivíduos infectados com o HIV visa evitar os custos sociais adicionais do fornecimento de assistência médica. Não é intrinsecamente injusto que uma sociedade exclua imigrantes por causa dos custos com assistência médica, mas é injusto excluir pessoas com o HIV com base no custo quando pessoas com doenças igualmente dispendiosas são admitidas[50].

Esses exemplos servem também para outros tipos de políticas. É inadequado, por exemplo, impingir varreduras obrigatórias nos locais de trabalho, a menos que a exposição aos fluidos corporais pudesse transmitir o vírus. Surgiu alguma preocupação a respeito de profissionais de saúde infectados com o HIV, especialmente dentistas e cirurgiões, que poderiam transmitir o vírus a seus pacientes durante procedimentos invasivos. Todavia, estudos indicam que o risco de transmissão, tanto em tratamentos odontológicos como em cirurgias, é muito baixo para o paciente. Há um risco maior em procedimentos invasivos, como histerectomias vaginais ou cirurgias pélvicas, nas quais o uso "cego" (isto é, não diretamente visualizado) de instrumentos cirúrgicos

---

49. Nolan, "Ethical Issues in Caring for Pregnant Women and Newborns", p. 64. Ver também LeRoy Walters, "Ethical Issues in HIV Testing During Pregnancy", em *AIDS, Women and the Next Generation*, cap. 4.

50. Lawrence O. Gostin, Paul D. Cleary, Kenneth H. Mayer et al., "Screening Immigrants and International Travelers for the Human Immunodeficiency Virus", *New England Journal of Medicine*, 322 (14 de junho de 1990): 1745-46, do qual foram extraídas várias questões deste parágrafo. Ver também Margaret Sommerville, "The Case Against HIV Antibody Testing of Refugees and Immigrants", *Canadian Medical Association Journal*, 141 (1º de novembro de 1989): 869-894.

cortantes pode produzir cortes e sangramentos, apesar das precauções habituais. Caso existam razões para restringir as atividades de cirurgiões ou de dentistas que sejam soropositivos, então provavelmente há razões para que se realizem exames obrigatórios para determinar quem está infectado. Esta e outras questões exigem que se dedique cuidadosa atenção aos ricos e benefícios globais da realização de varreduras.

Tratamentos obrigatórios e detenção de pacientes com tuberculose. Em contraste com a infecção com o HIV, a tuberculose se transmite pelo ar. Na década de 1980, funcionários da saúde pública fizeram a previsão de que a tuberculose poderia ser eliminada nos Estados Unidos em 25 anos. Contudo, a incidência de tuberculose aumentou a cada ano durante a última década, e uma proporção cada vez maior de casos envolve formas de tuberculose resistentes a múltiplas drogas e muitas vezes fatais. A tuberculose é também difícil e cara de tratar, em alguns casos o custo é de mais de 200.000 dólares, com um sucesso limitado. Assim como no passado, a disseminação da tuberculose está associada a fatores como pobreza, falta de moradia, moradia inadequada ou superlotada e abuso de determinadas substâncias, mas surgiram novos problemas, como a suscetibilidade à tuberculose entre os indivíduos contaminados com o HIV.

Um problema moral permanente refere-se a como lidar com pacientes não cumpridores, seja em virtude de incapacidade ou da falta de vontade de completar os tratamentos recomendados. Embora os tratamentos variem, a fase inicial com frequência exige medicações diárias durante um ou dois meses, e, depois, durante vários meses, medicações duas vezes por semana (num total de seis a nove meses). A incidência de tuberculose resistente a múltiplas drogas é muito maior entre pessoas que já receberam previamente terapia contra a tuberculose, principalmente por não terem continuado o tratamento até estarem curados, mas apenas até que sua doença deixasse de ser contagiosa. Seu não cumprimento, total ou parcial, dos tratamentos prescritos é a principal causa da tuberculose resistente a múltiplas drogas.

As obrigações referentes ao respeito à privacidade e à autonomia pedem prioridade para as políticas de colaboração voluntária para controlar a epidemia da tuberculose, e também a epidemia da AIDS. Todavia, a forma diferente de transmissão da tuberculose torna mais fácil justificar infrações tanto da autonomia como da privacidade. A varredura obrigatória para a tuberculose é prontamente justificável caso exista um risco substancial de transmissão — por exemplo, em locais de trabalho com grande concentração de pessoas ou em prisões —, e é justificável o uso de medidas coercitivas para proteger as pessoas em geral de indivíduos identificados como portadores de tuberculose ativa. Quarentena, isolamento e tratamento obrigatório diretamente vigiado podem ser todos justificados. O tratamento vigiado pede que se veja diretamente o paciente tomar a medicação. Esse acompanhamento tem sido realizado até que os pacientes com tuberculose ativa passem a um estado *não contagioso*, mas hoje muito profissionais argumentam que ele deveria ser efetuado até que os pacientes estejam *curados*. A lógica disso não é fundamentalmente paternalista — não é simplesmente o benefício do paciente, mas a proteção dos outros contra a exposição à tuberculose durante um período de tempo seguro. Se os pacientes com tuberculose não continuam o tratamento até que estejam curados, correm o risco de desenvolver formas da doença resistentes a múltiplas drogas, que oferecem sérias ameaças às outras pessoas contaminadas por esses pacientes e também a eles mesmos.

Segundo alguns estudos, cerca de um terço dos pacientes com tuberculose não aderem ao tratamento. Seu não cumprimento deriva das condições que favorecem a tuberculose e também de outros fatores sociais e psicológicos. Além disso, os profissionais não têm meios de identificar antecipadamente os pacientes que não irão cumprir o tratamento. Os críticos do tratamento vigiado obrigatório argumentam que, como a maioria dos pacientes cumprem o tratamento, seria "improdutivo, ineficiente e gratuitamente importuno" determinar tratamento obrigatório vigiado para todos os pacientes com tuberculose, além de não se escolher a intervenção que constitua a menor restrição e a menor intromissão possíveis para o paciente individual[51]. Contudo, os riscos de não se implementar o tratamento vigiado obrigatório incluem a maior disseminação da tuberculose, especialmente de suas formas resistentes, e a elevação do custo do tratamento, estimado em aproximadamente 400 dólares por paciente para o tratamento vigiado obrigatório completo[52]. Atualmente, várias jurisdições invocam poderes de polícia para exigir o tratamento. Em algumas circunstâncias, pode se justificar a detenção forçada, mas o respeito à privacidade e à autonomia sugere que se dê primazia a vários estímulos e incentivos, como cupons para alimentação e transporte, para assegurar o cumprimento do tratamento vigiado obrigatório. Esse tratamento, porém, é menos restritivo que a quarentena ou o isolamento, e a detenção pode ser empregada apenas quando necessário, seguindo-se os processos adequados.

Para se proteger adequadamente a saúde pública, com frequência é necessário fazer os tratamentos até a cura, e a detenção forçada pode ser justificada caso os pacientes tenham tuberculose ativa e ofereçam risco aos outros. Entretanto, como observa George Annas, as normas legais podem tornar difícil efetuar a detenção de pacientes não curados cuja tuberculose não seja transmissível no momento[53]. Além disso, a maioria das leis dos estados não permite o tratamento forçado, mesmo em casos de pacientes em detenção forçada. As considerações práticas também limitam as tentativas de realizar tratamentos forçados contra a tuberculose. As medicações geralmente requerem administração oral diária ou de duas a três vezes por semana durante vários meses. Lawrence Gostin argumenta que, em vista do nível de força necessário e do risco que a exposição às bactérias dos pacientes durante o processo

---

51. George J. Annas, "Control of Tuberculosis — The Law and the Public's Health", *New England Journal of Medicine*, 328 (25 de fevereiro de 1993): 585-588.
52. Michael D. Iseman, David L. Cohn e John A. Sbarbaro, "Directly Observed Treatment of Tuberculosis: we can't Afford Not to Try it", *New England Journal of Medicine*, 328 (25 de fevereiro de 1993): 576-578.
53. George J. Annas, "Control of Tuberculosis".

oferece para os profissionais, devemos reconhecer os limites da coerção e procurar convencer o paciente retido a aceitar o tratamento[54].

Assim, em resposta à epidemia de tuberculose, uma estratégia eficaz de saúde pública deve concentrar a atenção principalmente nas condições que causam a doença e dar prioridade às políticas que enfatizam a liberdade de escolha. Todavia, medidas coercitivas são, quando necessário, justificáveis para proteger a saúde pública, desde que se dê prioridade às medidas menos restritivas e menos invasivas — em primeiro lugar, o tratamento vigiado, em seguida, o tratamento vigiado obrigatório, e ambos com prioridade sobre a detenção.

Confidencialidade

Ao conceder a outras pessoas acesso à nossa história ou ao nosso corpo, necessariamente perdemos, em alguma medida, nossa privacidade, mas, por outro lado, também mantemos, em princípio, algum controle sobre as informações geradas a nosso respeito, ao menos em contextos terapêuticos e diagnósticos e em pesquisas. Os médicos não podem, por exemplo, fornecer a uma companhia de seguros ou a um possível empregador informações sobre pacientes sem sua autorização[55]. Quando outros têm acesso a informações restritas sem nosso consentimento, às vezes dizemos que seu acesso infringe nosso direito de confidencialidade e, outras vezes, que infringe nosso direito de privacidade. A diferença é a seguinte: uma violação do direito de confidencialidade de X só ocorre se a pessoa a quem X revelou a informação em confiança não protege a informação ou deliberadamente a revela a um terceiro sem o consentimento de X. Em contraposição, uma pessoa que, sem autorização, entra na sala de registros ou no banco de dados do computador de um hospital viola direitos de privacidade, e não direitos de confidencialidade. Somente a pessoa (ou instituição) a quem a informação é concedida num relacionamento confidencial pode ser acusada de violar direitos de confidencialidade.

As regras tradicionais e as práticas atuais na assistência à saúde

As regras de confidencialidade são há muito tempo comuns nos códigos de ética médica. As exigências de confidencialidade aparecem desde o juramento de Hipócrates e continuam no Código de Ética da American Medical Association. Em 1957, por exem-

---

54. Lawrence O. Gostin, "Controlling the Resurgent Tuberculosis Epidemic", *Journal of the American Medical Association*, 269 (13 de janeiro de 1993): 255-261; e ver United Hospital Fund of New York, *The Tuberculosis Revival: Individual Rights and Societal Obligation in a Time of AIDS: a Special Report* (Nova York: United Hospital Fund, 1992).

55. Contudo, esta obrigação não é reconhecida ou é rotineiramente violada em alguns países. Ver Robert E. Lorge, "How Informed is Patients' Consent to Release of Medical Information to Insurance Companies?", *British Medical Journal*, 298 (1989): 1495-1496.

plo, o código adotado incluía esta regra: 'Um médico não deve revelar as informações reveladas a ele no curso do atendimento médico, ou as deficiências que possa vir a observar no caráter do paciente, a menos que isto seja exigido pela lei ou que se torne necessário para a proteção do bem-estar do indivíduo ou da comunidade". Em 1980, a AMA revisou esta regra para sustentar que um médico "deve salvaguardar as informações do paciente dentro das restrições da lei". A World Medical Association também determinou regras de confidencialidade. Sua Declaração de Genebra afirma uma obrigação de "discrição absoluta" e inclui a seguinte promessa: "Respeitarei os segredos a mim confiados, mesmo depois da morte do paciente". Seu Código Internacional de Ética Médica estabelece a mais rígida exigência de todas: "Um médico deve preservar segredo absoluto sobre tudo o que sabe a respeito de seu paciente, em virtude da confiança nele depositada".

Alguns comentadores suspeitam que essas regras oficiais funcionam tão pouco quanto uma fórmula ritualística ou uma ficção conveniente, publicamente reconhecidas pelos profissionais mas amplamente ignoradas e violadas na prática. Mark Siegler argumentou que "a confidencialidade na medicina" é um "conceito decrépito", pois aquilo que médicos e pacientes tradicionalmente entendiam como confidencialidade médica não existe mais, pois fica "sistematicamente comprometida no curso da assistência médica rotineira". Para ilustrar esta afirmação, Siegler apresenta o caso de um paciente que ficou preocupado com o número de pessoas no hospital que parecia ter acesso a seu registo médico, e ameaçou deixar o hospital prematuramente caso não tivesse garantia de confidencialidade. Ao investigar, Siegler descobriu que um número de pessoas muito maior do que ele imaginava tinha necessidade e responsabilidade legítimas de examinar a ficha do paciente. Quando Siegler informou ao paciente o número de pessoas, aproximadamente 75, asseverou que "todas estas pessoas estavam envolvidas no fornecimento ou no suporte de seus serviços de assistência médica". O paciente respondeu: "Eu sempre pensei que a confidencialidade médica fizesse parte do código de ética dos médicos. Talvez você possa me explicar exatamente o que vocês entendem por 'confidencialidade'"[56].

Este pedido é inteiramente razoável no atual contexto da assistência médica. Quando William Behringer obteve resultado positivo no exame de HIV no centro médico de New Jersey, onde trabalhava como otorrinolaringologista e cirurgião plástico, recebeu, em poucas horas, inúmeros telefonemas de simpatia de membros da equipe médica. Em poucos dias, recebeu telefonemas similares de seus pacientes, e pouco depois seus privilégios cirúrgicos foram suspensos no centro médico e ele não pôde mais exercer a profissão. Apesar de esperar e de haver pedido confidencialidade, o centro médico não tomou precauções sérias para proteger seus registros médicos[57]. Se médicos enquanto pacientes não podem proteger a si mesmos no sistema, não é provável que este sistema possa proteger adequadamente outros pacientes.

---

56. Mark Siegler, "Confidentiality in Medicine — a Decrepit Concept", *New England Journal of Medicine*, 307 (1982): 1518-1521.

57. Superior Court of New Jersey, Law Division, Mercer County, Docket N. L88-2550 (25 de abril de 1991).

Numa pesquisa de pacientes, estudantes de medicina e equipe médica sobre as expectativas e as práticas referentes à confidencialidade, Barry D. Weiss relatou que "os pacientes esperam um padrão de confidencialidade mais rigoroso do que de fato existe". Numa pesquisa de Harris, apenas dezessete por cento dos pacientes entrevistados estavam insatisfeitos com a forma como os médicos administravam a informação confidencial, mas, segundo um estudo de Weiss, o número de insatisfeitos seria bem maior se os pacientes soubessem o que realmente ocorre. Praticamente todos os pacientes (noventa e seis por cento) admitiam a prática comum de discutir informalmente casos de pacientes em busca de uma segunda opinião; a maior parte (sessenta e nove por cento) esperava que os casos fossem abertamente discutidos em contextos profissionais para receber outras opiniões; a maioria (cinquenta e um por cento) esperava que os casos fossem discutidos em contextos profissionais simplesmente por serem medicamente interessantes; e metade dos pacientes esperava que os casos fossem discutidos com a equipe de enfermagem da ala. Entretanto, os pacientes geralmente não esperavam que os casos fossem discutidos em outros contextos, como em jornais médicos, em festas ou com os cônjuges e amigos dos médicos. Porém, para tomar dois exemplos, a equipe de uma instituição e estudantes de medicina relataram que os casos eram frequentemente discutidos com os cônjuges dos médicos (cinquenta e sete por cento) e em festas (setenta por cento)[58].

As ameaças à confidencialidade também estão presentes em muitas instituições com capacidade para armazenar e disseminar informações médicas confidenciais tais como registros médicos em arquivos, drogas prescritas, exames médicos realizados e registros de reembolsos. Na medicina ocupacional, por exemplo, os cadastros informatizados estão crescendo rapidamente nas empresas, e os dados neles contidos podem ser investigados de forma rápida e abrangente. Se a empresa oferece exames médicos rotineiros com um médico contratado, os registros são armazenados no computador e reunidos a todos os pedidos de reembolso dirigidos pelo médico particular de um empregado às políticas de seguro da empresa. Muitos empregados (especialmente em indústrias e locais de trabalho que oferecem riscos) se perguntam se esse extenso conjunto de registros que apresenta os dois lados de sua história médica não será usado contra eles caso surja um problema de continuidade no emprego. Tal risco pode ser reduzido por meio de uma severa restrição do acesso às informações computadorizadas, mas, geralmente, pelo menos um médico e um empregado do processamento de dados terão acesso a todo o conjunto de registros, e o acesso também pode ser concedido a epidemiologistas da empresa, a funcionários da união etc.

Pode ser que seja possível alterar as práticas vigentes na prestação de serviços de saúde para tornar mais próximo o ideal tradicional de confidencialidade, mas ainda restará uma brecha em virtude da necessidade de informação na medicina.

---

58. Barry D. Weiss, "Confidentiality Expectations of Patients, Physicians, and Medical Students", *Journal of the American Medical Association*, 247 (1982): 2695-2697.

A natureza da confidencialidade médica

A confidencialidade está presente quando uma pessoa revela uma informação a outra — seja por meio de palavras ou de um exame médico — e a pessoa a quem a informação é revelada promete não a divulgar a um terceiro sem permissão. Em termos esquemáticos, a informação *I* é confidencial se e somente se *A* revela *I* a *B*, e *B* promete não revelar *I* a nenhum terceiro *C* sem o consentimento de *A*. Por definição, uma informação confidencial é fornecida de forma privada e voluntária, numa relação de confiança. Se um paciente ou um indivíduo que participa de uma pesquisa autorizam a liberação da informação a outros, então não há violação de direitos de confidencialidade, embora possa ocorrer uma perda de confidencialidade e de privacidade.

Uma detalhada regra ou política de confidencialidade proíbe revelações de informações (algumas revelações de algumas informações) obtidas em determinados relacionamentos a terceiros sem o consentimento da fonte original das informações. Um exemplo típico é o seguinte (extraído de um estudo epidemiológico recente):

> Serão seguidas regras estritas de confidencialidade. Dados individuais não serão relatados. Só serão comunicados os resultados agregados e sumários. A identidade dos indivíduos permanecerá oculta, e nenhuma informação será associada a eles nem afetará seu emprego ou sua utilização dos serviços de saúde. (...) Todos terão garantia de confidencialidade quanto aos dados coletados. Ademais, o acesso às informações será restrito aos principais pesquisadores.

Há exceções admitidas e justificáveis ao tipo de informação que pode ser considerada confidencial nas políticas e práticas. Podem ser estabelecidos, por exemplo, limites externos à confidencialidade, por meio de obrigações legais, como nos casos em que se exige que profissionais relatem ferimentos a bala e doenças venéreas. Algumas revelações de informações a terceiros contra vontade do paciente podem não ser violações da confidencialidade em virtude do contexto no qual a informação foi originalmente obtida. A médica da IBM Martha Nugent, por exemplo, informou seu empregador sobre a crença de que um empregado, Robert Bratt, tinha um problema de paranoia relevante para o seu comportamento no emprego[59]. Bratt sabia que Nugent havia sido contratada pela IBM para examiná-lo, mas esperava que a tradicional confidencialidade médica fosse mantida. A empresa julgou que os fatos revelados por Nugent eram necessários para a avaliação do pedido de transferência de Bratt e que, diante da lei, eram uma comunicação de negócios legítima. Em nossa opinião, é uma conclusão razoável que esta informação não é confidencial de acordo com os padrões relevantes da confidencialidade médica e que Nugent não tinha as mesmas obrigações de confidencialidade de um médico particular.

Isto não significa dizer que um médico empregado por uma empresa é livre para revelar tudo à empresa, mas contratos válidos com ao menos revelações restritas não são ilegítimos, desde que os empregados estejam cientes das disposições do contrato.

---

59. *Bratt v. IBM*, 467 N. E. 2d 126 (1984).

Uma circunstância similar é a dos médicos militares que possuem dupla responsabilidade, com o soldado e com o exército. Todavia, a empresa e o exército, juntamente com os médicos em cada um dos contextos, têm a responsabilidade moral de assegurar que os pacientes-empregados e os pacientes-soldados entendam, de antemão, que as regras tradicionais de confidencialidade não se aplicam ao caso.

A justificação das obrigações de confidencialidade

Não é inerente ou intrinsecamente errado que uma pessoa revele informações recebidas de outra num relacionamento particular. Podemos facilmente imaginar uma sociedade que, por consenso, não reconhece nenhuma obrigação de confidencialidade. Muitos dos benefícios da medicina, e talvez da pesquisa, também poderiam ser realizados sem as regras de confidencialidade. Desse modo, podemos justificar um sistema caro de proteção de confidencialidade? A nosso ver, três tipos de argumentos sustentam (*prima facie*) as regras para a proteção da confidencialidade: (1) argumentos de base consequencialista; (2) argumentos de autonomia e privacidade baseados em direitos, e (3) argumentos baseados na fidelidade.

Argumentos consequencialistas. Se os pacientes não pudessem confiar em seus médicos para guardar segredo a respeito de algumas informações, ficariam relutantes em revelar informações completas e francas ou em autorizar que os médicos os examinassem ou que realizassem uma bateria de exames completa. Sem essas informações, os médicos não seriam capazes de fazer diagnósticos e prognósticos acurados ou de recomendar a melhor linha de tratamento. Embora esses argumentos consequencialistas estabeleçam claramente a necessidade de alguma regra de confidencialidade, os consequencialistas divergem a respeito de que regra de confidencialidade deveria ser adotada e a respeito da abrangência e do peso de tal regra.

Em *Tarasoff* (Caso 1), tanto a opinião majoritária — que afirmou que os terapeutas têm a obrigação de alertar terceiros sobre ameaças de violência por parte de seus pacientes — como a opinião dissidente — que negou esta obrigação — utilizaram argumentos consequencialistas para justificar sua interpretação da regra de confidencialidade e de suas exceções. Seu debate girou em torno de diferentes predições e avaliações das consequências de (1) uma regra que *exigisse* que os terapeutas rompessem a confidencialidade, alertando as supostas vítimas das ameaças de violência de um cliente, e de (2) uma regra que *permitisse* aos terapeutas exercer sua discrição e manter a confidencialidade diante de algum perigo para um terceiro.

A opinião majoritária aludiu às vítimas que seriam salvas, como a jovem que havia sido morta neste caso, e argumentou que a obrigação do profissional de revelar a informação a terceiros poderia ser justificada pela necessidade de proteger possíveis vítimas. A opinião minoritária, em contraposição, argumentou que, se a violação das obrigações de confidencialidade se tornasse prática comum, a relação fiduciária entre médico e paciente rapidamente ficaria prejudicada e entraria em colapso. Os pacientes perderiam a confiança em seus psicoterapeutas e deixariam de revelar informações cruciais para uma terapia eficaz. Como resultado disso, os ataques violentos aumentariam, uma vez que as pessoas perigosas se recusariam a procurar ajuda psiquiátrica ou a revelar informações relevantes, como suas fantasias violentas. Assim, o debate em torno das diferentes regras de confidencialidade baseia-se em parte em alegações empíricas a respeito de que regra seria mais eficaz para se alcançar o objetivo almejado, o de proteger as outras pessoas.

Os argumentos consequencialistas em prol de uma obrigação estrita de confidencialidade dependem da premissa de que a falta de confidencialidade faria com que as pessoas que precisam de tratamento médico e psiquiátrico deixassem de procurar o tratamento ou de se envolver completamente nele. Embora empíricas, tais alegações não foram adequadamente provadas. Os poucos estudos disponíveis parecem apoiar uma forte obrigação de confidencialidade. Um estudo analisou as respostas de trinta pacientes internados a perguntas hipotéticas sobre a confidencialidade. Oitenta por cento dos entrevistados indicaram que a garantia de confidencialidade melhorava seu relacionamento com a equipe; sessenta e sete por cento disseram que ficariam irritados ou zangados com a revelação de uma informação verbal sem sua permissão; dezessete por cento indicaram que abandonariam o tratamento caso fosse revelada alguma informação verbal sem sua permissão; e noventa e cinco por cento disseram que se zangariam caso sua ficha fosse divulgada sem o seu consentimento[60]. Um estudo subsequente concentrou-se em 58 pacientes não internados, que indicaram que adotariam ações enérgicas, como queixas oficiais ou processos judiciais, em casos de quebra de confidencialidade[61]. Ao mesmo tempo em que estes estudos apoiam uma regra forte de confidencialidade, não apoiam uma regra absoluta de não revelação e não contemplam a questão de se a ausência de uma promessa de confidencialidade desencoraja algumas pessoas a buscar tratamento.

No que se refere a outras exceções à regra de confidencialidade, legalmente aceitas e obrigatórias — como as de relatar doenças contagiosas, abusos contra crianças e ferimentos causados por armas de fogo —, não há evidências de que estas exigências tenham reduzido a propensão de possíveis pacientes a procurar tratamento e cooperar com os médicos, ou que tenham prejudicado significativamente o relacionamento entre médico e paciente[62]. Mesmo de uma perspectiva global, estes relatos são eventos relativamente isolados, com poucos efeitos sobre a conduta dos outros.

Desse modo, há bases para uma justificação consequencialista das regras de confidencialidade não absolutas. Ao mesmo tempo, um consequencialista não irá negligenciar o fato de que, quando a confidencialidade médica é rompida, os direitos do paciente são

---

60. Donald Schmid et al., "Confidentiality in Psychiatry: a Study of the Patient's View", *Hospital and Community Psychiatry*, 34 (abril de 1983): 353-355.

61. Paul S. Appelbaum et al., "Confidentiality: an Empirical Test of the Utilitarian Perspective", *Bulletin of the American Academy of Psychiatry and the Law*, 12 (1984): 109-116.

62. Ver Kenneth Appelbaum e Paul S. Appelbaum, "The HIV Antibody-Positive Patient", em *Confidentiality Versus the Duty to Protect: Foresseable Harm in the Practice of Psychiatry*, ed. James C. Beck (Washington, DC: American Psychiatry Press, Inc., 1990), pp. 127-128.

violados caso tenha sido feita uma promessa de confidencialidade e o relacionamento tenha sido construído com base na confiança e no objetivo comum da terapia. O paciente, quase sempre, se sentirá profundamente desapontado e traído, e talvez sofra algum dano. Estas consequências negativas para os pacientes só podem ser justificadas diante de ameaças de importância considerável contra outras pessoas, o interesse público ou o próprio paciente. Um médico que viola a confidencialidade também não pode ignorar o potencial de desgaste do sistema de confidencialidade, confiança e fidelidade médicos. Uma justificação consequencialista para a violação da confidencialidade só pode cumprir seus próprios exigentes critérios se tais consequências forem levadas em consideração.

Argumentos baseados em direitos de autonomia e privacidade. Uma segunda abordagem da justificação das regras e direitos de confidencialidade não os fundamenta exclusivamente nos objetivos e nas consequências, mas leva em conta princípios ou regras morais tais como o respeito à autonomia e à privacidade. O argumento em defesa da privacidade da seção anterior pode aqui ser estendido para a defesa da confidencialidade, pois as violações da confidencialidade são com frequência consideradas fundamentalmente como violações da privacidade e da integridade pessoal. Estas violações adquirem uma importância especial quando as revelações de informações sujeitam um paciente a riscos legais, perda de amigos e de relacionamentos amorosos, desolação emocional, discriminação, perda do emprego etc. Contudo, um argumento que se baseia na privacidade não considera estas consequências, mas puramente direitos de privacidade. A principal tese é que o valor da privacidade dá um peso considerável às regras de confidencialidade que a protegem. O reconhecimento, no direito consuetudinário, no direito estatutário e na constituição, da proteção dos interesses de privacidade apoia este argumento, mas trata-se antes de uma tese moral que de uma tese legal.

Argumentos baseados na fidelidade. Uma outra obrigação explorada adiante neste mesmo capítulo é a fidelidade no relacionamento entre médico e paciente, especialmente fidelidade a promessas implícitas e explícitas. A obrigação do médico de cumprir as expectativas razoáveis do paciente com relação à privacidade e de fazer jus à confiança do paciente de que a confidencialidade será mantida é uma maneira de especificar a obrigação geral de fidelidade. O contexto da prática médica requer a revelação de informações particulares e delicadas, e, portanto, a falta de fidelidade fere uma dimensão significativa da relação médico–paciente. Parte da força do compromisso de confidencialidade deriva de uma promessa implícita ou explícita por parte do profissional para com a pessoa que busca sua ajuda. Se, por exemplo, o juramento público feito pelo profissional ou o código aceito de ética profissional têm um compromisso com a confidencialidade, e se o profissional não nega expressamente a manutenção da confidencialidade ao paciente, então o paciente tem o direito de esperar que ela seja mantida.

Nenhum destes três argumentos sustenta regras absolutas de confidencialidade. Qualquer que seja sua base, estas regras são *prima facie*, e não absolutas — tanto na ética como na lei⁶³. Juntos, os três argumentos fornecem uma justificação convincente para uma regra estrita de confidencialidade médica, e ajudam a explicar por que os códigos e juramentos normalmente expressam as obrigações de confidencialidade em termos absolutos ou quase absolutos. Contudo, as regras de confidencialidade empregadas como proteções absolutas podem redundar em circunstâncias chocantes de perdas e detrimentos que poderiam ser evitados⁶⁴. É necessário, portanto, compreender adequadamente as condições em que as obrigações de confidencialidade podem ser validamente suplantadas por obrigações preponderantes.

Infrações justificadas das regras de confidencialidade

Os profissionais da área da saúde têm o direito de revelar informações confidenciais em situações em que uma pessoa, considerando-se todos os fatos, não está habilitada a exigir confidencialidade. Uma pessoa pode, por exemplo, confessar que comete abusos contra crianças ou confessar uma séria intenção de matar alguém. Em alguns casos, a falta de direito à confidencialidade torna a revelação da informação *permissível*, mas em outros casos os profissionais têm *obrigação* de romper a confidencialidade. Há obrigações legais e morais de divulgar uma informação confidencial caso existam riscos sérios para terceiros. No caso *Tarasoff*, o tribunal julgou que os terapeutas tinham o dever, e não uma opção, de alertar terceiros a respeito da séria intenção do paciente de matá-los ou feri-los. (Não negamos aqui que, em algumas circunstâncias, o profissional tem antes a opção que o dever de revelar informações confidenciais e está legalmente protegido caso o faça.)

Os Princípios de Ética Médica vigentes da AMA parecem limitar as quebras de confidencialidade justificadas a revelações exigidas pela lei, mas, como veremos, a interpretação que a AMA tem deste princípio é mais ampla. Algumas obrigações legais, como a exigência de relatar crises epilépticas à divisão de veículos motorizados, são estabelecidas para proteger o paciente e também a sociedade. Outras obrigações, como a exigência de relatar abusos contra crianças, protegem principalmente a criança. Essas obrigações legais de romper a confidencialidade algumas vezes apresentam escolhas difíceis. Num sistema político justo, há uma obrigação moral de obedecer à lei, mas esta obrigação, assim como a de guardar confidencialidade, é *prima facie*; e, às vezes, o profissional está justificado em infringir a lei para cumprir uma responsabilidade para com o paciente. A obediência à lei por parte do profissional às vezes resulta em negligência médica e, para o paciente, em perseguição ou perda do emprego por razões moralmente irrelevantes ou moralmente injustificáveis. Isso ocorre frequentemente quando informações psiquiátricas são revela-

---

63. Para opiniões contrárias que propõem regras absolutas ou quase absolutas, ver Michael H. Kottow, "Medical Confidentiality: an Intrasigent and Absolute Obligation", *Journal of Medical Ethics*, 12 (1986): 117-22; e H. T. Engelhardt, Jr., *The Foundations of Bioethics* (Nova York: Oxford University Press, 1986), pp. 297-301.

64. Ver Sissela Bok, *Secrets* (Nova York: Pantheon Books, 1982), cap. 9.

das em contextos tais como o serviço militar, onde o conhecimento de uma preferência sexual já levou a perseguição e dispensa. A questão é que dilemas morais difíceis não podem ser resolvidos simplesmente porque uma lei exige uma revelação, e se um código de ética médica fosse formulado apenas por referência a regras legais ele seria inadequado.

Ao avaliar quais dos riscos oferecidos pelo paciente a outras pessoas — caso ele ofereça algum risco — suplantam a regra de confidencialidade, tanto a probabilidade de que o dano venha a se concretizar como a magnitude desse dano devem ser ponderadas em contraposição à obrigação de guardar confidencialidade. O quadro de avaliação de riscos introduzido no capítulo 5 fornece as categorias básicas:

		Magnitude do dano	
		Grande	*Pequena*
Probabilidade de concretização	*Alta*	1	2
	Baixa	3	4

À medida que as avaliações dos profissionais se aproximam da alta probabilidade de que ocorra um grande dano (número 1, acima), aumenta o peso da obrigação de romper a confidencialidade. Quando a situação está próxima da situação número 4, o peso diminui, e normalmente não há obrigação moral de romper a confidencialidade; com efeito, na maior parte dos casos seria errado fazê-lo. Nas situações fronteiriças 2 e 3, mais complicadas, muitas particularidades do caso determinarão se um profissional está justificado ou não em romper a confidencialidade. Estas particularidades incluem a previsibilidade de um dano, a possibilidade de que ele seja prevenido pela intervenção de um profissional da saúde e o possível impacto do ato sobre as políticas e as leis referentes à confidencialidade.

Geralmente, não podemos ter um alto grau de confiança em nossas tentativas de medir a probabilidade e a magnitude do dano, e os diagnósticos e prognósticos estarão cercados de incertezas, assim como as avaliações da probabilidade de resultados nocivos. Num certo caso, um psiquiatra utilizou técnicas hipnóticas para ajudar um piloto a recordar informações reprimidas acerca de sua responsabilidade na queda de um avião comercial. As informações obtidas indicavam que seria arriscado que o piloto voltasse a voar, ao menos num futuro próximo, mas os riscos não eram precisamente mensuráveis e o terapeuta não conseguiu convencer o piloto de que não deveria voar até resolver seus problemas. A confidencialidade foi estritamente mantida. Seis meses após retornar ao *cockpit*, o piloto cometeu um erro de julgamento que resultou na queda de um jato num voo transatlântico e em muitas mortes[65]. Esses casos envolvem julgamentos difíceis a respeito da probabilidade e da magnitude do dano (ou benefício), e até mesmo avaliações muito cuidadosas sobre os riscos e benefícios normalmente apresentam um resíduo de incerteza.

---

65. Bernard B. Raginsky, "Hypnotic Recall of Aircrash Cause", *International Journal of Clinical and Experimental Hypnosis*, 17 (1969): 1-19.

Antes de revelar informações confidenciais, os profissionais da saúde usualmente têm a obrigação de procurar maneiras alternativas de realizar um benefício ou de prevenir um dano. Uma grande controvérsia cerca, por exemplo, a questão de se os médicos e outros profissionais da área devem informar cônjuges e parceiros de que um paciente teve resultado positivo num exame de HIV, e, consequentemente, tem a possibilidade de contaminar outras pessoas por meio de relações sexuais ou de outras trocas de fluidos corporais, especialmente partilhando agulhas no uso de drogas intravenosas. Num caso dado, após várias semanas de tosse seca persistente e transpiração noturna, um homem bissexual visitou o médico de sua família, que tomou as providências para a realização de um exame para determinar se ele tinha anticorpos do HIV. O médico comunicou o paciente de que o resultado era positivo, e informou-o sobre o risco de contaminação para sua esposa e sobre o risco de que seus filhos perdessem o pai e a mãe. O paciente recusou-se a contar à esposa e insistiu em que o médico mantivesse confidencialidade absoluta. O médico relutantemente consentiu nessa exigência. Somente em suas últimas semanas de vida o paciente permitiu que sua mulher fosse informada da natureza de sua doença, e um exame então revelou que ela também tinha os anticorpos do HIV. Um ano depois, quando os sintomas apareceram, ela, indignada — e, a nosso ver, com razão —, acusou o médico de ter violado suas responsabilidades para com ela e para com seus filhos[66]. Temos aí um caso de dano grave e definitivo oferecido a um indivíduo identificável, o caso paradigmático de uma quebra de confidencialidade justificada.

As regras legais e morais de confidencialidade ainda estão evoluindo em resposta à epidemia da AIDS, baseando-se, em parte, no modo como casos similares foram tratados previamente. Muitas razões muito bem fundamentadas sustentam a prática de informar cônjuges e parceiros sexuais (antigos e atuais) de que uma pessoa específica teve resultado positivo num exame para a detecção da exposição ao vírus da AIDS. Se, por exemplo, as pessoas estão correndo risco de sofrer danos sérios, e a revelação da informação é necessária para prevenir — e é provável que previna — estes danos (causados a cônjuges e parceiros ou, caso já estejam contaminados, aos parceiros destes), a revelação geralmente é justificada. Há variações destas condições em muitas declarações recentes de ética profissional por parte de associações médicas.

De acordo com a American Psychiatric Association (APA), se o médico possui "informações clínicas convincentes" de que o paciente está infectado com o HIV e se também tem "boas razões para acreditar" que as ações do paciente colocam outras pessoas em risco de contágio, então "é eticamente permissível que o médico notifique um pessoa identificável que julgue estar correndo risco de contrair o vírus". Entretanto, uma violação da confidencialidade é classificada como "último recurso", a ser usado somente após "cuidadosa consideração (...) de todas as outras alternativas", que incluem "a anuência do paciente em cessar todo comportamento que coloque outras pessoas

---

66. Para uma discussão deste caso, ver Grant Gillett, "AIDS and Confidentiality", *Journal of Applied Philosophy*, 4 (1987): 15-20, de onde foi adaptado este estudo de caso.

em risco de contaminação ou em notificar indivíduos identificáveis que possam estar em risco contínuo de contaminação"[67].

Várias ambiguidades e lacunas nesta formulação indicam dificuldades na especificação da natureza e da abrangência da obrigação ética do médico de proteger terceiros. Para concluir nossa discussão sobre a confidencialidade, usaremos estas diretrizes como um estudo de caso dos problemas contemporâneos. Em primeiro lugar, que ações cumprirão a obrigação moral do médico de proteger terceiros? As diretrizes não afirmam que o médico tem a obrigação de determinar se o paciente de fato concretizou sua "anuência" em cessar comportamentos arriscados ou em comunicar aqueles que estiverem em risco, e não está claro até onde o médico deve ir no monitoramento da execução dessa anuência, nem se esse monitoramento requer o consentimento do paciente. Um estudo conclui ser ineficaz, embora conveniente, deixar a cargo dos pacientes a notificação dos parceiros[68]. Talvez a única estratégia responsável seja aquela proposta pelo Conselho de Questões Éticas e Jurídicas da AMA: um médico que "sabe que um indivíduo soropositivo está colocando em risco uma outra pessoa (...) deve (1) tentar persuadir o indivíduo infectado a deixar de colocar a outra pessoa em risco; (2) se a persuasão não surtir efeito, o médico deve notificar as autoridades; e (3) se as autoridades não tomarem providências, deve notificar as pessoas em risco"[69].

Em segundo lugar, como se deve interpretar a "anuência do paciente em cessar todo comportamento que coloque outras pessoas em risco de contaminação ou em notificar [essas pessoas]"? Em particular, quanto exatamente tem de ser reduzido o risco de transmissão do HIV? Suponhamos que o paciente se recuse a notificar seu parceiro sexual e se recuse a se abster completamente de manter relações sexuais, mas que ele indique que irá insistir no uso do preservativo. O assentimento do paciente em praticar sempre sexo seguro seria suficiente? Essa promessa usualmente não é suficiente para liberar o médico da obrigação de revelar a informação. Consideremos o seguinte caso. Um homem solteiro de 35 anos, bissexual, teve resultado positivo no exame de HIV há cerca de um ano e se absteve de manter relações sexuais durante esse período. Agora ele diz a seu psicoterapeuta, que tem frequentado há cerca de quatro meses, que tem saído com uma mulher por volta dos 35 anos, e que eles começaram a ter relações sexuais com preservativos e espermicida, e que estão pensando em se casar e ter uma família, pois ele gostaria de ter filhos. Ele não disse a ela que é soropositivo porque teme que isso destrua o relacionamento, e acredita que o risco de transmissão do vírus é muito baixo. Se o psicoterapeuta não

---

67. Ad Hoc Committee on AIDS Policy, posteriormente aprovado pelo Board of Trustees, APA, "AIDS Policy: Confidentiality and Disclosure", *American Journal of Psychiatry*, 145 (abril de 1988): 541. Ver também APA, "Guidelines on Confidentiality", *American Journal of Psychiatry*, 144 (novembro de 1987): 1522-1526.

68. Ver Susanne E. Landis, Victor J. Schoenbach, David J. Weber et al., "Results of a Randomized Trial of Partner Notification in Cases of HIV Infection in North Carolina", *New England Journal of Medicine*, 326 (9 de janeiro de 1992): 101-106.

69. Council on Ethical and Judicial Affairs, "Ethical Issues Involved in the Growing AIDS Crisis", *Journal of the American Medical Association*, 259 (4 de março de 1988): 1360-1361.

conseguir convencer seu paciente a se abster de manter relações sexuais ou a informar sua parceira, os riscos oferecidos a ela determinarão as condições da obrigação do psiquiatra. Segundo alguns estudos, o uso de preservativo num único ato de relação heterossexual reduz o risco de transmissão de 1 em 500 para 1 em 5.000. Após 500 relações com uma pessoa infectada com o HIV, o risco estimado de contaminação dos parceiros é de 2 em 3 quando não se usam preservativos e de 1 em 11 quando se usam preservativos. Assumindo a exatidão desta informação, temos um forte argumento em prol da afirmação de que o psicoterapeuta tem obrigação de alertar o parceiro sexual do paciente, pois a mulher deveria ter o direito de decidir se deseja aceitar os riscos indicados pelas estatísticas acima[70].

Em terceiro lugar, as diretrizes da APA só mencionam a revelação justificável de informações (e o rompimento da confidencialidade) a "uma pessoa identificável" com um "risco contínuo de contaminação". Concordamos que o médico só é responsável por proteger pessoas identificáveis e em risco contínuo. Não existe uma obrigação de rastrear todos os contatos anteriores do paciente, sexuais ou de partilha de agulhas. (Contudo, agentes da saúde pública com frequência têm essa responsabilidade moral e legal.) A revelação de informações a outras pessoas, incluindo membros da família que não são parceiros sexuais, normalmente não é necessária para protegê-las, embora existam exceções. Num dado caso, uma enfermeira numa sala de emergência disse a uma mulher que seu pai, já idoso, contraíra AIDS anos atrás em resultado de uma transfusão de sangue. A revelação foi feita porque era a filha quem estava cuidando do pai em casa, e era preciso que tomasse as devidas precauções.

Em quarto lugar, as diretrizes da APA propõem que os médicos informem previamente seus pacientes acerca dos limites da confidencialidade em seu relacionamento. Contudo, as diretrizes não são claras a respeito do uso apropriado das informações sobre a condição de soropositivo do paciente que tenham surgido antes da comunicação do médico sobre os limites da confidencialidade. A notificação prévia não deve ser considerada uma condição absoluta para a revelação justificada a terceiros, mas o médico deve tentar obter permissão para alertar um terceiro caso o paciente não esteja querendo fazê-lo. Se o paciente entendeu de antemão que determinadas informações não poderiam ser mantidas em confidencialidade, e o médico revela estas informações a um terceiro, não há uma violação da confidencialidade.

Em quinto lugar, em que se alteram as obrigações do médico se ele tem evidências de que uma terceira pessoa está se envolvendo em atividades de alto risco (como relações sexuais sem proteção e a partilha de agulhas intravenosas), sendo que essa pessoa já sabia, ou já deveria saber, dessas evidências? Os médicos não têm obrigação de prevenir pessoas que já estão cientes, mas quando a evidência de que essa pessoa está realmente ciente da condição do paciente não é conclusiva o médico pode e deve destacar os perigos que a não revelação oferece para terceiros[71].

---

70. Ver Appelbaum e Appelbaum, "The HIV Antibody-Positive Patient".
71. Ver Appelbaum e Appelbaum, "The HIV Antibody-Positive Patient", e William J. Winslade, "AIDS and the Duty to Inform Others", em *The Meaning of AIDS*, ed. Juengst, cap. 12.

Em sexto lugar, as diretrizes da APA acentuam a *permissibilidade* da revelação do médico, em vez de sua obrigatoriedade, enquanto o Conselho de Questões Éticas e Jurídicas da AMA se concentra na obrigação do médico. A permissibilidade é muito fraca, pelas razões acima mencionadas. A principal justificação da revelação de uma informação é que os profissionais da saúde são *obrigados* a reduzir o risco de morte.

É preciso que os agentes públicos considerem cuidadosamente que regra social de confidencialidade, afinal de contas, salvaria mais vidas nessas circunstâncias: uma que permita ou talvez requeira a notificação de parceiros sexuais ou na partilha de agulhas ou uma que garanta a confidencialidade. As respostas a essa questão dependem em parte de controversas asserções acerca da importância do exame voluntário na modificação do comportamento e na redução da conduta de risco ao longo do tempo. Um argumento consequencialista é que as pessoas que se expuseram ao vírus da AIDS mas que ainda não apresentaram sintomas ficariam relutantes em realizar o exame a menos que tivessem garantia de confidencialidade. Por conseguinte, essas pessoas deixarão de obter valiosas informações que poderiam levá-las a reduzir os riscos para outras pessoas. Um contra-argumento é que quebras de confidencialidade cuidadosamente limitadas — especificamente, a revelação somente a parceiros sexuais ou pessoas que partilhem agulhas e que corram um risco razoável de sofrer danos — não impediriam que as pessoas procurassem exames e atendimento médico. As pessoas ainda procurariam realizar exames caso estivessem informadas de que a confidencialidade só poderia ser rompida em condições estritamente limitadas e, então, somente a pessoas identificáveis sob risco de danos sérios[72].

Atualmente, as evidências não são suficientes para resolver esse debate. Contudo, a notificação bem-sucedida dos parceiros — seja a notificação de pessoas identificáveis por parte de médicos ou a notificação por parte de agentes da saúde pública — depende da cooperação dos pacientes no fornecimento de informações, e é preciso formular cuidadosamente uma política para se obter essa cooperação. Os programas de saúde pública que visam o rastreamento dos contatos dos indivíduos expostos ao HIV apresentam problemas éticos menores porque geralmente não revelam o nome do paciente arrolado. O problema é que para doenças como a sífilis e a AIDS, com longos períodos de latência, é muitas vezes difícil, ou até impossível, localizar antigos parceiros sexuais ou de partilha de agulhas, especialmente se foram numerosos e anônimos. O rastreamento dos contatos é um trabalho árduo e caro, e tem de competir com outros programas por recursos limitados para reduzir o alastramento da AIDS[73].

Enfim, nosso argumento é que as obrigações da confidencialidade médica não estão, no presente, bem delineadas, e precisam ser reestruturadas. Por um lado, se honrarmos as obrigações de respeito à autonomia, os pacientes muitas vezes devem ser melhor

---

72. Ver Gillet, "AIDS and Confidentiality", e Case Studies, "AIDS and a Duty to Protect", *Hastings Center Report*, 17 (fevereiro de 1987): 22-23, com comentários de Morton Winston e Sheldon H. Landesman.

73. Ver Robert Bayer e Kathleen E. Toomey, "HIV Prevention and the Two Faces of Partner Notification", *American Journal of Public Health*, 82 (agosto de 1992): 1158-1164.

informados a respeito das práticas de confidencialidade e das ameaças a ela, tais como bancos de dados informatizados. Os pacientes deveriam ter a possibilidade de consentir na inclusão de informações em seus registros, e deveriam ter acesso a esses registros e também um controle considerável sobre o acesso que outros possam ter a eles. Por outro lado, as obrigações morais de proteger a confidencialidade são às vezes suplantadas por outras exigências morais, como a proteção dos direitos e interesses de terceiros.

Fidelidade

Já ressaltamos anteriormente a importância da fidelidade na assistência médica. Paul Ramsey argumentou que a questão ética fundamental na pesquisa, na medicina e na assistência à saúde é a seguinte: "Qual é o significado da lealdade de um ser humano para com outro?"[74] Hoje, poucos concordariam em que a fidelidade é a norma moral fundamental, mas muitos concordariam em que é uma norma essencial.

A natureza e o lugar da fidelidade

As obrigações da fidelidade são melhor entendidas como normas que especificam os princípios morais discutidos nos capítulos anteriores, especialmente o respeito à autonomia, a justiça e a utilidade[75]. Estes princípios justificam a obrigação de agir de boa-fé para manter juramentos e promessas, cumprir acordos e manter relacionamentos e responsabilidades fiduciárias. A fidelidade na teoria ética foi muitas vezes moldada com base na fidelidade a promessas, compromissos e juramentos voluntários. Nesse modelo, a disposição de ser fiel à própria palavra é a principal condição. Contudo, algumas obrigações de fidelidade não são contempladas nesse modelo de acordos e promessas voluntários. Tanto a lei como a tradição médica distinguem a prática da medicina das práticas comerciais que se baseiam em contratos e relações mercantis. O relacionamento entre médico e paciente é um relacionamento fiduciário — ou seja, baseado na confiança —, e, portanto, o médico é necessariamente um depositário da confiança do paciente para o seu bem-estar médico. Esse modelo de fidelidade fundamenta-se mais nos valores de lealdade e confiança do que em ser fiel à própria palavra. No segundo modelo

---

74. Paul Ramsey, *The Patient as Person* (New Haven: Yale University Press, 1970), p. xii. Enquanto Ramsey interpreta a lealdade por um viés teológico como um pacto de fidelidade, a lealdade é frequentemente expressa na filosofia como a fidelidade ou o cumprimento de uma promessa, e, na lei, é expressa em termos de contratos, confiança ou de relações fiduciárias.

75. Rawls, por exemplo, plausivelmente argumentou que "o princípio de fidelidade" é apenas um caso especial do princípio de probidade aplicado às práticas sociais de prometer; ver *A Theory of Justice* (Cambridge, MA: The Belknap Press of Harvard University Press, 1971), p. 344. E Charles Fried fundamentou a obrigação de cumprir uma promessa no respeito à autonomia; ver *Contract as Promise: A Theory of Contractual Obligation* (Cambridge, MA: Harvard University Press, 1981), p. 16.

de fidelidade, tenha o médico feito ou não uma promessa ou tenha ele feito um juramento ao ingressar na profissão, as obrigações de fidelidade estão presentes sempre que ele estabeleça um relacionamento com o paciente. Analogamente, o médico está obrigado a não "se afastar do caso sem comunicar o paciente, os parentes ou amigos responsáveis com antecedência suficiente para que se possa garantir um outro atendente médico"[76]. O abandono é uma violação da fidelidade, uma infidelidade equivalente à deslealdade. Se foi feita ou não uma promessa, essa infidelidade abala a confiabilidade (assim como outras virtudes discutidas no capítulo 8).

Os relacionamentos fiduciários às vezes entram em choque com outras obrigações morais que restringem e suplantam as obrigações de fidelidade. As determinações das obrigações com frequência requerem uma cuidadosa interpretação do peso de relacionamentos particulares e de promessas explícitas ou implícitas. Por exemplo, num estudo epidemiológico que investigava o que acontece às pessoas que são soropositivo mas que ainda não manifestam sinais da AIDS, alguns pesquisadores indicaram que usariam as informações coletadas exclusivamente para propósitos epidemiológicos. Mas essa garantia foi posta em questão quando um pesquisador descobriu que um indivíduo soropositivo não informara sua parceira e continuara a praticar sexo sem qualquer medida de proteção. Ao considerar se deveria alertar a parceira, o pesquisador teve de confrontar sua promessa específica de confidencialidade com a obrigação de prevenir um dano[77]. Neste caso, a fidelidade a uma promessa muito específica sugere um curso diferente do anteriormente proposto, ao discutirmos a questão dos pacientes portadores do HIV e de seus parceiros sexuais, mas, ainda assim, não excluiríamos a obrigação de notificar a pessoa em risco.

Conflitos de fidelidade e lealdades divididas

Muitos dos problemas acerca do significado e da força das obrigações de fidelidade surgem em resultado de conflitos de fidelidade, que frequentemente produzem lealdades divididas. A expressão "conflitos de fidelidade" é menos familiar que as expressões "conflitos de lealdade" e "conflitos de interesses", e é preciso, antes de tudo, analisar o significado destes termos. Alguns autores entendem a lealdade, no sentido relevante de fidelidade, como implicando as obrigações que as pessoas têm em virtude de relacionamentos familiares, institucionais e nacionais que contribuem para a compreensão de si mesmas[78]. Assim, a lealdade emana da identidade pessoal e de compromissos fundamentais, e não de uma série de contratos, promessas e juramentos específicos e distintos. Contudo, essa análise não capta adequadamente o significado da *lealdade profissional*,

---

76. Council on Ethical and Judicial Affairs of the American Medical Association, *Current Opinions — 1992* (Chicago: American Medical Association, 1992), 8.11.
77. Este caso foi preparado por John Fletcher.
78. Ver George P. Fletcher, *Loyalty: an Essay on the Morality of Relationships* (Nova York: Oxford University Press, 1993), p. 21.

usada, por exemplo, com relação àquilo que os médicos devem a seus pacientes e àquilo que os advogados devem a seus clientes.

A fidelidade ou lealdade profissional foi tradicionalmente concebida como dando prioridade aos interesses do paciente em dois aspectos essenciais: (1) o profissional elimina o interesse próprio em qualquer conflito com os interesses do paciente, e (2) os interesses do paciente têm prioridade sobre os interesses de outros[79]. Na prática, evidentemente, a fidelidade nunca foi assim tão genuína. Por exemplo, a ação de cuidar de pacientes em epidemias foi usualmente considerada mais louvável e virtuosa que os atos de fidelidade obrigatória[80], e nunca se pode esperar que os médicos cuidem de todos os pacientes de graça. No entanto, a retórica da primazia dos interesses do paciente já foi mais plausível do que é atualmente, em virtude de grandes modificações na estrutura da assistência à saúde e de seu contexto social, que produziram lealdades divididas em muitas áreas da prática médica, da enfermagem e da pesquisa clínica.

As lealdades divididas derivam da estrutura de autoridade nas instituições médicas. A emissão de ordens e a atribuição de deveres criam algumas formas de lealdades divididas, mas a lealdade dividida também ocorre quando a fidelidade a pacientes, indivíduos participantes em pesquisas ou clientes entra em conflito com a lealdade para com colegas, instituições, agências financiadoras, empresas ou o Estado. Nesses casos, dois ou mais papéis e as lealdades a eles associadas tornam-se incompatíveis e irreconciliáveis, obrigando a uma escolha moral entre eles. Se as duas lealdades forem reconciliáveis de maneira moralmente satisfatória, a situação não é então de lealdade *dividida*, pois essa situação, ao forçar uma escolha moral, altera o panorama dos compromissos da pessoa[81]. Numa situação de lealdade dividida, só pode haver reconciliação pela abdicação ou pela drástica modificação de uma ou mais das lealdades conflitantes.

Em outros casos, as lealdades duplas não são tão radicalmente opostas, e os principais compromissos podem ser estruturados e especificados de forma que a lealdade não tenha de ser nem eliminada nem seriamente modificada. As lealdades duplas são muitas vezes sustentáveis, e as lealdades indeterminadas muitas vezes podem ser especificadas de modo a superar problemas de incompatibilidade. Idealmente, todas as lealdades conflitantes podem ser especificadas ou ponderadas de uma maneira que elimine tanto os problemas morais como as lealdades divididas. Como veremos, no entanto, com frequência este ideal é muito difícil de implementar.

---

79. Sobre a discrição profissional, ver Edmund Pellegrino, "Altruism, Self-Interest, and Medical Ethics", *Journal of the American Medical Association*, 258 (9 de outubro de 1987): 1939-1940. No capítulo 8, consideramos alguns limites à discrição obrigatória, em contraste com a discrição supererrogatória.

80. Ver Abigail Zuger e Steven Miles, "Physicians, AIDS, and Occupational Risk: Historic Traditions and Ethical Obligations", *Journal of the American Medical Association*, 258 (9 de outubro de 1987): 1924-1928.

81. Nossa formulação se beneficiou de Stephen Toulmin, "Divided Loyalties and Ambiguous Relantionships", *Social Science and Medicine*, 23 (1986): 784.

Interesses de terceiros. Médicos, enfermeiros e administradores de hospitais às vezes encontram-se em situações nas quais alguns aspectos das obrigações vinculadas às suas funções estão em conflito com as obrigações para com pacientes. Eles podem ter, por exemplo, um contrato de tratamento com um terceiro, e não com o próprio paciente, e o contratante pode não ser o beneficiário direto no relacionamento estabelecido. Quando os pais levam uma criança ao médico para ser tratada, a responsabilidade primária do médico é servir aos interesses da criança, embora os pais tenham estabelecido o contrato e o médico tenha obrigações de fidelidade em relação a eles. Estas últimas obrigações são às vezes suplantadas de forma fácil e válida, como ocorre quando médicos recorrem a tribunais opondo-se a decisões irresponsáveis por parte dos pais. Os tribunais têm muitas vezes permitido, por exemplo, que adeptos adultos da seita Testemunhas de Jeová rejeitem transfusões de sangue para si mesmos, mas negam-se a permitir que rejeitem transfusões de sangue medicamente necessárias para seus filhos. Os pais às vezes são também acusados de negligência em relação aos filhos quando deixam de procurar ou quando não permitem que sejam realizados tratamentos médicos altamente benéficos recomendados pelos médicos para seus filhos[82].

Um médico tem uma responsabilidade fundamental para com o paciente, mesmo que o contrato inicial de seus serviços tenha sido estabelecido por um terceiro. A lealdade para com o paciente quase nunca deve ser relegada em casos de lealdades divididas, ainda que seja necessário obter uma ordem judicial para se autorizar uma cirurgia, uma transfusão de sangue etc. Idealmente, interesses da família tais como evitar o esgotamento dos recursos financeiros não seriam vistos como considerações relevantes. Contudo, os interesses familiares não podem ser simplesmente ignorados, pois as famílias não são obrigadas a fazer tudo o que estiver ao seu alcance para salvar as vidas ou promover a saúde de seus membros. Pode haver sérias divergências não somente acerca de que ações seriam do melhor interesse do paciente, mas também acerca de como ponderar estes interesses contra os interesses mais amplos da família (ver capítulo 4, pp. 272-279).

Recentemente, as relações entre a mãe e o feto têm se tornado mais complicadas e passíveis de conflitos em virtude da difusão de diagnósticos e tratamentos de doenças no interior do próprio útero — por exemplo, o tratamento da hidrocefalia por meio de cirurgia intrauterina. O feto geralmente se torna um paciente porque a gestante decide ingressar no sistema de assistência à saúde, mas, uma vez que ambos os pacientes, a gestante e o feto, estão recebendo assistência, podem surgir obrigações de fidelidade conflitantes e lealdades divididas. A possibilidade, por exemplo, de cirurgias cesarianas no final da gravidez às vezes suscita um conflito entre a sobrevivência e a saúde do feto e os desejos da gestante. As regras de confidencialidade e de consentimento informado normalmente têm permitido que, em casos de conflito, os interesses da gestante prevaleçam no âmbito legal. Desde o caso *Roe v. Wade*, em 1973, a Suprema Corte dos Estados Unidos tem consistentemente permitido que os estados estabeleçam al-

---

82. *In re Sampson*, 317 N. Y. S. 2d (1970).

gumas restrições ao aborto, mas ainda é um debate vigente a questão de se a decisão da gestante de renunciar a um aborto legal aumenta a responsabilidade do profissional e do tribunal, assim como da própria gestante, de agir de modo a garantir a sobrevivência e o bem-estar do feto.

O incrível caso de Angela Carder ilustra algumas dessas questões. Essa paciente de 27 anos — mencionada como A. C. — estava com câncer em fase terminal e tinha uma gestação de 26 semanas. Ele teve ordem de um tribunal para se submeter a uma cirurgia cesariana contra a sua vontade, em parte porque havia dúvidas sobre sua capacidade e suas preferências estáveis. Quando a morte da mulher parecia iminente, procuradores por parte do hospital haviam entrado com uma ação declaratória para determinar se o hospital tinha o dever de tentar salvar a vida do bebê por meio de uma cirurgia cesariana. Um tribunal superior realizou uma audiência de emergência de três horas de duração no hospital. O juiz nunca entrou no quarto de A. C., mas ordenou a realização da cirurgia cesariana após ter sido informado da previsão de um neonatologista de que o bebê tinha talvez de cinquenta a sessenta por cento de chance de sobreviver à cirurgia, mas de que a operação poderia apressar a morte da mulher, que já era considerada iminente. Um quadro formado por três juízes do Tribunal de Apelação do Distrito de Columbia negou o pedido do defensor de A. C. por uma suspensão da ordem. Depois que a cirurgia foi realizada, o bebê recebeu um nome e foi emitida uma certidão de nascimento; entretanto, a menina morreu em duas horas e meia, e a mãe morreu dois dias depois. Elas foram enterradas juntas. A opinião do quadro de juízes, arquivada cinco meses mais tarde, ressaltava que o prognóstico da gestante era, no melhor dos casos, de mais dois dias de vida sedada. Os juízes basearam-se em decisões prévias que afirmaram que o interesse do Estado em proteger terceiros inocentes contra a decisão de um adulto de recusar tratamentos médicos deve suplantar, de forma válida, o interesse do paciente em sua integridade corporal[83].

Após uma grande controvérsia pública a respeito da decisão, envolvendo muitas associações médicas e legais, a totalidade do Tribunal de Apelações do Distrito de Columbia reabriu o caso e suspendeu e novamente ordenou a mesma determinação do tribunal[84]. A opinião majoritária concentrou-se no direito dos adultos capazes de fazer a escolha informada acerca de aceitar ou recusar um tratamento médico, destacando que os tribunais vinham consistentemente recusando-se a obrigar pessoas a doar tecidos para beneficiar outra pessoa por meio de transplante. Segundo essa opinião, o tribunal errou ao ponderar os interesses de A. C. contra os interesses do feto sem um esforço prévio para determinar suas escolhas informadas — ou, caso ela fosse incapaz, para determinar sua escolha por meio de um julgamento substituto (ou seja, determinar "aquilo que a paciente faria se enfrentasse a decisão de realizar ou não o tratamento específico"). O tribunal considerava que os desejos da gestante eram "so-

---

83. *In re A. C.*, 533 A. 2d 611 (D. C. App. 1987), anulado em 539 A. 2d 203 (1988).
84. *In re A. C.*, 573 A. 2d 1235 (D. C. App. 1990).

beranos em praticamente todos os casos", e também considerava a cirurgia cesariana um procedimento altamente invasivo, comparável à doação de órgãos ou tecidos. Desse modo, o tribunal estabeleceu uma forte premissa contra cirurgias cesarianas ordenadas judicialmente, com base em analogias com as práticas e políticas que determinam a doação de órgãos e tecidos.

Nós aceitamos o argumento da opinião majoritária como moral e legalmente defensável, a despeito de vários problemas não resolvidos a respeito de como ponderar os interesses e de como especificar os fatores que poderiam definir um caso específico como uma exceção. Contudo, as questões importantes para nossos propósitos são que (1) os tribunais continuam a ordenar cirurgias cesarianas; (2) poderiam facilmente surgir novos modelos de assistência, de responsabilidade fiduciária e de fidelidade[85], e (3) os médicos poderiam ser processados por não haver buscado uma ordem judicial.

Interesses institucionais. Em outros tipos de conflitos, os deveres do profissional da saúde em relação ao "paciente" são ainda menos claros. As instituições envolvidas muitas vezes não são instituições de assistência médica, mas, para cumprir suas funções fundamentais e legítimas, necessitam de informações médicas a respeito dos indivíduos e podem ainda fornecer alguma assistência para esses indivíduos. Um exemplo disso é um médico que tem um contrato para realizar exames médicos em candidatos a cargos numa empresa ou para determinar se é vantajoso investir em pretendentes a políticas de seguros. Nesses casos, o profissional de saúde pode não considerar a pessoa examinada como seu paciente, mas ainda assim tem certas responsabilidades na assistência devida — por exemplo, conduzir os exames de modo a não lesar o indivíduo.

Em algumas jurisdições, o profissional não tem obrigação moral de revelar a descoberta de uma doença à pessoa examinada, embora a omissão seja, evidentemente, uma prática duvidosa. Num exame físico para contratação num emprego, por exemplo, radiografias indicaram que uma mulher que foi posteriormente contratada tinha tuberculose, porém nem o médico nem o empregador revelaram a descoberta a ela. Após três anos, a funcionária adoeceu e ficou hospitalizada por um longo período por causa da tuberculose. O tribunal julgou que o único recurso da mulher era a remuneração do trabalho, e negou seu processo contra o empregador e o médico que a examinou, com a justificativa de não haver uma relação médico–paciente estabelecida e, portanto, de não haver obrigação moral de revelar a informação[86]. Contudo, de um ponto de vista moral, tanto o empregador como o médico tinham obrigação de revelar a informação. Não ocorrendo a negação específica dessa responsabilidade, a examinada tinha a expectativa legítima de ser informada. O profissional tem, no mínimo, a obri-

---

85. Ver as recomendações de alteração em Frank A. Chervenak e Laurence B. McCullough, "Inadequacies with the ACOG and AAP Statements on Managing Ethical Conflict During the Intrapartum Period", *Journal of Clinical Ethics*, 2 (1991): 23-24.

86. Angela Roddey Holder, *Medical Malpractice Law*, 2ª ed. (Nova York: John Wiley and Sons, Inc., 1978), p. 19 [um resumo de *Lotspeich v. Chance Vought Aircraft Corporation*, 369 S. W. 2d Tex. (1963)].

gação moral de se opor, de evitar e de se excluir de contratos que exigiriam a omissão de informações que seriam de benefício considerável para os examinados.

Os médicos também devem prestar a "assistência devida" aos indivíduos que se tornam seus pacientes por meio de um contrato estabelecido por terceiros num acordo institucional. Exemplos disso incluem profissionais da área da saúde que oferecem assistência em indústrias, prisões e nas forças armadas. Contudo, a assistência ao paciente às vezes entra em conflito com os objetivos e as políticas institucionais, e as necessidades do paciente podem receber prioridade ou não, mesmo quando lhes é devido um certo padrão de assistência. Em 1966, por exemplo, o boletim informativo da Força Aérea Americana relatou que um sargento de 26 anos que estivera em atividade no Vietnã por sete meses e que voara em mais de cem missões desenvolvera um medo de voar em virtude de muitos de seus conhecidos terem sido mortos. O diagnóstico era de forte reação de estresse, "manifestado por ansiedade, tensão, um medo da morte expresso na forma de racionalizações e incapacidade de realizar suas funções. Seu problema (...) progrediu a tal ponto que ele voltou a voar perfeitamente em menos de seis semanas"[87]. Este caso suscita a questão de em que medida os profissionais da saúde devem se recusar a se envolver em serviços militares ou em outros serviços quando não podem combinar a fidelidade aos pacientes com a fidelidade à instituição. O médico militar tem de aceitar um conjunto de obrigações diferente daquele aceito pelo médico não militar; particularmente, ele tem de colocar os interesses do exército acima dos interesses do paciente e do médico.

A principal responsabilidade do médico é, por exemplo, aconselhar um comandante a respeito da aptidão de um paciente para uma função, e não cuidar do paciente. Todavia, algumas ações violam inteiramente os cânones da ética médica, justificando, portanto, a desobediência às ordens e a oposição aos superiores, e não a lealdade e a aquiescência. Um exemplo é a ordem de um comandante para que um médico ajude a torturar um prisioneiro de guerra a fim de obter informações ou de verificar a eficácia das técnicas usadas[88]. A despeito dos casos duvidosos, médicos e psicoterapeutas podem, em princípio, permanecer leais aos compromissos militares e prestar uma importante assistência aos soldados feridos, mesmo numa guerra injusta, sem violar obrigações morais. Eles oferecem assistência ao soldado com ser humano, e não ao soldado como soldado, e portanto honram os valores da profissão médica.

A assistência médica em prisões também apresenta problemas morais explosivos, em parte porque as obrigações de fidelidade para com o paciente são limitadas pela função institucional de punir. Os valores médicos são às vezes subordinados à função correcional da instituição, e espera-se que o médico seja leal a ambos. A instituição cor-

---

87. *PACAF Surgeon's Newsletter*, 7 (dezembro de 1966): 5, e também em Veatch, *Case Studies in Medical Ethics*, p. 245 (uma seleção de *Hastings Center Report*).

88. Ver Leonard A. Sagan e Albert Jonsen, "Medical Ethics and Torture", *New England Journal of Medicine*, 294 (1976): 1428. Ver também *Medicine Betrayed: the Participation of Doctors in Human Rights Violations*, Report of a Working Party, British Medical Association (Londres: Zed Books, 1992).

recional normalmente espera que o médico e outros profissionais da saúde participem na administração da justiça e da punição. Exemplos disso incluem a remoção de uma bala para servir como evidência (mesmo quando ela não representa um risco para a saúde do preso e pode ser deixada em seu corpo com segurança), exames forçados dos orifícios corporais em busca de evidências de contrabando de drogas e a participação em punições corporais ou capitais — por exemplo, administrando uma injeção letal[89].

Questões relacionadas a essas surgem nas avaliações médicas das condições físicas dos prisioneiros para determinar se podem suportar as punições e no monitoramento médico deles durante as punições. A supervisão médica pode evitar danos ou lesões extremas ou involuntárias, mas a participação na administração das punições, sejam elas corporais ou capitais, representa um compromisso de fidelidade da profissão[90]. Por razões similares, o Conselho para Questões Éticas e Jurídicas da AMA sustentou por vários anos que a participação médica na pena capital por meio da administração de injeção letal é antiética. Em 1992, a Associação definiu como participações antiéticas a administração de tranquilizantes ou de outras medicações como parte de uma execução, o monitoramento dos sinais vitais de um condenado, a participação profissional como testemunha de uma execução ou o aconselhamento técnico para uma execução[91]. A premissa é a de que neste atos os conflitos de fidelidade do médico são injustificadamente resolvidos em favor das necessidades da instituição.

A enfermagem. Talvez nenhuma outra área da saúde tenha conflitos de obrigações de fidelidade tão profundos e moralmente complexos quanto os da enfermagem, em parte devido à estrutura das instituições de assistência à saúde: "Tradicionalmente, os enfermeiros foram desencorajados a se desenvolver e a agir de acordo com seu próprio julgamento ético. Embora as instituições de enfermagem e medicina tenham se desenvolvido separadamente até o fim do século XVIII, a crescente importância do hospital na assistência à saúde deixou os enfermeiros sob o duplo comando dos médicos e dos administradores de hospitais"[92]. Os códigos recentes de ética da enfermagem definem a responsabilidade moral dos enfermeiros de maneira radicalmente diferente dos códigos de duas ou três décadas atrás. Em 1950, por exemplo, o primeiro código da American Nurses' Association enfatizava a obrigação do enfermeiro de cumprir as ordens dos médicos, mas a revisão de 1976 reforçou a obrigação do enfermeiro em relação ao cliente. Enquanto o código original enfatizava a obrigação do enfermeiro de proteger a reputação dos colegas, o segundo código enfatizou a obriga-

---

89. Ver Curtis Prout e Robert N. Cross, *Care and Punishment: the Dilemmas of Prison Medicine* (Pittsburg, PA: University of Pittsburg Press, 1988).

90. Richard J. Bonnie, "The Death Penalty: when Doctors must Say No", *British Medical Journal*, 305 (15 de agosto de 1992): 381-382.

91. Brian McCormick, "Ethics Panel Spells of Physician Role in Executions", *American Medical News* (28 de dezembro de 1992), p. 6.

92. Martin Benjamin e Joy Curtis, "Ethical Autonomy in Nursing", em *Health care Ethics*, ed. Donald VanDeVeer e Tom Regan (Philadelphia: Temple University Press, 1987), p. 394.

ção de salvaguardar o cliente e a coletividade contra práticas "incompetentes, antiéticas ou ilegais" de qualquer pessoa. Hoje, muitos enfermeiros concebem seu papel como sendo, em parte, o de "protetor do cliente" ou "protetor do paciente"[93].

As alterações nesses códigos refletem mudanças na profissão da enfermagem, mas suas implicações ainda não foram completamente esclarecidas ou implementadas nas instituições. Consequentemente, os enfermeiros podem ter de escolher entre as obrigações de fidelidade ligadas ao médico e à instituição e as obrigações de fidelidade ao paciente[94]. Consideremos o seguinte caso. A Sra. R., que tem aproximadamente 45 anos, é divorciada e mãe de filhas adolescentes que moram com ela, sofre de esclerose múltipla. Ela vai com frequência à emergência do hospital da comunidade local para tratar episódios agudos de asma. O médico determinou *no code* (ou seja, que não seja feita reanimação cardiorrespiratória) caso a Sra. R. venha a sofrer uma parada cardíaca. Os enfermeiros acreditam que o médico tomou a decisão sem discuti-la com a Sra. R. ou com a família, e não têm certeza do que a Sra. R. desejaria, pois ela está frequentemente debilitada ao entrar na sala de emergência e não manifestou seus desejos[95].

Nessas circunstâncias, um enfermeiro consciencioso primeiramente determinaria se os desejos da paciente são conhecidos e se estão sendo respeitados[96]. Se a Sra. R. pediu ou consentiu, em condição capaz e voluntária, na ordem de não reanimação e se a Sra. R. e o médico estão de acordo, então a ordem deve ser seguida. Todavia, se a Sra. R. ingressa no setor de emergência e sofre uma parada cardíaca antes que essas informações possam ser obtidas, o enfermeiro e outros podem, legitimamente, ignorar a ordem e fornecer o tratamento normalmente indicado nesses casos. Caso o enfermeiro descubra que o médico deu a ordem contra os desejos expressos da paciente, ele deve se recusar a seguir a ordem. (Voltaremos ao tema da recusa consciencíosa no capítulo 8.) Contudo, recusar-se a cumprir a ordem não será suficiente. O enfermeiro prometeu, ao aceitar os códigos da enfermagem, buscar a anulação da ordem do médico para proteger a vontade e o melhor interesse do paciente. O enfermeiro também pode ter a responsabilidade de pressionar o hospital para que desenvolva políticas mais claras e satisfatórias a respeito da ordem de não reanimação cardiorrespiratória.

Enquanto alguns profissionais tomarem as decisões e ordenarem sua implementação por outros profissionais que não participaram do processo de decisão, os problemas políticos e morais na enfermagem persistirão. Em muitos casos, enfermeiros dão o alarme nos casos em que pais e médicos decidem não tratar recém-nascidos com deficiências

---

93. Ver Gerald Winslow, "From Loyalty to Advocacy: a New Metaphor for Nursing", *Hastings Center Report*, 14 (junho de 1984): 32-40.

94. Para discussões úteis sobre estes conflitos, ver Benjamin e Curtis, "Ethical Autonomy in Nursing", e seu *Ethics in Nursing*, 3ª ed. (Nova York: Oxford University Press, 1992).

95. Este caso foi adaptado de Anne J. Davis e Mila A. Aroskar, *Ethical Dilemmas and Nursing Practice*, 1ª ed. (Nova York: Appleton-Century-Crofts, 1978), pp. 207-208.

96. Ver Mila Aroskar, Josephine M. Flaherty e James M. Smith, "The Nurse and Orders Not to Resuscitate", *Hastings Center Report*, 7 (agosto de 1977): 27-28; e R. R. Yarling e B. J. McElmurry, "Rethinking the Nurse's Role in 'Do Not Resuscitate Orders'", *Advances in Nursing Science*, 5 (1983): 1-12.

sérias e que pedem que enfermeiros ou outros implementem suas decisões. Muitos desses conflitos podem ser evitados, mas na turbulência da assistência médica eles nem sempre são previstos e prevenidos. Num estudo sobre os relacionamentos na assistência à saúde, pesquisadores analisaram diferentes visões dos problemas éticos, dos pontos de vista de enfermeiros e de médicos. Em entrevistas estruturadas com 26 enfermeiros e 24 médicos que trabalhavam em unidades de tratamento intensivo, ambos os grupos disseram que frequentemente se deparavam com problemas éticos. A maioria dos médicos (21 dos 24) e a maioria dos enfermeiros (25 dos 26) reconheciam diferenças de opinião ou conflitos éticos no interior da equipe de assistência médica. Contudo, em 21 dos 25 casos relatados pelos enfermeiros, o conflito ético era entre um enfermeiro e um médico, enquanto apenas um médico relatou um conflito com um enfermeiro em vez de com outro médico. Os autores do estudo acreditam ser plausível que os conflitos com enfermeiros estivessem presentes nos casos apresentados pelos médicos, mas que os médicos "não estavam cientes deles, ou que não viam o conflito com um enfermeiro como constituindo um problema *ético*"[97].

Essas descobertas podem ser explicadas por várias características da relação de trabalho entre médicos e enfermeiros. Os médicos ditam ordens; os enfermeiros as cumprem. Em virtude de seus relacionamentos próximos e constantes com os pacientes, os enfermeiros com frequência percebem os problemas resultantes das decisões médicas de maneira mais imediata que os próprios médicos. Essas características comuns às funções da enfermagem acentuam as obrigações de fidelidade para com os pacientes, mas também abrem espaço para conflitos com colegas de trabalho.

O ensino clínico. Também surgem conflitos de fidelidade em instituições de assistência médica que possuem muitas funções, como instituições que ensinam profissionais por meio da assistência aos pacientes ou que desenvolvem pesquisas clínicas. O uso de pacientes para ensinar médicos e enfermeiros não necessariamente viola a proibição contra colocar pessoas em risco simplesmente como um meio para alguma outro fim, desde que os pacientes entendam as lealdades divididas nos hospitais-escola, não sejam submetidos a riscos desnecessários e sejam protegidos de outras maneiras (por exemplo, com regras rígidas de privacidade e confidencialidade). Alguns estudos indicam que muitos pacientes consideram os círculos de pessoas em torno de sua cama de hospital (uma prática que vem diminuindo) como uma experiência positiva e educacional[98]. Entretanto, um estudo indica que somente de trinta e sete a cinquenta e um por cento dos hospitais de ensino fornecem aos pacientes informações sobre o papel dos estudantes na assistência médica[99], embora a fidelidade ao paciente sugira o con-

---

97. Gregory F. Gramelspacher, Joel D. Howell e Mark J. Young, "Perceptions of Ethical Problems by Nurses and Doctors", *Archives of Internal Medicine*, 146 (março de 1986): 577-578.

98. Eugene W. Linfors e Francis A. Neelson, "The Case for Bedside Rounds", *New England Journal of Medicine*, 303 (20 de novembro de 1980): 1231.

99. Daniel L. Cohen et al., "Informed Consent Policies Governing Medical Students' Interactions With Patients", *Journal of Medical Education*, 62 (outubro de 1987): 789-798.

sentimento para a admissão, assim como a revelação de informações específicas. Deve-se comunicar ao paciente, por exemplo, quem estará na equipe de cirurgia e quem estará no comando, e deve ser permitido que os pacientes deem o seu consentimento a respeito da participação de estudantes em seu tratamento. A justiça também requer que todas as desvantagens da participação, mesmo que constituam apenas incômodos, não sejam designadas de forma desigual aos pacientes mais pobres e com menos instrução, especialmente quando os pacientes ignoram o envolvimentos de estudantes.

Conflitos de interesses. Ao longo dos últimos anos, conflitos novos ou pelo menos mais sérios enfraqueceram ainda mais as regras tradicionais de fidelidade. As decisões médicas sobre diagnósticos e procedimentos terapêuticos têm sofrido restrições por parte de provedores institucionais e também em razão de contratos estabelecidos entre profissionais e terceiros. Os interesses econômicos estão presentes na vida diária dos médicos. Há lealdades para com as diferentes partes, assim como em relação aos pacientes[100]. Foram estabelecidos diversos mecanismos para controlar os custos crescentes da assistência à saúde, incluindo o pagamento prospectivo e os grupos de diagnóstico relacionado, acordos de provedor preferencial e diversas formas de assistência administrada. Esses mecanismos frequentemente servem para limitar e restringir a fidelidade do médico para com o paciente, por meio de um misto de incentivos e desincentivos, alguns dos quais colocam o interesse próprio do médico em conflito com o melhor interesse do paciente, produzindo assim, além dos conflitos de fidelidade, sérios conflitos éticos de interesses.

Algumas restrições são impostas mediante esforços para padronizar a assistência por meio de diretrizes práticas. Esses padrões de assistência podem ser úteis tanto para os médicos como para os pacientes, mas suas limitações são evidentes. As diretrizes muitas vezes não satisfazem as necessidades individuais dos pacientes, especialmente pela redução da incerteza dos diagnósticos e das terapias por meio de procedimentos de valor marginal (mas ainda de algum valor). No mínimo, a fidelidade ao paciente requer esforços para satisfazer suas necessidades de forma tão plena quanto possível respeitando-se as diretrizes, e requer também que se revele ao paciente por que um diagnóstico ou um procedimento terapêutico potencialmente proveitosos não estão sendo oferecidos. A fidelidade de um médico aos pacientes também pode exigir esforços para modificar as restrições profissionais e institucionais que sejam inconsistentes com os interesses do paciente. O médico pode ter de avaliar se a fidelidade aos interesses do paciente requer a manipulação do sistema para o benefício do paciente, ainda que essa prática possa implicar fraude e violações de fidelidade em relação a promessas e contratos com terceiros. Discutimos essa estratégia e esses problemas anteriormente (capítulo 1), no caso do médico que escreveu "exclusão de câncer" em vez de "mamografia preventiva" para manipular a companhia seguradora.

---

100. Ver E. Haavi Morreim, *Balancing Act: the New Medical Ethics of Medicine's New Economics* (Boston: Kluwer Academic Publishers, 1991), que influenciou os parágrafos seguintes.

Os incentivos, financeiros e outros, para estimular o médico a levar em conta os efeitos econômicos de decisões clínicas particulares são onipresentes na medicina moderna. A maioria das Health Maintenance Organizations (HMOs) retêm parte da renda básica do médico — de dez a trinta por cento (as mais altas quantias aparecem em HMOs com fins lucrativos). Parte da renda é devolvida no fim do ano, dependendo da condição financeira global da HMO e, em alguns casos, da produtividade e da parcimônia do médico. O esquema cria um incentivo para que os médicos limitem sua assistência aos pacientes — um preocupante conflito de interesses. Quando o médico tem incentivos para *restringir* o tratamento necessário, o paciente está numa situação muito diferente daquela em que o médico tem incentivos para fornecer um tratamento *desnecessário*. Nesta última situação, o paciente pode buscar uma segunda opinião; na primeira situação, o paciente não tem como saber qual é o tratamento necessário, porque ninguém o recomendou[101].

O autoencaminhamento — ou seja, o encaminhamento de pacientes a serviços ou estabelecimentos de saúde de propriedade dos próprios médicos ou nos quais eles têm algum investimento financeiro — também ameaça a fidelidade aos interesses do paciente, aumentando a tentação, inerente ao sistema de honorários por serviços prestados, de fornecer tratamentos desnecessários ou desnecessariamente caros. Os médicos criam esse tipo de conflito de interesse econômico quando possuem ou investem em serviços ou estabelecimentos médicos tais como centros de diagnósticos, laboratórios ou serviços de fisioterapia aos quais encaminham pacientes. Evidências recentes indicam que a propriedade de serviços de radioterapia e fisioterapia por parte de médicos aumenta consideravelmente o uso e os custos desses serviços, sem que haja um benefício compensatório, por exemplo a ampliação do acesso. Essas práticas estão hoje disseminadas. Nos Estados Unidos, dez por cento dos médicos (quarenta por cento na Flórida) que estão envolvidos na assistência direta ao paciente têm interesses de investimento em algum negócio ligado à assistência médica ao qual podem encaminhar pacientes[102].

O sistema de pagamento por serviços prestados é muitas vezes menos problemático que o autoencaminhamento, pois o paciente pode reconhecer mais facilmente o lucro financeiro do médico ao fornecer procedimentos adicionais e, desse modo, tomar as precauções convenientes — por exemplo, buscando uma segunda opinião. Por essa razão, alguns argumentam que os médicos têm obrigação de revelar conflitos de inte-

---

101. Morreim, *Balancing Act*, p. 37.
102. Ver Jean M. Mitchell e Elton Scott, "Physician Ownership of Physical Therapy Services: Effects on Charges, Utilization, Profits, and Service Characteristics", *Journal of the American Medical Association*, 268 (21 de outubro de 1992): 2055-2059; Jean M. Mitchell e Jonathan H. Sunshine, "Consequences of Physicians' Ownership of Health Care Facilities — Joint Ventures in Radiation Therapies", *New England Journal of Medicine*, 327 (19 de novembro de 1992): 1497-1501; Alex Swedlow, Gregory Johnson, Neil Smithline e Arnold Milstein, "Increased Costs and Rate of Use in California Worker's Compensation System as a Result of Self-Referral by Physicians", *New England Journal of Medicine*, 327 (19 de novembro de 1992): 1502-1506; Arnold S. Relman, "'Self-Referral' — What's at Stake?", *New England Journal of Medicine*, 327 (19 de novembro de 1992): 1522-1524.

resses econômicos em casos de autoencaminhamento. Essa revelação é um mínimo ético de fidelidade e honestidade, mas ela raramente ocorre, e pode servir apenas para proteger os médicos, reduzindo o risco de responsabilização[103]. Há fortes razões para se sustentar que a fidelidade aos pacientes requer uma regra muito severa proibindo o autoencaminhamento, como a AMA já reconheceu.

Ao longo de um período de doze meses, a AMA inverteu duas vezes sua posição com relação à ética do autoencaminhamento. Sua primeira opinião (de 1986) era de que se podia confiar nos médicos para resolver os conflitos. Depois, em dezembro de 1991, seu Conselho para Questões Éticas e Jurídicas observou "problemas inerentes à prática", salientando que "os médicos não são meramente homens de negócios com padrões elevados. Os médicos estão comprometidos com a vocação especial de curar, e, nesta vocação, são depositários da confiança de seus pacientes. Eles têm deveres diferentes e mais elevados até mesmo do que o mais ético dos homens de negócios". O conselho alterou então sua política concernente ao autoencaminhamento e classificou a prática como "presumivelmente inconsistente com o dever fiduciário do médico sempre que existirem estabelecimentos alternativos adequados", recomendando que, "em geral, o médico não deve encaminhar pacientes a estabelecimentos médicos fora de sua prática de consultório nos quais o médico não preste serviços diretamente ou nos quais possua interesses relacionados a investimentos financeiros"[104]. O parecer do Conselho foi aceito pela AMA House of Delegates, mas em junho de 1992 o mesmo grupo alterou sua opinião e declarou que o autoencaminhamento poderia ser ético se os médicos que o fizessem revelassem aos pacientes seus interesses financeiros e os informassem sobre estabelecimentos e serviços alternativos. Durante alguns meses, a AMA não teve uma política definida a respeito do autoencaminhamento, devido à discrepância entre o parecer do Conselho e a nova posição adotada. Em dezembro de 1992, porém, a AMA modificou novamente sua posição, reafirmando o parecer do Conselho. Tais modificações ao longo de um período tão curto refletem a ambivalência moral e falta de consenso na profissão médica. A proibição do autoencaminhamento — admitindo-se exceções quando o procedimento é necessário por falta de outros serviços ou estabelecimentos — é a proteção e a expressão mais apropriadas da fidelidade ao paciente. Evitar o autoencaminhamento não deve ser considerado uma opção, mas uma séria obrigação de fidelidade e uma condição necessária da integridade moral.

Na pesquisa clínica, alguns relacionamentos enfrentam problemas similares de conflitos de interesses. Muitas experiências clínicas, por exemplo, são financiadas pela indústria farmacêutica, que está disposta a assumir o risco financeiro porque o retorno de uma experiência bem-sucedida pode ser extremamente elevado. As vantagens financeiras para os médicos-pesquisadores e as empresas promovem um relacio-

---

103. Marc A. Rodwin, "Physicians' Conflicts of Interest: the Limitations of Disclosure", *New England Journal of Medicine*, 321 (16 de novembro de 1989): 1405-1408.

104. Council on Ethical and Judicial Affairs, AMA, "Conflicts of Interest: Physician Ownership of Medical Facilities", *Journal of the American Medical Association*, 267 (6 de maio de 1992): 2366-2369.

namento com um fluxo de financiamento consistente[105]. Às vezes se cria um desejo sutil para estabelecer um outro contrato ou um contrato melhor, ou se aceita a produção de resultados de pesquisa favoráveis do ponto de vista da fonte do financiamento. Em alguns casos, os interesses de financiamento pessoais do médico-pesquisador estão em jogo. Os centros médicos, tanto dentro como fora dos estabelecimentos de pesquisa universitários, são preenchidos cada vez mais por médicos que têm interesses financeiros nos medicamentos, utensílios médicos e tecnologias que prescrevem ou recomendam para seus pacientes[106]. Alguns médicos, por exemplo, têm estoques ou opções de estoque em empresas que fabricam os produtos recomendados por eles. Em alguns poucos casos, os pesquisadores têm conhecimento antecipado de um recurso médico em virtude de sua pesquisa, e buscam fazer um estoque dele na crença de que seu preço irá subir.

Existe um conflito de interesses sempre que a obrigação do profissional como pesquisador ou seu interesse pessoal em se ajustar a uma instituição, em ter segurança no emprego, em objetivos pessoais etc., comprometa ou ameace comprometer suas obrigações em relação a outros que têm o direito de esperar objetividade e imparcialidade. Todo pesquisador que, por exemplo, acelera a pesquisa além da aceitabilidade metodológica a fim de atrair ou conservar um financiamento tem um conflito de interesses. Interesses financeiros comprometem especialmente tanto a qualidade da pesquisa como a objetividade das recomendações aos pacientes. Ter médicos-pesquisadores que tenham interesse em produtos cuja segurança e eficácia estejam avaliando ameaça a honestidade e a qualidade da assistência. Contudo, esse sistema de funcionamento cresce a cada dia, sem que seja minimamente controlado.

O duplo papel de médico e pesquisador

A Declaração de Genebra da Associação Médica Mundial afirma que "a saúde do paciente deve ser a primeira consideração do médico", e o juramento do médico, segundo a mesma associação, exige que "a preocupação com os interesses do indivíduo que participa de uma pesquisa sempre prevaleça sobre a consideração dos interesses da ciência e da sociedade". Entretanto, é possível que essas obrigações sejam consistentemente honradas em pesquisas envolvendo pacientes e outros indivíduos? Os papéis duplos de cientista-pesquisador e de médico-clínico levam a direções diferentes e trazem obrigações e interesses conflitantes. Como pesquisador, o médico busca gerar conhecimento científico para que possa beneficiar pacientes individuais no futuro. Já na prática clínica, os contratos e as responsabilidades exigem que o médico haja no

---

105. Ver David Blumenthal et al., "University-Industry Research Relationships in Biotechnology: Implications for the University", *Science*, 232 (13 de junho 1986): 1361-1366.
106. Ver Arnold S. Realman, "Economic Incentives in Clinical Investigation" [editorial], *New England Journal of Medicine*, 320 (6 de abril de 1989): 933-934.

melhor interesse dos pacientes atuais. Ambos os papéis pretendem beneficiar o doente, mas o papel do cientista visa pacientes desconhecidos e futuros, enquanto a função da clínica lida com pacientes conhecidos e atuais. Consequentemente, a responsabilidade para com as gerações futuras podem estar em conflito com a prestação da devida assistência a pacientes particulares atuais.

A pesquisa envolvendo seres humanos é importante para a sociedade, mas é também moralmente perigosa, pois os indivíduos são expostos a algum grau de risco para o progresso da ciência. A pesquisa eticamente justificada deve satisfazer muitas condições, incluindo a busca de conhecimento, uma probabilidade razoável de que a pesquisa gere o conhecimento que está sendo buscado, um equilíbrio favorável entre os riscos oferecidos ao indivíduo envolvido na pesquisa e os prováveis benefícios para o indivíduo e para a sociedade, uma seleção justa dos indivíduos participantes e a real necessidade de usar seres humanos[107]. Só é apropriado solicitar que os indivíduos participem de uma pesquisa se estas condições forem satisfeitas, sendo isso assegurado por pesquisadores e por um conselho institucional. O consentimento do participante é necessário, mas o consentimento por si só não é suficiente para justificar a pesquisa.

Quando a limitação dos contratos entre possíveis participantes de pesquisas e pesquisadores ultrapassa as condições acima indicadas, ela é criticada como uma interferência paternalista sobre a livre escolha[108]. Porém, como a sociedade encoraja a pesquisa extensiva, e como os pesquisadores e os participantes são desiguais em conhecimento e vulnerabilidade — especialmente quando estão envolvidos pacientes doentes —, as políticas públicas e os comitês examinadores devem prevenir contratos potencialmente exploradores, proteger a privacidade e a confidencialidade etc. Em alguns casos, é necessária uma decisão abertamente paternalista. Se, por exemplo, pessoas saudáveis sem nenhum problema cardíaco se declaram voluntárias para se submeter a um transplante de coração artificial, como ocorreu na Universidade de Utah[109], um conselho institucional deve declarar que, para uma pessoa saudável, a razão risco–benefício é muito desfavorável para que se permita a pesquisa, embora possa ser aceitável no caso de um paciente com o coração seriamente prejudicado.

---

107. Ver o Código de Nuremberg e *The Belmont Report* da National Commission for the Protection of Human Subjects. Ver também Alexander M. Capron, "Human Experimentation", em *Medical Ethics*, ed. Robert M. Veatch (Boston: Jones and Bartlett Publishers, 1989), cap. 6; James F. Childress, *Priorities in Biomedical Ethics* (Philadelphia: Westminster Press, 1981), cap. 3; e Robert M. Veatch, *The Patient as Partner: A Theory of Human-Experimentation Ethics* (Bloomington: Indiana University Press, 1987).

108. E. L. Pattullo, "Institucional review Boards and the Freedom to Take Risks", *New England Journal of Medicine*, 307 (28 de outubro de 1982): 1156-1159.

109. Revelado pelo cirurgião William DeVries, conforme relatado em Denise Grady, "Summary of Discussion on Ethical Perspectives", em *After Barney Clark: Reflections on the Utah Artificial Heart Program*, ed. Margery W. Shaw (Austin: University of Texas Press, 1984), p. 49. DeVries e seus colegas da Universidade de Utah implantaram o primeiro coração artificial com a intenção de que fosse permanente em dezembro de 1982; o paciente, Barney Clark, sobreviveu por 112 dias. O Dr. Denton Cooley implantou o primeiro coração artificial num ser humano em 1969 (e depois novamente em 1981) como um procedimento provisório para a espera de um transplante cardíaco.

Essas observações aplicam-se tanto a pesquisas *não terapêuticas*, que não oferecem perspectiva de benefício médico para o participante, como a pesquisas *terapêuticas*, que oferecem alguma expectativa de benefício médico para o paciente participante e são normalmente conduzidas como parte do tratamento do paciente. O uso do termo "terapêutico" pode desviar a atenção do fato de que está sendo realizada uma *pesquisa*. Como esforço científico sistemático, a pesquisa terapêutica se distingue tanto da terapia de rotina como da terapia experimental ou inovadora, que são dirigidas a pacientes particulares. Vincular o termo "terapêutico" à pesquisa pode ser perigoso, pois sugere que se trata de uma "intervenção justificada" no tratamento de pacientes particulares. Contudo, pacientes doentes podem ser fortemente dependentes de seus médicos, e podem acreditar que tudo o que o médico recomende lhes trará benefícios. As condições da pesquisa justificada devem ser satisfeitas, portanto, tanto no caso da pesquisa não terapêutica como no caso da pesquisa terapêutica.

Conflitos nos estudos clínicos

Os estudos clínicos controlados são às vezes necessários para se confirmar que um dado efeito, como a redução da mortalidade relacionada a uma doença específica, resulta de uma intervenção particular, e não de uma variável desconhecida na população dos pacientes. As evidências que sustentam muitos dos tratamentos disponíveis são frágeis e precisam ser validadas, e muitos desses tratamentos nunca foram adequadamente testados quanto à sua segurança e eficácia. Caso haja dúvidas acerca da eficácia ou da segurança de um tratamento, ou acerca de sua vantagem sobre outro tratamento, a pesquisa científica que possa solucionar essas dúvidas é claramente aceitável. Os estudos controlados são instrumentos científicos que visam proteger pacientes atuais e futuros contra o entusiasmo e as intuições médicas, substituindo-os por tratamentos validados.

Neste tipo de pesquisa, um grupo recebe a terapia experimental, enquanto um "grupo de controle" ou recebe a terapia usual, ou não recebe nenhum tratamento, ou recebe um placebo (ou seja, um procedimento ou substância, como uma pílula de açúcar, que o pesquisador acredite ser farmacológica ou biomedicamente inerte para a condição do paciente), a fim de permitir que os pesquisadores determinem se uma terapia experimental é mais eficaz e segura que a terapia usual ou que um placebo. Um procedimento-padrão num projeto de pesquisa é designar os indivíduos para o grupo de controle ou para o grupo experimental de forma aleatória, para evitar que isso seja feito de maneira tendenciosa, intencionalmente ou não. O objetivo da designação aleatória é evitar que os resultados do estudo sejam distorcidos por variáveis outras que não os tratamentos particulares a serem examinados. A maioria dos estudos controlados constitui-se de estudos clínicos aleatórios, que são geralmente preferidos a estudos de observação ou a estudos retrospectivos, pois seus resultados têm um grau maior de validade.

Deixar que algumas pessoas desconheçam algumas informações sobre o estudo clínico aleatório faz com que se tenha uma proteção adicional contra a tendenciosidade. Um estudo clínico aleatório pode ser "cego" (a pessoa envolvida não sabe se está no grupo de controle ou no grupo que recebe a terapia experimental), "duplo-cego" (nem o participante nem o pesquisador sabem quem está em que grupo) ou "aberto" (todos sabem quem está em cada grupo). Os estudos duplos-cegos destinam-se especificamente a reduzir a tendenciosidade nas observações e interpretações por parte dos participantes e dos médicos. Deixar o médico-pesquisador no desconhecimento, segundo algumas interpretações, tem também uma função ética, pois evidencia qualquer conflito de interesses para aqueles que fornecem a terapia e, ao mesmo tempo, conduzem a pesquisa.

Problemas de consentimento. Embora os estudos clínicos aleatórios sejam normalmente formas válidas de gerar conhecimento, eles suscitam problemas morais e exigem justificação. Um dos problemas e sua solução estão ligados à análise do consentimento informado exposta no capítulo 3. No caso específico dos estudos clínicos aleatórios, não há nenhuma justificativa para que não sejam revelados aos possíveis participantes todo o conjunto de métodos, tratamentos e placebos que possam vir a ser usados, os riscos e benefícios conhecidos e também quaisquer incertezas relacionadas ao estudo. Tampouco há justificativa para não se revelar o fato de que o procedimento será aleatório e a razão para isso. Se todas essas informações forem oferecidas, os possíveis participantes terão uma base adequada para decidir se concordam em participar ou não, ainda que não tenham conhecimento de que tratamento ou placebo receberão individualmente.

Aqui surge a questão de se os possíveis participantes, mesmo compreendendo que estarão sendo mantidos em uma situação de parcial ignorância sobre uma intervenção particular ou um projeto de pesquisa, podem dar um consentimento informado, especialmente quando novas informações geradas no decorrer da pesquisa não serão reveladas a eles. Uma resposta satisfatória a essa pergunta depende da habilidade do participante de julgar a importância das informações reveladas. Nem sempre os participantes estão numa boa posição para fazer esse julgamento, e às vezes é difícil determinar se as informações desconhecidas serão essenciais. A pesquisa não será justificada caso haja dúvidas significativas a respeito da importância das informações não reveladas ou caso existam planos alternativos de pesquisa cientificamente bons. Os placebos representam um problema especial: o fato de dizer aos participantes que estão recebendo um placebo destrói o propósito de empregá-lo. Novamente, porém, a única solução aceitável parece ser a de informar aos participantes que a pesquisa envolve o uso de um placebo, mas que a identidade e a distribuição permanecerão ocultas. Os indivíduos então teriam de concordar ou recusar-se a tomar parte na pesquisa com base nessa informação.

Como os pacientes geralmente pressupõem que as decisões sobre seus tratamentos são realizadas segundo seu melhor interesse, e não segundo os interesses de um plano de pesquisa ou de futuros pacientes, o médico-pesquisador deveria revelar todas as alternativas significativas aos pacientes-participantes. Um item relevante é o método usado para determinar quem receberá um tratamento específico. Alguns pesquisadores argumentam que revelar o sistema de alocação causaria angústia ao paciente ou faria com que alguns pacientes se recusassem a participar na pesquisa. Eles argumentam também que revelar o sistema de alocação não é necessário, pois os pacientes não precisam saber como é feita a alocação entre dois tratamentos que parecem ter eficácia e riscos equivalentes. Contudo, uma vez que o médico-pesquisador tem responsabilidades duplas, ele tem uma obrigação fiduciária de informar os pacientes-participantes sobre qualquer questão que seja diretamente relevante para suas decisões, incluindo as condições que poderiam envolver o médico-pesquisador num conflito de interesses[110].

A obrigação de revelar nem sempre é satisfeita. Na Dinamarca, foi realizado um estudo clínico aleatório para avaliar os benefícios do *bypass* intestinal no tratamento da obesidade. Cento e trinta pacientes receberam cirurgia e foram comparados com 66 pacientes que receberam tratamento médico. Os pacientes, ao menos os que receberam o tratamento médico, não deram um consentimento informado, pois os pesquisadores omitiram informações relevantes e enganaram os pacientes. Os pesquisadores relataram o seguinte: "Nós não pedimos consentimento informado quando usamos métodos aleatórios. Os pacientes alocados para o tratamento médico foram comunicados de que sua cirurgia tivera de ser adiada por um período indeterminado, fundamentalmente porque os resultados de sua biópsia hepática revelaram infiltração de gordura", o que era uma declaração falsa[111].

Além do problema do consentimento, os estudos clínicos aleatórios envolvem muitos outros problemas morais. Por exemplo, seriam os estudos clínicos aleatórios tão essenciais quanto afirmam seus defensores? Eles podem ser usados sem comprometer as responsabilidades que a profissão médica reconhecidamente tem em relação a seus pacientes?[112] A maior certeza obtida com os resultados dos estudos clínicos aleatórios é apenas uma questão de grau, e existem motivos para que se prefira um método que, embora menos conclusivo, seja mais satisfatório no que se refere ao respeito às obrigações dos médicos para com seus pacientes atuais. Escolher um tratamento de forma aleatória, a fim de promover os objetivos sociais de acumular conhecimento e beneficiar futuros pacientes, parece inconsistente com a premissa de servir ao melhor interesse do paciente. Nenhum paciente é igual a outro, e é essencial que o médico possa modificar o curso de uma terapia conforme isso seja exigido pelo melhor interesse do paciente. Contudo, seria esse axioma da ética médica consistente com a realização de estudos controlados?

---

110. Ver Fried, *Medical Experimentation*, p. 71.
111. Ver Danish Obesity Project, "Randomized Trial of Jejunoileal Bypass versus Medical Treatment in Morbid Obesity", *Lancet* (1979): 1255.
112. Ver os ensaios em *Journal of Medicine and Philosophy*, 11 (novembro de 1986), dedicado ao tema "Questões Éticas no Uso de Controles Clínicos"; e Bruce Miller, "Experimentation on Human Subjects: The Ethics of Random Clinical Trails", em *Health Care Ethics*, ed. Donald VanDeVeer e Tom Regan (Philadelphia: Temple University Press, 1987).

O problema do equilíbrio clínico. Os defensores dos estudos clínicos aleatórios argumentam que eles não violam as obrigações morais para com os pacientes porque só são usados em circunstâncias nas quais há dúvidas justificáveis acerca das vantagens das terapias existentes, das terapias tradicionais ou de novas terapias. Antes de se realizar o estudo, ninguém sabe se é mais vantajoso estar no grupo de controle ou no grupo experimental (o que é às vezes chamado de "hipótese de nulidade"[113]). Os médicos encontram-se então numa situação de "equilíbrio clínico"[114]: com base nas evidências disponíveis, os membros da comunidade médica da especialidade relevante para o caso tendem igualmente para as duas estratégias de tratamento a serem testadas no estudo clínico aleatório, por estarem igualmente incertos e igualmente satisfeitos a respeito das vantagens e desvantagens conhecidas dos tratamentos em foco. Nenhum paciente, portanto, receberá um tratamento sabidamente menos eficaz ou mais perigoso do que um tratamento alternativo disponível. Como não se pede aos pacientes atuais que abdiquem de um tratamento melhor e como eles podem ser beneficiados com o estudo, o uso dos estudos clínicos aleatórios parece justificável, especialmente em vista da promessa de beneficiar futuros pacientes. Desse modo, nenhuma pessoa sensata poderia, antes da realização do estudo, ter razões objetivas para preferir estar num grupo ou em outro, embora possa preferir um grupo a outro com base em intuições sobre sua eficácia e segurança ou com base em fatores que não estejam sendo contemplados no estudo. Se, por exemplo, dois tratamentos para o câncer de mama estão em equilíbrio clínico real, uma mulher pode preferir o tratamento que lhe cause menor desfiguração (ver abaixo).

A questão central é, geralmente, se as condições de justificação são preenchidas por estudos específicos. Se alguns médicos acreditam, antes do estudo, que uma teoria é mais benéfica ou segura, eles não devem simplesmente suspender essa crença pelo interesse da objetividade científica. Não é suficiente argumentar que o estudo corrigirá as intuições dos médicos, pois essa alegação foge das questões acerca de se o médico tem ou não obrigação de informar os pacientes sobre uma intuição ou crença. Os médicos claramente têm a obrigação de comunicar suas crenças sobre riscos e benefícios e também sua avaliação global do que seria do melhor interesse do paciente, e uma comunicação honesta não omitirá nenhuma das crenças relevantes do médico e revelará o que acontecerá no decurso do estudo caso o médico venha a desenvolver opiniões novas ou diferentes das iniciais.

Antes de se iniciar um estudo clínico aleatório, com frequência há evidências sobre a segurança ou eficácia de um tratamento em comparação com outros, e os médicos

---

113. Ver Robert J. Levine, *Ethics and Regulation of Clinical Research*, 2ª ed. (New Haven, CT: Yale University Press, 1988), pp. 187-189, 203.

114. Ver Charles Fried, *Medical Experimentation* (Nova York: American Elsevier, 1974), e as propostas específicas de Benjamin Freedman, "Equipoise and the Ethics of Clinical Research", *New England Journal of Medicine*, 317 (16 de julho de 1987): 141-145, e Eugene Passamani, "Clinical Trials — are they Ethical?", *New England Journal of Medicine*, 324 (30 de maio de 1991): 1590-1591.

muitas vezes têm crenças a respeito de tratamentos com base em sua experiência clínica ou em evidências relatadas. Os estudos clínicos aleatórios exigem que essas crenças ou suposições sejam postas de lado como carecendo de valor científico. Ter conhecimento *significa* ter conhecimento científico baseado nos resultados de um estudo estatístico. O padrão de importância estatística amplamente utilizado — uma probabilidade de pelo menos 0,05, o que significa que há menos de 5% de chance de que não haja diferença nos efeitos e de que a diferença resulte de uma outra variável que não os tratamentos avaliados — é razoável e bem estabelecido, mas a convenção envolve um leque de escolhas normativas quanto ao índice que denota que um resultado é estatisticamente expressivo[115]. Essa convenção também foi criticada como arbitrária, embora esteja bem firmado e se repute amplamente que ela define o "conhecimento".

Dois exemplos ilustram a forma como os estudos clínicos aleatórios são controversos. Segundo um relatório, um experimento controlado duplo-cego sobre uma nova droga, a adenina arabinosida, indicou que a droga é eficaz contra a encefalite da herpes simples, uma inflamação virótica do cérebro fatal para aproximadamente setenta por cento dos que a contraem. Das dez pessoas que receberam um placebo, sete morreram, uma sofre danos sérios e duas recuperaram-se de modo a ter uma vida razoavelmente normal. Das dezoito pessoas que receberam a adenina arabinosida, cinco morreram, seis tiveram danos sérios no cérebro ou nos nervos e sete se recuperaram de modo a ter uma vida razoavelmente normal. As dez pessoas que tomaram o placebo receberam os cuidados habituais, que consistiram principalmente de medidas paliativas, pois antes da adenina arabinosida não se tinha conhecimento de nenhum tratamento eficaz.

Os críticos objetam que não era necessário formar um grupo de controle que recebesse um placebo, uma vez que o controle poderia ser feito por meio dos dados históricos. Como a droga já se havia demonstrado eficaz e atóxica em alguns casos de infecções com a herpes simples humana, e como não havia outro tratamento para reduzir a mortalidade ou para prevenir danos sérios no cérebro e nos nervos, foram levantadas indagações morais sobre o embasamento para a realização de um estudo clínico aleatório e para a utilização do placebo neste caso. Quando não existe nenhuma terapia satisfatória para uma doença, o grupo de controle deve, por definição, receber um tratamento inócuo ou um placebo, ainda que se deposite alguma esperança na eficácia da terapia experimental (sem o que o estudo não seria justificado). Os médicos encontram-se portanto na desagradável situação de recomendar a alocação aleatória acreditando, ao mesmo tempo, que o novo agente possa ter valor terapêutico. Contudo, o novo agente também pode ter efeitos colaterais sérios o suficiente para suplantar seus possíveis benefícios.

---

115. Ver Michael Ruse, "At what Level of Statistical Certainty ought a Random Clinical Trial to Be Interrupted?", em *The Use of Human Beings in Research*, ed. S. F. Spicker et al. (Boston: Kluwer Academic Publishers, 1988): 189-222; e Loretta Kopelman, "Consent and Randomized Clinical Trials: are there Moral or Design Problems?", *Journal of Medicine and Phisolosophy*, 11 (novembro de 1986): 322.

Os defensores dos estudos clínicos aleatórios replicam que a taxa de mortalidade da encefalite da herpes simples não era conhecida antes do estudo. O controle histórico era inadequado porque a doença é difícil de diagnosticar sem uma biópsia do tecido cerebral, e também não se sabia se a adenina arabinosida seria tóxica ao ser administrada com grandes quantidades de fluido nestes pacientes. Quando surgiram as estatísticas acima mencionadas, a pesquisa foi suspensa, mas muitos cientistas afirmam que ela foi interrompida prematuramente, antes que houvessem surgido evidências estatísticas suficientes sobre a eficácia e a toxicidade da droga. Eles observam que, em virtude do tamanho reduzido dos grupos envolvidos, seria enganoso afirmar que 20% dos pacientes que receberam o placebo e 38,8% dos que receberam a adenina arabinosida tiveram uma recuperação razoável. Se apenas mais um dos pacientes que receberam o placebo houvesse tido uma recuperação razoavelmente normal, as taxas de recuperação dos dois grupos teriam sido muito próximas[116].

Um conflito semelhante surgiu a respeito dos estudos controlados com placebos sobre o AZT (azidotimidina), no tratamento da AIDS. Depois de ter sido comprovado como ineficaz no tratamento do câncer, o AZT foi abandonado durante vários anos por seu fabricante, a Burroughs Wellcome, para depois ser resgatado na ampla busca por um agente eficaz contra o HIV, o retrovírus causador da AIDS. Após testes laboratoriais promissores, seguiu-se um estudo (fase I) para determinar a segurança do AZT entre pacientes com AIDS. Muitos pacientes mostraram melhoras clínicas durante o estudo. Como a AIDS é invariavelmente fatal, muitas pessoas argumentaram que a compaixão mandava que o AZT fosse imediatamente disponibilizado para todos os pacientes aidéticos e talvez para aquelas pessoas que tivessem resultado positivo no exame para a detecção da presença de anticorpos do vírus da AIDS.

Por diversas razões, a droga não se tornou disponível para todos. A empresa não tinha um suprimento de AZT suficiente para todos os pacientes. Conforme exigido pela regulamentação federal, efetuou-se um estudo controlado com placebo para determinar a eficácia do AZT para vários grupos de pacientes com AIDS. Um computador selecionou aleatoriamente alguns pacientes aidéticos para receber o AZT e outros para receber um placebo. Durante vários meses, não se constataram diferenças importantes na eficácia, mas depois os pacientes que recebiam o placebo começaram a morrer num índice significativamente maior. Dos 137 pacientes que recebiam o placebo, 16 morreram. Dos 145 pacientes que recebiam o AZT, somente um morreu. Diante desses resultados, o estudo foi interrompido por recomendação do conselho que

---

116. O caso da adenina arabinosida e a discussão baseiam-se em informações das seguintes fontes: Richard J. Whitley et al., "Adenine Arabinoside Therapy of Biopsy-Proved Herpes Simplex Encephalitis", *New England Journal of Medicine*, 297 (11 de agosto de 1977): 289-294; correspondência, *New England Journal of Medicine*, 297 (8 de dezembro de 1977): 1288-1290; James McCartney, "Encephalitis and Ara-A: an Ethical Case Study", *Hastings Center Report*, 8 (dezembro de 1978): 5-7; R. J. Withley e C. A. Alford, "Encephalitis and Adenine Arabinoside: an Indictment Without Fact", *Hastings Center Report*, 9 (agosto de 1979): 4, 44-47.

monitorava os dados e a segurança do estudo. As pessoas que haviam recebido o placebo no estudo foram, conforme prometido, as primeiras a receber a droga.

Em resultado desse estudo, as pesquisas posteriores sobre tratamentos antiviróticos contra a AIDS terão de comparar os novos tratamentos com o AZT (ou com outras terapias subsequentemente aprovadas), e os estudos controlados com placebos serão considerados antiéticos, ao menos para certos grupos de pacientes.

Posteriormente, outros dados mostraram que, para a maioria dos pacientes, o AZT não é eficaz durante um período de tempo muito longo, e também que muitos pacientes param de tomar o AZT por causa de sua toxicidade. No início de 1987, a droga era distribuída segundo critérios estritos, pois o suprimento era muito limitado e, além disso, não havia evidências suficientes de sua eficácia para alguns grupos de pacientes e não se tinha certeza de que os riscos da droga (por exemplo, sua toxicidade) não suplantariam os benefícios para pacientes nos primeiros estágios da doença. Os defensores da compaixão pelos pacientes atuais questionam a realização de um estudo controlado com placebo quando uma doença parece ser universalmente fatal e não há nenhuma alternativa ao novo tratamento que seja promissora, e também levantam questões a respeito de quando suspender um estudo e de quão amplamente um novo tratamento deve ser distribuído[117].

Mesmo diante de evidências científicas *objetivas* de que dois tratamentos propostos sejam equivalentes em segurança e eficácia, os pacientes podem ter fortes preferências *subjetivas* por receber um tratamento ou por estar num grupo em vez de em outro. Suponhamos que dois procedimentos cirúrgicos para tratar a mesma doença pareçam ter a mesma taxa de sobrevivência (digamos, uma média de quinze anos), e suponhamos que testemos sua eficácia por meio de um estudo clínico aleatório. O paciente poderia ter alguma preferência em vista de outras diferenças — por exemplo, se o tratamento *A* oferece menos risco de morte durante a operação mas uma maior taxa de mortalidade depois de dez anos, enquanto o tratamento *B* oferece um maior risco de morte durante a operação ou o pós-operatório mas uma menor taxa de mortalidade uma vez que o paciente esteja restabelecido (digamos, trinta anos). A idade do paciente, suas responsabilidades familiares e outras circunstâncias poderiam levá-lo a preferir um dos tratamentos em vez do outro[118]. Caso não se tenha conhecimento de nenhuma diferença nas taxas de sobrevivência de dois tratamentos, os pacientes podem ter uma forte preferência por uma forma de intervenção em particular — por exemplo, por uma cirurgia de alto risco em vez de por altas doses de radiação — ou por um procedimento menos invasivo ou que cause menos desfiguração, como ocorre em estudos sobre tratamentos para o

---

117. Ver M. A. Fischl et al., "The Efficacy of Azidothymidine (AZT) in the Treatment of Patients with AIDS-Related Complex: a Double-Blind, Placebo-Controlled Trial", *New England Journal of Medicine*, 317 (1987): 185-191; D. D. Richman et al., "The Toxicity of Azidothymidine (AZT) in the Treatment of Patients with AIDS and AIDS-Related Complex: a Double-Blind, Placebo-Controlled Trial", *New England Journal of Medicine*, 317 (1987): 192-197.

118. Ver Weinstein, "Allocation of Subjects in Medical Experiments", p. 1280.

câncer de mama[119]. Alguns pacientes preferem o procedimento de menor risco, enquanto outros preferem arriscar, buscando um benefício possivelmente maior.

O uso do método aleatório pré-consentimento

O uso do método aleatório pré-consentimento é uma outra questão controversa. Nos estudos clínicos aleatórios convencionais, há uma filtragem dos pacientes a serem selecionados e, depois, eles são informados sobre o estudo, os riscos e os benefícios, as diferentes possibilidades de tratamento ou de placebo (caso se vá utilizar um placebo) e o método de alocação dos pacientes nessas diferentes possibilidades. Se o paciente concorda em participar, é alocado de maneira aleatória numa das ramificações do estudo. No método aleatório pré-consentimento, altera-se o momento em que a alocação aleatória é introduzida, pois ela ocorre antes do consentimento.

O National Surgical Adjuvant Project for Breast and Bowel Cancers planejou um estudo sobre os tratamentos do câncer de mama para determinar se as taxas de sobrevivência eram diferentes entre pacientes aleatoriamente designados para a mastectomia simples e pacientes designados para a remoção do tumor com ou sem radioterapia. Esse estudo clínico aleatório teve um baixo índice de participação dos pacientes, e os pesquisadores julgavam que o estudo teria de ser interrompido porque o reduzido número de participantes ameaçava as normas da amostragem estatística. Dois estatísticos vinculados ao projeto descreveram o problema:

> Um problemas importante com o protocolo parecia ser o da falta de aceitabilidade do método aleatório. Os médicos ficavam relutantes em conversar com as pacientes no momento da operação a respeito da associação do acaso a terapias cirúrgicas que envolviam a remoção ou a preservação estética da mama. As pacientes também tinham dificuldade de lidar com o sistema aleatório. Em muitos casos, as pacientes nem mesmo sabiam se tinham ou não câncer de mama, e no entanto estavam sendo solicitadas a considerar procedimentos cirúrgicos totalmente diferentes caso se confirmasse um câncer no momento da cirurgia. Além disso, mesmo quando a paciente conhecia o diagnóstico, era inquietaste não saber que cirurgia seria realizada, ou seja, não saber se iria acordar com ou sem uma mama[120].

---

119. Ver a discussão abaixo, e também Cancer Campaign Working Party in Breast Conservation, "Informed Consent: Ethical, Legal, and Medical Implications for Doctors and Patients who Participate in Randomized Clinical Trials", *British Medical Journal*, 286 (2 de abril de 1983): 1117-1121; e C. R. Brewin e C. Bradly, "Patient Preferences and Randomized Clinical Trials", *British Medical Journal*, 299 (29 de julho 1989): 313-315.

120. C. Redmond e M Bauer, "Statisticians' Report on Prerandomization", *NSABP Progress Report* (Pittsburg, PA: National Surgical Adjuvant Project for Breast and Bowell Cancers, 1979), conforme citado em Kenneth F. Schaffner, "Ethical Problems in Clinical Trials", *Journal of Medicine and Philosophy*, 11 (novembro de 1986): 306.

Para que esse estudo clínico aleatório fosse eticamente justificado, seria razoável assumir que nenhum dos dois tratamentos era superior quanto aos índices de sobrevivência. Se as condições do equilíbrio clínico referentes ao índice de sobrevivência forem satisfeitas, as considerações de qualidade de vida se tornam centrais na decisão de participar, e neste caso muitas mulheres preferiram a cirurgia menos invasiva e com menor desfiguração. Uma pesquisa dos médicos que decidiram não introduzir pacientes neste estudo de âmbito nacional identificou várias outras dificuldades:

(1) a preocupação de que a relação médico–paciente fosse afetada por um estudo clínico aleatório (73%); (2) a dificuldade de obter um consentimento informado (38%); (3) a aversão por discussões abertas a respeito de incertezas [incluindo incertezas sobre qual tratamento seria superior e sobre que tratamento os pacientes receberiam por meio da designação aleatória] (22%); (4) conflitos entre os papéis de cientista e de médico (18%); (5) dificuldades práticas em seguir os procedimentos (9%), e (6) sentimentos de responsabilidade pessoal caso se viesse a descobrir que os tratamentos não eram equivalentes (8%)[121].

Contudo, após haver sido adotado o método aleatório pré-consentimento, o índice de participação aumentou em seis vezes e o estudo pôde ser mantido, gerando sólidas evidências de que, para o câncer de mama na fase inicial, as taxas de sobrevivência são as mesmas com a cirurgia que causa menos desfiguração[122].

Os críticos suscitam várias questões morais a respeito do método aleatório. Um problema central é como a mera diferença de momento entre o método aleatório e o método aleatório pré-consentimento poderia resultar no aumento da participação das pacientes sem que houvesse alguma distorção nas informações recebidas por elas, especialmente em vista das razões declaradas pelos médicos para sua relutância em incluir todas as suas pacientes aptas. Ainda que elas não tivessem nenhuma preferência por um tratamento no lugar de outro, algumas pacientes podem ter recusado o método aleatório convencional em virtude da incerteza a ele associado — ou seja, em virtude de não saberem que tratamento receberiam. Entretanto, nenhuma evidência sustenta essa hipótese[123]. Seria estranho que um comportamento que é racional no método aleatório pudesse se modificar tão radicalmente no método aleatório pré-consentimento[124]. Muitos suspeitam que a revelação das informações fica distorcida, tal-

---

121. Kathryn M. Taylor, Richard Margolese e Colin L. Soskolne, "Physicians' Reasons for Not Entering Eligible Patients in a Randomized Clinical Trial of Surgery for Breast Cancer", *New England Journal of Medicine*, 310 (4 de maio de 1984): 1363.

122. Bernard Fischer et al., "Five-Year Results of a Randomized Clinical Trial Comparing Total Mastectomy and Segmental Mastectomy with or without Radiation in the Treatment of Breast Cancer", *New England Journal of Medicine*, 312 (1985): 665-673.

123. Ver Don Marquis, "An Argument that all Prerandomized Clinical Trials are Unethical", *Journal of Medicine and Philosophy*, 11 (novembro de 1986): 380.

124. Marcia Angell, "Patient Preferences in Randomized Clinical Trials", *New England Journal of Medicine*, 310 (24 de maio de 1984): 1385-1387.

vez de forma inconsciente, quando o médico conhece antecipadamente o tratamento designado[125]. Com certeza o processo de obtenção do consentimento informado no método aleatório pré-consentimento merece um exame extraordinariamente cuidadoso para assegurar que seja feita uma revelação adequada. Na prática, as formas de consentimento têm de ser aprovadas por um conselho institucional de exame, mas o processo de consentimento raramente é monitorado.

Um outro problema surge quanto a uma versão do método aleatório pré-consentimento que só pede o consentimento dos pacientes que recebem o tratamento experimental, e não daqueles que recebem o tratamento convencional, embora os que recebem o tratamento convencional tenham seus prontuários monitorados. Além dos problemas relacionados à validade científica, pelo fato de que um grupo tem mais conhecimento do que outro, há também problemas éticos, pois o médico só discute a terapia experimental com o paciente, e não menciona que ela foi determinada por meio de um processo aleatório[126]. Um estudo clínico aleatório justificado envolve algo semelhante a um jogo de "cara ou coroa", e o médico-pesquisador não deve ocultar do paciente esse fato relevante.

Interrupção precoce de estudos clínicos e exclusão de pacientes de estudos clínicos

Médicos-pesquisadores às vezes enfrentam questões difíceis a respeito de cessar um experimento antes do planejado, e ocasionalmente antes de ter dados suficientes para embasar as conclusões finais. Durante estudos clínicos o acesso aos dados é limitado a fim de se proteger a integridade da pesquisa. Consequentemente, os médicos não têm acesso às informações sobre as tendências da pesquisa. Se tivessem conhecimento das tendências antes do ponto de representatividade estatística, poderiam retirar seus pacientes do estudo, invalidando assim a pesquisa. Como observamos anteriormente, alguns pesquisadores argumentam que o estudo da adenina arabinosida foi interrompido antes que as evidências se tornassem estatisticamente convincentes, impedindo a determinação definitiva de se esta terapia é superior ao tratamento paliativo convencional.

Se um médico determina que a condição de um paciente está se deteriorando e que os interesses do paciente exigem que ele seja excluído da pesquisa, então o médico deve ser livre para agir em seu nome, assumindo a concordância do paciente. Num estudo clínico aleatório pode ser difícil determinar se o experimento como um todo deve ser interrompido, mesmo que alguns médicos-pesquisadores insistam em que estão satisfeitos com as evidências preliminares acerca das tendências. Um procedimento para

---

125. Ver Susan S. Ellenberg, "Randomization Designs in Comparative Clinical Trials", *New England Journal of Medicine*, 310 (24 de maio de 1984): 1404-1408; Marquis, "Prerandomized Clinical Trials Are Unethical", p. 377. Cf. com Kopelman, "Consent and Randomized Clinical Trials", pp. 334-336.

126. Ver Marvin Zelen, "A New Design for Randomized Trials", *New England Journal of Medicine*, 300 (31 de maio de 1979): 1243-1245.

lidar com esse conflito ético é diferenciar os papéis. Podemos distinguir os médicos individuais, que têm de tomar decisões com relação a seus próprios pacientes, e um comitê de monitoramento dos dados, que deverá decidir continuar ou interromper um estudo. Diferentemente dos médicos, o comitê é encarregado de considerar o impacto de suas decisões referentes aos tratamentos para futuros pacientes, e também para os pacientes atuais que participam na pesquisa. Uma função importante dos comitês de monitoramento de dados é suspender um estudo caso os dados acumulados indiquem que a circunstância de equilíbrio clínico se alterou e a situação de incerteza não se manteve. Dessa forma, todo estudo clínico aleatório requer a atuação de um comitê de monitoramento de dados para se determinar se e quando o equilíbrio clínico não existe mais.

Essa diferenciação de papéis que utiliza o comitê de monitoramento de dados, especialmente em estudos clínicos aleatórios duplos-cegos, é um procedimento confiável, mas, em vez de resolver, apenas muda de lugar algumas questões éticas centrais. O comitê ainda tem de determinar se e quando seria legítimo impor riscos aos pacientes atuais a fim de beneficiar pacientes futuros, ao estabelecer com maior grau de certeza a superioridade de um tratamento em relação a outro ou em relação a um placebo. Um comitê provavelmente assumirá que ao fim do estudo a situação de equilíbrio clínico terá de estar eliminada *para a comunidade médica da especialidade em questão*[127], mas a principal preocupação do médico individual e de seu paciente pode ser a de se a situação de incerteza clínica foi resolvida *para eles*.

As formas de consentimento geralmente indicam que os pacientes podem se excluir do estudo a qualquer momento, sem qualquer prejuízo para seu tratamento[128]. No entanto, muitas questões são relevantes para a decisão do paciente de se retirar de um estudo clínico aleatório, incluindo questões sobre os dados provisórios e as tendências iniciais. Essas tendências são muitas vezes enganosas e às vezes se revelam mais tarde como desvios temporários. Contudo, elas podem ser relevantes para a decisão de um paciente de continuar ou não a participar do estudo, a despeito do fato de que as evidências não sejam ainda satisfatórias para os estatísticos que trabalham no projeto ou para a comunidade dos especialistas médicos. Via de regra, as informações sobre as tendências não são liberadas antes da conclusão ou da interrupção precoce do estudo, e essa regra é justificável desde que os futuros participantes a entendam e aceitem como condição para participar do estudo.

Algumas pessoas sustentam que, numa pesquisa, o compromisso do médico para com o bem-estar de seus pacientes é sua melhor proteção, uma proteção que supera aquela oferecida por um conselho institucional de exame ou por um comitê de monitoramento de dados. Outros argumentam que deveríamos diferenciar os papéis de

---

127. Esta foi a proposta de Freedman em "Equipoise and the Ethics of Clinical Research".
128. Há experimentos em que o participante tem de concordar em não se retirar após um certo tempo. Num experimento sobre transplante de medula óssea, por exemplo, usa-se a radioterapia no corpo inteiro para preparar o paciente para receber a medula. Neste ponto, o receptor morreria caso se permitisse que o doador se retirasse do estudo.

modo que os médicos não usassem seus pacientes em pesquisas. Isso não significa que uma pessoa não possa ser ao mesmo tempo pesquisadora e médica, mas que uma pessoa não deveria assumir os dois papéis para o mesmo paciente, ao menos não sem uma clara definição das prioridades entre os dois papéis (e uma revelação total das condições para o pacientes participante)[129].

A justificação das condições dos estudos clínicos aleatórios

Estes problemas morais sobre os estudos clínicos aleatórios expressam a tensão entre as teorias utilitaristas e as teorias kantianas e também as teorias orientadas para os direitos individuais que começamos a examinar no capítulo 2. O utilitarismo está preocupado com a ampla maximização do bem-estar humano, tanto para as gerações futuras como para as atuais. O compromisso do cientista na pesquisa é o de eliminar terapias inferiores e perigosas e proporcionar terapias comprovadas, para os pacientes futuros e para os presentes. Os riscos oferecidos a alguns são justificados pela expectativa de benefícios muito maiores para outros. O propósito de provar teorias, em lugar de operar com um conjunto de intuições ou suposições, merece o apoio da sociedade. Todavia, os kantianos e aqueles preocupados com os direitos individuais temem que essas pesquisas tratem os pacientes como meios para atingir fins científicos, sem dar a devida atenção aos seus direitos e interesses. Assim, alguns críticos sustentam que, nos estudos clínicos aleatórios, os pacientes sacrificam seus interesses em nome dos interesses de outros[130].

Embora tenhamos examinado vários problemas relacionados aos estudos clínicos aleatórios, acreditamos que eles podem ser justificados se (e somente se) as seguintes condições forem satisfeitas:

1. Se houver um verdadeiro equilíbrio clínico no grupo dos profissionais médicos da especialidade em questão.
2. Se o estudo for planejado como um experimento crucial a respeito de alternativas terapêuticas e se a possibilidade de alcançar esse resultado for cientificamente promissora.
3. Se um estudo clínico aleatório aprovou o protocolo e assegurou que nenhum médico está numa situação de conflito de interesses nem tem incentivos que possam ameaçar o relacionamento médico–paciente.
4. Se foi obtido amplo consentimento informado (conforme especificado no capítulo 3).
5. Não se pode fazer uso de placebos caso existam evidências de algum tratamento que seja adequado.

---

129. Ver Fried, *Medical Experimentation*, pp. 160-161.
130. Para uma crítica exigente mas problemática, ver Samuel Hellman e Deborah S. Hellman, "Of Mice but Not Men — Problems of the Randomized Clinical Trial", *New England Journal of Medicine*, 324 (30 de maio de 1991): 1585-1589.

6. Se houver a atuação de um comitê de monitoramento de dados que suspenderá o estudo quando a situação de equilíbrio clínico sofrer alteração diante de dados estatísticos representativos ou que proporcionará segurança aos médicos e pacientes e também informações terapêuticas que sejam, na opinião do comitê, relevantes para que um paciente sensato possa decidir permanecer no estudo ou retirar-se dele.
7. Se forem resguardados: (a) o direito dos médicos de recomendar a exclusão de pacientes e (b) o direito dos pacientes de se retirar a qualquer momento.

A primeira condição merece ser ressaltada. O equilíbrio é essencial para a pesquisa clínica, pois sem ele deve-se fornecer ao paciente o melhor tratamento. Em estudos com várias ramificações, todos devem estar em equilíbrio. Uma modificação nos dados que perturbe esse equilíbrio destrói o fundamento para utilizar os pacientes envolvidos, pois surge uma preferência de tratamento. O equilíbrio é também uma condição necessária de todas as pesquisas clínicas, e não apenas dos estudos aleatórios.

Além dessas condições, adotamos a opinião de que o conhecimento médico e o progresso científico são objetivos vitais, mas que projetos de pesquisas particulares são com frequência opcionais. Nossas obrigações para com pacientes futuros são fortes o bastante para que permitamos, encorajemos e apoiemos pesquisas que possam gerar conhecimento, mas sem violar os direitos e interesses de nossos atuais pacientes. A obrigação de beneficência em relação a futuras gerações de pacientes é em geral menos forçosa que a obrigação de beneficiar os doentes que já têm um relacionamento com os médicos.

Os estudos clínicos aleatórios não devem se tornar ritos indispensáveis ou cânones necessários de toda pesquisa válida. Conforme destacamos, às vezes o controle histórico pode ser suficiente. Em alguns casos, um estudo pode ser conduzido sem o emprego do método aleatório, com avaliações realizadas por pessoas não diretamente envolvidas na pesquisa a fim de eliminar qualquer tendenciosidade. Em alguns poucos casos, pode ser moralmente apropriado e cientificamente vantajoso usar um estudo clínico aleatório cego somente para participantes que consentem em todos os aspectos da pesquisa (talvez um pequeno número) e, ao mesmo tempo, estudar o progresso de todas as pessoas que recusaram o sistema aleatório mas que estão recebendo o tratamento experimental[131]. Muitas dessas alternativas estão hoje sendo consideradas. Alguns projetos de pesquisa tiram vantagem das evidências que vão surgindo para alterar o protocolo, e alguns apostam tudo naquelas que parecem ser as melhores terapias, permanecendo nelas até que fracassem[132].

No último meio século, a pesquisa científica transformou a medicina — que de início representava apenas a função de cuidar do doente, com muito pouco poder para

---

131. Ver a proposta de um "estudo clínico semialeatório" em Robert Veatch, *The Patient as Partner*, cap. 9.
132. Ver Schaffner, "Ethical Problems in Clinical Trials". Josephine B. Kadane propôs uma versão substituta dos esquemas de adaptação em "Progress Towards a More Ethical Method for Clinical Trials", *Journal of Medicine and Philosophy*, 11 (novembro de 1986): 385-404.

curar doenças sérias — numa prática robusta com notáveis possibilidades para curar, paliar e reduzir riscos. Essa transformação foi tão completa que chegamos a esquecer quão profundamente o mundo moderno foi moldado pela pesquisa biomédica. No entanto, essa pesquisa pode oferecer sérios riscos àqueles que dela participam, e por essa razão, entre outras, ela exige um exame constante que leve em conta as exigências da fidelidade e os compromissos morais fundamentais da medicina.

Conclusão

Neste capítulo, interpretamos e especificamos um pouco mais os princípios do respeito à autonomia, da não maleficência, da beneficência e da justiça aplicados aos relacionamentos estabelecidos na pesquisa e na assistência à saúde. Concentramo-nos nas obrigações que expressam esses princípios — as obrigações de veracidade, privacidade, confidencialidade e fidelidade — e em seus conflitos. Em cada caso, exploramos a base, o significado, os limites e a força dessas obrigações no contexto dos relacionamentos entre o profissional e o paciente ou o indivíduo que participa de uma pesquisa. Nossa análise indicou algumas condições nas quais tais obrigações podem ser preteridas, quando não podem ser suficientemente especificadas de modo a resolver os conflitos.

A moralidade inclui mais que obrigações. Quando ocorrem conflitos morais, com frequência reconhecemos que os traços de caráter das pessoas que devem fazer julgamentos não são menos importantes que as obrigações expressas nos princípios e nas regras. Neste capítulo, muitas vezes destacamos a importância de virtudes tais como a veracidade, a confiabilidade e a fidelidade. Toda teoria ética adequada tem de considerar essas virtudes tanto quanto os ideais morais. Voltaremos a estes tópicos no último capítulo.

CAPÍTULO **8**

Virtudes e ideais na vida profissional

Ao longo deste livro, nos concentramos principalmente na análise e na justificação de atos e políticas, empregando a linguagem dos princípios éticos, das regras, das obrigações e dos direitos. Neste capítulo final, examinaremos outros aspectos da moralidade, especialmente as virtudes e os ideais morais. Essas categorias complementam nossas análises anteriores sobre os princípios e continuam a discussão do caráter e da virtude iniciada no capítulo 2. Como vimos em vários capítulos, os princípios não nos fornecem diretrizes precisas ou específicas para todas as circunstâncias concebíveis. Eles requerem julgamentos, que por sua vez dependem do caráter, do discernimento moral e do senso de responsabilidade de uma pessoa.

Muitas vezes o que mais conta na vida moral não é a adesão consistente a princípio e regras, mas um caráter confiável, bom senso moral e sensibilidade emocional. Os princípios e as regras não podem abarcar o que ocorre quando pais brincam e cuidam amorosamente de seus filhos, ou quando médicos e enfermeiros oferecem cuidados paliativos para um paciente que está morrendo ou conforto para um cônjuge angustiado. Nossos sentimentos e nossas preocupações com os outros nos levam a ações que não podem ser reduzidas ao mero respeito a princípios e regras, e todos nós reconhecemos que a moralidade seria uma prática fria e sem entusiasmo na ausência de diversos traços de caráter, diversas reações emocionais e diversos ideais que estão além de meros princípios e regras.

Virtudes e atribuições profissionais

O caráter consiste num grupo de traços estáveis que afetam o julgamento e a ação de uma pessoa. Embora tenhamos diferentes traços de caráter, todas as pessoas normais têm a capacidade de cultivar os traços essenciais da moralidade. Cada um desses traços incorpora uma complexa estrutura de crenças, motivos e emoções. Na vida profissional, os traços de caráter que merecem ser encorajados e admirados com frequência derivam das responsabilidades de cada atribuição. Consequentemente, começamos por uma análise das virtudes nas atribuições e nas práticas institucionais.

As virtudes nas atribuições e nas práticas

As atribuições profissionais estão frequentemente vinculadas às expectativas institucionais e às práticas profissionais. Essas atribuições incorporam virtudes e obrigações. Elas englobam convenções, costumes e procedimentos de ensino, enfermagem, clínica etc. Cada corpo organizado de práticas profissionais tem uma história que sustenta uma tradição e exige que os profissionais cultivem determinadas virtudes. Esses padrões de virtude incorporam critérios de mérito e distinção profissionais, e a posse dessas virtudes predispõe uma pessoa a agir de acordo com os objetivos das práticas[1].

As atribuições e as práticas na medicina e na enfermagem incorporam expectativas *sociais* e também padrões e ideais internos dessas profissões, mas as virtudes tradicionais do profissional da área da saúde derivam grandemente dos relacionamentos estabelecidos na assistência médica[2]. As virtudes na prática são traços de caráter que inclinam as pessoas a agir de acordo com os objetivos valorizados e com as expectativas ligadas a sua atribuição nas instituições de assistência à saúde. As virtudes específicas que analisamos abaixo são a compaixão, o discernimento, a confiabilidade e a integridade. Outras virtudes centrais — como a respeitabilidade, a não malevolência, a benevolência, a justiça, a sinceridade e a fidelidade — apareceram em capítulos anteriores nas discussões sobre os princípios e regras correspondentes, e serão pouco tratadas aqui. Não poderemos considerar todo o leque de virtudes importantes — e mesmo indispensáveis — para a moralidade e a prática profissional, mas ele incluiria virtudes clássicas tais como a coragem e o comedimento (autocontrole).

As virtudes nas práticas devem ser distinguidas das habilidades técnicas relacionadas às atribuições. Para expor a diferença entre padrões morais de caráter e padrões que definem habilidades técnicas, começaremos por um instrutivo estudo de erro cirúrgico.

---

1. Esta análise tem a influência de Alasdair MacIntyre, *After Virtue: a Study in Moral Theory*, 2ª ed. (Notre Dame, IN: University of Notre Dame Press, 1984), esp. pp. 175-180, e Dorothy Emmet, *Rules, Roles, and Relations* (New York: St. Mantin's Press, 1966).

2. Uma tese similar é defendida também de maneira similar em Edmund D. Pellegrino, "The Virtuous Physician and the Ethics of Medicine", em *Virtue and Medicine*, ed. Earl Shelp (Dordrecht, Holanda: D. Reidel, 1985), pp. 237-256. Este volume contém um conjunto diferente de avaliações das virtudes na ética biomédica.

O livro *Forgive and Remember: Managing Medical Failure*, de Charles L. Bosk, oferece um estudo etnográfico sobre a forma como o erro médico foi tratado em duas cirurgias no Pacific Hospital, especialmente erros de residentes da cirurgia[3]. Bosk descobriu que são distinguidos, ao menos implicitamente, várias formas diferentes de falha ou erro. A primeira é *técnica*: o profissional cumpre as responsabilidades de sua função conscienciosamente, mas suas informações ou qualificações técnicas são insuficientes para aquilo que a tarefa requer. Todo cirurgião pode cometer esse tipo de erro ocasionalmente. O segundo tipo de erro é *de julgamento*: um profissional consciencioso desenvolve e segue uma estratégia incorreta. Esse tipo de erro também é possível. Cirurgiões praticantes relevam erros técnicos ou erros de julgamento momentâneos, mas os têm em mente caso se tornem frequentes a ponto de indicar que uma pessoa não tem as habilidades técnicas e as habilidades de julgamento para ser um cirurgião competente.

O terceiro tipo de erro é *normativo*: esse erro viola padrões de conduta, em particular com a falha em cumprir as obrigações morais de maneira conscienciosa. Neste ponto, introduz-se um julgamento moral sobre a pessoa. Bosk argumenta que os erros técnicos e os erros de julgamento são subordinados em importância aos erros morais, pois pode-se esperar que toda pessoa consciencious cometa "erros honestos" ou "erros de boa-fé". Contudo, os erros morais são especialmente sérios porque existe uma inclinação que indica um defeito de caráter moral.

O estudo de Bosk e outros exemplos relacionados na medicina, na enfermagem e na pesquisa ajudam-nos a avaliar como as pessoas de caráter moral superior adquirem uma reserva de boa vontade nas avaliações acerca da índole louvável ou censurável de suas ações. Se um cirurgião consciencioso e outro cirurgião a quem falta essa qualidade cometem o mesmo erro técnico ou o mesmo erro de julgamento, não é provável que o cirurgião consciencioso seja submetido à mesma censura moral que o outro cirurgião.

As virtudes em modelos profissionais alternativos

Em épocas anteriores, as virtudes profissionais estavam com frequência incorporadas às obrigações e aos ideais profissionais nos códigos da assistência à saúde. Insistindo em que o "principal objetivo" da profissão médica é prestar serviços à humanidade, um código da Associação Médica Americana (AMA) que esteve vigente de 1957 a 1980 exigia que os médicos fossem "probos" e "puros de caráter e (...) diligentes e conscienciosos no cuidado dos doentes". O código também defendia as virtudes recomendadas por Hipócrates: modéstia, sobriedade, paciência, presteza e piedade. Contudo, em contraste com seu primeiro código de 1847, a AMA, ao longo dos anos, diminuiu a ênfase dada às virtudes em seus códigos. As referências restantes na ver-

---

3. Charles L. Bosk, *Forgive and Remember: Managing Medical failure* (Chicago: University of Chicago Press, 1979). Bosk reconhece um quarto tipo de erro: o "erro seminormativo", baseado nos protocolos especiais para assistentes.

são de 1957 eram perfunctórias e marginais, e na versão de 1980 foram eliminadas todas as referências às virtudes com exceção da exortação a "denunciar aqueles médicos que sejam deficientes em caráter ou competência".

Diferentes modelos das atribuições dos profissionais da saúde sugerem diferentes virtudes fundamentais. Se, por exemplo, a medicina é concebida por um viés paternalista, as virtudes dos médicos serão diferentes daquelas evocadas numa concepção da medicina como contrato. Num modelo paternalista, são dominantes as virtudes da benevolência, do cuidado e da compaixão. Em outros modelos, especialmente num modelo baseado na autonomia, são proeminentes as virtudes do respeito à autonomia, à privacidade e assim por diante. Numa concepção paternalista da atribuição do médico, a *arrogância* é vista como virtude, e é preferível à virtude da humildade[4].

Um exemplo clássico de uma tentativa de estabelecer o conjunto de virtudes apropriado na medicina encontra-se em Thomas Percival, que escreveu o mais importante tratado sobre ética médica dos últimos dois séculos — uma obra que constituiu o fundamento do primeiro código da AMA. Percival assumia que o melhor interesse médico do paciente é o próprio objetivo da medicina, e com base nisso chegou às suas conclusões a respeito dos traços de caráter apropriados ao médico. Reconhecendo a dependência dos pacientes, seu conselho para os médicos era de que a autoridade profissional deveria guiar a compreensão das virtudes da medicina, virtudes que, para Percival, estavam sempre vinculadas à responsabilidade pelo bem-estar médico do paciente. Percival procurou, por exemplo, confrontar a sinceridade e a benevolência, defendendo o ato de enganar por benevolência:

> Portanto, para um paciente — talvez o pai de uma numerosa família, ou alguém cuja vida é da maior importância para a comunidade — que faz perguntas que, se forem respondidas com sinceridade, poderiam se mostrar fatais para ele, seria um erro enorme e cruel revelar a verdade. Seu direito à verdade está suspenso, e talvez aniquilado, pois, estando sua natureza benéfica invertida seria profundamente prejudicial para ele mesmo, para sua família e para todas as pessoas. E ele tem o mais forte direito, com base na confiança depositada em seu médico, e também com base nos princípios comuns da humanidade, de ser resguardado de tudo o que lhe possa ser prejudicial. Assim, o que está em questão é se o médico deve sacrificar aquele delicado senso de veracidade que é motivo de orgulho e que na verdade constitui a excelência característica do homem virtuoso em nome dessa exigência de justiça profissional e de dever social[5].

As virtudes dos enfermeiros também refletem diferentes modelos da profissão da enfermagem e suas responsabilidades específicas. No modelo tradicional, a enfermeira, como uma "criada" do médico, é encorajada a cultivar as virtudes passivas da

---

4. Ver Franz J. Ingelfinger, "Arrogance", *New England Journal of Medicine*, 303 (25 de dezembro de 1980): 1507-1511.

5. Thomas Percival, *Medical Ethics; or a Code of Institutes and Precepts, Adapted to the Professional Conduct of Physicians and Surgeons* (Manchester, England: S. Russell, 1803), pp. 165-166.

obediência e da submissão. Nos modelos contemporâneos, as virtudes ativas são mais proeminentes. Por exemplo, se a atribuição da enfermeira é vista como a de protetora dos pacientes, as virtudes proeminentes incluirão o respeito à autonomia, a justiça, a persistência e a coragem[6]. A obediência a regras é uma exigência no modelo tradicional, mas a atenção constante aos direitos dos pacientes e a preservação da integridade da enfermeira são enfatizadas nos modelos contemporâneos baseados na autonomia, especialmente aqueles que pedem que a enfermeira seja a protetora do paciente. Mesmo que a mesma virtude — a conscienciosidade, por exemplo — seja aceita em modelos divergentes, seu conteúdo pode ser especificado de maneira diferente.

Também há controvérsias a respeito das condições em que determinadas virtudes resultam em ações impróprias ou condenáveis. Todos concordam em que virtudes tais como a lealdade, a coragem, a bondade e a benevolência algumas vezes levam as pessoas a agir de maneira inadequada e inaceitável. Como vimos no capítulo 7, o médico que age com bondade e lealdade ao não relatar a incompetência de um colega de profissão age de maneira imprópria. Tais falhas humanas não sugerem que a lealdade e a bondade não sejam virtudes, mas apenas que atos virtuosos requerem um julgamento apropriado. As virtudes têm de vir acompanhadas de uma compreensão do que é certo, bom e merecedor de nossa bondade, de nossa generosidade e assim por diante. Aristóteles buscou evitar esse problema sugerindo que a ação correta provinda da virtude moral requer sabedoria prática (*phronesis*) — uma virtude intelectual que unifica o julgamento e a disposição moral. As virtudes morais nos conduzem aos fins corretos, e a sabedoria prática nos conduz aos meios corretos para alcançar esses fins.

A prudência é particularmente justificada quando se trata de virtudes tais como a lealdade, a coragem, o respeito, a afeição, a generosidade e o patriotismo, pois esses traços humanos podem ser facilmente deturpados pelo entusiasmo, pela obediência, pelo compromisso, pela devoção e outras características, o que novamente realça a importância de um julgamento sensato e de perspectiva moral. Devemos rejeitar também a concepção de que uma pessoa que age de maneira errada mas com base numa virtude é desculpável; a lealdade, o patriotismo e até a generosidade e a bondade podem resultar em atos cruéis e totalmente imperdoáveis.

Quatro virtudes centrais

Um ou dois traços virtuosos não redundam numa pessoa virtuosa. Uma pessoa virtuosa tem um *caráter* virtuoso. Contudo, algumas virtudes são mais fundamentais que outras na caracterização de uma pessoa virtuosa. Não poderemos avaliar agora cada

---

6. Para modelos de enfermagem, ver Dan W. Brock, "The Nurse-Patient Relation: some Rights and Duties", em *Nursing: Images and Ideals*, ed. Stuart F. Spicker e Sally Gadow (Nova York: Spring Publishing Company, 1980), pp. 102-124, e Gerald Winslow, "From Loyalty to Advocacy: a New Metaphor for Nursing", *Hastings Center Report*, 14 (junho de 1984): 32-40. Ver também Betty J. Winslow e Gerald Winslow, "Integrity and Compromise in Nursing Ethics", *Journal of Medicine and Philosophy*, 16 (1991): 307-323.

uma das muitas virtudes importantes para o profissional virtuoso, mas podemos isolar e analisar algumas virtudes centrais, com ênfase na compaixão, no discernimento, na confiabilidade e na integridade. Estas podem não ser as virtudes cardeais (uma ideia que nunca ficou muito clara nos escritos sobre moral), mas são amplamente reconhecidas na ética biomédica e nos ajudam a examinar o caráter dos profissionais da saúde.

A compaixão

A virtude da compaixão é um traço que combina uma atitude de consideração pelo bem-estar do outro, uma consciência imaginativa e uma reação emocional de profunda simpatia e afeição e de desconforto com o infortúnio ou o sofrimento da outra pessoa (ou de um animal)[7]. Tanto a solidariedade como a simpatia já foram termos largamente usados na teoria ética com referência à importância da compaixão na vida moral. A compaixão pressupõe simpatia, tem afinidades com a piedade, e se expressa nos atos de beneficência que tentam aliviar o infortúnio ou o sofrimento de uma outra pessoa. Diferentemente da integridade, que se concentra na própria pessoa, a compaixão se volta para o externo, para outras pessoas. O traço da compaixão assemelha-se portanto ao sentimento moral de cuidar, conforme discutido no capítulo 2, e reflete a benevolência, conforme descrita no capítulo 5.

A compaixão não se restringe necessariamente à dor, ao sofrimento, à deficiência e à miséria de outros, mas na assistência à saúde essas condições são causas típicas de reações de compaixão. Usando a linguagem da simpatia, o filósofo David Hume, do século XVIII, apontou uma circunstância típica do sentimento de compaixão na assistência à saúde, juntamente com uma explicação psicológica de como ele surge:

> Se eu estivesse presente numa cirurgia das mais terríveis, com certeza, antes mesmo de seu início, a preparação dos instrumentos, a disposição das bandagens em ordem, o aquecimento dos instrumentos, com todos os sinais de ansiedade e de preocupação do paciente e daqueles que lhe prestam assistência, teriam um grande efeito sobre minha mente, e excitariam os mais fortes sentimentos de piedade e de terror. Nenhuma emoção relacionada a outra pessoa se revela tão imediatamente à mente. Nós percebemos apenas suas causas ou seus efeitos, e *destes* inferimos a emoção — e, consequentemente, *esta* dá origem à nossa simpatia[8].

Em muitos contextos, dentro e fora da assistência à saúde, expressar a compaixão faz diferença. As pessoas sentem-se tranquilizadas e cuidadas por uma pessoa que

---

7. Ver Lawrence Blum, "Compassion", em *Explaining Emotions*, ed. Amélie Oksenberg Rorty (Berkeley: University of California Press, 1980), e David Hume, *A Dissertation on the Passions*, Seção III, §§ 4-5 (Londres, 1772), pp. 208-209.

8. David Hume, *A Treatise on Human Nature*, 2ª ed., ed. L. A. Selby-Bigge e P. H. Nidditch (Oxford: Clarendon Press, 1978), p. 576.

tem compaixão. O acento emocional manifestado na interação faz parte da assistência prestada. O médico, a enfermeira desprovidos da expressão de compaixão apropriada têm um defeito moral, embora possam revelar outras qualidades morais importantes, como a integridade, a confiabilidade e o discernimento. Médicos e enfermeiras que não exprimem emoção em sua conduta, mas somente habilidade profissional, muitas vezes deixam de oferecer aos pacientes aquilo de que eles mais precisam, mesmo que sintam compaixão pelos pacientes. O envolvimento emocional e a comunicação são fatores importantes nos relacionamentos humanos em geral, e particularmente na assistência médica.

Contudo, a compaixão também pode turvar o julgamento e obstar as reações racionais e eficazes. Num determinado caso relatado, por exemplo, um filho, há muito tempo brigado com o pai, que estava quase em coma, queria que este continuasse a receber indefinidamente um tratamento fútil e aparentemente doloroso numa UTI, a fim de ter tempo para "fazer as pazes" com ele. Embora o filho compreendesse que seu pai não estava em posse de suas faculdades cognitivas, queria aliviar seu sentimento de remorso. Parte da equipe do hospital argumentou que o prognóstico e o sofrimento do paciente, além das necessidades de outras pessoas que estavam esperando para receber cuidados na UTI, justificavam a suspensão do tratamento (como fora requisitado pelo primo próximo do paciente e tutor informal). Entretanto, um outro grupo da unidade via o caso quase completamente como um caso apropriado de compaixão para com o filho do paciente, a quem se deveria conceder tempo para se despedir e expressar seu arrependimento para que se sentisse melhor a respeito da morte do pai. O primeiro grupo considerava a compaixão equivocada, em face do prolongamento da agonia e da morte do paciente. Com efeito, eles julgavam que a compaixão estava obstando a reflexão clara sobre as obrigações primárias para com o paciente[9].

Muitos autores de teoria ética, especialmente Spinoza e Kant, sustentaram que um envolvimento apaixonado (e mesmo compassivo) com os outros cega a razão e torna parcial a reflexão que deveria ser imparcial. Os profissionais da saúde entendem e reconhecem esse fenômeno. O contato constante com o sofrimento pode dominar e às vezes até paralisar um médico ou uma enfermeira pela compaixão. O julgamento parcial dá lugar à decisão apaixonada; a emoção distorce a prudência, e às vezes ocorre um esgotamento emocional. Por essas razões, em parte, o ensino de medicina e de enfermagem pretende inculcar não apenas a compaixão mas também o distanciamento. As expressões *interesse distanciado* e *distanciamento compassivo* ocasionalmente aparecem na ética da assistência à saúde, exatamente para identificar uma característica do bom médico ou da boa enfermeira.

Entretanto, o fato de que a compaixão e o envolvimento emocional sejam às vezes equivocados e excessivos deve servir apenas como alerta, e não como razões para

---

9. Baruch Brody, "Case No. 25. 'Who is the Patient, anyway': the Difficulties of Compassion", em *Life and Death Decision Making* (Nova York: Oxford University Press, 1988), pp. 185-188.

a indiferença emocional. As reações emocionais não são necessariamente irracionais ou impulsivas. Elas são com frequência controladas e voluntárias. Quando a compaixão motiva de maneira apropriada e exprime bom caráter, possui um papel importante na ética, juntamente com a razão imparcial e o julgamento desapaixonado.

O discernimento

A virtude do discernimento se baseia numa visão sensível que envolve um julgamento e uma compreensão profundos, o que resulta numa ação decisiva. O discernimento inclui a habilidade de fazer julgamentos e de chegar a decisões sem ser indevidamente influenciado por considerações, temores ou vínculos externos. A resistência a essas influências em decisões controversas põe a virtude do discernimento em contato com a virtude da coragem.

Em algumas análises, o discernimento foi estreitamente associado à sabedoria prática (*phronesis*, ou a *prudência* clássica). Uma pessoa de sabedoria prática sabe que fins devem ser escolhidos e como realizá-los em circunstâncias particulares, e ao mesmo tempo manter as emoções dentro dos limites apropriados e escolher cuidadosamente entre o leque de ações possíveis. No modelo de Aristóteles, a pessoa sábia na prática sabe como agir com a intensidade certa de sentimento, da maneira certa, na hora certa, com o equilíbrio certo entre a razão e o desejo[10].

De maneira mais geral, a pessoa de discernimento está disposta a identificar o que uma circunstância pede no tocante à sensibilidade humana. Um médico com discernimento verá, por exemplo, quando um paciente desesperançado precisa mais de alento que de privacidade, e vice-versa. Se confortar o paciente for a escolha certa, o médico encontrará o tipo e o grau de consolação corretos, a fim de auxiliá-lo, e não de cometer uma intrusão. Se uma regra guia a conduta, a percepção de *como* se deve segui-la envolve uma forma de discernimento independente da percepção de *que* a regra se aplica. Dimensionar uma situação e adequar a regra a ela resulta do caráter, dos compromissos e da sensibilidade de uma pessoa. Esse discernimento é normalmente uma condição necessária de uma boa decisão.

Na assistência à saúde, são necessárias diferentes formas de discernimento, e também diferentes virtudes, para lidar com a variedade de pacientes. Pacientes vulneráveis e dependentes precisam de formas de sensibilidade de que outros pacientes não precisam. Ao lidar, por exemplo, com pacientes deprimidos ou suicidas, os psiquiatras precisam de formas de discernimento específicas, que não podemos esperar de pessoas que não tenham esse treinamento especializado e essa experiência. Alguns autores sustentam que, na medicina, as pessoas de discernimento (quando são também cons-

---

10. Aristóteles, *Nicomachean Ethics*, trad. Terence Irwin (Indianopolis, IN: Hackett Publishing Company, 1985), 1106b15-29, 1141a15-1144b17.

cienciosas, compassivas etc.) oferecem uma garantia contra malefícios maior do que aquela oferecida por sistemas de regras ou regulamentações[11].

Sugerimos uma perspectiva mais ponderada, de que a virtude do discernimento envolve a compreensão do *fato de que* os princípios e regras são relevantes num dado caso e também a compreensão de *como* se aplicam numa variedade de circunstâncias. Os princípios e as virtudes são similares a esse respeito. Eles requerem atenção e sensibilidade concordantes com as exigências de um contexto em particular. O respeito à autonomia e a beneficência serão, em contextos diversos, tão diferentes quanto a compaixão e o discernimento, e as formas como os profissionais da saúde manifestarão esses princípios serão tão diferentes quanto as diferentes maneiras como pais devotados cuidam de seus filhos. Compreender que a ação deve estar em conformidade com uma ponderação dos princípios morais é em si uma forma complexa de discernimento. Além de entender que um princípio se aplica adequadamente a um caso, o discernimento aparece no entendimento de como empregar o princípio. Há também considerações sobre como manifestar as virtudes ao cuidar dos pacientes. Seria equivocado tentar reduzir o discernimento às normas seguintes, mas seria não menos equivocado supor que o discernimento não tem nenhuma relação com a obediência a certas diretrizes gerais. O discernimento manifesta-se frequentemente por meio de uma reação criativa ao cumprir responsabilidades.

A habilidade de compreender o que precisa ser feito pelos pacientes, de compreender como fazê-lo, e então de agir com reações sensíveis são qualidades morais de caráter, e não meramente formas de julgamento e de inteligência prática. As próprias formas de cuidar algumas vezes dão origem a uma percepção discernidora do que está em questão, daquilo que é mais importante e do que precisa ser feito.

A confiabilidade

Outra das virtudes proeminentes na assistência à saúde é a confiabilidade. A confiança é uma crença na habilidade e no caráter moral de outra pessoa. A confiança é uma convicção de que outra pessoa agirá com os motivos certos de acordo com regras morais[12]. Essa confiança é com frequência o fator mais importante para nossa escolha de um médico em vez de outro, e o conhecimento da falta de confiabilidade de um médico pode ser a principal razão da decisão de um paciente de trocar de médico.

---

11. Leon R. Kass, "Ethical Dilemmas in the Care of the Ill", *Journal of the American Medical Association*, 244 (17 de outubro de 1980): 1811; Henry K. Beecher, "Ethics and Clinical Research", *New England Journal of Medicine*, 274 (1966): 1354-1360.

12. Ver a instrutiva análise em Annette Baier: "Trust and Antitrust", *Ethics*, 96 (1986): 231-260; H. J. N. Horsburg, "Trust and Collective Security", *Ethics*, 72 (julho de 1962): 252-265; e "The Ethics of Trust", *Philosophical Quarterly*, 10 (outubro de 1960): 343-354; e Bernard Barber, *The Logic and Limits of Trust* (New Brunswick, NJ: Rutgers University Press, 1983).

Nossas mais famosas teorias éticas normalmente não exaltaram a confiabilidade. Contudo, Aristóteles apontou um aspecto da confiança e da confiabilidade. Ele argumentou que quando os relacionamentos são voluntários e entre pessoas íntimas, em contraste com relacionamentos formais entre estranhos, é apropriado para a lei proibir processos por danos que possam ocorrer. Aristóteles sustentava que em relacionamentos íntimos o que mantém as pessoas unidas não são os "compromissos da justiça", mas o fato de que se relacionam "como pessoas boas e confiáveis". Este último vínculo é visto estritamente como uma questão de caráter[13].

É difícil criticar esta avaliação. Ao mesmo tempo, é um ideal que está desaparecendo nas instituições de saúde contemporâneas, especialmente no que diz respeito aos processos judiciais. Durante séculos, os profissionais da área da saúde mantiveram a confiança num lugar central, mesmo quando ainda tinham muito menos entendimento científico para oferecer a seus pacientes do que têm os profissionais de hoje. Recentemente, porém, a confiança perdeu a posição central que ocupava, como fica evidenciado pelo dramático aumento dos processos judiciais por falhas médicas e pelas relações de adversidade entre os profissionais da saúde e o público em geral. Fala-se mais sobre a necessidade de *ombudsmen*, protetores dos pacientes, "instruções" antecipadas dos pacientes e assim por diante.

Entre as causas que contribuíram para a erosão da confiança e para a perda de contato íntimo entre médicos e pacientes estão o aumento da procura por especialistas, o aumento dos preços da assistência médica, os conflitos de interesses nos encaminhamentos e investimentos dos médicos em centros clínicos e o crescimento das grandes instituições de saúde, impessoais e burocráticas. Esses fatores prejudicaram as interações que, ao longo do tempo, favoreceriam o conhecimento do caráter do profissional ou do paciente e forneceriam uma base adequada para a confiança. Hoje os médicos se perguntam se podem confiar em muitos de seus pacientes, especialmente se ocorre algum dano e o litígio aparece como uma possibilidade. Em consequência disso, muitos médicos e pacientes acolhem regras mutuamente acordadas e exigem documentação assinada das decisões mútuas, e muitos médicos praticam uma medicina defensiva.

Num relacionamento médico–paciente em que há proximidade, as virtudes e o caráter tendem a ser fundamentais, enquanto as regras, especialmente regras institucionais ou do governo, tendem a ser vistas como inúteis e como uma intrusão. Contudo, quando estranhos interagem na assistência médica, o caráter desempenhará um papel menos importante do que os princípios e as regras, que estão respaldados em sanções[14].

---

13. Aristóteles, *Eudemian Ethics*, 1242b23-1243a13, em *The Complete Works of Aristotle*, ed. Jonathan Barnes (Princeton, NJ: Princeton University Press, 1984).

14. Ver Robert M. Veatch, "Against Virtue: a Deontological Critique of Virtue Theory in Medical Ethics", em *Virtue and Medicine*, ed. Shelp, pp. 329-345.

A integridade

Alguns autores afirmam que a virtude primeira ou principal é a integridade, pois possui um papel central na ética da assistência à saúde[15]. Justificamos muitas de nossas ações com o argumento de que sacrificaríamos nossa integridade se agíssemos de outra forma. Os profissionais da saúde às vezes se recusam a concordar com os pedidos dos pacientes ou com as decisões de seus colegas porque crenças intimamente ligadas à sua autoimagem seriam comprometidas de maneira inaceitável. Esses problemas provêm da percepção de um indivíduo de que aquilo que a outra pessoa lhe pede exigiria um sacrifício de suas crenças essenciais. Mais adiante analisaremos os apelos à integridade quando aparecem como apelos à consciência; analisaremos agora a virtude da integridade.

Algumas vezes, os problemas relacionados à preservação da integridade provêm não de um conflito *moral*, mas de exigências de que as pessoas abandonem seus objetivos e projetos *pessoais*. Essas pessoas se sentem violadas ao ter de sacrificar os projetos e compromissos que mais valorizam para realizar objetivos determinados por outros. Se os projetos e compromissos não forem governados por normas morais, essa não é uma perda de integridade *moral*, mas uma perda de integridade *pessoal*. Contudo, os conflitos produzidos por projetos pessoais são importantes para a teoria ética[16]. Às vezes, princípios morais muito exigentes, como o princípio da utilidade, restringem nossas tarefas pessoais, pois a forma como vivemos nossas vidas muitas vezes está subordinada ao bem-estar das outras pessoas. Assim concebida, a moralidade pode privar-nos da liberdade de estruturar e integrar nossas vidas como melhor nos convém. Se estruturamos nossas vidas em torno de objetivos pessoais, formas de relacionamento e estratégias educacionais que são destruídos pelos objetivos dos outros, ocorrerá com certeza uma perda de integridade pessoal, como se a nossa própria substância moral fosse destruída pelas ações coercitivas de outros. Podemos nos sentir distanciados de nossa autoimagem e de nossos mais profundos compromissos — aqueles valores com os quais nos identificamos mais intimamente. Aqui a integridade pessoal é ameaçada por exigências morais arrebatadoras.

O *valor* da integridade moral é incontestável, mas o que *pretendemos dizer* com este termo não está inteiramente claro. Em seu sentido mais geral, *integridade moral* significa firmeza, confiabilidade, inteireza e integração do caráter moral. Num sentido mais restrito, e o principal para nós, *integridade moral* significa fidelidade na adesão a normas morais. Desse modo, a virtude da integridade representa dois aspectos do caráter de uma pessoa. O primeiro é uma integração coerente das características da pessoa – emoções, aspirações, conhecimento etc. —, de modo que se complementem

---

15. Brody, *Life and Death decision Making*, p. 35.
16. Foram especialmente influentes: Thomas Nagel, *The View from Nowhere* (Nova York: Oxford University Press, 1986), e Bernard Williams, "A Critique of Utilitarianism", em J. J. C. Smart e Williams, *Utilitarianism: For and Against* (Cambridge: Cambridge University Press, 1973), esp. p. 117. Ver ainda Susan Wolf, "Moral Saints", *Journal of Philosophy*, 79 (agosto de 1982): 419-439.

mutuamente e não representem obstáculo umas às outras. O segundo aspecto é o traço de caráter de ser fiel a certos valores morais e de erguer-se em sua defesa quando eles estão sendo ameaçados ou atacados. Este segundo sentido da integridade não pode ser reduzido aos meros compromissos e projetos pessoais, pois então não se trataria de uma virtude *moral*. Uma pessoa íntegra no primeiro sentido não é necessariamente virtuosa ou admirável moralmente. Na verdade, a integridade no primeiro sentido é compatível com a falha moral, enquanto a integridade no segundo sentido não o é.

No entanto, a integridade moral é compatível com um amplo leque de convicções morais. Nosso argumento é que a integridade moral na ciência, na medicina e na assistência à saúde deve ser entendida principalmente de acordo com os princípios, as regras e as virtudes que identificamos na moralidade comum e que representam aquelas que deveriam ser as convicções fundamentais na ética biomédica, embora sejam indeterminadas e requeiram especificação e ponderação. Evidentemente, nosso esquema não é o único esquema moral substantivo para a integridade na ética biomédica, e não podemos rejeitar todas as outras abordagens. Todavia, oferecemos argumentos em prol desta abordagem em particular.

As pessoas podem ser deficientes quanto à integridade moral em muitos aspectos. A maior parte dos casos de deficiências relacionadas à integridade moral inclui hipocrisia, falta de sinceridade, má-fé e autoengano, entre outros defeitos. Todos esses defeitos representam alguma brecha nas conexões das convicções, ações e emoções de uma pessoa. Talvez a deficiência mais óbvia seja a falta de convicções morais fundamentais. Contudo, deficiências tais como o autoengano e a hipocrisia são falsas referências da presença ou da ação dessas convicções. Especialmente importante para nossos propósitos neste capítulo é a falha em agir com base em crenças morais fundamentais mantidas e professadas, uma falha que compromete a integridade. Em muitas das discussões sobre a integridade, pode não ficar claro se as ações das pessoas contra os princípios morais que professam indicam que elas nunca tiveram integridade ou que a perderam.

As discussões a respeito da imputação da integridade também podem girar em torno da questão de se uma ação particular representa uma violação das convicções morais fundamentais de uma pessoa. C. Everett Koop, um cirurgião pediátrico pioneiro que foi designado cirurgião geral dos Estados Unidos pelo presidente Ronald Reagan, representa um exemplo interessante. Os conservadores aplaudiram sua nomeação como cirurgião geral, pois suas sólidas convicções religiosas e morais sobre a santidade da vida humana haviam-nos impressionado positivamente. Em contraposição, os liberais, que no geral admitiam que Koop era uma pessoa de integridade, criticaram duramente essa nomeação por considerarem que sua integridade se concentrava de maneira muito restrita em posições morais conservadoras tais como a santidade da vida humana. Quando do caso "Baby Doe", Koop — como opositor tanto do aborto como da eutanásia — foi útil na formulação, na administração Reagan, das regras contra a rejeição e a interrupção de tratamentos de suporte de vida para recém-nascidos portadores de deficiências. Koop também desempenhou um papel cada vez mais ativo na oposição ao fumo por motivos de saúde e no combate à epidemia da AIDS como problema médico e de saúde pública. Ainda que desaprovasse seriamente muitos dos padrões de comportamento que levavam à transmissão do HIV, estava comprometido com o ideal de salvar vidas humanas e diminuir o sofrimento humano. Essa compaixão, combinada com as melhores evidências científicas disponíveis, levaram-no a promover o uso de preservativos, embora dando ainda prioridade à abstinência e às relações monogâmicas.

Repentinamente, como ele observou mais tarde, "Eu me vi aplaudido por meus antigos opositores liberais e condenado por meus antigos simpatizantes conservadores". Ambos os grupos insistiam em que Koop havia abandonado seu embasamento moral anterior. Seus antigos opositores louvavam a mudança como uma evidência de desenvolvimento moral, enquanto seus antigos simpatizantes condenavam a mudança como um compromisso moral e político inaceitável que refletia uma perda da integridade. Entretanto, a interpretação do próprio Koop é plausível. Em lugar de afetar sua essência moral, seu compromisso dominante "pró-vida" levou-o a fazer o que era necessário para salvar vidas num amplo leque de circunstâncias, inclusive na epidemia da AIDS. Em virtude de suas crenças religiosas e morais, insistia ele, "minha direção era clara: fazer tudo o que pudesse para evitar o alastramento da AIDS, educando o povo americano de maneira acurada e completa". Ele aconselhou as pessoas a usar preservativos caso não pudessem seguir ou não fossem seguir aquelas alternativas que ele considerava as mais seguras e moralmente preferíveis, a abstinência e a monogamia. Portanto, ele apoiou uma educação sexual muito explícita nas escolas públicas, a partir da infância, "pois se as crianças forem sexualmente ativas nos tempos da AIDS elas podem morrer". Numa interpretação plausível, Koop manteve sua integridade moral, pois buscou fazer o máximo para proteger a vida humana em qualquer circunstância. Ele foi fiel à sua convicção moral fundamental sobre a santidade da vida humana, e essa convicção exigia ações diferentes em circunstâncias diferentes[17].

Este caso indica uma outra dimensão da integridade, frequentemente negligenciada na teoria ética: a integridade é uma questão de integração pessoal coerente ao longo do tempo, e não simplesmente uma integração atual. Tanto a integridade como, de forma mais geral, o caráter são avaliados pela persistência do esforço moral e dos feitos morais de uma pessoa. Alguns filósofos tentaram explicar a integridade quase que exclusivamente por meio da história de uma pessoa, de sua unidade narrativa, de sua vida como um todo, ou de sua vida como busca[18]. Essa abordagem é, em si mesma, muito limitada, pois não leva em consideração as dimensões impessoais e sociais da integridade como virtude moral[19]. Porém, a virtude não pode ser adequadamente entendida sem a conside-

---

17. Ver Everett Koop e Timothy Johnson, *Let's Talk* (Grand Rapids, MI: Zondervan Publishing House, 1992), cap. 3, de onde foram extraídas as citações no texto; e C. Everett Koop, *Koop: The Memoirs of America's Family Doctor* (Nova York: Random House, 1991).

18. Ver MacIntyre, *After Virtue*, pp. 225 ss., e Martin Benjamin, *Splitting the Difference: Compromise and Integrity in Ethics and Politics* (Lawrence: University Press of Kansas, 1990), pp. 59-72.

19. Ver Jerome B. Schneewind, "Virtue, Narrative, and Community: MacIntyre and Morality", *Journal of Philosophy*, 79 (1982): 653-663.

ração das ações e do caráter de uma pessoa no contexto de sua história de compromissos, da estabilidade e da coerência de seus valores e de seu senso de responsabilidade pessoal.

A integridade moral, portanto, é o traço de caráter de uma integração coerente de valores morais justificáveis e razoavelmente estáveis, juntamente com a fidelidade ativa a esses valores nos julgamentos e nas ações. Uma pessoa de integridade moral cumprirá o que a moralidade exige, mas poderá também aceitar padrões mais elevados do que o mínimo moral (o que discutiremos abaixo como ideais morais). A pessoa de integridade moral exemplar não é confundida nem desorientada por conflitos morais, e é fiel aos padrões da moralidade comum assim como aos seus ideais morais pessoais. Nós só podemos nos aproximar da virtude da integridade, mas ela é ainda assim valiosa e praticável.

Esta análise da integridade tem o benefício adicional de integrar melhor uma ética do caráter e uma ética dos princípios e das regras. Um aspecto vital da integridade moral é a fidelidade a normas básicas de obrigação, e a pessoa que viola essas normas tende a ser desqualificada enquanto pessoa de integridade moral. Embora a fidelidade consistente a normas não produza necessariamente a integridade[20], a conscienciosidade e a observação de diretrizes de ação *impessoais* devem desempenhar um papel importante em toda concepção da integridade moral. A conscienciosidade é muitas vezes apropriadamente entendida como o rigor ao seguir princípios ou regras em face das tentações de colocá-los de lado. Todavia, a consciência individual e os compromissos *pessoais* também têm um claro papel numa concepção da integridade.

Alguns profissionais médicos com compromissos religiosos em relação à santidade da vida, por exemplo, consideram difícil participar em decisões de não fazer todo o possível para prolongar uma vida. Para eles, participar na remoção de respiradores e de fluidos intravenosos de pacientes, mesmo quando há uma instrução antecipada, violaria sua integridade. Fazer menos do que o sistema de assistência médica poderia fazer para estender a vida viola sua integridade, ainda que outros não partilhem suas convicções. Sua integridade é atacada se um superior determina que um procedimento é fútil e então exige que os subordinados concordem com isso, quando eles de fato acreditam que o procedimento é justificado e talvez até moralmente obrigatório. Se um profissional está subordinado a uma autoridade que comanda em vez de consultar, e que ordena em vez de negociar, os problemas de integridade são inevitáveis nos conflitos morais. Esses conflitos não são raros nas instituições de assistência à saúde, e podem surgir quase a qualquer momento e em qualquer nível — por exemplo, onde há divergências profundas entre os profissionais no tocante aos direitos dos pacientes. Contextos altamente autoritários, portanto, podem debilitar ou destruir a integridade[21].

---

20. Um argumento detalhado em prol desta conclusão encontra-se em Mark S. Halfon, *Integrity: a Philosphical Inquiry* (Philadelphia: Temple University Press, 1989), partes I-II.

21. Adam Smith argumentou que o verdadeiro escravo – diferentemente de um criado contratado – jamais poderia possuir a virtude da integridade, pois sua falta de liberdade não permite a determinação e a sustentação de projetos. *An Inquiry into the Nature and Causes of the Wealth of Nations* (Oxford: Clarendon Press, 1979), livro 4, cap. 7, parte 2, p. 587.

O fato indiscutível de que as pessoas possuem compromissos valorativos diferentes cria situações moralmente difíceis nas quais um dos lados tem de transigir ou se resignar. Todavia, transigir parece ser justamente aquilo que uma pessoa íntegra não pode fazer. Ao menos a pessoa não pode sacrificar suas convicções morais mais profundas. Isso significa que todo comportamento que envolve transigência é inconsistente com a preservação da integridade? Isso significará, em última análise, que a integridade moral é pouco mais que uma insistência dogmática em que os valores de uma pessoa são mais elevados que os valores dos outros?[22]

Nos modernos estabelecimentos de assistência à saúde, as divergências da equipe nem sempre podem ser superadas, mesmo por pessoas sensatas e conscienciosas. Em situações de conflitos, a integridade é às vezes inevitavelmente comprometida. Esse problema não pode ser eliminado, mas pode ser amenizado por pessoas com as virtudes da paciência, da humildade e da tolerância. Normalmente, as situações que comprometem a integridade pode ser evitadas se os participantes reconhecem a indeterminabilidade e a falibilidade de suas próprias concepções morais e respeitam as concepções dos outros e se houver um processo institucional de consulta, como um comitê de ética hospitalar. Uma atmosfera moral de respeito mútuo, juntamente com canais para recursos fundamentados geralmente evitam que as pessoas sintam que sua integridade foi violada. Na ausência dessa atmosfera e desses canais, as ameaças à integridade podem se tornar sérias.

No entanto, seria moralmente errôneo concluir que uma pessoa de integridade deveria sempre negociar e transigir numa situação de confronto institucional. Há algo de enobrecedor e de admirável na pessoa que se recusa a transigir além de um certo limite moral, o que é outra razão pela qual a integridade pode ser legitimamente considerada uma virtude primária ou primeira. Ceder além do limite da integridade é simplesmente perdê-la.

Conscienciosidade

Podemos agora desenvolver os temas referentes à integridade e à transigência no tocante à abstenção conscienciosa, ao afastamento e à desassociação em relação aos erros de outros. Ao examinar o estudo "Pacific Hospital", de Bosk, observamos que avaliamos aos outros e a nós mesmos com base na conscienciosidade, uma virtude necessária para estabelecer a confiabilidade e para preservar a integridade moral. Falando de maneira geral, um indivíduo age conscienciosamente se tentou, com a devida diligência, determinar o que é certo, se pretende fazer o que é certo, se emprega um nível apropriado de esforço e se é motivado a fazer o que é certo porque é certo. Como

---

22. Para discussões frutíferas sobre esta questão, ver Martin Benjamin e Joy Curtis, *Ethics in Nursing*, 3ª ed. (Nova York: Oxford University Press, 1992), pp. 105-108; e Betty J. Winslow e Gerald R. Winslow, "Integrity and Compromise in Nursing Ethics", pp. 307-323.

outras virtudes, a conscienciosidade é importante tanto para a moralidade comum como para os ideais morais.

Às vezes se afirma que a virtude da conscienciosidade é particularmente compatível com as teorias kantianas, mas ela também é reconhecida nas teorias utilitaristas. Um utilitarista concebe a conscienciosidade como um compromisso sério e estabelecido de seguir o princípio de utilidade. Em quase todas as teorias éticas, a conscienciosidade entra em cena na interpretação cuidadosa das situações morais, na especificação das normas relevantes para a situação, na determinação de se uma norma prevalece sobre outra quando entram em conflito, na busca de alternativas à infração de normas e na minimização de qualquer infração.

A natureza da consciência

A análise dessa questão pode parecer haver negligenciado a opinião de muitas pessoas que concebem a consciência como a faculdade de tomar decisões ou como a autoridade para tomá-las. Frases tais como "Faça o que sua consciência mandar" ou "Siga a sua consciência" sugerem que a consciência é a autoridade suprema na justificação moral. Entretanto, essa concepção não capta a natureza da consciência e da conscienciosidade. Podemos entender por que ao examinar o seguinte caso: tendo concluído recentemente seu doutorado em química, George não conseguiu arranjar emprego. Sua família sofreu por causa de seu fracasso: eles estavam sem dinheiro, sua mulher tivera de arranjar outro trabalho, e seus filhos pequenos sofreram pressão, incerteza e instabilidade consideráveis. Um químico estabelecido pode conseguir um cargo para George num laboratório que realiza pesquisas relacionadas à guerra química e biológica. Apesar de sua situação familiar e financeira periclitante, George sente que não pode aceitar o cargo em razão de sua oposição conscienciosa à guerra química e biológica. O químico mais velho observa que, ainda que ele não seja um entusiasta do projeto, a pesquisa continuará independentemente do que George decidir. Além disso, se George não aceitar o cargo, ele será oferecido a outro jovem que provavelmente empreenderia a pesquisa com maior vigor. Na verdade, confidenciou o químico mais velho, sua preocupação com o fervor nacionalista e com o entusiasmo acrítico do outro candidato o levou a indicar George para o emprego. A mulher de George está confusa e magoada com a reação de George, pois não vê nada de errado com a pesquisa. Ela está preocupada principalmente com a instabilidade de sua família e com os problemas de seus filhos[23]. No entanto, George renuncia à oportunidade de ajudar sua família e impedir que um fanático destrutivo obtenha o cargo, pois sua consciência não lhe permitiu o contrário.

Neste exemplo, a consciência não é uma faculdade moral ou psicológica especial, mas uma forma de reflexão e de julgamento sobre se os próprios atos são obrigatórios

---

23. Adaptado de Bernard Williams, "A Critique of Utilitarianism", pp. 97-98.

ou proibidos, certos ou errados, bons ou maus. É uma sanção interna chamando a atenção para a perda real ou potencial do senso de integridade e de inteireza da própria pessoa. Essa sanção entra em cena no julgamento e na reflexão crítica sobre os atos. Quando o indivíduo reconhece seus atos como errados, essa sanção frequentemente aparece como uma má consciência — na forma de sentimentos dolorosos de remorso, culpa, vergonha, divisão ou desarmonia. A experiência da má consciência não significa, porém, ter mau caráter moral. Na verdade, a experiência tende a ocorrer, em suas forma mais admiráveis, em pessoas de caráter moral desenvolvido. Somente pessoas que afirmam padrões morais e que se empenham em viver de acordo com eles ficarão preocupadas com suas falhas em cumpri-los, e somente pessoas assim experimentarão a má consciência e sentirão a necessidade de manter a autoestima moral[24]. A boa consciência, pelo contrário, está associada à *integridade*, à *inteireza psicológica* e à *tranquilidade*, e é com frequência descrita pelos adjetivos *tranquila*, *limpa* e *leve*[25].

Uma violação da consciência pode resultar em sentimentos desagradáveis de culpa ou vergonha, e também em perda da integridade, da tranquilidade e da harmonia. Agentes conscienciosos que sentem essas consequências de maneira aguda algumas vezes se expressam de maneira prognóstica, em linguagem dramática: "Eu não poderia viver com isso se o fizesse", "Eu me odiaria", ou "Eu não poderia mais me olhar no espelho". Sabe-se que os doadores de rins costumam dizer: "Eu tinha de fazer isso. Eu não podia desistir — não que eu me sentisse encurralado, pois os médicos me ofereceram a opção de desistir, mas eu tinha de fazê-lo"[26]. Estas pungentes declarações indicam que para os indivíduos em questão alguns padrões éticos são fundamentais e poderosos o suficiente para que sua violação constitua uma depreciação de sua integridade, resultando em culpa ou vergonha[27]. Indivíduos que fazem esse tipo de declaração também acreditam que não serão capazes de esquecer o que fizeram ou de transferir a responsabilidade para outros. Isso é o que parece ocorrer no caso de George.

A consciência é pessoal porque envolve o conhecimento que um indivíduo tem de seus atos e uma reflexão sobre eles em relação aos seus próprios padrões. Os agentes podem não aplicar tais padrões à conduta dos outros, mas sustentá-los apenas para si

---

24. Utilizamos aqui duas fontes: Hannah Arendt, *Crises of the Republic* (Nova York: Harcourt, Brace, Jovanovich, Inc., 1972), p. 62; e John Stuart Mill, *Utilitarianism*, cap. 3, pp. 228-229, e *On Liberty*, cap. 3, p. 263, em *Collected Works of John Stuart Mill*, vols. 10, 18 (Toronto: University of Toronto Press, 1969, 1977).

25. Para uma discussão destes temas, ver Peter Winch, *Moral Integrity* (Oxford: Basil Blackwell, 1968); Bernard Williams, "A Critique of Utilitarianism", esp. pp. 108-18; e Bernard Williams, *Moral Luck: Philosophical Papers 1973-1980* (Cambridge: Cambridge University Press, 1981), esp. pp. 40-53. Ver atmbém James F. Childress, "Appeals to Conscience", *Ethics*, 89 (julho de 1979): 315-335, de onde vários pontos foram extraídos.

26. Carl H. Fellner, "Organ Donation: for Whose Sake?", *Annals of Internal Medicine*, 79 (outubro de 1973): 591.

27. Ver Larry May, "On Conscience", *American Philosophical Quarterly*, 20 (janeiro de 1983): 57-67. Ver também C. D. Broad, "Conscience and Conscientious Action", em *Moral Concepts*, ed. Joel Feinberg (Oxford: Oxford University Press, 1970), pp. 74-79, Childress, "Appeals to Conscience".

mesmos (ou somente para pessoas com os mesmos compromissos). Mesmo que vejam esses padrões como aplicáveis a todos, seria estranho e até absurdo dizer "Minha consciência indica que você não deveria fazer isso". Podemos dizer que uma pessoa não deve se envolver em alguma conduta, mas não podemos justificar essa recriminação dizendo: "Eu não ficaria com a consciência tranquila se ele fizesse isso".

Quando as pessoas afirmam que suas ações são conscienciosas, sentem-se às vezes compelidas pela consciência a resistir às exigências de outros. Elas podem afirmar que, se realizassem o ato em questão — por exemplo, fornecendo uma droga ilegal a um paciente ou torturando um prisioneiro –, violariam sua consciência e comprometeriam sua integridade. Num dado caso, uma enfermeira mudou de opinião a respeito de assistir abortos e "recusou-se por consciência" a assistir, embora não tivesse problemas em cuidar e apoiar pacientes que foram ao hospital para abortar. Ela estava ciente de que seu senso pessoal de conflito moral aprofundou a experiência de conflito moral dentro da equipe de enfermagem, mas, ainda que quisesse evitar esse conflito, sua consciência e seu senso de integridade eram inflexíveis.

Em casos particularmente difíceis, os agentes agem de maneira contrária ao seu caráter para realizar a ação que julgam moralmente mais apropriada. Por exemplo, uma pessoa normalmente cooperativa e alegre pode protestar furiosamente contra a decisão de uma outra pessoa. Esse comportamento às vezes produz um conflito pessoal, pois o caráter individual e as expectativas dos outros dispõem a pessoa a agir de uma forma, enquanto seu julgamento moral naquela situação sugere um curso diferente. Contudo, uma pessoa que seja conscienciosa e que tenha discernimento não buscará justificar as ações meramente por estarem de acordo com seu caráter ou porque os outros esperam que aja de forma característica. Em casos que envolvem malefícios sérios, o agente consciencioso resistirá à tentação de abandonar aquilo que acredita ser certo. Algumas vezes, a indignação e a revolta morais são justificadas.

Outros exemplos interessantes incluem médicos militares que acreditam que têm de consultar, em primeiro lugar, a própria consciência, e que não podem alegar estar "cumprindo ordens superiores" quando uma autoridade superior ordena que cometam algo que consideram moralmente errado. Quando o Capitão Howard B. Levy, um médico militar, recusou-se a obedecer à ordem de seu comandante para estabelecer e operar um programa de dermatologia, ele argumentou que obedecer à ordem o envolveria em crimes de guerra cometidos pelas Forças Especiais no Vietnã e, para ele, como médico, seria uma violação da ética médica[28]. Toda pessoa que faz uma afirmação como esta poderia ser uma vítima de autoengano, poderia conseguir mais tarde esquecer o ato que realizou ou mudar suas opiniões a respeito, ou poderia encontrar uma razão legítima para transferir a responsabilidade para alguma outra pessoa. Porém, para esse médico, nesta ocasião, sua consciência não lhe permitiria realizar o ato.

---

28. Ver a discussão deste caso por Robert M. Veatch, *Case Studies in Medical Ethics* (Cambridge, MA: Harvard University Press, 1977), pp. 61-64.

Apelos à consciência na justificação moral

Thomas Hobbes julgava que as opiniões da consciência, ainda que não questionadas pelo agente, "podem contudo ser errôneas", e nunca podem ser aceitas à primeira vista como demonstrando conhecimento ou verdade[29]. É evidente que as pessoas podem realizar atos maus de boa consciência e atos bons de má consciência. Quando os indivíduos apelam à consciência para explicar e justificar suas ações ou suas recusas diante de outros, precisam de uma justificação mais sólida que uma mera opinião sobre a correção de suas perspectivas. A consciência não se "autogarante" do ponto de vista moral, e nós algumas vezes sentimos remorso quando começamos a duvidar de que algo que fizemos conscienciosamente no passado era realmente certo ou bom.

Quando as pessoas "consultam" suas consciências, presumivelmente examinam suas convicções morais para determinar, após reflexão, o que consideram ser o melhor curso de ação. Por definição, uma pessoa não pode agir contra a própria consciência sem acreditar que está agindo de forma errada. Consultar a consciência só pode gerar uma resposta: faça aquilo que acredita ter a obrigação de fazer ou sofra as consequências. Consultar a consciência é portanto apenas uma etapa do exame das próprias convicções morais, e não é suficiente para a justificação. A despeito de uma longa tradição que dita o contrário[30], a consciência é formal e vazia se abandonada exclusivamente à sua própria atividade. Na medida em que proporciona seu próprio conteúdo e grau de dedicação sem nenhuma coação de justificação externa, a consciência é moralmente cega e perigosa[31].

Pessoas reflexivas que procuram justificação para um curso de ação às vezes experimentam sérios conflitos internos. Um *conflito de consciência* ocorre quando uma pessoa enfrenta duas exigências morais conflitantes, nenhuma das quais podendo ser satisfeita sem uma rejeição parcial da outra. O dilema é particularmente doloroso quando ambos os cursos de ação são firmemente exigidos da perspectiva da consciência. Ocasionalmente, uma pessoa se vê obrigada a "sujar as mãos", porque todos os cursos de ação possíveis na busca de um objetivo vital envolvem uma séria violação moral. No caso discutido acima, a consciência de George pode guiá-lo a recusar o emprego, por envolver pesquisas antiéticas sobre guerra química e biológica, ou a aceitar o

---

29. Hobbes, *Elements of Law*, ed. Ferdinand Tonnies (Londres: Simpkin, Marshall and Co., 1889), parte 1, cap. 6, p. 27; *Leviathan*, ed. William Molesworth (Londres: J. Bohn, 1837), parte 2, cap. 29, p. 311.

30. Numa célebre análise a respeito da consciência, Joseph Butler argumentou, no século XVIII, que, na medida em que a faculdade moral suprema da consciência governa, a pessoa vive de acordo com os preceitos da natureza humana. Nesta teoria, a obrigação é erigida sobre a lei da natureza: "Sua obrigação de obedecer a essa lei baseia-se no fato de que ela é a lei de sua natureza (…) A consciência não apenas se presta a nos mostrar o caminho que devemos trilhar, mas ela também traz consigo sua própria autoridade". *Sermons*, em *The Works of Joseph Butler*, ed. W. E. Gladstone (Oxford: Clarendon Press, 1896), vol. II, p. 71. Mais recentemente, ver uma doutrina similar em H. A. Prichard, *Moral Obligation* (Oxford: Clarendon Press, 1949), cap. 1-2.

31. Como observou Jeremy Bentham, "O fanatismo nunca adormece (…); ele nunca é detido pela *consciência*, pois colocou-a ao seu serviço". Bentham, *Introduction to the Principles of Morals and Legislation*, ed. J. H. Burns e H. L. A. Hart (Londres: Athlone Press, 1970), cap. 12, p. 156n.

emprego para prevenir que a pesquisa seja conduzida por fanáticos e também para beneficiar sua família. Poderíamos argumentar que George interpretou mal a situação, e que seu aparente conflito de consciência é um caso de ambivalência ou de um julgamento incerto sobre os padrões relevantes, suas especificações e seus pesos na circunstância. Talvez, porém, George acredite, com uma boa razão, enfrentar um verdadeiro drama moral.

Aqueles que defendem as máximas "Deixe que sua consciência seja seu guia" ou "Apenas siga sua consciência" não precisam e não devem sustentar que a consciência é um guia suficiente ou infalível. Eles podem reconhecer — e geralmente reconhecem — a possibilidade da falsa consciência. Ao longo de séculos, vários teólogos e filósofos sustentaram ser censurável agir contra a consciência, mesmo que ela seja errônea[32]. Eles consideravam um indivíduo irrepreensível por uma ação errada empreendida com base na consciência; e acreditavam que uma ação feita contra a consciência é necessariamente censurável do ponto de vista moral. Em outras palavras, os indivíduos são sempre moralmente culpáveis quando não seguem suas consciências, pois pretendem violar o que consideram ser padrões morais obrigatórios. Pretender fazer o que é *subjetivamente* errado é moralmente censurável, mesmo que a ação não seja *objetivamente* errada. A questão é simples e importante: as pessoas devem fazer todo o possível para assegurar que suas consciências estejam propriamente informadas pelos princípios e regras relevantes, mas, no final, devem fazer um julgamento e agir de forma a proteger sua integridade moral. Agir contra o próprio julgamento moral seria pretender fazer aquilo que se acredita ser, com base na consciência, moralmente errado.

Estas observações não tencionam sugerir que deveríamos concordar com as exigências da consciência, qualquer que sejam seu conteúdo e sua justificação. Julgamentos conscienciosos podem ser seriamente equivocados, e as exigências da consciência podem ser racionalizações para atos imorais. Ademais, como uma virtude procedimental, a conscienciosidade requer agentes para examinar as convicções pessoais com base em padrões morais externos e nas evidências completas sobre os fatos da situação. Nada que esteja aquém disso passará no teste da justificação.

Objeção conscienciosa

Como vimos ao discutir a integridade, a consciência algumas vezes requer que resistamos às exigências de outras pessoas ou situações por meio da objeção ou recusa conscienciosa. Suponhamos que uma enfermeira acredite que a ordem de um médico para desligar um ventilador seja antiética. A enfermeira pode julgar que a ordem do médico é um assunto grave o suficiente para ser imediatamente relatado à autoridade

---

32. Ver Alan Donagan, *The Theory of Morality* (Chicago: University of Chicago Press, 1977), pp. 131-138.

apropriada num esforço para que seja contramandada. Em alternativa a isso, a enfermeira pode considerar que sua cooperação na ordem do médico envolveria cumplicidade num erro moral, mas pode não julgar necessário relatar a questão a terceiros. Com efeito, a enfermeira diz ao médico: "Vejo que os argumentos que você apresenta são suficientes para que você julgue estar fazendo a coisa certa ao desligar a máquina. Eu não duvido que *você* esteja agindo de acordo com sua consciência, mas *minha* consciência me instrui de modo diferente"[33].

Na assistência à saúde, os conflitos de consciência — um conflito individual ou um conflito entre pessoas — algumas vezes surgem porque as pessoas veem como antiéticas alguma obrigação de sua função ou alguma ordem oficial que provenha de uma estrutura hierárquica de autoridade. Em muitos casos de recusas, o indivíduo não censura os outros nem impede que realizem o ato, mas apenas diz "Não por meu intermédio"[34]. Ocasionalmente, esta situação surge quando um paciente rejeita um procedimento num contexto em que o médico considera o ato medicamente desarrazoado ou quando solicita um procedimento que o médico considera moralmente objetável, como a amniocentese para seleção sexual ou uma terapia não testada contra o câncer. Num caso que introduzimos no capítulo 5, uma jovem solteira internada solicitou um procedimento de esterilização porque não gostava dos contraceptivos disponíveis e não queria ter filhos. Seu ginecologista não pôde, de boa consciência, realizar o procedimento, pois julgava que não era do melhor interesse da jovem eliminar a possibilidade de ter filhos mais tarde. Contudo, o ginecologista não tentou evitar que a jovem procurasse outro profissional para fazer a operação[35]. Em casos como esse, o médico normalmente tem a obrigação moral de encaminhar ou transferir o paciente para outro médico. Essa obrigação está determinada em muitos atos recentes sobre a morte natural, que não ordenam a coerção das consciências dos médicos para satisfazer a vontade do paciente, mas pedem que os médicos façam um esforço razoável para transferir o paciente para outro médico.

Se um médico deseja se afastar de um tratamento porque os pedidos do paciente lhe parecem moralmente repulsivos, as convicções conscienciosas do médico devem ser respeitadas, e ele deve ser livre para se retirar — assumindo que as ações solicitadas não estão entre as responsabilidades usualmente aceitas por alguém que concorda em ser o médico de uma pessoa. O direito à autonomia de um paciente não deve ser garantido em detrimento do direito paralelo do médico. Em algumas situações, o profissional questiona o nível de participação que lhe é exigido em ações que considera moralmente erradas empreendidas por outros.

Teólogos morais algumas vezes distinguem diferentes graus de cooperação: na cooperação *formal*, o indivíduo consente e participa ativamente em ações moralmente

---

33. Alastair V. Campbell, *Moral Dilemmas in Medicine*, 2ª Ed. (Edinburg: Churchill Livingstone, 1975), p. 25 (itálicos nossos).
34. Ver Williams, *Moral Luck*, esp. p. 50.
35. Ver cap. 5, p. 314, e Marc D. Basson, ed., *Rights and Responsibilities in Modern Medicine* (Nova York: Alan R. Liss, 1981), pp. 135-136.

erradas, enquanto na cooperação *material* o indivíduo não consente, mas suas ações estão envolvidas na ação. Em algumas tradições, a cooperação material só pode ser justificada se as ações do agente não forem moralmente erradas e se houver fortes razões para sua participação. A teologia moral católica romana, por exemplo, permite a cooperação do assistente de um cirurgião que realiza uma "cirurgia condenável" de aborto ou esterilização, com o objetivo de prevenir outros danos, por meio da esterilização dos instrumentos, da preparação do paciente e da administração da anestesia[36].

Essas diretrizes tentam lidar com a realidade de que, em algumas circunstâncias complexas, os indivíduos não conseguem se desvencilhar de atos e consequências moralmente maus sem sofrer perdas inaceitáveis. Indivíduos conscienciosos têm de decidir até que ponto podem cooperar, por exemplo, quando estão no serviço militar durante uma guerra injusta, quando estão numa instituição burocrática de assistência à saúde com políticas injustas, ou quando estão participando em pesquisas injustificadas. Num exemplo notável, alguns médicos e hospitais tentam se afastar de más ações recusando-se a participar em programas de preparação médica que possam ser parte de planos de guerra nuclear ou que possam aumentar a probabilidade de ocorrência de uma guerra nuclear. Sessenta médicos do Contra Costa Hospital, em San Francisco, recusaram um pedido do Departamento de Defesa para reservar pelo menos cinquenta leitos civis para o cuidado de militares feridos que seriam trazidos por via aérea do estrangeiro na eventualidade de uma guerra de larga escala. Um ano antes, o Departamento de Defesa estabelecera o Civilian-Military Contingency Hospital System (CMCHS), um programa voluntário de planejamento, para obter cinquenta mil leitos em hospitais civis para militares feridos na contingência de um "futuro conflito de larga escala no estrangeiro [que] pudesse começar muito rapidamente e gerar feridos numa quantidade maior que qualquer outra guerra na história". Embora o projeto fosse apoiado pela American Medical Association e pela American Hospital Association, ele tinha a oposição da organização Physicians for Social Responsibility, que estava de acordo com a equipe médica do Contra Costa Hospital — e de vários outros hospitais — quanto à ideia de que a participação no projeto "constituiria uma aprovação tácita do planejamento de uma guerra nuclear".

O médico Jack Geiger argumentou que é "precisamente o compromisso profissional com a proteção e a preservação da vida humana que torna antiético para todo médico participar em planos civis ou militares para situações de calamidade destinados especificamente a tentar enfrentar as consequências de uma guerra nuclear". Geiger argumenta que, em contraste com os planos médicos comuns para situações de calamidade, os planos para situações de guerra nuclear podem aumentar a probabilidade de que o desastre ocorra, pois proporcionam uma falsa segurança de que a assistência médica poderá possibilitar que a sociedade sobreviva e vença uma guerra nuclear.

---

36. Daniel C. Maguire, "Cooperation with Evil", *Dictionary of Christian Ethics*, 2ª ed., James F. Childress e John Macquarrie (Philadelphia: Westminter Press, 1986), p. 129.

Steven Goodman, um médico, descreve o dilema: "Por um lado, existe a percepção de vidas desnecessariamente perdidas caso não adotemos o CMCHS, e por outro lado há um risco maior de que ocorra uma guerra nuclear caso o aceitemos (...). Se houver sequer um grão de verdade em alguma das alternativas, um médico que jurou 'não causar dano' está diante de uma escolha moral muito difícil"[37].

A recusa, o afastamento ou o desligamento conscienciosos podem não ser respostas morais suficientes se um indivíduo acredita que outros estão violando obrigações fundamentais, como a não maleficência e a justiça. Por exemplo, enfermeiras podem acreditar que essas obrigações estão sendo violadas num caso em que o médico recusa-se a informar o paciente que ele tem câncer, ou num caso em que foi dada uma ordem de não reanimação aparentemente sem o consentimento informado do paciente. Em casos assim, os indivíduos com frequência julgam que devem tentar assegurar ou prevenir a realização de certas ações. Depois de haver recorrido às autoridades apropriadas na hierarquia, o indivíduo pode decidir que é justificado soar o alarme para chamar a atenção do público para as ações em questão[38].

As regras para a interferência justificada em ações autônomas, discutidas no capítulo 3, são igualmente aplicáveis às ações conscienciosas. A ação de uma pessoa consciensiosa pode ser impedida se, por exemplo, impõe riscos sérios a outras pessoas, ou invade a autonomia de outros, ou ameaça outros injustamente. Todavia, a sociedade pode, em algumas circunstâncias, respeitar as recusas conscienciosas de uma pessoa e ao mesmo tempo exigir dela ações ou formas de serviço alternativas; pode-se exigir, por exemplo, que a pessoa preste serviços num hospital em vez de ingressar no serviço militar. A sociedade pode ocasionalmente proteger a consciência de alguém realizando o ato no lugar da pessoa que só é contrária a que ela própria realize o ato. Algumas testemunhas de Jeová, por exemplo, acreditam que a proibição de receber sangue as impede de consentir em transfusões de sangue, mas que transfusões ordenadas por tribunais as liberam da responsabilidade, uma vez que o procedimento está sendo imposto pela lei. Num dado caso, o juiz J. Skelly Wright concedeu a um hospital o direito de efetuar transfusões de sangue medicamente necessárias a uma mulher sem o seu consentimento nem o de seu marido. Entre várias razões, Wright determinou que nem a mulher nem seu marido poderiam consciensiosamente consentir nas transfusões, e, proferindo uma ordem judicial,

---

37. *CMCHS: In Combat, In the Community, Saving Lives... Together*, disponibilizado por Office of the Assistant Secretary of Defense (Health Affairs) no Pentágono; John F. Beary, Jay C. Bisgard e Philip C. Armstrong, "The Civilian Military Contingency Hospital System", *New England Journal of Medicine*, 306 (16 de setembro de 1982): 738-740; Physicians for Social Responsibility, Executive Committee, "Medical Care in Modern Warfare: a Look at the Pentagon Plan for the Civilian Sector", *New England Journal of Medicine*, 307 (1982): 741-742; cartas ao editor, *New England Journal of Medicine*, 307 (1982): 751-753, 1578; Jay C. Bisgard, "The Obligation to Care for Casualties"; H. Jack Geiger, "Why Survival Plans are Meaningless"; e James T. Johnson, "The Moral Bases of Contingency Planning", *Hastings Center Report*, 12 (abril de 1982): 15-21. Ver também *Medical Ethics for the Physician*, 1 (outubro de 1986): 6-7, 10.

38. Ver Natalie Abrams, "Moral Responsibility in Nursing", em *Nursing*, ed. Spicker and Gadow, pp. 148-159.

ele julgava poder proteger adequadamente as consciências de ambos e ao mesmo tempo salvar a vida da mulher[39]. No entanto, a eliminação da responsabilidade não é uma estratégia que funcione para todas as testemunhas de Jeová, e certamente também não para todas as recusas conscienciosas de tratamentos médicos. Algumas testemunhas de Jeová, por exemplo, sustentam que transfusões de sangue contaminam aqueles que as recebem, independentemente de quem tome a decisão.

Os profissionais da saúde e o Estado com frequência podem acomodar a objeção conscienciosa sem prejudicar regras e políticas sociais importantes. Algumas vezes, porém, surgem tensões sérias entre políticas para acomodar exigências da consciência e esforços para promover igualdade e equidade. O exemplo seguinte é ilustrativo. Em todo o território dos Estados Unidos, uma pessoa pode ser declarada morta quando todo o seu cérebro cessou irreversivelmente de funcionar, conforme verificado por exames neurológicos, ou quando o coração e os pulmões cessaram irreversivelmente de funcionar (o critério cardiorrespiratório tradicional). Mesmo que o coração e os pulmões de um paciente ainda funcionem em virtude de sistemas de suporte de vida, os médicos podem determinar que o paciente está morto segundo critérios neurológicos. Os estados têm buscado normas legais *uniformes* para a determinação da morte. Entretanto, alguns grupos e indivíduos — por exemplo, muitos judeus ortodoxos, alguns cidadãos de descendência japonesa e alguns americanos nativos — têm reservas religiosas e filosóficas quanto à morte cerebral e objetam conscienciosamente ao uso de critérios neurológicos para determinar quando estão mortos.

O estado e os profissionais da saúde deveriam tentar acomodar essas objeções? As leis de New Jersey, por exemplo, permitem a objeção conscienciosa ao seu estatuto de morte cerebral[40]. Ela permite que opositores conscienciosos ao critério neurológico sejam declarados mortos com base no critério cardiorrespiratório, mas não permite a escolha conscienciosa de maneira totalmente livre numa ampla variedade de critérios. À primeira vista, o estatuto de New Jersey parece acomodar os opositores conscienciosos sem maiores problemas. Não obstante, podem-se suscitar outras objeções com base em reivindicações de igualdade e equidade. Por exemplo, o seguro-saúde deve cobrir a assistência médica fornecida a um "paciente" que está morto segundo o critério neurológico mas que ainda não está morto segundo o critério cardiorrespiratório? E um "paciente" com morte cerebral deve ter igual acesso a tecnologias escassas de prolongação da vida, como um leito

---

39. *Application of President and Directors of Georgetown College*, 331 F 2d. 1000 (D. C. Cir.), avocação negada, 377 U. S. 978 (1964).

40. Embora a New Jersey Bioethics Commission tenha recomendado isenções para opositores que apelem a "crenças religiosas e convicções morais pessoais", a lei reconhece apenas objeções de consciência baseadas na religião. Contudo, em decisões relativas a indivíduos que se recusam ao serviço militar, a Suprema Corte dos Estados Unidos interpretou as crenças religiosas num sentido amplo, de modo a incluir crenças que não são normalmente consideradas religiosas, e é provável que, numa disputa constitucional, esta interpretação ampla prevaleça sobre o estatuto de New Jersey. Ver Robert Olick, "Brain Death, Religious Freedom, and Public Policy: New Jersey's Landmark Legislative Initiative", *Kennedy Institute of Ethics Journal*, 1 (1991): 275-288, ao qual devemos nossa discussão sobre o estatuto de New Jersey.

em unidades de tratamento intensivo? O estatuto de New Jersey trata a primeira questão afirmando que em caso de reconhecida objeção conscienciosa o "paciente" não está morto até que seja satisfeito o critério cardiorrespiratório e que os pagamentos de seguro-saúde devem continuar durante o período. O estatuto não trata especificamente a questão da microalocação, mas, seguindo os argumentos do capítulo 6, há fortes razões éticas para se atribuir aos "pacientes" com morte cerebral uma prioridade mais baixa na falta de probabilidade de sucesso.

Em conclusão, ao nos depararmos com conflitos sérios de consciência na assistência à saúde e em outras áreas, podemos nos apoiar legitimamente em procedimentos de solução e em virtudes tais como a consciensiosidade. Como observa John Rawls, "Em tempos de incerteza social e de perda da fé em valores estabelecidos de longa data, há uma tendência a recorrer às virtudes da integridade: a veracidade e a sinceridade, a lucidez e o comprometimento, ou, como dizem alguns, a autenticidade"[41]. A manutenção da confiança mútua com frequência depende da disposição das partes envolvidas para preservar as virtudes da integridade e para reconhecer procedimentos justos. Se os conflitos são sérios ou profundos demais para permitir a confiança mútua, a consciensiosidade, ao se passar para outras etapas, ainda envolverá uma disposição para reconsiderar a posição adotada, especialmente se ela inclui uma recusa em aceitar a posição da outra parte envolvida.

Ideais morais

Mencionamos anteriormente dois níveis de padrões morais — padrões morais comuns e padrões morais excepcionais —, e é preciso agora distingui-los analiticamente. O primeiro nível se limita a padrões da moral comum que pertencem a todos, um mínimo moral. Ele inclui obrigações especificadas em princípios e regras morais, assim como as virtudes que esperamos que todos os agentes morais possuam — por exemplo, as virtudes da fidelidade, da confiabilidade e da honestidade. O segundo nível constitui uma moralidade de aspiração, na qual os indivíduos adotam ideais morais que não exigem de todos. Esses padrões são adotados por alguns agentes, mas outros agentes não são compelidos por eles. Se por um lado aqueles que satisfazem esses ideais podem ser louvados e admirados, por outro lado aqueles que não os cumprem não podem ser censurados nem condenados.

Incluindo-se os ideais morais, podemos distinguir quatro tipos de ações morais: (1) ações que são corretas e obrigatórias (como dizer a verdade); (2) ações que são erradas e proibidas (como o assassinato); (3) ações que são opcionais e moralmente neutras (nem erradas nem obrigatórias), e (4) ações que são opcionais de acordo com o mínimo moral, mas que são moralmente meritórias e louváveis. Nos capítulos anteriores, nos concentramos nos tipos 1 e 2, mencionando ocasionalmente o tipo 3. Agora, trataremos exclusivamente do quarto tipo de ação. Adiante, abordaremos uma ideia intimamente relacionada com este último tipo de ação, a excelência moral no caráter e na conduta.

---

41. John Rawls, *A Theory of Justice* (Cambridge, MA: Harvard University Press, 1971), p. 519.

Ações supererrogatórias

Começaremos com a supererrogação, uma categoria de ideais morais pertencentes principalmente às *ações* (categoria 4), em lugar das categorias das *virtudes*, dos *motivos* ou das *emoções*[42]. Na raiz etimológica do termo, a supererrogação é pagar ou realizar mais do que se deve — ou seja, fazer mais do que é exigido. A supererrogação é definida por quatro condições que especificam a categoria 4 acima. As duas primeiras condições presumem um limite das obrigações na moral comum (o nível dos padrões morais comuns). Em primeiro lugar, temos que um ato supererrogatório é opcional, isto é, não é nem exigido nem proibido pelos padrões da moral comum. Em segundo lugar, os atos supererrogatórios excedem aquilo que é esperado ou exigido pela moral comum. Em terceiro lugar, os atos supererrogatórios são intencionalmente realizados em prol do bem-estar de outros. Em quarto lugar, os atos supererrogatórios são moralmente bons e louváveis (e não meramente realizados com boas intenções).

A despeito da primeira condição, o indivíduo pode não *considerar* que sua ação (ou seu caráter) seja moralmente opcional. Muitos heróis e santos descrevem suas ações em termos de *obrigação*, *dever* e *necessidade*: "Eu tinha de fazê-lo", "Eu não tinha escolha", "Era meu dever". Esta linguagem expressa um senso pessoal de obrigação. No fim do livro *A peste*, de Albert Camus, o Dr. Rieux decide fazer um relato sobre aqueles que combateram a peste — ele deve ser um testemunho, diz o Dr. Rieux, "do que *tinham de fazer* (...), a despeito de suas angústias pessoais, todos aqueles que, não podendo ser santos mas recusando-se a aceitar os flagelos, se empenharam ao máximo para ser médicos"[43]. Pessoas assim aceitam grandes riscos e desse modo vão além das obrigações da moral comum e das obrigações tradicionalmente associadas ao papel de curar.

Assim, algumas concepções negam que o termo "obrigação" seja apropriado nestes casos, interpretando o uso desta linguagem como uma forma de modéstia moral destinada a desviar do agente o mérito ou o louvor[44]. Uma interpretação mais simpática é a de que o agente aceita uma norma pessoal como determinando o que tem de ser feito. É um compromisso ou uma missão de responsabilidade pessoal, a despeito do fato de que não sejam obrigatórios segundo a moral comum ou uma tradição profissional. Normalmente, os atos supererrogatórios *seriam exigidos* não fosse alguma

---

42. Nossa análise se beneficiou de David Heyd, *Supererogation: Its Status in Ethical Theory* (Cambridge: Cambridge University Press, 1982), e de J. O. Urmson, "Saints and Heroes", *Essays in Moral Philosophy*, ed. A. I. Melden (Seattle: University of Washington Press, 1958), pp. 198-216. Outras análises que influenciaram nossas opiniões incluem John Rawls, *A Theory of Justice*, pp. 116-117, 438-439, 478-485; Joel Feinberg, "Supererogation and Rules", em *Ethics*, ed. Judith J. Thomson e Gerald Dworkin (Nova York: Harper & Row, 1968), pp. 391-411; Roderick M. Chisholm, "Supererogation and Offense: A Conceptual Scheme for Ethics", *Ratio 5* (junho de 1963): 1-14; e Millard Schumaker, *Supererogation: An Analysis and Bibliography* (Edmonton, Alberta: St. Stephen's College, 1977).

43. Albert Camus, *La Peste* (Éditions Gallimard, 1947), p. 309.

44. Ver Heyd, *Supererogation*, pp. 138-139.

adversidade ou risco excepcional presente nas circunstâncias específicas, mas o indivíduo escolhe não alegar um caso de exceção ao agir diante da adversidade ou do risco fora do comum[45]. Se as pessoas têm a força de caráter que as capacita a enfrentar dificuldades extremas ou a assumir riscos adicionais com o fim de cumprir sua própria concepção a respeito de suas obrigações, por que não aceitar sua concepção de que têm uma obrigação autoimposta? O herói que diz "Eu estava apenas cumprindo meu dever" está, desta perspectiva, falando corretamente, como uma pessoa que aceita padrões de excelência moral. O indivíduo não comete um engano ao considerar a ação pessoalmente necessária, e pode julgar que falhar é razão para sentir-se culpado, embora ninguém mais possa considerar o ato obrigatório nem possa considerar o fracasso em cumpri-lo uma ocasião para censura moral.

Nem todos os atos supererrogatórios são excepcionalmente árduos, custosos ou arriscados como pode sugerir esta análise. Exemplos de formas de supererrogação menos exigentes são os atos de fazer doações, de se oferecer como voluntário para serviços públicos, de relevar o erro de outro, de manifestar uma bondade excepcional e de consentir em pedidos feitos por outras pessoas quando estes excedem as condições obrigatórias da moral comum. Muitas ações cotidianas ultrapassam a obrigação sem que estejam no mais alto nível de supererrogação. Por exemplo, uma enfermeira pode fazer horas extras e retornar ao hospital para visitar os pacientes sem estar sendo santa ou heroica.

Com frequência temos dúvidas sobre se uma determinada ação está além da obrigação, pois as fronteiras não são bem definidas. Qual é a obrigação, por exemplo, de uma enfermeira para com pacientes terminais desesperados que se apegam a ela para confortá-los em seus últimos dias de vida? Se ela tem obrigação de oferecer, digamos, quarenta horas semanais para cumprir conscienciosamente as atribuições de seu emprego, então a enfermeira excede a obrigação ao fazer algumas visitas a pacientes por uma hora além de seu horário de trabalho. Se a obrigação é ajudar os pacientes a superar as dificuldades e enfrentar uma série de provações, então uma enfermeira que revela paciência, firmeza e afabilidade excepcionais também ultrapassa as exigências da obrigação. Há, na tradição, muitos casos de profissionais da saúde que fazem o que normalmente seria considerado uma obrigação (a assistência-padrão a um paciente), mas que nas circunstâncias envolve um sacrifício ou risco que excedem aquilo que seria ordinariamente enfrentado nesse serviço (por exemplo, na assistência a pacientes contaminados com o HIV).

Em alguns relacionamentos especiais — envolvendo, por exemplo, dívidas de gratidão, parentesco próximo e compromissos de lealdade —, atos que em outras situações poderiam ser considerados opcionais podem ser obrigatórios. Isto não é surpreendente, pois, como veremos, na teoria ética a distinção entre o que é obrigatório e o que não é obrigatório não é tão nítida como muitos sugerem.

---

45. A formulação contida nesta frase baseia-se em parte em Rawls, *A Theory of Justice*, p. 117.

O continuum *entre os padrões comuns e a supererrogação*

Distinguimos dois níveis de padrões normativos — obrigatório e supererrogatório —, mas algumas ações ficam entre eles. Essas ações são fortemente recomendáveis, mas não são nem obrigatórias nem supererrogatórias. O problema é que os dois "níveis" são contínuos e não possuem fronteiras nítidas, e há um território que não pertence claramente a nenhuma das duas categorias. Cada nível tem também muitos "subníveis", havendo um *continuum* no interior de cada nível e no intervalo entre ambos.

A teoria ética contemporânea tende a classificar tudo o que está no domínio da moralidade ou como consistindo numa obrigação ou como estando além da obrigação, omitindo assim tudo o que se localiza entre as duas coisas. Porém, como vimos nos capítulos 2 e 5, frequentemente fazemos distinção entre exigências fortes e fracas da vida moral, e, por exemplo, entre um princípio tal como a beneficência que expressa obrigação e outras formas de beneficência que são contínuas com o princípio de beneficência mas estão no limiar entre o que é e o que não é obrigatório. O *continuum* vai desde a obrigação forte (as exigências essenciais da moral comum), passando por formas mais fracas de obrigação (a periferia das expectativas ordinárias da moral comum), até o domínio dos *ideais* morais opcionais. O território dos ideais começa com a supererrogação menor (como, por exemplo, ajudar gentilmente um visitante que se perdeu nos corredores de um hospital) e termina com a supererrogação maior (como os atos heroicos de autoexperimentação).

O *continuum*, portanto, vai desde a obrigação mais estrita até as mais árduas formas de supererrogação.

Obrigação		*Acima da obrigação* *(Supererrogação)*	
Obrigação forte [1]	Obrigação fraca [2]	Supererrogação menor [3]	Supererrogação maior [4]

A linha horizontal neste gráfico representa um *continuum*, não com categorias nitidamente definidas, mas definidas apenas de maneira imprecisa, conectando as quatro categorias inferiores e a ação no interior de cada uma dessas categorias. Muitos pontos no *continuum* não são captados por nenhuma das quatro classificações abstratas que figuram abaixo da linha. Como observamos anteriormente, por exemplo, alguns ideais exigem muito mais do que outros. Adiante discutiremos algumas das diferenças distinguindo ideais cada vez mais exigentes.

Joel Feinberg argumenta que os atos supererrogatórios situam-se "numa escala completamente diferente" das obrigações[46]. O gráfico acima sugere que esta afirma-

---

46. Feinberg, "Supererogation and Rules", p. 397.

ção está correta num certo aspecto e equivocada em outro. A metade direita do gráfico não exibe nenhuma espécie de obrigação, enquanto a metade esquerda sim. Neste aspecto, a afirmação de Feinberg está correta. Contudo, a linha horizontal inteira está conectada por uma única escala de valor moral na qual o lado direito é contínuo com o esquerdo. Atos de beneficência obrigatórios e atos de beneficência supererrogatórios, por exemplo, estão na mesma escala por serem, do ponto de vista moral, do mesmo tipo. O domínio do supererrogatório é contínuo com o domínio dos princípios de obrigação porque excede essas exigências de acordo com as várias condições que definem a supererrogação indicadas anteriormente.

Muitas ações beneficentes e atenciosas de profissionais da saúde estão no território entre as obrigações e os ideais (ou seja, entre as classificações 2 e 3 do gráfico). Neste ponto as coisas tornam-se mais complicadas do que indica o gráfico, pois é preciso distinguir as obrigações profissionais das obrigações da moralidade comum. Muitas *obrigações* morais na assistência à saúde são *ideais* morais da perspectiva da moral comum. O Código de Ética do Conselho Internacional de Enfermeiros sustenta como uma responsabilidade profissional dos enfermeiros iniciar ações para satisfazer as necessidades sociais e de saúde do público, e vários códigos médicos estabelecem que o médico não deve pagar nem receber comissão pelo encaminhamento de pacientes. Muitas destas obrigações esperadas na medicina e na enfermagem são impostas pela profissão, diferentemente das obrigações da moral comum ou de outras formas de prática profissional. (Elas podem ser ou não parte do código legal que se aplica aos médicos e enfermeiros.) Algumas obrigações estão relacionadas às atribuições do médico e do enfermeiro, ainda que não estejam formalmente estabelecidas nos códigos profissionais. Por exemplo, a expectativa de que médicos e enfermeiros encorajem e confortem os pacientes, trazendo-lhes esperança, é uma obrigação imposta pela profissão (embora nem todos os profissionais da saúde a reconheçam como obrigatória).

Alguns costumes são mais ambíguos e ocasionalmente geram controvérsia. Consideremos novamente a crença de que médicos e enfermeiros têm obrigação de eliminar o interesse próprio e de assumir riscos ao atender os pacientes. Essa dimensão da prática profissional é uma questão de supererrogação, de obrigação associada à atribuição ou é algo que está entre estas duas coisas? Um tópico frequentemente discutido é a natureza das "obrigações" de cuidar de pacientes contaminados com o HIV quando há um risco significativo de transmissão. Todas as respostas a esta questão são controversas, e os códigos profissionais e os pronunciamentos da associação médica variam muito[47]. Uma explicação da incerteza, da ambivalência e da controvérsia que cercam a questão é que não está claro na ética médica (e tampouco na teoria ética e na moral comum) se o risco de cuidar de pacientes com o HIV é obrigatório ou opcional. Nem as profissões da área

---

47. Ver, por exemplo, Bernard Lo, "Obligations to Care for Persons with Human Immunodeficiency Virus", *Issues in Law & Medicine*, 4 (1988): 367-81; John Arras, "The Fragile Web of Responsibility: AIDS and the Duty to Treat" *Hastings Center Report*, 18 (abril/maio de 1988): S10-S20; Raanan Gillon, "Do Doctors Owe a Special Duty of Beneficence to their Patients?", *Journal of Medical Ethics*, 12 (1986): 171-173.

da saúde nem a sociedade decidiram se aceitam as obrigações tradicionais de deixar de lado o interesse próprio para cuidar dos pacientes ou se aceitam um modelo de comportamento que admite um conjunto mais amplo de tratamentos opcionais nos quais os ideais estão no lugar das obrigações[48]. Tais questões provavelmente não podem ser resolvidas sem que se considere especificamente que grau de risco se espera que os funcionários da assistência à saúde assumam e sem que se determine um limite além do qual o nível de risco torna a ação opcional, e não mais obrigatória.

O caráter não resolvido desse problema nos ajuda a compreender por que, enquanto algumas associações médicas urgem seus membros a revelar a *virtude da coragem* e a tratar pacientes infectados com o HIV, outras associações indicam a seus membros que esse tratamento é opcional (categoria 3, em vez das categorias 1 ou 4, em nossa lista da p. 519)[49], e, ainda, por que outras associações, com expectativas particularmente altas em relação à medicina, insistem em que tanto a virtude como a obrigação convergem para a conclusão de que os profissionais da saúde devem deixar de lado o interesse próprio para cuidar desses pacientes e que as profissões da saúde devem tomar atitudes para garantir que esses pacientes recebam a assistência apropriada[50].

Esta última posição é coerente com muitas crenças tradicionais das profissões da área da saúde, mas ela também atribui a essas profissões mais obrigações ligadas às atribuições, e talvez obrigações mais exigentes que as de qualquer outra profissão. Pedir que profissionais da saúde ponham de lado interesses pessoais importantes, exigindo deles ações que em qualquer outra área são consideradas supererrogatórias é, paradoxalmente, fazer o que a moralidade tradicional evitou fazer ao distinguir as categorias de obrigação e supererrogação: abster-se de sujeitar as pessoas a padrões difíceis, arriscados e atemorizantes. É duvidoso que os profissionais da saúde não estejam cumprindo suas obrigações morais quando estas não alcancem esses padrões, ainda que as obrigações sejam avaliadas exclusivamente com base nas obrigações ligadas às atribuições profissionais. Por um lado, não é recomendável distanciar a moral médica da moral comum, como se fossem mundos separados com padrões separados — sendo a moral

---

48. Abigail Zuger e Steven Miles documentam uma longa história de ambiguidade a respeito do nível de cuidado devido a pacientes com doenças contagiosas epidêmicas. "Physicians, AIDS, and Occupational Risk: Historic Traditions and Ethical Obligations", *Journal of the American Medical Association*, 258 (9 de outubro de 1987): 1924-1928.

49. Ver George J. Annas, "Legal Risks and Responsibilities of Physicians in the AIDS Epidemic", *Hastings Center Report*, 18 (abril-maio de 1988): 26S-32S; American Medical Association, Council on Ethical and Judicial Affairs, "Ethical Issues Involved in the Growing AIDS Crisis", *Journal of the American Medical Association*, 259 (4 de março de 1988): 1360-1361.

50. Health and Public Policy Committee, Americ College of Physicians and Infectious Diseases Society of America, "The Acquired Immunodeficiency Syndrome (AIDS) and Infection with the Human Immunodeficiency Virus (HIV)", *Annals of Internal Medicine*, 108 (1988): 460-461; Norman Daniels, "Duty to Treat or Right to Refuse?", *Hastings Center Report*, 21 (março/abril de 1991): 36-46; Edmund pellegrino, "Altruism, Self-interest, and Medical Ethics", *Journal of the American Medical Association*, 258 (1987): 1939; e Pellegrino, "Character, Virtue, and Self-Interest in the Ethics of the Professions", *Journal of Contemporary Health Law and Policy*, 5 (1989): 53-73, esp. 70-71.

médica fixada somente pela própria profissão, sem retorno, opinião ou consentimento do público. Por outro lado, quando os indivíduos assumem voluntariamente responsabilidades em suas atribuições, criam expectativas incomuns, encorajam formas especiais de confiança e adquirem obrigações de fidelidade mais específicas.

Pode ser supererrogatório prometer realizar um ato inconveniente e arriscado, mas, em virtude da promessa, a realização do ato prometido não é mais supererrogatória. Ela é, em vez disso, o cumprimento de uma obrigação *prima facie*[51]. Entretanto, as promessas feitas ao se ingressar na profissão médica (ou em outra profissão da área da saúde) não são muito específicas, e consequentemente surgem debates sobre a linha divisória entre a aceitação obrigatória e a aceitação opcional (mas louvável) de riscos. Um esforço para especificar as obrigações dos médicos de se envolver em condutas que oferecem riscos insere essas obrigações no contexto das expectativas sociais sobre ações arriscadas em outras ocupações. A sociedade espera que funcionários que impõem a lei, bombeiros e salva-vidas, entre outros, assumam alguns riscos às suas pessoas ao tentar cumprir os objetivos de suas profissões. Essas expectativas sociais apoiam-se em parte na aceitação dessas atribuições ocupacionais por parte dos agentes. Na medicina, as expectativas sociais normalmente se baseiam não em um contrato específico, mas na natureza da profissão e de seus compromissos.

Uma análise das expectativas sociais sobre a aceitação de riscos em várias ocupações poderia ajudar a determinar se médicos que cuidam de pacientes contaminados com o HIV estão cumprindo as obrigações de sua atribuição ou se estão agindo heroicamente com base num ideal supererrogatório? Ezekiel Emanuel observa que, a cada ano, há de uma a nove mortes preditas entre os aproximadamente 1.600 bombeiros ativos em Boston. Portanto, esses bombeiros enfrentam um risco de morte de aproximadamente 0,5 por cento nos anos piores e de 0,2 por cento nos anos melhores. Emanuel argumenta que esse risco é comparável ao risco que um clínico geral tem de se ferir com agulhas ao cuidar de pacientes infectados com o HIV — um risco alto, mas não excessivo. Contudo, os riscos são muito maiores e talvez até excessivos para cirurgiões que realizam operações num grande número de pacientes contaminados com o HIV, em virtude das frequentes e inevitáveis incisões. Nestes casos, pode ser apropriado distribuir os pacientes entre vários cirurgiões, solicitar voluntários, oferecer uma remuneração maior pelos riscos e assim por diante. Pode ser justificável também que os cirurgiões recusem-se a realizar determinados procedimentos em razão dos riscos envolvidos. Os julgamentos sobre os níveis obrigatórios e supererrogatórios de assistência com risco dependem das melhores evidências disponíveis a respeito da transmissão, mas também de julgamentos sociais acerca dos riscos razoáveis e excessivos em várias profissões e ocupações[52].

---

51. Ver Gregory Mellema, *Beyond the Call of Duty: Supereogation, Obligation, and Offence* (Albany: State University of New York Press, 1991), pp. 7, 38, 177-178.

52. Ver Ezekiel Emanuel, "Do Physicians Have An Obligation to Treat Patients with AIDS?", *New England Journal of Medicine*, 318 (23 de junho de 1988): 1686-1690.

Muitas confusões surgem em virtude da vaguidade e da indeterminabilidade vigentes na moral comum e na comunidade dos profissionais da saúde a respeito das obrigações. Infelizmente, podemos não ser capazes de reduzir substancialmente essa indeterminabilidade. Assim como não pudemos, no capítulo 5, distinguir com precisão a beneficência obrigatória e a beneficência não obrigatória (ou determinar os níveis específicos de risco que têm de ser assumidos no cumprimento do dever profissional), também em muitas outras áreas da vida moral podemos apenas fazer distinções esquemáticas. Ausência de caridade, falta de amizade ou de generosidade são, claramente, defeitos na vida moral, mas não necessariamente falhas quanto à obrigação comum ou à obrigação profissional.

Uma outra complicação é que a categoria de *obrigação* (ou dever) não esgota aquilo que *temos de* fazer em nossos relacionamentos com outros, como indicam várias interpretações de forma geral "X tem de fazer isso". Nesse esquema, "ter de" poderia significar que (1) X tem de fazer algo em virtude de uma forte obrigação moral, (2) X tem de fazer algo em virtude de uma obrigação moral fraca, (3) X tem de fazer algo em virtude de uma exigência autoimposta, como um ideal moral ou uma norma de caridade, (4) X tem de fazer algo de acordo com um ou mais padrões de virtude, ou (5) X tem de fazer algo por ser aquilo que pessoas exemplares, santas ou heroicas fariam. A expressão "ter de", portanto, passa através das fronteiras que separam aquilo que é obrigatório, aquilo que é virtuoso e aquilo que está além tanto da obrigação como da virtude comum.

Muitas teorias éticas foram criticadas por não acomodar esse domínio moral, total ou parcialmente. Argumentou-se, por exemplo, que os kantianos não podem aceitar a supererrogação porque não deixam espaço para a ação que está além da obrigação (ou pelo menos não há razões para afirmar que essa ação é moralmente boa). A teoria kantiana parece ser esgotada por (1) uma concepção da obrigação totalmente abrangente que insere em seu território o que outros classificam como supererrogatório e (2) uma concepção do que é moralmente indiferente[53]. Algumas pessoas também afirmam que os utilitaristas não podem aceitar a categoria da supererrogação, pois, no utilitarismo, todo ato que é bom de forma máxima é obrigatório. Se um determinado ato produzirá mais resultados positivos que todas as outras alternativas para todas as partes afetadas, ele é obrigatório. Se ele não irá maximizar os bons efeitos, ele é deficiente ou errado[54]. Como vimos em muitas ocasiões, os utilitaristas parecem exigir mais imparcialidade e mais sacrifício do que a moral do senso comum, da qual provém a distinção entre obrigatório

---

53. Heyd, *Supererogation*, cap. 3; Marcia Baron, "Kantian Ethics and Supererogation", *Journal of Philosophy*, 84 (1987): 237-262.

54. Alan Donagan, "Is There a Credible Form of Utilitarianism?", em *Contemporary Utilitarianism*, ed. Michael D. Bayles (Garden City, NY: Anchor Books, e Doubleday Company, Inc., 1968), pp. 187-202. A *objeção* de Donagan parece ser aceita como um argumento *a favor* do utilitarismo por Christopher New, que considera os atos santos e heroicos obrigatórios. "Saints, Heroes, and Utilitarians", *Philosophy*, 49 (1974): 179-189, esp. 183-184.

e supererrogatório. Em suas formas mais puras, portanto, tanto as teorias kantianas como as utilitaristas tendem a ser antissupererrogacionistas[55].

Contudo, em ambos os tipos de teoria ética pode haver espaço para uma área modesta de supererrogação. Por exemplo, os utilitaristas podem incluir atos supererrogatórios por reconhecer que, admitindo que alguns atos sejam opcionais mas louváveis, essa classificação produzirá resultados melhores do que produziria a classificação dos atos como obrigatórios. Para os utilitaristas que têm essa opinião, os atos deveriam ser classificados como supererrogatórios quando a adoção de uma regra que os tornasse obrigatórios não teria as melhores consequências possíveis ou não teria boas consequências, porém a realização desses atos em virtude das escolhas autônomas dos agentes teria consequências extremamente boas. No entanto, essa solução coloca os utilitaristas na desconfortável posição de solapar as exigências estritas do princípio de utilidade; eles parecem estar oferecendo razões consequencialistas, baseadas na praticabilidade, para restringir (ou talvez até rejeitar) o princípio de utilidade justamente em favor das exigências do senso comum que o princípio de utilidade supostamente corrige.

Como as teorias utilitaristas e kantianas, as teorias clássicas da virtude, em suas formas mais puras, não sugerem uma distinção clara entre (1) ideais que excedem, suplantam ou se elevam acima da moral comum e (2) virtudes que se espera que todos manifestem. É possível argumentar que uma teoria baseada na virtude não necessita desse tipo de distinção, pois as virtudes por si mesmas não exigem, comandam ou impelem ações. Todavia, a diferença entre a moral ordinária e a moral extraordinária (estando ambas dentro da moral comum) não afeta menos a teoria da virtude que as teorias da obrigação. Um padrão básico de virtude é uma norma da vida moral para todos, não um objetivo exclusivo da pessoa de caráter santo, heroico ou excelente. Virtudes tais como o respeito, a benevolência e a justeza, por exemplo, não são inteiramente opcionais, elas estabelecem expectativas comuns para relacionamentos humanos bons e dignos. As pessoas que violam esses padrões violam cânones ordinários da moralidade, e não cânones extraordinários.

Concluímos que as distinções entre o que é obrigatório, o que está além da obrigação e também o que é virtuoso são frequentemente superestimadas na teoria ética contemporânea. As distinções não são tão nítidas como sugerem algumas teorias, não esgotam todas as alternativas relevantes e obscurecem a rica variedade da vida moral.

Excelência moral

A teoria ética aristotélica insistiu em que a excelência moral é um tópico extremamente importante e intimamente conectado com as virtudes e os ideais morais: uma

---

55. Heyd, *Supererogation*, pp. 74, 88, 105. Heyd oferece algumas soluções especulativas para os problemas de Kant nas pp. 61-72, esp. 68-71.

virtude *é* uma excelência de caráter manifestando desejos apropriados de realizar ações corretas, e as excelências autocultivadas são um interesse central da ética. Consultaremos e extrairemos elementos da tradição aristotélica para constituir uma concepção da excelência moral que seja relevante para a assistência à saúde, fundamentando-nos em nossa análise anterior dos ideais morais e da supererrogação. Contudo, não sustentamos estar apresentando uma teoria distintamente aristotélica, e somos motivados por objetivos que os aristotélicos contemporâneos podem compartilhar ou não. Começaremos por quatro razões que nos motivam a abordar a excelência moral na ética contemporânea.

O valor e o lugar da excelência moral

Nosso primeiro motivo é superar um desequilíbrio e uma ênfase indevida da ética contemporânea, que se concentra no mínimo moral das obrigações, ignorando amplamente a supererrogação e os ideais morais[56]. Essa concentração em um grupo de obrigações mínimas diluiu nossa concepção da vida moral, incluindo nossas expectativas para nós mesmos, para as pessoas próximas de nós e para nossos contextos institucionais. Se esperarmos somente o mínimo moral, perderemos o senso de excelência tanto no caráter como na conduta. Aspiramos, portanto, retificar essa inclinação para as obrigações mínimas.

A segunda razão que nos motiva está ligada à primeira. Buscamos superar um certo ceticismo na teoria ética contemporânea a respeito dos altos ideais na vida moral. Encontramos esse ceticismo em alguns de nossos melhores autores, incluindo alguns que influenciaram profundamente os autores deste livro (por exemplo, Bernard Williams e Thomas Nagel), e também alguns autores que ofereceram obras influentes na ética do caráter (por exemplo, Susan Wolf e Philippa Foot)[57]. Não podemos aqui desenvolver seus argumentos, mas o fundamento de seu ceticismo é o seguinte: os altos ideais morais têm de competir com muitos outros objetivos e responsabilidades na vida, e esses ideais podem exigir demais das pessoas ou levá-las a negligenciar outros assuntos que merecem atenção, como projetos pessoais, relacionamentos familiares, amizades e experiências que ampliem a perspectiva pessoal.

Não rejeitamos inteiramente essa opinião, e concordamos em que algumas das reservas céticas são justificadas. Todavia, o impacto cumulativo desses argumentos sugere que os altos ideais morais são, em última análise, apenas uma das considerações essenciais da vida e que a excelência moral não é mais valiosa que um *hobby*, a recreação e outros

---

56. Urmson reconheceu parte deste problema em "Saints and Heroes", pp. 206, 214. Um indício revelador deste desequilíbrio está no utilitarismo contemporâneo, que faz exigências mais rigorosas que qualquer outra teoria ética. A despeito de algumas passagens brilhantes de Mill sobre a excelência moral, não há um tratado utilitarista sistemático ou mesmo razoavelmente sólido a respeito da supererrogação ou de concepções da excelência moral.

57. Muitas destas fontes são citadas e criticadas em Richard B. Brandt, "Morality and Its Critics", cap. 5 de *Morality, Utilitarianism, and Rights* (Cambridge: Cambridge University Press, 1992). Brandt desenvolve uma linha de crítica diferente da que apresentamos a seguir.

projetos concernentes ao próprio agente. Perdeu-se a meta aristotélica de aspirar uma vida admirável de realização moral. Em resultado, o modelo de pessoa moral desses autores é insípido e desprovido de desafio moral para pessoas sérias e reflexivas. Como Mill certa vez observou, "O homem satisfeito, ou a família satisfeita, que não têm a ambição de fazer nenhuma outra pessoa mais feliz, ou de aperfeiçoar sua própria excelência moral, não nos desperta nem admiração nem aprovação"[58]. Na teoria ética contemporânea, alguns autores sutilmente eliminam a excelência moral, e suas visões precisam ser contestadas por um modelo apropriado do alto mérito e do merecimento na vida moral.

Nosso terceiro motivo diz respeito ao critério de abrangência na teoria ética, conforme discutido no capítulo 2. Uma teoria da excelência moral permitirá que incorporemos virtudes morais e formas de supererrogação além das obrigações e virtudes abarcadas pela moralidade ordinária. Virtudes como a diplomacia, a coragem, a paciência, a hospitalidade e, ocasionalmente, o que Aristóteles chamava de "grandeza de alma" podem ser incluídas sem que se tenha de sustentar que elas são condições da moralidade que todos precisam cumprir ou que se tenha de sustentar a existência dos princípios da paciência, da hospitalidade, da coragem etc. Esses aspectos vitais da vida moral merecem ser incluídos numa concepção abrangente.

Por fim, um modelo da excelência moral merece ser examinado porque indica aquilo que é digno de nossa atenção. Vidas moralmente paradigmáticas oferecem-nos ideais desenvolvidos de caráter exemplar que nos ajudam a nos orientar e nos inspiram a buscar objetivos mais elevados e vidas moralmente superiores. Esses modelos dão profundidade à ideia de que as aspirações e conquistas morais elevadas são importantes na vida moral, juntamente com os princípios e as virtudes.

Ideais aristotélicos

Aristóteles sustentava que as virtudes humanas são disposições para agir, sentir e julgar que se desenvolvem a partir de uma capacidade inata por meio de treinamento e exercício apropriados. Adquirimos virtudes de modo muito semelhante à maneira como aprendemos outras habilidades, tais como a carpintaria, ou a tocar um instrumento musical ou cozinhar. A ação correta derivada de um bom caráter moral pressupõe um julgamento inteligente, que é em si uma forma de virtude, incluindo a virtude do discernimento. Este é um modelo de excelência tanto na conduta como no caráter. É da maior importância amar o que é moralmente superior e agir com base na inteligência prática (*phronesis*) com motivos apropriados, de acordo com um caráter estável e desenvolvido.

As obrigações desempenham um papel central nessa concepção, pois a teoria trata do motivo, do esforço, do compromisso, da ação provinda da virtude e do desenvolvimento

---

58. John Stuart Mill, *Considerations on Representative Government*, em *The Collected Works of John Stuart Mill*, vol. 19 (Toronto: University of Toronto Press, 1977), cap. 3, p. 409.

do caráter. Consideremos, por exemplo, uma pessoa determinada a denunciar uma fraude científica numa instituição acadêmica. É fácil interpretar essa ação como uma obrigação, especialmente se a instituição tem uma política referente a fraudes. Suponhamos, porém, que as denúncias feitas por essa pessoa a superiores foram ignoradas, e que seu emprego está em risco e sua família está recebendo ameaças. Seu esforços para provocar uma reforma na instituição adotaram desse modo dimensões heroicas. Em algum momento, é provável que disséssemos que essa pessoa cumpriu suas obrigações e que não é moralmente necessário que ela dê prosseguimento à questão, ainda que fosse louvável fazê-lo. Na teoria aristotélica, entretanto, a situação poderia ser construída e avaliada de forma diferente. A luta de uma pessoa contra a fraude numa instituição poderia ser estimada principalmente pelo nível de compromisso dessa pessoa, pela perseverança e pela resistência demonstradas, pela diligência e pelo discernimento na ordenação das evidências, pela coragem e também pelo decoro e pela diplomacia revelados ao enfrentar os superiores etc.

Uma analogia com objetivos educacionais ajuda a explicar por que é essencial para a estrutura aristotélica estabelecer metas elevadas em vez de metas medianas. A maioria de nós foi ensinada a aspirar a um ideal de educação. Fomos instruídos a nos preparar o melhor que pudéssemos. Nenhuma aspiração educacional é elevada demais, a menos que esteja além de nossas capacidades e não possa ser alcançada. Se alcançarmos apenas um nível educacional mediano, isso é considerado um motivo de desapontamento e desgosto. Ao buscar realizar nossas aspirações, algumas vezes expandimos nossos objetivos além do que havíamos planejado originalmente. Pensamos em conquistar mais um diploma, aprender outra língua ou ler a respeito de assuntos que estão fora de nossa especialização. Não dizemos, contudo, que temos *obrigação* de alcançar o nível de educação mais alto que pudermos.

O modelo aristotélico para a ética é análogo. O caráter moral e as realizações morais resultam da educação, do cultivo e do hábito. Cada indivíduo deve aspirar a um nível tão elevado quanto lhe permitam suas capacidades. Esse "dever" não é construído como uma obrigação moral de se tornar tão virtuoso quanto possível (embora alguns autores defendam precisamente isso[59]). Alcançar apenas o mínimo moral em relação às obrigações socialmente impostas é um desapontamento moral, ainda que não seja um fracasso na obrigação moral. As pessoas variam quanto à qualidade de seus desempenhos nos esportes, na prática médica, no ensino etc.; da mesma forma, na vida moral, algumas pessoas são mais hábeis que outras — por essa razão, merecem mais reconhecimento, louvor e admiração.

As pessoas que levam a sério seus objetivos educacionais normalmente não visam apenas notas altas, posições elevadas e bons empregos; elas pensam em termos de realização pessoal e desenvolvimento do caráter. Ao aprender uma segunda língua, por exemplo, os estudantes mais capazes não pensam na nota obtida no curso, mas se estão aprendendo

---

59. Ver Elizabeth Pybus, "Saints and Heroes", *Philosophy*, 57 (1982): 193-200; e Christopher New, "Saints, Heroes, and Utilitarians".

a usar o idioma de maneira apropriada, se têm condições de conduzir razoavelmente uma conversação e se seu conhecimento e seu sotaque possibilitam uma comunicação inteligível com os nativos da língua. Eles pensam em desenvolvimento e em níveis de realização pessoais assim como um aristotélico pensa em desenvolvimento e realização morais.

Algumas pessoas são tão avançadas moralmente que aquilo que acreditam ter de fazer ou alcançar é diferente daquilo que as pessoas moralmente menos desenvolvidas têm de fazer ou podem ter a expectativa de alcançar. Encontramos aqui um novo *continuum*. Os objetivos de excelência moral de uma pessoa ampliam-se à medida que aumenta seu desenvolvimento moral. Esse *continuum* aristotélico implica que toda pessoa que alcançou um determinado nível de virtude tem a oportunidade de empenhar-se para alcançar um nível mais elevado, de acordo com um ideal de excelência moral. Fazer uma distinção radical entre exigências morais comuns e ideais excepcionais é simplista e moralmente indesejável. O que as pessoas devem tentar alcançar quando estão em níveis mais baixos de desenvolvimento moral é diferente daquilo que deveriam tentar em níveis mais avançados de desenvolvimento. Todavia, qualquer que seja o nível alcançado por uma pessoa no *continuum* de desenvolvimento moral, haverá sempre uma meta de excelência moral que esteja acima daquela já alcançada. O que devemos fazer, portanto, é seguir um alvo móvel de excelência moral.

Assim, podemos entender por que, na ética aristotélica, o papel central é conferido aos ideais, e não aos princípios de obrigação. Essa concepção é adequada para pessoas que almejam, não para pessoas que querem apenas saber o que as obrigações sociais exigem delas. Por exemplo, o pesquisador que usa sujeitos humanos em pesquisas poderia perguntar (como é típico em exames de projetos de pesquisas): "O que sou obrigado a fazer para proteger os sujeitos envolvidos?" A suposição é que, uma vez que esta questão tenha sido resolvida, o pesquisador pode então aceitar a responsabilidade de uma obrigação moral e proceder à pesquisa. No modelo aristotélico, porém, a indagação e a resposta dada a ela são apenas pontos de partida. A questão mais importante é: "Como eu poderia conduzir esta pesquisa de modo que os participantes fossem protegidos ao máximo e submetidos ao mínimo de inconvenientes, sendo possível ao mesmo tempo atingir os objetivos da pesquisa?" Negligenciar completamente esta última questão, indagando apenas quais as obrigações básicas, indica que o indivíduo é, moralmente, menos sério do que poderia ser.

O modelo aristotélico não espera a perfeição, mas apenas que a pessoa se empenhe tendo a perfeição como horizonte. Embora esse modelo possa ser concebido como deficiente no critério da praticabilidade desenvolvido no capítulo 2, uma avaliação mais justa é a de que os ideais morais *são* instrumentos práticos. Como *nossos* ideais, eles nos motivam de uma maneira que as obrigações provavelmente não nos motivarão, e também delimitam um caminho que pode ser escalado em etapas, com um senso renovável de crescimento e realização. Assim como os pais se guiam por seus objetivos e ideais para orientar o desenvolvimento moral de um filho, da mesma forma os ideais morais nos ajudam a orientar nosso desenvolvimento moral.

Grande excelência moral: santos e heróis

Pessoas excepcionais com frequência servem de modelos de excelência cujos exemplos pretendemos seguir. Por exemplo, todos os professores universitários podem recordar um ou mais de seus professores que lhes incutiram ideais pedagógicos e que em alguma medida lhes serviram de modelos na profissão. Indivíduos moralmente excepcionais têm uma capacidade similar de guiar os outros. Entre os vários tipos de modelos, o herói moral e o santo moral (tendo este termo aqui um sentido secular) são os mais proeminentes, e isso merecidamente. Nossa análise se concentrará nos santos e heróis, mas de saída ressaltamos que muitas das pessoas que nos servem de modelos morais, ou que nos proporcionam inspiração moral, não são tão desenvolvidas moralmente ao ponto de poderem ser corretamente descritas como santos ou heróis (embora algumas vezes incorretamente as consideremos assim).

Uma pessoa geralmente se torna moralmente excepcional por possuir virtudes desenvolvidas em profusão, manifestadas em ações apropriadas. Mas também sabemos de condutas virtuosas de pessoas com um repertório limitado de virtudes excepcionais, como profissionais excessivamente conscienciosos. Aprendemos sobre a excelência moral onde quer que a encontremos, e muitos que não são nem santos nem heróis podem ser as influências mais importantes de nossas vidas. O fato de nos concentrarmos nesta seção nas pessoas mais excepcionais, santos e heróis, não deve fazer com que percamos de vista outros exemplos morais.

Consideremos, por exemplo, a biografia feita por John Berger de um médico inglês, John Sassall, que escolheu praticar a medicina num povoado rural dominado pela pobreza, culturalmente carente, numa região remota do norte da Inglaterra. Influenciado pelos livros de Joseph Conrad, Sassall escolheu a vila com base num "ideal de servir" que estivesse além "da vida mesquinha de progresso egoísta". Sassall estava ciente de que praticamente não teria vida social e de que os aldeões tinham poucos recursos para pagá-lo, para desenvolver sua comunidade e para atrair uma medicina melhor, mas ele se concentrou nas necessidades dessa gente em vez de pensar em suas necessidades individuais. Interagindo com os membros da comunidade, Sassall evoluiu moralmente, desenvolvendo uma compreensão e um respeito profundos pelos membros da comunidade e aprendendo a cuidar das pessoas de maneira global. Ele se tornou uma pessoa de preocupação, devoção, discernimento, conscienciosidade e paciência excepcionais ao cuidar dos aldeões. Seu caráter moral se aperfeiçoou e se aprofundou ano após ano nesse trabalho. Os aldeões, por sua vez, confiavam nele nas circunstâncias mais adversas e pessoalmente difíceis[60].

Da vida exemplar de John Sassall e de nossa análise anterior, podemos extrair quatro critérios como condições gerais da excelência moral e, depois, testá-los confrontan-

---

60. John Berger (e Jean Mohr, fotógrafo), *A Fortunate Man: the Story of a Country Doctor* (Londres: Allen Lane, the Penguin Press, 1967), esp. pp. 48, 74, 82 s, 93 s, 123-25, 135. Lawrence Blum indicou este livro.

do-os com nossa experiência referente a outras pessoas excepcionais[61]. Em primeiro lugar, Sassall é fiel a um *ideal moral* digno que ele mantém sempre em mente ao fazer julgamentos e empreender ações. No seu caso, o ideal é servir de forma extraordinariamente devotada uma comunidade pobre e necessitada. Em segundo lugar, ele tem uma *estrutura motivacional* que corresponde de maneira muito próxima à nossa descrição dos padrões motivacionais das pessoas virtuosas (principalmente no capítulo 2). Em terceiro lugar, ele possui um *caráter moral excepcional*, ou seja, possui virtudes morais e realiza ações supererrogatórias num grau excepcional[62]. Em quarto lugar, ele é uma *pessoa de integridade* — tanto de integridade moral como de uma profunda integridade pessoal — e portanto não é atribulada por conflitos perturbadores ou por desejos pessoais ao fazer julgamentos e ao agir. Estas quatro condições não sugerem que uma pessoa moralmente excelente possua todas estas virtudes. É possível ser moralmente excelente, e até um modelo moral, sem possuir várias das virtudes que se qualificam como moralmente excelentes.

Estas quatro parecem ser condições suficientes da excelência moral; elas também são condições relevantes (mas não suficientes) para a santidade e o heroísmo morais. John Sassall, uma pessoa excepcional, não é nem santo nem herói. Para atingir tal posição elevada, ele teria de satisfazer condições adicionais. Sassall não é uma pessoa que enfrenta grande adversidade (embora enfrente uma adversidade moderada), tarefas muito difíceis ou um alto nível de risco, e estas são condições que contribuem para fazer de uma pessoa um santo (ou um herói). Como no caso da excelência moral em geral, muitos fatores, especialmente os motivos, podem afetar nossa avaliação. Se, por exemplo, um médico vai para uma cidade acometida por uma epidemia motivado principalmente pelo desejo de obter reconhecimento público ou de ter experiências que possam servir de base para um livro lucrativo, provavelmente não julgaríamos seus atos como heroicos. No caso dos santos, as avaliações são similares, mas não idênticas. Uma pessoa que age de uma maneira que normalmente justificaria o título de santo, mas que o faz meramente para obter reconhecimento público, não se qualifica como um santo.

Exemplos de santos morais proeminentes incluem São Francisco, Madre Teresa e Albert Schweitzer. Exemplos de heróis morais proeminentes incluem soldados, prisioneiros políticos e embaixadores que assumem riscos significativos para salvar pessoas em perigo por meio de atos tais como arrebatar granadas de mão e resistir a tiranos. Cientistas e médicos que realizam experimentos em si mesmos em busca de conhecimentos que possam beneficiar outras pessoas também são um tipo importante de heróis. Há muitos exemplos famosos: Daniel Carrión inoculou em seu braço o sangue de um paciente com verruga-peruana (uma doença rara que se caracteriza por muitas erupções vasculares na pele e membranas mucosas, e também por febres e

---

61. Nossas condições para a excelência moral devem-se a Lawrence A. Blum, "Moral Exemplars", *Midwest Studies in Philosophy*, 13 (1988): 204.

62. Nossas segunda e terceira condições têm a influência da caracterização do santo feita por Wolf em "Moral Saints", pp. 420-423.

fortes dores reumáticas), para por fim constatar que isso lhe rendera uma doença fatal (febre de Oroya). Werner Forssman realizou a primeira cateterização no coração em si mesmo, caminhando até a sala de radiologia com o cateter em seu coração[63]. Mais recentemente, um pesquisador francês, Dr. Daniel Zagury, injetou em si mesmo uma vacina experimental contra a AIDS, sustentando que este ato era "a única linha de conduta ética"[64].

Sugerimos que uma pessoa só pode se qualificar como um santo ou herói moral caso satisfaça alguma combinação das quatro condições de excelência moral acima mencionadas. Essas quatro condições não são individualmente necessárias nem conjuntamente suficientes para o heroísmo moral, e provavelmente não são suficientes para a santidade moral, embora pareçam ser necessárias para tal. Desse modo, as quatro condições não precisam ser satisfeitas para que se tenha um herói moral, mas todas têm de ser satisfeitas para que se tenha um santo moral. Não procuraremos fazer aqui uma defesa argumentada desta afirmação, porém, por meio de uma progressão gradual de exemplos e argumentos daremos razões para se considerar esta conclusão aproximadamente correta.

Começaremos por um artigo seminal sobre santos e heróis, de autoria de J. O. Urmson, que em 1958 revigorou uma longa tradição de reflexão sobre a supererrogação. Urmson contrapôs-se à maneira como as teorias éticas dominantes classificavam os atos como obrigatórios, permissíveis ou proibidos, pois esse esquema de classificação não capta a qualidade especial dos atos santos ou heroicos e a forma como tais atos ultrapassam a fronteira da obrigação. Ele distinguiu santos e heróis fundamentalmente com base no autocontrole e no sacrifício dos santos e no controle do medo e no nível de risco assumido pelos heróis[65]. Sua tese de que um herói enfrenta um risco pessoal significativo é, acreditamos, mais bem-sucedida que sua concepção do santo. Muitos santos, com base em seus próprios relatos assim como nos de seus biógrafos, suportam e combatem adversidades ou enfrentam tarefas muito difíceis pelo bem de outros, mas não necessariamente pagam preços altos ou fazem grandes sacrifícios[66]. Do ponto de vista do santo, pode não haver absolutamente nenhum custo ou sacrifício, mas quase todos os santos sabem que há adversidades; é improvável que alguém seja qualificado como um santo sem satisfazer uma condição de adversidade, agrura, dificuldade ou infortúnio. Uma quinta condição relevante da santidade moral, portanto, é lutar para superar essa condição — embora talvez uma pessoa particularmente sem máculas possa ser santa sem satisfazer a essa condição —, e uma condição adicional do heroísmo moral é assumir riscos extraordinários pelo bem de outros.

---

63. Jay Katz, ed., *Experimentation with Human Beings* (Nova York: Russell Sage Foundation, 1972), pp. 136-140.

64. Philip J. Hilts, "French Doctor Testing AIDS Vaccine on Self", *Washington Post*, 10 de março de 1987, p. A7. Para uma discussão completa da autoexperimentação na medicina, ver Lawrence K. Altman, *Who Goes First?: The Story of Self-Experimentation in Medicine* (Nova York: Random House, 1987).

65. Urmson, "Saints and Heroes", pp. 200-201.

66. Blum elabora este raciocínio principalmente contra Urmson. Ver Blum, "Moral Exemplars", p. 207.

Urmson distingue de maneira diferente santos e heróis maiores e menores. Ele afirma que santos e heróis menores cumprem suas obrigações quando outros geralmente não o fariam, enquanto santos e heróis maiores excedem suas obrigações quando outros geralmente não o fariam[67]. Ele propõe que os heróis agem quando outros sucumbem ao medo, e que os santos agem quando outros cederiam a outros interesses. Parte desta análise é coerente com nosso *continuum* entre as obrigações e os ideais, mas a afirmação de Urmson de que santos e heróis menores geralmente cumprem as *obrigações* morais em situações em que pessoas moralmente inferiores não o fariam é inconsistente com nossa análise anterior. Uma tese mais plausível é que santos e heróis menores cumprem aquilo que *seria uma obrigação* se não fosse por alguma adversidade, dificuldade ou risco adicionais que enfrentam. Mas esta tese é muito insatisfatória. A santidade e o heroísmo podem ocorrer em qualquer nível, mesmo quando nenhuma obrigação está presente ou estaria presente na ausência de um risco, uma adversidade ou uma dificuldade adicionais.

Podemos retornar agora às condições que devem ser satisfeitas para qualificar santos e heróis. Afirmamos que um santo deve preencher todas as quatro condições mencionadas acima e mais uma condição de enfrentar adversidade, agrura, dificuldade ou infortúnio, enquanto um herói só precisa preencher um subconjunto das quatro condições e mais uma condição de assumir um risco excepcional. Esta formulação implica que as condições de santidade moral são mais definidas que as condições do heroísmo moral. Embora os riscos possam ser menores para um santo em comparação com um herói, por outro lado esperamos um nível mais alto de excelência moral dos santos: ideais mais nobres, uma estrutura de motivação mais pura, uma combinação de virtudes morais mais sólida e uma maior integridade moral. Esse padrão mais alto de caráter, juntamente com o enfrentamento bem-sucedido da adversidade ou dificuldade, são características distintivas do santo moral.

A santidade também requer o cumprimento consistente e a transcendência da obrigação ao longo do tempo, e ainda que se alcancem (e não apenas se almejem) ideais morais. Não se pode proceder a um julgamento definitivo acerca da santidade de uma pessoa até que as informações sobre ela estejam substancialmente completas, e o caráter de um santo não pode se modificar radicalmente ao longo do tempo sem que se perca sua qualidade distintiva como santa. Mesmo uma deterioração gradual das qualidades morais de excelência contam contra a santidade. Um médico ou uma enfermeira que trabalham o dia todo em troca de baixa remuneração durante muitos anos numa área pobre poderiam facilmente ser qualificados como santos morais. Se suas ações são exigidas por sua atribuição, como um emprego numa clínica em uma favela, a aceitação dessa atribuição com suas responsabilidades em condições de adversidade ou dificuldade está além das exigências da obrigação moral. Em contraposição, independentemente de sua conduta anterior, uma pessoa pode se tornar um herói

---

67. Urmson, "Saints and Heroes", pp. 201-202.

instantaneamente, por meio de uma única ação, como no mencionado caso de dominar o medo para oferecer assistência numa cidade acometida por uma epidemia. Uma mudança moral radical após um ato de heroísmo pode modificar o caráter de uma pessoa, mas não desqualificará o ato enquanto heroico.

Pode-se argumentar, simplificando Urmson, que tornamos as coisas desnecessariamente complicadas e que há somente duas condições necessárias para qualificar um herói: (1) assumir um risco excepcional e (2) agir pelo bem-estar dos outros. Esta análise pode ser adequada para heróis em geral (sendo a bravura e a beneficência excepcionais as condições mais gerais do heroísmo), mas ela não é adequada como uma análise dos herói *morais*. Ocasionalmente, pessoas moralmente indignas satisfazem a essas duas condições — por exemplo, comandantes sedentos de sangue algumas vezes agem heroicamente para proteger suas tropas. Algumas pessoas que agem com motivos moralmente bons visando objetivos moralmente bons, sob riscos excepcionais, muitas vezes não têm convicções morais profundas nem um caráter exemplar. Na próxima oportunidade, elas podem perder a coragem e recuar. Por essa razão, parece ser essencial para o heroísmo moral o preenchimento de algum subconjunto das quatro condições apontadas, evidenciando motivação, compromisso ou caráter dignos e profundos.

Podemos testar esta tese considerando novamente os profissionais de saúde que tratam pacientes com AIDS. Muitos insistiram em que o heroísmo não está envolvido em seu trabalho, porque os riscos não são extraordinários. Contudo, no início da década de 1980, antes da obtenção de evidências sólidas sobre a transmissão da doença, aqueles que cuidavam de pacientes com AIDS muitas vezes eram heróis morais, e alguns tipos de assistência a pacientes contaminados com o HIV ainda se qualificam como heroísmo. Todavia, esses profissionais não se tornaram heróis morais simplesmente por assumir riscos extraordinários. Seu caráter moral, seus motivos e sua função de tratar contribuem para inclinar a balança do heroísmo genérico para o heroísmo moral.

A santidade moral foi usualmente reconhecida como um nível ainda mais difícil da excelência moral, porque exige que a pessoa tenha uma determinada conduta durante um período de tempo maior. Um grande santo moral está o mais próximo possível, conforme permitam as circunstâncias, de uma pessoa moralmente boa e digna. A vida de uma pessoa assim é dominada por um compromisso de beneficiar outros ou por um compromisso com um ideal moral, às vezes com inconveniências significativas. Esse compromisso pode envolver a busca de uma excelência moral que se aproxime da perfeição moral[68].

Todavia, como observamos anteriormente, algumas vezes é apropriado que se façam ressalvas a estes objetivos perfeccionistas. Um ideal perfeccionista, unido a

---

68. Numa discussão sobre santos não religiosos, Edith Wyschogrod define uma "vida santa (...) como uma vida na qual a compaixão pelo Outro, independentemente do custo para o santo, é o aspecto principal". Ela argumenta que uma ética pós-moderna deve se orientar não pela teoria moral, mas pelas narrativas de vidas de santos. *Saints and Postmodernism: Revisioning Moral Philosophy* (Chicago: University of Chicago Press, 1990), p. xxiii.

um compromisso que sobrecarregue uma dimensão da vida, pode levar o agente a negligenciar outras dimensões da vida humana ou a desvalorizar os projetos pessoais de outros. Seguindo a influente análise de Susan Wolf, pode-se contestar a aparente suposição do santo de que é sempre melhor ser moralmente superior, buscando níveis cada vez mais altos de excelência moral de acordo com os próprios ideais morais[69].

Até mesmo os santos são às vezes deficientes em certas esferas da vida, como a educação, a amizade ou a vida familiar, sacrificando muitos interesses não morais em prol de um projeto moral totalmente absorvedor. Dessa perspectiva, um santo, enquanto se empenha na busca da perfeição moral, pode ser imperfeito como pessoa. O mesmo pode ser dito de heróis morais que realizam um sacrifício substancial.

Atos de beneficência irrefletidos e indevidamente arriscados também podem ser criticados por não considerar as outras obrigações morais existentes. Voltando ao nosso exemplo anterior, imaginemos que um médico se ofereça como voluntário para se expor a um risco grave prestando assistência numa cidade que atraiu a piedade do mundo por ter sido acometida por uma epidemia, e imaginemos que não há outros médicos ou serviços médicos na pequena cidade que esse médico deixa desamparada durante sua ausência. Essa ação aparentemente heroica poderia ser objeto de críticas por ser um exercício de um mau julgamento moral, especialmente pelo abandono de uma comunidade que depende do médico para ter serviço de saúde. Problemas semelhantes de julgamentos questionáveis surgem quando médicos, tribunais, tutores e a sociedade em geral recebem ofertas de ações supererrogatórias e algumas vezes heroicas que ultrapassam as obrigações normais.

Ofertas heroicas de doação de órgãos

Até aqui, nos concentramos em atos supererrogatórios realizados por médicos, enfermeiros e outros profissionais da saúde. Esses profissionais também fazem uma triagem moral, determinando a quem será permitido fazer sacrifícios e assumir riscos por outros, particularmente em casos de transplantes de rins e outros órgãos e tecidos a partir de doadores vivos. As equipes de transplantes não apenas removem, transferem e implantam o órgão doado, mas também selecionam os doadores, muitas vezes buscando-os na família do paciente necessitado, analisando a compatibilidade e a conveniência de possíveis doadores, oferecendo-lhes uma oportunidade incomum de ajudar uma outra pessoa, informando-os sobre os cursos de ação, avaliando os riscos envolvidos e classificando esses riscos como "razoáveis", "excessivos" e assim por diante. As equipes podem até mesmo fornecer justificações médicas para doadores

---

69. Susan Wolf, "Moral Saints", esp. pp. 419-427. Para respostas críticas aos argumentos de Wolf, ver Robert Merrihew Adams, "Saints", *Journal of Philosophy*, 81 (julho de 1984): 392-401; e Blum, "Moral Exemplars", p. 212-215.

em potencial que decidem não doar. Um exemplo disso aparece no Caso 2 (discutido com mais detalhe no capítulo 2), no qual um pai, relutante em doar um rim à sua filha que estava morrendo, pediu ao médico que mentisse. Por fim, os médicos e outros profissionais da saúde decidem, dentro dos limites sociais e institucionais, quando oferecer às pessoas a oportunidade de doar órgãos ou tecidos para transplantes experimentais, como transplantes de porções de fígado e pulmão a partir de doadores vivos.

A expressão "triagem moral" descreveria apropriadamente essas atividades? Na seleção dos doadores vivos feita pela equipe de transplante, permitindo que alguns realizem atos supererrogatórios enquanto outros não, a triagem é evidente, mas muitos profissionais consideram o processo de seleção médico e clínico, e não moral. Segundo dois comentadores, "os médicos que realizam transplantes estão na posição de ter de fazer *julgamentos clínicos* acerca de se, para uma pessoa em particular [um doador em potencial], o risco de dano suplanta a probabilidade do benefício"[70]. Contudo, os julgamentos envolvidos não são meramente clínicos no sentido usual; eles são fundamentalmente morais. O transplante de órgão a partir de doador vivo suscita questões éticas complexas, pois a equipe de transplante submete uma pessoa saudável a um procedimento cirúrgico arriscado, sem qualquer benefício para a própria pessoa, com o objetivo de proporcionar um benefício médico a um outro indivíduo. Alguns comentadores defendem um sistema no qual o doador capaz em potencial decida se a doação vale os riscos envolvidos[71]. Entretanto, é inadequado simplesmente deixar que os possíveis doadores ou as equipes de transplante decidam (pressupondo-se que o doador em potencial deseja doar). Ambas as partes devem estar envolvidas como agentes morais responsáveis no processo de doação.

A escassez de rins de cadáveres persiste, e ainda se necessita de doadores vivos, a despeito do desenvolvimento e da ampliação da diálise renal e dos transplantes de rins de cadáveres. O transplante de rins também poupa os recursos da sociedade, removendo os pacientes da diálise. Neste contexto, as equipes de transplantes empregam vários critérios para selecionar doadores de vida ou doadores de uma melhor qualidade de vida. Normalmente se preferem doadores de rins com proximidade genética, em parte pela maior probabilidade de sucesso. As equipes de transplante geralmente têm reservas contra doadores vivos sem proximidade genética, não apenas em casos de estranhos e meros conhecidos, mas também de cônjuges e amigos, em parte porque têm reservas quanto a seus motivos e sua capacidade para decidir, como se os atos supererrogatórios denotassem imoralidade ou incapacidade. Contudo, uma pesquisa indica que a grande maioria das pessoas considera que a

---

70. John Lantos e Mark Siegler, "Re-evaluating Donor Criteria: Live Donors", em *The Surgeon General's Workshop on Increasing Organ Donation: Background Papers*, U. S. Department of Health & Human Services, Public Health Service (8-10 de julho de 1991), p. 280, itálicos nossos.

71. Ver Aaron Spital, "Living Organ Donation: Shifting Responsibility", *Archives of Internal Medicine*, 151 (fevereiro de 1991): 234.

doação de um rim a um estranho é razoável e apropriada e que deveria ser aceita pelas equipes de transplante[72].

Esse debate depende em parte das concepções do que seja um risco razoável. Pesquisadores relatam a ocorrência de pelo menos dezessete mortes de doadores de rins nos Estados Unidos e no Canadá. Eles concluem que o risco de morte em razão da cirurgia é baixo (estimado em 0,03%). Além disso, não encontraram evidências de deterioração renal progressiva ou de outros transtornos sérios num grupo de doadores de rins durante vinte anos ou mais após as cirurgias, mas outros estudos identificaram, a longo prazo, um risco menos sério de morbidade[73]. Em vista destes dados, é duvidoso que as equipes de transplantes possam considerar excessivo o nível de risco para doadores vivos sem parentesco genético, como amigos, conhecidos e estranhos, e como baixo e aceitável para doadores geneticamente próximos. Um amigo, conhecido ou estranho que se oferece para doar um rim normalmente não corre riscos tão altos que justifiquem o questionamento de sua capacidade para decidir. Alguns opositores de uma política de aceitação de doações de rins por parte de conhecidos e estranhos argumentam que esses voluntários, perseguindo ideais heroicos, são emocionalmente instáveis. Os defensores, em contraposição, argumentam que a doação, além de beneficiar uma outra pessoa, envolve riscos baixos e aumenta a autoestima do doador; portanto, não é nem irracional nem desarrazoada.

Algumas ofertas heroicas de órgãos devem ser rejeitadas pelas equipes de transplantes, mesmo quando as decisões dos doadores são informadas e voluntárias e sua excelência moral está fora de questão. Por exemplo, uma equipe de transplantes justificadamente rejeitaria a oferta de uma mãe para doar o coração a um filho que esteja morrendo, pois a remoção de seu coração causaria a sua morte, ainda que valorizemos o sacrifício de uma mãe em outros contextos — por exemplo, ao tentar salvar um filho que está se afogando. Os casos de risco, em contraste com a morte certa, são mais controversos. Suponhamos que uma mulher deseje doar o único rim que lhe resta para o filho, que não está tendo resultados com a diálise e enfrenta uma longa espera por um rim de cadáver, parecendo estar em risco iminente de suicídio em razão de seus problemas médicos. Qualquer decisão sobre os níveis de risco aceitáveis deve ponderar cuidadosamente as circunstância factuais — por exemplo, se a mãe está condenada a morrer em breve em razão de alguma outra enfermidade que não impediria a doação do rim, ou se ela pudesse ter bons resultados com a diálise. Em algumas circunstâncias, seria justificável aceitar a oferta do rim, enquanto em outras circunstâncias haveria razões suficientes para rejeitá-la. Não somos invariavelmente obrigados a ajudar mesmo pessoas moralmente excelentes a realizar seus ideais morais.

---

72. Ver Aaron Spital e Max Spital, "Living Kidney Donation: Attitudes Outside the Transplante Center", *Archives of Internal Medicine*, 148 (maio de 1988): 1077-1080, e Carl H. Fellner e Shalom H. Schwartz, "Altruism in Disrepute", *New England Journal of Medicine*, 284 (18 de março de 1971): 582-585.

73. John S. Najarian et al., "20 Years or More of Follow-up of Living Kidney Donors", *The Lancet*, 340 (3 de outubro de 1992): 807-810.

Não há consenso a respeito da aceitação ou da rejeição de doadores de rins em potencial que corram riscos adicionais ou elevados. Se o doador em potencial tem uma condição médica que tornaria a doação extremamente perigosa, os profissionais podem justificadamente recusar a doação — desejada pelo possível receptor. Em outras circunstâncias, caso o ato do doador aumente os riscos para outros indivíduos, a equipe de transplante poderia ter então razões adequadas para rejeitar a doação — por exemplo, se uma viúva com três crianças pequenas deseja doar um rim a um primo ou amigo. Contudo, essas recusas em aceitar doações de rins devem ser contrabalançadas pela consideração de que a aceitabilidade de um risco é difícil de avaliar, pela consideração de que, dentro de certos limites, a palavra final deve ser dos potenciais doadores, após terem recebido as informações relevantes, e pela consideração de que a recusa da doação por parte da equipe de transplante pode comprometer a vida ou a qualidade de vida de um paciente.

Uma questão importante é se os médicos e outros profissionais da saúde devem investigar a qualidade e a motivação da decisão de doar um rim para transplante. A decisão de doar pode ser voluntária, mas também podem ocorrer manipulação ou coação por parte de outros. Além disso, como a transferência de órgãos mediante recompensa é ilegal, as equipes de transplantes devem recusar toda oferta de órgão que se baseie em algum tipo de pagamento por parte do receptor ou de outra parte envolvida. Todavia, é preciso distinguir o fornecimento de incentivos financeiros e a eliminação de desestímulos financeiros para os transplantes com doadores vivos (por exemplo, a restituição de salários perdidos), sendo esta última ação justificável. Ainda que haja razões suficientes — como a prevenção da exploração e da comercialização de órgãos — para proibir a venda de órgãos, há muitas formas de "doação gratificada" que não necessitam ser excluídas, constituindo uma expressão da gratidão da sociedade ou do receptor pela doação de um rim.

Surgiram algumas diferenças significativas na maneira como homens e mulheres reagem diante da oportunidade de doar um rim. Em primeiro lugar, das 2.264 doações de rins a partir de doadores vivos ocorridas em 1991, 1.265 (55,8%) doadores eram mulheres e 999 (44,1%) eram homens. Ainda são necessárias mais pesquisas para determinar a razão desta disparidade. Em segundo lugar, mulheres e homens tendem a interpretar seus atos de doação de rim de forma diferente. Para o homem, a decisão de doar é mais importante, envolve mais questionamento e ambivalência e, após a doação, provoca reações mais dramáticas de arrependimento ou de elevação da autoestima, sendo esta expressa na avaliação de si mesmos como "pessoas melhores". Para as mulheres, em contraposição, a doação é mais garantida, e elas têm menos arrependimento e vêm menos o ato como "um ato extraordinário de sua parte, um ato que prova que ela é uma pessoa melhor". Como sugere Roberta Simmons, a doação de órgão de pessoa viva geralmente aparece para a mulher como "uma simples extensão de suas obrigações familiares usuais, enquanto para o homem é uma forma de dedicação incomum". Talvez essas diferenças surjam porque tradicionalmente o papel social da mulher envolve altruísmo e sacrifício no interior da família, e dar a um membro da família uma segunda chance de vida está psicologicamente próximo da experiência de dar à luz[74]. Esta interpretação se ajusta a uma ética do cuidar que se concentre nos relacionamentos pessoais (ver capítulo 2). Contudo, as feministas acertadamente contestariam as normas psicossociais vigentes da doação como obrigatória para as mulheres e como supererrogatória para os homens, pois essas normas parecem refletir poderes sociais diferenciais e estão em tensão com os princípios relevantes da justiça.

Do ponto de vista da sociedade e dos profissionais da saúde, a doação a partir de doador vivo deve ser considerada opcional mas louvável, mesmo que os doadores interpretem seus atos de maneira diferente. As equipes de transplantes precisam submeter seus critérios para a seleção de doadores vivos a um exame público cuidadoso para assegurar que seus próprios valores não estejam sendo impropriamente incorporados na triagem moral para atos de doação de órgãos. Dentro dos limites razoáveis, as equipes de transplante devem permitir doações supererrogatórias que haviam anteriormente excluído.

Podemos agora concluir nossa discussão sobre santos, heróis e excelência moral. Nós não afirmamos e não sustentamos que os santos morais sejam mais valiosos ou mais admiráveis que os heróis morais; propusemos apenas algumas condições de excelência moral que são mais exigentes para os santos que para os heróis. Não avaliamos se essas condições poderiam indicar uma outra e ainda mais elevada forma de excelência moral: a combinação do santo e do herói numa mesma pessoa. Pessoas assim certamente existiram, e poderíamos argumentar, de acordo com nossa análise do *continuum*, que algumas dessas figuras extraordinárias seriam *mais excelentes* que outras. Contudo, nesse nível de excelência, tais distinções minuciosas são infrutíferas.

Conclusão

Neste capítulo final fomos além dos princípios, das regras, das obrigações e dos direitos. As virtudes, os ideais e as aspirações pela excelência moral embasam e enriquecem a estrutura moral desenvolvida nos capítulos precedentes. Os ideais transcendem as obrigações e os direitos, e muitas virtudes dispõem as pessoas a agir de acordo com princípios e regras, e não somente com seus ideais.

No capítulo 2, argumentamos que diversas teorias éticas convergem para um conjunto similar de princípios e regras. Ao concluir este livro, devemos ressaltar que diversas concepções da ética do caráter exibem um padrão de convergência similar e que os apelos aos princípios são muitas vezes intercalados com apelos às virtudes.

---

74. Roberta G. Simmons, "Psychological Reactions to Giving a Kidney", em *Psychonephrology*, 1, ed. Norman B. Levy (Nova York: Plenum Publishing Co., 1981), p. 235.

Aristóteles e Hume, por exemplo, com frequência concordam ao recorrer às virtudes e em suas concepções sobre elas, e, embora os dois sejam fundamentalmente teóricos das virtudes, ambos reconhecem a importância dos princípios normativos gerais. Também Kant e Mill exibem uma profunda preocupação com aquilo que Mill chama de "o cultivo geral da nobreza de caráter"[75]. Quase todas as grandes teorias éticas convergem para a conclusão de que o mais importante elemento da vida moral de uma pessoa é um caráter desenvolvido que proporcione a motivação e a força interiores para fazer o que é certo e bom.

---

75. Mill, *Utilitarianism*, cap. 2, p. 213.

APÊNDICE

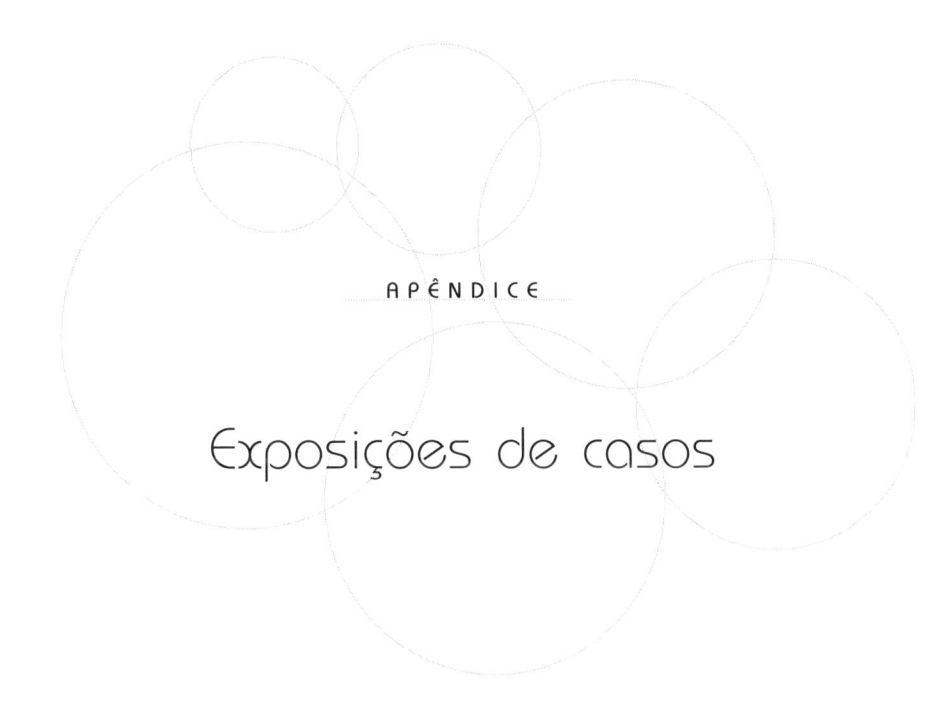

Exposições de casos

Caso 1: O caso Tarasoff

Fatos

Em 27 de outubro de 1969, Prosenjit Poddar matou Tatiana Tarasoff. Os querelantes, os pais de Tatiana, alegaram que, dois meses antes, Poddar comunicara sua intenção de matar Tatiana ao Dr. Lawrence Moore, um psicólogo empregado pelo Cowell Memorial Hospital na Universidade da Califórnia, em Berkeley. Eles alegaram que, a pedido de Moore, a polícia do campus deteve Poddar durante um breve período, mas logo o liberaram quando parecia estar em sua razão perfeita. Mais tarde, eles afirmaram que o Dr. Harvey Powelson, o superior de Moore, determinou que não se tomasse mais nenhuma outra atitude para deter Poddar. Ninguém alertou os querelantes do perigo que Tatiana corria.

Os querelantes, a mãe e o pai de Tatiana, (…) [alegam] que, no dia 20 de agosto de 1969, Poddar era um paciente voluntário que recebia terapia no Cowell Memorial Hospital. Poddar informou Moore, seu terapeuta, de que iria matar uma garota inominada, logo identificada como sendo Tatiana, quando ela voltasse para casa depois de passar o verão no Brasil. Moore, em concordância com o Dr. Gold, que havia examinado Poddar inicialmente, e com o Dr. Yandell, assistente do diretor do Departamento de Psiquiatria, deciciu que Poddar deveria ser internado para observação num hospital para doentes mentais. Moore notificou oralmente os oficiais Atkinson e Teel da polícia do campus de que iria solicitar a internação. Ele enviou então uma carta ao chefe de polícia William Beall solicitando o auxílio do Departamento de Polícia para assegurar a detenção de Poddar.

Os oficiais Atkinson, Brownrigg e Halleran levaram Poddar sob custódia, mas, satisfeitos com o fato de que ele parecia gozar de sua razão perfeita, soltaram-no com base em sua promessa de se manter afastado de Tatiana. Powelson, diretor do Departamento de Psiquiatria do Cowel Memorial Hospital, solicitou então à polícia que devolvesse a carta de Moore, ordenou que fossem destruídas todas as cópias da carta e as anotações que Moore fizera como terapeuta, e "determinou que não se empreendesse nenhuma ação para internar Prosenjit Poddar num tratamento de 72 horas e num estabelecimento de avaliação".

A segunda ação judicial dos querelantes, intitulada "Falha em alertar sobre um paciente perigoso", (...) acrescenta a afirmação de que os acusados foram negligentes, permitindo que Poddar fosse liberado da custódia da polícia sem que se "notificassem os pais de Tatiana Tarasoff de que sua filha estava sob sério risco oferecido por Prosenjit Poddar". Poddar convenceu o irmão de Tatiana a dividir um apartamento com ele perto da residência de Tatiana; pouco depois de seu retorno do Brasil, Poddar dirigiu-se à sua residência e a matou.

A opinião majoritária sobre o caso   *Juiz TOBRINER*

É preciso explicar que os terapeutas acusados não podem deixar de ser responsabilizados somente pelo fato de que a própria Tatiana não era sua paciente. Quando um terapeuta determina, ou deve determinar de acordo com os padrões de sua profissão, que seu paciente oferece um sério risco de violência contra outra pessoa, ele incorre na obrigação de tomar as precauções razoáveis para proteger a pretensa vítima contra esse perigo. O cumprimento desse dever pode exigir que o terapeuta tome uma atitude ou mais, dependendo da natureza do caso. Portanto, pode ser necessário que ele alerte a pretensa vítima ou outras pessoas que possam informá-la sobre o perigo, que notifique a polícia ou que tome todas as atitudes necessárias de acordo com as circunstâncias.

Em cada caso, a adequação da conduta do terapeuta deve ser contraposta ao tradicional padrão de negligência da prestação da assistência razoável. (...) Em suma, o terapeuta tem um dever legal não apenas em relação a seu paciente, mas também em relação à pretensa vítima de seu paciente, e está sujeito, em ambos os aspectos, a ter sua conduta examinada por juízes e por um júri. (...) Algumas da alternativas para o terapeuta, como alertar a vítima, não resultarão nas consequências drásticas de privar o paciente de sua liberdade. Em vista do caráter incerto e conjetural do alegado dano causado ao paciente por meio deste alerta sobre a ameaça à vida da vítima, concluímos que a imprecisão do profissional em prever a violência não pode anular o dever do terapeuta de proteger a vítima em perigo.

Reconhecemos o interesse público em apoiar o tratamento eficaz das doenças mentais e em proteger os direitos à privacidade do paciente (...) e a consequente importância da proteção do caráter sigiloso da comunicação psicoterápica. Todavia, devemos ponderar contra esse interesse o interesse público na segurança contra ataques violentos.

A revelação de uma comunicação nas circunstâncias acima não é uma quebra de confiança nem uma violação da ética profissional; conforme estabelecido pelos Princípios da Ética Médica da American Medical Association (1957), na seção 9: "É admissível que um médico deixe de revelar informações confiadas a ele no curso do atendimento médico (...) a menos que o contrário seja exigido dele judicialmente ou que se torne necessário revelá-las para proteger o bem-estar do indivíduo ou da comunidade". Concluímos que a política pública que favorece a proteção do caráter confidencial das comunicações entre médico e paciente deve ceder na medida em que a revelação é essencial para evitar que outros corram riscos. O privilégio de proteção das informações termina onde começa o risco público.

A opinião divergente sobre o caso　　　　　　　　　　　　　　*Juiz CLARK*

Sendo opinião majoritária até hoje, tanto as autoridades legais como as autoridades médicas concordaram em que a confidencialidade é essencial para tratar de forma eficaz as pessoas mentalmente doentes, e que impor aos médicos o dever de revelar as ameaças feitas pelo paciente a possíveis vítimas prejudicaria seriamente o tratamento (...).

As políticas geralmente determinam o dever. As principais considerações das políticas incluem a previsibilidade do dano, a certeza do prejuízo do querelante, a proximidade entre a conduta do acusado e o dano sofrido pelo querelante, a censura moral atribuível à conduta do acusado, a prevenção de danos futuros, a responsabilidade do acusado e as consequências para a comunidade.

Há fortes considerações contra a imposição aos psicoterapeutas do dever de alertar uma possível vítima. Se por um lado esse dever não oferece praticamente nenhum benefício para a sociedade, por outro lado impediria o tratamento psiquiátrico, invadiria os direitos fundamentais do paciente e aumentaria a violência.

A importância do tratamento psiquiátrico e sua necessidade de confidencialidade foram reconhecidos por este tribunal. "Está claramente reconhecido que a própria prática da psiquiatria depende essencialmente da convicção na comunidade de que o psiquiatria não revelará as informações [...]".

A garantia de confidencialidade é importante por três razões.

COIBIÇÃO DE TRATAMENTO. Em primeiro lugar, sem garantia substancial de confidencialidade, aqueles que requerem tratamento serão coibidos de procurar assistência. Continua sendo um fato desafortunado em nossa sociedade que as pessoas que buscam orientação psiquiátrica tendem a ser estigmatizadas. O receio deste estigma — aparentemente agravado pela propensão das pessoas que estão buscando tratamento de ver a si mesmas pelo pior ângulo possível — cria uma clara relutância em procurar ajuda. Esta relutância é atenuada pela garantia de confidencialidade do psiquiatra.

REVELAÇÃO COMPLETA. Em segundo lugar, a garantia de confidencialidade é essencial para permitir a revelação total necessária para um tratamento eficaz. O paciente psiquiátrico ingressa no tratamento com inibições conscientes e inconscientes contra a revelação de seus mais íntimos pensamentos (...).

TRATAMENTO BEM-SUCEDIDO. Em terceiro lugar, ainda que o paciente revele integralmente seus pensamentos, a certeza de que a confidencialidade não será rompida no relacionamento é necessária para manter a confiança no psiquiatra — que é exatamente a forma como funciona o tratamento (...).

Dada a importância da confidencialidade para a prática da psiquiatria, fica claro que o dever de alertar a vítima imposto pela maioria prejudicará o emprego e a eficácia da psiquiatria. Muitas pessoas, potencialmente violentas — porém passíveis de tratamento —, serão coibidas de buscar este auxílio; aqueles que o busquem serão inibidos de fazer as revelações necessárias para um tratamento eficaz; e, forçando-se o psiquiatra a violar a confiança do paciente, se destruirá o relacionamento interpessoal por meio do qual o tratamento se realiza.

VIOLÊNCIA E DETENÇÃO CIVIL. Ao impor o dever de alertar, a opinião majoritária contribui para aumentar o risco para a sociedade de violência por parte de pessoas mentalmente doentes, e aumenta muito o risco de detenção civil — a total privação da liberdade — daqueles que não deveriam ser confinados. O enfraquecimento do tratamento e o risco de internação imprópria resultantes do novo dever de alertar não serão limitados a alguns poucos pacientes, mas se estenderá a uma grande parcela das pessoas mentalmente doentes. Embora com os procedimentos psiquiátricos existentes somente um número relativamente pequeno de pessoas que recebem tratamento venham a representar perigo de violência, o número de pessoas que faz ameaças é imenso, e é este último grupo — e não apenas o primeiro — que terá seu tratamento prejudicado e cujo risco de internação aumentará.

Este caso foi extraído e resumido de *Tarasoff v. Regents of the University of California*, 17 Cal. 3d 425 (1976); 131 California Reporter 14 (1º de julho de 1976). A linguagem é a empregada no tribunal. Os fatos e a opinião majoritária foram redigidos pelo juiz Tobriner. A opinião divergente foi redigida pelo juiz Clark.

Caso 2: Não revelação de um câncer de próstata

Um homem de 69 anos, brigado com seus filhos e sem nenhum outro parente vivo, submeteu-se a um exame físico de rotina ao se preparar para uma breve e muito esperada viagem à Austrália. O médico suspeitou que houvesse um problema sério, e determinou a realização de mais exames, incluindo análises do sangue (detalhando uma fosfatase ácida), um exame ósseo e uma biópsia da próstata. Os resultados foram conclusivos: o homem tinha um pequeno nódulo na próstata normalmente chamado de câncer de próstata — um carcinoma inoperável e incurável. O carcinoma ainda não estava muito desenvolvido, e crescia de maneira relativamente lenta. Mais tarde, quando a doença houvesse progredido, seria possível fornecer bons tratamentos paliativos. Os exames de sangue e as radiografias revelaram que a função renal do paciente estava normal. (O médico consultou o urologista que havia realizado a biópsia da próstata para confirmar o diagnóstico.)

O médico havia tratado esse paciente durante muitos anos, e sabia que ele era frágil em muitos aspectos. O homem era neurótico e tinha uma história de doença psiquiátrica — embora atuasse bem na sociedade e fosse claramente capaz de pensar e decidir racionalmente. Ele havia sofrido recentemente uma séria reação depressiva, durante a qual se comportara de maneira irracional e tentara o suicídio. Esse episódio seguiu-se imediatamente à morte de sua esposa, que faleceu após uma longa e árdua batalha contra o câncer. Era evidente que ele não estava preparado para lidar com a morte da esposa, e esteve hospitalizado durante um breve período antes da tentativa de suicídio. Quando ele começou a melhorar novamente, surgiu a oportunidade de viajar à Austrália, e esta era a primeira coisa que o animava em vários anos.

Esse paciente tinha uma história de sofrimento prolongado e de depressão séria sempre que era informado de problemas de saúde sérios. Ele se preocupava demasiadamente e muitas vezes não conseguia controlar racionalmente suas deliberações e decisões. Seu médico julgou que a revelação do carcinoma no estado atualmente frágil do paciente causaria quase com certeza um comportamento irracional e deixaria o paciente incapaz de pensar claramente sobre sua situação médica.

Quando os exames foram realizados e os resultados ficaram prontos, o paciente retornou ao médico. Ele perguntou nervosamente: "Eu estou bem?" Sem esperar por uma resposta, ele perguntou: "Eu não tenho câncer, tenho?" Acreditando que o paciente não sofreria nem tomaria conhecimento de seu problema enquanto estivesse na Austrália, o médico respondeu: "Você está tão bem quanto estava dez anos atrás". Afligia-o mentir dessa maneira, mas ele acreditava firmemente que a mentira era justificada.

Este caso foi preparado especialmente para este volume. David Bloom, M. D., contribuiu como consultor.

Caso 3: Um pedido de não revelação por parte de um filho

O Sr. Johnson, um homem de quase 70 anos, foi levado à sua médica pelo filho, que estava preocupado com os aparentes problemas do pai em interpretar e lidar com atividades cotidianas que costumavam ser normais. Ele temia que o pai tivesse o mal de Alzheimer, mas pediu à médica que não informasse o pai caso o diagnóstico fosse confirmado. Após os exames apropriados, a médica acreditava ter um diagnóstico firme de mal de Alzheimer e discutiu com uma enfermeira e uma assistente social o "apelo veemente" do filho para que seu pai não fosse informado do diagnóstico. A enfermeira observou que, nos últimos vinte e cinco anos, desenvolveu-se um forte consenso a respeito da revelação de diagnósticos de câncer aos pacientes, e questionou se o mesmo raciocínio não se aplicaria à revelação do diagnóstico para pacientes com o mal de Alzheimer.

A médica respondeu que "muitos dos argumentos que apoiam a revelação do diagnóstico ao paciente com câncer pressupõem a relativa exatidão do diagnóstico, um leque de opções terapêuticas, uma história previsível e um paciente perfeitamente capaz". Ela não tinha certeza se esses argumentos se aplicavam ao caso dos pacientes com o mal de Alzheimer, pois o diagnóstico é feito com base em critérios clínicos e algoritmos diagnósticos (documentados, por meio de autópsias, como sendo de 92 por cento), o prognóstico é "excepcionalmente impreciso", a expectativa de vida varia muito, as opções terapêuticas são limitadas e os pacientes com o mal de Alzheimer "têm inevitavelmente uma debilitação da habilidade de tomar decisões e de sua capacidade", e podem ter também uma capacidade limitada para enfrentar a doença.

A assistente social acrescentou que, embora haja evidências empíricas de que a maioria dos pacientes hoje desejam saber se têm câncer, há menos evidências sobre as preferências dos pacientes com o mal de Alzheimer. No entanto, a enfermeira retorquiu que "É importante maximizar a autonomia individual sempre que possível. Podemos ser sinceros com nossos pacientes sobre o que acreditamos estar acontecendo e sobre nosso grau de certeza, qualquer que seja ele. O Sr. Johnson pode ser capaz de deixar instruções antecipadas a respeito de tratamentos e de não tratamento. No mínimo, ele pode ser capaz de expressar seus sentimentos e temores". Porém, a médica respondeu que "o Sr. Johnson irá perder a sua habilidade para mudar de ideia uma vez que tenha perdido sua habilidade para tomar decisões". "Isto é verdade", concorda a enfermeira, "mas, ainda assim, a melhor indicação que poderíamos ter sobre o que ele desejaria nestas circunstâncias seriam suas instruções antecipadas". A médica, a enfermeira e a assistente social concordaram em decidir o caso no dia seguinte antes de decidir o que fazer.

Este caso foi formulado com base em (e incorporando a linguagem de) Margaret A. Drickamer e Mark S. Lachs, "Should Patients with Alzheimer's Disease Be Told Their Diagnosis?", *New England Journal of Medicine*, 326 (2 de abril de 1992): 947-951.

Caso 4: Uma família de possíveis doadores de um rim

Uma viúva de 40 anos com glomerulonefrite crônica se manteve fazendo hemodiálise durante dez anos. Durante os últimos dois anos, sua condição foi se deteriorando progressivamente devido a complicações múltiplas, incluindo uma séria osteodistrofia renal, a impossibilidade de obter um acesso adequado ao sangue e desnutrição devido a uma depressão intermitente. A diálise peritonial não podia ser realizada devido aos múltiplos procedimentos cirúrgicos abdominais com aderências. Seu médico recomendara um transplante porque pensava que ela não sobreviveria mais de quatro ou seis meses com a diálise.

A paciente tinha quatro filhos (de idades que iam de 11 a 14 anos) e queria um transplante que lhe tornasse possível viver e promover o futuro bem-estar de seus filhos.

O irmão da paciente, de 44 anos, era um fazendeiro com oito filhos. Ele se recusou a doar ou a se submeter ao exame para verificar a compatibilidade dos tecidos. A paciente tinha uma irmã de 42 anos que queria doar, mas que não teve o tipo de tecido examinado porque era diabética e necessitava de insulina havia dez anos.

A paciente tinha também um irmão de 35 anos com retardamento mental que estava internado desde os oito. Este seu irmão tinha compatibilidade A para quatro antígenos testados, e seu grupo sanguíneo era compatível. Seu retardamento era tão grave que ele absolutamente não tinha condições de compreender ou entender os riscos da nefrectomia. Ele era capaz de cuidar de suas necessidades pessoais e de caminhar sendo guiado. Ele não reconhecia nenhum membro da própria família nem interagia com a equipe médica. Quatro vezes por ano, a paciente dirigia quase quinhentos quilômetros regularmente para ver seu irmão, até que, doze anos atrás, suas próprias necessidades pessoais e familiares reduziram a frequência para uma ou duas visitas por ano. Ele não via seu irmão havia três anos, devido aos seus próprios problemas médicos. Na ocasião, ela sentia que possuía uma obrigação para com o irmão, mas não havia uma proximidade especial.

Sua filha de 14 anos gostaria de doar um rim, embora não fosse compatível com dois antígenos. Seu grupo sanguíneo era compatível. A filha demonstrava uma compreensão discernida, completa e razoavelmente racional da situação e das necessidades da mãe, e da seriedade de sua própria potencial doação.

O irmãos mais velho e a irmã da paciente achavam que o doador deveria ser o irmão mais novo, deficiente mental. A irmã diabética era a responsável legal pelo irmão deficiente. Os pais estavam mortos. A paciente estava na lista de espera por órgãos de cadáveres havia dois anos.

Os seguintes cálculos eram projeções razoáveis com base nos dados disponíveis:

Doador	Chance de sobrevivência do rim por 2 anos (%)	Chance de sobrevivência da paciente por 2 anos (%)
Irmão deficiente	70	85
Filha	60	75
Cadáver	40	65

Caso ocorrido no St. Francis Hospital, Honolulu, redigido por Arnold W. Siemsen, M. D., Institute of Renal Diseases.

Caso 5: O caso Spring

Em novembro de 1977, Earle Spring, com 78 anos de idade, sofreu um leve arranhão no dorso do pé. Sendo ele um homem radicalmente independente, não tratou o ferimento até que seu pé gangrenou. À sua hospitalização sobreveio uma pneumonia, e em seguida um diagnóstico de falência renal. Depois de se submeter a três sessões semanais diálise com cinco horas de duração, Spring logo melhorou o suficiente para voltar para casa. Durante esse período, sua deterioração mental, que havia sido diagnosticada antes de seu ferimento como "síndrome orgânico-cerebral crônica", tornou-se bastante pronunciada.

Após mais de um ano de tratamento, o nefrologista informou o filho de Spring, Robert, de que seu pai não estava se beneficiando com a diálise. Ele sugeriu que poderia ter sido um erro iniciá-la num homem com essa idade, e que seria melhor se o tratamento fosse suspenso. O filho e a esposa concordaram com o médico e solicitaram que os tratamentos fossem interrompidos. Todavia, em virtude da decisão da Massachusetts Supreme Judicial Court a respeito do caso *Saikewicz*, de 1977, as decisões desse teor no estado tinham de ser tomadas por tribunais, e não pelas famílias nem pelos médicos.

No dia 25 de janeiro de 1979, Robert Spring, que havia sido temporariamente designado como tutor, peticionou à Franklin County Probate Court uma ordem para suspender os tratamentos de hemodiálise. Um tutor *ad litem*, um procurador nomeado pelo tribunal para representar os interesses do paciente, recebeu a incumbência de apresentar "todos os argumentos razoáveis em favor da administração do tratamento para prolongar a vida do indivíduo em questão".

Mark I. Berson, tutor *ad litem* de Spring, insistiu (contrariamente ao ocorrido no caso *Saikewicz*) em que o tribunal não realizasse um "julgamento substituto" (uma suposição do que o próprio Earle Spring teria desejado) sem evidências a respeito dos momentos de lucidez de Spring sobre o assunto. No dia 15 de maio de 1979, o juiz Keedy permitiu que o tutor temporário, Robert Spring, "se abstivesse de autorizar tratamentos de prolongação da vida" para seu pai. O procurador Berson não estava convencido de que houvesse evidências suficientes de que Spring teria desejado suspender os tratamentos, e apelou da decisão. O juiz Keedy suspendeu sua ordem inicial e, no dia 2 de julho, determinou que a esposa e o filho de Spring, juntamente com o médico, tomassem a decisão. Berson apelou novamente.

O tribunal de apelação manteve a decisão e rejeitou a posição de Berson sobre a necessidade de uma declaração de intenções expressa para suspender o tratamento. Em suas palavras, "Esta contenda sufocaria o direito à privacidade e a dignidade pessoal que o caso *Saikewicz* procurou assegurar para as pessoas incapazes". Mais uma vez, Berson apelou.

No dia 10 de janeiro, a suprema corte judicial examinou o caso, concluindo que a opinião do juiz segundo a qual Earle Spring "escolheria, se fosse capaz, não receber o tratamento de prolongação da vida" estava correta. Contudo, diferentemente do estabelecido no julgamento inicial e na apelação, a suprema corte judicial julgou que os fatos "incluíam o caso na regra fixada no caso *Saikewicz*". Portanto, a corte concluiu que "era um erro delegar a decisão ao médico atendente e à esposa e ao filho do tutelado". Outra vez o tutor de Spring foi orientado pela Probate Court a "se abster de autorizar tratamentos de prolongação da vida" para seu pai.

Neste ínterim, tornou-se evidente que a equipe do Holyoke Geriatric Center estava, em suas próprias palavras, "sobressaltada a respeito da decisão de suspender o tratamento de diálise". Duas enfermeiras do turno que ia das três da tarde até as onze da noite perguntaram a Spring se ele queria morrer. Segundo o relato das enfermeiras, ele respondeu "não". Embora um médico houvesse anteriormente avaliado Spring como "incapaz", as enfermeiras, adotando esta resposta como uma prova da vontade de Spring, levaram sua história a um jornal local, que a colocou como manchete. Berson reagiu imediatamente. Com base no depoimento de um grupo defensor do direito à vida, ele requereu ao juiz Keedy que os tratamentos de diálise fossem restabelecidos até que se pudessem obter novas evidências sobre a capacidade de Spring. Os ativistas do direito à vida contrataram um advogado para requerer à Probate Court que os admitisse como partes no caso. Na sexta determinação judicial do caso Spring, o juiz Keedy negou a petição para reordenar os tratamentos de diálise. Berson apelou mais uma vez.

A apelação foi aceita pela suprema corte judicial, que nomeou então cinco psiquiatras e geriatras para determinar o estado mental de Spring. Durante esse período, Spring deu entrada no hospital, sofrendo de uma infecção e de pneumonia. Ele reagiu ao tratamento médico e retornou ao Holyoke Geriatric Center, mas numa condição muito debilitada. No domingo, na véspera da audiência em que seria julgada a sua capacidade, Earle Spring faleceu. No dia seguinte, os cinco médicos indicados pelo tribunal concluíram seu relatório: Spring "estava sofrendo de uma debilitação mental tão profunda que não tinha noção de onde estava ou do que estava acontecendo. A demência não estava relacionada ao problema renal, não era tratável e era irreversível". Se ele não houvesse morrido no dia anterior, a responsabilidade pela interrupção do tratamento caberia à mesma instância a que coubera catorze meses antes — ao tribunal.

Este caso foi preparado por John J. Paris, SJ. A partir de seu "Death, Dying, and the Courts: The Travesty and Tragedy of the Earle Spring Case", *Linacre Quarterly*, 49 (fevereiro de 1982): 26-41.

Caso 6: O caso Wanglie

A Sra. Helga Wanglie, uma mulher de 85 anos residente numa casa de repouso, foi conduzida ao Hennepin County Medical Center, no 1º dia do mês de janeiro de 1990, para receber tratamento de emergência para sua dispneia, resultante de uma bronquiectasia crônica. Foi efetuada uma intubação de emergência, e a Sra. Wanglie foi colocada num respirador. Durante o período que se seguiu, ela não conseguia se comunicar com clareza, mas ocasionalmente manifestava desconforto, e reconhecia os membros da família que a visitavam. Não foi possível para a equipe médica removê-la do respirador, e em maio ela foi transferida para um hospital para pacientes crônicos. Uma semana mais tarde, durante uma nova tentativa de retirá-la do respirador, seu coração parou. Ela foi ressuscitada e levada a um outro hospital para receber cuidados intensivos. Como ela não recobrou a consciência, um médico indicou para a família que seria apropriado considerar a opção de suspender os sistemas de suporte de vida. A família reagiu transferindo-a para o Hennepin County Medical Center, no dia 31 de maio. Exames feitos ao longo das duas semanas subsequentes convenceram a equipe médica de que ela estava em estado vegetativo permanente devido a uma grave encefalopatia anóxica. Seu tratamento incluía a manutenção no respirador, com repetidas administrações de antibióticos, frequentes sucções das vias aéreas, alimentação através de tubos e monitoramento bioquímico.

Durante os meses de junho e julho de 1990, os médicos indicaram para a família que o tratamento de suporte de vida não estava beneficiando a paciente, e recomendaram que ele fosse suspenso. Contudo, o marido, a filha e o filho da Sra. Wanglie insistiram em continuar o tratamento. Conforme relatado pelo Dr. Steven Miles, a família declarou que "os médicos não podiam brincar de Deus, que a paciente não ficaria em melhor situação se morresse, que a tentativa de remover o tratamento de suporte de vida demonstrava a decadência moral de nossa civilização e que um milagre poderia acontecer". De acordo com o marido, a Sra. Wanglie jamais indicara suas preferências a respeito de tratamentos de suporte de vida. Com relutância, porém, a família aceitou uma ordem de não reanimação com base na improbabilidade de que a Sra. Wanglie sobrevivesse a uma parada cardíaca. A família recusou o aconselhamento recomendado pelo consultor de um comitê de ética e, no fim de julho, solicitou que a questão a respeito da remoção do respirador não fosse levantada novamente.

Em agosto, os enfermeiros que cuidavam da Sra. Wanglie manifestaram sua opinião consensual de que não era apropriado dar continuidade ao tratamento de suporte de vida. Em outubro de 1990, um novo médico, consultando especialistas, confirmou que as condições cerebrais e pulmonares da paciente eram permanentes, e concluiu que ela estava "no fim de sua vida e que o respirador 'não trazia benefícios', uma vez que não poderia curar seus pulmões, aliviar seu sofrimento ou permitir que essa mulher inconsciente e permanentemente dependente do respirador experimentasse o benefício da vida propiciado pelo suporte respiratório". Ele não caracterizou o respirador como "fútil", pois ele com efeito podia prolongar sua vida.

Em novembro, o médico, com o apoio de Steven Miles, o consultor ético do hospital desde agosto, informou a família de que não desejava continuar com o respirador. Quando o marido rejeitou essa opção e também a transferência da paciente para outro estabelecimento ou a busca de uma ordem judicial para requerer esse tratamento excepcional, o hospital indicou que iria solicitar uma determinação judicial sobre sua obrigação de continuar o tratamento. Numa reunião realizada duas semanas mais tarde, nenhuma das partes havia cedido. A família contratara um advogado, e o marido indicou que a paciente havia indicado consistentemente seu desejo de continuar no respirador numa situação como esta.

O Hennepin County Board of Commissioners, que funcionava como o conselho de diretores do centro médico, autorizou o hospital, numa votação de quatro contra três, a tentar resolver o impasse num tribunal. Apesar de seus esforços nos primeiros meses de 1991, a família não conseguiu encontrar um outro estabelecimento que aceitasse a Sra. Wanglie. Mesmo aqueles que tinham vagas recusavam em virtude de não haver prognóstico de reabilitação.

O hospital primeiramente pediu ao tribunal que nomeasse um tutor independente para determinar se o respirador estava beneficiando a paciente. O hospital pretendia então conseguir uma segunda audiência para determinar se estava obrigado a manter o respirador caso o tutor julgasse que ele não trazia benefício. O tribunal realizou audiências no fim de maio e no dia 1º de junho de 1991, nomeando o Sr. Wanglie como tutor, como ele havia solicitado, com a justificação de que ele representaria melhor os interesses da esposa. O tribunal não abordou a questão especulativa de se teria sido aceito um pedido de suspensão do tratamento, pois esse pedido não foi feito, e o hospital indicou que iria manter o respirador devido à incerteza a respeito de sua obrigação legal de fazê-lo.

Todavia, a paciente morreu três dias depois (no dia 4 de julho), em razão de uma falência generalizada dos órgãos resultante de uma septicemia. A família não quis uma autópsia, e afirmou que a assistência prestada à paciente foi excelente, mas, como disse a filha, "tínhamos apenas uma divergência ética". Nas palavras do Sr. Wanglie, "Sentíamos que quando ela estivesse pronta para ir o Senhor a chamaria, e eu diria que foi isso o que aconteceu".

O hospital e o município não tinham interesse financeiro em suspender o tratamento para permitir que a Sra. Wanglie morresse, pois o Medicare pagou a maior quantia dos U$ 200.000 pela primeira hospitalização, enquanto um seguro privado pagou a conta de U$ 500.000 pela segunda hospitalização.

Fontes: Steven H. Miles, "Informed Demand for Non-Beneficial Medical Treatment", *New England Journal of Medicine*, 325 (15 de agosto de 1991): 512-515, com informações adicionais de Ronald E. Cranforf, "Helga Wanglie's Ventilator", *Hastings Center Report*, 21 (julho/agosto de 1991): 23-24; "Brain-Damaged Woman at Center of Lawsuit Over Life-Support Dies", *New York Times* (6 de julho de 1991), p. 8; e Edward Walsh, "Recasting 'Right to Die'", *Washington Post* (29 de maio de 1991), pp. A1, A6.

Caso 7: Willowbrook

A Escola Estadual de Willowbrook era uma instituição para crianças mentalmente retardadas em Staten Island, em Nova York. O número de residentes aumentou de duzentos, em 1949, para mais de seis mil, em 1963. A hepatite foi constatada entre as crianças pela primeira vez em 1949, e, em 1954, o Dr. Saul Krugman e seus associados, incluindo os doutores Joan Giles e Jack Hammond, começaram a estudar a doença na instituição. Das cinco mil e duzentas crianças residentes em Willowbrook durante uma parte do estudo, três mil e oitocentas eram seriamente retardadas, com QIs abaixo de 20. Além disso, pelo menos trezentas das crianças não sabiam usar o banheiro. Como a hepatite infecciosa é transmitida por via fecal-oral, e como eram constantemente admitidas na instituição crianças suscetíveis, a hepatite contagiosa era permanente e endêmica.

Como o Dr. Krugman (1971) descreve a situação, "a hepatite virótica é tão prevalecente que as crianças suscetíveis recentemente admitidas tornam-se infectadas no prazo de 6 a 12 meses após ingressar na instituição. Estas crianças são uma fonte de infecção para os funcionários que cuidam delas e para suas famílias casos as visitem. Estamos convencidos de que a solução do problema da hepatite nesta instituição depende da aquisição de novos conhecimentos que levem ao desenvolvimento de um agente imunizante eficaz. Os progressos obtidos na varíola, na difteria, na poliomielite e, mais recentemente, no sarampo, representam exemplos dramáticos disso".

Krugman continua: "Sabe-se que a hepatite virótica em crianças é mais branda e mais benigna que em adultos. A experiência mostrou que a hepatite em crianças mentalmente retardadas internadas em instituições é também branda, em contraste com o sarampo, que é uma doença mais grave quando ocorre em epidemias em instituições envolvendo retardados mentais. Nossa proposta de expor um pequeno número de crianças recentemente admitidas [no fim, de 750 a 800 crianças foram envolvidas ao todo] aos tipos de vírus da hepatite encontrados em Willowbrook se justificaria, em nossa opinião, pelas seguintes razões: (1) as crianças seriam necessariamente expostas aos vírus nas condições naturais existentes na instituição; (2) elas seriam admitidas numa unidade especial, bem equipada e assistida, onde estariam isoladas da exposição a outras doenças infecciosas existentes na instituição — a saber, disenteria bacilar, infecções parasitárias e infecções respiratórias —; portanto, sua exposição na unidade de hepatite estaria associada a menos riscos do que a exposição normal na instituição, onde poderiam ocorrer múltiplas infecções; (3) as crianças provavelmente teriam uma infecção subclínica, seguida de uma imunização ao vírus da hepatite específico; (4) seriam incluídas somente crianças cujos pais houvessem dado seu consentimento informado".

Os críticos dirigiram muitas acusações contra os estudos sobre a hepatite de Willowbrook. Em primeiro lugar, alguns argumentaram que é "indefensável dar materiais infectados potencialmente perigosos a crianças, especialmente a crianças mentalmente retardadas, com ou sem consentimento dos pais, sem que disso não possa resultar qualquer benefício concebível para a criança" (Goldby). Consequentemente, esses críticos rejeitaram a declaração de Krugman e Giles de que "a indução artificial da hepatite implica um efeito 'terapêutico' devido à imunidade conferida". O motivo para rejeitar essa afirmação é que a maioria das crianças se infectaria de qualquer maneira, e que esse efeito terapêutico não é diferente do que seria produzido pelo ambiente normal da instituição. Portanto, uma questão fundamental é se o experimento ofereceria algum benefício terapêutico aos próprios sujeitos ou somente a outros. O objetivo do estudo era determinar o período de infecciosidade da hepatite infecciosa. Ainda que o experimento produzisse bons resultados, como de fato produziu (ver Krugman, 1986), os críticos sustentam que um experimento não se justifica por seus resultados, mas que "é ético ou não em seu início" (Beecher). Neste caso, "a imunização não era o propósito dos experimentos de Willowbrook, mas meramente um subproduto que incidentalmente se mostrou benéfico para as vítimas" (Pappworth).

Em segundo lugar, os críticos afirmam que havia alternativas para controlar a hepatite na instituição. De acordo com o diretor do State Department of Mental Hygiene de Nova York, durante grande parte do período do estudo, um programa de inoculação de gamaglobulina já havia reduzido a incidência da hepatite virótica em Willowbrook em oitenta ou oitenta e cinco por cento (Beecher). Ademais, o dever de um pediatra é melhorar a situação, e não tirar vantagem dela para propósitos experimentais (Goldby).

Em terceiro lugar, foram levantadas questões sobre se o consentimento dos pais para que seus filhos participassem da pesquisa era informado e voluntário. Originalmente, as informações eram transmitidas por carta ou entrevistas pessoais individuais, mas depois passou a ser comunicada por meio de uma discussão detalhada do projeto com grupos de seis ou oito pais que eram convidados a inscrever seus filhos no estudo. Krugman e Giles argumentam que o "método dos grupos" permitia-lhes "obter um consentimento informado mais completo". Em qualquer um dos dois casos, "não ficou claro se algum dos pais ou todos eles eram informados de que a hepatite algumas vezes progride até a fatal destruição do fígado ou de que há uma possibilidade de que uma cirrose desenvolvida mais tarde possa ter sua origem numa hepatite anterior" (Beecher). Surgiram questões sérias sobre o caráter voluntário do consentimento dos pais quando pais de futuros residentes em Willowbrook foram comunicados, no final do ano de 1964, de que a superlotação impossibilitava novas admissões, sendo de-pois informados, muitas vezes no prazo de aproximadamente uma semana, de que havia algumas vagas na unidade de estudo da hepatite, e de que, se os pais desejassem inscrever seus filhos no projeto de pesquisa, eles poderiam ser admitidos em Willowbrook.

Os defensores de Willowbrook rejeitam a maior parte destas críticas e indagam: "não é apropriado e ético realizar experimentos que aparentemente não ofereceriam riscos maiores do que aqueles a que as crianças estariam naturalmente sujeitas, nos quais as crianças geralmente recebem uma assistência médica melhor quando artificialmente infectadas do que se fossem infectadas naturalmente, e dos quais os pais e os médicos acreditam que provavelmente resultará uma contribuição significativa para o futuro bem-estar de crianças semelhantes?" (Edsall).

Fontes: Saul Krugman e Joan P. Giles, "Viral Hepatitis: New Light on an Old Disease", *Journal of the American Medical Association*, 212 (10 de maio de 1970): 1019-1029; Henry Beecher, *Research and the Individual* (Boston: Little, Vrown, 1970); cartas ao editor de *Lancet*: de Stephen Goldby (10 de abril de 1971), de Saul Krugman (8 de maio de 1971), de Edward N. Willey (22 de maio de 1971), de Benjamin Pasamanick (22 de maio de 1971) e de Geoffrey Edsall (10 de julho de 1971); F. J. Ingelfinger, "Ethics of Experiments on Children", *New England Journal of Medicine*, 288 (12 de abril de 1973): 791-792; Saul Krugman, "The Willowbrook Hepatitis Studies Revisited: Ethical Aspects", *Reviews of Infectious Diseases*, 8 (janeiro/fevereiro de 1986): 157-162.

Caso 8: O caso Saikewicz

Até 1976, Joseph Saikewicz, então com 67 anos, vivera em instituições estaduais por mais de quarenta anos. Seu QI era dez, e sua idade mental era de aproximadamente 2 anos e 8 meses. Ele só se comunicava por meio de gesticulações e grunhidos, e só respondia a gestos e contatos físicos. Parecia não ter ciência dos perigos e ficava desorientado ao ser retirado do ambiente que lhe era familiar.

Sua saúde foi em geral boa até abril de 1976, quando foi diagnosticada uma leucemia monocítica mieloblástica aguda, que é invariavelmente fatal. Em aproximadamente de trinta a cinquenta por cento dos casos deste tipo de leucemia a quimioterapia pode causar uma remissão temporária, que normalmente dura de dois a treze meses. Os resultados são pequenos para pacientes com mais de 60 anos. Além disso, a quimioterapia com frequência tem efeitos colaterais graves, incluindo anemia e infecções.

A pedido da Belchertown State School, onde estava Saikewicz, o tribunal nomeou um tutor *ad litem* com autoridade para tomar as decisões necessárias referentes ao tratamento do paciente. O tutor observou que a enfermidade de Saikewicz era incurável, que a quimioterapia causava desconforto e efeitos adversos consideráveis e que Saikewicz não podia entender o tratamento nem a dor resultante dele. Por todas essas razões, ele concluiu "que não tratar o Sr. Saikewicz seria do seu melhor interesse". A Supreme Judicial Court of Massachusetts ratificou essa decisão no dia 9 de julho de 1976 (embora sua opinião não tenha sido divulgada até o dia 28 de novembro de 1977). Joseph Saikewicz faleceu no dia 4 de setembro de 1976.

Este caso foi extraído de *Superintendent of Belchertown v. Saikewicz*, Mass. 370 N. E. 2d 417 (1977).

Caso 9: O caso Brophy

Paul E. Brophy, um bombeiro e técnico em emergência médica de Easton, Massachusetts, sofreu uma ruptura da artéria do cérebro no dia 22 de março de 1983. Foi realizada uma cirurgia em abril, mas a operação não foi bem-sucedida, e Brophy jamais recobrou a consciência. Ele foi transferido para o New England Sinai Hospital em estado vegetativo permanente. Quando desenvolveu pneumonia, em agosto, seus médicos e Patricia Brophy, sua esposa e responsável legal, concordaram quanto a uma ordem de não reanimação caso ele sofresse uma parada cardíaca. Em dezembro de 1983, a Sra. Brophy deu aos médicos permissão para um procedimento cirúrgico para introduzir um tubo de alimentação no estômago do paciente. Ele recebia sete horas e meia de cuidados de enfermagem todos os dias, que consistiam em banhá-lo, barbeá-lo, virá-lo no leito etc. As despesas médicas de Brophy, aproximadamente dez mil dólares por mês, eram pagas integralmente pela Blue Cross/Blue Shield.

Brophy muitas vezes dissera aos membros da família que não gostaria de ser mantido vivo caso ficasse em estado de coma. Numa discussão sobre o caso de Karen

Ann Quinlan, ele indicara a sua esposa: "Eu não quero jamais ficar num sistema de suporte de vida. De maneira nenhuma eu quero viver desse jeito; isso simplesmente não é viver". Vários anos antes, a cidade de Easton concedera a Brophy e seu parceiro uma condecoração por bravura depois de haverem retirado um homem de um caminhão em chamas. Quando ele soube que a vítima havia sofrido muito antes de morrer, vários meses depois de ter sido salva, Brophy jogou sua condecoração na lata de lixo, exclamando para sua esposa: "Eu devia ter atrasado cinco minutos. Estaria tudo acabado para ele". Ele disse a seu irmão, Leo: "Se eu algum dia ficar desse jeito, simplesmente me apague, desligue a tomada". E, antes de sua neurocirurgia, ele disse a uma de suas filhas: "Se eu não puder me sentar para beijar uma de minhas lindas filhas, eu poderei igualmente estar enterrado sob sete palmos de terra".

A Sra. Brophy, uma católica devota e enfermeira que trabalhava meio período com deficientes mentais, decidiu questionar a continuação da alimentação artificial quando a condição de seu marido permaneceu sem alteração ao longo do ano seguinte. Não havia esperança de que ele recobrasse a consciência, e, embora ele nunca houvesse expressado um julgamento específico sobre alimentação artificial, ela recordou seus desejos anteriormente expressados sobre "desligar a tomada". Ela se consultou com clérigos, eticistas e um advogado antes de solicitar a remoção da alimentação artificial, compreendendo que com isso seu marido morreria dentro de uma ou duas semanas. Sua decisão recebeu apoio unânime de seus cinco filhos e dos outros membros da família, incluindo os sete irmãos e irmãs de Brophy e sua mãe, que já tinha mais de 90 anos. Contudo, os médicos e a administração do hospital recusaram-se a cumprir sua solicitação.

Em fevereiro de 1985, a Sra. Brophy pediu a um tribunal um julgamento declaratório determinando que o hospital cumprisse sua solicitação. O New England Sinai Hospital respondeu que o médico dirigente do hospital não poderia "em boa consciência, de modo consistente com os códigos de ética da profissão médica, participar da descontinuação total da nutrição e hidratação", e pediu que, caso o tribunal determinasse a descontinuação da nutrição e da hidratação artificiais, Brophy fosse transferido para outro estabelecimento médico.

O tutor *ad litem* nomeado pelo tribunal (uma pessoa indicada pelo tribunal para proteger os interesses do tutelado num procedimento legal) considerou que "a remoção do tubo gastrostômico não é comparável à cessação de diálise ou à remoção de um respirador, pois a remoção destes últimos mecanismos artificiais permitem que a doença ou enfermidade sigam seu curso natural. A nutrição, porém, não é uma necessidade do Sr. Brophy causada por sua enfermidade, mas uma necessidade comum a todos os seres humanos". Além disso, o tutor afirmou: "Brophy é um paciente crônico, mas não um paciente terminal. Ele tem direito aos mesmos princípios de conforto, isto é, comida, abrigo e leito, como qualquer outro paciente crônico, e é dever do estabelecimento médico fornecer os cuidados acima". O juiz determinou então que o tubo de alimentação fosse mantido, embora considerasse que Brophy preferiria morrer a ter sua vida prolongada num estado vegetativo permanente e que se estivesse capaz ele rejeitaria a nutrição artificial. A Sra. Brophy apelou deste veredicto.

Em setembro de 1986, numa decisão dividida (4 votos contra 3), a Supreme Judicial Court of Massachusetts determinou que o tubo de alimentação de Brophy poderia ser removido. Três juízes da Suprema Corte dos Estados Unidos recusaram-se a rever a decisão. O tribunal de Massachusetts não exigiu que o hospital sacrificasse seus princípios interrompendo a alimentação, mas exigiu sua cooperação na transferência de Brophy para o Emerson Hospital em Concord, que desejava respeitar o pedido da Sra. Brophy.

Em outubro de 1986, Brophy foi transferido para o Emerson Hospital sob os cuidados do neurologista que havia anteriormente comprovado que Brophy estava em estado vegetativo permanente. Muitas pessoas da equipe do hospital se ofereceram para ajudar nos cuidados com Brophy e no fornecimento de cuidados de apoio, como anticonvulsivantes e antiácidos, enquanto ele morria. Aos 49 anos, Brophy morreu de pneumonia no dia 23 de outubro de 1986, oito dias após a remoção do tubo de alimentação. Ele estava rodeado por sua mulher, que permaneceu com ele todo o tempo, seus filhos e um neto. Segundo o médico, a morte de Brophy foi "um momento espantoso, tranquilo e calmo".

O sumário deste caso foi extraído de *Brophy v. New England Sinai Hospital, Inc.*, 497 N. E. 2d 626 (Mass. 1986), e Robert Steinbrook e Bernard Lo, "Artificial Feeding — Solid Ground, Not Slippery Slope", *New England Journal of Medicine*, 286 (4 de fevereiro de 1988): 286-290.

Caso 10: O caso do "Bebê M"

A Sra. Mary Beth Whitehead, uma dona-de-casa de 29 anos de Brick Township, New Jersey, assinou, no dia 6 de fevereiro de 1985, um contrato para ter um filho de William e Elizabeth Stern. Como parte do contrato de dezesseis páginas, arranjado pelo Infertility Center of New Tork, a Sra. Whitehead concordou em que, "pelos melhores interesses da criança, ela não desenvolverá nem tentará desenvolver um relacionamento maternal com qualquer criança (...) que venha a dar à luz (...) e concederá livremente a custódia a William Stern, Pai Natural, imediatamente após o nascimento da criança; e não terá nenhum direito parental em relação à citada criança de acordo com este contrato". A Sra. Whitehead receberia dez mil dólares do Infertility Center como "compensação por serviços e despesas", uma parte do total de aproximadamente vinte e cinco mil dólares que o Sr. Stern concordou em pagar ao centro. Da quantia restante, cinco mil dólares iriam para as despesas médicas, legais e para o seguro da Sra. Whitehead durante a gravidez, e de sete mil e quinhentos a dez mil dólares constituíam o pagamento do próprio centro.

No dia 27 de março de 1986, quando nasceu a criança, concebida por meio de uma inseminação artificial com o esperma do Sr. Stern, A Sra. Whitehead e seu marido, que já tinha dois filhos, ficaram relutantes em se separar do bebê. No dia 30 de março eles o entregaram ao casal Stern, mas a Sra. Whitehead não queria aceitar os dez mil dólares, e poucos dias depois foi à residência dos Stern e implorou que permitissem que levasse o bebê por uma semana. O casal concordou. Porém, no início de maio, ficou evidente que a Sra. Whitehead não estava disposta a devolver o bebê, e os Stern fizeram com sucesso uma petição por custódia temporária no tribunal. Quando seis policiais chegaram para levar o bebê, a Sra. Whitehead entregou-o para o marido pela janela do quarto. O marido fugiu com o bebê, e a Sra. Whitehead mais tarde juntou-se a ele sem ser descoberta. Os Whitehead conseguiram se esconder na Flórida por três meses. Quando a criança, conhecida nos registros judiciais como "Baby M", foi finalmente localizada, foi devolvida aos Stern, e a ordem de custódia temporária do juiz Harvey R. Sorkow foi prorrogada, juntamente com direitos de visita limitados para o casal Whitehead.

Um exame de paternidade requerido pelo tribunal estabeleceu que o marido da Sra. Whitehead, Richard Whitehead, que havia realizado uma vasectomia, não podia ser o pai da criança. Após um julgamento de trinta e dois dias, o juiz Sorkow declarou o contrato de sub-rogação era válido e impositivo, extinguiu os direitos parentais da Sra. Whitehead e conferiu a custódia total do bebê ao Sr. Stern. O juiz Sorkow exigiu o rigoroso cumprimento do contrato por ser do melhor interesse da criança. Ele também concedeu imediatamente à Sra. Stern um ordem de adoção.

Numa apelação, a New Jersey Supreme Court (em 3 de fevereiro de 1988) determinou que um contrato de sub-rogação que fornece dinheiro para a mãe e exige dela consentimento irrevogável em entregar seu filho ao nascer é inválido e não impositivo. O contrato do caso do Bebê M viola os estatutos de New Jersey que proíbem a associação de dinheiro a casos de adoção, que limitam a anulação dos direitos parentais a situações nas quais tenha havido uma demonstração válida de inépcia parental ou o abandono da criança, e que permite que uma mãe revogue seu consentimento de entregar uma criança em adoção privada. Além disso, o contrato entra em choque com a política pública de New Jersey, que estabelece que a custódia deve ser determinada com base nos melhores interesses da criança (o contrato faz uma determinação de custódia anterior ao nascimento da criança), que os filhos devem ser criados por seus pais biológicos (o contrato de sub-rogação garante a separação da criança de sua mãe biológica), que os direitos do pai biológico e da mãe biológica são iguais (o contrato eleva o direito do pai biológico destruindo o direito da mãe biológica), que uma mãe biológica deve receber aconselhamento antes de concordar em entregar seu filho (o contrato neste caso não tem este item) e que as adoções não devem ser influenciadas por retribuição monetária (o contrato em questão estava baseado nessa retribuição).

A respeito do fato de que a Sra. Whitehead "concordou com o contrato de sub-rogação, presumivelmente compreendendo perfeitamente suas consequências", o tribunal respondeu: "Deixando de lado a questão de quanto ela estava precisando de dinheiro e de quão significativa era sua compreensão das consequências do contrato, opinamos que seu consentimento é irrelevante. Numa sociedade civilizada, há coisas que o dinheiro não pode comprar. Na América, nós decidimos, há muito tempo, que apenas pelo fato de que a conduta comprada com dinheiro é 'voluntária' não significa que é boa ou que está além de regulamentação ou proibição". Além disso, o tribunal manifestou preocupação com os efeitos a longo prazo dos contratos de sub-rogação sobre as várias partes envolvidas: "As potenciais vítimas incluem a mãe substituta e sua família, o pai biológico e sua esposa, e, o mais importante, a criança". Contudo, o tribunal não encontrou nenhuma proibição legal "quando a mãe substituta se oferece, sem qualquer tipo de pagamento, para servir de substituta e quando lhe é dado o direito de mudar de ideia e de afirmar seus direitos parentais".

A New Jersey Supreme Court afirmou a concessão da custódia ao pai biológico, mas anulou a prévia extinção dos direitos parentais da mãe biológica e determinou que a instância inferior definisse os termos de visitação da mãe biológica ao Bebê M.

Índice remissivo

Aaron, Henry J. 396, 401
Abandono 188, 219, 244, 274, 419, 436, 467, 537, 559
Abeloff, M. D. 170
Aborto 25-26, 30, 32, 39, 42, 91-92, 141, 230, 435, 470, 506, 516
Abrams, Natalie 517
Abstinência 174, 390, 507
Acesso à assistência médica 23, 376-377, 379, 383-385, 423
Ações autônomas 143-144, 301-302, 517
Ações voluntárias 388-389
Adams, Robert Merrihew, 537
Adenina arabinosida 485-486, 494
Adesão 66, 70, 113, 376, 426, 495, 505
Adkins, Janet 216, 264, 275-276
Agentes de contraste de baixa osmolalidade 342
AIDS 53, 125, 147-148, 222, 312, 321, 330, 336, 347-350, 376-377, 384, 387, 434, 438, 447, 449-450, 453, 462-469, 487-489, 507, 523-525, 534, 542
Aiken, Will 287
Albert, Martin P. 224
Alcoolismo 139, 154, 391-392, 415
Alderson, Priscilla 140
Alexander, Leo 258

Alfidi, Ralph J. 186
Alford, C. A. 486
Allen, Anita L. 439, 441
Allen, Robert W. 173
Almeder, Robert 379
Alocação 15, 38, 102-103, 193, 207, 219, 228, 317, 340-341, 345-346, 352, 367, 372-375, 380, 382, 386-388, 391-394, 396-398, 400, 403-409, 413, 422-423, 483, 485, 488
Alocação de recursos biomédicos 103
Altman, Lawrence K. 268, 534
Altruísmo 80, 241, 282, 284, 293, 541
American Hospital Association 242, 516
American Medical Association 21, 47, 145, 165, 170, 173, 177-178, 186, 236, 241-242, 252, 259, 267, 272-273, 276, 312, 317, 320-321, 339, 343, 346, 364, 373-374, 377, 388, 390-391, 398, 400-401, 404, 409-411, 417, 425-426, 429, 431-433, 435-436, 449, 453, 455, 463, 467-468, 477-478, 503, 516, 524, 545, 555
American Nurses' Association 291, 473
American Psychiatric Association 462
Amizade 64, 82-83, 108-109, 114, 286, 291-293, 337, 443, 526, 528, 537
Amniocentese 435, 515
Amor 106, 108, 124, 142, 188, 282, 293, 443

Análise custo–benefício 320-324, 337-339, 344-346, 350
Análise custo–eficácia 320-325, 339, 343-348, 350, 386, 399, 406
Análise risco-benefício 325, 330-333, 335, 345-346, 348, 350
Anderson, Jack 438
Anemia 212-213, 289, 556
Anencefalia 229
Anestesia 52, 65, 173, 222, 290
Angell, Marcia 221, 260, 332, 334, 489
Angiografia 320
Animais 42, 52, 69, 96, 132, 135, 198, 330
Anticorpos 147-148, 434, 438, 446, 462, 486
Antipaternalismo 302-304
Appelbaum, Kenneth 458
Appelbaum, Paul 156, 189, 458, 464
Aquiescência, 38, 472
Ara-A 486
Areen, Judith 273
Arendt, Hannah 511
Aristóteles 40, 79-82, 85, 100, 105, 116, 119, 126, 293, 354, 499, 502, 504, 529, 542
Armstrong, Philip C. 517
Aroskar, Mila 474
Arras, John D. 16, 118, 523
Arrogância 498
Ashton, E. B. 297
Assistência devida 217, 471-472
Ativo-passivo 244
Atos heroicos 522
Autenticidade 259, 519
Autodeterminação 104, 143, 188, 198, 201, 444
Autoengano 80, 122, 506, 512
Autoestima 511, 539-540
Autoexperimentação 522, 534
Autogoverno 137, 138, 154
Automutilação 242, 309
Autonomia 11, 13, 20, 22-23, 31, 50, 53, 56, 61-62, 64, 71, 74-76, 85, 88, 91, 97-98, 100, 102, 104, 124, 131-132, 137-149, 151, 154-155, 158-162, 165, 167, 169-173, 175, 185, 188-207, 212, 234-235, 237, 243, 251-252, 269-270, 272, 281, 295-297, 299-304, 306-311, 313, 317, 331, 347, 350, 379, 390, 409, 426, 429, 430-432, 440, 443-447, 449-452, 457, 459, 465-466, 494, 498-499, 503, 515, 517, 548
Autonomia reduzida 138

Autoridade 22-23, 34, 56-57, 118, 124, 141-142, 144-146, 151, 154, 166, 169, 186, 195, 269-270, 273, 296-298, 302-303, 313, 320, 468, 498, 508, 510, 512-515, 556
Avineri, Shlomo 98
Azidotimidina 486
AZT 330, 438, 486-487
Baby Andrew 220
Baby Doe 242, 278, 315, 506
Baier, Annette 106-109, 111, 133, 503
Baier, Kurt 83, 85
Bang v. Charles T. Miller Hospital 180
Barbash, Fred 245
Barber v. Superior Court, 225
Barber, Bernard 503
Barbitúricos 251, 267
Barnes, Jonathan 40, 504
Baron, Marcia 112, 526
Bartelt, Perry L. 435
Bascom, William R. 27
Basson, Marc D. 311, 314-515
Batehelder, Barron M. 173
Battin, Margaret 261, 312
Bauer, M. 488
Baumrind, Diana 179
Bayer, Ronald 449, 465
Bayles, Michael 67, 526
Beall, William 544
Beauchamp, Tom L. 3, 9, 11-13, 22, 85, 163, 170, 232, 298, 310, 314, 379
Bebê Jesse 416
Bebê M. 558-560
Beck, James C. 458
Beck, Lewis White 293, 306
Becker, Lawrence 293, 306
Bedau, Hugo 371
Bedell, Susanna E. 221, 316
Beecher, Henry K. 83, 192, 503, 554-555
Behringer, William 454
Belmont Report. 9-11, 121, 165, 480
Beneficência 11, 45, 51, 53, 55-56, 61-62, 71, 85, 93, 113, 126-127, 144-145, 170, 175, 209-214, 235, 244, 251, 254, 281-302, 304, 306-307, 309, 313, 317-318, 331, 337-338, 343, 346, 348, 350, 352-353, 382-383, 426, 430, 433, 493-494, 500, 503, 522-523, 526, 536-537
Benevolência 85, 99, 281-282, 293, 297, 338, 346, 362, 371, 378, 382, 496, 498-500, 527

Benjamim, Martin 391, 473-474, 507, 509
Benn, Stanley I. 140
Bentham, Jeremy 63, 89, 116, 283, 513
Berger, John 532
Berlin, Isaiah 138, 303
Berman, Alan L. 312
Berson, Mark 550-551
Bingham, Eula 349
Binstock, Robert H. 402, 404
Bioética 2, 9, 11-13, 24, 300
Blank, Robert H. 241, 291
Blue Cross 556
Blum, Lawrence A. 500, 532-533, 535, 537
Blumenthal, David 479
Blustein, Jeffrey 112
Bok, Sissela 178, 460
Bole, Thomas 379
Bom samaritano 283, 295
Bondade 86, 93, 109, 282, 499, 521
Bondeson, William 379
Bonnie, Richard J. 473
Borges, Jorge Luis 351
Bosk, Charles L. 497, 509
Bouvia v. Superior Court 267
Bowen v. American Hospital Association 242
Bowers v. Hardwick 439
Bowman, Marjorie A. 435
Boyle, Joseph 230, 233
Brandeis, Louis 439, 442
Brandt, Richard 67, 81, 134, 528
Branson, Roy 366
Bratman, Michael 231
Bratt v. IBM 456
Braybrook, David 92
Brennan, Troyen 103
Brewin, C. R. 488
Brightman, Edgar S. 115
Brink, David O. 19
Broad, C. D. 511
Brock, Dan 24, 151-152, 158, 160-161, 249-250, 270, 404, 499
Brody, Howard 39, 116, 119, 121, 173-174, 317, 505
Bronaugh, Richard 442
Broome, John 418
Brophy v. New England Sinai Hospital 225, 558
Brown, Lawrence D. 39, 192, 220, 377, 384
Browning, In re 238

Buchanan, Allen 105, 151, 158, 160-161, 352, 383-384
Burt, Robert A. 304
Butler, Joseph 126, 513
California Supreme Court 26, 168
Callahan, Daniel 102, 144-145, 227, 249, 403-404
Campbell v. Mincey 354-355
Campbell, A. G. M. 242, 277, 363
Campbell, Alastair V. 515
Camus, Albert 520
Câncer 31, 47, 144, 159, 170, 183, 185, 215, 218, 222, 230, 254, 259, 261, 299-301, 313-314, 322-323, 325-326, 328, 331-333, 335-336, 341, 349, 374, 387-388, 395, 428-429, 431, 437, 470, 476, 484, 486, 488-489, 515, 517, 546-548
Canterbury v. Spence 172
Cantor, Norman L. 241
Capacidade 56, 73, 109, 129, 138-139, 143-144, 150-161, 166-167, 181, 265, 272, 288, 340, 349, 358-359, 362, 369, 372, 379, 381, 392, 396, 407, 412-413, 417, 455, 470, 496, 529, 532, 538-539, 548, 551
Caplan, Arthur L. 117, 194, 241, 258, 291, 408
Capron, Alexander 480
Captação 102-103, 147
Carcinoma 144, 185, 300, 547
Cardiorrespiratório 518-519
Caridade 93, 282-284, 362, 378, 383, 526
Carlton, Wendy 161
Carrion, Daniel 533
Carse, Alisa 108, 112
Carson, Ronald A. 227
Carter, Rosemary 305
Cassell, Eric, 314
Castañeda, Hector-Neri 232
Casuística 13, 15-16, 35-36, 59, 114-115, 119-120, 122, 222
Católicos 222, 225, 230
Cegueira 257, 369
Censurável 83-84, 235, 247, 287, 497, 514
Chervenak, Frank 241, 471
Childress, James F. 3, 9, 11-13, 53, 102, 144, 148, 226, 303, 314, 373, 379, 415, 420, 429, 480, 511, 516
Chisholm, Roderick M. 520
Cirrose 390, 555
City of Akron v. Akron Center for Reproductive Health 92

Clark, Barney 310, 480, 545-546
Clouser, Danner 16, 35, 45, 55, 129-131, 133, 287
Cobbs v. Grant 186, 428
Código de Nuremberg 10, 480
Código Internacional de Ética Médica 454
Códigos de ética 20
Códigos e regulamentações federais 22-23, 37, 135, 142, 252-254, 259, 293, 425, 438, 453, 557
Coerção 102, 138, 141, 188-189, 191, 266, 275, 298-299, 383, 447, 453, 515
Coercitivas, situações 187, 189, 192, 362-363, 383, 451, 453, 505
Coerência 38-44, 47-49, 51-52, 55, 61, 79, 112, 120, 124, 127-129, 132-133, 153, 157, 297, 309, 360, 366, 380, 421, 508
Coerentismo 36, 41
Cohen, Carl 391
Cohen, Daniel L. 475
Cohn, David L. 452
Cohn, Roy 438
Cohn, Victor 259
Cole, Eve Browning 113
Collopy, Bart 193
Colo do útero 185, 230, 428
Colyer, In re 245
Coma 201, 207, 218, 225, 243, 445, 501, 556
Comitê Institucional de Exame 318
Compaixão 72, 80, 86, 106, 109, 111, 113, 125, 144, 174, 227, 234, 259-260, 263, 282-283, 371, 378, 382-383, 414, 486, 496, 498, 500-503, 507, 536
Compreensão 12, 46, 95, 98, 111, 114, 122, 131, 138, 165, 180, 182-184, 205, 271, 305, 349, 407, 467, 498-499, 502-503, 532, 549, 559
Compromisso 21, 37, 46, 51, 69, 77, 80, 86-87, 98, 106, 169, 191, 228, 272, 290, 292-294, 338, 344, 363-364, 383, 423, 459, 473, 491-492, 499, 507, 510, 516, 520, 529-530, 536-537
Comunitarismo 15, 59, 97, 99-100, 103, 105, 363-365, 422
Conceito de beneficência 282
Condições cardíacas 374, 375
Condições de livre-mercado 351, 355-356, 361-365, 371, 382, 386-387
Condições perigosas 36, 96, 147, 203, 217, 220, 283, 305, 326, 388, 458, 492
Confiabilidade 85
Confinamento 198, 305
Congresso dos Estados Unidos 338
Conroy, Claire 195, 199-202, 225, 247-248, 278-279
Consciência 34, 73, 88, 126, 221, 266, 314-315, 500, 505, 508, 510-515, 517-519, 552, 556-557
Conscienciosidade 499, 508-510, 514, 519, 532
Consenso 2, 12, 20, 33-34, 102, 114, 117-118, 125, 134, 137, 180, 222, 238, 273, 315, 359, 379, 386, 391, 398, 423, 449, 457, 478, 540, 548
Consentimento 19, 24, 40, 50, 56, 61, 84, 91, 102, 137-138, 144-148, 151, 160-168, 171, 175-176, 179-181, 184-187, 189, 192, 195, 200, 203, 207, 248, 259, 278, 283, 296, 298-299, 301, 304-306, 316-317, 332, 358, 426-429, 437, 444-445, 448, 453, 456, 463, 469, 475-476, 480, 482-483, 488-491, 517, 525, 554-555, 559
Consentimento informado 24, 50, 56, 162-168, 172, 176-179, 185-186, 195, 207, 272, 409, 426-428, 438, 443, 482-483, 489-490, 492, 517, 554
Consequencialismo 62, 71
Constituição 9, 92, 439, 459
Contenção de custos 347, 361, 392
Continuum 61, 140, 155, 281, 522, 531, 535, 541
Contracepção 439, 444
Contraceptivos 314, 439, 515
Contrato 76-77, 164, 216, 352, 365, 386, 427, 456, 469, 471-472, 479, 498, 525, 558, 559
Cook, E. F. 316
Cooperação 86, 98, 108, 144, 352, 366, 427, 465, 515-516, 558
Coração artificial 69, 199, 211, 218, 236, 310, 340, 347, 353, 364, 375, 393-395, 397-398, 405-408, 412-416, 480, 518, 534, 539, 551
Coragem 13, 64, 80, 86, 106, 149, 257, 496, 499, 502, 524, 529-530, 536
Craig v. Boren 355
Cranford, Ronald 228
Craniectomia 230-231, 233, 234
Cranor, Carl 327
Crawshaw, Ralf 400
Crianças 9, 10, 40, 65, 69, 90, 96, 98, 140, 145, 241-242, 261, 285, 297, 306, 359, 369-370, 458, 460, 507, 540, 553-555
Cromossomo 435

Cruzan v. Director, Missouri Department of Health 225, 238
Cugliari, Anna Maria 276
Culpa 65, 178, 269, 327, 357, 391, 437, 511
Culver, Charles 149, 152
Cura 27, 216, 227, 398, 452
Curran, William 64, 173, 293
Curtis, Joy 473, 509
Custo-benefício 318-324, 337-339, 344-347, 350, 389
Custódia 544, 558-560
Custo-eficácia 319-324, 339-340, 343-347, 350, 386, 398-399, 406, 447-449
D'Arcy, Eric 215, 289
Daniels, Norman 38, 53, 346, 366-367, 377, 381, 392, 401-403, 405, 524
Davis, Anne 474
Davis, Nancy 215
Dawidowicz, Lucy 258
Decálogo 213
Decisão substituta 34, 57, 195-196, 201, 204, 206, 269, 272
Declaração de Genebra 425, 454, 479
Declaração dos Direitos do Paciente 22
Dedutivismo 29, 32, 34-35, 39
Deficiência mental 549
DeGrazia, David 16, 46, 51, 60, 123
Deixar morrer 62, 209, 219, 227, 244-253, 256, 260, 263
Delbanco, Thomas L. 221, 316
Deliberação 28, 33, 47, 49, 51-52, 54, 58, 63, 121, 131, 135, 138, 155, 172, 187, 203-204, 231, 240, 301, 386, 414
Demência 150, 154, 157, 159, 185, 199, 229, 242, 310, 312, 432, 551
Depressão 138, 147, 173, 195, 300-301, 312, 433-434, 448, 547-548
Dershowitz, Alan M. 304
Desesperança 251, 260, 433
Desigualdade 351, 401, 405
Desnutrição 227-228, 247, 319, 548
Desobediência civil 264
Deveres 11, 27-28, 45, 93, 99, 296, 468, 471, 478
Dewey, John 366
Diagnóstico 118, 150, 207, 220, 259-260, 265, 289, 300-301, 310-312, 321-324, 374-375, 391, 397, 427-431, 434, 445-446, 472, 476, 488, 547-548, 550

Dialética 39, 40, 116
Diálise 64, 148-149, 198, 219, 224, 250, 276, 321, 338, 372-374, 395-397, 401, 402, 414, 417, 538-539, 548-551, 557
Dilemas 12, 25-27, 46, 48, 53, 116, 130-131, 134, 461
Direito à assistência à saúde 361, 409, 412
Direito à vida 90, 93, 551
Direito natural 13
Direitos 2, 4, 13, 20-23, 26, 35, 42, 49-50, 52-55, 57, 61-62, 67, 70-71, 75, 79, 86, 88-108, 110, 112-116, 122-124, 129, 133-135, 137, 143-145, 162, 173, 175, 186, 194-198, 213, 220, 234, 251-252, 262-263, 283-284, 295-296, 300, 302, 313, 352, 354, 361-362, 363, 379, 383, 387, 389, 400, 432, 438-440, 442-446, 453, 456-459, 466, 492-493, 495, 499, 508, 541, 544-545, 559-560
Discrição 454, 457, 468
Discriminação 36, 38, 148, 256, 275, 328, 342, 349, 358, 368, 373, 375, 401, 403-404, 419, 448, 459
Distinção omissão-comissão 217
DNA 346, 433
DNR (*do-not-resuscitate orders*), 218, 221
Doador 101, 114, 206, 212-213, 289-290, 358, 373, 491, 538-541, 549
Donagan, Alan 69, 75, 426, 430, 514, 526
Dor 50, 69, 128, 148, 152, 154, 173-175, 178, 181-182, 205, 207, 214, 223, 225, 228-230, 233, 235-236, 238-239, 251-252, 259-261, 264, 266, 290, 340, 346, 395, 500, 556
Dougherty, Charles 343, 400
Douglas, Mary 329
Douglas, William 439
Dresser, Rebecca 150
Duff, Raymond S. 242, 277
Duffy, Michael 439
Dunphy, Sean M. 196
Duplo efeito 229-230, 233, 263
Duplo-cego 482, 485
Dworkin, Gerald 139, 305-306, 520
Dworkin, Ronald 54, 90, 94, 303, 365
Economia 25, 204, 323-324, 351, 396, 404
Edsall, Geoffrey 555
Eficiência 13, 25, 45, 158, 165, 338, 340, 347, 351, 361, 408, 410, 412, 423
Eisendrath, Stuart J. 272
Eisenstadt v. Baird 439

Ellenberg, Susan S. 490
Emanuel, Ezequiel J. 103, 364, 525
Emerson, Ralph Waldo 61, 558
Encorajamento 144, 162, 191, 256, 447
Enfermagem 17, 20, 58, 83, 113, 194, 455, 468, 473-475, 496-499, 501, 512, 523, 556
Engelhardt, H. T. Jr. 2, 13, 117, 209, 242, 277, 371, 382, 417, 460
Enthoven, Alain 377, 411
Epistemologia 19, 43
Equidade e ações equitativas 342, 352, 366, 368, 371, 403-404, 406, 408, 412, 518
Equilíbrio reflexivo 36-39, 42-43, 49, 75, 123-124, 133, 268, 366
Erlbaum, Lawrence 183
Escassez de recursos 396
Especialista 328
Especificação 15, 25, 32, 44-51, 54, 61, 78, 125, 131-132, 143, 207, 217, 291, 309, 316, 338, 356, 359, 384, 392, 409, 440, 443, 463, 506, 510
Esperança 67, 132, 174, 192, 223, 250, 262, 367, 485, 523, 557
Estado Vegetativo Permanente 197, 225, 229, 237, 246, 250, 314, 316, 339, 552, 556, 558
Estate of Dorone, In re 150
Esterilidade 328
Esterilização 25, 180, 349, 515-516
Estudos clínicos aleatórios 481-486, 488, 491-493
Estudos controlados 481, 483, 486-487
Ética do cuidar 15, 43, 106-107, 109-115, 541
Ética normativa 12, 18-19, 61, 122
Eutanásia 25, 39, 45, 68, 84, 94, 226, 234, 240, 250, 253-258, 260-264, 268, 506
Evans v. Belleuve Hospital 202
Evans, Roger W. 373, 402, 407
Experimentação 10, 111, 319
Faden, Ruth R. 16, 22, 123, 152, 163, 169, 170, 185, 232, 449
Famílias 65, 67, 101-102, 108, 117, 203, 218, 220-222, 228, 237, 241, 256-257, 260-261, 269-270, 273, 275-277, 317, 377-378, 410, 469, 550, 554
Farrell, In re 202
Feinberg, Joel 39-40, 90-91, 104, 138, 187, 194, 214, 289, 301-302, 443-444, 511, 520, 522-523
Felicidade 63-64, 75
Fellner, Carl H. 170, 511, 539
Feministas 106, 112-113, 142, 300, 541

Feto 32, 92, 230-231, 233-234, 349, 435, 469, 470
Fidelidade 23, 51, 56, 80, 85, 98, 106, 125, 127, 425-427, 431, 457, 459, 466-469, 472-478, 494, 496, 505, 508, 519, 525
Fígado 211, 386, 390-391, 405-407, 538, 555
Filantropia 293
Filas 409-410, 416-419, 422
Fischoff, Baruch 183
Fishkin, James 290
Flaherty, Josephine M. 474
Flanagan, Owen 79
Fletcher, John C. 437, 467
Fletcher, Roland 27
Food and Drug Administration 325, 330, 380
Foot, Philippa 82, 528
Formas de consentimento 147, 490-491
Formas extraordinárias de tratamento 24, 217, 226, 387
Forssman, Werner 534
Fox, Brother 195, 198
Frader, Joel 315
Frankena, William 85, 126, 129, 210-211
Frankfurt, Harry 139
Fraude 46-47, 66, 80, 97, 106, 115, 476, 530
Freedman, Benjamin 484, 491
Freidson, Eliot 189-190
Frey, Raymond 91
Fried, Charles 230, 426, 442-443, 466, 483-484, 492
Funções cardiorrespiratórias. 518-519
Futuras gerações 493
Galston, William 105
Gavison, Ruth 441
Gaylin, Willard 158
Geiger, H. Jack 516-517
Geller, Gail 449
Gelpi, Donald L. 98
Gênero 49, 107, 113, 203, 437
Genética 213, 289, 319, 348, 370, 388, 433, 435-437, 538
Genocídio 258
Gert, Bernard 16, 35, 45, 55, 129-131, 133, 149, 152, 188, 214, 287
Gewirth, Alan 81, 94-95
Gilbert, Stuart 398
Giles, Joan P. 553-555
Gillett, Grant 462
Gilligan, Carol 13, 106-107, 112
Gillon, Raanan 47, 54, 523

Gladstone, W. E. 513
Goesaert v. Cleary 355
Goldberg, Kenneth C. 373
Goldby, Stephen 554-555
Golding's, Martin 352
Goldman, Alvin I. 232
Goldstein, Joseph 304
Gomez, Carlos 261
Goodman, Steven 517
Gorovitz, Samuel 248
Gostin, Lawrence 450, 452-453
Govier, Trudy 255
Gowans, Christofer 28
Grady Memorial Hospital 176
Grady, Denise 480
Gramelspacher, Gregory F. 475
Granfield, David 231
Gratidão 16, 77, 127, 134, 292, 521, 540
Gravidez 92, 230, 343-344, 450, 469, 558
Green, Ronald 45, 130, 366
Greenberg, Michael A. 436
Griffin, James 64, 91
Grisso, Thomas 156
Griswold v. Connecticut 439
Grodin, Michael 258
Grotius, Hugo 100
Guerra 69, 90, 214, 245, 397, 420-421, 472, 510, 512-513, 516-517
Gutmann, Amy 104
Hacking, Ian 327
Hackler, Chris 317
Hampshire, Stuart 346
Hare, Richard 43, 45
Harris v. McRae 92
Harris, John 343
Harris, Robert 303
Hart, H. L. A. 63, 89, 116, 210, 248, 513
Hauerwas, Stanley 31
Health Maintenance Organization 477
Hegel, W. F. G. 45, 78, 99-100, 105, 126
Hemodiálise 223, 238, 548, 550
Henderson, L. J. 300
Hepatite 9, 329, 359, 553-555
Heroísmo 533-536
Heyd, David 520, 526-527
Hidratação 24, 199-200, 218, 224-229, 243, 245, 247, 252, 256, 260, 271, 316, 557
Hipócrates 17, 22, 41, 209, 252, 292-293, 295, 425, 453, 497

Hirshfield, John W. 321
Histerectomia 185, 230-231, 450
HIV 53, 147-148, 290, 327, 329, 377, 434-435, 438, 446-451, 454, 458, 462-465, 467, 486, 507, 521, 523-525, 536
Hobbes, Thomas 89, 104, 513
Holder, Angela 216, 471
Hollander, Rachelle D. 326-327
Holocausto 22, 258
Homens XYY 435
Homicídio 222, 244, 246-250
Honestidade 53, 74, 426, 436, 478-479, 519
Honorários 365, 410, 477
Honore, A. M. 248
Hooker, Worthington 66, 430
Horsburgh, H. J. N. 503
Hospitalização 303-304, 313, 550, 553
Humanidade 75, 78, 282, 497-498
Hume, David 84, 100, 105, 111, 126, 129, 282, 292-293, 500, 542
Hutcheson, Francis 126, 282
Igualdade de oportunidade 366-367, 402-403, 422
Igualitarismo 355, 363, 366, 422
Imperativo categórico 73-74, 78, 130
Imposição 25, 165, 179, 215, 239, 303, 349, 432, 434, 449, 545
Incapacidade 149, 151-154, 157-159, 172, 185, 196, 202, 205, 241, 270, 302, 451, 472, 538
Indiana Supreme Court 216
Individualismo 15, 59, 88-89, 95-98, 101-102
Infanticídio 226
Infertilidade 437
Ingelfinger, Franz J. 181, 498, 555
Inoculação 192, 555
Insanidade 263, 264
Institucionalização 138, 192
Instruções antecipadas 548
Insuficiência hepática em estágio final 390-392
Insuficiência renal em estágio final 373-374, 401-402
Integridade 32, 67, 70, 80, 82, 86, 88, 430, 459, 470, 478, 490, 496, 499-500, 501, 505-509, 511-512, 514, 519, 533, 535
Interesse próprio 47, 74, 468, 476, 523-524
Interrupção de tratamentos 24, 219, 221, 225, 256, 282, 440, 444, 506
Intervenção paternalista 205, 301, 304, 309
Jecker, Nancy 236, 316-317
Jesuítas 115, 229

Jobes, In re 200
Johnson, Gregory 477
Johnson, James T. 517
Johnson, Samuel 430
Johnson, Timothy 507
Jones, Gary E. 380
Jones, James H. 191
Jones, W. H. S. 209, 295
Jonsen, Albert 10, 13, 35-36, 114-121, 209, 241, 272, 316, 343, 472
Juengst, Eric 464
Julgamento substituto 57, 195-201, 204, 206, 470, 550
Juramento de Hipócrates 209, 252, 292-293, 425, 453
Justiça 56, 91, 126, 363, 382, 408-409, 412
Justiça distributiva 56, 344, 347-348, 352-353, 355, 360-361, 365, 370, 376, 379, 416
Justificação 15, 17, 19, 22, 28-33, 35-36, 39-44, 47-49, 51, 54, 58, 61, 63, 78, 88, 90, 94-95, 111, 115, 120, 124-125, 129, 132-134, 144, 161-162, 175, 178, 211, 221, 242, 247, 251, 254-255, 262-263, 277, 292, 299, 302-307, 309, 312-313, 327, 338, 357, 360-361, 372, 382, 403, 410-411, 419, 421, 426, 430, 443-444, 447, 449, 450, 457-460, 465, 482, 484, 492, 495, 513-514, 553
Kagan, J. 107
Kagan, Shelly 60, 286
Kahneman, Daniel 182-183, 341
Kant, Immanuel 45, 62, 72-79, 83, 98-99, 105, 110, 120, 126, 143, 292, 297, 337, 501, 527, 542
Kantismo 59, 72, 77, 98, 115, 123, 130
Kasperson, Roger E. 350
Kass, Leon R. 503
Katz, Jay 22-23, 163-165, 174, 184, 304, 534
Keasberry, Helen 364
Keedy, Juiz 550-551
Kelly, Chester 449
Kelly, Gerald 223
Kelman, Herbert C. 175
Kelman, Steven 338
Keneally, Thomas 83-84
Kenny, Anthony 229
Keown, Charles 169
Kessler, David A. 332-333, 335
Kevorkian, Jack 264-265, 267
Kilner, John 417
King, Nancy M. P. 152, 242, 269

King, Patricia 273
Kleinig, John 298, 306, 308
Knox, T. M. 45, 78
Kolff, Willem 310
Konold, Donald E. 21
Kooler, C. F. 376
Koop, C. Everett 226, 506-507
Kopelman, Loretta 157-158, 485, 490
Kronick, Richard 411
Krugman, Saul 553-555
Kuflik, Arthur 141
Kuhse, Helga 233, 243
Kymlicka, Will 104
Lachs, John 548
LaFollette, Hugh 287
Lake v. Cameron 153
Lamb, David 255
Lamm, J. 107
Lamm, Richard 67
Landesman, Sheldon H. 465
Landis, Susanne 463
Lantos, John D. 236, 315-316, 538
LaPuma, John 339
Largey v. Rothman 169
Larson, Eric B. 398
Lave, Lester 326, 328
Legislação 23, 76, 227, 331, 378, 439
Legisladores 377, 398, 405
Lei anglo-americana 89
Lei natural 123
Leichter, Howard 324, 389
Leis 20, 24, 78, 101-103, 117, 118, 122, 153, 164, 166, 188, 253-254, 260, 264, 268, 270, 276, 295, 312, 358, 378, 384, 439-440, 448, 452, 461, 518
Leucemia, 239, 267-268, 324, 344, 395, 556
Levendusky, Philip 175
Levine, Carol 449
Levine, Melvin D. 64
Levine, Robert J. 484
Levinsky, Norman G. 373
Levy, Howard B. 512
Levy, Norman B. 541
Lewicki, Ann M. 322
Liberalismo 89, 98-100, 103-104, 106, 108-109, 363-364, 379, 382, 422
Liberdade 52-53, 73, 77, 88-89, 94, 97, 104, 124, 128, 137, 138, 141, 143, 148, 169, 187, 191-194, 214, 297, 301, 303-304, 308, 330,

Índice remissivo

351-352, 360-363, 365, 387, 426, 439-440, 442-444, 453, 505, 508, 544, 546
Lichtenstein, Sarah 169, 183
Lidz, Charles 156, 163, 189, 192, 206
Lifton, Robert Jay 258
Linares 246-247, 249
Listas 64, 134, 168, 357, 373-374, 390, 396, 400, 408, 419
Lo, Bernard 148, 186, 448, 523, 558
Locke, John 104, 362
Lockwood, Michael 255
Lomasky, Loren 380
Loteria 351-353, 368-369, 370-372, 374, 387
Lotspeich v. Chance Vought Aircraft Corporation 471
Loving v. Virginia 439
Lynn, Joanne 226, 228, 247, 268
MacIntyre, Alasdair 31, 79, 98-101, 104-105, 364, 496, 507
Mackie, John 70, 94, 100, 125
MacKinnon, Barbara 337
Macklin, Ruth 156
MacLean, Douglas 283, 327, 345
Macroalocação 361, 387, 392, 396-397, 408, 412
Maher v. Roe 92
Mahowald, Mary 278
Mal de Alzheimer 150, 195, 264-265, 299-300, 430, 547, 548
Mal de Huntington 310, 432-434
Maleficência 11, 85, 246, 372
Mama 170, 333, 431, 484, 488-489
Mamografia 46-47, 333, 476
Mangan, Joseph 229
Manipulação 139, 188-192, 275, 298, 427, 476, 540
Margolese, Richard 489
Marquis, Donald 231, 489-490
Marshall, Mary Faith 422
Marzuk, Peter M. 312
Masquat v. Maguire 171
Massachusetts Supreme Court 198
Mastectomia 331, 333, 488
Mastromauro, C. 433
Matar 30, 32, 45, 50, 61-62, 68, 83, 90, 118, 128, 188, 209-210, 213-214, 219, 222, 226-227, 230-231, 233-234, 244-256, 258-261, 263-266, 268, 290, 460, 543
Matar por piedade 45, 68, 254
Mathieu, Deborah 406

Mayo, Deborah 326-327
McAfee, Larry 238, 266-267
McCartney, James 486
McCloskey, H. J. 446
McConnell v. Beverly Enterprises 225
McCormick, Brian 473
McCormick, Richard 230-231
McCullough, Laurence B. 241, 298, 314, 471
McElmurry, B. J. 474
McFall v. Shimp 213
McKillop, Peter 438
McNagy, Sally 177
McNeil, Barbara 183, 323, 341
Medicare 338, 372-373, 376, 397, 401-402, 404, 406, 410, 553
Meisel, Alan 156, 165, 189, 206, 213, 225
Melden, A. I. 92, 520
Menores 51, 98, 108, 199, 205, 277, 307-308, 465, 535
Mentir 31, 50, 65, 67, 72, 106, 124, 189, 300, 427, 430, 547
Menzel, Paul 394
Merz, Jon 183
Metaética 19, 58
Método aleatório 488-490, 493
Micetich, Kenneth C. 228
Microalocação 361, 392, 412, 415, 519
Miles, Steven H. 204, 236, 246, 468, 524, 552-553
Milgram, Stanley 178-179, 189
Mill, John Stuart 63, 93, 98-99, 103-105, 121-122, 143, 287, 297, 301, 311, 359-360, 363, 511, 528-529, 542
Miller, Bruce 483
Miller, Eugene 292
Miller, Frances 396
Miller, Graham 396
Miller, Tracy 276
Mínimo digno 365, 375, 381, 384-388, 392-393, 395, 398-399, 406, 409, 411, 412, 423
Minorias 70-71, 372-374
Mitchell, Jean M. 477
Mitchell, Paige 263
Modelo da pessoa sensata 168-171
Modelo do melhor interesse 168-171
Mohr v. Williams 164
Mohr, Jean 532
Molesworth, William 513
Moody, Harry R. 195
Mooney, Gavin 341-342

Moore v. Regents of the University of California 168
Moore, G. E. 64
Moore, Lawrence 543
Moore, Richard D. 321
Moral comum e teorias da moral comum 421, 519-524, 526-527
Morreim, Haavi 157, 476-477
Mortalidade 392, 395, 481, 485-487
Mosconi, P. 431
Moskop, John 158, 338
Moss, Alvin H. 391
Muyskens, James 102
Nagel, Thomas 60, 131-132, 230, 505, 528
Najarian, John 539
Não autonomia 139
Não maleficência 45, 56, 61, 127, 145, 209-215, 217, 229, 235, 238, 241-242, 244, 247, 251, 254, 260, 269, 279, 281, 284-285, 287, 297, 299, 301, 315, 317, 348, 352, 426, 430, 494, 517
Não malevolência 81, 85, 496
National Commission for the Protection of Human Subjects 10, 23, 117, 121, 165, 298, 480
National Institutes of Health 24, 346, 375, 393
Nazismo 258-259
Neelson, Francis A. 475
Negligência 95, 120, 122, 166-167, 169, 204, 215-216, 274, 372, 394, 445, 460, 469, 544
Neuhauser, Duncan 322
New Jersey Supreme Court 199-200, 202, 225, 247-248, 278, 559-560
New York Supreme Court 203
Nicholson, Susan 231
Nolan Kathleen 449-450
Novack, Dennis H. 46-47, 429
Nozick, Robert 54, 94, 129, 188, 363, 382
Nussbaum, Martha 111
Obrigações *prima facie* 50, 54, 67, 127, 134
Office of Technology Assessmen 24, 320, 346, 348, 377
Oklahoma Supreme Court 171
Olick, Robert 270, 518
Ombudsman 278
Oportunidade equitativa 15, 367-372, 374-375, 377, 381, 385-388, 391, 405, 416, 418
Padrões de prática profissional 24
Pais 11, 54, 64-65, 69, 78, 96, 98, 107-108, 114, 134, 150, 170, 197, 199, 205-206, 220, 225, 242, 244-245, 256, 274-278, 292-294, 297, 319, 328, 416, 435-436, 469, 474, 495, 503, 531, 543-544, 549, 554-555, 559
Pankratz, Loren 175
Pappworth, M. H. 554
Parent, William 441, 444
Parentais, decisões, direitos e responsabilidades 124, 559-560
Parham v. J. R. 276, 439
Paris, John J. 551
Parker, Lisa S. 333
Parker, Ruth M. 177
Parsons, Talcott 20
Passamani, Eugene 484
Paternalismo 61, 122, 128, 160-161, 295-296, 297-309, 313-316, 332, 350, 438, 445
Pearlman, Robert 317
Pellegrino, Edmund 13, 296, 432, 468, 496, 524
Pence, Gregory 83
Pennsylvania Supreme Court 150
Percival, Thomas 21, 56, 498
Perda do direito à assistência médica 387
Perlin, Seymour 312
Persuasão 188-190, 192, 300, 463
Pesar 282
Pesquisa 9-13, 16, 20, 22-23, 27, 37, 40, 46-47, 70, 74, 95, 107, 110, 135, 150, 153, 155, 159, 162-164, 167-169, 172, 176-180, 182, 184, 186, 189-192, 203, 211, 275-276, 283, 298-299, 318, 330, 358-359, 374, 395, 401, 414, 425, 427, 429, 455-457, 466, 468, 478-483, 486, 489-494, 497, 510, 514, 531, 538, 555
Pesquisa não terapêutica 184, 481
Pessoas autônomas 56, 138, 141, 143, 187
Peters, In re 202
Pierce v. Society of Sisters 439
Pincoffs, Edmund 81
Placebos 173-175, 178, 331, 427, 482, 486-487, 492
Planejamento familiar 170, 439
Planned Parenthood v. Casey 92
Platão 79, 110
Pluralismo 25, 60, 360
Políticas públicas 18-19, 23-25, 68, 71, 91, 102-103, 177, 244, 253-254, 256-257, 260, 262, 268, 299, 307, 312, 318, 320, 325, 329, 338, 355-356, 369, 383, 395, 405, 423, 436, 446, 480
Ponderação de princípios e motivos 15, 131, 503
Portadores de deficiências 90, 138, 259, 269, 319, 353, 368-369, 385, 400, 506

Povar, Gail 148
Pratt v. Davis 154
Preconceito 38, 203-204, 373, 375
President's Commision for the Study of Ethical Problems 23, 163, 241, 313, 339, 383
Presos 138, 191-192, 220
Prichard, H. A. 123, 513
Prillaman, Hunter 168
Primum non nocere 23, 209
Principialismo 9, 12-13, 55, 129
Princípio de utilidade 66, 130, 281-283, 285, 292, 350, 361, 510, 527
Princípio do respeito à autonomia 131, 142, 151, 199, 204, 243, 296, 302, 309
Prisões 299, 451, 472
Privacidade 17, 20, 23, 42, 56, 61, 85, 88, 91-92, 97, 110, 124, 137, 143, 145, 148, 196-198, 205, 207, 214, 267, 296, 389, 425, 433, 437-447, 449-453, 456-457, 459, 472, 475, 480, 494, 498, 502, 544, 550
Privilégio terapêutico 172, 189
Profissões 18, 20-21, 101, 152, 234, 292, 496, 523-525
Prolongação da vida 227, 235, 252, 316, 403-404, 518, 550
Promessas 61, 67, 74, 77, 127, 134, 219, 291, 294, 459, 466-467, 476, 525
Prosser, William L. 215
Prudência 86, 116, 201, 403, 405, 414, 499, 501-502
Purdy, Laura 113
Pybus, Elizabeth 530
Quaid, Kimberly A. 173, 433
Qualidade de vida 202, 205-206, 210, 227, 235, 239-243, 333, 335, 339-344, 353, 390, 395, 399-401, 407, 416, 489, 538, 540
Quill, Timothy 109-110, 118, 267-268
Quinlan 24, 26, 34, 118, 122, 195, 197, 201, 225, 240, 248-249, 261, 278, 557
Quociente de Inteligência (QI) 156, 239, 367-368, 556
Rachels, James 255, 258-259, 443
Raciocínio baseado nos casos 114
Racionamento 15, 56, 57, 375, 385, 396-398, 401, 403-405, 407, 409, 412-413, 417-420, 422
Radest, Howard B. 444
Raginsky, Bernard 461
Ramsey, Paul 222, 230, 240, 393, 420, 466

Rawls, John 36-39, 75-77, 99, 103-104, 210, 254, 269, 306, 340, 360, 363, 366-367, 370-371, 411, 466, 519-521
Raz, Joseph 140-141
reanimação 218, 221, 223, 271, 316-317, 474
Reamer, Frederic G. 53
Recém-nascidos 225-226, 240-243, 256-257, 272, 275, 419, 449, 474, 506
Reciprocidade 39, 142, 292-293
Recusa de tratamento 247
Regan, Tom 310, 473, 483
Regra do duplo efeito 229, 263
Reiman, Jeffrey 443
Reiser, Stanley 173, 293
Relacionamento entre médico e paciente 437, 458-459, 466
Relacionamento fiduciário 466
Relacionamento profissional-paciente 425
Religião 78, 89-90, 309, 432, 518
Relman, Arnold 398, 477
Remuneração 356, 411, 471, 525, 535
Reparação 127, 277, 363, 370
Rescher, Nicholas 326, 335, 355, 413, 420, 422
Respeito 10-11, 15-16, 22, 25, 27, 32-34, 36-38, 40, 44, 47, 50, 52-53, 56-57, 61, 67, 74-76, 80-81, 83, 85, 89, 91, 96, 110, 117-119, 124-125, 131-135, 137, 140, 142-147, 149-153, 161, 165-167, 169, 172, 175, 182, 184, 189-190, 193-195, 198-207, 210, 212, 217, 220, 226-227, 235, 237, 243, 251, 257-258, 260-262, 281, 285, 295-297, 299, 302-304, 306-307, 309, 316, 319, 328, 332, 335, 340, 342, 344, 347-351, 353-354, 357, 359, 361, 366, 374-375, 379-380, 382, 385-386, 388, 394, 398, 400, 405-406, 408-409, 413, 415, 417-418, 420, 423, 426, 428-429, 431-432, 435, 437-440, 442-446, 448-454, 457-461, 464-466, 470-472, 474, 476, 478, 482-490, 492, 494-495, 498-499, 501, 503-504, 506, 509, 512-513, 521, 524-530, 532, 540, 548, 550-553, 559
Respeito à autonomia 53, 56, 131-132, 137, 140, 142-147, 149, 151, 165, 169, 172, 175, 190, 193-194, 199, 204-205, 207, 212, 237, 243, 251, 295-297, 299, 302, 304, 306-307, 309, 347, 350, 379, 426, 429, 431, 440, 443-444, 446, 459, 465-466, 494, 498-499, 503
Respeito pelas pessoas 11, 445-446
Respirador 201, 212, 218-220, 225, 236, 238, 246-249, 266, 314, 551-553, 557

Responsabilidade 17, 19, 55, 76, 78, 106-107, 113, 122, 124, 148, 158, 166, 205, 215-216, 219, 249, 264-266, 268, 276, 278-279, 291, 308, 311, 364, 368, 372, 377, 380, 385, 387-392, 398, 432, 435, 454, 457, 460-461, 464, 469-474, 489, 495, 498, 508, 511-512, 517-518, 520, 523, 531, 545, 551
Retardamento 154, 239-240, 242, 257, 347, 358-359, 549
Retardamento mental 154, 239-240, 242, 347, 358-359, 549
Rettig, Richard A. 338, 373, 396
Revelação de informações 144, 167, 430, 435, 437, 459, 464, 476
Rhoden, Nancy 273
Richards, A. J. 293
Richardson, Henry 16, 38, 46-48
Rie, Michael A. 417
Rins 101, 284, 373-374, 406, 414, 417, 511, 537-540
Risco 25-26, 29, 50, 53, 64-65, 73, 95, 109, 111, 113-114, 124, 133, 148-149, 158-161, 176-180, 182-183, 190, 203-204, 211-212, 214-215, 230, 235, 242-243, 256-257, 260, 285, 287, 289-290, 294-295, 301, 303, 306, 308, 318-319, 321, 325-326, 328-338, 344-345, 347-350, 353, 358, 376, 388-389, 396, 409, 419, 421, 430, 432-434, 436, 438, 447, 449-452, 455, 461-465, 467, 473, 475, 478, 480, 487-488, 517, 521, 523-526, 530, 533-540, 544-546
Robertson, John A. 150, 197
Roe v. Wade 92, 439, 444, 469
Roling, Gerald T., 170
Rollin, Betty 254, 313
Rollin, Ida 254, 313
Rorty, Amélie Oksenberg 79, 500
Roseblum, Nancy L. 89
Rosner, Fred 276
Ross, W. D. 11, 50-51, 54, 123, 126-128, 131, 134, 210, 213, 283, 286, 292, 427
Roth, Loren H. 165, 189, 213
Rothenberg, Leslie 395
Rothman, David J. 169, 191
Ruddick, Sara 107
Russell, Christina 245
Russell, Louise B. 324, 389
Sacrifício 70, 113, 287-288, 291, 505, 521, 526, 534, 537, 539, 541

Saikewicz (*Superintendent of Belchertown v. Saikewicz*), 195-197, 239, 278, 550, 556
Sampson, In re 469
Sandel, Michael 98-101, 104
Sanfilippo, Fred P. 374
Santidade 506-508, 533-536
Santos 70, 288, 520, 526, 532-537, 541
Sassal, John 532-533
Schaffner, Kenneth 155, 488, 493
Schauer, Frederick 255
Scheffler, Samuel 63
Schelling, Thomas C. 395
Schneewind, Jerome 31, 507
Schoeman, Ferdinand 439-443
Schoenbach, Victor 463
Schöne-Seifert, Bettina 429
Schumaker, Millard 520
Schwartz, Shalom H. 539
Schwartz, William B. 396
Scott v. Bradford 171
Scott, Elton 477
Scott, Lee 64
Searle, John 232
Seckler, Allison 198
Seres humanos inocentes 9, 10-11, 73, 104, 135, 283, 298, 318, 326, 353, 425-426, 480, 557
Shaw, Margery W. 433, 480
Shelp, Earl 155, 352, 371, 496, 504
Sherman, Nancy 79, 111
Sherwin, Susan 113, 142, 300
Shklar, Judith 372
Shrader-Frechette, Kristin 326-327
Sidgwick, Henry 34, 76, 116, 119, 125, 426, 430
Siegler, Mark 184, 227, 391, 454, 538
Siemsen, Arnold 549
Sigilo 56, 389, 438, 454
Silva, Mary C. 307-308
Siminoff, L. A. 170
Simmons, Roberta G. 540-541
Simpson, A. W. B. 89
Sinceridade 86, 426, 436, 496, 498, 506, 519
Síndrome de Down 242-244, 261, 435
Singer, Isaac B. 375
Singer, Peter 243, 287-288
Sinnot-Armstrong, Walter 28
Slovic, Paul 169, 183, 328-329
Smart, J. J. C. 67, 70, 505
Smith, Adam 362, 474, 508
Solomon, David 87

Sommerville, Margaret 450
Sorkow, Harvey R. 559
Soropositivo 147, 446, 449, 463-464, 467
Sorteio 57, 351-352, 418-419, 422
Soskolne, Colin 489
Spicker, Stuart 209, 241-242, 485, 499, 517
Spielman, Bethany 378
Spinoza, Baruch 501
Spring (Earle Spring; Caso 5) 195, 198, 219, 238, 262, 274, 499, 549-551
Stanley v. Georgia 439
Starr, Paul 394
Starzl, Thomas E. 390
Stason, William B. 71, 340
State of Georgia v. McAfee 266
Steen, Elaine 441
Steinbock, Bonnie 215
Steinbrook, Robert L. 448, 558
Steinecker, Patricia H. 228
Steingard, Richard M. 375
Stephen, James Fitzjames 402, 439, 468
Stern, Elizabeth 558
Stern, William 558
Stevenson, Robert E. 356
Stinson, Peggy 220
Stinson, Robert 220
Stocker, Michael 83
Storar, In re, 195
Strudler, Alan, 198
Strunk v. Strunk 206
Subjetividade 54
Substituição 174-175, 244
Suicídio 45, 56, 78, 118, 222, 234, 244, 248-251, 253-255, 257, 261, 263-268, 301, 310-313, 430, 434, 539, 547
Suicídio assistido 45, 56, 118, 234, 244, 248, 251, 253-254, 257, 263, 265, 267, 268
Sundram, Clarence 276-277
Supererrogação 520-524, 526-529, 534
Suprema Corte 24, 26, 29, 91-92, 150, 168, 171-172, 198-202, 225, 239, 242, 245, 247-248, 278, 349, 357, 380, 439, 444, 469, 518, 550-551, 558
Surbone, Antonella 431
Tarasoff v. Regents of the University of California 546
Taylor, Charles 99, 103
Taylor, Kathryn M. 489
Tecnologias de prolongação da vida 404
Temkin, C. Lillian 209, 292

Temkin, Oswei 209
Tendenciosidade 36, 111, 482, 493
Teorias igualitárias 360, 365-366
Teorias liberais 99, 100, 103, 108, 360, 362-363, 366
Teorias utilitaristas 72, 75, 79, 337, 360-361, 492, 510, 527
Testemunhas de Jeová 205, 469, 517-518
Thomasma, David 13, 228, 296
Thompson, Dennis 24
Thomson, Judith Jarvis 40, 91, 105, 295, 442-443, 520
Thornburgh v. American College of Obstetricians, 172
Thorpe, Kenneth E. 376
Todres, David 275
Tomás de Aquino 80, 229
Tomlinson, Tom 317
Toomey, Kathleen E. 465
Tortura 50, 69
Toulmin, Stephen 13, 35-36, 45, 114-121, 468
Townsend, Penelope 109-110
Tradição hipocrática 209
Tradição judeu-cristã 75
Triagem 396, 420-421, 450, 537-538, 541
Trianosky, Gregory 82
Trubow, George 439
Truman v. Thomas 428
Truog, Robert 315, 419
Turkington, Richard 439
Tversky, Amos 182-183, 341
United Automobile Workers v. Johnson Controls, Inc. 29
Universalizabilidade 78
Urmson, J. O. 520, 528, 534-536
UTI (Unidade de Tratamento Intensivo) 417, 419, 421-422, 501
Utilidade 10, 57, 63-69, 71-72, 90, 103-104, 116, 130, 134, 211, 281-283, 285, 292, 318, 324, 341-342, 344, 347, 348, 350, 360, 361, 362, 386, 387, 391, 406, 408-412, 415-422, 426, 505, 510, 527
Utilitarismo 12, 59, 62-63, 65-72, 75, 77-78, 89, 98, 106, 115-116, 121, 123, 130, 134, 282-283, 287, 347, 422, 443, 492, 526, 528
Utilitarismo das regras 65-68
Vacinação 188
Vacinas 292
Valor da vida 239-240, 335, 340
van der Burg, Wibren 255

van der Maas, Paul J. 261
VanDeVeer, Donald 298, 305-306, 473, 483
Varreduras 446-447, 449-451
Veatch, Robert M. 13, 144, 250, 319, 366, 374, 383, 388, 403, 417, 432, 435, 472, 480, 493, 504, 512
Ventilador 232, 514
Veracidade 17, 22, 31, 56, 61, 64, 66, 72-73, 80, 85, 124-125, 132, 137, 144, 184, 207, 425-431, 435-436, 438, 494, 498, 519
Véu da ignorância 76, 366
Vezeau, Toni M. 113
Vício 109, 139, 260-261
Virtudes 13, 15-16, 55, 57, 78, 80, 82-87, 93, 96-97, 99-101, 116, 129, 133-135, 295, 378, 425-426, 467, 494-500, 502-504, 506, 510, 519-520, 527, 529, 532-533, 535, 541-542
Vírus da Imunodeficiência Humana 147, 148, 329
Vogel, Joan 436
Voluntariedade 144, 147, 165-166, 187, 195, 349
Wallsten, Thomas 183
Walters, LeRoy 450
Walton, Douglas 255
Walzer, Michael 98, 100, 365
Wanglie 314, 316, 551-553
Ward J. 107
Warner, Kenneth E. 320
Warnock, G. J. 426
Warren, John 203, 273
Warren, Samuel 439
Wasserstrom, Richard 442
Weber, David J. 463
Weinstein, Milton C. 71, 323, 340, 487
Weir, Robert 273
Weisbard, Alan 24, 163-164, 227
Weiss, Barry D. 455
Werth v. Taylor 150
Wertz, Dorothy C. 437
Wexler, Nancy S. 434
Whalen v. Roe 444
Whitehead, Mary Beth 558-559
Wicclair, Mark 160
Wiggins, G. 107
Wiggins, Sandi 434
Wikler, Daniel 155
Wildavsky, Aaron 329
Williams, Alan 339, 340, 342
Williams, Bernard 70, 255, 371, 505, 510-511, 528
Williams, Glanville 311
Wilson v. 172
Winslade, William 464
Winslow, Betty J. 499, 509
Winslow, Gerald R. 417, 474, 499, 509
Winston, Morton 28, 465
Wisconsin v. Yoder 439
Wolf, Susan 268, 505, 528, 537
Wolf, Susan M. 277
Wolff, Robert Paul 141
World Medical Association 454
Wyschogrod, Edith 536
Yarling, R. R. 474
Youngner, Stuart J. 236, 317
Zagury, Daniel 534
Zeckhauser, Richard 328-329, 338, 345, 396
Zelen, Marvin 490
Zerwekh, Joyce V. 228
Zuger, Abigail, 468, 524
Zygmaniak, irmãos 263-264

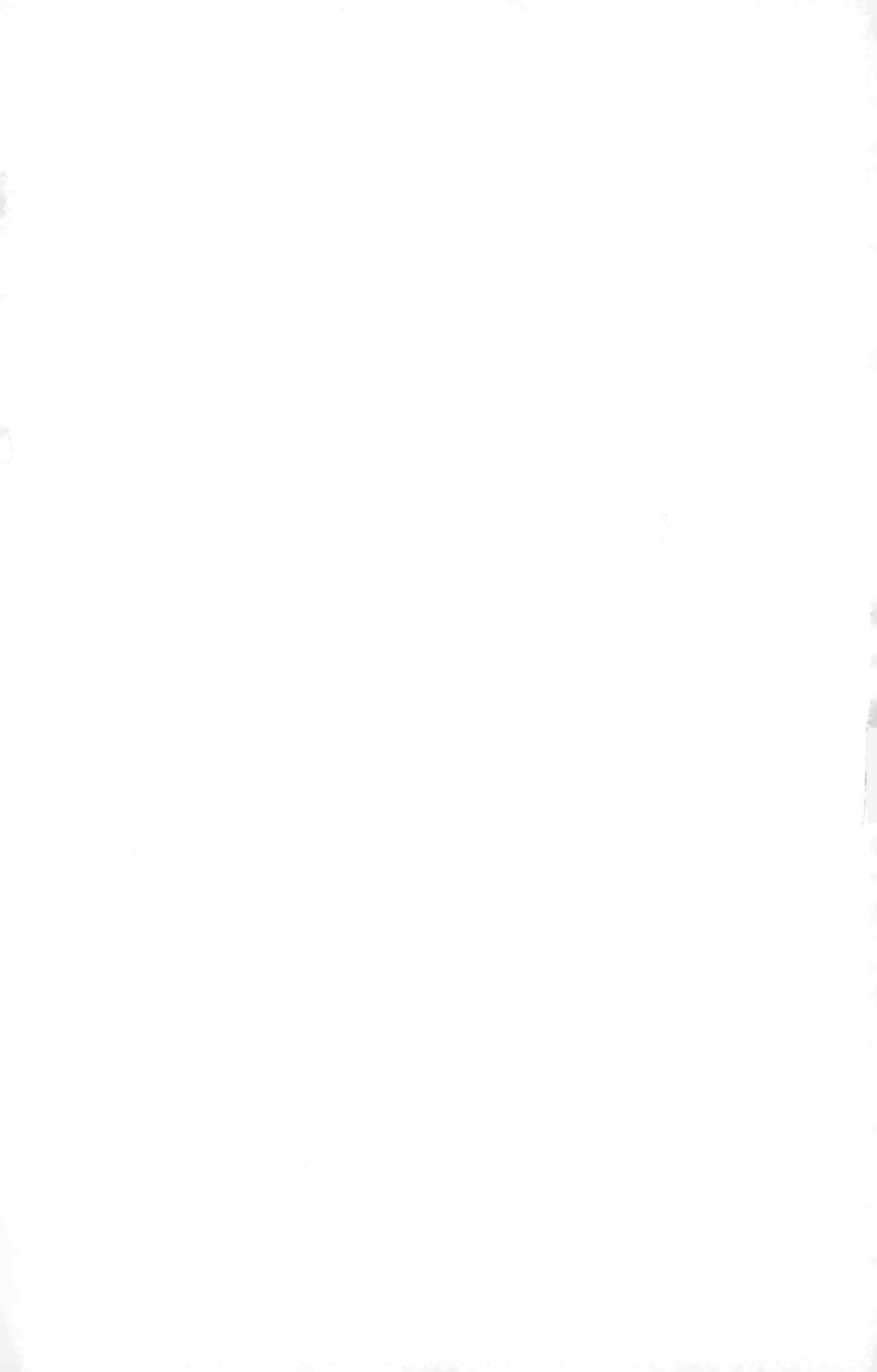

Edições Loyola

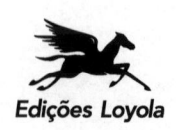

editoração impressão acabamento
Rua 1822 n° 341 – Ipiranga
04216-000 São Paulo, SP
T 55 11 3385 8500/8501, 2063 4275
www.loyola.com.br